Manuelle Therapie und komplexe Rehabilitation

T0177418

Uwe Streeck
Jürgen Focke
Claus Melzer
Jesko Streeck

Manuelle Therapie und komplexe Rehabilitation

2., überarbeitete Auflage

Mit 1251 Abbildungen

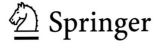 Springer

Uwe Streeck
Bobenheim-Roxheim, Deutschland

Jürgen Focke
Nordhorn, Deutschland

Claus Melzer
Hamburg, Deutschland

Jesko Streeck
Ludwigshafen, Deutschland

ISBN 978-3-662-48802-7   978-3-662-48803-4 (eBook)
DOI 10.1007/978-3-662-48803-4

Die Deutsche Nationalbibliothek verzeichnet diese Publikation in der Deutschen Nationalbibliografie; detaillierte bibliografische Daten sind im Internet über http://dnb.d-nb.de abrufbar.

Springer
© Springer-Verlag Berlin, Heidelberg 2006, 2017
Das Werk einschließlich aller seiner Teile ist urheberrechtlich geschützt. Jede Verwertung, die nicht ausdrücklich vom Urheberrechtsgesetz zugelassen ist, bedarf der vorherigen Zustimmung des Verlags. Das gilt insbesondere für Vervielfältigungen, Bearbeitungen, Übersetzungen, Mikroverfilmungen und die Einspeicherung und Verarbeitung in elektronischen Systemen.
Die Wiedergabe von Gebrauchsnamen, Handelsnamen, Warenbezeichnungen usw. in diesem Werk berechtigt auch ohne besondere Kennzeichnung nicht zu der Annahme, dass solche Namen im Sinne der Warenzeichen- und Markenschutz-Gesetzgebung als frei zu betrachten wären und daher von jedermann benutzt werden dürften.
Der Verlag, die Autoren und die Herausgeber gehen davon aus, dass die Angaben und Informationen in diesem Werk zum Zeitpunkt der Veröffentlichung vollständig und korrekt sind. Weder der Verlag, noch die Autoren oder die Herausgeber übernehmen, ausdrücklich oder implizit, Gewähr für den Inhalt des Werkes, etwaige Fehler oder Äußerungen.
Umschlaggestaltung: deblik Berlin
Fotonachweis Umschlag: © photophonie/fotolia.com, ID: 69459190

Gedruckt auf säurefreiem und chlorfrei gebleichtem Papier

Springer ist Teil von Springer Nature
Die eingetragene Gesellschaft ist Springer-Verlag GmbH Berlin, Heidelberg

Vorwort

Das Praxishandbuch beinhaltet sowohl klassische als auch neue **manualtherapeutische Techniken**. Darüber hinaus kann es Ihnen neue Sichtweisen der **arthrokinematischen/osteokinematischen Diagnostik und Behandlung**, der Möglichkeiten der **neurogenen Mobilisation** und der **komplexen Rehabilitation** vermitteln. Die Behandlungsschemen begleiten Sie in Ihrer therapeutischen Arbeit vom ersten Tag des Auftretens der Beschwerden bzw. der Läsion des Patienten bis zum Abschluss der Rehabilitation. Die Behandlungsvorschläge werden Ihnen anhand vieler **Therapiebeispiele** verdeutlicht und durch jeweils geeignete **Hausaufgabenübungen** für den Patienten ergänzt.

Im einleitenden Kapitel 1 informiert Sie der Abschnitt »Praktische Schmerztherapie und Physiotherapie« über alle wesentlichen Aspekte der **pharmakologischen Schmerztherapie im Zusammenspiel mit physio- bzw. manualtherapeutischer Behandlungen**. Hier werden u.a. die Wirkungsweisen von Medikamenten auf Verletzungsmuster beschrieben und damit wichtige Orientierungshilfen angeboten, wenn es zu vermeiden gilt, dass bestimmte Arzneien kontraproduktiv auf ein Regenerationsstadium einwirken.

Ein weiterer Abschnitt im Kapitel 1 stellt Ihnen mit einer Einführung in die **Medizinische Trainingslehre** (Physical Rehabilitation Training, PRT) ein Zeit- und Belastungsschema vor, das veranschaulicht, ab wann, mit welchen Parametern und mit welchen Mitteln Sie als Therapeut ein Training durchführen können.

Alle Kapitel sind **nach einem identischen Schema gegliedert**:
− Anatomische Gesetzmäßigkeiten
− Biomechanik
− Weichteilstrukturen
− Pathologie
− Oberflächenanatomie
− Befunderhebung
− Behandlung
− Rehabilitation

So ergibt sich für jeden beschriebenen Körperabschnitt ein **umfassender, übersichtlicher und leicht zugänglicher Therapieleitfaden**.

Die Richtigkeit der hier gezeigten neuen manualtherapeutischen Verfahren hat sich durch jahrelanges Arbeiten mit der lebenden Anatomie, Physiologie und Biomechanik, im Erfahrungsaustausch mit Kollegen und durch wissenschaftliche Forschungsergebnisse über die Kollagensynthese (Proliferation und Remodulierung) bestätigt. Das Hauptziel der Behandlungsmaßnahmen besteht darin, die Regenerationszeitabschnitte medikamentös und physiotherapeutisch zu begleiten und den Patienten dreidimensional alltagsstabil zu trainieren. Erst wenn der Patient in seinem pathologischen Muster bzw. in den physiologischen Bewegungsabläufen belasten kann, ist die Rehabilitation abgeschlossen.

Die Manualtherapeuten Uwe Streeck und Jürgen Focke sowie Jesko Streeck und Claus Melzer haben es sich zur Aufgabe gemacht, dieses komplexe Behandlungskonzept zu erarbeiten. In diesem Buch werden die spezifischen Möglichkeiten der Manuellen Therapie in Diagnose und Befundung mit Rehabilitationsmaßnahmen und ärztlichen Behandlungsverfahren verknüpft und dem Leser so praxisnah wie möglich vermittelt, mit dem Ziel, Überholtes durch neue Behandlungsgesichtspunkte zu ersetzen. Dabei sind die Autoren für konstruktive weiterführende Kritik stets offen.

Das Buch soll Ihnen als Therapeuten darüber hinaus einen übergreifenden Gesamtüberblick vermitteln: Der jedem Kapitel vorausgehende ausführliche Theorieteil mit Anatomie/Physiologie und Pathophysiologie wird jeweils mit einem ausführlichen Praxisteil mit Befunderhebung und -interpretation und der daraus folgenden praktischen Planung und Durchführung von Behandlungsmaßnahmen verbunden.

- **Unser Dank gilt folgenden Personen:**

Unseren Lebenspartnern, ohne die wir nicht die Möglichkeit gefunden hätten, dieses Buch zu schreiben.

Herrn Dr. Heiner Steinrücken, Duisburg und Herrn Dr. Bernd Zeidler, Nordhorn für ihre wertvolle Mitarbeit.

Jessica Focke, Osnabrück, für die Manuskriptaufbereitung.

Silvia Focke, Nordhorn, für die Mitarbeit als Fotomodell.

Jonas Focke, Nordhorn, für die Sportaufnahmen (Deutscher Meister im Judo 2005/2004/2002 und Teilnehmer bei der Weltmeisterschaft U20 in 2004).

Dank gilt auch dem Springer-Verlag für Betreuung und Publikation des Buches.

» Um sein Nichtwissen wissen
   Ist das Höchste.
   Nicht wissen, was Wissen ist,
   Ist ein Leiden.
   Nur wenn man unter diesem Leiden leidet,
   Wird man frei von Leiden,
   Dass der Berufene nicht leidet,
   Kommt daher, dass er an diesem Leiden leidet;
   Darum leidet er nicht.
   (Lao-tse)

Die Autoren
Nordhorn/Bobenheim-Roxheim
Mai 2016

Über die Autoren

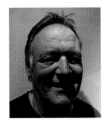

Uwe Streeck

geb. 1953

- Ausbildung zum Physiotherapeuten
- Fort- und Weiterbildungen:
- Fachlehrer für Manuelle Therapie, OM/MT Extremitäten, OM/MT Wirbelsäule, IAS Sportphysiotherapeut, Viszerale Osteopathie, Craniosakral-Therapie, PNF
- Weitere Aktivitäten:
- Autor mehrerer Bücher
- Von 1982–1992 Lehrtätigkeit an der Physiotherapieschule Worms, davon 3 Jahre als Schulleiter, seit mehreren Jahren Tätigkeit in eigener Praxis mit Behandlungsschwerpunkt Manuelle Therapie und Rehabilitation, seit 1996 Mitglied der Schmerzkonferenz Ludwigshafen-Speyer, Kooperationspraxis für Schmerztherapie

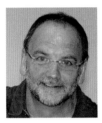

Jürgen Focke

geb. 1958 in Nordhorn

- Ausbildung zum Physiotherapeuten
- Ausbildung zum Fachlehrer, Ernährungsberater
- Buchautor
- Freier Autor für med. Fachzeitschriften
- Nach mehrjähriger Tätigkeit in Nordhorner Kliniken seit 1986 in eigener Praxis niedergelassen
- Fort- und Weiterbildungen:
- Manuelle Therapie, Osteopathie (College für Angewandte Osteopathie, C.A.O.), Medizinische Trainingstherapie, Sportphysiotherapie, Komplexe physikalische Entstauungstherapie, Bobath für Erwachsene, PNF, Metabolic Testing.
- Lehrtätigkeiten:
  - Von 1996 bis 2001 Assistenz-Lehrer für Manuelle Therapie,
  - In Deutschland und Österreich:
    - Dozent für Craniomandibuläre Dysfunktion
    - Dozent für Manipulation und Mobilisation des Nervensystems
    - Dozent für Ernährung und Medikamente in der Physiotherapie
    - Seit 2009: Referententätigkeit für die Leipziger Therapie Messe.

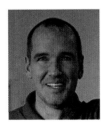

Claus Melzer

- Physiotherapeut
- HP
  - seit 1988 selbständig in Hamburg
  - seit 1993 selbständig als alleiniger Inhaber
- Fachlehrer für Manuelle Therapie
- Fachlehrer für KG am Gerät
- Fachlehrer für medizinische Trainingstherapie
- Dozent für Biomechanik, Trainingslehre und Sportmedizin
- Dozent für Sportphysiotherapie- , Arthrose- und Kopfschmerzen/Tinnitus/Schwindel-Kurse
- Mitglied der Schmerzkonferenz Hamburg
- Assistent für muskuloskelettalen Ultraschall (MSU) bei Marc Schmitz
- Kursorte:
  - Wedel www.physiotrain.org
  - Hannover www.mfz-hannover.de
  - Schwerin/Rostock/Neubrandenburg www.vpt-mv.de

- Rottweil www.fw-heine.de
- Hamburg www.top-physio-online.com
- Eindhoven www.sonoskills.com
- Fortbildungen v. a.:
  - Manuelle Therapie (inkl. aller Spezialisierungskurse)
  - Osteopathie
  - KG am Gerät
  - MAT/MTT
  - Sportphysiotherapie (IAS und DOSB)
  - Manipulationskurs
  - Medikamente in der Rehabilitation
  - Muskukoskelettaler Ultraschall
  - Alle neurologischen Fortbildungen
- Ferner Betreuung diverser Sportler u. a. aus dem Bereich Profifußball (national und international), Tennis (ATP), American Football, Rudern-, Schwimm- und Segelnationalmannschaft (präolympisch), Basketball (1. Liga), Eishockey und Leichtathletik.

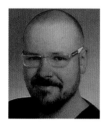

Jesko Streeck

- 2001 Ausbildung zum Physiotherapeuten
- Seit 2004: Dozent für Kopfschmerztherapie (Köln, Rottweil, Ludwighafen, Ludwigsburg, Bremen, Osnabrück, Bayreuth, Köln, Rostock, Kiel, Bad Rothenfelde, Bad Orb)
- Assistenzlehrer für MT seit 2003 (Bad Orb, Barnstorf, Leer, Rottweil, Schwerin)
- Assistenzlehrer für KG-Geräte 2004
- Mitglied in der Schmerzkonferenz Ludwigshafen, Mannheim, Speyer (Interdisziplinäre Zusammenarbeit mit Schmerztherapeuten)
- Lehrtätigkeit: 2003–2004 Krankenhauseinrichtung/Schule
- 2008 Mitglied der WASFiSAP Speyer
- Seit Februar 2008 Untersuchungstechniken auf YouTube
- Seit 2010 in Versuchsstudie Rehabilitation/Beruf in Rheinland-Pfalz, erste schmerztherapeutische Gruppe
- Seit 2010 interdisziplinäre Kreis Kinder mit HWS-Fehlstatiken, Kopfschmerz und Kieferbeschwerden
- 2012 Diplomphysiotherapeut
- Aktuelle Kurse bei
  - www.fw-heine.de
  - www.fobize.de
  - www.mfz-ludwigsburg.de
  - www.orbtalschule.de
  - www.acadia-darmstadt.de
- Fortbildungen:
  - Manuelle Therapie
  - KG-Geräte
  - Reha obere und untere Extremitäten
  - Reha Wirbelsäule
  - Craniosacrale Therapie
  - Behandlung temporomandibulärer Dysfunktionen
  - MT Manipulationskurs
  - Diverse Fortbildungen über Wirkungsweisen von Medikamenten
  - Diverse Fortbildungen Schmerztherapie bei Kinderkopfschmerz, Migräne, Neurogene Mobilisation
  - Krankenhausinterne Fortbildungen von OPs

Ferner Betreuung diverser Sportler aus dem Bereich Profitennis, Leichtathletik, Kunstturnen (Olympiaauswahl), Fußball (1. und 2. Bundesliga), Hockey (1. Bundesliga), Kegeln (1. Bundesliga), Taekwondo, Boxen, Baseball, Handball.

Inhaltsverzeichnis

Einführung

Uwe Streeck, Jürgen Focke, Claus Melzer, Jesko Streeck

U. Streeck et al., *Manuelle Therapie und komplexe Rehabilitation*,
DOI 10.1007/978-3-662-48803-4_1, © Springer-Verlag Berlin Heidelberg 2017

1.1 Grundlagen

1.1.1 Die Manuelle Therapie

Die Manuelle Therapie (»Handheilbehandlung«) bietet die aussagekräftigste konservative, nicht apparative Diagnosemöglichkeit zur Befundung von Weichteilproblemen und Gelenkfunktionsstörungen.

Für die Behandlung von arthrokinematischen reversiblen Gelenkkontrakturen setzt der Manualtherapeut Traktions- und Gleitmobilisationen ein. Mit diesen Techniken stresst er restriktives Kapselkollagen, um das Bewegungsausmaß zu erweitern, oder er nutzt sie zur endokrinen Stimulation bzw. Konsistenzverbesserung der Gleitkomponente.

Bei der **Behandlung osteokinematischer Störungen** (▶ Abschn. 1.2.3, Osteokinematik und Arthrokinematik) nutzt der Manualtherapeut:
- Kollagendehnungen (▶ Abschn. 1.3.3, Dehnung),
- die strukturaufgabenbezogene, dreidimensionale Ansprache kontraktiler Gewebestrukturen und
- die nachfolgende dreidimensionale rehabilitative Stabilisation.

> ❯ Die **Manuelle Therapie** wird im Allgemeinen passiv ausgeführt, da jegliche Form von Aktivität ein Gelenk schließt. Somit ist für die Manuelle Therapie die physiologische Funktionalität unwichtig.

Das vom Körper asymmetrisch organisierte **Kapselmuster** ist eine spezifische Schrumpfung, die der Bewegungsachse des jeweiligen Gelenks entspricht. Eine asymmetrische Reorganisation der Kapsel kann für das Gelenk eine Achsenverschiebung und damit eine pathologische Angulation bedeuten.

Die Autoren sind der Meinung, dass eine mehrachsige dreidimensionale Bewegung nicht zu reorganisieren ist, ohne dass eine Achse betont oder verschoben wird. Die daraus entstehende Folge wäre eine iatrogen angulative Bewegung.

Deshalb ist es das oberste Ziel des Manualtherapeuten, die maximale Mobilität des Gelenks, die vom Schweregrad der Erkrankung abhängt, zu erzielen.

1.1.2 Gesetzmäßigkeiten der Manuellen Therapie

Die Traktion findet immer senkrecht zur Behandlungsebene statt, das translatorische Gleiten parallel zur Behandlungsebene.

> ❯ Die **Behandlungsebene**, auch Tangentialebene genannt, liegt immer auf dem konkaven Gelenkpartner. Die **Bewegungsachse** des Gelenks liegt

jedoch am bzw. im konvexen Partner. Bei planen oder bikonvexen Gelenken liegt die Behandlungsebene zwischen den Gelenkflächen.

In der **Behandlung** wird der konvexe Partner stets submaximal vorpositioniert, um durch den physiologisch erzeugten Rollweg den physiologischen Gleitweg nah an die kapsuläre Einschränkung zu bringen. Beim konvexen Partner entsteht aufgrund einer relativ fixierten Achse wenig Raumgewinn, so dass das Gelenk maximal an die Einschränkung herangebracht werden muss.

Im **Joint play** beginnen wir ebenfalls aus einer submaximalen Vorposition, da es nur dann möglich ist, den vorgegebenen Rollweg ins Zentrum des Gelenks zurückzugleiten. Nur so können wir uns ein symmetrisches, arthrokinematisch quantitatives und qualitatives Bild der Beschaffenheit der Synovia und des Gelenks machen.

Handelt es sich um einen bewegten konkaven Gelenkpartner, so ist der Raumgewinn groß. Eine Mobilisation der Kapselresektion könnte aus einer Ruheposition erfolgen; eine Vorposition ist jedoch auch hier effizienter.

Die **Pathomechanik eines Gelenks** wird durch restriktives Kapselkollagen, dem sich die gelenknahe Muskulatur anpasst, hervorgerufen. Dem Gelenk wird die Möglichkeit eines harmonischen Rollens/Gleitens oder Rollgleitens genommen, bedingt durch begleitende massive Quantitäts- und Qualitätsveränderungen der Synovia.

Ist beim **Rollgleiten eines konvexen Partners** die Gleitbewegung behindert, erhöht sich der Rollweg und der daraus resultierende Druck auf nichttragenden Knorpel. Der subchondrale Schmerz verursacht eine Schutzspannung der arthrokinematischen Muskulatur. Diese wiederum verursacht eine unphysiologische Angulation und behindert bzw. hebt das translatorische Gleiten auf. Die Rotationsachse, die im konvexen Partner fixiert ist, wandert aufgrund des Raumverbrauchs in Richtung Rollbewegung. Es kann zu Schäden an Kapsel- und Bandapparat mit nozizeptiver Afferenz und muskulärer Reaktion kommen.

Ist beim **Rollgleiten eines konkaven Partners** die Gleitbewegung behindert, reduziert sich der Rollweg. Die durch Hebelung entstehende Druckbelastung auf den Knorpel steigt dadurch an. Arthrokinematische Veränderungen, die zu erhöhtem Knorpeldruck führen, beschleunigen damit auch die Degeneration des Gelenks.

1.2 Gelenklehre

1.2.1 Aufbau eines Gelenks

Das **Gelenk** (lat.: arthron) wird als funktionelle Einheit gesehen, bestehend aus
- ossären Gelenkpartnern,
- Synovia,

- Gelenkkapsel,
- Gelenkhöhle,
- Gefäß- und neuraler Versorgung.

■ **Gelenkkapsel**

Die Gelenkkapsel verfügt über ein selbstregulierendes System (Homöostase) und bildet sich zwischen der 4. und 12. Schwangerschaftswoche aus.

Die **Außenhaut** (Membrana fibrosa bzw. Stratum fibrosum) inseriert am Periost und Perichondrium und lässt sich über Muskeln oder sekundär über Bänder dynamisieren. Die Membrana fibrosa ist luftdicht und mit nozizeptiven Rezeptoren und Mechanorezeptoren versorgt.

Ihre **Funktionen** sind

- mechanischer Schutz und
- stabile Führung.

Einrisse bedeuten Ausstülpungen der schwächeren Membrana synovialis mit der Folge von Ganglien (Überbeinen).

Die **Innenhaut** (Membrana synovialis bzw. Stratum synoviale) ist mit Synovialzotten, Falten, auch meniskoiden Falten besetzt sowie mit **Zellen unterschiedlichster Funktionen:**

- Synovia produzierende Zellen,
- mononukleär-phagozytierende Zellen mit ihrer Antigen-HLA-DR-Funktion und
- Fibroblasten produzierende Zellen.

■ **Synovia**

Ein weiterer Bestandteil des Gelenks ist die Synovia, von der je nach Volumen 0,2–5 ml in einem Gelenk enthalten sind. Synovia entsteht aus dem Blutplasma. Sie ist alkalisch mit einem pH-Wert von 7,7 und **besteht u. a. aus**

- Glykosaminoglykanen,
- Hyaluronsäure und
- Eiweiß.

1.2.2 Die Gelenkstellung und ihre Bedeutung für Mechanik und Kapselspannung

Nullstellung. Die Nullstellung ist nach der Neutral-Null-Methode definiert und dient dem Manualtherapeuten als Ausgangsposition für Messungen und zur Beurteilung des Status quo.

Ruheposition. Die Ruheposition ist die entspannteste Position für die Gelenkkapsel und Kapselbänder:

- Die Gelenkpartner haben geringstmöglichen Kontakt zueinander.
- Das Gelenkspiel ist am größten.
- Das Gelenk zeigt das größte Volumen auf.

Die Ruheposition wird vom Manualtherapeuten zum Warming up einer Behandlungsvorbereitung und zur schmerzfreien Lagerung genutzt.

Aktuelle Ruheposition. Die aktuelle Ruheposition ist eine pathologisch angepasste Ruhestellung, die aber nicht immer eine artikuläre Ursache haben muss (z. B. Bursitis).

Verriegelte Stellung. Die verriegelte Stellung ist die gespannteste Position für die Gelenkkapsel und Kapselbänder:

- Die Gelenkpartner haben größtmöglichen Kontakt zueinander.
- Das Gelenkspiel und das Gelenkvolumen sind am geringsten.

1.2.3 Osteokinematik und Arthrokinematik

Als **Osteokinematik** bezeichnet der Manualtherapeut die aktiven und passiven Bewegungen im Raum wie Flexion, Extension, Abduktion, Adduktion, Innenrotation, Außenrotation.

Unter **Arthrokinematik** versteht man die Umsetzung der osteokinematischen Bewegungen im Gelenk, in dem ein Rollen, Rotieren und Gleiten, Zug oder Druck stattfinden.

1.2.4 Konvex-Konkav-Regel

Bei Bewegungen des konkaven Gelenkpartners findet das Gleiten in gleicher Richtung zur Rollbewegung statt. Bei Bewegungen des konvexen Partners findet das Gleiten in entgegengesetzter Richtung zur Rollbewegung statt.

1.2.5 Rollen und Gleiten (◘ Abb. 1.1)

Rollen. Ein alleiniges Rollen (Radvorwärtsbewegung) bewirkt die Verlagerung der Rotationsachse in Rollrichtung, wodurch viel Raum (Gelenkfläche) benötigt wird. Im menschlichen Körper würde ein alleiniges Rollen zu Luxationen führen und ist nur in der Initialphase von Schulter- und Kniegelenkbewegungen zu finden.

Gleiten. Beim Gleiten (Rutschen auf glattem Eis) bleibt die Gleitkontaktfläche an derselben Stelle, sie kommt in ständig wechselnden Kontakt mit dem Gelenkpartner, d. h. die Achse bewegt sich in Gleitrichtung.

Rollgleiten. Beim Rollgleiten findet eine **Kombinationsbewegung** aus Rollen und Gleiten statt:

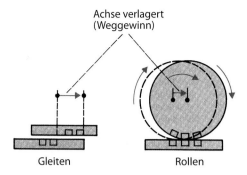

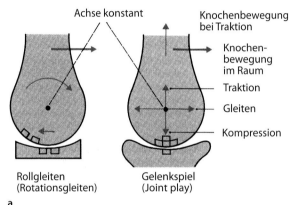

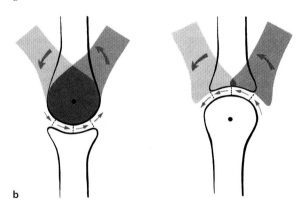

Abb. 1.1a,b Rollen und Gleiten; aus Frisch (1998)

Widerlagerung der Rollbewegung bei ca. 60° Elevation oder Abduktion. Mit der Translation ist eine exakte Betonung eines Kapselanteils möglich.

Approximationsgleiten. Approximationsgleiten ist das Gleiten ohne Abnahme der Eigenschwere, um das Gleitverhalten bezüglich der Synovia zu testen und damit die Wertigkeit gegenüber dem Kompressionsgleiten festzustellen.

Bei erhöhtem Widerstand ist von einer konsistenzveränderten Synovia auszugehen.

Kompressionsgleiten. Kompressionsgleiten ist das Aufeinanderdrücken beider Gelenkpartner, um eine Impression auf die oberste Knorpelschicht zu provozieren und damit die parallel zum Gelenk verlaufenden Kollagene (Knorpelzone 1) zu testen.

Anhand dieser Testung kann ein Arthrosegrad 1 oder 1–2 (▶ Übersicht, Arthrosestadien, ▶ Abschn. 1.2.6) befundet werden, der sich durch Krepitation und erhöhten Widerstand zeigt.

In ◩ Abb. 1.1 werden Rollen und Gleiten schematisch dargestellt.

> **Der Körper nutzt diese vier Mechanikkomponenten, um in unterschiedlichen Winkelgraden einen optimalen, effizienten Bewegungsablauf und -umfang zu ermöglichen. Die Roll-Gleit-Bewegung unterliegt den biomechanischen Gesetzen und wird in der Manualtherapie als Konvex-Konkav-Regel bezeichnet.**

1.2.6 Traktionen

Die Traktion ist eine rechtwinklige Aufhebung des Gelenkkontakts.

In der Manualtherapie wird die **Traktion** angewandt zur:
- Untersuchung,
- Dehnung der Gelenkkapsel,
- Dekoaption (»Öffnen« des Gelenks) und
- Schmerzlinderung.

> **Traktionen sind nur hilfreich, wenn eine Translation nicht erfolgsversprechender ist (z. B. Hüfte). Traktion ist eine mehrdimensionale Technik für ein eindimensionales Kapselproblem und somit unspezifisch. Traktionen sind an fast allen Gelenken eine unphysiologische Technik, da sich diese Gelenke v. a. unter Druck bewegen, dadurch ebenso getestet und behandelt werden sollten. Weiter kommt erschwerend dazu, dass es sich um eine rechtwinklige Technik handelt. Dies ist beispielsweise am Daumen**

- Beim **konkaven Partner** erfolgt das Rollen und Gleiten in eine Richtung. Die Rotationsachse verlagert sich in Bewegungsrichtung (Raumforderung).
- Beim **konvexen Partner** findet die Gleitkomponente in die entgegengesetzte Richtung statt. Die Achse verlagert sich kaum, und somit wird wenig Raum gefordert. Diese Mechanikform wird bei kleinen Gelenkflächen mit großem Bewegungsumfang benötigt.

Translatorisches Gleiten. Das translatorische Gleiten ist ein geradliniges passives Rutschen, das sich parallel zur Behandlungsebene vollzieht. Es entsteht z. B. während der Elevationsbewegung nach kaudal in der Schulter durch

1

für Abduktion nicht möglich, da durch die Position der Behandlungsebene eine rechtwinklige Traktion unmöglich ist.

■ **Traktionsuntersuchungen**

Traktionsuntersuchungen werden im Rahmen der Testung bei Instabilitäten durchgeführt. Sie finden in der Ruheposition und in Provokationsvorpositionierungen statt.

Die **Untersuchungen** beinhalten:
━ die Testung des Gelenkspiels (Joint play) der Gelenkkapsel zur Befundung der Gelenkkapselspannung,
━ die Testung der Adhäsionsspannung und
━ die differenzialdiagnostische Testung einer etwaigen Bursaläsion.

■ **Traktionsbehandlungen**

Traktionsbehandlungen werden in der Manualtherapie zur Behandlung von Kapselrestriktionen ausgeführt. Eine Traktion der Stufe 3 ist nur möglich, wenn die Adhäsion der Synovia aufgehoben (Arthrosegrad 2, ▶ Übersicht) oder zumindest deutlich reduziert ist und die Kapselrestriktion ihr Endstadium noch nicht erreicht hat. Traktion ist am Knie unphysiologisch.

■ **Dekoaptionsbehandlungen**

Die Dekoaptionsbehandlung (Manipulation) einer Gelenkblockade erfolgt über einen mit geringer Kraft ausgeführten Impuls mit hoher Geschwindigkeit und kurzem Bewegungsausmaß. (Dekoaption ▶ Glossar, Dekoaptionsbehandlungen, ▶ Abschn. 1.2.13, Gelenkblockierung).

■ **Schmerzlinderungsbehandlungen**

Schmerzlinderungsbehandlungen basieren auf der intermittierenden Push-pull-Technik, indem die Mechanorezeptoren des Typ 1 und 2 durch mechanische Reize die Hemmung der Nozizeption bewirken (Gate-control-System).

Übersicht: Stadien der Arthrosis deformans
Stadium 1. In Stadium 1 bestehen:
━ Adhäsionsreduktion ohne Reduktion der Tragfähigkeit,
━ Veränderungen im Gleitmechanismus,
━ belastungsabhängige Schmerzen und
━ positiver Kompressions-Joint play.

Stadium 2. In Stadium 2 bestehen:
━ massive Veränderungen der Gleitfähigkeit,
━ Reduktion der Tragfähigkeit,
━ bewegungs- und belastungsabhängige Schmerzen und
━ beginnende subchondrale Sklerosierung.

Im Röntgenbild ist ein verschmälerter Gelenkspalt sichtbar.
Stadium 3. In Stadium 3 ist die Arthrokinematik aufgehoben. Rollbewegungen sind möglich. Der Patient hat deutliche belastungsabhängige Schmerzen.
Im Röntgenbild sind eine massive Sklerosierung und Auftreibung der Gelenkpartner sichtbar.
Stadium 4. In Stadium 4 bestehen Knorpelglatzen. Schmerzfreies Bewegen ist nicht mehr möglich. Es gilt als OP-Indikation.
Im **Röntgenbild** sind sichtbar:
━ eine Aufhebung des Gelenkspalts,
━ eine asymmetrische Vergrößerung durch die angulative Bewegung und
━ Zystenbildungen.

1.2.7 Traktions- und Translationsstufen

Stufe 1. Stufe 1 wird als Lösen bezeichnet und reduziert die im Gelenk herrschenden Kompressionskräfte (Abnahme der Eigenschwere).

Diese Stufe wird in der Manualtherapie als »Pikkolo-Traktion« bezeichnet und dient zusätzlich als Vorposition für den translatorischen Gleittest.

Stufe 2. In Stufe 2 wird eine Zugaufnahme der Adhäsionskraft der Synovia erreicht. Die Synovia wirkt in dieser Stufe als Adhäsionswiderlager. Gleichzeitig mit dem Adhäsionswiderlager der Synovia straffen sich unterstützend die Kapsel- und Bandstrukturen des betroffenen Gelenks.

Diese Stufe wird im Joint play zur Erkennung von Kapselrestriktionen genutzt.

❯ Will man die **physiologische Kapselspannung** testen, muss die Synovia weniger Adhäsionskraft besitzen, oder aber man testet die Stufe über Translation.

Stufe 3. In Stufe 3 benötigen wir bei einem physiologischen Gelenk eine Traktionskraft von 1 kg/cm², um die Gelenkpartner voneinander zu trennen. Bei einem physiologischen Gelenk ist dies nur bei kleinen Gelenken wie Finger- und Facettengelenken der Wirbelsäule möglich. Je mobiler das Gelenk ist, umso reduzierter ist der unterstützende Kompressionsdruck des Kapsel-/Bandapparats.

EyeCatcher

Bei einer **Arthrose ab Arthrosegrad 2** (▶ Übersicht oben) ist die Adhäsionskraft der Synovia deutlich reduziert, und es kommt zur Dehnung des Kapsel-/Bandapparats, die eine Mobilisation des verkürzten Kapselanteils bewirkt.

1.2.8 Das Gelenkspiel (Joint play)

Das Gelenkspiel ist das passive Bewegen zweier Gelenkpartner senkrecht oder parallel zur Behandlungsebene. Die Beschaffenheit des Gelenkspiels ist abhängig von den intra- und extraartikulären Strukturen und gibt den signifikanten Zustand des Gelenks wider. Nur ein veränderter Joint play ist der Indikator für den Beginn und das Ende einer Manuellen Therapie.

1.2.9 Kapselmuster

Ein Kapselmuster ist eine artikulär bedingte Schrumpfung der Gelenkkapsel in einem gelenkspezifischen Muster und ist in allen Kapselstadien gleich. Eine Kapselrestriktion entwickelt sich in minimal 42 Tagen. In der Praxis vollzieht sich die Kapselrestriktion jedoch adaptiv über Jahre.

❯ Stimmt die gelenkcharakteristische Restriktion mit dem **Cyriax-Kapselmusterzeichen** nicht überein, weist das Gelenk kein Kapselmuster und auch keine Arthrose auf. Es handelt sich dann um eine partielle Kapselrestriktion aufgrund eines Traumas (z. B. Ruptur eines Kapselbands bzw. Immobilisation).

1.2.10 Kapselmusterstadien

Kapselmusterstadium 1. Der Schmerz entsteht nach Bewegungsende, also im Überdruck. Die endgradige Bewegung wird vom Patienten noch toleriert. Die Muskulatur zeigt keine nennenswerte Tonuserhöhung.

Dieser Befund zeigt sich bei beginnender Arthrose (Rigidität der Gelenkkapsel).

Kapselmusterstadium 2. Der Schmerz liegt in der Endgradigkeit. Ein Überdruck wird vom Patienten nicht mehr toleriert. Die Muskulatur reagiert mit einem limitierenden Hypertonus.

Dieser Befund zeigt sich bei Arthrose und bei beginnender aktivierter Arthrose (Entzündungszeichen der Gelenkkapsel).

Kapselmusterstadium 3. Der Schmerz liegt vor dem Bewegungsende. Endgradigkeit und Überdruck werden vom Patienten nicht mehr toleriert. Die Muskulatur weist einen deutlich erhöhten Muskeltonus auf.

Dieser Befund zeigt sich bei Arthritis (Entzündung der Gelenkflächen und der Gelenkkapsel).

1.2.11 Endgefühl

Endgefühl wird als der Überdruck am Ende einer passiven Bewegung definiert. Das Endgefühl gibt uns einen Hinweis auf den Kapsel- bzw. Kapselbandzustand (▶ Übersicht: Allgemeine »Richtwerte« zur Orientierung).

Es wird in **zwei Formen** unterteilt:
- Form 1 beschreibt das Endgefühl als norm-, hypo- oder hypermobil.
- Form 2 beschreibt das Endgefühl als
  - physiologisch, z. B. weich elastisch bei Knieflexion durch die Muskelstruktur oder
  - pathologisch, z. B. durch einen intraartikulären Erguss bei Knieextension.

❯ Bei Testung des Endgefühls innerhalb von 300–500 Tagen nach einer alten, vorausgegangenen Läsion kann noch ein **Remodulierungsschmerz** (▶ Abschn. 1.7.17, Bindegewebe) bestehen, durch den das Endgefühl »zu fest« befundet wird.

> **Übersicht: Endgefühl: Allgemeine »Richtwerte« zur Orientierung:**
> - Ein physiologischer Kapselstopp ist fest elastisch.
> - Ein physiologischer Band-/Kapselstopp ist hart elastisch.
> - Ein physiologischer Muskelstopp ist weich elastisch.
> - Bei leerem Endgefühl (pathologisch) kommt es durch eine antagonistische muskuläre Gegenreaktion zur Aufhebung der Endgradigkeit, z. B. bei Arthritis.
> - Ein zu weiches Endgefühl ist pathologisch und Zeichen eines ödematösen Zustands oder eines intraartikulären Ergusses.
> - Ein federndes Endgefühl ist pathologisch und Zeichen einer Meniskusläsion oder eines Korpus librum.
> - Ein knöchernes Endgefühl ist pathologisch. Hier sind passiv limitierende Weichteilstrukturen aufgehoben.

1.2.12 Gelenkbeweglichkeit

- **Hypomobilität** bedeutet eine Abnahme der physiologischen Beweglichkeit.
- **Hypermobilität** bedeutet eine Zunahme der physiologischen Beweglichkeit.
- **Instabilität** bedeutet die Zunahme einer unphysiologischen Beweglichkeit.

1.2.13 Gelenkblockierung

Als Blockierung wird ein aufgehobenes Gelenkspiel betrachtet Es zeigt sich

- in Divergenz als Konvergenzblockierung oder
- in Konvergenz als Divergenzblockierung bzw. in einer rotatorisch betonten Fehlstellung.

Die **Blockierung** ist extraartikulär oder intraartikulär bedingt:

- Eine **extraartikuläre Blockierung** ohne statische Ursache wird u. a. dadurch verursacht, dass sich bei einer einseitig gestressten, verkürzten Muskulatur (arbeitsbedingte Überforderung) die Rotationsachse zur verkürzten Seite hin verlagert, bzw. ein lokaler Muskelhypertonus an z. B. einem Facettengelenk entsteht. Die Kapsel adaptiert (ab dem 42. Tag) und verkürzt sich ebenfalls. Es kommt zu einer angulativen Bewegung mit Kompression auf der verkürzten Seite und zu zunehmender Aufhebung des Gelenkspiels.
- Eine **intraartikuläre Gelenkblockade** wird durch eine massiv veränderte Synovia mit pathologischer Entbindung von Stickstoffmolekülen (Denitrogenitation) verursacht.

Die Aufhebung einer Gelenkblockade erfolgt über:

- Traktion bzw. translatorische Gleitmobilisation in den bekannten Dosierungsstufen 1–3,
- Dekoaptionsbehandlung (▶ Abschn. 1.2.6).

1.2.14 Mechanismus der Wirbelsäulenbewegung durch Belastungsachsen

In der **LWS** liegt die Belastungsachse aufgrund der Lordose im hinteren Anteil der Bandscheibe und führt in Extension zur gegensinnigen Koppelung, in Flexion zur gleichsinnigen Koppelung.

In der **BWS** liegt die Belastungsachse aufgrund der Kyphose im Bereich von TH2/3 bis TH7/8 vor der Bandscheibe und führt in Flexion und Extension zu einer gleichsinnigen Koppelung.

In der **HWS** liegt die Belastungsachse zentral im Nucleus pulposus und erzeugt eine gleichsinnige Koppelung in Flexion und Extension.

Im **hochzervikalen HWS-Abschnitt** wird durch Bänder eine gegensinnige Koppelung hervorgerufen.

> ❯ Die Position der **Bewegungsachse** ist nicht identisch mit der Belastungsachse!

1.2.15 Gekoppelte Bewegungen

Eine gekoppelte Wirbelsäulenbewegung wird als **physiologische Bewegung** bezeichnet und ist eher eine translatorische Facettengelenkbewegung, die durch die kapselligamentären Strukturen und die Torsionsfähigkeit bzw. die Verformbarkeit der Bandscheibe (Anulus fibrosus) limitiert wird. Es ist die Bewegungsanbindung von Lateralflexion und Rotation bzw. umgekehrt.

Die gekoppelte Bewegung wird weithin als **physiologisch weiterlaufende Bewegung** bezeichnet. Sie dient der Testung biomechanischer Reaktionen und ist am Bewegungsende meist angulativ.

1.2.16 Kombinierte Bewegungen

Eine kombinierte Bewegung wird als **unphysiologische Bewegung** bezeichnet. Sie ist eher eine Kompression der Facettengelenke und wird durch ossären Stopp und die Torsionsfähigkeit der Bandscheibe limitiert.

Kombinierte Bewegungen setzt der Therapeut zur Diagnostik (Facettengelenkarthropathie) und als therapeutisches Mittel bei Instabilitäten ein, um innerhalb der Therapie pathologische Translationen unterbinden zu können:

- Eine **kombinierte Einstellung** ist das Anlegen der beiden Facettengelenkpartner aufeinander.
- Eine **kombinierte Verriegelung** ist die Kompression der beiden Facettengelenkpartner aufeinander (Impression des Knorpels).

Das kombinierte Bewegen ist in jeder Facettengelenkstellung aktiv durch den Patienten selbst oder passiv durch den Therapeuten einstellbar.

1.2.17 Konvergenz und Divergenz

In der Manualtherapie wird die **Extension in der Wirbelsäule**, segmental betrachtet, als Konvergenz bezeichnet.

Bei **Konvergenz** kommt es zu

- einer Deckungs- und Kongruenzzunahme und
- einer Druckerhöhung von Processus articularis superior zu Processus articularis inferior.

Die **Flexion in der Wirbelsäule** wird, segmental betrachtet, als Divergenz bezeichnet.

Bei **Divergenz** kommt es zu

- einer Deckungs- und Kongruenzabnahme und
- einer Druckverminderung von Processus articularis superior zu Processus articularis inferior.

1.2.18 Spondylolisthese

Spondylolisthese. Diese Bezeichnung beschreibt ein Wirbelgleiten, das durch die Diskose einer Bandscheibe verursacht wird. Die Spondylolisthese wird entsprechend ihrer Gleitrichtung unterteilt, die der Konstitutionsvorgabe nach anterior (Anterolisthese) oder posterior (Retrolisthese) entspricht. Sie kann mit und ohne Rotationskomponente auftreten (einfache bzw. komplexe Spondylolisthesen).

Spondylolytische Spondylolisthesis. Diese Bezeichnung beschreibt ein Wirbelgleiten, das durch Bogenschlussstörungen oder Facettenfrakturen bedingt ist.

Spondyloptose. Die schwerste Form der Spondylolisthesis wird als Spondyloptose bezeichnet.

1.2.19 Verriegelungsstellung

Die verriegelte Stellung eines Gelenks wird auch »close-packed position« oder »status rigidus« genannt.

Folgende **Kriterien** sind bei einer Verriegelungsstellung erfüllt:
- Das Gelenkspiel ist in der verriegelten Stellung am geringsten.
- Die Gelenkflächen haben den größtmöglichen Kontakt.
- Die Kapsel- und Bandspannung ist am größten.
- Der Druck ist am höchsten und das Volumen ist am geringsten.

In der **Untersuchung und Diagnostik** setzt der Manualtherapeut die verriegelte Stellung ein,
- um Hypermobilitäten durch eine einseitig erhöhte Bewegung in einer verriegelten Stellung zu erkennen,
- um durch die Schmerzprovokation eine Arthrose zu erkennen.

In der **Behandlung** nutzt der Manualtherapeut die verriegelte Stellung,
- um bei der Bewegung eines Gelenks die Mitbewegung des Nachbargelenks zu verhindern,
- um in der Rehabilitation das verkürzte Erreichen einer weiterlaufenden Bewegung zu ermöglichen,
- als Vorposition zu einem Knorpelbelastungstraining oder einer Knorpelmassage im Wirbelsäulenbereich.

1.2.20 Ruheposition und aktuelle Ruheposition

Die Ruheposition eines Gelenks wird auch »maximally loosepacked position« oder »status perlaxus« genannt.

Folgende **Kriterien** gelten für die Ruheposition:
- Das Gelenkspiel ist in Ruhestellung am größten.
- Die Kapsel- und Bandspannung ist am geringsten.
- Der Druck ist am niedrigsten.

> Die Ruhestellung wird als **Immobilisationsstellung** genutzt.

In der **Behandlung** setzt der Manualtherapeut die Ruhestellung ein:
- als Ausgangsstellung für ein Warming up der Gelenke,
- zur Schmerzbehandlung,
- zur Gelenkrezeptoreninhibierung und
- zur Verbesserung der Viskoelastizität einer veränderten kapsulären Sollspannung.

Bei der aktuellen Ruheposition entspricht die entlastende Ausrichtung des Gelenks der pathologischen nozizeptiven Gegebenheit.

1.2.21 Nullstellung

Die Nullstellung dient als Ausgangsstellung für Gelenkwinkelmessungen. Wir unterscheiden physiologische und anatomische Nullstellungen.

1.3 Weichteiltechniken

Unter Weichteiltechniken versteht man die Behandlung extraartikulärer Strukturen wie Muskulatur, Bänder, Nerven und Sehnen mit Funktionsmassagen, Querfriktionen und neurogenen Mobilisationen.

1.3.1 Weichteilstadien

Stadium 1. Kennzeichen des Stadiums:
- Der Widerstandstest ist nicht positiv. Es zeigen sich keine Schäden an der Kollagenstruktur, keine Schwellung, jedoch Druckdolenz.
- Die Beweglichkeit der Kollagene untereinander ist gestört.
- Die Beschwerden entstehen nach der Belastung.
- Die maximale Dehnung ist positiv.
- **Manualtherapeutisches Ziel** ist die Verbesserung der Trophik mit großem Bewegungsausmaß bei geringer Belastung.

Stadium 2. Kennzeichen des Stadiums:
- Der Widerstandstest ist positiv.
- Erste Schäden an der Kollagenstruktur treten auf.
- Je nach Schwellung besteht ein Painful arc (▶ Abschn. 1.5.4, Painful arc).
- Schmerzen treten zu Beginn und nach der Belastung auf.
- **Manualtherapeutische Ziele** sind Unterstützung der Reparaturmechanismen und Förderung der lokalen Mehrdurchblutung.
- **Manualtherapeutische Maßnahmen** sind:
  - Belastung nach dem Reha-Prinzip (▶ Abschn. 1.7.3, Reha-Pyramide),
  - Weichteilbehandlung (▶ Abschn. 1.3.2, Querfriktion und ▶ Abschn. 1.3.3, Dehnung).

Stadium 3. Kennzeichen des Stadiums:
- Der Widerstandstest ist positiv mit Abzeichnung eines Painful arc.
- Massive Kollagenstrukturschäden mit deutlicher Schwellung (Flüssigkeit nicht begrenzbar) sind vorhanden.
- Schmerzen treten zu Beginn, während und nach der Belastung auf.
- **Manualtherapeutische Maßnahmen** sind:
  - Unspezifische Belastung ab dem 6. Tag.
  - Kryokinetik, um den Entzündungsgrad auf einer physiologischen Basis halten.
  - Therapeutisches Dehnen, um eine Längeninformation für die Makrophagenaktivität zu erreichen.
  - Mehrdimensionale Belastungssteigerung ab dem 16. Tag. Sport je nach Regeneration möglich.

Stadium 4. Kennzeichen des Stadiums:
- Ruheschmerz mit hochgradiger Entzündung (Myositis des Weichteils) ist vorhanden.
- **Manualtherapeutische Maßnahme** ist die Schmerztherapie.

1.3.2 Querfriktion

Entzündungen sowie Verletzungen mit Einblutungen in das Sehnengewebe haben meist zur Folge, dass es in der postentzündlichen/traumatischen Phase zu Adhäsionen kommt. Es entstehen ein Missverhältnis in der Stoffwechselversorgung und ein Sauerstoffmangel, der die Erregbarkeit der Nozizeptoren steigert. Weiterhin kommt es zu Einschränkungen der Verschieblichkeit der Sehnenfasern untereinander und zum Elastizitätsverlust. Aus lang anhaltenden Adhäsionen können nachfolgend Verwachsungen (Narben) entstehen.

> **❯** Bei Verletzungen mit Einblutungen zeigt die Querfriktion ihre **Wirksamkeit** in einer gesteigerten Enzymaktivität, so dass es zur Fibrinolyse und zur Freisetzung vasoaktiver Stoffe (Histamin) kommen kann.
> Da nicht die Querfriktion an sich diese Verletzung auslöst, ist es in der praktischen Arbeit nicht zwingend erforderlich, die Friktion quer zur Faser durchzuführen. Sie kann vom Therapeuten auch nicht quer durchgeführt werden (je nachdem, wie es für den Therapeuten für ihn praktikabel scheint).

Bei **degenerativ begründeten Sehnenläsionen** entsteht die Adhäsion aufgrund fehlender interstitieller Flüssigkeit zwischen den einzelnen Kollagenfasern mit einer evtl. exsudativ hämorrhagisch ablaufenden Entzündung (Granulationsgewebe). Der andauernde Schmerz unterhält sich aufgrund einer unterschwellig manifestierten Entzündung mit gestörtem Steady state (Fließgleichgewicht, ▶ Glossar).

> **❯** Aus unserer Sicht besteht der **primäre Wirkungsmechanismus** der Querfriktion im »Aufpuschen« unterschwellig manifestierter Entzündungen. Die Querfriktion soll einen physiologischen Regenerationsprozess neu einleiten.

Um **morphologisch adaptiertes Kollagen** zu verändern, sollte die Behandlungswahl Laktat (▶ Abschn. 1.3.3, Dehnung und ▶ Abschn. 1.3.9, Haltend Arbeiten) und Zugkraft an der betroffen Struktur beinhalten, d. h., auf Dehnung und Eisbehandlung sollte nach der Querfriktion verzichtet werden (passiver Vorgang an aktiven Strukturen). Vielmehr sollte eine aktiv begleitende Maßnahme im Sinne des Physical Rehabilitation Trainings (PRT) erfolgen (▶ Abschn. 1.7, Einführung in die Medizinische Trainingslehre).

1.3.3 Dehnung

Voraussetzung für das Dehnen ist die Erwärmung des Muskels, um
- den Stoffwechsel anzuregen,
- die Elastizität zu erhöhen und
- die neuromuskuläre Kontraktionsbereitschaft zu erhöhen.

Die **Durchführung** des therapeutischen Dehnens hat Einfluss auf die Tonusregulierung. Sie kann eine **Tonisierung oder Detonisierung** bewirken:
- Rhythmisches Dehnen setzt der Therapeut zur Tonisierung der Muskulatur ein, um eine adäquate Grundspannung zu erreichen, die die Voraussetzung für jede Muskeltätigkeit ist. Des Weiteren wird diese Dehntechnik zum Ausschwemmen von Wasserstoff-

brücken und zur Rehydrierung dehydrierter Strukturen angewandt.

- Kollagen, das sich morphologisch unphysiologisch in Annäherung verkürzt hat, wird passiv gestresst, um eine Vergrößerung des Bewegungsausmaßes zu erreichen.

Aus kollagenbiochemischen Gründen favorisieren die Autoren zur Längenänderung des Gewebes die **Technik der 3-Phasen-Dehnung:**

Phase 1. Die erste Phase der Dehnung bezieht sich auf die Dauer von 10 sec maximaler Spannungsausrichtung der Titinfilamente sowie auf die Tonussenkung des Muskels.

Phase 2. Die zweite Phase folgt direkt anschließend an die erste mit einer weiteren Spannungsaufnahme des Gewebes bis hin zum leicht ziehenden Schmerz für maximal 30 sec. Sie dient der Längeninformation für die Makrophagen, um die erforderliche Gefäßlänge sicherzustellen, damit eine möglichst kleine Narbe im Läsionsgebiet sowie eine maximale Remodulierung möglich sind. (Fibroblasten brauchen Sauerstoff.)

Phase 3. Die dritte Phase ist die eigentliche Dehnphase für adaptiertes Kollagen und wird durch eine weitere Spannungsaufnahme, die vom Patienten als kräftig ziehender Schmerz interpretiert wird, bis zu 2 min ausgeführt.

Diese Phase bezeichnen wir als **Stressphase** für pathologisch fixiertes, adaptiertes Kollagen, das an den Linkproteinen unter maximalen Zugreiz gerät. Das durch die Dehnung entstehende Laktat löst die Eiweiße der Linkproteine bzw. Registrierpeptide und ermöglicht neue Anheftstellen.

Dabei werden die durch Ruhigstellung entstandenen Crosslinks verändert, die kollagene Faser kann sich durch Dehnung nicht verlängern, da der Stimulus »Dehnung« diese Fasern und deren physiologischen Cross links nicht verändern kann. Nach einer solchen Behandlung ist es viel effektiver, dies anschließend aktiv endgradig zu bewegen. Dies sollte 4–6-mal oder täglich in 3–5 Serien mit einem Führungswiderstand (kleines Gewicht ist hierbei ausreichend) nach Trophikrichtlinien durchgeführt werden. Hier wird der enge Zusammenhang zwischen KG am Gerät/MAT/MTT und der MT ersichtlich.

> ❯ Der Reiz sollte 2 min nicht übersteigen, da sich die Gefahr einer Ischämie ab 2 min exponentiell erhöht.

Bemerkt der Therapeut während der bestehenden Dehnungsphase ein **Geweberelease** (Lösen), ist der gewünschte Dehneffekt erreicht, und die Dehnung kann zu diesem Zeitpunkt beendet werden. Die Pause zwischen den 4–5 Wiederholungen sollte 30 sec dauern.

Treten **Schmerzen nach dem Dehnen** auf (z. B. am folgendem Tag), besteht der Verdacht, dass der Patient während des Dehnvorgangs mit einer exzentrischen Muskelkontraktion gegengehalten hat.

1.3.4 Rotatorenintervall

Das Rotatorenintervall ist das Verhältnis der Kraftentfaltung zwischen den Innen- und Außenrotatoren des Schultergelenks und beträgt 4:1.

Dies ist nicht mit dem ärztlich gemeinten Rotatorenmanschettenintervall zu verwechseln (Beschreibung eines Raumes subacromial).

1.3.5 Spurt- und Shunt-Muskeln

Spurt-Muskeln sind gelenknah ansetzende Muskeln mit der dynamischen Aufgabe, über einen kurzen Hebelarm und mit hoher Muskelkraft rasch zu beschleunigen. Verlieren die Spurt-Muskeln ihre Fähigkeiten, übernehmen statische Shunt-Muskeln ihre Funktion. Dies führt jedoch zu angulativen Gelenkbelastungen mit periartikulären Reizungen und einem dynamisch artikulären Stabilitätsverlust.

1.3.6 Direkte Insertion

Die direkte Insertion ist die Fixierung einer Sehne im Knochen. Die Festigkeit wird bestimmt durch die Dichte der Substantia compacta des Knochens. Direkte Insertionen verursachen am Knochen Apophysen wie Spina, Crista, Tuberkulum, Tuberositas etc.

1.3.7 Indirekte Insertionen

Eine indirekte Insertion ist die Fixierung einer Sehne am Stratum fibrosum des Periosts. Die Festigkeit wird durch die flächige Ausdehnung der Insertion bestimmt. Dadurch können Zug- und Belastungsreize gleichmäßiger verteilt werden.

Eine **Schwachstelle** stellen die Sharpey-Fasern dar: Kollagenfasern, die indirekte Sehneninsertionen bzw. das Periost an die Rindensubstanz des Knochens fixieren. Sharpey-Fasern werden dem Kollagen-Typ 3 zugeordnet und sind damit weniger fest als Sehnen, die dem Kollagen-Typ 1 zugeordnet sind (▶ Abschn. 1.7.17, ▶ Übersicht: Bindegewebstypen). Sie gelten als Sollbruchstellen.

1.3.8 Rhythmisches Arbeiten (Dynamisches Arbeiten)

Rhythmisches Arbeiten soll die Trophik der Weichteilstrukturen verändern. Es bewirkt eine Ausschwemmung von H-Brücken aus der Matrix, da Wasserstoffionen positiv und Matrix negativ geladen sind. Rhythmische Techniken können auch zur Vorbereitung manualtherapeutischer Techniken angewandt werden.

Indikationen. Post-operativ/traumatisch.

Gewebe, welches nicht lange ruhig gestellt wurde (unter 3 Wochen) profitiert am meisten. Wenn durch diese Technik keine Zunahme an range of motion mehr zu erlangen ist, ist auf haltende Techniken zu wechseln.

1.3.9 Haltend Arbeiten (Statisches Arbeiten)

❯ Haltend Arbeiten wird als manualtherapeutische Technik angewandt und ist die **einzige Möglichkeit, um morphologisch adaptiertes Kollagen zu behandeln.**

Die Technik wird minimal 30 sec bis maximal 2 min ausgeführt. Durch die Technik entsteht Laktat im Gewebe und zwingt damit pathologische Registrierpeptide sich in Richtung physiologischer Registrierpeptide zu verändern.

Indikationen. Hypomobilie Gelenke, die länger als 3–6 Wochen ruhig gestellt wurden, profitieren nicht mehr von überwiegend rhythmischen, sondern von haltenden Techniken.

1.3.10 Neurogene Mobilisation

Wie auch das Bindegewebe können die nervenfixierenden Bänder bei Immobilisation adaptieren. Zudem kommt eine hohe Mobilitätsanforderung auf die Nerven zu, die Gelenke oder Hindernisse passieren müssen. Der Körper meistert diese Anforderung durch die geschickte Anlage spiralförmiger Eigenschaften der Nerven.

Immobilisation bedeutet, dass
- die Verschieblichkeit der Faszikel untereinander eingeschränkt wird und
- das Kollagen (Typ 1) zwischen dem Epineurium und Mesoneurium und umliegenden Fixationstellen (Aufhängebänder) an Knochen, Muskeln und Faszien bevorzugt an beweglichen Abschnitten, Bifurkationen und Engpässen adaptiert.

Wir nehmen an, dass diese »Aufhängebänder« der Nerven, wie auch bei anderen Fixationen von Gekröse im menschlichen Körper, elastische Eigenschaften haben, dass sie Fettgewebe zur Isolation und Abdämpfung mechanischer Belastungen einlagern und dass Blut- und Lymphgefäße durchführen.

Mittels einer **Nervenmobilisation** soll die optimale Flexibilität beim Durchtritt durch die verschiedenen Kollagenschichten und Engräume erreicht werden. Aufgrund dessen ist bei den meisten sensiblen Ästen wie auch bei den Rami articulares eine **maximale Vorposition** notwendig, da diese nur wenige Kollagenschichten durchziehen. Zudem sind die dermatogenen und kapsulärneuralen Verbindungen geringer als die des dichten Myoneuralverbindungsnetzes der motorischen Nerven, die Kollagenschichten multipel durchstoßen.

Weiterhin soll die neurogene Mobilisation einer intraneuralen Flüssigkeitsstauung und der damit verbundenen Nervendruckerhöhung entgegenwirken.

Die **neurogene Dehnung** erfolgt nach der neurogenen Mobilisation. Sie richtet sich nach den Dehnkriterien des Kollagen-Typs 1 und wird bei **V.a. extra- und intraneurogene Fibrosen** eingesetzt:
- Bei **extraneurogenen Fibrosen** kann der Schmerz über dritte Strukturen ausgelöst werden und wird schon bei Bewegung erzeugt, so dass die Vorpositionierung sehr gering sein kann.
- Bei **intraneurogenen Fibrosen** treten Nervenschmerzen erst bei Dehnung des Nervs auf, so dass meist eine submaximale Vorpositionierung eingenommen werden muss.

Begonnen wird mit einem **Warming up** des neuralen Systems, mit dem Ziel epineurale Ödeme anzusprechen sowie den Axonplasmafluss zu mobilisieren.

1.4   Indikationen/Kontraindikationen

1.4.1 Indikationen (Anzeigen)

Die Indikation für eine manualtherapeutische Mobilisation ist vorwiegend die Behandlung einer gelenkbedingten Störung, die intra- oder extraartikuläre Ursachen haben kann.

Ursachen sind
- alle Formen degenerativer und traumatischer Kapsel- und Bandveränderungen,
- Blockierungen,
- neurale Störungen,
- morphologisch adaptiertes Kollagen,
- dynamisch artikuläre Instabilitäten.

1.4.2 Kontraindikationen (Gegenanzeigen)

Kontraindikationen sind
- akute Entzündungen,
- Tumoren,
- Arteriosklerose,
- Osteoporose,
- Immobilisation unter 42 Tagen (nicht effektiv).

1.4.3 Sicherheit (Safe signs)

Ist anhand der Anamnese, Inspektion und Palpation sowie eventuellen aktiven und passiven Testungen keine klare Indikationsstellung möglich, sind Zusatztestungen aus der Basisprüfung bzw. aus den gelenkspezifischen Testungen notwendig oder es ist eine Rücksprache mit dem Arzt erforderlich.

1.5 Basisuntersuchung

Unter Basisuntersuchung versteht man in der Manualtherapie
- Anamnese,
- Inspektion,
- Palpation,
- aktive Schnelltestung für angrenzende Gelenke,
- aktive, passive und Widerstand gebende Funktionsuntersuchung sowie
- Zusatztestung.

1.5.1 Anamnese

Am Anfang einer Anamnese steht der **Eingangsbefund** mit
- Dokumentation der persönlichen Daten,
- Berufsausübung,
- Name des verordnenden Arztes und des Hausarztes sowie
- ärztlicher Diagnose.
- Des Weiteren erfragt der Therapeut
- subjektive Eindrücke des Patienten über sein primäres Beschwerdebild,
- aktuell bestehende oder vergangene Erkrankungen und Operationen zur Feststellung von Risikofaktoren,
- Informationen über Medikation, Röntgenbefunde, sportliche Tätigkeiten und
- bisherige Therapieformen (und deren Erfolg).

Die Aussagen des Patienten werden vom Behandler im Eingangsbefund dokumentiert.

Nach der Sozial- und Selbstanamnese des Patienten folgen **weitere Befragungsaspekte:**
- Seit wann bestehen die Beschwerden?
- Treten sie eher tagsüber, eher nachts auf?
- In welcher Lokalisation und mit welcher Qualität zeigt sich das Beschwerdebild?
- Was reduziert oder forciert die Beschwerden?
- Wie verhält sich das Beschwerdebild in einer 24-Stunden-Analyse?
- Weiterhin sollte die Anamnese die Beurteilung der ADL (»Activities of Daily Living«, Aktivitäten des täglichen Lebens) beinhalten sowie Außergewöhnlichkeiten bzw. Veränderungen des täglichen Lebens wie new-, up-, over-, misuse (neuer, erhöhter, immer wiederkehrender Fehlgebrauch einer Bewegung).

Der Behandler gewinnt einen Eindruck von Vitalität und Bereitwilligkeit des Patienten. Nach dem subjektiven Eindruck folgt die objektive Inspektion.

1.5.2 Inspektion

Nach einer generellen Inspektion folgen die lokalen Inspektionen.
Der Therapeut beginnt mit der Inspektion des **Gangbilds** und befundet
- Koordination,
- Schrittlänge,
- Armpendel,
- Rumpfhaltung und
- Symmetrie.

Als Weiteres folgt ein allseitiger **Haltungsbefund** im Stand mit visueller Bewertung von
- Symmetrie,
- Konturen,
- Schwellungen,
- Farbveränderungen (Blässe, Rötung, Zyanose, lokale Bräunung),
- Schweißbildung,
- Narben,
- Faltenbildung,
- Behaarung,
- Gefäßauffälligkeiten,
- Hautunreinheiten,
- Spondylolisthese.

Auffälligkeiten werden im Eingangsbefund dokumentiert.

1.5.3 Palpation

Bei der Palpation steht die Beschaffenheit des Gewebes im Vordergrund; sie wird im Seitenvergleich beurteilt.

Asymmetrien können durch Knochenveränderungen, Muskelverspannungen, Hernien, Lipome, Hornhautbildung, Behaarung und Schwellung verursacht werden.

Bei der **Palpation** werden registriert und dokumentiert:

- palpatorisch ausgelöste Schmerzen,
- Schweißbildung,
- Temperaturveränderungen.

Der Therapeut zieht nach Abschluss der Anamnese, Inspektion und Palpation ein **Resümee**, in dem differenzialdiagnostische Verdachtsmomente, Kontraindikationen sowie die eventuell notwendige Kommunikation mit dem verordnenden Arzt berücksichtigt werden.

1.5.4 Painful arc

Der Begriff »painful arc« (schmerzhafter Bogen) wird primär im Zusammenhang mit dem Schulterbereich verwendet. Er beschreibt die Kompressionsmöglichkeit zwischen Humerus und den zum Schulterdach gehörenden Strukturen. Wir **unterscheiden:**

- den subakrominalen Painful arc zwischen 60° und 120°,
- den akromioklavikularen Painful arc zwischen 160° und 180°.

1.6 Gelenkspezifische Untersuchung (Joint play)

❯ Im **Joint play** wird immer am konvexen Partner vorpositioniert, um den pathologischen Gleitweg bei physiologisch eingestellter Bewegung zu erfahren. Der Joint play erfolgt unter Abnahme der Eigenschwere.

Um **unterscheiden** zu können,

- ob ein synoviales Konsistenzdefizit Ursache für ein mangelndes Gleiten ist und zu einem betonten Rollen führt oder
- ob es eine Kapselresistenz ist, die ein weiteres Gleiten verhindert,

ist es erforderlich, aus der Ruheposition ein Warming up durchzuführen und den darauf folgenden submaximalen vorpositionierten Joint play zusätzlich unter Approximation und Kompression durchzuführen.

Würde man den **Joint play aus Ruheposition** ausführen, ginge der Gleitweg aus dem Zentrum der Pfanne hinaus, was für einen konvexen Partner unphysiologisch, ja pathologisch wäre.

Sind **osteokinematische Störungen** für eine Gelenkkopfbehinderung verantwortlich, sind nicht manualtherapeutische, sondern osteokinematische Techniken adäquat. Ein sicheres Zeichen einer osteokinematischen Einflussnahme ist die Veränderung der Ruheposition, die kapsulär geprägt ist, zu einer aktuellen Ruheposition hin, die muskulär geprägt ist.

1.6.1 Approximations-Joint play

Das Approximations-Joint play ist das Annähern der Gelenkflächen ohne Knorpelimpression, um eine zusätzliche Beurteilung der synovialen Gleitkomponente zu bekommen. Gegenüber dem Norm-Joint play dürfte keine Bewegungs- und Endgefühlveränderung bestehen.

1.6.2 Kompressions-Joint play

Das Kompressions-Joint play ist eine zusätzliche Testung der Verformbarkeit der obersten Knorpelschicht. Bei Degeneration sind diese Schichten geschädigt, und damit zeigt sich ein verändertes Gleitverhalten.

1.7 Einführung in die Medizinische Trainingslehre

MAT und MTT. MAT (Medizinisches Aufbautraining) und MTT (Medizinische Trainingstherapie) sollen in der Krankengymnastik keineswegs einen Ersatz einer täglich mehrere Stunden lang durchgeführten EAP (Erweiterten Ambulanten Physiotherapie) darstellen, sondern ein komplexes Therapiekonzept, das sich in den Krankengymnastikpraxisablauf integrieren lässt. Die im Folgenden beschriebenen Übungen und zusätzlichen Hausaufgaben stellen nur beispielhaft die Möglichkeiten mit Steigerungen vor.

PRT-Konzept Zur Orientierung bezüglich Trainingsumfang und Trainingsintensität dient uns das von Bert von Wingerden entwickelte PRT-Konzept (Physical Rehabilitation Training, ▶ Abschn. 1.7.3, Reha-Pyramide).

PPR I und II Für das propriozeptive Training verwenden wir die **PPR I-** und **PPR II-Methoden:**

- **PPR I** bedeutet Progressive Propriozeptive Reorganisation über Funktionsbrettchen bis Airex-Balance-

matte (▶ Abschn. 1.7.8, PPR-Training, ▶ Abschn. 1.7.10, PPR I).
▬ **PPR II** bedeutet Progressive Propriozeptive Reorganisation über »Sprung-ABC« (▶ Abschn. 1.7.13, PPR II, ◨ Abb. 1.8 bis 1.10) und »Lauf-ABC«. Diese Methode ist erst gegen Ende des Therapiekonzepts einsetzbar, wenn notwendig und ist überwiegend für Standbeinprobleme gedacht. »Lauf-ABC« dagegen eignet sich für Spielbeinbeschwerden.

1.7.1 Einführung in die verwendete Nomenklatur

Knorpelbelastungstraining. Das Knorpelbelastungstraining soll die Flexibilität der obersten Knorpelschichten durch verbesserte Wassereinlagerung normalisieren. Dabei ist zu berücksichtigen, dass man von belastungsfähig in vermindert belastungsfähig trainiert.

Knorpelmassage/ Knorpelverformbarkeit. Eine Knorpelmassage ist erst dann erlaubt, wenn beim Belastungstraining keine Schmerzen mehr auftreten. Sie wird im Gegensatz zum Belastungstraining dynamisch durchgeführt.

Rami-articulares-Training. Diese Trainingsform bezieht sich auf die Innervation der Membrana fibrosa.

An den Extremitäten rekrutieren sich die Rami articulares aus Nerven und laufen dort parallel zur kapselnahen Muskelsehne. Die von ihnen versorgten Muskeln haben arthrokinematische Bedeutung.

Kokontraktionstraining. Wir unterscheiden zwischen statischem und dynamischem Training. Ziel ist es, das physiologische Ansprechverhalten der Rami articulares zu verbessern. Es ist die Basis für die physiologische Stabilität der Gelenke.

Eindimensional konzentrisches Training. Eindimensional konzentrisches Training ist das dynamische Annähern von Ursprung und Ansatz und trainiert auch die intra- und intermuskuläre Koordination. Das Training ist sowohl in offener Kette (proximaler Partner ist fixiert und distaler Partner bewegt), als auch in geschlossener Kette (distaler Partner ist fixiert und proximaler Partner bewegt) möglich.

Mehrdimensional konzentrisches Training. Diese Trainingsform kommt erst dann zur Anwendung, wenn der Patient das eindimensionale Training stabilisiert hat, d. h. alle Serien sollten in der vorgesehenen Wiederholungszahl absolviert werden können.

Dies gilt für alle Steigerungsschritte. In dieser Übungsart wird die Rotation zusätzlich ausgeführt.

Eindimensional exzentrisches Training. Hierbei handelt es sich um das sog. Bremskrafttraining, das für den Rumpf beim Bücken, für die unteren Extremitäten beim Treppabgehen unablässig ist.

Mehrdimensional exzentrisches Training. Dieses ist das anspruchsvollste Training, da jetzt zusätzlich in Rotation gebremst werden muss.

Jede Trainingsart ist sowohl im Bewegungsausmaß als auch in der Bewegungsgeschwindigkeit variabel zu gestalten, wenn es der Therapiereiz erfordert.

1.7.2 Leitfaden der physiotherapeutischen Rehabilitation

Patienten können entweder aufgrund ihrer fehlenden intra- und intermuskulären Fähigkeit oder aufgrund der Bewegungslimitierung (Punctum fixum und mobile) nicht in die sog. Reha-Pyramide (▶ Abschn. 1.7.3) eingegliedert werden.

Bei Patienten, bei denen die Reha-Pyramide nicht angewendet werden kann, sollten einige grundsätzliche Regeln beachtet werden (▶ Übersicht).

> **Übersicht: Grundsätzliche Regeln, wenn die »Reha-Pyramide« nicht anwendbar ist:**
> ▬ Vorerst Muskelgruppen am Gerät trainieren. Geräte erleichtern die Konzentration, geben Sicherheit und erfordern wenig Koordination. Der Therapeut kann am Gerät besser auf den Atemrhythmus eingehen. Das Tempo kann besser bestimmt werden, und die Möglichkeit, Muskeln isoliert anzusprechen, ist größer.
> ▬ Pausen nutzen, indem der gerade noch aktive, ermüdete Muskel bei der nächsten Übung pausiert oder nur stabilisierend agiert.
> ▬ Wichtig: Dysbalancen vermeiden, d. h., in der zu Beginn erstellten Statuserhebung auf eine Kräftebalance zwischen Agonist und Antagonist und auf die Dehnfähigkeit achten. Eine Arthrose verändert die Kraftansprache im Sinne des Kapselmusters und die entsprechenden afferenten Informationen der Rami articulares.
> ▬ Bei Untrainierten ist ein Training 2-mal pro Woche über einen Zeitraum von ca. 3 Monaten ausreichend und ist überwiegend für Standbeinprobleme gedacht. »Lauf-ABC« dagegen eignet sich für Spielbeinbeschwerden
> ▬ Je abwechslungsreicher die Übungen sind, desto wirkungsvoller.

PRT	G	1–2 Wdh.	95–100%	Maximale Testmethode
PRT	F	3–6 Wdh.	80–90%	Submaximale Methode. Schmale Pyramide
PRT	E	5–7 Wdh.	75%	Intensive Wiederholungsmethode
Rehaphasen Sportler				
PRT	D	8–12 Wdh.	60–70%	Extensive Wiederholungsmethode und Body Building. Breite Pyramide
PRT	C	13–20 Wdh.	40–50%	Intensive Kraftausdauer
PRT	B	21–30 Wdh.	30%	Extensive/intensive Kraftdauer
PRT	A	31–40 Wdh.	20%	Extensive Kraftausdauer
Rehaphasen Nicht-Sportler				

Abb. 1.2 PRT-Trainingsstufen der Reha-Pyramide

- Anfänglich keine freien Gewichte wählen.
- Beachten: die Leistungsbereitschaft ist von 6–12 h mit 70 % am größten.
- Der Zeiteinsatz sollte 45 min betragen.
- Bei Trainingsbeginn mit 1 Satz und 20 Wiederholungen üben.
- Das Übungstempo gleichmäßig, der normalen Atmung anpassen. Einatmung beim Zurücklassen der Last.
- Auf Pressatmung achten (Platzen von Blutgefäßen!).
- Ermüdung vorbeugen, die Pausen sollten nicht zu lange sein (Auskühlungsgefahr!).
- Je intensiver die Übung ist, desto länger sollte die Pause sein.
- Man kann nur entweder intensiv oder lange trainieren (Anfänger können nicht beides).
- Ein Wechsel der Übungen ist sinnvoll.
- Die Trainingsmethode bestimmt das Gewicht; Muskelaufbau steht mit 20 Wiederholungen im Vordergrund.
- Neue Reize fördern.

1.7.3 Reha-Pyramide

Das sog. Physical Rehabilitation Training (PRT) wird in **verschiedene Stufen** eingeteilt (Abb. 1.2):

PRT A. Trophiktraining, 31–40 Wiederholungen, 20 % Belastung.

Dieses Training wirkt eher detonisierend und wird eingesetzt, um eine Durchblutungssteigerung, z. B. Menge der Matrix oder der Membrana synovialis zu fördern.

PRT B. Extensive Kraftausdauer, 21–30 Wiederholungen, 40 % Belastung.

Dieses Training ist die Einstiegsstufe in die Muskelkräftigung, deren Schwerpunkt hier noch bei der Ausdauer liegt und damit nicht als Kräftigung bezeichnet werden darf.

PRT C. Intensive Kraftausdauer, 13–20 Wiederholungen, 40–50 % Belastung.

In dieser Trainingsstufe nimmt die Ausdauerkomponente ab und der Schwerpunkt liegt mehr auf der Kräftigung. Training von Muskelfasertyp 1, da eine niedrige Aktivierungsschwelle (Gewicht ist zu gering) ausreichend ist.

PRT D. Bodybuildingmethode, 8–12 Wiederholungen, 60–70 % Belastung.

In dieser Trainingsstufe ist eine Hypertrophie, d. h. eine Zunahme des Muskelquerschnitts möglich. Mit dieser Stufe erreichen Patienten und Hobbysportler ihre Belastungsgrenze. Eine weitere Steigerung würde das Verletzungsrisiko steigern. PRT D ist sehr gut geeignet für Muskelfasertyp 2a, da eine höhere Aktivierungsschwelle die schnelleren Fasern aktiviert.

Alle **weiteren PRT-Stufen** (E, F, G) sollten Sportlern vorbehalten bleiben. Bei jeder PRT-Stufe ist sowohl die Pausendauer als auch die Superkompensationszeit (► Abschn. 1.7.5, Superkompensationszeit) zu beachten. Training von Muskelfasertyp 2d, da durch die höchstmögliche willkürliche Aktivierung die schnellsten Fasern berücksichtigt werden. Beide Fasertypen innerhalb von den Schnellen werden leider oftmals nicht berücksichtigt. Der Grund liegt in der Befürchtung, dass sich Gewebe bei den höheren Gewichten verletzen könnten. Bei einem sorgfältigen Trainingsaufbau ist dies nicht zu erwarten. Fasertyp 2 nicht mit seinen Patienten zu trainieren erhöht v. a. Rezidive und ist für Diabetes, in der Geriatrie und bei Osteoporose zwingend erforderlich.

Übung	Pausenzeit
PRT System A	30–60 sek.
PRT System B	60–90 sek.
PRT System C	90–120 sek.
PRT System D	45–90 sek. (laktisch)
PRT System E	2–4 min.
PRT System F	3–5 min.
PRT System G	4–6 min.

Abb. 1.3 Tabelle der Pausenzeiten

1.7.4 Pausenzeiten

In der Pausentabelle (■ Abb. 1.3) werden die Pausenzeiten zwischen den einzelnen Übungen beschrieben.

Die Pausenzeiten innerhalb des PRT-Systems ermöglichen neue Belastungsreize, zum einen durch die effiziente Pause bei PRT A-C (damit sich kein Laktat bilden kann) und zum anderen durch die nicht effiziente Pause bei PRT D (damit sich Laktat bilden kann). Bei PRT E-G sind es neuromuskuläre Regenerationspausen.

Werden verschiedene Übungen absolviert, ist die Pausenzeit gegenüber der Serienpause zu verdoppeln.

1.7.5 Superkompensationszeit

Superkompensation dient v. a. der Energiebereitstellung und hat nichts mit Regeneration von Bindegewebe zu tun. Bindegewebe hat keine Superkompensation, sondern Adaptation. Adaptation heißt, das Gegenteil von Superkompensation. Gewebe kann sich nur durch Aktivität zum einen erholen und zum anderen verbessern, da Gewebe sich nur durch Zellaktivität anpassen kann.

Hat ein Patient noch einen a-Delta-Schmerz, dann gibt es keine Superkompensation, da sich der Patient nicht voll ausbelasten kann. Hat der dagegen keinen solchen Schmerz, ist Superkompensation zu beachten.

Eine **optimale Anpassung der Pause** verbessert das Ausgangsniveau der Trainingszeit, indem das Glykogenreservoir vergrößert wird. Kommt es z. B. nach einer Ausdauertrainingszeit von ca. 60–90 min zu einer Ermüdung, ist der Glykogenvorrat ausgeschöpft (■ Abb. 1.3) und vergrößert die Menge, die dann später vermutlich gebraucht wird, um die Leistung weiter zu steigern (Ermüdungswiderstandstraining).

Man muss beachten, dass Trainingsumfänge von mehr als 1 Stunde immundepressiv wirken. Die Glykogensynthese beträgt dann ca. 1–2 Tage, wobei am 2. Tag das an-

fängliche Ausgangsniveau überschritten wird (Superkompensation).

Die **Superkompensation** ist also die Antwort des Körpers. Er reagiert auf die geforderte Leistungssteigerung mit einer Vergrößerung des Glykogenreservoirs.

Der Leistungssport nutzt diese Körpervorgabe und setzt innerhalb der Superkompensationszeit (ca. bis zum 6. Tag nach dem ersten Trainingsreiz) einen erneuten Trainingsreiz.

Wird der **Trainingsreiz zu früh gesetzt,** befindet sich der Körper noch in der Ermüdungsphase nach dem ersten Trainingsreiz und muss auf ein herabgesetztes Glykogenreservoir zurückgreifen, wodurch die Trainingsleistung herabsetzt wird (Übertraining).

Ein **zu spätes Beginnen** bedeutet, dass man immer wieder auf das gleiche Trainingsausgangsniveau zurückfällt.

Größe und Dauer der Superkompensation sind abhängig von Intensität und Zeit der Trainingsbelastung:
- Für die obere Extremität und den Rumpf gelten Trainingspausen von 48 Stunden,
- für die untere Extremität gelten Trainingspausen von 72 Stunden. Vorher ist kein lohnendes Training möglich.

Dies gilt jedoch nicht für das **Hypertrophie-Training,** da es hierbei zu gewollten Mikrotraumen kommt (Einreißen des Z-Streifens), die eine Trainingspause der betroffenen Muskelgruppe von bis zu 16 Tagen notwendig machen (Die Regenerationszeit für Kollagen Typ 3 dauert maximal 16 Tage. Der Z-Streifen besteht aus Kollagen-Typ 3, ▶ Abschn. 1.7.17, Bindegewebe).

1.7.6 Relation zwischen Wiederholung und Gewicht

Zur Ermittlung des Trainingsgewichts muss das Erstgewicht geschätzt werden; dann kontrolliert man anhand der in ■ Abb. 1.4 gezeigten Tabelle, ob in der gewünschten PRT-Stufe trainiert wird.

Die Prozentangaben bezüglich – und + beziehen sich auf das zu erreichende Trainingsgewicht. Möchte man z. B. in PRT B arbeiten, der Patient schafft aber nur 8–12 Wiederholungen, muss das Gewicht um 10 % reduziert werden.

1.7.7 Trainingsprotokoll

Zur Kontrolle der erreichten Trainingsergebnisse sollte ein Trainingsprotokoll erstellt werden, das sowohl Übungen, Gewicht und Wiederholungsanzahl beinhaltet (■ Abb. 1.5).

Eine **Set-Reihe** (1 Satz) ist nach dem Geräte-Try-out ausgerichtet.

Wdh.	A	B	C	D	E	F	G
1–2	–30%	–25%	–20%	–15%	–10%	–5%	
3–4	–25%	–20%	–15%	–10%	–5%		+5%
7	–20%	–15%	–10%	–5%		+5%	+10%
8–12	–15%	–10%	–5%		+5%	+10%	+15%
13–20	–10%	–5%		+5%	+10%	+15%	+20%
21–30	–5%		+5%	+10%	+15%	+20%	+25%
31–40		+5%	+10%	+15%			
41–45	+5%	+10%	+15%				
>45	+10%	+15%	+20%				

◻ **Abb. 1.4** Tabelle über Wiederholung und Gewicht

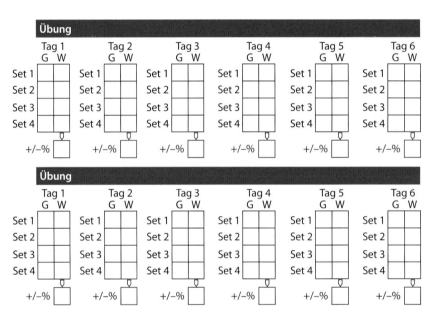

◻ **Abb. 1.5** Tabelle des Trainingsprotokolls

Von einer Set-Reihe müssen 50 % in einem PRT-System liegen, z. B. bei **Training in PRT-Stufe B:**

- 1. Set → 28 WH,
- 2. Set → 23 WH,
- 3. Set → 19 WH,
- 4. Set → 16 WH.

Zwei Sets dürfen minimal in einem Defizit liegen. Ist es nicht der Fall, muss das Gewicht gesenkt werden; ist es der Fall, darf das Gewicht um 5 % erhöht werden.

Das **Geräte-Try-out** dient zur Bestimmung des optimalen Trainingsgewichts (Probetrainingssatz). Da bei einer verletzen Struktur die Maximalkraft nicht ermittelbar ist, dient das Try-out zur Ermittlung des optimalen Trainingsgewichts in der adäquaten PRT-Stufe.

1.7.8 PPR-Training (Progressive Propriozeptive Reorganisation)

Das **proprioceptive Training** umfasst
- die Stimulierung der Primärstrukturen, der Rami articulares, die sich auf die arthrokinematische Gleit- und Rollkomponente bezieht, und
- die Stimulierung der propriozeptiven Sekundärstrukturen wie Muskelspindel und Sehnenrezeptororgan, die sich auf die osteokinematische Ansprache des Rückenmarks und Gehirns über das Vestibularsystem, Augen, Ohren und Neuroplastizität bezieht.

Das **Prinzip** des proprioceptiven Trainings besteht darin, verloren gegangene koordinative PPR-Muster der Laminae des Rückenmarks neu zu installieren, so dass sie wiedererlernt werden können.

Das **Ziel** besteht darin, in einer provokativen Extremstellung eines Defizits eine optimale PPR vorzubereiten, damit Reflexe oder Schnelligkeit der Rezeptoren den Patienten autonom korrigieren können.

1.7.9 Basiskoordination

In der Basiskoordination (6. bis 16. Tag) steht primär die konzentrische arthrokinematische Ansprache der Rami articulares im Vordergrund, die die Kokontraktion und die eindimensionale Konzentrik zum Ziel hat.

Dazu werden **Kokontraktionsübungen** zur Information für das ZNS und zur gleichmäßigen Reizung aller in der Kapsel befindlichen Rami articulares eingesetzt. Über Stabilität, z. B. Halten und Stoßen an der Sprossenwand, über das Arbeiten mit Frontpress, Langhantel oder Funktionsstemme wird versucht, über die Haltetätigkeit die Kokontraktion zu stimulieren.

Exkurs

Im Bereich der Wirbelsäule rekrutieren sich die **Rami articulares** aus den Rami dorsales der Spinalnerven und innervieren meist 2–3 Kapselsegmentabschnitte im Bereich der Membrana fibrosa.

Zur **Stimulierung aller Rami** articulares ist der adäquate Reiz
- für die obere Extremität die Traktion,
- für die untere Extremität und Wirbelsäule die Kompression (außer Th3–Th8). Die »Antwort« auf den Reiz sollte eine Kokontraktion sein.

Zur **Stimulierung einzelner Rami articulares** ist der adäquate Reiz
- die Dehnung des entsprechenden Kapselanteils. Die »Antwort« auf den Reiz sollte eine exzentrische Muskelspannung sein.

1.7.10 PPR I

In der PPR I wird primär die konzentrisch-exzentrische arthro- und osteokinematische Ansprache über Druck und Zug ins Gelenk betont. Ergänzend kommt die Ansprache der Muskelkoordination hinzu. Die die Koordination ansprechenden Übungen, z. B. konzentrisch-exzentrisches Auffangen von Bewegungen, Bewegung auf dem Funktionsbrettchen bzw. auf der Airex-Balancematte zielen auf die gemeinsame Ansprache primärer und sekundärer propriozeptiver Rezeptoren.

1.7.11 PPR II

In der PPR II werden primär die arthro- und osteokinematische sowie die zentrale Ansprache betont. Die **Übungen** werden in

- Zeit,
- Geschwindigkeit,
- Winkeleinstellung,
- Bewegungsumfang

variiert und als tertiäre Ansprache der Läsion gesteigert. Die dreidimensionale Ansprache steht im Vordergrund und wird durch das »Lauf- und Sprung-ABC« (▶ Abschn. 1.7.13) erweitert. Zusätzlich werden Kortikalübungen im taktilen, auditiven und visuellen Sinne mit in die Übungen einbezogen.

1.7.12 Aufbau der PPR I, Beispiele

- **Funktionsbrettchen (Balance Board)**

Funktionsbrettchen erfordern eine hohe neuromuskuläre Reaktionsfähigkeit, um die dynamische Stabilität zu erhalten, d. h., das Zusammenspiel zwischen Nerv und Muskel wird geschult, um die bewegende Kraft über propriozeptive Reize zu fördern (im Gegensatz zur statischen Stabilität, die primär durch Stato-/Stellreflexe über das Vestibularsystem gefördert wird). Die hier am Funktionsbrettchen geltenden Parameter können ebenso bei einem Training mit der Airex-Balancematte oder einem Therapiekreisel angewandt werden.

Zu **Beginn einer Rehabilitation** für Wirbelsäule und untere Extremitäten stellt das Funktionsbrettchentraining einen adäquaten propriozeptiven Reiz dar. Es wird jedoch spezifisch für den Fußtrakt eingesetzt, sofern der Körper in der Lage ist, auf den gezielten Reiz antworten zu können.

Gegen **Ende der Rehabilitation** stellt das Funktionsbrettchentraining keinen adäquaten Reiz mehr dar. Man sollte bei spezifischem Training auch spezifische Propriozeptivreize verwenden. Das Training der Wahl wäre jetzt die PPR II (d. h. »Sprung-ABC«).

Vor dem Funktionsbrettchentraining findet ein **Warming up** auf dem Fahrradergometer statt (10 min bei max. 50 Watt). Ziel ist die Erwärmung mit kognitivem Effekt für das nachfolgende Koordinationstraining (Wind up).

Auf der Unterseite der Brettchen sind **Halbrundhölzer** angebracht (◻ Abb. 1.6). Durch die unterschiedlichen Positionen und die Höhe der Rundhölzer kann man sowohl den Trainingsreiz als auch die Instabilität variieren. Die Reihenfolge der Brettchen sollte sich an steigenden Schwierigkeitsgraden orientieren. Es sollten Gelenkachsen berücksichtigt werden. Im Fuß im OSG ist mit einem queren Halbrundholz arbeiten, da im OSG v. a. Flexion und Extension durchgeführt werden kann.

Das Training auf dem Funktionsbrettchen kann mit extendiertem Knie oder mit 10° flektiertem Knie erfolgen. Dies ist davon abhängig, ob sich die Verletzung am Standbein (Extension) oder Spielbein (10° Flexion) befindet.

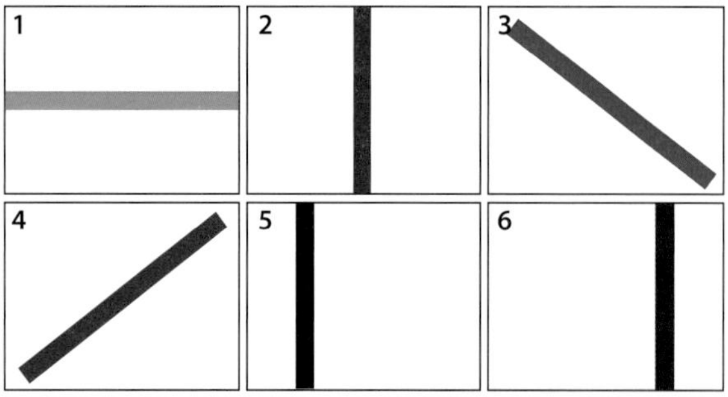

□ Abb. 1.6 Funktionsbrettchen mit Anordnungen der Halbrund-hölzer

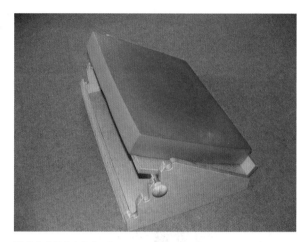

□ Abb. 1.7 Schrägbrett

In der ▸ Übersicht werden die Funktionsbrettchen in ihren unterschiedlichen methodischen Anordnungen dargestellt.

Übersicht: Funktionsbrettchen und mögliche Anordnungen

- **Brettchen 1.** Es erfordert die geringste Koordinationsfähigkeit. Es trainiert das obere Sprunggelenk bezüglich der Propriozeption für Plantarflexion und Dorsalextension.
- **Brettchen 2.** Es soll primär das obere Sprunggelenk ansprechen, allerdings ist der Trainingsreiz hier eher am Talustilt (Kippsprung) orientiert, um einen Reiz auf die fixierenden Ligamente des OSG und die Rami articulares auszuüben.
- **Brettchen 3.** Es orientiert sich an der Achse des unteren Sprunggelenks und verstärkt den Reiz für das Training nach Inversionstraumen. Brettchen 3 wird für den rechten Fuß benutzt.
- **Brettchen 4.** Es entspricht Brettchen 3 und wird für den linken Fuß benutzt.
- **Brettchen 5.** Durch die Veränderung der Brettchenachse nach innen wird hier die Aktivität der Mm. peronei benötigt, da mehr Pronationstonus erforderlich wird.
- **Brettchen 6.** Durch die Veränderung der Brettchenachse nach außen wird die Supinationskomponente deutlich verstärkt. Diese Trainingsform wird bei Eversionstraumen und Genu valgum angewandt.

■ **Schrägbrett**

Das Schrägbrett mit Airex-Matte (□ Abb. 1.7) dient dem tertiären Training nach Inversionstraumen. Das Schrägbrett kann in drei 10°-Plantarflexionsstellungen variiert werden. Die Übungen erfordern ein Höchstmaß an propriozeptiver Koordination. Diese Art des Trainings ist nach einem Inversionstrauma unerlässlich, da sonst die Aktivierung des Ramus articularis des N. peroneus profundus nicht möglich ist und es nicht zu einer physiologischen Antwort des M. extensor digitorum und M. peroneus tertius über den »Peroneusreflex« kommen kann.

■ **Steigerung**

Die Steigerung bezieht sich sowohl auf jedes einzelne Funktionsbrettchen als auch auf das Schrägbrett.

Koordination. Halten des Brettchens im Gleichgewicht mit Hilfestellung des Therapeuten.

Balance. Halten des Brettchens im Gleichgewicht ohne Hilfestellung.

Kortikales Arbeiten. Training wie Balance-Training, zusätzlich mit geschlossenen Augen.

Zerstörungsprinzip. Training wie Balance-Training, zusätzlich soll der Patient z. B. einen Ball fangen.

■ **Trainingsdauer**

Die Trainingsdauer beträgt 30–60 sec. Die Pausendauer entspricht der Trainingsdauer, d. h. 30 sec Training – 30 sec Pause.

■ **Serien**

Maximal werden 4–6 Serien absolviert, die jedoch von der neuromuskulären Ermüdung (Patient beginnt am trainierenden Bein zu zittern) abhängig sind.

❯ Jedes Brettchen wird zuerst in **allen Steigerungsmöglichkeiten** trainiert, bevor zum nächsten Brettchen gewechselt wird.

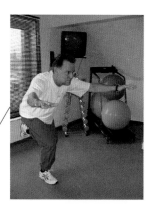

Abb. 1.9 ESTE auf einem Bein

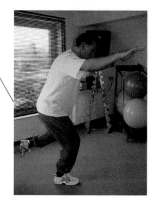

Abb. 1.10 ESTE auf einem Bein in 45°-Drehung

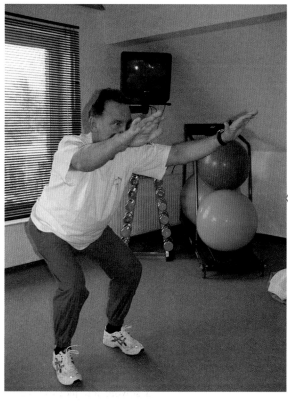

Abb. 1.8 ASTE im »Sprung-ABC«

1.7.13 PPR II – Das »Sprung-ABC« als Erweiterung

Das »Sprung-ABC« sollte erst im fortgeschrittenen Stadium trainiert werden, da es nach mehreren Sprüngen zu einer neuromuskulären Ermüdung mit Koordinationsstörungen kommt. Das **»Sprung-ABC«** erfordert:

- hohe Reaktionskräfte der passiven Strukturen,
- eine hohe technische Koordination sowie
- konzentrische und exzentrische Muskelkraft.

Vor dem »Sprung-ABC«-Training ist es unerlässlich, ein **Warming up** durchzuführen, um die Elastizität des Gelenkknorpels zu gewährleisten.

Die ◘ Abb. 1.8, ◘ Abb. 1.9 und ◘ Abb. 1.10 zeigen die **Basissprünge** des »Sprung-ABC«, die sich auch in kleineren Praxisräumen durchführen lassen.

Das »Sprung-ABC« kann in den Übungen mit dem »Lauf-ABC« kombiniert werden, indem Stand- und Spielbeinphase in unterschiedlichen Übungsverbindungen (wie Kniehebelauf, Anfersen) beübt werden.

> Das **»Lauf-ABC«** trainiert eher die Spielbeinphase, das **»Sprung-ABC«** eher die Standbeinphase.

Die ◘ Abb. 1.8 zeigt die Ausgangsstellung zum azyklischen »Sprung-ABC«. Aus einer Kniebeuge von 45°, 90° oder 120° springt der Patient, mit vorgehaltenen Händen und ohne Ausholbewegung, über eine explosive Knieextension ca. 1 m weit nach vorn. Er landet auf beiden Beinen, in der gleichen Winkelstellung wie beim Absprung oder, er landet auf einem Bein (◘ Abb. 1.9). Zur Steigerung landet der Patient in unterschiedlichen Drehstellungen (◘ Abb. 1.10).

Die Übungen können unterschiedlich variiert werden. Ein hoher Absprung erfordert eine höhere neuromuskuläre dynamisch-exzentrische Ansprechbarkeit als ein flacher Sprung. Dieser sollte eine hohe isometrisch-exzentrische Ansprechbarkeit aufweisen und zeigt eher einen Prestretch-Charakter.

Die **Dosierung** sollte bei 3 × 10 Sprüngen liegen.

1.7.14 Reha-Analyse

Um Schwerpunkte in der Therapie setzen zu können, ist die Erstellung einer sog. Reha-Analyse hilfreich. In ◘ Abb. 1.11 wird ein dafür geeignetes Formular gezeigt.

Die Trainingsbedingungen sollten sportspezifische, berufsspezifische und mehrfachzielgerichtete Kriterien erfüllen.

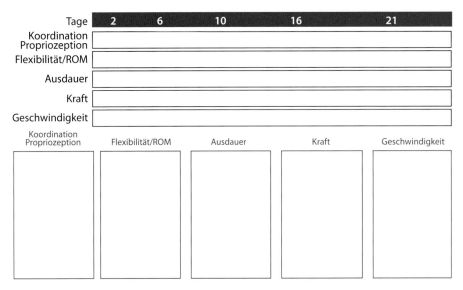

Tage	2	6	10	16	21
Koordination Propriozeption					
Flexibilität/ROM					
Ausdauer					
Kraft					
Geschwindigkeit					

Koordination Propriozeption	Flexibilität/ROM	Ausdauer	Kraft	Geschwindigkeit

☐ **Abb. 1.11** Formular für die Erstellung einer Reha-Analyse

Folgende **Trainingskomponenten** werden eingesetzt:

- Für die obere Extremität steht das Krafttraining im Vordergrund.
- Für die untere Extremität steht das Training von Ausdauer, Kraft und Schnelligkeit im Vordergrund.
- In ▸ Übersicht werden Dauerlaufvarianten dargestellt, die sich auf die Trainingskomponente der »Ausdauer« beziehen und die entsprechend der Rehabilitationsphase variieren (s. auch ☐ Tab. 1.1).

Übersicht: Einteilung der D-Dauerläufe

Ausgangspunkt für die prozentualen Dauerläufe ist die persönliche Bestleistung über eine bestimmte Strecke (Tempodauer). Aus dieser persönlichen Bestleistung errechnet sich die Geschwindigkeit der verschiedenen Dauerlaufvarianten.

- **D1** sind Regenerationsläufe mit 80 % der Ausdauer in maximal 20 min. Der Puls sollte 130 Schläge/min nicht überschreiten.
- **D2** sind Dauerläufe mit 85 % der Ausdauer, die bis zu einer Trainingsdauer von max. 2 h möglich sind.
- **D3** sind Dauerläufe mit 95 % der Ausdauer, die bis zu einer Trainingsdauer von max. 1 h möglich sind. Bei einer Tempodauer von 100 % sind sie in max. 30 min möglich, bzw. der Zeiterfordernis entsprechend.

In ☐ Tab. 1.1 sind Trainingskomponenten und Trainingsformen in einer Rehabilitationsplanung zusammengefasst.

1.7.15 Trainingsdauer

Eine Trainingseinheit sollte insgesamt nicht länger als 60 min dauern, um eine immundepressive Wirkung zu vermeiden.

1.7.16 Bewegungsgeschwindigkeit und Bewegungstempo

Die Standardgeschwindigkeit beträgt von der ASTE in die ESTE und zurück in die ASTE jeweils 1 sec. Grundsätzlich sollte in den Endpositionen keine Pause gemacht werden. Notiert wird es mit 1 – 0 – 1.

Man kann sowohl

- den **Weg von der ASTE in die ESTE** betonen; dadurch wird die konzentrische Muskelspannung und die damit verbundene Muskelkoordination angesprochen, als auch
- den **Weg von der ESTE in die ASTE;** dadurch wird die exzentrische Muskelspannung und die damit verbundene Bremskraft und kollagene Belastung angesprochen.

1.7.17 Heilung und Regeneration von Gewebe

Zur Basis einer manualtherapeutischen Behandlung gehört die Kenntnis über die Kollagensynthese der betroffenen Strukturen und ihrer spezifischen Aufgaben.

Wir behandeln mit einer klassischen MT nur morphologisch adaptiertes Kollagen, das frühestens nach 42 Tagen

Tab. 1.1 Rehabilitationsplanung

Trainings-komponenten	Trainingsformen
2.–6. Tag	
Koordination	Kokontraktionstraining
Flexibilität	Dehnungen, max. 30 sec, zur Information für die Makrophagenaktivität
Ausdauer	Training nach PRT A für die obere und untere Extremität
Kraft	Aktive Ruhe
Geschwindigkeit	Kein Training
6.–14. Tag	
Koordination	Funktionsbrettchentraining 1 und 2
Flexibilität	Dehnungen über 30 sec bis max. 2 min, rhythmisches Dehnen für den Tonus/Warming up
Ausdauer	Kein Training für die obere Extremität; für die untere Extremität Steigerung der aeroben Kapazität, Dauerlauf 1 km in 3–4 min
Kraft	Training nach PRT B, C, D für die obere und untere Extremität
Geschwindigkeit	Steigerungsläufe
14.–21. Tag	
Koordination	Funktionsbrettchentraining 3–6, Airex-Matte, Kreisel
Flexibilität	Warming up und Cool down mit Basisübungen
Ausdauer	Kein Training für die obere Extremität; für die untere Extremität D2- und D3-Tempodauerläufe (▶ Übersicht 1.5)
Kraft	Training nach PRT A, B, C, D für die untere Extremität, konzentrisch schnell
Geschwindigkeit	Starts und Slalomläufe
Ab dem 21. Tag	
Koordination	Tertiäre visuelle, taktile und auditive Reize, »Wurf-ABC« mit Medizinball, »Lauf- und Sprung-ABC«
Flexibilität	Warming up und Cool down, 50 % in 5 min
Ausdauer	Tempodauer 100 %
Kraft	Training nach PRT C oder D, Schnellkraft, Explosivkraft, konzentrisch und exzentrisch schnell; Pre-Stretch, Pyrometrie der unteren Extremität, exzentrisch schnell
Geschwindigkeit	Starts und Bremsen, Slalomläufe

vorliegt. Es ist wichtig, dann mit Behandlungsreizen zu beginnen, wenn die betroffene Struktur fähig ist, diese auch zu beantworten. In der erweiterten MT behandeln wir Gewebe, welches sich nach einem Trauma oder postoperativ verändert zeigt. Die Behandlungsrichtlinien werden nur in Bezug auf Zeit und Durchführung (rhythmisch betont) geändert. Die Richtung der Mobilisation bleibt dagegen identisch.

Wir unterteilen die Heilung und Regeneration von Gewebe in **3 Phasen** (▶ Abschn. 1.7.18, Verlauf der Kollagenregeneration):

— Entzündungsphase,
— Proliferationsphase und
— Remodulierungsphase.

❯ Die **Einnahme von Medikamenten** ist für die Regeneration von elementarer Wichtigkeit:
 — **Antibiotika heben den Eiweißstoffwechsel auf.**
 — **Antiphlogistika hemmen in unterschiedlicher Form die Entzündungsphase und die Eiweiß-Kollagensynthese.**
 — **Kortikoide heben jegliche Form der Regeneration auf.**

▪ **Belastungsfähigkeit nicht kontraktiler Strukturen**
Der Manualtherapeut sollte in seinem Rehabilitationstraining die **Belastung** beachten:

Nicht kontraktile Strukturen wie Knochen und Knorpel können nach einer Immobilisationszeit von 21 Tagen eine Druckbelastung nur unzureichend kompensieren, da die schützende Synovia in ihrer Konsistenz minderwertig ist. Dadurch vermindert sich das Gleiten im Verhältnis zum Rollen, und es wird einer verschobenen Achsenbelastung Vorschub geleistet. Dies trifft bei Knorpel aber nicht nur für Synovia zu, sondern auch für die Matrix, die im Knorpel sich befindet, sodass Beschwerdebildern wie Chondromalazien Vorschub geleistet wird.

Bei **zu starker Belastung** kann es zu Fissuren des Knorpels kommen, an dünnen Knorpelrandzonen kann es aufgrund der veränderten Achsenbelastung zur sog. Flake-Fraktur (Knorpelabsprengung) kommen. Auch die Möglichkeit einer iatrogenen traumatischen Arthritis bleibt zu beachten.

Eine **zu frühe Aufnahme der Belastung** trifft auf eine Knorpeloberfläche mit reduzierter Belastbarkeit. Durch die Abnahme des Stoffwechsels reduzieren sich sowohl Quantität als auch Qualität der Synovia. Dies führt zu einem veränderten Rollgleitverhalten im Gelenk, zur Lösung von Fettmolekülen aus der Synovia und deutlichem Flexibilitätsverlust der oberen Knorpelschichten.

■ **Bindegewebe (Kollagen)**

Bindegewebe befindet sich überall im menschlichen Körper. Eine der wesentlichen Eigenschaften des Bindegewebes (Kollagen) ist es, sich wechselnden Reizen (Anforderungen) anpassen zu können. Diese Eigenschaft machen wir uns sowohl in der Diagnostik als auch in der Therapie zunutze. Kollagenfasern bestehen aus Proteinen und unterteilen sich in ca. 27 verschiedene Untergruppen.

Die für die Therapie wichtigen Typen von Kollagenfasern sind in der ▶ Übersicht zusammengefasst.

Übersicht: Die für die Therapie wichtigen Typen von Kollagenfasern

Typ 1. Dicke Faserbündel, sie finden sich überall im Bindegewebe, z. B. in:
- Sehnen,
- Bändern,
- Gelenkkapsel.

Sehnen und Bänder werden als geordnetes Kollagen bezeichnet, die Gelenkkapsel als ungeordnetes Kollagen; es wird nach der Faserausrichtung bestimmt.

Typ 2. Keine Faserbündel, sie sind aber gleichwohl ausgerichtet, z. B. in:
- hyalinem Knorpel,
- Teilen des Anulus fibrosus der Bandscheibe.

Typ 3. Lockeres Bindegewebe (netzartig), ist erst Reparaturgewebe nach Verletzungen, wird häufig anaerob gebildet wie z. B.:
- FGF (»fibroblast grow factor«),
- Z-Streifen,
- intermediäres Filament.

Je nach Typ sind die **Regenerationszeiten** des Bindegewebes (turn-over) unterschiedlich:
- **Typ 1** beansprucht eine Dauer von 300–500 Tagen,
- **Typ 2** bis zu 150 Tage und
- **Typ 3** bis zu 16 Tage.

■ **Verlauf der Kollagenregeneration nach Traumatisierung**

■■ **Entzündungsphase (Tag 0–Tag 6 [10])**

In der ersten Phase einer Verletzung/Läsion kommt es über eine sympathische Hyperaktivität zur Kortikosteroid- und Serotoninaktivierung. Im Läsionsgebiet finden aufgrund der Gewebezerstörung Zelltod und Hämatombildung statt.

Die **Kortisonausschüttung** hat das Ziel einer vorläufigen Inhibierung des Histamins, das aus den Mastzellen ausgeschüttet wurde sowie eine antiallergische Wirkung. Über das freiwerdende Serotonin kommt es zur Gefäßkonstriktion sowie zur Thromboxan-Stimulierung. Thrombo-

xan dichtet über Thromboblasten die Wunde ab. Es beginnt eine Organisation der benötigten Zellorganellen, wie z. B. der Makrophagen für den Abbau beschädigter Zellen und auch gesunder Zellen, da sie zur »Blaupause« für den Neuaufbau benötigt werden. Es kommt dadurch zur einer physiologischen »Wundvergrößerung«, indem die Makrophagen gesundes Wundgewebe zur Strukturanalyse abbauen, um verantwortlichen Zellkernen Informationen über den genetisch molekularen Aufbau des betroffenen Gewebes zu liefern.

In dieser Phase ist **Bewegung bis an die Bewegungsgrenze** (Schmerz limitiert die Bewegung) notwendig, da die Makrophagen nur auf diese Weise Informationen über Abbaumenge und neu zu bildende Gefäßbahnlänge erhalten (piezoelektrischer Effekt).

Mit Abnahme des Sympathikotonus steigt die Anwesenheit von Acetylcholin. Es kommt zur Deaktivierung von Serotonin und Kortison. Jetzt beginnt das Histamin, bzw. je nach Ausmaß und Zeitdauer, Prostaglandin E2 zu wirken. Es kommt zur Leukotoxinzunahme mit Emigration der Leukozyten, Granulozyten und Lymphozyten und zum Abbau der Nekrose und Bakterien im Gewebe.

■■ **Proliferationsphase (6.–16. Tag)**

In dieser Zeit wird über eine elektrostatische H-Brücken-Bindung ein reißfestes, eindimensionales Kollagen aufgebaut (lockeres BG), über FGF (»fibroblast grow factor«), das sich bis zum 16. Tag zu einem eindimensional reißfesten Gewebe verfestigt hat.

Außerdem erhöht sich in dieser Zeit die Menge extrazellulärer und interstitieller Flüssigkeit (Matrix genannt), die für den physiologischen Abstand der Kollagene untereinander (ist auch für die Länge des Kollagens wichtig) eine entscheidende Bedeutung hat.

Mit beginnender **Zufuhr von Sauerstoff** durch einsprießende Gefäße steigt der ph-Wert langsam an. Die Makrophagen ziehen sich zurück, weil im Gewebe der Hypoxia inducible factor 1 (▶ Glossar) nicht mehr vorhanden ist. Fibro- und Myofibroblasten werden stimuliert. Die Aufgabe der Myofibroblasten ist es, den Abstand zwischen den Wundrändern zu verringern.

Das Läsionsgebiet zieht sich immer mehr zusammen, es inhibiert. Fibroblasten kitten jetzt mit Wasserstoffionen (H-Brücken) das Verletzungsgebiet zu einem eindimensional reißfesten Kollagen zusammen.

> ❯ Eine ausreichende **Sauerstoffversorgung** ist erst ab dem 16. Tag gegeben.

■■ **Remodulierungsphase (ab dem 16. Tag)**

Mit dem Beginn der Remodulierungsphase formt die Funktion die Struktur, wobei die Turn-over-Zeit für die vollständige Regeneration der Kollagene maßgebend ist.

Fibroblasten durchziehen das Läsionsgebiet mit Schwefelbrücken und festigen die Struktur zu einer dreidimensionalen Reißfestigkeit. Der physiologische Wiederaufbau der Schwefelverbindungen geschieht über Reorganisation der Tripelhelix mit Disulfaten als Bindeglied (s. Exkurs).

Die Qualität des Gewebes ist vom Reiz, der auf die Struktur des Kollagens (Band, Kapsel oder Sehne) einwirkt und vom Maß der Anforderung an das Gewebe abhängig.

Exkurs

Dermatansulfat/Keratansulfat und Chondroitinsulfat
Disulfate fungieren als Bindeglieder, die in der Remodulierungsphase der Kollagenregeneration am physiologischen Wiederaufbau der Schwefelbrücken beteiligt sind. Dermatansulfat/Keratansulfat und Chondroitinsulfat gehören zu den Seitenketten der Glykosaminoglykane. Verbindet sich einer der genannten Stoffe mit Hyaluronsäure, nennt man sie Proteoglykane. Abhängig von der Länge der Molekülkette können sie unterschiedlich viel Wasser binden. Dermatansulfat und Keratansulfat verbinden sich häufig mit Hyaluronsäure, bei Chondroitinsulfat geschieht dies seltener.
- **Dermatansulfat** befindet sich im Bereich der Sehne.
- **Keratansulfat** befindet sich im insertionsnahen Bereich.
- **Chondroitinsulfat** wird als mineralisierter Bestandteil im Bereich der Insertion und am Übergang der Insertion zum Knochen angelagert.

- **Turn-over der Synovia**

Auch die Turn-over-Zeit (Erneuerung) der Synovia ist für die Diagnostik und Therapie entscheidend.

Nach vollständiger oder fast vollständiger **Entfernung der Synovia**, z. B.
- bei Arthroskopien oder
- intraartikulären Spülungen,

braucht der Körper 9–21 Tage, um den ursprünglichen Zustand der Synovia bzgl. Quantität und Qualität, unter Berücksichtigung einer normalen Durchblutung der Membrana synovialis, wiederherzustellen. Ernährung und Gleitverhalten sind in dieser Zeit deutlich gestört.

1.7.18 Immobilisation

Durch Immobilisation entsteht zuallererst eine Veränderung der Trophik. Davon ist die intra-, sowie die extrazelluläre Matrix betroffen. Es kommt zu einer Verminderung der Abstände der Kollagene zueinander, wodurch sich die Möglichkeit pathologischer Crosslinks erhöht. Außerdem hat es zur Folge, dass die Kollagene ein schlechteres Gleitverhalten zueinander entwickeln, was auch die neurogene Mobilität einbezieht. Insgesamt bedeutet dies einen deutlichen Flexibilitätsverlust des Kollagens.

Wir unterscheiden bei der **Adaption von Kollagen:**
- **Nicht morphologisch adaptiertes Kollagen.** Es adaptiert durch die Einlagerung von H-Wasserstoffbrücken. Diese sind problemlos reversibel, da Wasserstoffmoleküle positiv geladen sind und dadurch in der negativ geladenen Matrix wieder resorbiert werden können.
- **Morphologisch adaptiertes Kollagen.** Es adaptiert durch die Einlagerung von S-Schwefelbrücken. Diese sind nicht ohne weiteres reversibel, da Schwefelbrücken mit ihren fixierenden Registrierpeptiden einen Dauerstress bis zu 2 min benötigen, um sich über chemische Reaktionen (die Anwesenheit von Laktat zerstört die Anheftfähigkeit der Eiweiße) zu verlängern.

Diesen Prozess nennt man **Plastikdeformation.** Er hat nur eine begrenzte Wirkungsdauer von maximal 8 Stunden, so dass der Patient Hausaufgaben machen sollte, um das Ergebnis halten zu können.

Als **Folge der Bewegungsabnahme** kommt es zur Adaption der Sarkomere (Myofibrillenabschnitt zwischen 2 Z-Streifen). Diese betrifft sowohl die Anzahl, vor allem der parallelen Sarkomere durch Querschnittabnahme, als auch die Länge, abhängig von der Ausgangsstellung der Immobilisation.

> Die **Turn-over-Zeit der Sarkomere** beträgt ca. 14 Tage. Das bedeutet, dass der immobilisierte Bereich an Kraft verliert.

Aufgrund der Immobilisierung ist eine weitere Komponente, die fehlende propriozeptive Information bedeutsam. Diese hat einen Stabilitäts- und Koordinationsverlust zur Folge. Als letzte Auswirkung, aber nicht weniger bedeutsam, ist die fehlende funktionelle Belastung des Gelenkknorpels zu nennen, die je nach Länge der Immobilisation von geringen Belastungsdefiziten bis zum vollständigen Belastungsverlust variieren kann.

Die **Belastungsveränderung** resultiert unter anderem aus der Konsistenzveränderung der Synovia, aus der sich sowohl Stickstoffmoleküle (Denitrogenisation) als auch Fettmoleküle lösen können. Folglich sind eine optimale Flüssigkeitsbindung der oberen Knorpelschichten sowie eine notwendige Druckverteilung nicht mehr gewährleistet.

Die **Folgen einer Immobilisation** haben somit nicht nur periartikuläre Folgen, sondern können auch die Arthrokinematik eines Gelenks massiv beeinflussen sowie die Regenerationsfähigkeit verschiedener Gewebe deutlich verlängern.

1.7.19 Muskelkater

Muskelkater ist eine gewollte Läsion von u. a. Nebulin, Desmin und der Z-Streifen über Titin (Titin ist ein Protein, das für die passive Stabilisierung und Zentralisierung der

Myosinfilamente zwischen den Z-Streifen verantwortlich ist und den passiven Muskeltonus reguliert). Er entsteht als **Folge eines Hypertrophietrainings,** mit dem Ziel der Querschnittzunahme des Muskels.

Es zeigen sich **folgende Befunde:**

- Es besteht keine Milchsäureüberlastung, da der mmol-Gehalt nach 15 min unter 4 mmol fällt.
- Die Muskelenzyme steigen, ähnlich einem mittel-schweren Herzinfarkt, auf 600 800 pro ml an.
- Der CRP-Wert (C-reaktives Protein) ist nicht erhöht, da keine Entzündung vorhanden ist.
- OH-Proline (▶ Glossar) können im Urin vermehrt nachgewiesen werden.

In der **Rehatherapie** wird bei Muskelkater in PRT-Stufe A trainiert.

1.7.20 Muskelzerrung

Bei einer Muskelzerrung handelt es sich um eine **lokale Ischämie** und nicht um eine Verletzung des Muskels. Durch die Ischämie entsteht an mehreren Myoneuralver-bindungen eine Membraninstabilität, die krampfartige Schmerzen auslöst. Die Muskelzerrungen werden in **2 Typen** eingeteilt:

- Bei **Typ 1** handelt es sich um eine lokale Ischämie. Der Patient gibt einen zuziehenden Schmerz an.
- Bei **Typ 2** handelt es sich um ein Versagen der Natrium-Kalium-Pumpe durch verstärkte Natrium-ausschüttung (z. B. starkes Schwitzen). Der Patient gibt einen spitzen, kurzen, »kloßartigen«, punkt-förmigen Schmerz an. Die Reorganisation dauert 5–6 Tage. **Rehatherapie:**
- Die obere Extremität wird in PRT-Stufe A beübt.
- Die untere Extremität wird über Joggen mit 80 % der maximalen Tempodauergeschwindigkeit trainiert.

1.7.21 Muskelfaserriss

Bei einem Muskelfaserriss ist die Außenhülle einer oder mehrerer Muskelfasern ruptiert.

Es zeigen sich **folgende Befunde:**

- Der CPK-Wert und die OH-Proline sind hoch.
- Im Ultraschall zeigt sich ein Hämatom. **Rehathe-rapie:**
- Nach den ersten 48 Stunden sind in einem Intervall von 4–6 Stunden **therapeutische Dehnstellungen** angezeigt: 20-mal, Dauer 1 sec.
- Bis zum 6. Tag sind die Dehnungen 5-mal täglich auszuführen, ansonsten PRT A, aktive Ruhe.

- Die gesunde Seite wird weiterhin sportspezifisch trainiert.
- **Eisanwendungen sind kontraindiziert,** da die Lymphgefäße nach einer 3-minütigen Dauereisan-wendung geschädigt werden.
- Die Ernährung sollte für ca.10 Tage umgestellt wer-den: Verzicht auf Fleisch, da Fleisch Purine enthält (Harn) und PG E2 (Prostaglandine E2) stimuliert und damit den Schmerz verstärkt. Fisch, Gemüse und Obst sind erlaubt, zusätzliche Gabe von Vitamin C und Kupfer.

1.7.22 Muskelhernie

Bei einer Muskelhernie ist der Harnsäurewert aufgrund des Abbaus von Kollagen Typ 1 erhöht. Es kommt zu einer massiven Stickstofffreisetzung, wodurch Harnsäure ent-steht. Eine Muskelhernie ist im Ultraschall sichtbar. Als **Therapie** ist nur eine Operation möglich.

Manuelle Therapie und Rehabilitation am Schultergürtel

Uwe Streeck, Jürgen Focke, Claus Melzer, Jesko Streeck

U. Streeck et al., *Manuelle Therapie und komplexe Rehabilitation*, DOI 10.1007/978-3-662-48803-4_2, © Springer-Verlag Berlin Heidelberg 2017

2.1   Anatomie des Schultergürtels

Um die Zusammenhänge der Biomechanik, der Pathomechanik und die daraus resultierenden Schmerzsymptome des Schultergelenkes zu verstehen, muss der Therapeut die Funktionsweise des Schultergürtels kennen. Der **Schultergürtel** besteht aus:

- dem Glenohumeralgelenk (GHG),
- dem Akromioklavikulargelenk (ACG),
- dem Sternoklavikulargelenk (SCG),
- dem thorakoskapulären Gleitlager,
- der Fornix humeri,
- der Skapula,
- der Klavikula und
- den fixierenden Schultergürtelmuskeln und Bändern (◘ Abb. 2.1).

Der Schultergürtel hatte bei den Vorfahren des Menschen, die noch auf allen Vieren liefen, gemeinsam mit dem Beckengürtel die Aufgabe, die Last des Rumpfes zu teilen. Beim aufrechten Gang dient dagegen das Becken als Stabile und der Schultergürtel, der sich wie ein Ring vom Sternum zur Wirbelsäule erstreckt und von Muskelschlingen gehalten wird, als Mobile.

2.1.1   Die Schultergürtelmuskulatur

Die Schultermuskulatur besteht aus einer **fixierenden und bewegenden Muskelschlinge:**

M. trapezius pars descendens. Dies ist ein kräftiger Muskel, der die Muskeln M. levator scapulae und M. semispinalis capitis überdeckt. Er entspringt von der Linea nuchae und der Protuberantia occipitalis und setzt am lateralen Drittel des Schlüsselbeins an. Er hebt die Schulter nach kranial und dient der Arretierung des dorsalen Schultergürtelrings. Pars transversa entspringt vom 7. Halswirbel bis zum 3. Brustwirbel und zieht zum Akromion und der Spina scapulae. Er hat die Aufgabe, den Schultergürtel an den Thorax zu fixieren. Pars ascendens hat seinen Ursprung vom 3. bis zum 12. Brustwirbel und zieht zur Spina scapulae. Seine Aufgabe ist die Kaudalisierung und Arretierung des Schulterblattes.

M. levator scapulae. Dieser Muskel zieht die Schulterblätter nach kranial-medial und wirkt somit druckentlastend auf das Akromioklavikulargelenk (ACG).

M. pectoralis minor. Der ventral liegende M. pectoralis minor senkt den Schultergürtel und gibt dabei Druck in das ACG. Er protrahiert die Schulter und ist ein Atemhilfsmuskel.

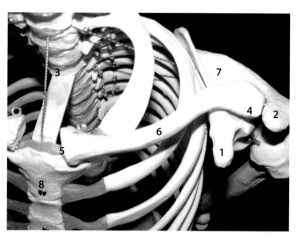

◘ **Abb. 2.1** Anatomische schematische Orientierung des Schultergürtels aus kranial-ventraler Sicht.
1 Processus coracoideus, **2** Akromion (Schulterhöhe), **3** Brustwirbelkörper, **4** Akromioklavikulargelenk, **5** Sternoklavikulargelenk, **6** Klavikula, **7** Skapula, **8** Sternum

M. pectoralis major. Dies ist ein ca. 3 cm dicker Muskel mit drei Ursprungssehnen (Hauptursprung Brustbein 2.–7. Rippe). Seine Fasern überkreuzen sich und bilden die vordere Achselfalte, zum Schutz der Achsel und um bei herabhängendem Arm volle Kraft (Vorspannung) aufzubringen. Beim Asthmatiker dient dieser Muskel bei fixierten Armen (»Kutscherhaltung«) als Einatemhilfsmuskel. Bei Armelevation hebt der M. pectoralis major die Rippen (willkürlicher Rippenheber).

M. subclavius. Der M. subclavius ist ein kräftiger kurzer Muskel mit einem flächigen Ansatz. Er zentriert das Sternoklavikulargelenk (SCG) zur Stabilisation an das Sternum und spannt die Fascia clavipectoralis vor, um die V. subclavia offenzuhalten. Außerdem dient er dem Zwerchfell als eine Art informative Pleurakuppelspindel.

M. serratus anterior. Dieser Muskel ist 12 mm dick und zackenförmig. Er zieht von der 1. bis zur 9. Rippe zur Margo medialis der Skapula. Er eleviert das Akromion und positioniert damit die Cavitas glenoidalis in eine kraniale Neigung von 65°, die eine Bewegung des Armes über die Horizontale ermöglicht.

M. sternocleidomastoideus. An derventralen Seite des Halses liegt der M. sternocleidomastoideus. Er prägt das Oberflächenrelief des Halses. Der Muskel besteht aus zwei Ursprungsköpfen (Pars sternalis und Pars clavicularis). Die beiden Köpfe bilden die Fossa supraclavicularis minor, wo in der Tiefe der Puls der A. carotis communis palpiert werden kann. Der Ansatz des Muskels ist der Processus mastoideus.

M. omohyoideus. Ein infrahyoidaler Muskel, der jedoch trotzdem zur Schultergürtelmuskulatur gehört, ist der M. omohyoideus. Er besteht aus zwei Muskelbäuchen (Venter inferior und Venter superior). Sein Ansatz ist das Zungenbein, sein Ursprung ist die Margo superior scapulae mit dem Lig. transversum scapulae superius. Irritationen dieses Muskels verursachen Dysbalancen des Zungenbeins und Reizungen am Lig. transversum scapulae superius, unter dem der N. suprascapularis läuft.

2.1.2 Biomechanik

Die Biomechanik des Schultergürtels beruht auf »Arbeitsteilung« der einzelnen Strukturen. Für eine **Elevationsbewegung von 180°** finden bei normaler Konstitution die ersten 60° primär durch eine **Rollbewegung im Glenohumeralgelenk (GHG)** statt.

Die Bewegung wird durch das Anschlagen des Humeruskopfes an das Lig. coracoacromiale limitiert. Daher entsteht ab hier eine Begleitbewegung durch eine **Rotation des Schulterblattes** ab ca. 45° bis 60° Anteversion im GHG. Insgesamt begleitet das Schulterblatt die Elevationsbewegung um 60°, so dass je nach Beginn der Begleitbewegung die Skapularotation im thorakoskapulären Gleitlager bis 120° beendet ist. Sie findet in Verbindung mit **Rotation und Translation im ACG und SCG** statt. Wenn die Begleitbewegung der Skapula einsetzt, wird gleichzeitig das mediale Punctum fixum an der Wirbelsäule und damit auch Stabilität aufgegeben. Ab ca. 120° bis ca. 170° wird die weitere Elevation durch bis zu 2 cm **Kaudalgleiten** in den Recessus axillaris geprägt. Hinzu kommen kompensatorische **weiterlaufende Bewegungen** durch Extension und Lateralflexion des zervikothorakalen und des lumbalen Wirbelsäulenabschnittes. Die letzten 10° entstehen auf dem Weg (90°–180°) durch die osteokinematische unwillkürliche **Schlussaußenrotation,** bei der der Humeruskopf in den Recessus subscapularis gleitet.

❯ Schon die geringste Störung oder konstitutionsbedingte Veränderung einer der bewegungsbegleitenden Strukturen führt zu Pathomechanismen.

■ **Mögliche Pathomechanismen im Bereich des Schultergürtels**

Weil die ventralen Muskeln des Menschen stärker als seine dorsalen sind, werden die Schultern eher in Protraktion als in Retraktion gezogen. Im bikonvexen ACG kommt es zu einem Gleiten der Klavikula nach dorsal, im konkaven SCG zu einem Rollgleiten nach ventral. Die Kapsel des ACG schrumpft ventral, die Kapsel des SCG dorsal. Das GHG verliert die Gleitfähigkeit für Außenrotation nach ventral-medial, da der Humeruskopf aufgrund der Pro-

traktion eher in Innenrotation steht, das ACG die Gleitfähigkeit nach ventral. Das SCG hebelt sich über die 1. Rippe nach ventral. Dies kann **verschiedene Folgen** haben:

▬ eine ventrale Instabilität des GHG,
▬ das ACG verändert sich durch die Zunahme des Drucks arthrotisch, womit eine Positionierung der Cavitas glenoidalis behindert wird, was wiederum ein Impingement begünstigen kann,
▬ über einen nozizeptiven Reiz wird der M. levator scapulae zur Entlastung des ACG angeregt, wodurch die Extensionsfähigkeit des zervikothorakalen Überganges erschwert wird, und
▬ das SCG neigt durch das Hebeln auf der 1. Rippe zur Hypermobilität bzw. Instabilität.

■ **Biomechanik der Elevationsbewegung**

Die Bewegung in die Elevation kann in **vier Phasen** eingeteilt werden.

▬ **1. Phase:** In der ersten Phase wirkt der M. coracobrachialis durch seine Lage als Zentrierer des Humeruskopfes. Die Skapula unterstützt die Anteversion ca. ab 45°/60°. Ab 60° Elevation entsteht für den Humeruskopf ein Widerlager durch das Lig. coracoacromiale. In der Startphase findet primär eine Rollbewegung mit Raumbenötigung statt, die der Recessus axillaris zulässt. Erst im zweiten Abschnitt der ersten Phase wird betont der dorsale Kapselanteil zum Dorsalgleiten gefordert.
▬ **2. Phase:** Von **60° bis 120°** wird über M. serratus anterior und M. trapezius pars descendens die Skapula 60° rotiert, wobei das ACG und das SCG eine Axialrotation von 30° vollziehen.
▬ **3. Phase:** Ab 120° Grad Elevation entsteht eine muskuläre Widerlagerung durch den M. latissimus dorsi. Der Gleitweg verändert sich aufgrund der Verlagerung des Punctum fixum der Skapula ab 90° immer mehr von dorsal nach lateral. Um den Arm weiter in Elevation zu bringen, muss die Bewegung im GHG maximal ausgeschöpft werden (angulative Bewegung), ebenso die der thorakalen Gleitlager und der Nebengelenke (ACG/SCG). Es folgt eine kompensatorische Bewegung der Wirbelsäule mit Lateralflexion/Rotation zur gleichen Seite, Hyperlordosierung der LWS und Extension der BWS. Der Gleitweg orientiert sich dabei weiterlaufend nach lateral-dorsal.
▬ **4. Phase:** Die letzten 10° entstehen durch osteokinematische unwillkürliche Schlussaußenrotation, wobei sich der betroffene Kapselanteil und das Gleiten nach ventral richtet.

❯ Die letzten 10° entstehen durch osteokinematische unwillkürliche Schlussaußenrotation mit einem Gleiten nach ventral-kaudal.

■ **Biomechanik der Extensionsbewegung**

Die Extension wird von den Ligg. glenohumeralia limitiert. Hauptextensor ist der M. latissimus dorsi. Der Humeruskopf gleitet nach ventral und stresst den ventralen Kapselanteil.

■ **Biomechanik der Innenrotation**

Bei der Innenrotation gleitet der Humeruskopf nach dorsallateral und stresst den hinteren Kapselanteil.

■ **Biomechanik der Außenrotation**

Bei der Außenrotation gleitet der Humeruskopf nach ventralmedial und stresst den ventralen Kapselabschnitt.

2.2   Skapula

Die Skapula liegt ca. in Höhe Th2-7. Sie ist eine dreieckige Knochenplatte, die auf Vorder- und Rückseite mit Muskeln bedeckt ist. Dorsal zeigt sich die Skapula leicht konvex, ventral konkav. Im dorsalen oberen Drittel der Skapula zieht sich die **Spina scapulae,** die medial als Trigonum spinae beginnt. Sie teilt die Skapula in eine Fossa supraspinata und infraspinata. Am lateralen Ende bildet sie das **Akromion.** Das Akromion überlagert dorsal-kranial den Oberarmkopf und bildet eine nach innen geneigte gelenkige Verbindung (Facies articularis acromialis) mit der Klavikula. Die **drei Seiten der Skapula** bestehen aus:

- der äußeren **Margo lateralis** oder **axillaris,** die kranial mit dem Ursprungsgebiet des M. triceps brachii, dem Tuberculum infraglenoidale, endet,
- der zur Wirbelsäule liegenden **Margo medialis** oder **vertebralis** und
- der **Margo superior,** dem sogenannten oberen kurzen Schulterblattrand mit der Incisura scapulae.

Die **Incisura scapulae** ist eine Einkerbung, die vom Lig. transversum scapulae superius überspannt wird. Sie wird gebildet aus der medialen Basis des Processus coracoideus und der Margo superior der Skapula und dient als Durchtritt für den N. suprascapularis. Der **Processus coracoideus** (Rabenschnabelfortsatz) entspringt kranial-medial-ventral der Cavitas glenoidalis aus dem Collum scapulae. Er zeigt einen 90° Winkel nach ventrolateral und dient Muskeln und Bändern als Insertion.

❯ Gemeinsam mit dem Akromion und dem
Lig. coracoacromiale bildet der Processus coracoideus
die Fornix humeri, das Schulterdach.

Die laterale Basis des Processus coracoideus ist das Ursprungsgebiet des M. biceps brachii caput breve, das Tuberculum supraglenoidale. In Höhe der 2. Rippe befindet sich der mediale obere Skapulawinkel, der als Angulus su-

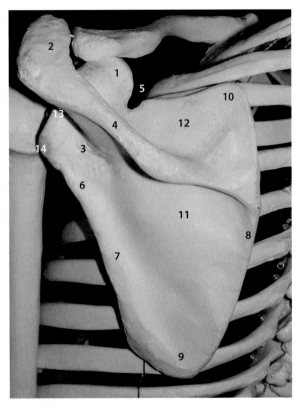

☐ **Abb. 2.2** Anatomische schematische Orientierung der linken Skapula von dorsal
1 Processus coracoideus, **2** Akromion, **3** Collum scapulae, **4** Spina scapulae, **5** Incisura scapulae, **6** Tuberculum infraglenoidale, **7** Margo lateralis, **8** Margo medialis, **9** Angulus inferior, **10** Angulus superior, **11** Fossa infraspinata, **12** Fossa supraspinata, **13** Cavitas glenoidalis, **14** Labrum glenoidale

perior scapulae bezeichnet wird. Der Angulus inferior scapulae liegt in Höhe der 7. Rippe. Die **Cavitas glenoidalis** steht ca. 30° nach ventrolateral und 15° nach kranial geneigt (☐ Abb. 2.2).

❯ Die ventrale konkave Skapulafläche hat Kontakt mit:
- dem an ihr inserierenden M. subscapularis,
- der konvexen hinteren Seite des Thorax,
- dem M. serratus anterior
- der Interkostalmuskulatur und
- Bursen.

2.3   Klavikula

Die Klavikula ist ein »S«-förmiger schlüsselförmiger Knochen, der sich der Kurvatur des Thorax anpasst. Sie ist ca. 12–15 cm lang und über die korako-klavikulären Bänder 30° rotationsbeweglich. Der mediale Abschnitt der Klavikula wird als **Extremitas sternalis** bezeichnet. Sie

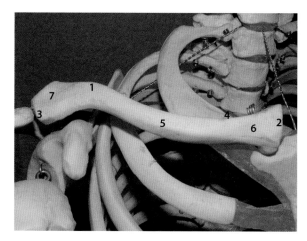

◘ Abb. 2.3 Anatomische schematische Orientierung der Klavikula (Schlüsselbein) **1** Tuberculum conoideum, **2** Facies articularis sternalis, **3** Facies articularis acromialis, **4** Impressio lig. costoclavicularis, **5** Corpus claviculae, **6** Extremitas sternalis, **7** Extremitas acromialis

sagittal und verläuft nach innen als »Intable«. Das **Corpus clavicularis,** das den mittleren Abschnitt bildet, besteht aus der lateral liegenden Linea trapezoidea mit dem lateral kaudalen Tuberculum conoideum (**◘** Abb. 2.3).

> **❯** Die Klavikula dient als Ringschluss und als Ansatz für Muskeln.

2.4 Sternum

Das Sternum ist eine längliche Knochenplatte, die nach ventral konvex gekrümmt ist. Sie bildet die ventrale Verbindung zur Klavikula und den Rippen. Seitlich liegen kostale Inzisuren, die in gelenkiger Verbindung mit den 2.–7. Rippen stehen. Die Fixierung der 1. Rippe erfolgt am Sternum über eine Synchondrose, die Verbindung zur Klavikula über die Incisura clavicularis. Das Sternum besteht aus **drei Anteilen:**
- dem Griff (Manubrium sterni),
- dem Körper (Corpus sterni) und
- dem Schwertfortsatz (Processus xiphoideus).

Der Übergang vom Manubrium sterni zum Corpus sterni bildet einen Winkel, den Angulus sterni, der auch als »Ludovici-Winkel« bezeichnet wird (**◘** Abb. 2.4).

> **❯** An den synchondrotischen Übergängen manubriosternalis und xiphosternalis können Entwicklungsstörungen auftreten.

endet am medialen Ende mit einer prismatischen Sattelgelenkfläche, der Facies articularis sternalis, zum Sternum. Die Knorpeldicke der Facies articularis sternalis beträgt 2–3 mm. Sie hat einen 45° kranialmedialen zu kaudallateralen Neigungswinkel für die Elevation/Depression, und einen 45° dorsolateralen zu ventromedialen Winkel für die Retraktions- und Protraktionsbewegung. Der laterale Abschnitt, die **Extremitas acromialis,** weist am lateralen Ende eine eiförmige bikonvexe Gelenkfläche auf, die Facies articularis acromialis. Der Gelenkspalt zeigt sich primär

Manubrium

Corpus sterni

Corpus Processus xiphoideus

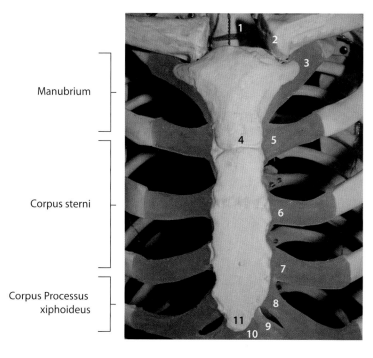

◘ Abb. 2.4 Anatomische schematische Orientierung des Sternum (Brustbein) von ventral **1** Incisura jugularis, **2** Incisura clavicularis, **3** Incisura costalis 1, **4** Angulus sterni, »Synchondrosis sternalis«, **5** Incisura costalis 2, **6** Incisura costalis 3, **7** Incisura costalis 4, **8** Incisura costalis 5, **9** Incisura costalis 6, **10** Incisura costalis 7, **11** »Synchondrosis xiphoideus«

2.5   Anatomische Gesetzmäßigkeiten des Glenohumeralgelenkes (GHG)

Das Glenohumeralgelenk ist mit folgenden Gelenken im Zusammenhang zu sehen:

- Junctura fibrosa coraco-claviculare,
- Fornix humeri (subakromiales Nebengelenk),
- thorakoskapuläres Gleitlager (TSG),
- Akromioklavikulargelenk (ACG) und
- Sternoklavikulargelenk (SCG).

2.5.1   Glenohumeralgelenk

Das Schultergelenk setzt sich aus dem Humeruskopf (Caput humeri) und der Gelenkpfanne (Cavitas glenoidalis scapulae) zusammen. Es ist das Gelenk des menschlichen Körpers, das am freiesten beweglich ist, weil es keine ossäre Führung besitzt. Seine Bänder sind limitierend, jedoch nicht führend. Das GHG wird rein von Muskulatur geführt und zum größten Teil gesichert.

- **Humeruskopf**

> **Der Humeruskopf steht zur Schultergelenkspfanne in einem Größenverhältnis von 4:1.**

Das Caput humeri ist kranial und medial überknorpelt. **Kranial** steht es in Verbindung mit:

- der Kapsel,
- dem superioren Teil des Labrum glenoidale,
- der Bursa subacromialis,
- interstitialem Fettgewebe,
- M. supraspinatus und
- dem Akromion.

Ventral zeigt sich das Caput humeri ebenfalls überknorpelt und hat Kontakt mit der Cavitas glenoidalis. Es wird überdeckt vom:

- M. subscapularis und
- M. deltoideus pars clavicularis.

Lateral steht das Caput humeri ca. 10 % seitlich vor dem Akromion und wird vom M. deltoideus pars acromialis überdeckt.

Von medial nach lateral zeigt sich unterhalb des Caput humeri das Tuberculum minus mit der nach inferior verlaufenden Crista tuberculi minoris. Mittig verläuft der Sulcus intertubercularis und lateral das Tuberculum majus mit der nach inferior verlaufenden Crista tuberculi majoris.

Überdeckt wird der ventrale Bereich des Humeruskopfes durch:

- den M. deltoideus pars clavicularis,
- das Caput longum des M. biceps brachii,

- dem Lig. coracohumerale und
- den Lig. glenohumeralia superius, mediale und inferius.

Der **dorsale Bereich des Caput humeri** ist ebenfalls von einer dünnen Knorpelschicht überzogen. Überdeckt wird er durch:

- M. infraspinatus,
- M. teres minor und
- M. deltoideus pars spinalis.

Kaudal gibt es keine Überknorpelung. Der Humeruskopf steht in Kontakt mit:

- dem inferioren Teil des Labrum glenoidale,
- dem Recessus axillaris mit dem N. axillaris,
- dem M triceps brachii mit einer muskulären Verbindung zum M. latissimus dorsi und
- der A. circumflexa posterior humeri.

- **Labrum glenoidale**

Die Cavitas glenoidalis hat einen äußeren Ring, das Labrum glenoidale.

> **Im Gegensatz zu anderen Autoren sehen wir das Labrum glenoidale nicht als Gelenkpfannenerweiterung an, sondern ordnen es eher als einen »Synovialabstreifer« ein.**

Ab dem ca. 40. Lebensjahr verliert das Labrum glenoidale durch Dehydrierung an Elastizität und wird hart. Ab ca. dem 50. Lebensjahr entstehen Fissuren/Rupturen des Faserknorpels, die einen Synovialaustritt verursachen und damit lokale Entzündungsreaktionen einleiten können.

> **Der Körper reagiert bei Verlust von Labrumelastizität mit:**
> - **einer Vermehrung von Plicasynovialfalten, um den Abstreifverlust der Synovia zu kompensieren und Adhäsionen aufrecht zu halten, und**
> - **einer Kapselschrumpfung zur Limitierung der zu versorgenden Fläche des Caput humeri.**

Während der **ersten degenerativen Phase** geht zuerst die ca. 9 kg Adhäsionskraft verloren (»Luschka-Vakuum-Phänomen«) und es kommt zu einer Instabilität des GHG. Ein physiologisches Rollgleiten findet nicht mehr statt. Das Gleiten erfolgt durch ein Springen des Humeruskopfes, das sich durch Schnappgeräusche zeigt. In der **zweiten Phase** limitiert sich das Gelenk durch Kapselschrumpfung.

Folgen des immer weiter fortschreitenden Elastizitätsverlustes sind:

- weitere Labrumschädigung durch Zugreize des M. biceps caput longum und
- partielle oder totale Kalzifizierung des Labrum glenoidale und der angrenzenden Strukturen des M. supraspinatus.

2.5.2 Bänder/Bursen/Gelenkkapsel

- **Lig. coracoacromiale**

Kranial wird das Schultergelenk durch das Lig. coracoacromiale als Schulterdachteil abgesichert und zusätzlich durch die Bursa subacromialis gefedert. Das Band spannt sich wie ein Segel vom Processus coracoideus zum Akromion und bildet mit dem Akromion zusammen ein **kraniales Widerlager,** das u. a. ein Aufstützen der Arme ermöglicht. Ab einer Flexionsbewegung von 120° bekommt der Humerus am Tuberculum majus Kontakt mit dem Lig. transversum humeri.

- **Ligg. glenohumeralia**

Die **ventrale Absicherung** erfolgt über die Ligg. glenohumeralia. Diese Bänder liegen auf der Gelenkkapsel wie ein »Z« und bilden einen Flächenkontakt. Zwischen dem obersten Band, dem **Lig. glenohumerale superior,** das vom Labrum glenoidale zum proximalen Anteil des Tuberculum minus zieht, und dem mittleren Band, dem **Lig. glenohumerale mediale,** liegt das Foramen nach »Weitbrecht« mit der **Bursa subtendinea** und dem Gelenkspalt des GHG. Aufgabe des obersten Bandes ist die Widerlagerung der Retroversion, das mittlere Band widerlagert die Außenrotation aus der Nullstellung. Zwischen dem Lig. glenohumerale mediale und dem **Lig. glenohumerale inferior,** das vom Labrum glenoidale zum Collum anatomicum zieht, liegt das Foramen nach »Rouviere«. Die Aufgabe des untersten Bandes ist es, die Außenrotation/Abduktion von 20°–90° zu widerlagern.

❯ ▬ Eine Verletzung,
  ▬ eine Ruptur,
  ▬ degenerative Veränderungen oder
  ▬ das Fehlen eines der drei glenohumeralen Bänder
  haben eine **anteriore Instabilität** zur Folge.

- **Lig. coracohumerale**

Das Lig. coracohumerale besitzt zwei Schenkel:
- den **Pars ventralis,** der vom Tuberculum minus zum Processus coracoideus zieht, und
- den **Pars dorsalis,** der vom Tuberculum majus zum Processus coracoideus zieht.

Die Aufgabe des Bandes ist es, als passiver Stabilitätssynergist für den dynamischen M. supraspinatus zu wirken. Der pars dorsalis sichert den Sulcus intertubercularis am Tuberculum majus ab, der pars ventralis am Tuberculum minus.

❯ Elastizitätsverlust bedeutet kraniale Instabilität mit Tonuserhöhung des M. supraspinatus.

In Innenrotation und Anteversion zeigt sich das Band maximal entspannt.

- **Ligg. coracoclavicularia**

Zur Absicherung der Klavikula unterhält der Körper zwei Bänder, die Ligg. coracoclavicularia:
- Das vordere **Lig. trapezoideum** limitiert die Bewegung (Rotation) der Klavikula nach dorsal,
- das hintere **Lig. conoideum** grenzt die Bewegung (Rotation) der Klavikula nach vorne ein.

Zwischen den Bändern liegt die Bursa ligamenti coracoclavicularis.

- **Gelenkkapsel**

Die Gelenkkapsel des GHG entspringt am Labrum glenoidale und zieht zum Collum anatomicum. Sie bildet kaudal eine große kapsuläre Aussackung, den **Recessus axillaris,** die bei Elevation dem Humeruskopf bis zu 2 cm Kaudalgleiten auf den Gesamtweg der Elevation ermöglicht. Medial liegt eine weitere kleinere Aussackung, der **Recessus subscapularis,** um der Außenrotation/Extension gerecht zu werden. Der Recessus axillaris liegt in einem muskelfreien Raum zwischen dem M. subscapularis und dem M. teres minor. Bei herabhängendem Arm wirft die Kapsel Falten und bringt den der Kapsel anliegenden N. axillaris und die V. circumflexa unter Kompression. Kommt jetzt noch eine zusätzliche kraniale Instabilität hinzu, z. B. statische oder/und dynamische Insuffizienz, gleitet der Humeruskopf bis zu 2 cm nach kaudal und erhöht den Druck auf die neuralen vasalen Strukturen.

❯ Die folgenden Symptome sind oft aus der Anamnese bekannt:
  ▬ Schmerz,
  ▬ Einschlafen des Armes, der Hand, der Finger, oder
  ▬ Zyanose oder Ischämie.

- **Bursen**

Als größte Bursa liegt die **Bursa subacromialis** unterhalb des Akromions. Sie ist fast immer mit der lateral liegenden **Bursa subdeltoidea** verbunden. Aufgrund der starken Muskelsicherung gibt es viele **intramuskuläre Bursen** wie z. B.:
- Bursa subtendinea musculi latissimi dorsi,
- Bursa subtendinea musculi pectoralis major oder
- Bursa subtendinea musculi coracobrachialis, um Muskelbäuche vor Sehnengewebe zu schützen.

- **Adhäsionskraft**

Die Adhäsionskraft spielt im GHG eine wesentliche Rolle.

❯ Bei einer Gelenkpfannengröße von 9 cm2 und 2 ml Synovialflüssigkeit bildet sich ein 4 mm Gelenkspalt mit einer Adhäsionskraft von ca. 9 kg. Diese Adhäsionskraft, das »Luschka-Vakuum-Phänomen«, bezeichnet man auch als **transsynovialen Sog.**

Die Adhäsionskraft ist die primäre statische Stabilität des GHG. Die Adhäsionskraft von ca. 9 kg ist ausreichend, um den 5–6 kg schweren Arm ohne Mitwirkung von aktiven Strukturen zu tragen. Erst bei zusätzlicher Gewichtsbelastung antwortet der Körper mit Kokontraktion. Ein ausgeklügeltes Nervensystem (Rami articulares) sorgt dafür, das je nach Kapseldehnung die verantwortlichen Muskeln den Gelenkkopf in der Pfanne zentriert halten und so eine sichere passive und aktive Führung ermöglicht wird.

2.5.3 Bewegungen der Schulter

Die Muskulatur der Schulter kann in drei verschieden Gruppen eingeteilt werden:
- Schultergürtelmuskeln,
- Schultergelenksmuskulatur und
- Rotatorenmanschette.

Die **Schultergürtelmuskeln** haben die Aufgabe, den Schultergürtel, und damit indirekt das GHG, in einer bewegungskoordinativen Harmonie zu halten, die von Muskelschlingen betont wird.

Die **Schultergelenksmuskulatur** besteht aus osteo- und arthrokinematischen Muskeln mit direktem Einfluss auf das GHG. Sie haben ihren Ansatz am Humerus und gliedern sich in eine ventrale und eine dorsale Muskelgruppe auf.

Eine Unterbezeichnung der Schultergelenksmuskulatur ist die **Rotatorenmanschette.** Sie hat direkten Ansatzkontakt mit der Gelenkkapsel des GHG und sorgt durch ihre kuppelförmigen Ansätze an der Gelenkkapsel für eine Dynamisierung/Straffung der Kapsel, um Kompressionen der Kapsel im erschlafften Zustand zu vermeiden.

▪ Muskelketten

Um den anatomischen Gegebenheiten (Verhältnis von Kopfgröße und Pfanne) ein optimales muskuläres Gleichgewicht zu gewährleisten, arbeitet die Schultermuskulatur in **drei Muskelketten:**
- Transversale Muskelkette,
- Longitudinale Muskelkette und
- Traktionskette.

Transversale Muskelkette. Sie verläuft transversal zum Gelenk und hat die Aufgabe, den Humeruskopf in die Pfanne zu pressen. Zu ihr gehören:
- M. supraspinatus,
- M. infraspinatus,
- M. teres minor,
- M. subscapularis und
- M. biceps brachii.caput brevis.

Longitudinale Muskelkette. Sie weist einen sehr hohen Ruhetonus auf, um eine stabilisierende/fixierende Aufgabe zu gewähren und um Luxationen zu verhindern. Gebremst wird die longitudinale Kette durch das kranial widerlagernde Akromion. Die longitudinale Kette wird gebildet von:
- M. biceps brachii,
- M. coracobrachialis,
- M. triceps,
- M. deltoideus und
- M. pectoralis major pars clavicularis.

Traktionskette. Der Humeruskopf wird kaudalisiert von:
- M. subscapularis,
- M. infraspinatus und
- M. teres minor.

❯ Alle drei Muskelketten stehen miteinander in einem engen koordinativen Verhältnis. Dies wird sensibel durch die Rami articulares der Kapsel des GHG gesteuert.

2.5.4 Biomechanik des GHG

Das GHG ist das beweglichste Gelenk des menschlichen Körpers. Es besitzt drei Bewegungsachsen:
- die **Transversalachse** für Flexion und Extension,
- die **Sagittalachse** für Abduktion und Adduktion und
- die **Longitudinalachse** für Außenrotation und Innenrotation.

Um die Handinnenfläche in eine optimale Arbeits- oder Gebrauchsposition zu bringen, ist das GHG so konstruiert, dass es Funktionsbewegungen durch zusätzliche Zwangsbewegungen gerecht werden kann. Es gibt **unwillkürliche und willkürliche Zusatzbewegungen.** Die unwillkürlichen Funktionsbewegungen unterliegen einer arthrokinematischen Vorgabe der Stellung der Cavitas glenoidalis und der muskulären Spannung, die sich an den Rami articulares entwickelt.

Beispiel

Spreizt der Mensch aus einer physiologischen Nullstellung seinen Arm um die Sagittalachse seitlich 180° ab, und führt ihn dann um die Transversalachse wieder in die Nullstellung zurück, steht die Hand um 180° um die Longitudinalachse innenrotiert. Dieses Phänomen wird auch als »paradoxer Goodmann« bezeichnet.

Es entsteht eine zweiachsige Bewegung mit einer dazukommenden unwillkürlichen dritten Achse. Sie ist funktionsgebunden und kann willkürlich für viele andere sekundäre Alltagsoder Sportbewegungen eingesetzt werden.

- **Osteo- und arthrokinematische Begleitbewegungen**

Osteokinematisch sind folgende Begleitbewegungen miteinander verbunden:

- Die **Flexions-Elevations-Bewegung** ist mit Abduktion und Außenrotation gekoppelt.
- Die **Extension** geht einher mit Adduktion und Innenrotation.

Arthrokinematisch jedoch ist die

- **Flexions-Elevations-Bewegung** mit Abduktion und Innenrotation und
- die **Extension** mit Adduktion und Außenrotation im Sinne einer Gleitbewegung gekoppelt.

Sinn dieser entgegengesetzten Kopplung ist es, ein hohes osteokinematsches Bewegungsausmaß zu ermöglichen, bei gleichzeitiger arthrokinematischer Absicherung durch kombiniertes Gegendrehen.

❯ **Bedeutung für die Behandlung:**
- Eine **Kapseldehnung** kann nicht nach den Kopplungsrichtlinien der Osteokinematik erfolgen und auch nicht über mehr als eine eingestellte arthrokinematische Achse, da sie in der Begleitbewegung jeweils eine andere aufweist. Die manualtherapeutische Behandlung des GHG erfolgt über eine Achse, die Hauptbewegungsachse. Nur in der Endgradigkeit erfolgt eine isolierte, in Vorposition eingestellte Nebenbewegungsachse (maximal zwei Achsen).
- Die osteokinematisch **muskuläre Eingliederung** der arthrokinematisch freigemachten Bewegung (Range of motion) erfolgt erst einmal im Sinne der Kopplungsrichtlinien der Osteokinematik.
- Erst in der zweiten Phase werden **willkürliche Bewegungsmuster** mit einbezogen, um der Gesamtheit von Drehpunkt und Bewegungsspielraum Rechnung zu tragen. Hier bieten sich Bewegungstechniken nach dem PNF-Muster (Propriozeptive Neuromuskuläre Fazilitation) an, die manuell oder am Rehagerät ausgeführt werden können.
- Um sich einen Überblick über das **Roll-Gleit-Verhalten des GHG** zu verschaffen, müssen man sich eine diametrale Bewegungslinie vorstellen. Wenn sich der Arm in die Anteversion/Elevation bewegt, richtet sich die Gleitkomponente beim konvexen Humeruspartner primär nach dorsal-kaudal (posterokaudaler Kapselabschnitt) und

zum Schluss nach ventral (anterokaudaler Kapselabschnitt) aufgrund einer Schlussaußenrotation von 10°. Bewegt sich der Arm in Abduktion/Elevation, geht die Gleitkomponente primär nach kaudal-lateral (kaudolateraler Kapselabschnitt).

- **Gelenkstellungen**

Der Kapselabschnitt, der in der Bewegung eingeschränkt ist, befindet sich immer diametral zur Rollbewegung.

- Das **Kapselmuster nach Cyriax** beträgt im GHG 3:2:1 im Verhältnis von Außenrotation zu Abduktion zu Innenrotation.
- Die **Ruheposition** befindet sich bei 55° ABD, 30° Flexion und 15° Innenrotation.
- Die **verriegelte Stellung** liegt bei 90° Abduktion und maximaler Außenrotation.

❯ Für die manualtherapeutische Praxis ist die **Bewegungseinschränkung bei über 90° die signifikante Indikation**, da sie mit einer Gleitkomponente im GHG dominiert. Von 0°–90° dominiert im GHG die Rollkomponente. Sie findet manualtherapeutisch ein geringeres Interesse. Dies ändert sich ab 90°, da unterhalb von 90° ein primäres Rollen und ein sekundäres Gleiten stattfinden, und über 90° ein primäres Gleiten und sekundäres Rollen.

- **Einfluss durch Stellung der Cavitas glenoidalis**

Ausschlaggebend für eine biomechanische Beurteilung ist die Bewertung der Gelenkpfannenstellung (Cavitas glenoidalis). Ca. 80 % der Patienten haben eine **Protraktionsstellung der Schulter,** da die Innenrotatoren einen hohen Tonus aufweisen. Bei ihnen ist eine Ventrolateralneigung der Cavitas glenoidalis von 30° nicht gegeben, die eigentlich für die Zentrierung und Mittelstellung des GHG verantwortlich ist. Der Humeruskopf liegt am ventralen Kapselanteil an, was einen falsch positives Joint play vermittelt. Jegliche Form einer Extension bzw. Außenrotationsbewegung ist durch fehlendes Gleiten limitiert und erzeugt ein anguläres Hebeln der ventralen Kapselstruktur. Dies führt zu Instabilitäten.

❯ Bei Irritation des N. suprascapularis entsteht häufig
- ein tiefliegender Gelenk-oder oberer Schulterblattschmerz bzw.
- eine Kraftlosigkeit, die anfänglich ohne Schmerzen ist.

N. dorsalis scapulae (C3–5). Der Nerv durchbohrt bzw. läuft über den M. scalenus medius, zieht weiter kaudal parallel zur Margo medialis scapulae, bis ca. Höhe Th6.

2

❯ **Aufgrund des direkt aus der Wurzel hervorgehenden und nicht über den Plexus laufenden Weg des N. dorsalis scapulae und des N. suprascapularis kann es bei einer radikulären Läsion im gemeinsamen Segment C5 zu folgenden Symptomen kommen:**
  ▬ **einer Muskelschwäche (M. supraspinatus, M. rhomboideus majus et minus),**
  ▬ **Schmerzen zwischen den Schulterblättern und,**
  ▬ **tiefliegendem GHG-/Schulterschmerz.**

N. axillaris (C5/6). Mit seinen motorischen und sensiblen Fasern zieht er mit den Axillargefäßen unter den M. subscapularis und entlässt dort einen Ast, der zur Gelenkkapsel und zum Sulcus intertubercularis zieht.

❯ **Eine typische Irritation des N. axillaris tritt im Bereich des M. deltoideus auf, durch den sensiblen Ast des N. cutaneus brachii lateralis inferior und die Durchtrittsregion durch den Hiatus axillaris lateralis.**

N. radialis (C5-TH1). Der Nerv verläuft ventral des M. subscapularis, des M. latissimus dorsi und des M. teres major. Er durchzieht den Hiatus axillaris inferior, entlässt jedoch vorher den N. cutaneus brachii posterior und danach den N. cutaneus brachii lateralis inferior.

❯ **Typische Irritationen sind**
  ▬ **Taubheit der medialen/hinteren Oberarmseite und**
  ▬ **ein punktförmiger Schmerz an der Insertion des M. deltoideus durch den N. cutaneus brachii lateralis inferior.**

Der Nerv hat vegetative Fasern, die zu Gefäßen, der Gelenkkapsel des Ellenbogens, und zur Haut ziehen.

2.6   Fornix (Schulterdach), subakromiales Nebengelenk

Als »subakromiales Nebengelenk« oder »akromiohumerale Gleitschicht« wird der Raum zwischen Schulterdach und Humeruskopf bezeichnet. Innen liegen die Bursa subacromialis und die Rotatorenmanschette. Der Raum ist aufgrund seiner eingeschränkten Versorgungslage anfällig für Degenerationen.

❯ **Je enger der Raum ist (Impingement), desto größer sind die Reibungspunkte.**

2.7   Thorakoskapuläres Gleitlager

Das thorakoskapuläre Gleitlager befindet sich zwischen Schulterblatt und Thorax. Es besteht aus **zwei Gleitkammern:**
  ▬ die erste liegt zwischen dem M. subscapularis und dem M. serratus anterior,
  ▬ die zweite zwischen dem M. serratus anterior und der Interkostalmuskulatur.

Zwischen den Muskeln sind die Gleitkammern mit Bursen und mit Faszien ausgestattet, die einer Membrana synovialis ähnlich sind und ein synoviaähnliches Sekret absondern. Je nach Konstitution des Thorax erfährt das Schulterblatt seine Hauptbewegung ab 90° Elevation/Abduktion im GHG, um dem Tuberculum majus die Möglichkeit zu geben, unter das Akromion und unter das Lig. coracoacromiale abzutauchen, und um die Cavitas glenoidalis in eine Position einzustellen, die dem Humerus entspricht.

❯ **Störungen dieses Gleitverhaltens entstehen durch**
  ▬ **Rippenhypomobilitäten,**
  ▬ **Luxationen in Inspirationsstellungen,**
  ▬ **Konstitutionsveränderungen der BWS und**
  ▬ **muskuläre Disharmonien, z. B. Tonusänderungen des M. levator scapulae.**

2.8   Akromioklavikulargelenk (ACG)

Das ACG ist eine bikonvexe Amphiarthrose mit weniger als 5° Bewegungsfreiheit. Das scheinbar geringe Bewegungsausmaß erlaubt jedoch ca. 60° der insgesamt 180° Elevationsfähigkeit des Armes. Das ACG besitzt zu 40 % einen intraartikulären Diskus. Es hat fast immer einen sagittalen Gelenkverlauf und eine nach medial gerichtete Neigung (Intable), wodurch die Klavikula auf dem Akromion aufliegt (◧ Abb. 2.5).

Sensibel versorgt wird das ACG vom:
  ▬ N. axillaris,
  ▬ N. suprascapularis und
  ▬ den Nn. supraclaviculares.

Kranial wird das Gelenk durch eine subkutane Bursa geschützt. Die Kapsel des ACG wird durch das Lig. acromioclaviculare verstärkt.

❯ **Das Akromioklavikulargelenk ist das anfälligste der Schultergürtelgelenke.**

▪ **Bewegungsstörungen des ACG**
Das ACG ist primär für ein **Impingementsyndrom** verantwortlich, das durch eine Leistungsminderung der arthro-

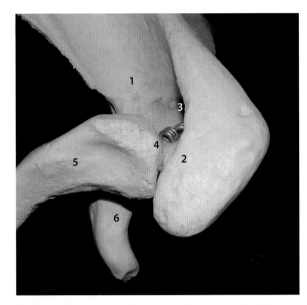

◻ Abb. 2.5 Anatomische schematische Orientierung des ACG, rechts aus kranialer Sicht
1 Skapula, **2** Akromion, **3** Incisura scapulae, **4** Articulatio acromioclavicularis, **5** Klavikula, **6** Processus coracoideus

kinematischen Muskulatur, die den Humeruskopf kaudalisiert, verursacht wird (funktionelles Impingement).

Das Gelenk liegt in einer kinematischen Kette für Flexions- und Abduktions-Elevationsbewegungen des GHG, sowie für die Skapula- und Klavikularotation. Das ACG tendiert zu einer:

- **Hypomobilität** mit Folge eines Impingement des Subakromialraumes,
- einem **thorakalen oberen Kompressionssyndrom** und
- **subchondralen Schmerzen**.

Eine Hypomobilität verhindert zudem die Retraktionsfähigkeit der Skapula durch fehlendes Ventralgleiten der Klavikula. Sie kann wegen ventraler Kapselrestriktion nicht nach ventral gleiten bzw. rotieren, dies ist aber erforderlich, um den Plexus brachialis durch die Klavikula-Rippenpforte freizuhalten.

> **Irritationen der neurovaskulären Passage** zwischen der 1. Rippe und der Klavikula beugt der Körper durch eine in den ersten 30° Anteversion entstehende Ventralbewegung und, bei bis zu 90° Anteflexion, Kranialbewegung der Klavikula vor. Eine Störung der Passage ist häufig eine klavikuläre Bewegungsstörung, die aus einer Hypomobilität des ACG entsteht. Der M. trapezius pars descendens reagiert mit Verkürzung darauf, um irritierte Ursprungswurzeln zu entlasten.

Eine **Hypermobilität** gibt es fast ausschließlich bei Tossy-/Rockwood-Verletzungen.

> Das ACG wird immer zuerst untersucht, da eine optimale Rotation der Klavikula und ein optimales Verschieben im thorakoskapulären Gleitlager benötigt werden. Eine Affektion des ACG wird mit Anspannung des M. levator scapulae beantwortet, der versucht, die Gelenkflächen des ACG zu entlasten.

- Biomechanik des ACG

Das ACG hat ein endgradiges Kapselmuster. Die Ruheposition liegt in der physiologischen Stellung des Schultergürtels. Die verriegelte Stellung befindet sich bei 90° Abduktion des GHG.

Die **Bewegung der Klavikula** geht:
- bei **Flexion/Elevation** nach ventral/kaudal,
- bei Abduktion/Elevation nach kaudal,
- bei Extension und Außenrotation nach ventral und
- bei **Innenrotation** nach dorsal.

2.9 Sternoklavikulargelenk (SCG)

Das innere Schlüsselbeingelenk ist mit seinem 3 mm dicken Knorpel ein Sattelgelenk, das durch einen Discus articularis in **zwei Gelenkkammern** getrennt wird und dadurch zu einem funktionellen Kugelgelenk wird:
- In der **lateralen Kammer** findet die Elevations-/Depressionsbewegung statt,
- in der **medialen Kammer** die Protraktion und Retraktion.

Topographisch liegt der SCG-Gelenkspalt lateral der gut sichtbaren Pars sternalis des M. sternocleidomastoideus. Das SCG hat einen großen Gelenkinnenraum mit einem raumfordernden Discus articularis. In Elevation und Depression folgt der Discus diesen Bewegungen und verursacht so am konvexen Anteil des klavikulären Gelenkpartners die Konvexität in einer Vertikalebene. Bei Retraktion und Protraktion ist der Diskus fixiert und bildet den konvexen Gelenkpartner des konkaven Klavikulagelenkanteiles in einer Horizontalebene.

- Bewegungsstörungen des SCG

> Das SCG neigt eher zur **Hypermobilität** als zur Hypomobilität.

Eine Hypermobilität im SCG kann entstehen durch:
- ein anguläres Hebeln bei der Außenrotation des GHG und
- eine Retraktion der Schulter durch eine in Inspiration stehende 1. Rippe.

Die Mobilität des SCG ist abhängig von der Beweglichkeit der 1. Rippe. Eine in Inspiration stehende Rippe verursacht eine Retraktionseinschränkung im SCG, indem sie das Rollen und Gleiten der Klavikula nach dorsal verhindert.

■ **Anatomie/Biomechanik**

Der **Gelenkverlauf des SCG** liegt bei Elevation/Depression von kranial-medial nach kaudal-lateral und für Protraktion und Retraktion von anterior-medial nach dorsal-lateral in einem Winkel von 45°. Den höchsten Druck erfährt das Gelenk in einer horizontalen (der transversalen) Adduktion und Abduktion.

Das SCG wird ligamentär fixiert durch die folgenden Bänder:

- Lig. interclaviculare,
- Ligg. sternoclavicularia und
- Lig. costoclaviculare.

Für die **Kapselinnervation** ist der N. supraclavicularis verantwortlich.

❯ Beispiele für **Irritationen** des SCG:
- Der M. sternohyoideus kann durch seinen Ansatz an der Membrana fibrosa des SCG und dem Zungenbein Spannungsänderungen des Zungenbeines mit einem »Globusgefühl« verursachen. Dies kommt häufig bei Rednern vor.
- Der retrosternoklavikulär verlaufende N. vagus kann durch eine Gefügestörung oder Reizung des SCG irritiert werden und vegetative Störungen auslösen.
- Das Ganglion stellatum liegt vor dem ersten Rippenköpfchen und betrifft die sympathische Innervation des Kopfes. Symptome wie Zephalgien, Vasokonstriktionen der Extremitäten, Koronalspasmen oder Hypertonie können Reizantworten sein.

2.10   Rami articulares der Schulter

Die Rami articulares sind sensible Kapselinnervationen, die bei einem Dehnungsreiz für eine dynamisch-antagonistische Beantwortung sorgen. Sie informieren über die jeweilige Gelenkstellung. Je nachdem, in welcher Gelenkwinkelstellung sich die Kapsel befindet, wird über ein dreidimensionales System eine exzentrisch-dynamische Absicherung übernommen.

Die Rami articulares bestehen aus:
- kleinen **Vater-Pacini-ähnlichen Rezeptorenelementen** für die Erfassung der Bewegung, sowie
- **Ruffini-Körperchen-ähnlichen Rezeptorenelementen** für die Übermittlung der Gelenkposition und damit Vermittlung des Lagesinns eines Gelenks.

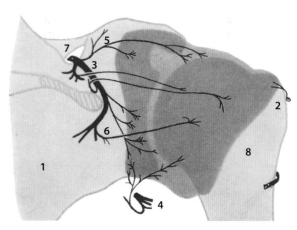

■ **Abb. 2.6** Schulterkapselanteil von dorsal. (Aus v. Lanz u. Wachsmuth 1959, 2003)
1 Skapula, **2 N.** axillaris mit Ramus intertubercularis, **3 N.** suprascapularis, motorischer Ast, **4 N.** axillaris, motorischer Ast, **5 N.** suprascapularis, kranialer Gelenkast, **6 N.** suprascapularis, kaudaler Gelenkast, **7** Incisura scapulae mit Lig. transversum, **8** Humerus

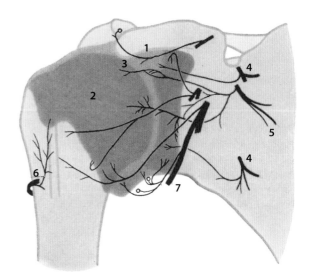

■ **Abb. 2.7** Schulterkapselanteil von ventral (Aus v. Lanz u. Wachsmuth 1959, 2003)
1 N. thoracalis ventralis cranialis, **2** Humerus, **3** N. musculocutaneus, **4** N. subscapularis, kranialer und kaudaler Gelenkast, **5** Skapula, **6** N. axillaris mit Ramus intertubercularis, **7** N. axillaris motorischer/sensibler Ast

- Important Start
- In einer eigenen Studie, bei der entsprechende Kapselabschnitte mit einem Lokalanästhetikum angefächert und die Muskelaktivität unter Kontrolle eines Myofeedbackgerätes beobachtet wurde, wurde festgestellt, dass die Aufgabe der Vater-Pacini-Rezeptoren einen Verlust der antagonistischen exzentrischen Kraft auslöst. Eine schmerzfreie passive Dehnung eines Kapselabschnittes führte zu einer partiellen

muskulären Reaktion. Je höher die Spannung der Membrana fibrosa der Gelenkkapsel steigt, umso höher sind die Entladungsfrequenz und die Hemmung der Nozizeption. Dieses Phänomen tritt häufig im Alltag auf, wenn der Patient aussagt, dass das Gelenk in Ruhe schmerzhaft ist, bei Bewegung oder bei der Arbeit jedoch die Beschwerden wieder verschwinden.

━ Important Stop
━ ◼ Abb. 2.6 und ◼ Abb. 2.7 zeigen die nervale Versorgung im Bereich der Schultergelenkskapsel.

2.11 Biomechanische Abduktionsbewegungen GHG/Schulterblatt/ACG/SCG

Die folgenden Abbildungen zeigen die Biomechanik des Schultergelenks bei Bewegung in die:
━ Abduktion,
━ Abduktion-Elevation,
━ Flexion und
━ Flexion-Elevation.

■ **Abduktion**

Bei einer Abduktionsbewegung bis ca. 45° kommt es zu einem:
━ Kaudalgleiten im GHG,
━ Kaudalgleiten im ACG und
━ Kaudalgleiten im SCG.

Der M. supraspinatus gilt als Initialstarter und Zentrierer der Abduktion, der M. deltoideus als Motor der Abduktion.

> ❯ **Im GHG findet eine primäre Rollbewegung nach kranial statt. Der gleitbetonte Kapselanteil wird nur gering gestresst.**

Die Bewegung in Abduktion führt ab ca. 90° zum:
━ Lateral-Kaudalgleiten im GHG,
━ Kaudal-Ventralgleiten im ACG und
━ Kaudal-Dorsalgleiten im SCG.

Der M. supraspinatus hält weiter das Zentrum der Pfanne. Der M. deltoideus wirkt bis 90° weiter als starker Abduktor.

> ❯ **Die Rollbewegung nimmt kontinuierlich ab, das Gleitverhalten wird betont. Der kaudale Kapselanteil wird gestresst.**

■ **Abduktion-Elevation**

Ab ca. 120° Abduktion-Elevation geht die Bewegung einher mit einem:
━ Lateral-Kaudalgleiten im GHG,
━ Kaudal-Ventralgleiten im ACG und
━ Kaudal-Dorsalgleiten im SCG.

Der M. serratus anterior und der M. trapezius pars ascendens positionieren die Cavitas glenoidalis über das thorakoskapuläre Gleitlager bis 150° Elevation.

> ❯ **Die Rollbewegung ist am kranialen Aspekt der Cavitas glenoidalis widerlagert. Das Gleiten bzw. Rutschen verläuft bis zu 2 cm in den Recessus axillaris nach lateral-kaudal.**

Über kontralaterale Lateralflexion und Entlordosierung der Lendenwirbelsäule, sowie gleichseitige Lateralflexion und Extension der Brustwirbelsäule erfolgt ab 150° die weitere Vertikalisierung des Armes.

> ❯ **Die Rollbewegung ist am kranialen Aspekt der Cavitas glenoidalis widerlagert. Das Gleiten bzw. Rutschen verläuft bis zu 2 cm in den Recessus axillaris nach lateral-kaudal.**

Bei 180° Abduktion-Elevation kommt es zu einem:
━ Lateral-Ventralgleiten im GHG durch Schlussaußenrotation,
━ einer Verriegelung im ACG und
━ Kaudal-Dorsalgleiten im SCG.

> ❯ **Über unwillkürliche anguläre Schlussaußenrotation um die Längsachse wird der ventrolaterale Kapselanteil in den letzten 10° der Endgradigkeit betont. Das Gleiten/Rutschen verläuft in den Recessus subscapularis nach ventral.**

■ **Flexion**
Die Flexion wird begleitet von einem:
━ Dorsalgleiten im GHG mit anfänglicher Straffung des Recessus axillaris,
━ Ventralgleiten im ACG und
━ Dorsalgleiten im SCG.

Initialstarter der Anteversion ist der zentrierende M. coracobrachialis mit dem M. deltoideus pars spinalis und M. pectoralis major. Die Bewegung wird bei ca. 60° durch das Lig. coracohumerale (dorsaler Schenkel) abgebremst und widerlagert.

> ❯ **Eine primäre Rollbewegung nach kranial findet im GHG statt. Der gleitbetonte Kapselanteil wird nur gering gestresst.**

Bei 90° Flexion gibt es folgende Gleitkomponenten:
━ Dorsalgleiten im GHG,
━ Kaudalgleiten im ACG und
━ Kaudalgleiten im SCG.

Die Flexionsbewegung endet bei 90° durch Anschlagen des Tuberculum majus unter dem Akromion. Es folgt eine rechnerische 60°-Rotation der Skapula, die die Gelenkpfanne horizontal vorpositioniert.

> Die Rollbewegung nimmt kontinuierlich ab, das Gleitverhalten wird betont. Der dorsale kaudale Kapselanteil wird gestresst.

■ Flexion – Elevation

Eine Elevationsbewegung von 120° Flexion zeigt ein:
- Dorsal-Kaudalgleiten im GHG,
- Kaudalgleiten im ACG,
- Kaudalgleiten im SCG,
- ca. 30° Rotation der Skapula und
- ca. 15° Rotation der Klavikula.

M. serratus anterior und M. trapezius pars descendens positionieren über das thorakoskapuläre Gleitlager die Cavitas glenoidalis in horizontale Richtung vor, und sorgen so für die aktive Elevation des Humerus.

> Die Rollbewegung ist am kranialen Aspekt der Cavitas glenoidalis widerlagert. Das Gleiten bzw. Rutschen verläuft bis zu 2 cm in den Recessus axillaris nach dorsal-kaudal.

Ab ca. 180° Elevation in Flexion können folgende Gelenkbewegungen festgestellt werden:
- Kaudal-Ventralgleiten im GHG,
- Verriegelung des ACG,
- Dorsalgleiten im SCG,
- 60° Rotation der Skapula und
- 30° Rotation der Klavikula.

Ca. ab 150° Elevation endet die Mobilität der Schultergelenke GHG/ACG/SCG und Nebengelenke wie Fornix und thorakoskapuläres Gleitlager. Weitere 20° werden aus der Mobilität der Wirbelsäule gewonnen und 10° aus der angulären Schlussaußenrotation.

> Das Gleiten und Rutschen verläuft in den Recessus subscapularis nach ventral.

2.12 Pathologie der Schultergelenke GHG/ACG/SCG

2.12.1 Painful arc

> Der painful arc weist auf ein Kompartment eines entzündlichen Sehnengewebes hin, oder einer Reizung der Bursa subacromialis deltoidea.

Je größer die Entzündung des Sehnengewebes ist, desto größer sind die Raumforderungen. Sie geben uns Hinweise auf das entsprechende Weichteilstadium.

> Eine partielle Tendinitis kommt genauso wie eine partielle Arthritis eines Gelenkes nur selten vor. Bei den oft in der Literatur beschriebenen oberflächlichen und tiefliegenden tendoossären Affektionen (M. supraspinatus) handelt es sich um partielle, degenerative, morphologische Veränderungen und nicht um eine Entzündung.
> Bei **Insertionstendopathien direkter Insertionen** handelt es sich um partielle Lamellenausdübelungen einzelner Keratansulfat-gebundener Knochensehneninsertionen. Partielle entzündliche Reizzustände im tendoossären Übergang sind im Dermatansulfat-gebundenen insertionsnahen Abschnitt zu finden, wo auch die Injektionen und Querfriktionen angelegt werden sollten.
> **Indirekte Insertionen** zeigen keinen direkten painful arc, sondern haben ihren Schmerzhöhepunkt, wenn ihre Aufgabe der Flächenverbreitung beim exzentrischen Bedarf angesprochen wird.

■ Varianten des painful arc

ACG. Das ACG zeigt einen painful arc, je nach Mobilität des GHG, zwischen 60°–120° Abduktion und Flexionsbewegung. Meist liegt der Entstehungsmechanismus in ossär degenerativen Veränderungen mit angulärer Hebelung bei vorpositionierter Protraktion der Schulter.

M. supraspinatus. Der M. supraspinatus zeigt in Abduktion je nach Grad des Weichteilstadiums 2 oder 3 unterschiedliche Formen eines painful arc, die entweder oberflächlich tendoossär oder tiefliegend tendoossär liegen können, je nach Grad des Weichteilstadiums 2 oder 3. Der tendomuskuläre Übergang hat keinen painful arc, zeigt sich aber beim Widerstandstest gegen die Abduktion positiv schmerzhaft. Fast immer liegen die Gründe in einer degenerativen Veränderung der Sehne.

M. infraspinatus. Beim M. infraspinatus liegt der painful arc bei einer Ausgangsstellung aus Abduktion und Innenrotation bei 60°–i20° Er zeigt sich als dorsal-lateraler Schmerz. Wurfsportarten, die eine starke Exzentrik fordern, tragen häufig zu seiner Entstehung bei.

M. subscapularis. Der M. subscapularis hat seinen painful arc in Flexionsstellung mit seinem distalen Ansatz bei 60°–120° und mit seinem proximalen Ansatz bei 160°–180°. Der tendomuskuläre Übergang schmerzt bei horizontaler Adduktion.

2.12.2 Tendosynovitis M. biceps brachii caput longum

Es werden drei Formen einer Sehnenscheidenveränderung unterschieden:

Akute oder chronische Tendovaginitis des M. biceps brachii caput longum (Sehnenscheidenentzündung): Diese Entzündung der Lamina visceralis mit einer übergangslosen Ausbreitung zu einer Tendosynovitis geht mit Unfähigkeit zur Bewegung einher.

Tendovaginosis stenosans des M. biceps brachii caput longum: Sie wird charakterisiert durch Krepitationen, die hervorgerufen werden durch einen Qualitätsverlust der Sehnengleitflüssigkeit (Synovia) bei Tendosynovitis.

Tendovaginosis stenosans des M. biceps brachii caput longum: Durch bindegewebige Proliferation an den Sehnenscheiden wird das Gleiten der Sehne gestört, die Bewegung wird aber zugelassen und verursacht ein Schnappen.

2.12.3 Rotatorenmanschettenriss

Ein Rotatorenmanschettenriss ist ein Längsriss an einem Muskel des GHG, der an der Gelenkkapsel inseriert. Meistens ist der M. supraspinatus betroffen. Die Ruptur entsteht durch einen Sturz auf den ausgestreckten Arm, traumatisch oder bei degenerativen Veränderungen im Bereich von Sehnenübergängen, die unter ungünstigen Stoffwechselbedingungen stehen, weil sie durch enge Passagen ziehen.

- **Symptome**
- **Schnappgeräusche** durch Synoviaverlust mit Veränderung der Adhäsionskraft und muskuläre Inhibierung,
- **Bewegungskraftverlust,**
- **nächtliche Beschwerden,** die durch unwillkürliche Lagerung entstehen und durch die nächtliche Konzentration der Entzündung auf den Regenerationsprozess.

Der Patient hat aufgrund des Längseinrisses im Widerstandstest wenig Krafteinbuße. Traumatische Rupturen zeigen sich je nach Größe der Ruptur von einem Abduktionsschmerz bis hin zur kompletten Unbeweglichkeit des Armes.

> ❱❱ Eine Ruptur zeigt sich durch einen **heftigen Schmerz** und ein **hörbares Knacken** der Manschette.

Durch den Verlust der Aktivität des M. supraspinatus, der primär bei einer Rotatorenmanschettenruptur betroffen

ist, tonisiert sich der M. deltoideus und verursacht durch seinen longitudinalen Zug ein **funktionelles Impingement.**

Begleitend ist auch eine **Bursitis subacromialis** möglich.

2.12.4 »Frozen Shoulder«-Syndrom (Schultersteife)

In der Literatur wird die »Frozen shoulder« beschrieben als idiopathische Arthritis mit Fibrosierung und Schrumpfung der Gelenkkapsel. Sie verläuft in **drei Stadien:**

- **1. Stadium:** Die ersten ca. 4. Monate bezeichnen wir als »**Freezing Shoulder**«. Der Bewegungsschmerz steigt kontinuierlich und findet nachts seinen Höhepunkt.
- **2 Stadium:** Die »**Frozen Shoulder**« ca. vom 4.–8. Monat zeigt sich nur noch anfänglich mit Schmerzen. Die Bewegungseinschränkung nimmt jedoch zunehmend zu.
- **3. Stadium:** Das letzte Stadium entwickelt sich ca. vom 8. Monat bis zu einem Jahr, die sog. »Thawing Shoulder«. Es kommt zur einer ständigen Zunahme der Beweglichkeit. Es kann bis zu 3 Jahren dauern, bis eine funktionelle physiologische Beweglichkeit erreicht wird. Dies ist aber ohne Therapie nicht möglich.

Die Frozen Shoulder entwickelt sich sehr häufig bei Patienten, die Barbiturate oder Psychopharmaka einnehmen. Ein anderer Patiententypus zeigt im Vorfeld eine Entzündungsreaktion des M. supraspinatus bzw. des N. suprascapularis. Aufgrund einer engen Verbindung von vegetativen Nervenfasern zum N. suprascapularis könnte es sein, dass es sich um eine primär vegetativ verursachte, überzogene Heilentzündung handelt. Hinzu kommt der Verdacht, dass durch Barbiturate oder Psychopharmaka überzogene Heilentzündungen an einem vorgeschädigten Schultergelenk ausgelöst werden.

2.12.5 Ganglion supraglenoidale

Das Ganglion entsteht durch Traumen bzw. einen Sturz auf den ausgestreckten Arm, was häufig bei Turnern, Boxern oder Judokas vorkommt. Es kommt zum Anriss des Tuberculum supraglenoidale mit Bildung eines Ganglion (Zyste), mit Druck auf den N. suprascapularis. Der Patient gibt einen lateral-dorsalen Schmerz an. Das ACG zeigt sich nach kranial höher als die Klavikula. Die passive transversale Adduktion ist schmerzhaft.

2.12.6   Neuralgische Schulteramyotrophie

Diese Armplexusneuritis der Segmente C5-C7 wird meistens durch eine virale Infektion ausgelöst. Es kommt anfänglich zu starken lokalen Schulterschmerzen, bevor eine motorische Muskelatrophie dazukommt.

2.12.7   Paget-Schroetter-Syndrom

Das Paget-Schroetter-Syndrom ist eine durch Thrombose verursachte Abflussbehinderung der V. axillaris (oder der V. subclavia) durch Kompression (TOKS bzw. TIKS) oder Überanstrengung mit Verletzungen der Intima. Durch die Bildung von Narbengewebe entsteht eine fibrotische Einengung der V. axillaris (bzw. der V. subclavia). Die Folge ist, dass bei Überanstrengung Schmerzen ausgelöst werden und sich die Hand zyanotisch ödematös zeigt.

> ❯ Eine Stenose der A. axillaris würde Blässe und ein Ermüdungsgefühl hervorrufen.

2.12.8   Distorsionen/Subluxationen/ Luxationen des Humeruskopfes

Das Überschreiten der physiologischen Bewegungsbarriere führt als erstes zu einer »Überdehnung«, d. h. einer **Distorsion** der Kapsel und Kapselbänder. Oft kommt es zu inneren Kapseleinrissen im Insertionsgebiet des M. supraspinatus mit Einblutungen in das Gelenk.

Die zweite Stufe ist die **Subluxation,** bei der die Gelenkflächen noch teilweise in Kontakt stehen. Grund ist eine Laxizität der Kapsel oder der Bänder bzw. eine Pfannendysplasie. Mögliche Folgen sind:

- Labrumläsionen (Bankartläsion),
- Knorpelabsprengungen und
- größere Einrisse des Kapsel-Bandapparates.

Bei der **Luxation** kommt es zu einer pathologischen Entbindung von Gelenkflächen aus ihrer physiologischen Stellung mit:

- Kapsel- und Bandruptur,
- Labrum-An- bzw. Abrissen,
- Impressionsfrakturen des Humeruskopfes (Hill-Sachs-Delle oder Through Line),
- Rotatorenmanschettenriss, 5 Bursitis,
- massiver Störung des Rotatorenintervalls sowie
- Bildung eines Gelenkhydrops oder eines Hämarthros.

- ■ **Ursachen für Distorsionen und Luxationen**
Außer Traumen können folgende Gründe zu Distorsionen, Subluxationen oder Luxationen führen:

- Hypermobilitäten bzw. Instabilitäten durch Pfannendysplasien,
- Degeneration von Bursen,
- Laxizität von Bändern (Verkümmern im Alter),Konstitutionsveränderung,
- Frakturen,
- Kapseldehnungen durch Wurfsportarten,
- Zentrierungsprobleme durch M. supraspinatus, M. infraspinatus, M. subscapularis und M. teres minor oder
- dynamisch artikuläre Instabilität durch unphysiologische Reize der Rami articulares.

2.12.9   Omarthrose/Arthrose der Gelenke GHG, ACG, SCG

> ❯ Eine Arthrose entsteht, wenn die Bewegungsenergie direkt vom Gelenk getragen wird, und nicht über Bänder, Muskeln, Synovia und Bewegungsteilung absorbiert wird.

Eine Arthrose im Schultergelenk ist meist eine **sekundäre Arthrose,** d. h., sie ist Folge eines Traumas, einer Luxation, einer Einblutung etc. Eine **primäre Arthrose** kommt so gut wie nicht vor, da die Gelenkflächen des Schultergelenks keinen nennenswerten Druck kompensieren müssen. Eine Psoriasis (Schuppenflechte) kann eine monoartikuläre Arthrose des GHG verursachen.

> ❯ Eine Arthrose bedeutet:
> - ▬ Bildung eines Kapselmusters und
> - ▬ damit verbunden eine Veränderung der Membrana fibrosa mit den auf ihr aufliegenden Rami articulares.
>
> Der Arthrosepatient verliert die Fähigkeit einer dynamischen Exzentrik/Konzentrik. Dies hat anguläre arthrokinematische Bewegungsabläufe zur Folge, mit der Gefahr von nicht zentrischen Stoßbelastungen (Impact loading).

2.12.10   Arthritis

Die Arthritis kann unterteilt werden in:

- akut oder chronisch,
- unspezifisch oder spezifisch,
- primär oder sekundär.

Als **Pseudoarthritis** wird die Reizung des Lig. acromioclaviculare bezeichnet, die eine Arthritis vortäuschen kann.

Eine **traumatisch ausgelöste Arthritis** kann z. B. nach Luxationen, Subluxationen, Distorsionen oder Frakturen mit einer abakteriellen Entzündung durch Kapselfissuren der Membrana synovialis auftreten.

Die **infektiöse Arthritis** beruht als sekundäre Arthritis auf hämatogener Keimeinschleppung, sowie auf der rheumatischen Arthritis.

> ❯ Auslösende Faktoren einer Arthritis sind vermutlich neben den traumatischen, bakteriellen und rheumatischen auch hormonelle Gesichtspunkte.

2.12.11 Bursitis subacromialis

Die Bursitis subacromialis entsteht **akut,** durch z. B. einen Kalkdepoteinbruch, oder **chronisch** durch eine mechanische Irritation. Die Bursitis ist gezeichnet von:
- einer fluktuierenden **Schwellung** und
- einer **Bewegungsunfähigkeit** in alle Richtungen. Der M. supraspinatus ist fast immer mitbetroffen.

2.12.12 Impingement

Impingement ist die Zustandsbeschreibung einer **subakromialen Raumenge,** die aus unterschiedlichen Gründen entstehen kann:
- Als erstes kann eine Raumenge anatomisch durch ein »**Hook Acromion**« vorgegeben sein. Bei einem Akromion, das die Form eines »hook« (Haken) hat, zeigt sich die Beschwerdesymptomatik mit einem frühzeitigen painful arc.
- Ein **tonisch funktionelles Impingement** kann ausgelöst werden durch die muskuläre Veränderung der Rotatorenmanschette über den Verlust des physiologischen Rotatorenintervalls.
- Ein **pathologisches Impingement** entsteht durch Aufquellungen der Sehnen (Tendinitis) oder Bursaaffektionen und führt bei Abduktion des Armes zu Beschwerden.
- Als **konstitutionsbedingt** kann man ein Impingement durch eine protrahierte Schulter bezeichnen. Schmerzhaft zeigt sich hier das ACG.

Ein Impingement gerät am meisten bei 60°–120° Abduktion unter Kompression mit Hauptbeschwerden im ventrolateralen GHG-Bereich.

2.13 Oberflächenanatomie des Schultergürtels

Die folgenden Abbildungen zeigen die Anatomie der oberflächlichen Muskeln und Gelenke des Schultergürtels und

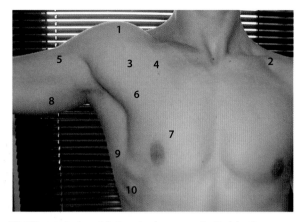

◘ Abb. 2.8 Rechter Schultergürtel von ventral **1** M. deltoideus pars acromialis, **2** Mohrenheim-Grube, **3** M. deltoideus pars clavicularis, **4** M. pectoralis major pars clavicularis, **5** M. biceps brachii, **6** M. pectoralis major pars sternocostalis, **7** M. pectoralis major pars abdominalis, **8** M. triceps brachii, **9** M. latissimus dorsi, **10** M. serratus anterior

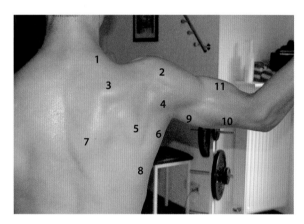

◘ Abb. 2.9 Rechter Schultergürtel von dorsal
1 M. trapezius pars descendens, **2** M. deltoideus pars acromialis, **3** M. trapezius pars transversa, **4** M. deltoideus pars spinalis, **5** M. infraspinatus, **6** M. teres major, **7** M. trapezius pars ascendens, **8** M. latissimus dorsi, **9** M. triceps brachii caput longum, **10** M. triceps brachii caput laterale, **11** M. biceps brachii

der Achselregion (◘ Abb. 2.8, ◘ Abb. 2.9, ◘ Abb. 2.10, ◘ Abb. 2.11, ◘ Abb. 2.12).

2.14 Anamnese, Inspektion, Palpation der Schulter

2.14.1 Anamnese

Im Eingangsbefund wird der Patient aufgefordert, seine Problematik zu schildern. Der Therapeut beobachtet ihn währenddessen und stellt ihm ergänzende Fragen.

Um den Zeitraum, den Ort und die Art der Beschwerden zu erfahren, sind folgende **Grundfragen** wichtig:

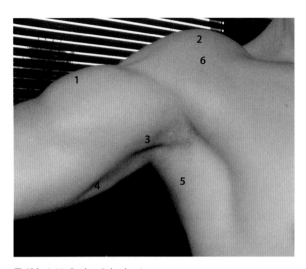

Abb. 2.10 Rechte Achselregion
1 M. biceps brachii, **2** M. deltoideus pars clavicularis, **3** N. medianus,
4 M. triceps brachii, **5** M. teres major, **6** M. pectoralis major

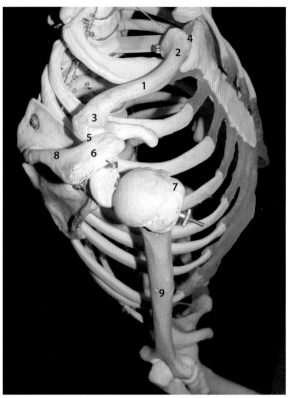

Abb. 2.12 Rechte Skelettschulter, kraniale Ansicht
1 Klavikula, **2** Extremitas sternalis, **3** Extremitas acromialis, **4** SCG, **5** ACG, **6** Akromion, **7** Tuberculum majus, **8** Spina scapulae, **9** Humerus

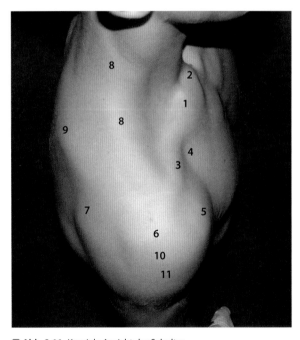

Abb. 2.11 Kraniale Ansicht der Schulter
1 Klavikula, **2** Extremitas sternalis, **3** Extremitas acromialis, **4** Mohren-heimGrube, **5** M. deltoideus pars clavicularis, **6** M. deltoideus pars acromialis, **7** M. deltoideus pars spinalis, **8** M. trapezius pars descen-dens, **9** Spina scapulae,**10** Akromion, **11** Tuberculum majus

─ Seit wann hat der Patient Beschwerden?
─ Wo sind die Beschwerden?
─ Wie zeigt sich das Beschwerdebild?
─ Welche Therapie/Medikamenteneinnahme erfolgte bisher?
─ Gibt es Röntgenbilder?

─ Bestanden in der Vergangenheit Probleme?
─ Wurde eine außergewöhnliche Belastung in der letzten Zeit ausgeübt (New-, Mis-, Up-, Over-use)?

Mögliche anamnestische Angaben eines Patienten, der Schmerzen in der Schulter oder im Arm hat, sind in der folgenden Tabelle aufgelistet (Tabelle 2.1).

2.14.2 Inspektion

Der Therapeut sollte schon die Anamnese mit einem Ins-pektionsbefund des Patienten verbinden.

■ **Inspektion des zervikothorakalen Überganges**

❯❯ Ein **Morbus Farfan** (»Turtle sign«, hochzervikaler Gibbus) mit damit verbundener Brustkyphose führt zur Protraktionsstellung der Schulter. Konstitutions-bedingt müssen sich der M. trapezius und M. levator scapulae verkürzen. Das Ganglion stellatum kann unter Stress geraten mit den Zeichen einer Ge-fäßengstellung und hoher Schweißdrüsensekretion. Aufgrund des Extensionsdefizits beim Morbus

◻ Tabelle 2.1 Anamnestische Angaben des Patienten mit möglicher grober Befundinterpretation einer schmerzenden Schulter/Arm

Angaben des Patienten	Mögliche Interpretationen
Patient gibt sensibles Dermatom an	Bandscheibenprotrusion Foramenstenose pseudoradikuläre Läsion
Patient gibt motorische Schwäche an	Bandscheibenvorfall massive Foramenstenose
Patient gibt manschettenartige Armschmerzen, Schweregefühl und Kraftlosigkeit an	Sympathische Hyperaktivität Paget-Schroetter-Syndrom D'effort-Thrombose TOKS (Thorakal oberes Kompressionssyndrom) TIKS (Thorakal inneres Kompressionssyndrom)
Patient gibt bei elevierten Armen oder Schultern (z. B. Maler/Tischler/Ellenbogen auf dem Schreibtisch abstützen) Taubheits- oder Einschlafgefühl an	Arterielles Kompressionssyndrom TOKS/TIKS
Patient gibt Bewegungslimitierung an	Beginnendes Kapselmuster, evtl. Muskelläsionen
Patient gibt Unbeweglichkeit an	Entzündlicher Kapselprozess Bursitis
Patient gibt medikamentöse Therapieresistenz an	Pancoast-Tumor Head-Organzone
Patient gibt zeitlich begrenzte medikamentöse Linderung an	Kalkeinlagerung
Patient gibt Lagerungsschmerzen an	Instabilität Labrumschaden
Patient gibt Entspannungsbeschwerden an	Instabilität
Patient gibt wechselnde Schmerzpunkte an	Instabilität
Patient gibt einen schmerzhaften Bogen an	Degenerative Sehnenläsion
Patient gibt Schweregefühl bei hängendem Arm an	Venöse Problematik
Patient gibt Parästhesie durch Hochhalten der Arme an	Arterielle Problematik
Patient gibt Beschwerden nach längerer Armlagerung an	Arthroligamentärer Spannungsschmerz

Farfan können ischämische Irritationen mit einem Einschlafgefühl der Hände auftreten. Patienten mit einem Morbus Farfan haben keine endgradige Bewegungsfreiheit des Schultergelenks bis 180°, können ihre Arme nur schlecht in den Nacken legen und müssen mit einem Kissen unter dem Kopf schlafen, da sie ein Extensionsdefizit des zerviko-thorakalen Übergangs haben.

Bei der Inspektion des zervikothorakalen Übergangs sollte auf folgende Auffälligkeiten geachtet werden:

Protraktionsstellung der Schultern. Ohne konstitutions-bedingte Ursache liegt eine Protraktionsstellung primär an einem verkürzten M. pectoralis minor. Die Folge sind isch-ämische Irritationen.

Hervorstehender Humeruskopf. Wenn der Humeruskopf nach ventral vorsteht, ist dies ein Zeichen für eine ventrale Instabilität des Schultergelenks.

Extensorische Brustwirbelsäule. Verbunden mit einer kräftigen paravertebralen Muskulatur (in-line-hollow) besteht aufgrund fehlender exzentrischer Muskelkontrak-tionsfähigkeit die Gefahr von Anterolisthesen, die durch Armelevation forciert werden können, da keine physiolo-gische Anspannung der Facettengelenkkapsel besteht.

Muskelatrophien. Sie sind ein Zeichen von Minderversor-gung, Denervation oder Inhibierung.

Schwellungen. Subakromiale Schwellungen im Bereich des M. deltoideus und M. subscapularis legen den Verdacht auf eine Bursitis nahe.

Weiterhin sollte geachtet werden auf:

- Subluxationen des ACG/SCG,
- Narben,
- Hand- oder Fingerschwellungen,
- Asymmetrien,
- Deviation und
- trophische Hautstörungen.

- **Inspektion schulterbeeinflussender Muskeln, die zur Verkürzung neigen**

Mm. scaleni. Ausstrahlende Beschwerden in den Schulter-, Arm- und HWS-Bereich können bei Verkürzungen der Mm. scaleni auftreten. Dazu kommen sympathische Irritationen und Irritationen des vaskulären Zu- und Abflusses. Verkürzungen findet man häufiger bei Patienten, die Kraftsport ausüben.

M. pectoralis minor. Bei einer Verkürzung kommt es möglicherweise zu einem Protraktionsstand des Humeruskopfes mit daraus folgender Flexions-/Elevationseinschränkung durch verminderte Rotation der Skapula, sowie zu einer möglichen Kompression des Plexus brachialis zwischen dem M. pectoralis minor und der 2. und 3. Rippe.

M. trapezius pars descendens und pars transversa. Der Muskel beeinflusst Schulter und HWS, weil bei einer Verkürzung des M. trapezius pars descendens der Schultergürtel eleviert wird und die oberen Kopfgelenke rekliniert werden. Die Verkürzungen treten oft auf bei Überkopftätigkeiten, Schwimmern, Speerwerfern, Kugelstoßern und Gewichthebern.

2.14.3 Palpation

Bei der Palpation achtet der Therapeut auf:

- Konsistenzunterschiede bei Schwellungen,
- Hauttemperatur,
- abnormale ossäre Strukturen,
- Lipome,
- Ventralisation des Humeruskopfes und
- Konsistenz der Muskulatur.

❯ Der Kibler-Hautfaltentest dient der sympathischen Interpretation.

2.14.4 Sicherheit/Kontraindikationen

Nach der Anamnese, Inspektion und Palpation des Schultergürtels erfolgt ein Resümee mit der Einschätzung von Sicherheit und Kontraindikationen.

Ausgeschlossen werden müssen:

- Systemerkrankungen (Rheuma, Psoriasis),
- Tumoren,
- Fissuren (z. B. Sportunfall),
- Bandrupturen und
- entzündliche Prozesse.

❯ Vorgehensweise bei der **Interpretation des Befundes:**
  - Kontraindikationen einschätzen,
  - Die mögliche Diagnose einengen,
  - Strategie entwickeln: weiter mit der Basisuntersuchung oder erneute Kommunikation mit dem Arzt.

2.15 Basisuntersuchung der Schulter

❯ In der Basisuntersuchung wird **osteokinematisch** getestet. Daher gibt diese Untersuchung nur wenige Hinweise auf ein arthrokinematisches Problem.

Auf **kapsuläre Einschränkungen** kann nur durch das Gleitverhalten des Gelenkes geschlossen werden bzw. im Vergleich zu einem vorgegebenen Kapselmuster. Zu Beginn stehen immer der **HWS-Schnelltest** und der Test zur Erkennung eines thorakalen oberen inneren Kompressionssyndroms.

In der **aktiven Basisuntersuchung** werden folgende Aspekte der Bewegungen getestet:

- Bereitwilligkeit,
- Bewegungsausmaß,
- koordinativer Bewegungsablauf,
- Deviation/Deflexion und
- Schmerz.

Das Kommando ist mit einer Zielorientierung verbunden. Die Basisuntersuchung der Schulter wird immer mit dem folgenden differenzialdiagnostischen Check-up begonnen.

2.15.1 Differenzialdiagnostischer Check-up

Der differenzialdiagnostische Check-up soll zu Beginn einer zielgerichteten Untersuchung abklären, ob umliegende Strukturen mitbeteiligt sind. Das sind für die Schulter:

- die HWS,
- die Skapula,
- die Klavikula,
- zur Verkürzung neigende, die Schulter beeinflussende Muskeln und
- die erste Rippe.

2.15.2 Check-up der Halswirbelsäule

Schulter und HWS sind sehr eng miteinander verbunden. Die neurale Versorgung der Schulter und des Armes rekrutiert sich aus dem **Plexus brachialis** und dem **zervikalen Grenzstrang der HWS.** Die aus dem Segment C5 stammenden Nerven, N. suprascapularis und N. dorsalis scapulae, laufen nicht durch die kostoklavikuläre Pforte. Der N. suprascapularis versorgt die Gelenkkapsel des ACG, der N. dorsalis scapulae dient der Versorgung des thorakoskapulären Gleitlagers.

Muskeln der Halswirbelsäule wie:

- M. trapezius pars descendens,
- M. levator scapulae,
- M. omohyoideus und
- M. sternocleidomastoideus

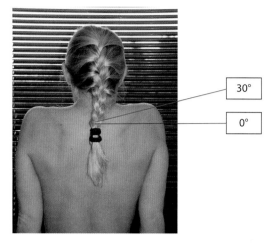

◘ Abb. 2.13 Schulterelevation, beidseitig

haben direkten/indirekten Einfluss auf die Mechanik der Schultergürtelgelenke.

❯ **Zum aktiv ausgeführten Schnelltest gehören alle aktiven Basisbewegungen der HWS und des Schulterblattes.**

- **Aktive Flexion der HWS**

In Flexion zeigen sich neurogene Zugreize und Zugreize an der Dura mater. Jedoch nur dann möglich wenn keine Divergenzdefizite Th1-Th4 bzw. Exspirationshypomobilitäten der zweiten und dritten Rippe vorliegen.

- **Aktive Extension der HWS**

In Extension zeigen sich am deutlichsten:

- Forameneinengungen,
- Bandscheibenläsionen,
- Konvergenzdefizite Th1-Th 4, bzw. Inspirationshypomobilität der zweiten und dritten Rippe können die Extension der HWS einschränken.
- eine Kompensationslisthese C4.

- **Aktive Lateralflexion der HWS**

Bei Schmerzauslösung an der Schulter kann es sich um eine Bandscheibenproblematik oder eine Forameneinengung der rechten Seite handeln. Konvergenznormomobilität rechts und Divergenznormomobilität links lassen eine exakte Beurteilung der Lateroflexion der HWS zu.

- **Aktive Rotation der HWS**

Bei Schmerzauslösung im Bereich der Schulter kann es sich um eine Bandscheibenproblematik oder eine Forameneinengung der rechten Seite handeln. Konvergenznormomobilität rechts und Divergenznormomobilität links lassen eine exakte Beurteilung der Lateroflexion der HWS zu.

2.15.3 Check-up der Skapula und der Klavikula

- **Schulterelevation, beidseitig** (◘ Abb. 2.13)
ASTE. Der Patient steht.

Ausführung. Der Patient zieht beide Schultern maximal hoch. Gemessen durch eine gedachte Transversallinie in Höhe von Th2 beträgt der Normwert ca. 30°.

Interpretation. Eine Bewegungsstörung kann durch folgende Gelenke verursacht werden:

- Thorakoskapuläres Gleitlager,
- Akromioklavikulargelenk,
- Sternoklavikulargelenk.

Eine Limitierung der Kraft kann geprägt werden durch eine asymmetrische Skapula- bzw. Schulterbewegung.

❯ **Ausgeschlossen werden sollte eine Läsion:**
  - **des N. thoracicus longus,**
  - **des N. dorsalis scapulae und**
  - **des N. accessorius.**

- **Depression der Schultern, beidseitig** (◘ Abb. 2.14)
ASTE. Der Patient steht.

Ausführung. Der Patient zieht beide Schultern maximal nach innen unten. Gemessen durch eine gedachte Transversallinie in Höhe von Th2 beträgt der Normwert ca. 5–10°.

Interpretation. Folgende Gelenke können Ursache einer Bewegungsstörung sein:

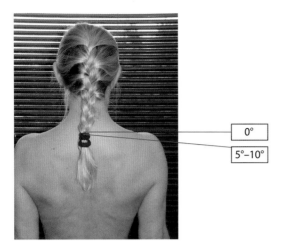

Abb. 2.14 Depression der Schulter, beidseitig

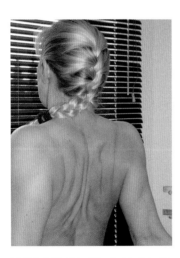

Abb. 2.15 Retraktion beider Schultern

- das thorakoskapuläre Gleitlager,
- das Akromioklavikulargelenk oder
- das Sternoklavikulargelenk.

Der Schmerz kann durch eine Einengung des Plexus brachialis in der kostoklavikulären Pforte entstehen.

- **Schulterretraktion, beidseitig (■ Abb. 2.15)**
ASTE. Der Patient steht.

Ausführung. Der Patient zieht beide Schultern maximal nach hinten.

Interpretation. Eine Störung der Bewegung kann verursacht werden durch:
- das thorakoskapuläre Gleitlager,
- die Extensionsfähigkeit der BWS,
- das Akromioklavikulargelenk oder

- das Sternoklavikulargelenk. Ein Schmerz kann entstehen:
- aufgrund einer Einengung des Plexus brachialis unterhalb des M. pectoralis minor sowie
- bei einer Anterolisthese der oberen Brustwirbelkörper.

2.15.4 Check-up der Klavikulabewegung bzw. Klavikulaposition

Der supraklavikuläre Bereich und die Biomechanik der Klavikula bieten dem Therapeuten ein visuelles und palpatorisches Mittel zur **Beurteilung der oberen Thoraxapertur:**
- Bei einem **ausgeprägten M. sternocleidomastoideus** besteht der Verdacht auf eine Lungenerkrankung (z. B. Asthma).
- Eine **Abflachung der Fossa supraclavicularis minor** lässt hypertone Mm. scaleni erkennen.
- Die Tiefe der **Fossa supraclavicularis major** zeigt die Inspirationsstellung des Thorax an.
- **Hängende Schultern** geben einen Hinweis auf einen schwachen M. trapezius pars descendens mit Gefahr einer Enge der kostoklavikulären Pforte.

2.15.5 Aktive Schulterbewegungen

Die aktiven Schulterbewegungen helfen dem Therapeuten,
- den Bewegungsumfang,
- den Bewegungsverlauf und
- das Schmerzverhalten zu beurteilen.

Der Oberkörper des Patienten muss entkleidet sein, um das Bewegungsverhalten zwischen dem GHG, der Wirbelsäule und der Skapulabewegung optimal interpretieren zu können.

- **Aktive Elevation, beidseitig (■ Abb. 2.16)**
ASTE. Der Patient steht. Seine beiden Arme befinden sich in Nullstellung.

Ausführung. Der Patient hebt beide Arme in Flexion und Elevation.

❯ Durch die beidseitige Elevation ist die Wirbelsäule in der Sagittalebene fixiert. Dadurch wird die Elevationsmöglichkeit auf ca. 160° limitiert. Eine einseitige weiterlaufende Seitneigung oder Rotation wird aufgehoben.

❯ Dieser Test ist eine wichtige Differenzierung zum Ausschluss des GHG und einer Wirbelsäulenproblematik.

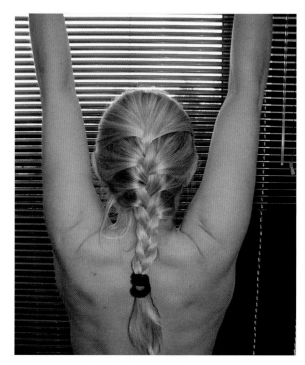

◘ Abb. 2.16 Aktive Elevation, beidseitig

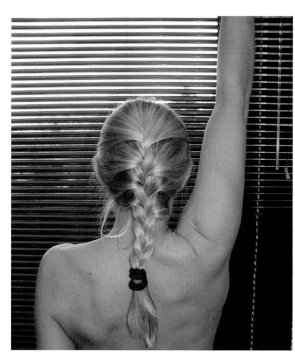

◘ Abb. 2.17 Aktive Elevation, rechts

- **Aktive Elevation einseitig (◘ Abb. 2.17)**

ASTE. Der Patient steht.

Ausführung. Der Patient hebt einen Arm (hier den rechten) in Elevation. Der Therapeut achtet auf einen painful arc.

❯ Im Gegensatz zur beidseitigen Elevation kann die Endgradigkeit mit Lateralflexion und einer Rotation der Wirbelsäule nach rechts kompensiert werden. Zwischen 60° und 120° entsteht bei intaktem Gleitverhalten des GHG der höchste Druck, bevor der Kopf nach kaudal gleiten kann. Bei einer schlechten Synovia beginnt der painful arc bei 60° und bleibt mit zunehmendem Schmerz bis in der Endgradigkeit bestehen.

Interpretation. Eine Bewegungsstörung kann beeinflusst werden durch:
- das thorakoskapuläre Gleitlager,
- die Extensions-, Lateralflexions- und Rotations-Fähigkeit der BWS,
- das Akromio- bzw. Sternoklavikulargelenk,
- qualitativ und quantitative Synovia.

Ein Schmerz während der gesamten Bewegungsbahn oder limitierten Bewegungsbahn, kann durch Reizung der Bursa subacromialis deltoidea entstehen.

❯ Ein **painful arc** kann durch eine partielle Druck-erhöhung des Tuberculum minus auf die Sehne des M. subscapularis hervorgerufen werden:
  - ein **subakromialer painful arc** zwischen 60° und 120° wird ausgelöst durch den proximalen Anteil der Sehne des M. subscapularis,
  - ein **akromioklavikularer painful arc** zwischen 160° und 180° wird ausgelöst durch den distalen Anteil der Sehne des M. subscapularis.

2.15.6 Aktive Abduktion/Elevation aus 3 unterschiedlichen Vorpositionen, rechts

Die folgenden aktiven Bewegungen werden im Stehen ausgeführt.

- **Aktive Abduktion aus der Nullstellung (◘ Abb. 2.18)**

❯ Die Abduktion aus der Nullstellung testet die mittlere Facette des Tuberculum majus.

Interpretation. Eine Bewegungseinschränkung kann entstehen durch die zweite Komponente des Kapselmusters, d. h. bei der Schulter kommt zur Einschränkung der

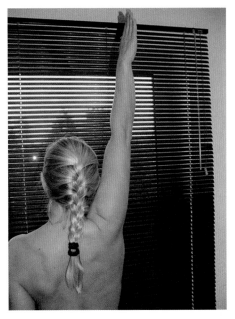

□ **Abb. 2.18** Aktive Abduktion aus der Nullstellung

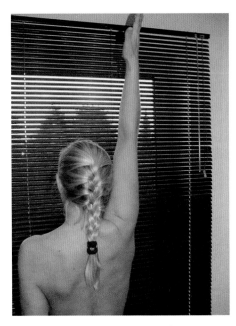

□ **Abb. 2.19** Aktive Abduktion aus Außenrotation

Außenrotation eine Einschränkung der Abduktion hinzu. Die Innenrotation ist zurzeit noch nicht betroffen.

❯ Bei **Schmerz der gesamten Bewegungsamplitude** kann evtl. eine partielle Bursitis subacromialis deltoidea vorliegen.
Ein **Schmerz am Ende der Bewegung** kann bei einer Läsion der Rotatorenmanschette auftreten.

▪ Aktive Abduktion aus Außenrotation (□ Abb. 2.19)

❯ Die Abduktion aus Außenrotation ist der Test für die ventrale Facette des Tuberculum majus.

Interpretation. Schmerzen während der Abduktion aus Außenrotationsvorposition können folgende Ursachen haben:
▬ Ein subakromialer painful arc zwischen 60°–120° kann ausgelöst werden durch den oberflächlichen tendoossalen Sehnenanteil des M. supraspinatus.
▬ Ein akromioklavikulärer painful arc zwischen 160°–180° wird ausgelöst durch den tiefen tendoossalen entzündlichen Sehnenanteil des M. supraspinatus.
▬ Bei Schmerz während der gesamten Bewegungsamplitude besteht der Verdacht auf eine partielle Bursitis
▬ Eine Bewegungseinschränkung von ca. 120° mit Schmerzhaftigkeit am Bewegungsende kann durch ein Kapselmuster im GHG bedingt sein, ein endgradiger Schmerz bei ca. 160°–180° durch eine Arthropathie im ACG.

▪ Aktive Abduktion aus Innenrotation (□ Abb. 2.20)

❯ Bei der Abduktion aus Innenrotation wird die dorsale Facette des Tuberculum majus getestet.

Interpretation. Ein endgradiger Schmerz kann hervorgerufen werden durch
▬ eine Tendopathie des M. infraspinatus und/oder des M. teres minor, bzw.
▬ eine Arthropathie im ACG.

❯ Bei Schmerzen während der gesamten Bewegungsamplitude besteht der Verdacht auf eine partielle Bursitis.

▪ Aktive Extension (□ Abb. 2.21)
ASTE. Der Patient steht.

Ausführung. Der Patient streckt seinen rechten Arm maximal nach hinten. Der Therapeut achtet auf Ausweichbewegungen und Bewegungsausmaß im Seitenvergleich, sowie auf das Schmerzverhalten im ventralen GHG-Bereich.

Interpretation. Schmerzen im dorsalen Bereich des GHG zeigen den Verdacht einer forcierten Rollbewegung nach dorsal mit Kompression des Hiatus axillaris lateralis. Schmerzen im ventralen Bereich des GHG zeigen den Verdacht einer Instabilität, bzw. eine Läsion der Sehnenscheide des M. biceps brachii caput longum und N. axillaris ramus intertubercularis.

❯ Bei Schmerzen während der gesamten Bewegungsbahn liegt evtl. eine partielle Bursitis subacromialis deltoidea vor.

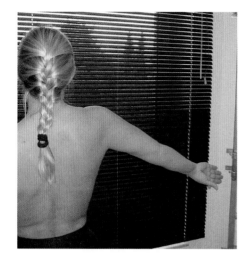

Abb. 2.20 Aktive Abduktion aus Innenrotation

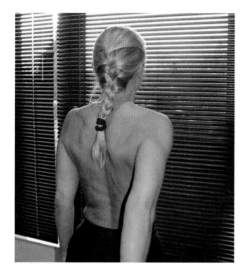

Abb. 2.21 Aktive Extension rechts

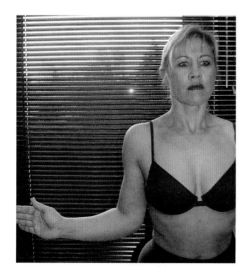

Abb. 2.22 Aktive Außenrotation, rechts

▪ Aktive Außenrotation, einseitig (▪ Abb. 2.22)

❯ Die aktive Außenrotation kann ein- oder beidseitig getestet werden.

ASTE. Der Patient steht.

Ausführung. Der Patient drückt seinen rechten Oberarm fest an seinen Thorax und dreht den 90° angewinkelten Unterarm nach außen. Wenn die Bewegung mit beiden Armen gleichzeitig ausgeführt wird, kann ein Bewegungsdefizit in Außenrotation optimal im Seitenvergleich geprüft werden.

Interpretation. Eine Bewegungseinschränkung entsteht durch die erste Komponente des Kapselmusters im GHG und durch eine Instabilität.

❯ Im Stadium 2 und 3 bestehen Schmerzen an, bzw. vor dem Bewegungsende.

Ein **zunehmender Schmerz am Bewegungsende** kann auch ausgelöst werden durch:
▬ eine ventrale Instabilität,
▬ eine Bursitis subtendinea,
▬ einen ventral stehenden Humeruskopf,
▬ den M. subscapularis.

❯ **Leichte Bewegungseinschränkungen ohne Beschwerdesymptomatik** aufgrund einer betonten Rechts- oder Linkshändigkeit bzw. durch vorausgegangene sportliche Aktivitäten oder arbeitsbedingte Mikrotraumen sind als unbedeutend zu anzusehen. Jedoch sollte in die Beurteilung die synoviale Gleitkomponente einbezogen werden.

▪ Aktive Innenrotation einseitig (▪ Abb. 2.23)

❯ Die aktive Innenrotation kann auch beidseitig getestet werden.

ASTE. Der Patient steht.

Ausführung. Der Patient legt seine Hand mit 90° angewinkelten Ellenbogen hinter den Rücken und versucht, seine Hand vom Rücken abzuheben. Die beidseitige Ausführung hilft, optimal ein Bewegungsdefizit zu bestimmen.

Interpretation. Eine Bewegungseinschränkung tritt auf bei:
▬ anteriorer Instabilität (Schutzlimitierung),
▬ durch die 3. Komponente des Kapselmusters des GHG, und
▬ ACG-Arthropathie.
  Schmerzen können ausgelöst werden durch:
▬ einen neurogenen Dehnschmerz des N. suprascapularis,

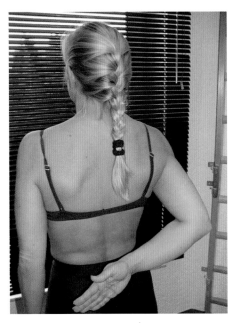

Abb. 2.23 Aktive Innenrotation, rechts

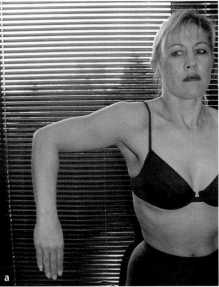

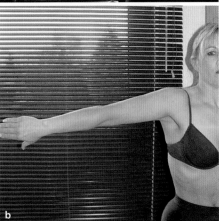

Abb. 2.25a,b Aktive Ellenbogenextension rechts. **a** ASTE, **b** ESTE

Interpretation. Bei Schmerz im GHG liegt der Verdacht einer Läsion der Sehne des M. biceps nahe.

> Bei einer Bewegungseinschränkung des Ellenbogengelenkes zeigt sich das GHG oft kompensatorisch hypermobil oder instabil.

- **Aktive Ellenbogenextension (☐ Abb. 2.25)**
ASTE. Der Patient steht.

Ausführung. Der Patient streckt sein Ellenbogengelenk aus transversaler Abduktion, Innenrotation und 90° gebeugtem Ellenbogengelenk.

Interpretation. Eine Streckung über 180° ist oft Folge einer Valgusstellung des Ellenbogens bzw. einer Laxizität des medialen Seitenbandes.

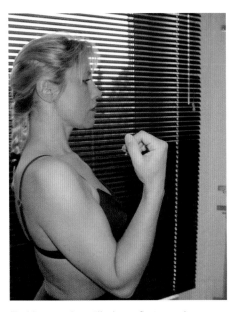

Abb. 2.24 Aktive Ellenbogenflexion, rechts

- einen tendomuskulären Dehnschmerz des M. supraspinatus, M. infraspinatus oder M. teres minor und
- Reizungen der Bursa subacromialis deltoidea.

- **Aktive Ellenbogenflexion (☐ Abb. 2.24)**
ASTE. Der Patient steht.

Ausführung. Der Patient beugt sein Ellenbogengelenk aus der Nullstellung in Flexion.

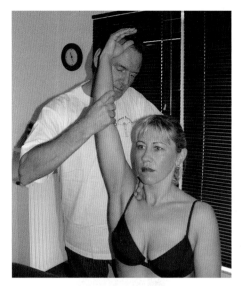

Abb. 2.26 Passive Flexion in Elevation, rechts

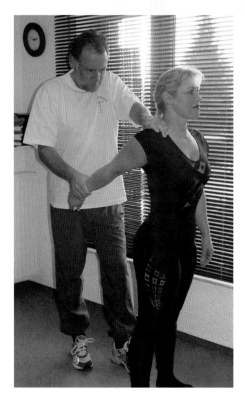

Abb. 2.27 Passive Extension, rechts

Bei **Schmerz im GHG** liegt der Verdacht einer Läsion der Sehne des M. triceps nahe, bzw. partielle Bursitis subakrominalis.

❯ Bei einer Bewegungseinschränkung des Ellenbogengelenkes zeigt sich das GHG oft mit einer kompensatorischen Hypermobilität oder Instabilität.

2.15.7 Passive Schulterbewegungen

Bei der passiven Untersuchung ist das primäre Ziel des Therapeuten, sich einen Eindruck zu verschaffen über:
- den Kapselzustand (Qualität) und
- den Bewegungsweg (Quantität).

Unter **Qualität** versteht man die Beurteilung des Endgefühls eines Gelenks durch passive anguläre Provokation. Der Test gibt dem Therapeuten einen gelenkmechanischen Hinweis auf ein kapsuläres Problem (Kapselmusterstadium) im GHG bzw. ACG. Er ist jedoch noch keine Indikation für eine manualtherapeutische Behandlung.

❯ Ein Kapselmuster von AR 3: ABD 2: IR 1 im GHG kann das Ergebnis einer passiven Testung sein.

▪ **Passive Flexion in Elevation** (■ Abb. 2.26)
ASTE. Der Patient sitzt.

Ausführung. Der Therapeut führt den Arm des Patienten mit seiner rechten Hand in submaximale Elevation und widerlagert mit der linken Hand die gleichseitige Schulter von dorsal. Am Ende der Bewegung führt er einen kurzen, schnellen Überdruck aus (Kontrolle Th1).
Ein fest-elastisches Endgefühl ist physiologisch.

❯ Durch die Widerlagerung wird bei Erreichen der Endgradigkeit eine Ausweichbewegung (Lateralflexion und Rotation) der Wirbelsäule verhindert. Der Therapeut achtet während der Bewegung zur Elevation auf ein:
- intaktes Gleitverhalten,
- Knacken oder
- Schnappen des GHG.

Interpretation. Die Interpretation entspricht der des aktiven Tests.
Hinzu kommen folgende Interpretationsmöglichkeiten:
- **Schmerz im Überdruck** kann ein Hinweis auf das erste Kapselmusterstadium sein,
- ein **endgradiger ziehender, brennender Schmerz** kann den Verdacht auf einen neurogenen Dehnschmerz des N. axillaris nahe legen,
- »**Gelenkknacken**« **mit Schmerz** tritt auf bei einem Labrumschaden (Bankart Läsion), und
- »**Gelenkknacken**« **ohne Schmerz** kommt vor als »synoviales Snapping«.

▪ **Passive Extension** (■ Abb. 2.27)
ASTE. Der Patient steht.

Ausführung. Der Therapeut widerlagert mit seiner linken Hand bzw. dem Daumen die Skapula, mit der rechten

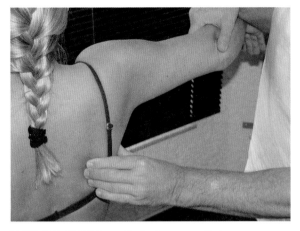

◘ **Abb. 2.28** Mobilitätstest für den Recessus axillaris

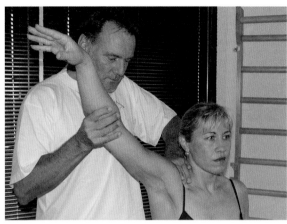

◘ **Abb. 2.29** Passive Abduktion in Elevation aus der Nullstellung

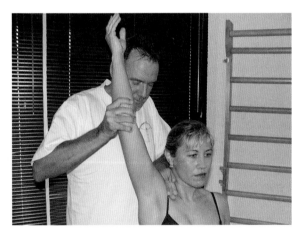

◘ **Abb. 2.30** Passive Abduktion in Elevation aus Außenrotation

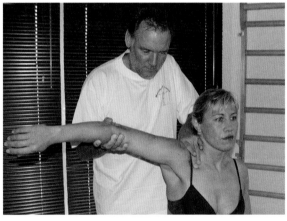

◘ **Abb. 2.31** Passive Abduktion in Elevation aus Innenrotation

Hand bringt er den Arm des Patienten in maximale Extension.

❯ **Der Therapeut verschafft sich beim Testen der Extension lediglich ein Bild des Bewegungsausmaßes im Vergleich zum aktiven Test, einer eventuellen Schmerzhaftigkeit und der Bereitwilligkeit zur Bewegung.**

Interpretation. Die Interpretation entspricht der des aktiven Tests.

- Passive Abduktion in Elevation aus 4 Vorpositionen (◘ Abb. 2.28, ◘ Abb. 2.29, ◘ Abb. 2.30, ◘ Abb. 2.31)

ASTE. Der Patient steht oder sitzt.

- Mobilitätstest für den Recessus axillaris (◘ Abb. 2.28)

❯ **Es wird die physiologische Mitbewegung der Skapula bei Abduktion im GHG getestet.**

Ausführung. Der Therapeut umgreift im Zangengriff die kaudale Spitze der Skapula und führt den Arm des Patienten in Abduktion. Ab ca. 60° Abduktion im GHG zeigt die Skapula eine steigende Tendenz zur Mitbewegung. Bis 90° Abduktion sollte mit dem Daumen noch eine Widerlagerung der Skapula möglich sein. Es wird kein Endgefühl getestet.

Interpretation. Bei einem Vorlauf der Skapula besteht der Verdacht:
- auf ein Kapselmuster der 2. Komponente im GHG oder
- auf einen hypotonen M. subscapularis.

- Passive Abduktion in Elevation aus der Nullstellung (◘ Abb. 2.29)

Ausführung. Der Therapeut führt den Arm des Patienten mit seiner rechten Hand aus Nullstellung in Elevation und widerlagert mit der linken Hand die gleichseitige Schulter von dorsal. Am Ende der Bewegung führt er einen kurzen, schnellen Überdruck aus (Kontrolle Th1).

> Durch die Widerlagerung wird bei Erreichen der Endgradigkeit eine Ausweichbewegung (Lateralflexion) der Wirbelsäule verhindert.

> Der Test spricht die mittlere Facette des Tuberculum majus an (Insertion M. supraspinatus). Physiologisch ist ein festelastisches Endgefühl.

Interpretation. Zusätzlich zur Interpretation des aktiven Tests kann bei diesem passiven Test folgendes Symptom beurteilt werden:

> **Schmerz im Überdruck** gibt einen Hinweis auf Kapselmusterstadium 1.

- Passive Abduktion in Elevation aus Außenrotation (◻ Abb. 2.30)

Ausführung. Der Therapeut führt den Arm des Patienten mit seiner rechten Hand aus Vorposition Außenrotation in Elevation und widerlagert mit der linken Hand die gleichseitige Schulter von dorsal. Am Ende der Bewegung führt er einen kurzen, schnellen Überdruck aus (Kontrolle Th1).

> Durch die Widerlagerung wird bei Erreichen der Endgradigkeit eine Ausweichbewegung (Lateralflexion) der Wirbelsäule verhindert.
> Der Test spricht die ventrale Facette des Tuberculum majus an (Insertion M. subscapularis).
> Ein festelastisches Endgefühl ist physiologisch.

Interpretation. Zu den Interpretationsmöglichkeiten des aktiven Tests kommen folgende hinzu:
- Ein **Schmerz im Überdruck** deutet auf Kapselmusterstadium 1 hin.
- Ein **endgradiger ziehender, brennender Schmerz** lässt einen neurogenen Dehnschmerz des N. subscapularis vermuten.

- Passive Abduktion in Elevation aus Innenrotation (◻ Abb. 2.31)

Ausführung. Der Therapeut führt den Arm des Patienten mit seiner rechten Hand aus Vorposition Innenrotation in Elevation und widerlagert mit der linken Hand die gleichseitige Schulter von dorsal. Am Ende der Bewegung führt er einen kurzen, schnellen Überdruck aus (Kontrolle Th1).

> Durch die Widerlagerung wird bei Erreichen der Endgradigkeit eine Ausweichbewegung (Lateralflexion) der Wirbelsäule verhindert.
> Dieser Test spricht die dorsale Facette des Tuberculum majus an:
> – Insertion der Mm. infraspinatus und teres minor.

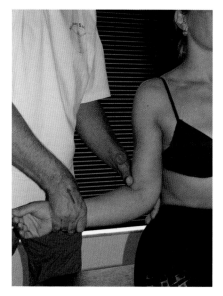

◻ **Abb. 2.32** Passive Außenrotation rechts

Ein festelastisches Endgefühl ist physiologisch.

Interpretation. Zu der Beurteilung des aktiven Tests kommt folgende Möglichkeit hinzu:
- **Schmerz im Überdruck** kann auf Kapselmusterstadium 1 hinweisen,
- bei endgradigen ziehenden, brennenden Schmerzen kann der Verdacht auf einen neurogenen Dehnschmerz des N. axillaris und der Sehne des M. infraspinatus und M. teresminor bestehen.

- Passive Außenrotation (◻ Abb. 2.32)

ASTE. Der Patient sitzt.

Ausführung. Der Therapeut steht an der zu untersuchenden Seite neben dem Patienten. Der Patient drückt den Oberarm fest an seinen Thorax. Der Therapeut umfasst mit seiner linken Hand den distalen Oberarm, mit seiner rechten Hand den distalen Unterarm des Patienten. Er führt den Arm in Außenrotation. Am Ende der Bewegung erfolgt der Überdruck. Das Endgefühl ist elastisch.

Interpretation. Ergänzend zum aktiven Test können beim passiven Testen der Außenrotation ventrale Schmerzen auftreten bei:
- einer Läsion des anterioren Labrum glenoidale,
- einer Läsion der Ligg. glenohumeralia (ventrale Instabilität).

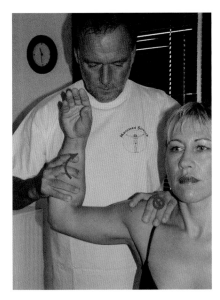

Abb. 2.33 Alternativer Test der passiven Außenrotation, rechts

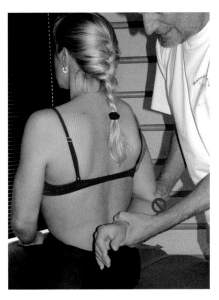

Abb. 2.34 Passive Innenrotation, rechts

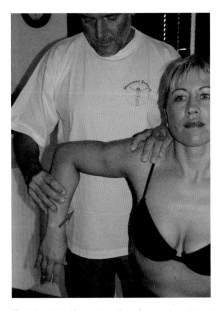

Abb. 2.35 Alternativer Test der passiven Innenrotation, rechts

- **Alternative zum Testen der passiven Außenrotation**
  (**Abb. 2.33**)

ASTE. Der Patient sitzt.

Ausführung. Der Therapeut steht an der zu untersuchenden Seite neben dem Patienten. Der rechte Arm des Patienten wird in 90° Abduktion und 90° Ellenbogenflexion vorpositioniert. Der Therapeut umfasst bzw. fixiert mit seiner linken Hand das Akromion und mit seiner rechten Hand den distalen Unterarm des Patienten. Er führt den

Unterarm in Außenrotation und gibt am Ende der Bewegung einen Überdruck. Das Endgefühl ist elastisch.

Interpretation. Die Interpretation der möglichen Symptome stimmt mit der der aktiven und passiven Tests überein.

- **Passive Innenrotation** (**Abb. 2.34**)

ASTE. Der Patient sitzt.

Ausführung. Der Therapeut steht an der untersuchenden Seite seitlich hinter dem Patienten. Der Patient legt seinen rechten Arm mit 90° Ellenbogenflexion hinter den Rücken. Der Therapeut umfasst mit seiner linken Hand den distalen Oberarm und mit seiner rechten Hand den distalen Unterarm des Patienten. Er gibt einen Überdruck in Innenrotation, ohne eine Retroversion auszuführen.
Ein elastisches Endgefühl ist physiologisch.

Interpretation. Ergänzend zum aktiven Test kann ein Schmerz im Überdruck hinweisen auf:
- ein erstes Kapselmusterstadium oder
- eine Läsion der Rotatorenmanschette.

- **Passive Innenrotation alternativ** (**Abb. 2.35**)

ASTE. Der Patient sitzt.

Ausführung. Der Therapeut steht an der zu untersuchenden Seite seitlich hinter dem Patienten. Der rechte Arm des Patienten wird in 90° Elevation und 90° Ellenbogenflexion vorpositioniert. Der Therapeut umfasst und fixiert mit seiner linken Hand den Oberarm und mit seiner rechten Hand von kranial kommend den distalen Unterarm des

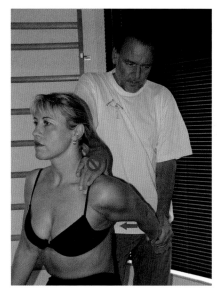

◘ Abb. 2.36 Dehntest für Sehnenscheide M. biceps brachii caput longum, links (Hawkins-Kennedy Test)

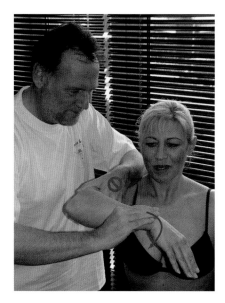

◘ Abb. 2.37 Impingement-Test nach Jacobson, rechts

Patienten. Er führt den Unterarm in Innenrotation und gibt am Ende der Bewegung einen Überdruck.

Ein elastisches Endgefühl ist physiologisch.

Interpretation. Eine ergänzende Interpretation zu den aktiven und passiven Tests ist der Verdacht auf ein Impingement-Syndrom bei Schmerzen.

2.15.8 Zusatztest: Provokations- und Mobilitätstestung passiv

- **Dehnungstest Sehnenscheide M. biceps brachii caput longum (◘ Abb. 2.36)**
ASTE. Der Patient steht.

Ausführung. Der Therapeut steht hinter dem Patienten an der zu untersuchenden Seite. Er umfasst und fixiert mit seiner linken Hand die Schulter und mit seiner rechten Hand den distalen Unterarm des Patienten. Er führt den gestreckten rechten Arm des Patienten in Innenrotation (antagonistische Pronation), Extension und Adduktion.

Interpretation. Bei Bewegungseinschränkung besteht der Verdacht auf ein Kapselmuster des GHG, da die erste Komponente (der ventrale Kapselbereich) des GHG betroffen ist. Bei ventralem Schmerz kann die Ursache sein:
- eine Tendovaginitis des M. biceps brachii caput longum,
- eine anteriore Instabilität,
- eine Läsion des Labrum glenoidale.

Kranialer Schmerz kann durch eine Reizung der Sehne des M. supraspinatus aufgrund der Adduktionskomponente hervorgerufen werden.

- **Impingement-Test nach Jacobson (Hawkins Kennedy) (◘ Abb. 2.37)**
ASTE. Der Patient sitzt.

Ausführung. Der Therapeut steht an der zu untersuchenden Seite neben dem Patienten. Der rechte Arm des Patienten wird in 90° Elevation und 90° Ellenbogenflexion vorpositioniert. Der Therapeut umfasst und fixiert mit seiner linken Hand den distalen Oberarm und mit seiner rechten Hand von kranial kommend den distalen Unterarm des Patienten. Er führt den Unterarm in Innenrotation und gibt am Ende der Bewegung einen kurzen Impuls bodenwärts.

Interpretation. Kranialer Schmerz kann entstehen bei:
- einer Tendopathie des M. supraspinatus,
- einer partiellen Läsion der Bursa subacromialis durch ein hoch stehendes Caput humeri, zwischen oberer Facette des Tuberculum majus und dem Akromion (Impingement-Syndrom).

Liegt der Schmerz dorsal, besteht der Verdacht auf eine Tendopathie des M. infraspinatus und M. teres minor.

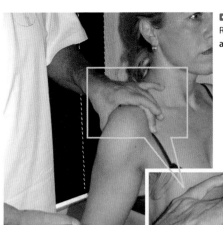

■ **Abb. 2.38a–d**
ROWE-Test zum Untersuchen einer anterioren Instabilität
a Test 030°, **b** Handling, **c** Test 30–60°, **d** Test 60–90°

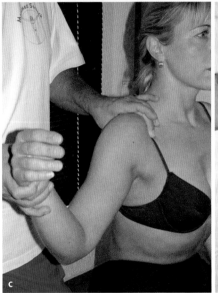
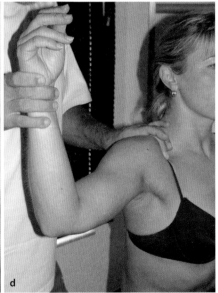

- ROWE-Test (■ Abb. 2.38)

❯ **Der ROWE-Test dient der Untersuchung einer anterioren Instabilität.**

ASTE. Der Patient sitzt.

Ausführung. Der Therapeut steht an der zu untersuchenden Seite hinter dem Patienten, widerlagert mit dem linken Mittelfinger den Processus coracoideus und platziert seinen linken Daumen von dorsal auf den Humeruskopf. Mit der rechten Hand umfasst er den angewinkelten distalen Unterarm. Aus vorher eingestellter Außenrotation gibt der Therapeut aus verschiedenen Abduktionsstellungen einen kurzen Impuls nach ventral mit seinem am Humerus an-

liegenden Daumen. Die Provokation endet in der Verriegelungsstellung bei ca. 90°.

Interpretation. Je nach Abduktionsstellung der Provokation werden die Ligg. glenohumeralia getestet.

❯ **Je kürzer der ventrale Weg ist, umso massiver ist die anteriore Instabilität, da der Humeruskopf ventral steht.**

Differenzialdiagnostisch können bei Schmerzauslösung folgende Ursachen in Betracht gezogen werden:
- eine Tendopathie des M. subscapularis,
- eine Reizung der Bursa subtendinea,
- eine Läsion des Labrum glenoidale.

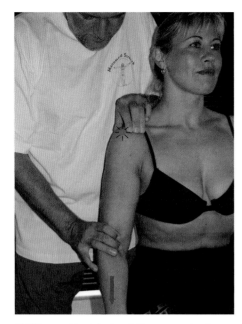

Abb. 2.39 Kranialer Instabilitätstest, rechts (Longitudinale Separation)

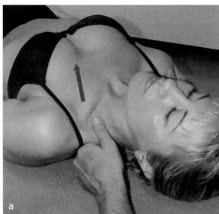

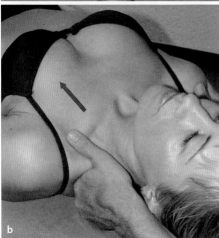

Abb. 2.40a,b Mobilitätstest für die erste Rippe. **a** Kostovertebralgelenk, **b** Kostotransversalgelenk

> **Schmerzlokalisation:**
> — **0° bis ca. 30° Abduktion:** Lig. glenohumerale superior,
> — **30° bis ca. 60° Abduktion:** Lig. glenohumerale medius,
> — **60° bis ca. 90° Abduktion:** Lig. glenohumerale inferior.

■ Kranialer Instabilitätstest (◘ Abb. 2.39)

> Der kraniale Instabilitätstest untersucht das Lig. coracohumerale.

ASTE. Der Patient sitzt.

Ausführung. Der Therapeut steht an der zu untersuchenden Seite neben dem Patienten und palpiert mit seinem linken Zeigefinger und Mittelfinger den Raum zwischen Akromion und Humeruskopf. Mit der rechten Hand umfasst er den Ellenbogen des Patienten und führt eine longitudinale Separation bzw. Traktion im Subakromialraum aus.

Interpretation. Eine erhöhte Mobilität nach kaudal ist Zeichen einer kranialen Instabilität durch Laxizität oder Läsion des Lig. coracohumerale.

■ Mobilitätstest für die erste Rippe (◘ Abb. 2.40)
ASTE. Der Patient liegt in Rückenlage.

Ausführung. Der Therapeut sitzt kopfseitig an der zu untersuchenden Seite des Patienten. Die HWS kann über gleichsinnige Lateralflexion vorpositioniert werden, um einen evtl. hypertonen, bzw. konstitutionsbedingten M. trapezius anzunähern. Die Position des Kopfes wird durch die rechte Hand des Therapeuten gehalten. Den linken Zeigefinger legt er von dorsokranial auf die erste Rippe und gibt einen Schub:
▬ für das **Kostovertebralgelenk** nach ventral-kaudal-medial und
▬ für das **Kostotransversalgelenk** nach ventral-kaudal-lateral.

Interpretation. Meist liegt eine Hypomobilität vor.

> Eine Bewegungseinschränkung der ersten Rippe kann den Plexus brachialis komprimieren. Dabei wird die Retraktion im SCG und die transversale Adduktion am Processus transversus Th1 durch die erste Rippe limitiert. Bewegungen der Schulter die die Komponenten Retraktion und transversale Adduktion (Flexion/Elevation und Innenrotation) benötigen, können demzufolge eingeschränkt sein.

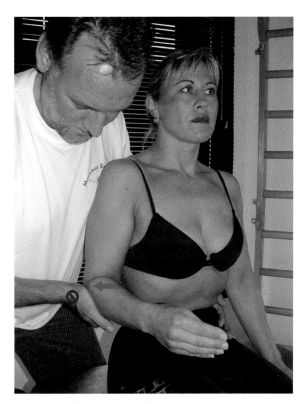

◻ Abb. 2.41 Abduktion gegen Widerstand, rechts

- **Widerstandstest (Muskelweichteiltest 2, 3)**

Schmerz und Schwäche werden immer konzentrisch-iso-metrisch getestet mit einem klaren Kommando: »Drücken sie gegen meine widerstandgebende Hand«. Schmerz lässt auf die Weichteilstadien 2 und 3 schließen. Das Weichteil-stadium 1 zeigt nur Druckdolenz und tritt bei exzentri-scher Belastung auf.

❯❯ **Beim Widerstandstest werden auch widerlagernde Muskeln getestet.**

Ein Kraftdefizit im GHG kann auf Grund einer Instabilität vorliegen, da es durch eine schlechte Zentrierung des Hu-meruskopfes zu einer veränderten Ansprache der Rami articulares kommt mit entsprechend desorganisierter Muskelaktivität.

Der Widerstandstest bezieht sich auf kontraktile Struk-turen, d. h.:

▬ bei frischen Verletzungen treten die Schmerzen schon **1–2 sec** nach Erreichen der Submaximalkraft auf;
▬ ältere Verletzungen, die der Körper zu kompensieren gelernt hat, reagieren auch bei maximaler Kraft nicht immer gleich am Anfang des Widerstandstests, son-dern erst nach **ca. 10 sec;**
▬ besteht der Verdacht auf einen myogenen Trigger (partielle Ischämie), zeigt sich dieser erst ab einer Dauer von **ca. 30 sec** Widerstands.

- **Abduktion gegen Widerstand (◻ Abb. 2.41)**

❯❯ **Durch Widerstand gegen die Abduktion wird der M. supraspinatus getestet.**

ASTE. Der Patient sitzt oder steht. Sein Arm befindet sich in Nullstellung, der Ellenbogen ist 90° gebeugt.

Ausführung. Der Therapeut steht an der zu untersuchen-den Seite, fixiert mit seiner linken Hand das gegenüber-liegende Becken des Patienten und umfasst mit seiner rechten Hand widerlagernd den am Körper anliegenden Oberarm. Der Patient drückt 1–2 sec maximal in Abduk-tion (bzw. 30 sec bis zu einer Minute) gegen die wider-lagernde rechte Hand des Therapeuten.

Interpretation. Schmerz kann einen Hinweis geben auf:
▬ eine Läsion im tendomuskulären Übergang und/oder
▬ eine Tendopathie des M. supraspinatus und/oder
▬ eine partielle Ischämie.

Bei **Schwäche** besteht der Verdacht auf eine Läsion des N. suprascapularis.

❯❯ **Folgende Differenzierungstests** können durch-geführt werden, um die Schmerzursache einzu-grenzen:
— **Partielle Bursitis subacromialis deltoidea:** Durch Inhibition kaudalisierender Muskeln und Aktivieren der kranialisierenden Muskeln wird der Humeruskopf bei Abduktion in die Cavitas glenoidalis gedrückt, wobei die Bursa subacro-mialis deltoidea komprimiert wird. Eine Bursarei-zung lässt sich gegenüber einer Läsion des M. supraspinatus abgrenzen über eine zusätzlich zur Abduktion ausgeführte Traktion, die zur deutlichen Schmerzverringerung führt.
— **M. deltoideus:** Der Arm des Patienten wird in 50° Abduktion vorpositioniert. Schwäche lässt eine Läsion des N. axillaris vermuten, bei Schmerzen besteht der Verdacht auf eine seltene Läsion des tendomuskulären Übergangs, eine Tendopathie des M. deltoideus bzw. eine partielle Ischämie.
— **Instabilität:** Ziel der Differenzierung ist die passive bzw. lagerungsabhängige Zentrierung des Humeruskopfes mit erneuter Adduktion gegen Widerstand. Der Arm des Patienten wird in 50° Abduktion vorpositioniert. Entweder wird der Humeruskopf passiv zentriert gehalten oder die Zentrierung des Humeruskopfes erfolgt unter Nutzung der Schwerkraft aus der Rücken-lage.

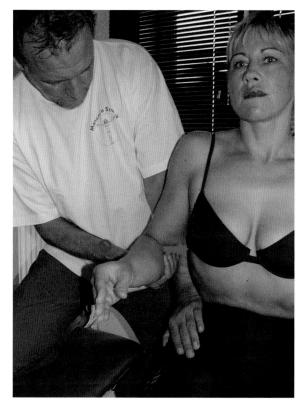

Abb. 2.42 Adduktion gegen Widerstand, rechts

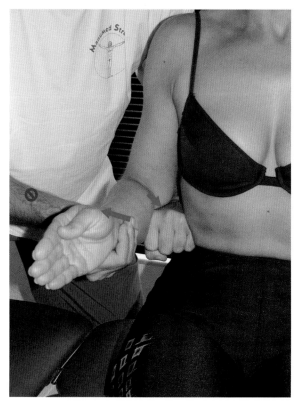

Abb. 2.43 Außenrotation gegen Widerstand, rechts

- **Adduktion gegen Widerstand (⬛ Abb. 2.42)**

ASTE. Der Patient sitzt oder steht. Sein Arm befindet sich in Nullstellung, der Ellenbogen ist 90° gebeugt.

Ausführung. Der Therapeut steht an der zu untersuchenden Seite und widerlagert bzw. fixiert mit seiner linken Hand die rechte Crista iliaca des Patienten. Mit seiner rechten Hand umfasst er den in 0° am Körper anliegenden distalen Unterarm des Patienten. Der Patient drückt 1–2 sec (bzw. 30 sec bis zu einer Minute) maximal gegen die widerlagernde rechte Hand des Therapeuten in Adduktion.

Interpretation. Bei Schmerz kann der Verdacht bestehen auf eine Läsion im tendomuskulären Übergang oder eine Tendopathie des:

- M. triceps brachii,
- M. teres major,
- M. latissimus dorsi,
- M. subscapularis,
- M. teres minor bzw.
- auf eine partielle Ischämie.

Schwäche kann ein Hinweis sein auf eine Läsion des:

- N. radialis,
- N. axillaris oder
- N. thoracodorsalis.

> Bei der Prüfung der Adduktion wird die Bursa subacromialis nicht komprimiert und damit nicht provoziert, da die Schulteradduktoren den Humeruskopf nach kaudal ziehen. Die nach kranial ziehende antagonistische Komponente wird reziprok inhibiert.

- **Außenrotation gegen Widerstand (⬛ Abb. 2.43)**

ASTE. Sitz oder Stand, der Arm des Patienten ist in Nullstellung, der Ellenbogen 90° gebeugt.

Ausführung. Der Therapeut steht an der zu untersuchenden Seite und fixiert mit seiner linken Hand den in 0° am Körper anliegenden distalen Oberarm des Patienten. Die rechte Hand umgreift dorsal den distalen Unterarm. Der Patient drückt 1–2 sec (30 sec bis zu einer Minute) maximal gegen die widerlagernde rechte Hand des Therapeuten in Außenrotation.

Interpretation. Bei Schmerz können folgende Ursachen zugrunde liegen:

- Läsion im tendomuskulären Übergang und /oder,
- Tendopathie des M. Infraspinatus und/oder,
- Tendopathie des M. teres minor und/oder,
- partielle Ischämie.

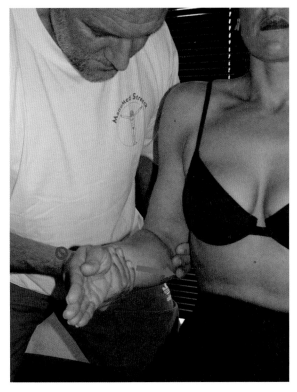

Abb. 2.44 Innenrotation gegen Widerstand, rechts

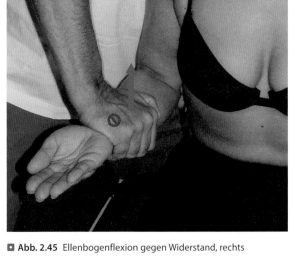

Abb. 2.45 Ellenbogenflexion gegen Widerstand, rechts

Schwäche lässt auf eine Läsion des:
- N. axillaris oder
- N. suprascapularis schließen.

❯ Differenzialdiagnostisch kann eine Reizung der Bursa subacromialis gegenüber einer Läsion des M. infraspinatus über eine longitudinale Separation abgegrenzt werden.

- **Innenrotation gegen Widerstand (◘ Abb. 2.44)**

ASTE. Der Patient sitzt oder steht, der Arm wird in Nullstellung gehalten, der Ellenbogen ist 90° gebeugt.

Ausführung. Der Therapeut steht an der zu untersuchenden Seite und fixiert mit seiner linken Hand den in 0° am Körper anliegenden distalen Oberarm des Patienten von ventral. Die rechte Hand umgreift den distalen Unterarm. Der Patient drückt 1–2 sec (30 sec bis zu einer Minute) maximal gegen die widerlagernde rechte Hand des Therapeuten in Innenrotation.

Interpretation. Bei Schmerz kann geschlossen werden auf eine:
- Läsion im tendomuskulären Übergang und/oder,
- Tendopathie des M. subscapularis und/oder,
- Tendopathie des M. biceps brachii caput breve.

Schwäche kann ein Hinweis sein auf eine Läsion des N. subscapularis.

❯ Differenzialdiagnostisch kann über longitudinale Separation eine Reizung der Bursa subtendinea subscapularis oder der Bursa subacromialis gegenüber Affektionen des M. subscapularis ausgeschlossen werden.

- **Ellenbogenflexion gegen Widerstand (◘ Abb. 2.45)**

ASTE. Der Patient sitzt oder steht, er legt seinen Oberarm fest an seinen Thorax an, beugt seinen Ellenbogen auf 90°, und dreht seinen Unterarm in Supination.

Ausführung. Der Therapeut steht an der zu untersuchenden Seite und fixiert mit seiner linken Hand das Ellenbogengelenk von dorsal. Die widerlagernde rechte Hand umgreift von ventral den distalen Unterarm des Patienten. Der Patient drückt 1–2 sec (30 sec bis zu einer Minute) maximal gegen die widerlagernde rechte Hand des Therapeuten in Ellenbogenflexion.

Interpretation. Bei Schmerz besteht der Verdacht auf eine:
- Läsion im tendomuskulären Übergang,
- Tendopathie oder Insertionstendopathien des M. biceps brachii caput longum.

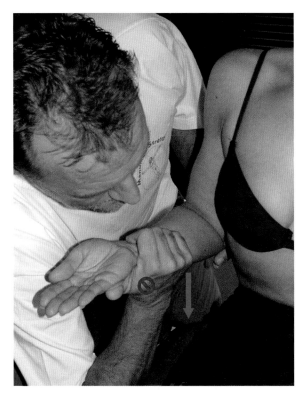

◻ Abb. 2.46 Ellenbogenextension gegen Widerstand, rechts

Schwäche kann einen Hinweis geben auf eine Läsion des N. musculocutaneus.

- **Ellenbogenextension gegen Widerstand**
  (◻ Abb. 2.46)

ASTE. Der Patient sitzt oder steht, sein Oberarm liegt am Thorax an, der Ellenbogen ist 90° gebeugt, der Unterarm supiniert.

Ausführung. Der Therapeut steht an der zu untersuchenden Seite und fixiert mit seiner linken Hand das Ellenbogengelenk von dorsal. Die widerlagernde rechte Hand umgreift von dorsal den distalen Unterarm des Patienten. Der Patient drückt 1–2 sec (30 sec bis zu einer Minute) maximal gegen die widerlagernde rechte Hand des Therapeuten in Ellenbogenextension.

Interpretation. Schmerz kann folgende Ursachen haben:
- Eine Läsion im tendomuskulären Übergang,
- eine Tendopathie bzw. Insertionstendopathien des M. triceps brachii (an der Insertion des caput longum),
- ein Impingement.
  Bei **Schwäche** kann eine Läsion des N. radialis vorliegen.

❱ Differenzialdiagnostisch kann ein Kompressionsschmerz der Bursa subacromialis durch erhöhten subakromialen Druck abgegrenzt werden.

2.16 Weichteiltechniken an der Schulter

Ein positiver Widerstandstest und Druckdolenzen in der Basisuntersuchung können eine Indikation für eine Weichteilbehandlung sein.

Der Schwerpunkt einer manualtherapeutisch ausgerichteten Weichteilbehandlung ist die Einleitung der Rehabilitation des Kollagengewebes über **Querfriktionen.** Über **Dehnung** bekommen die Makrophagen Längeninformation, die Belastungsfähigkeit wird über eine spezifisch exponentiell angepasste **Rehabilitation** erreicht.

❱ Physikalische und physiotherapeutische Maßnahmen wie:
  - Funktionsmassagen,
  - Wärmetherapie und
  - andere physikalische Maßnahmen

  können ergänzend therapeutisch angewandt werden.

Eine optimale komplexe Regenerationstherapie kann durch die Zusammenarbeit zwischen Manualtherapeut und Arzt erreicht werden.

Das folgende **Beispiel** gilt für alle Weichteilbehandlungen.

Beispiel
Manualtherapie:
- Aktualisierung eines Regenerationsprozesses durch Querfriktion mit darauf folgender Dehnung (für Längeninformation der Makrophagen),
- Optimierung des piezoelektrischen Effektes (s. Glossar) durch mechanische Druckveränderungen über longitudinale Separation und Approximationen,
- Optimierung des Stoffwechsels durch Trophiktraining unter Inhibierung des M. deltoideus und
- bei zunehmender Besserung der Beschwerden: Einleitung eines Rehabilitationsprogrammes mit Training der Koordination, Kraftausdauer, Kraft, Exzentriktraining.

Ärztliche Therapie:
- Optimierung der interstitialen Flüssigkeit durch Kochsalzinjektionen,
- pharmakologische zentrale Schmerzbehandlung, Meidung von peripheren Antiphlogistika.

Bei fehlender Beschwerdebesserung:

- Infiltration mit Lokalanästhetika zur Schmerzbeseitigung und zur Regulation sympathischer Fasern bzw. zur Verbesserung der Autoregulation.
- Schmerzbehandlung, um den Patienten für eine manualtherapeutische Behandlung therapierbar vorzubereiten.
- Unterbrechung des Circulus-vitiosus-Komplexes durch ein hydrogenes Kortikosteroid.
- Danach 3- bis 5-tägiges Tragen einer Armschlinge mit absoluter Ruhe und darauf folgend 4–5 Tage Schonhaltung.

2.16.1 Läsion der Shunt-Muskeln des GHG (Rotatorenmanschette)

 Die »Shunt-Muskeln« des Glenohumeralgelenkes sind:
- M. supraspinatus,
- M. infraspinatus,
- M. teres minor,
- M. biceps brachii caput longum und
- M. subscapularis.

M. supraspinatus. Der am häufigsten betroffene Muskel der Shunt-Gruppe ist der M. supraspinatus mit seiner den Humeruskopf zentrierenden und die Abduktion initial startenden Funktion. Der M. supraspinatus zeigt sich in Ruhe und oft nachts mit lateralen Schulterschmerzen und Ausstrahlungen bis in die Mitte des lateralen Oberarms. Passive und aktive Bewegungen sind gekennzeichnet durch einen Abduktionsschmerz und einen painful arc.

M. infraspinatus und M. teres minor. Der M. infraspinatus und der M. teres minor zeigen ihre Problematik vorwiegend bei exzentrischen Bewegungsabläufen mit Läsionen im tendomuskulären Übergang. Die Schmerzlokalisation beim M. infraspinatus und M. teres minor befindet sich dorsolateral des GHG.

M. biceps brachii. Der Schwachpunkt des M. biceps brachii liegt an seiner extraartikulären Sehnenscheide und seiner Insertion am Labrum glenoidale. Es besteht selten ein Ruheschmerz, auch Bewegungsschmerzen sind relativ gering. Der Hauptschmerz zeigt sich bei Dehnung der Sehne.

M. subscapularis. Der M. subscapularis zeigt Besonderheiten. Seine Schmerzsymptomatik liegt ventral des Schulterblattes und ventral im Insertionsbereich am Tuberculum minus. Kleine Äste des den M. subscapularis versorgenden Nervs versorgen den ventralen Anteil der Schultergelenkkapsel, so dass hier eine nozirezeptive Reizung über den N. subscapularis stattfindet. Eine Rippenfehlstellung ver

ursacht Muskelbauchreizungen des M.subscapularis mit daraus folgender Betonung der Innenrotation im GHG und initialen Schulterbeschwerden.

- **Entstehungsmechanismen von Sehnenläsionen der Shunt-Muskeln**

Die Sehnenläsionen der Shunt-Muskeln zeigen unterschiedliche Entstehungsmechanismen.

Bei unter 30jährigen entsteht das Problem meist bei arbeitsbedingter oder sportlicher Überbelastung (z. B. Maler, Tischler, Stuckateure, Handballspieler, Judokas, Tennisspieler, Schwimmer) mit

- einer Läsion der insertionsnahen Rotatorensehnen,
- Ödembildung,
- Einblutungen.

Zwischen dem 30. und 40. Lebensjahr sind tendenziell Instabilitäten die Ursache einer Tendopathie der Rotatorensehnen:

- Zum einen kommt es bei Instabilitäten zu einer betont ventralen Auslagerung des Humeruskopfes mit Zugreizen der dorsalen Kapselanteile am Labrum glenoidale.
- Zusätzlich hat speziell bei einer Instabilität der M. supraspinatus das ständige Bestreben, den Humeruskopf dynamisch zentriert zu halten, da die Adhäsion und damit die passive Stabilität sich deutlich verschlechtert.
- Sportarten wie Tennis, Badminton, Hand- und Volleyball, Speer-, Hammer- und Diskuswerfen begünstigen die Pathologie.

Zwischen dem 40. und 50. Lebensjahr entsteht die Sehnenproblematik oft durch eine gefäßbedingte Minderversorgung (»Wringing out«):

- Sie löst über Sauerstoff- und ATP-Mangel nozirezeptive Reize aus.
- Konstitutionsveränderungen, wie z. B. eine Protraktion der Schulter, verändern den Sehnenverlauf der Rotatorensehnen und verursachen im gestressten Bereich Minderversorgung.

Bei Patienten über dem 50. Lebensjahr kommt es durch die vorgeschädigte, morphologisch veränderte Supraspinatussehne häufig zu

- Kalzifizierungen und
- längsverlaufenden Einrissen des Sehnen-Kapsel-Komplexes (Rotatorenmanschettenriss).

Je nach betroffener Sehnen-Kapselschicht verändert sich die Beschwerdesymptomatik. Eine morphologische Veränderung der Shunt-Muskeln verursacht wiederum ein anhaltendes Ödem, das zusätzlich den subakromialen Raum einengt.

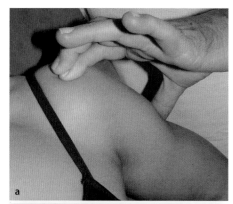

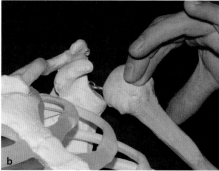

a

b

Abb. 2.47a,b a Insertionsnahe Querfriktion des M. supraspinatus links, **b** anatomische Orientierung

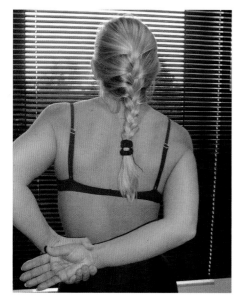

Abb. 2.48 Eigendehnung des M. supraspinatus, rechts

Der **Beschwerdeverlauf** ist gekennzeichnet durch einen anfänglich leichten Schmerz nach der Belastung. Es folgt ein schmerzhafter Exzentrikverlust, dann die Schmerzhaftigkeit gegen Widerstand und die endgradige Schmerzhaftigkeit der Elevationsbewegung. Der Abduk-

tionsschmerz im Initialstart ist eine weitere Steigerung der Beschwerden, und zum Schluss zeigt sich der painful arc.

2.16.2 Behandlung des M. Supraspinatus

- Insertionsnahe Querfriktion des M. supraspinatus (**Abb. 2.47**)

> Die Querfriktion wird angewendet bei einer chronischen insertionsnahen Tendopathie des M. supraspinatus. Die Widerstandstests in Abduktion und Außenrotation und der painful arc sind positiv.

Beginn. Ab dem 42. Tag therapieresistenten Schmerzes kann mit der Querfriktionsbehandlung begonnen werden.

Ziel. Aktualisierung des Regenerationsprozesses.

ASTE. Sitz oder Rückenlage.

Ausführung. Bei der Behandlung in Rückenlage wird das Fußteil der Bank hochgestellt, so dass der Oberkörper des Patienten um 45° angehoben wird. Der Patient legt seine linke Hand hinter den Rücken, um die Insertionsregion des M. supraspinatus aus der Überdachung des Akromions nach ventral zu platzieren, wobei der Therapeut darauf achtet, dass keine Adduktion entsteht (Ischämiegefahr). Unter Hautvorgabe legt der Therapeut seine linke Zeigefingerkuppe flach aufgestellt am obersten Aspekt des Tuberculum majus quer auf den Sehnenverlauf des M. supraspinatus an, und legt seinen Mittelfinger zur Verstärkung auf den Zeigefinger.

Er arbeitet im Gabelgriff, indem er mit seinem Daumen an der dorsolateralen Seite des Humerus widerlagert. Die Bewegungsrichtung geht auf dem ca. 1 cm^2 großen Plateau nach lateral. Die Querfriktion endet, wenn die Kontur der Sehne durch Aufquellung verstreicht.

- Eigendehnung des M. supraspinatus (**Abb. 2.48**)

Beginn. Nach dem 2. Tag der Aktualisierung kann die Eigendehnung durchgeführt werden.

Ziel. Längeninformation für Makrophagenaktivität.

ASTE. Der Patient sitzt

Ausführung. Der Patient legt seinen rechten Arm hinter den Rücken, umfasst mit seiner linken Hand die rechte und zieht den rechten Arm in Adduktion und nach hinten, so dass eine maximale Innenrotation entsteht.

Anzahl und Dosierung. 1 sec Dehnung, bis an die Schmerzgrenze, 20 Wiederholungen alle 4–6 Stunden.

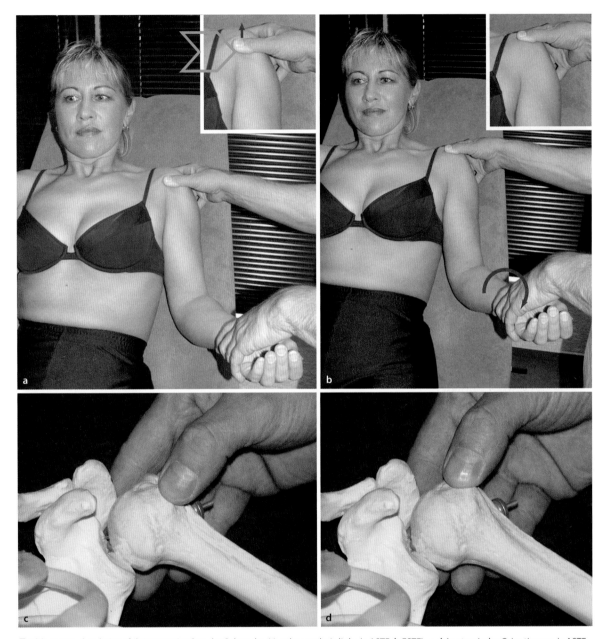

◪ Abb. 2.49a–d a, b Querfriktion proximal an der Sehne des M. subscapularis links (**a** ASTE, **b** ESTE). **c, d** Anatomische Orientierung (**c** ASTE, **d** ESTE). **Grüner Pfeil:** Faserverlauf des betroffenen Muskels, **Roter Pfeil:** Bewegungsrichtung der Querfriktion

2.16.3 Behandlung des M. subscapularis

- Querfriktion proximal an der Sehne des M. subscapularis (◪ Abb. 2.49)

◼ Eine chronische proximale insertionsnahe Tendopathie des M. subscapularis kann durch Querfriktion behandelt werden.
Der Widerstandstest in Innenrotation und ein painful arc in Flexion zwischen 60° und 120° sind positiv.

Beginn. Ab dem 42. Tag therapieresistenten Schmerzes kann mit der Querfriktion begonnen werden.

Ziel. Aktualisierung des Regenerationsprozesses.

ASTE. Der Patient sitzt oder liegt in Rückenlage. In Rückenlage wird das Fußteil der Bank hochgestellt, so dass der Oberkörper des Patienten um ca. 45° angehoben wird. Der Patient positioniert seinen Arm in leichter Flexion, Abduktion und ca. 30° Außenrotation.

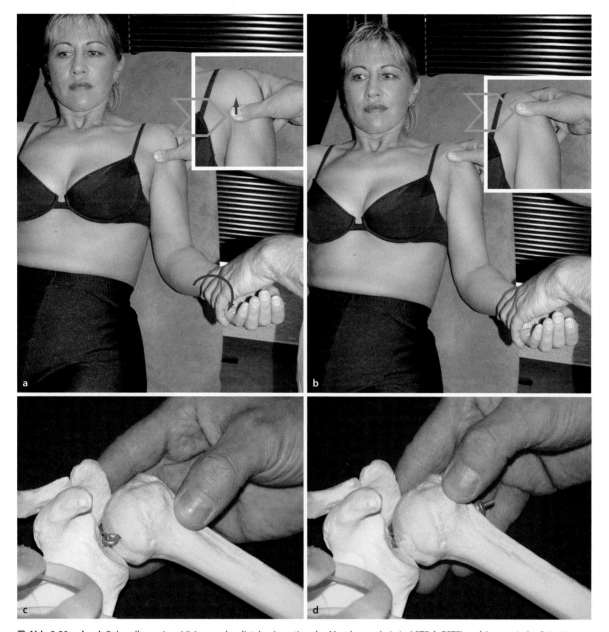

◩ Abb. 2.50a–d a, b Behandlung einer Läsion an der distalen Insertion des M. subscapularis (**a** ASTE, **b** ESTE). **c, d** Anatomische Orientierung (**c** ASTE, **d** ESTE).
Grüner Pfeil: Faserverlauf des betroffenen Muskels, **Roter Pfeil**: Bewegungsrichtung der Querfriktion

Ausführung. Der Therapeut steht an der zu behandelnden Seite und legt seinen rechten Daumen unter Hautvorgabe auf den höchsten Punkt des Tuberculum minus. Mit seiner linken Hand umfasst er das distale Ende des Unterarmes des Patienten, führt eine ca. 45° Ellenbogenflexion durch und positioniert durch Außenrotation das Tuberculum minus nach ventral. Unter Druck auf das Tuberculum minus und einer Bewegung bis zur kranialen Insertionsgrenze wird die Querfriktion ausgeführt. Sie endet, wenn die Kontur der Sehne durch Aufquellung verstreicht.

- Behandlung einer Läsion an der distalen Insertion des M. subscapularis (◩ Abb. 2.50)

❯ Die Anwendung erfolgt bei chronischer distaler insertionsnaher Tendopathie des M. subscapularis. Der Widerstandstest in Innenrotation und ein painful arc zwischen 160° und 180° sind positiv.

❯ Behandlungskriterien und Ausführung sind der der proximalen Insertion gleichzusetzen.

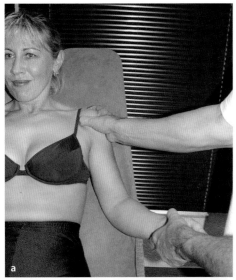

Ausführung. Der Unterschied zur Behandlung der proximalen Insertion besteht darin, dass der Daumen von ventral auf den distalen Bereich des Tuberculum minus gelegt wird, und unter Hautvorgabe und Druck nach kranial bis zum höchsten Punkt des Tuberculum minus querfriktioniert wird.

- Behandlung einer Läsion an der medialen Insertion des M. subscapularis (▣ Abb. 2.51)

❯ Die Behandlung wird bei einer chronischen medialen insertionsnahen Tendopathie des M. subscapularis angewendet. Die Widerstandstests gegen die Innenrotation und transversale Adduktion sind positiv.

❯ Behandlungskriterien und Ausführung sind der der proximalen Insertion gleichzusetzen.

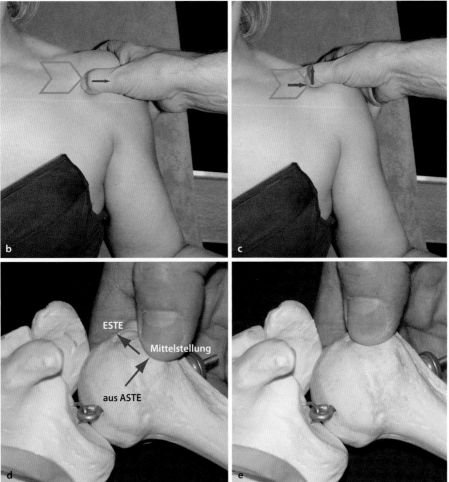

▣ **Abb. 2.51a–e a–c** Behandlung einer Läsion an der medialen Insertion des M. subscapularis links: **a** ASTE, **b** Mittelstellung, **c** ESTE, **d** anatomische Orientierung ASTE, **e** anatomische Orientierung ESTE.
Grüner Pfeil: Faserverlauf des betroffenen Muskels, **Roter Pfeil:** Bewegungsrichtung der Querfriktion

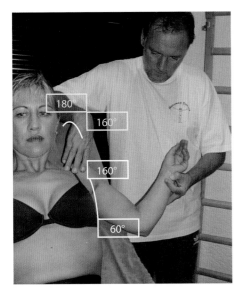

■ **Abb. 2.52** Dehnung des M. subscapularis links

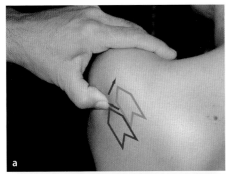

a

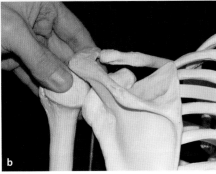

b

■ **Abb. 2.53a,b** a Behandlung einer Läsion des M. infraspinatus und M. teres minor links, **b** anatomische Orientierung. **Grüner Pfeil:** Faserverlauf des betroffenen Muskels, **Roter Pfeil:** Bewegungsrichtung der Querfriktion

Ausführung. Der Unterschied zur Behandlung der proximalen Insertion besteht darin, dass der Daumen von medial auf den medialen Bereich des Tuberculum minus gelegt wird, und unter Hautvorgabe und Druck zuerst nach medial gegen das Tuberculum und dann nach kranial querfriktioniert wird.

- Dehnung des M. subscapularis (■ Abb. 2.52)

Beginn. Nach dem 2. Tag der Aktualisierung kann die Dehnung für den M. subscapularis durchgeführt werden.

Ziel. Längeninformation für Makrophagenaktivität.

ASTE. Der Patient liegt in Rückenlage.

Ausführung. Der Therapeut steht kopfseitig der zu behandelnden Seite und stellt den linken Oberarm des Patienten in Abduktionshaltung ein:
- bei **proximaler Läsion** in ca. 60–120°,
- bei **distaler Läsion** in 160–180° und
- bei **medialer Läsion** in unter 70°.

Mit seiner rechten Hand fixiert der Therapeut die Schulter auf die Bank, mit seiner linken Hand umfasst er den distalen Unterarm und bringt das Schultergelenk in maximale Außenrotation.

Anzahl und Dosierung. 1 sec Dehnung bis zur Schmerzgrenze, 20 Wiederholungen, alle 4–6 Stunden.

2.16.4 Behandlung des M. infraspinatus und M. teres minor

- Behandlung einer Läsion des M. infraspinatus und M. teres minor bei insertionsnaher Tendopathie (■ Abb. 2.53)

❯ Die Querfriktion kann durchgeführt werden bei chronischen insertionsnahen Tendopathien des M. infraspinatus und M. teres minor. Der Widerstandstest gegen die Außenrotation ist positiv.

Beginn. Ab 42. Tag therapieresistenten Schmerzes kann mit der Querfriktionsbehandlung begonnen werden.

Ziel. Aktualisierung des Regenerationsprozesses.

ASTE. Der Patient sitzt und legt seine linke Hand auf seine rechte Schulter, um die Sehne des M. infraspinatus und M. teres minor durch Flexion und Adduktion im GHG nach lateral hervorzuheben.

Ausführung. Der Therapeut stellt seinen rechten Daumen auf der sich ca. 2 cm unter dem Angulus posterior des Akromion befindenden Sehne quer an.

Querfriktioniert wird unter Hautvorgabe und Druck, der zuerst gegen das Tuberculum majus und dann nach kranial gerichtet ist. Die Querfriktion endet, wenn die Kontur der Sehne durch Aufquellung verstreicht.

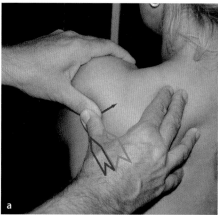

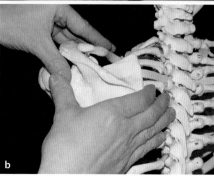

Abb. 2.54a,b a Behandlung einer Tendopathie des M. infraspinatus und M. teres minor links, **b** anatomische Orientierung. **Grüner Pfeil**: Faserverlauf des betroffenen Muskels, **Roter Pfeil**: Bewegungsrichtung der Querfriktion

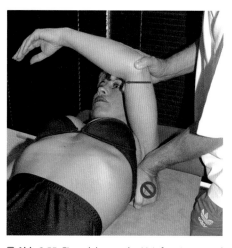

Abb. 2.55 Eigendehnung des M. infraspinatus und M. teres minor links

■ Behandlung einer Tendopathie des M. infraspinatus und M. teres minor (**■ Abb. 2.54**)

> Indikationen für die Behandlung sind chronische Tendopathien des M. infraspinatus und M. teres minor.
> Der Widerstandstest gegen die Außenrotation ist positiv.

Beginn. Ab 42. Tag therapieresistenten Schmerz.

Ziel. Aktualisierung des Regenerationsprozesses.

ASTE. Der Patient sitzt. Er legt seine linke Hand auf seine rechte Schulter, um die Sehne des M. infraspinatus und M. teres minor durch Flexion und Adduktion im GHG nach lateral hervorzuheben, und um die Sehne vorzuspannen.

Ausführung. Der Therapeut stellt seinen linken Daumen auf die sich ca. 4 cm unter dem Angulus posterior des Akromion befindende Sehne quer an. Der rechte Daumen wird auf die linke Daumenkuppe gelegt und unter Hautvorgabe mit Druck nach kranial-medial über die Sehne querfriktioniert. Die Querfriktion endet, wenn eine Aufquellung tendomuskulär palpierbar wird.

■ Eigendehnung des M. infraspinatus und M. teres minor (**■ Abb. 2.55**)

Beginn. Nach dem 2. Tag der Aktualisierung kann diese Eigendehnung eingesetzt werden.

Ziel. Längeninformation für Makrophagenaktivität.

ASTE. Der Patient liegt in Rückenlage.

Ausführung. Der Therapeut widerlagert mit seinem linken Thenar bzw. Hypothenar die linke Skapula an der Margo lateralis und führt den linken Arm des Patienten in eine transversale Adduktion und leichte Innenrotation.

Anzahl und Dosierung. 1 sec Dehnung bis zur Schmerzgrenze, 20 Wiederholungen, alle 4–6 Stunden.

■ Behandlung einer Tendovaginosis stenosans des Caput longum des M. biceps brachii (**■ Abb. 2.56**)

Beginn. Die Behandlung wird bei therapieresistenten Beschwerden angewendet.

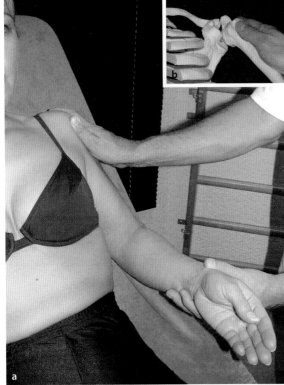

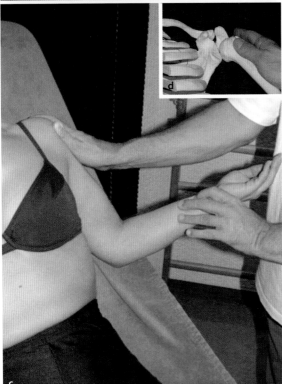

Abb. 2.56a–d Behandlung einer Tendovaginosis stenosans.
a ASTE mit **b** anatomischer Orientierung, **c** ESTE mit **d** anatomischer
Orientierung

Ziel. Anregung für die synoviale Produktion.

> Die Tendovaginosis hat ihre Ursache meistens in einer mechanischen Reizung, z. B.
> — als Folge von Gelenk belastenden Tätigkeiten wie z. B. Sägen,
> — bei Traumen,
> — durch Unterversorgung oder
> — bei gestörtem Rotatorenintervall.
>
> Das Beschwerdebild ist gekennzeichnet durch Dehnschmerz.

> Ein selektiver Bewegungsschmerz der Sehne ist Zeichen einer Tendovaginitis und für die manualtherapeutische Behandlung kontraindiziert.

ASTE. Der Patient sitzt oder liegt in Rückenlage auf der Bank mit hochgestelltem Bankteil.

Ausführung. Der Therapeut sucht den Sulcus intertubercularis auf, indem er sich an der Vertiefung zwischen pars clavicularis und pars acromialis des M. deltoideus orientiert, und legt seinen rechten Daumen in die Vertiefung. Durch leichte Außen- und Innenrotationsbewegungen des Arms des Patienten spürt der Therapeut die Sehnen unter seinem Daumen rollen.

Da es sich um eine Sehnenscheide handelt, konzentriert sich die Behandlung auf ein Verschieben der Sehnenscheidenblätter durch Querrollen auf der Sehne. Der Therapeut gibt leichten Druck und bewegt den Arm rotatorisch in einer Range of motion mit Orientierung am Daumen von der ASTE Crista tuberculum majoris humeri in die ESTE Crista tuberculum minoris humeri.

- **Trophiktraining für den M. biceps brachii caput longum am Zuggerät (**Abb. 2.57)

Beginn. Das Trophiktraining kann täglich nach der Behandlung der Sehnenscheide eingesetzt werden.

Ziel. Verbesserung des Stoffwechsels.

ASTE. Der Patient sitzt dem Zuggerät zugewandt.

Ausführung. Der Patient umgreift in Ellenbogenextension und Pronation den Haltegriff am Zuggerät. Unter Berücksichtigung des Schmerzverhaltens wird das Seil aus der Ausgangsfunktionsstellung erst in kleinen Amplituden, dann in größeren in die antagonistische Stellung gebracht. Während des Weges beugt und supiniert der Patient seinen Ellenbogen. Danach führt er den Arm zurück in die ASTE.

Anzahl und Dosierung. 31–40 Wiederholungen mit 30–60 sec Pause, insgesamt 3–4 Serien, Tempo 1 – 0 – 1.

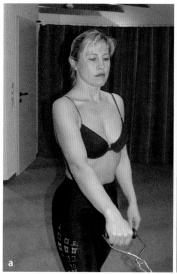
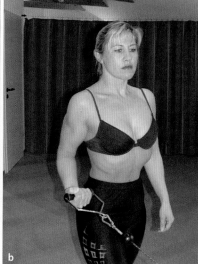
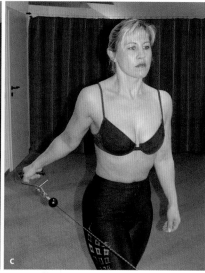

☐ **Abb. 2.57a–c** Trophiktraining für den M. biceps brachii caput longum am Zuggerät, rechts. **a** ASTE, **b** Mittelstellung, **c** ESTE

2.16.5 Neurogene Dehnung des N. suprascapularis und N. axillaris; Anatomische Voraussetzungen für die Entstehung von Engpässen

> ❯ Beide Nerven spielen im Bereich der Schulter in der Schmerzsymptomatik eine große Rolle.

N. suprascapularis. Er gehört zu den supraklavikulären Nerven und steht in enger Verbindung zum N. dorsalis scapulae, so dass durch wurzelnahe Irritationen oder einen mechanischen Reiz in der Loge der Mm. scaleni gemeinsame Beschwerden interskapulär und kranial-lateral des GHG auftreten können.

Isolierte Beschwerden zeigen sich in der Region des Sulcus intertubercularis, der über den N. axillaris versorgt wird, und im Bereich des Hiatus axillaris lateralis, der als dorsal-lateraler Schmerz interpretiert wird und oft durch Läsionen am tendomuskulären Übergang mit einem Muskelbauchödem des M. teres minor verursacht wird.

N. axillaris. Er hat eine enge Verbindung zum N. radialis, aber auch zum N. thoracodorsalis und N. subscapularis durch den gemeinsamen infraklavikulären Verlauf im Fasciculus posterior. Nicht selten treten bei einer mechanischen Reizung in der kostoklavikulären Pforte oder im Bereich des M. pectoralis minor gemeinsame Irritationen auf. Ein weiterer Engpass des N. axillaris ist der Hiatus axillaris lateralis, der eine quadratische Muskellücke ist, die gebildet wird durch den M. teres minor, den M. triceps brachii caput longum und den M. teres major. Zusätzlich zum N. axillaris, zieht die A. circumflexa humeri posterior

und der N. cutaneus brachii lateralis superior durch den Hiatus axillaris lateralis hindurch.

2.16.6 Grundeinstellung bei einer Nervenmobilisation am Schultergürtel

Als Grundeinstellung werden die Ursprungssegmente des Nervs und die Dura mater in Vordehnung gebracht. Die Schulter des Patienten liegt im Überhang.
- Der Therapeut drückt entweder von kranial mit seinem Oberschenkel die Schulter des Patienten in Depression,
- er steht kaudal neben dem Patienten und zieht die Schulter mit seiner Hand in Depression oder
- er positioniert mit seinem Oberschenkel oder mit der schulterfixierenden Hand die Protraktion (für den N. suprascapularis) oder die Retraktion (für den N. axillaris) der Schulter vor.

Der zu mobilisierende Nervenabschnitt im Schulterbereich wird aus der submaximalen Einstellung mobilisiert, alle anderen Gelenke werden maximal eingestellt. Soll der ursprungsnahe Nervenabschnitt betont werden, wird über die Halswirbelsäule gearbeitet. Soll der ansatznahe Nervenabschnitt mobilisiert werden, wird über den Schultergürtel oder den Arm gearbeitet. Begonnen wird mit einem »Warming up« des neuralen Systems, mit dem Ziel, epineurale Ödeme anzusprechen sowie den Axonplasmafluss zu mobilisieren.

2.17 Gelenkspezifische Untersuchung und Behandlung des SCG

▪▪ Besonderheiten des SCG

Das SCG spielt in Bezug auf Mobilitätsstörungen in der Manualtherapie eine untergeordnete Rolle. Es hat eine enge Beziehung zur ersten und zweiten Rippe und neigt zur Hypermobilität mit Irritationen der passierenden Nervenstrukturen (N. vagus).

- **Joint play** und eine **Mobilisation des SCG** in Depression und Protraktion werden hier nicht gezeigt, da sie für die Behandlung nicht wichtig sind.
- **Traktionen** sind im SCG für Pro-, und Retraktion aufgrund der Neigung des Gelenks von 45° nicht möglich, und für Elevation und Depression wegen des vorhandenen Diskus und der Neigung zur Hypermobilität nicht praxisrelevant.
- Ein **Kompressions-Joint-play** zeigt sich nur für die Elevation sinnvoll.

Das SCG liegt in einer kinematischen Kette des Schultergürtels und wird bei der Befundaufnahme nicht selektiv beurteilt, da es von zu vielen umliegenden Strukturen direkt oder indirekt beeinflusst wird. Der Befund wird im Zusammenhang mit der Testreihenfolge des GHG erhoben.

▪▪ Gelenkphysiologie

Das SCG ist anatomisch ein Sattelgelenk, funktionell jedoch ein Kugelgelenk. Im Gelenk befindet sich ein Diskus, der prägend für die Biomechanik des SCG ist:

- Für Protraktion und Retraktion ist die Klavikula konkav und das Sternum konvex,
- für Elevation und Depression ist die Klavikula konvex und das Sternum konkav.

▪▪ Ruhestellung (»maximally loose packed position«)

Physiologische Stellung des Schultergürtels.

❶ Cave
Inter- und intraindividuelle Variationen beachten!

▪▪ Verriegelte Stellung (»maximally close packed position«)

Maximale Elevation.

▪▪ Kapselmuster

Endgradig kapsulärer Bewegungsschmerz der Schulter-Armbewegung.

▪▪ Biomechanik des SCG bei Schulterbewegung

Beschrieben wird hier die Klavikulabewegung:

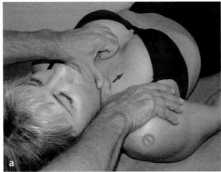
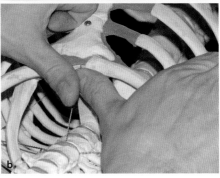

☐ **Abb. 2.58a,b a** Joint play für die Elevation im SCG aus Vorposition Elevation rechts, **b** anatomische Orientierung

- Elevation: kaudolateral
- Depression: kraniomedial
- Protraktion: ventromedial
- Retraktion: dorsolateral

▪▪ Biomechanik des SCG bei Armbewegungen

- Beschrieben wird die Klavikulabewegung:
- Flexion/Elevation: kaudal/dorsal
- Abduktion/Elevation: kaudal
- Extension: dorsal
- Innenrotation: 0–90° ventral/ab 90° ventral kaudal
- Außenrotation: 0–90° dorsal/ab 90° dorsal kaudal

- Joint play für die Elevation im SCG nach kaudolateral aus der Vorposition Elevation, mit anatomischer Orientierung (☐ Abb. 2.58)

❯ Anwendung bei einer Bewegungseinschränkung der Abduktion bzw. Elevation.

Ziel. Erfassung der Qualität der interartikulären Bewegung mit Differenzierung zur osteokinematischen Befundung unter Translationsstufe 2:

- normales TLG,
- Kompressionsgleiten.

ASTE. Der Patient liegt in Rückenlage.

Ausführung. Der Therapeut steht links kopfseitig des Patienten und palpiert mit seinem Zeigefinger den SCG-Gelenkspalt. Während der rechte Schultergürtel des Patienten in Elevation bewegt wird, testet er die weiterlaufende Bewegung nach kranial. Diese wird submaximal als Vorposition für den Joint play genommen. Die Finger 2–5 halten die Vorposition und der rechte Daumen wird gelenknah auf die Klavikula angelegt. Der linke Daumen des Therapeuten wird auf den rechten Daumen gelegt und übt dem Gelenkspalt von 45° Neigung nach kaudolateral entsprechend unter Translationsstufe 2 einen Schub in diese Richtung aus. Zum Schluss gibt der Therapeut einen Überdruck zur Erfassung der Kapselqualität.

Kompressionsgleiten. Die rechte Hand des Therapeuten umgreift im Zangengriff die Klavikula und gibt medialen Druck in das Gelenk. Der rechte Daumen wird dabei gelenknah angelegt und vom linken Daumen gedoppelt.

> Getestet werden **degenerative Veränderungen** der obersten Knorpelschicht und damit verbunden schlechteres Gleiten.

Interpretation. Es wird untersucht, ob die Resistenz der Kapsel normomobil, hypermobil oder hypomobil ist. Eine Hypomobilität zeigt sich durch eine Abduktions- und Elevationseinschränkung im Schultergürtel beim Seitenvergleich.

> Die Translation in die behinderte Gleitrichtung unter Traktionsstufe 3 kann aus derselben Ausgangsstellung ausgeführt werden.
> Folgende **Vorgehensweise** ist dabei sinnvoll:
> ▬ Rhythmisch 15- bis 20-mal dehnen,
> ▬ statisch 30 sec bis 2 min die Dehnung halten und
> ▬ zum Schluss den Patienten in Elevation anspannen lassen, um einen »Release pain« zu verhindern.

- Joint play für die Retraktion im SCG nach dorsolateral aus der Vorposition Retraktion des Schultergürtels (◻ Abb. 2.59)

> Anwendung bei Bewegungseinschränkungen der horizontalen Abduktion bzw. Retraktion.

Ziel. Erfassung der Qualität der interartikulären Bewegung mit Differenzierung zur osteokinematischen Befundung unter Traktionsstufe 2.

ASTE. Der Patient liegt in Rückenlage.

Ausführung. Der Therapeut steht gegenüber der zu behandelnden Seite des Patienten und palpiert mit seinem

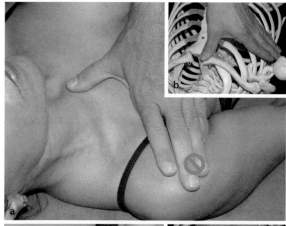

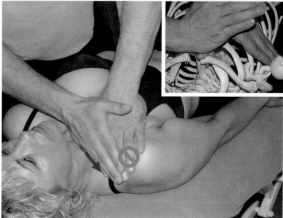

◻ **Abb. 2.59a–d** Joint play für die Retraktion im SCG nach dorsolateral aus Retraktion rechts **a** Handling, **b** Detail, **c** Joint play, **d** Detail

Zeigefinger den SCG-Gelenkspalt. Während er den rechten Schultergürtel des Patienten in Retraktion führt, testet er die weiterlaufende Bewegung nach dorsolateral und nimmt diese submaximal als Vorposition für den Joint play. Die Finger 2–5 linksseitig halten die Vorposition und der linke Daumen wird gelenknah auf die Klavikula angelegt. Seinen rechten Hypothenar stellt der Therapeut auf die Fingerkuppe des linken Daumens und gibt die Bewegungsrichtung entsprechend der Vorgabe des Gelenkspalts von 45° Neigung nach dorsolateral unter Translationsstufe 2 vor. Zum Schluss gibt er einen Überdruck zur Erfassung der Kapselqualität.

Interpretation. Eine Normomobilität, Hypermobilität oder Hypomobilität zeigt sich in Einschränkungen der:
▬ Retraktion,
▬ horizontale Abduktion,
▬ Armextension,
▬ Armaußenrotation und
▬ Flexion/Elevation.

❯ Die Translation in die behinderte Gleitrichtung unter Traktionsstufe 3 kann ebenfalls in Rückenlage durchgeführt werden.
Folgende **Vorgehensweise** ist dabei sinnvoll:
- Rhythmisch 15- bis 20-mal dehnen,
- statisch 30 sec bis 2 min die Dehnung halten und
- zum Schluss den Patienten in Retraktion anspannen lassen, um einen »Release pain« zu verhindern.

2.18 Gelenkspezifische Untersuchung und Behandlung des ACG

■ ■ **Besonderheiten des ACG**
Das ACG ist bei einer Funktionsstörung des Schultergürtels anfällig für Dysfunktionen und häufig beteiligt.

Beispiel
Die Mechanik des ACG ist schon bei einer Tossy-1-Läsion in der Elevationsbewegung und der damit verbundenen ligamentär vorgegebenen weiterlaufenden Rotation der Klavikula angulativ verändert.

Die **Gelenkkapsel** des ACG wird vom N. supraclavicularis lateralis innerviert und stellt eine enge sensible Verbindung zum N. phrenicus im Segment C3 und C4 dar. Diese Segmente zeigen sich häufig als viszerales Irritationsgebiet.

Das ACG liegt in einer kinematischen Kette des Schultergürtels. Trotz der geringfügigen Bewegungsfreiheit von 5° würde die Bewegungsfreiheit des GHG bei einer Fixierung des ACG bei 90° enden. Das ACG wird bei der Befunderhebung nicht isoliert betrachtet, da es von zu vielen umliegenden Strukturen direkt oder indirekt beeinflusst wird. Der Befund wird im Zusammenhang mit der Testreihenfolge des GHG erstellt.

■ ■ **Gelenkphysiologie des ACG**
Obwohl es individuelle Unterschiede gibt, ist die Lage des vorderen und hinteren »V« gut zu palpieren. In einem Drittel aller Fälle enthält das ACG einen Discus, der die Gelenkflächen ausgleicht. Funktionell ist das ACG ein Kugelgelenk, das eine schlechtere Rotation als das SCG hat. Anatomisch ist es eine Amphiarthrose, da es nicht mehr als 5° Bewegungsausmaß zulässt.

■ ■ **Ruhestellung (»maximally loose packed position«)**
Physiologische Stellung des Schultergürtels.

❶ Cave
Inter- und intraindividuelle Variationen beachten!

■ ■ **Verriegelte Stellung (»maximally close packed position«)**
90° Armabduktion.

■ ■ **Kapselmuster**
Endgradig kapsulärer Bewegungsschmerz der Schulter-Armbewegung.

■ ■ **Biomechanik des ACG bei Schulterbewegung**
Beschrieben wird hier die Klavikulabewegung:
▬ Elevation: kaudomedial
▬ Depression: kraniolateral
▬ Protraktion: dorsal
▬ Retraktion: ventral

■ ■ **Biomechanik des ACG bei Armbewegungen**
Beschrieben wird die Klavikulabewegung.
▬ Flexion/Elevation: kaudal/ventral
▬ Abduktion/Elevation: kaudal
▬ Extension: ventral
▬ Innenrotation: dorsal
▬ Außenrotation: ventral

■ **Joint play für die Retraktion/Elevation im ACG nach ventral aus Retraktionsposition**

❯ Anwendung bei einer Bewegungseinschränkung der:
- horizontalen Abduktion,
- Retraktion und
- Außenrotation.

Ziel. Erfassung der Qualität der interartikulären Bewegung mit Differenzierung zur osteokinematischen Befundung unter Translationsstufe 2.

ASTE. Der Patient sitzt.

Ausführung. Der Therapeut steht hinter dem Patienten und palpiert mit seinem linken Zeigefinger den ACG-Gelenkspalt. Unter Retraktion des rechten Schultergürtels des Patienten testet der Behandler die weiterlaufende Bewegung der Klavikula nach ventral und nimmt diese submaximal als Vorposition für den Joint play. Die Vorposition wird durch transversale Extension gehalten und der linke Daumen wird gelenknah auf die Klavikula angelegt. Der Therapeut legt den rechten Daumen auf die Kuppe des linken Daumens und gibt die Bewegungsrichtung entsprechend der Gelenkspaltvorgabe unter Translationsstufe 2 vor. Zum Schluss gibt der Behandler einen Überdruck zur Erfassung der Kapselqualität.

❯ **Kompressionsgleiten:** Die rechte Hand des Therapeuten umgreift im Zangengriff das Akromion und gibt einen medialen Druck in das Gelenk. Der rechte

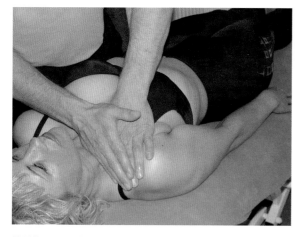

Abb. 2.60 Mobilisation im ACG nach ventral, rechts

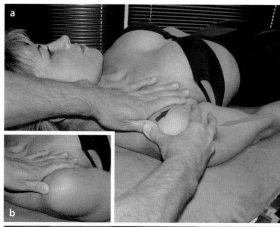

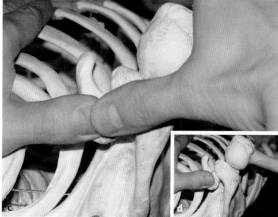

Abb. 2.61a–d Joint play für die Abduktion/Elevation im ACG nach kaudal-medial aus Elevationsposition des Schultergürtels, rechts. **a** Joint play, **b** Handling, **c** anatomische Orientierung, **d** Handling

Daumen wird dabei gelenknah angelegt und vom linken Daumen gedoppelt. Getestet werden degenerative Veränderungen der obersten Knorpelschicht und ein damit verbundenes schlechteres Gleiten.

Approximationsgleiten: Die rechte Hand des Therapeuten umgreift im Zangengriff das Akromion und gibt eine medial dezente Kompression. Der rechte Daumen wird auf das laterale Ende der Klavikula gelegt. Der linke Daumen doppelt den rechten. Getestet werden synoviale Veränderungen gegenüber dem physiologischen Joint play.

Interpretation. Durch Einschränkung der Retraktion und Elevation des Schultergürtel im Seitenvergleich zeigen sich:

- Normomobilität,
- Hypermobilität oder
- Hypomobilität.

- **Mobilisation für Retraktion/Elevation im ACG nach ventral (Abb. 2.60)**

Ziel. Translation in die behinderte Gleitrichtung unter Vorposition und Translationsstufe 3.

Ausführung. Die Ausführung entspricht dem Joint play, wird aber in Translationsstufe 3 durchgeführt:

- Rhythmisch 15- bis 20-mal,
- statisch 30 sec bis 2 min,
- zum Schluss den Patienten in Retraktion anspannen lassen, um einen Release pain zu verhindern.

- **Joint play für die Abduktion/Elevation im ACG nach kaudal-medial aus Elevationsposition des Schultergürtels (Abb. 2.61)**

> **Anwendung bei einer Bewegungseinschränkung der**
> — **Abduktion,**
> — **Adduktion oder**
> — **Elevation.**

Ziel. Erfassung der Qualität der interartikulären Bewegung mit Differenzierung zur osteokinematischen Befundung unter Translationsstufe 2.

ASTE. Der Patient liegt in Rückenlage.

Ausführung. Der Therapeut steht hinter dem Patienten und palpiert mit dem linken Zeigefinger den ACG-Gelenkspalt. Unter Elevation des rechten Schultergürtels des Patienten testet er weiterlaufende Bewegungen der Klavikula nach dorsal und nimmt diese submaximal als Vorposition für den Joint play. Der linke Daumen des Therapeuten wird gelenknah auf die Klavikula gelegt, der rechte Daumen überlagert die linke Daumenkuppe und gibt die Bewegungsrichtung entsprechend der Vorgabe des Gelenkspalts leicht nach medial unter Translationsstufe 2 vor. Zum Schluss gibt der Behandler einen Überdruck zur Erfassung der Kapselqualität.

> **Kompressionsgleiten:** Die rechte Hand des Therapeuten gibt über den Humeruskopf einen medialen Druck in das Gelenk. Der rechte Daumen wird über den linken Daumen gedoppelt. Getestet werden degenerative Veränderungen der obersten Knorpelschicht und ein damit verbundenes schlechteres Gleiten.
> **Approximationsgleiten:** Die rechte Hand des Therapeuten umgreift im Zangengriff das Akromion und gibt eine nach medial dezente Kompression. Der rechte Daumen doppelt den linken. Getestet werden synoviale Veränderungen gegenüber dem physiologischen Joint play.

Interpretation. Durch eine Abduktions-Elevationseinschränkung im ACG im Seitenvergleich zeigen sich:
▬ Normomobilität,
▬ Hypermobilität oder
▬ Hypomobilität.

- Mobilisation für die Abduktion/Elevation im ACG nach kaudal-medial aus Elevationsposition

Ziel. Translation in die behinderte Gleitrichtung unter Translationsstufe 3.

Ausführung. Die Ausführung entspricht dem Joint play:
▬ rhythmisch 15- bis 20-mal, 5-mal statisch 30 sec bis 2 min,
▬ zum Schluss den Patienten in Retraktion anspannen lassen, um einen Release pain zu verhindern.

- Mobilisation für die horizontale Adduktion und Protraktion im ACG nach dorsal

Ziel. Translation in die behinderte Gleitrichtung in Innenrotationsposition und Translationsstufe 3.

Ausführung. Die Ausführung entspricht der des Joint play:
▬ rhythmisch 15- bis 20-mal,
▬ statisch 30 sec bis 2 min,
▬ zum Schluss den Patienten in Protraktion anspannen lassen, um einen Release pain zu verhindern.

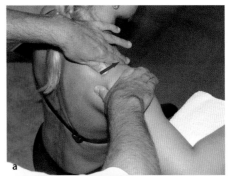
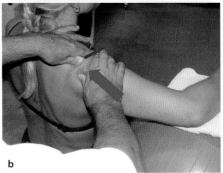

◘ Abb. 2.62a,b Knorpelgleiten im ACG, hier beim Beispiel einer rechtsseitigen ventralen Kapselresistenz. **a** ASTE, **b** ESTE

2.18.1 Knorpeltraining im ACG

> **»Range of Motion«-Training** ist die passive Form der gelenkspezifischen manualtherapeutischen Behandlung. Sie beinhaltet das Knorpelbelastungstraining und das Knorpelgleiten bzw. die Knorpelmassage für die neu gewonnene Bewegungsfreiheit.

- Knorpelgleiten im ACG (◘ Abb. 2.62)

Ziele. Integration der neu gewonnenen Bewegung und Einpressen vorhandener Synovia in neue Belastungsbereiche des Knorpels (nur sinnvoll bis Arthrosegrad 1).

ASTE. Der Patient sitzt, sein Arm wird in ca. 90° Abduktion abgelegt, hier auf einem Pezziball, so dass er sich in Verrieglungsposition befindet.

Ausführung. Der Therapeut umfasst mit seiner rechten Hand das Akromion. Er legt den linken Daumen gelenknah auf die Klavikula und gibt die Bewegungsrichtung entsprechend der Gelenkspaltvorgabe unter Translationsstufe 2 und einen von lateral über das Akromion induzierten Druck vor.

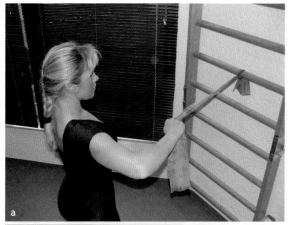

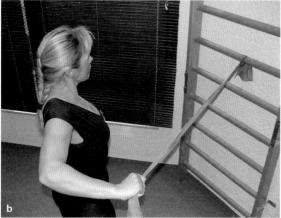

☐ Abb. 2.63a,b Hausaufgabe mit dem Theraband. **a** ASTE, **b** ESTE

Dosierung. Die Durchführung erfolgt:
- rhythmisch 20 mal,
- dann 30 sec Pause, davon 4 Serien.
- Zum Schluss bekommt der Patient Wärme bzw. Thermokinetik.

2.18.2 Knorpelmassage/Trophiktraining im ACG

- **Integration des ACG am Gerät durch Butterfly-/ Zugapparat**

Ziel. Integration der neu gewonnenen Bewegung (Retraktion).

ASTE. Der Patient sitzt oder steht. Der rechte Arm des Patienten befindet sich in 90° Abduktion, 90° Ellenbogenflexion und transversaler Unterarmhaltung.

Ausführung
- Am **Butterflygerät** drückt der Patient in vorgegebener Stellung den Hebelarm in horizontale Abduktion.

- Am **Zugapparat** zieht der Patient in vorgegebener Stellung den Seilzug in horizontale Abduktion.

Dosierung
- Zur **Trophikverbesserung des ACG:** 31–40 Wiederholungen, bei 20 % Maximalgewicht, mit einer Minute Pause, davon 3–4 Serien.
- Um die **Synovia einzupressen:** Knorpelgleiten/-massage mit 21–30 Wiederholungen bei 40 % Maximalgewicht, eine Minute Pause, davon 3–4 Serien.

- **Hausaufgabe mit dem Theraband (☐ Abb. 2.63)**

Ausführung. Der Patient zieht in vorgegebener Stellung das Theraband in horizontale Abduktion.

Dosierung und Anzahl. Siehe oben.

2.19 Gelenkspezifische Untersuchung und Behandlung des GHG

■■ **Besonderheiten des GHG**

Das GHG ist sehr anfällig:
- Ein überproportionaler Gelenkkopf bei relativ kleiner Gelenkpfanne,
- eine hohe dreidimensionale Bewegungsfähigkeit,
- das Labrum glenoidale sowie
- passierende Nerven, Gefäßbündel und Muskelsehne bieten eine Reihe von Läsionsstellen.

❯ Bei einer veränderten Konsistenz der Synovia oder veränderter muskulärer Spannung treten häufig mechanische Störungen auf.

■■ **Gelenkphysiologie**

Die Cavitas glenoidalis ist der konkave, der Humeruskopf der konvexe Anteil des GHG, das zusammen mit dem subakromialen Nebengelenk ein Kugelgelenk bildet. Die Cavitas glenoidalis ist 30° nach ventrolateral und 15° nach kranial geneigt. Die synoviale Adhäsion spielt für die Stabilität eine wichtige Rolle. Die primär stabilisierenden Bänder liegen ventral und kranial.

■■ **Ruhestellung (»maximally loose packed position«)**
55° Abduktion, 30° Flexion, 15° Innenrotation.

■■ **Verriegelte Stellung** (»maximally close packed position«)
90° Armabduktion und maximale Außenrotation.

■■ **Kapselmuster**

Die Relation von Außenrotation zu Abduktion zu Innenrotation entspricht 3:2:1.

■ ■ **Biomechanik des GHG bei Schulterbewegung**

Beschrieben wird hier die Humerusbewegung:

▬ Elevation (erzeugt Adduktion im GHG): kranial/ventromedial
▬ Depression (erzeugt Abduktion im GHG): kaudal/ventromedial
▬ Protraktion (erzeugt Außenrotation im GHG): ventromedial
▬ Retraktion (erzeugt Innenrotation im GHG): dorsolateral

■ ■ **Biomechanik des GHG bei Armbewegungen**

Beschrieben wird die Humerusbewegung.

▬ Flexion/Elevation: dorsal/kaudal/lateral
▬ Abduktion/Elevation: kaudal/lateral
▬ Extension: ventral/kaudal/medial
▬ Innenrotation: dorsal/lateral
▬ Außenrotation: ventral/medial

■ ■ **Übersicht: Testreihenfolge für das GHG**

▬ Check-up der HWS
▬ Check-up des Schultergürtel
▬ Passive Testung
▬ Zusatztestung
▬ Widerstandstestung
▬ Gelenkspezifische Testung des GHG

■ ■ **Mechanik des Schultergelenks**

Im Schultergelenk sind die folgenden drei **Hauptbewegungen** im alltäglichen Gebrauch besonders wichtig:

▬ Flexion,
▬ Extension und
▬ Abduktion.

■ ■ **Flexion**

Die Flexion ist die komplizierteste Bewegung. Sie ist arthrokinematisch gekoppelt mit der Außenrotation und erzeugt **zwischen 0 und 90°** bei fixierter Skapula eine Spinbewegung, die den dorsolateralen und kaudolateralen Kapselanteil beansprucht. Um festzustellen, welcher Kapselanteil eingeschränkt ist, bedarf es eines Joint play unter Vorpositionierung in Flexion nach dorsolateral und kaudolateral im Seitenvergleich.

Ab 90° Flexion rotiert die Skapula mit und positioniert die Kapselanteile des GHG von zuerst dorsal über dorsokaudal entsprechend der Drehpunktveränderung. In der endgradigen Elevation wird betont der dorsal-lateral-kaudale Kapselanteil beansprucht.

Um den Kapselanteil herauszufinden, der eingeschränkt ist, muss das Joint play unter der Vorposition **Elevation** nach dorsallateral (kaudal) getestet werden.

❯ Die **Innenrotation** wird nur bei endgradigen Innenrotationseinschränkungen isoliert aus Vorposition und Nullstellung mobilisiert und aufgrund der unterschiedlichen Achsen nie zusammen mit der Flexionsmobilisation eingestellt.

Bis 90° Flexionseinschränkung werden primär Techniken nach dorsal-lateral angewandt. Ab **90° bis ca. 160°, wird** zusätzlich der kaudo-laterale Aspekt mobilisiert. **Es** besteht die Gefahr einer zu hohen Kompression im Subakromialraum, so dass eine schonende Mobilisation über den konkaven Partner in der geschlossenen Kette erfolgt. Techniken in Bauchlage und Rückenlage über eine Mobilisation der Skapula stehen dazu zur Verfügung.

In der **Endgradigkeit** wird wieder über den Humerus gearbeitet, entsprechend der Drehpunkverschiebung in lateral-dorsaler-kaudaler Richtung.

■ ■ **Extension**

Die Extension ist mit der Innenrotation arthrokinematisch gekoppelt Dabei stellt die Außenrotation bei Bewegungslimitierung die größere Problematik in Gebrauchs- und Arbeitsbewegungen dar. Aufgrund der Spinbewegung wird bei der Extension der ventrokaudale Kapselanteil gestresst, und in Außenrotation mehr der ventromediale Kapselanteil. Um festzustellen, welcher Kapselanteil eingeschränkt ist, muss das Joint play unter Vorposition Extension nach ventro-kaudal getestet werden, das in Außenrotation nach ventromedial.

❯ Die **Außenrotation** wird nur isoliert aus der Nullstellung mobilisiert und aufgrund der unterschiedlichen Achsen nie zusammen mit der Extensionsmobilisation eingestellt.

■ ■ **Abduktion**

Bei der Abduktion und Elevation wandert der Kapselanteil ohne Spinbewegung durch die Skapularotation von kaudal nach kaudal-lateral bis zur Endgradigkeit nach ventral-kaudal-lateral. Hier wird das Joint play anfänglich unter der Vorposition Abduktion im Seitenvergleich nach kaudal ausgeführt, ab 90° immer mehr kaudal-lateral und in der Endgradigkeit nach ventrokaudal-lateral.

❯ — Tritt in der Endgradigkeit der **Schmerz dorsal** auf, handelt es sich um ein Gleitdefizit nach ventral-lateral-kaudal (Angulationsschmerz).
 — Tritt in der Endgradigkeit der **Schmerz ventral** auf, so besteht ein Mobilitätsdefizit des Recessus axillaris, der sich in Endgradigkeit durch Positionierung der Skapula ventral-lateral-kaudal befindet. Hier folgt dann eine Dehnmobilisation für den Recessus axillaris.

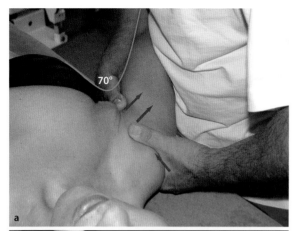

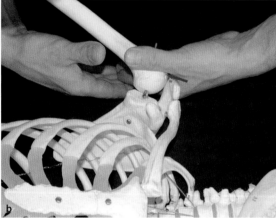

◨ **Abb. 2.64a,b a** TLG-Joint play für Abduktion bis 90° im GHG nach kaudolateral, ab der Vorposition 70° Abduktion, **b** anatomische Orientierung

2.19.1 Translatorisches Gleiten im GHG

Das translatorische Gleiten ist im GHG das Mittel der Wahl in der Manualtherapie. Bei der translatorischen Technik ist es möglich, selektiv das eingeschränkte Gebiet zu lokalisieren und zu behandeln, und sie ist nicht von der Adhäsionskraft abhängig.

❯ Wichtig ist es, zuerst die Mobilität in ACG und SCG auszuschöpfen, bevor im GHG ein translatorischer Test oder eine Behandlung durchgeführt wird.

2.19.2 TLG nach kaudolateral

▪ TLG-Joint play für Abduktion/Elevation im GHG nach kaudolateral, ab Vorposition 70° Abduktion (◨ Abb. 2.64)

❯ Anwendung bei einer Bewegungseinschränkung der Abduktion bzw. Elevation.

Ziel Erfassung der Qualität der interartikulären Bewegung mit Differenzierung zur osteokinematischen Befundung unter Traktionsstufe 2.

ASTE. Der Patient liegt in Rückenlage.

Ausführung. Der Therapeut steht an der zu behandelnden Seite neben dem Patienten und umgreift im Gabelgriff mit der linken Hand den Oberarm des Patienten möglichst proximal. Seine andere Hand greift ebenfalls im Gabelgriff von kaudal den proximalen Oberarm. Unter Abduktion des rechten Patientenarmes testet der Therapeut die weiterlaufende Bewegung nach kranial und nimmt diese submaximal als Vorposition für den Joint play. Die Fixierung und Variierung der Vorposition wird durch die Fixierung des Patientenarmes zwischen dem Arm des Therapeuten und seinem Oberkörper erreicht und bildet beim Joint play eine Bewegungseinheit. Mit der linken Hand gibt der Therapeut die Bewegungsrichtung entsprechend der Gelenkstellung unter Translationsstufe 2 nach kaudolateral vor. Zum Schluss gibt er einen Überdruck zur Erfassung der Kapselqualität.

❯ **Kompressionsgleiten:** Die kraniale Hand gibt zusätzlich einen medial ausgerichteten Druck in das Gelenk, um degenerative Veränderungen der obersten Knorpelschicht zu testen.
  Approximationsgleiten: Die kaudale Hand gibt dezenten Druck in das Gelenk. Getestet werden synoviale Veränderungen gegenüber dem physiologisch ausgeführten Joint play.

Interpretation. Ob die Resistenz der Kapsel normomobil oder hypomobil ist, zeigt sich durch eine Abduktions-/Elevationseinschränkung des GHG im Seitenvergleich.

▪ **TLG-Mobilisation für Abduktion/Elevation im GHG nach kaudolateral**
Ziel. Translation in die behinderte Gleitrichtung unter VP und Traktionsstufe 3.

ASTE. Der Patient liegt in Rückenlage.

Dosierung
— Rhythmisch 20-mal ausführen. 5 Statisch 30 sec bis 2 min.
— Zum Schluss den Patienten in Abduktion anspannen lassen, um einen Release pain zu verhindern,
— Anschließend sollten passive und aktive Übungen stattfinden, bei denen betont die Osteokinematik und Arthrokinematik über Range of Motion-Training koordiniert werden.

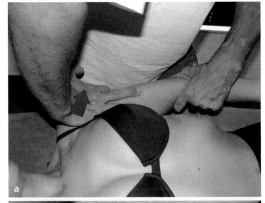

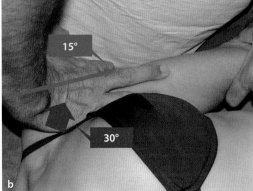

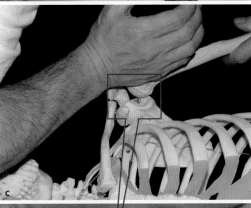

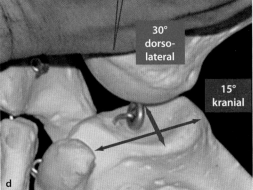

◼ Abb. 2.65a–d TLG-Joint play für Innenrotation oder Flexion im GHG nach dorsolateral, Vorposition Innenrotation oder Flexion, **a, b** Innenrotation links, **c, d** anatomische Orientierung

2.19.3 TLG nach dorsolateral

- TLG-Joint play für Innenrotation oder Flexion im GHG nach dorsolateral, Vorposition Innenrotation oder Flexion (◼ Abb. 2.65)

❯ Anwendung bei Bewegungseinschränkung der Innenrotation und /oder der Flexion.

Ziel. Erfassung der Qualität der interartikuläre Bewegung mit Differenzierung zur osteokinematischen Befundung unter Traktionsstufe 2.

ASTE. Der Patient liegt in Rückenlage.

Ausführung. Die linke Schulter befindet sich im Überhang. Der Therapeut steht an der zu behandelnden Seite neben dem Patienten und umgreift mit der linken Hand den Arm des Patienten. Die rechte Hand des Therapeuten wird von ventral volarwärts so auf das GHG des Patienten gelegt, dass der Kleinfinger des Therapeuten 15° entsprechend der Cavitas glenoidalis nach kaudolateral zeigt, und der Unterarm in 30° aus der sagittalen Ebene zur Medianlinie des Patienten steht. Unter Innenrotation oder Flexion des linken Patientenarmes testet der Therapeut die weiterlaufende Bewegung nach ventromedial und nimmt diese submaximal als Vorposition für den Joint play. Die Fixierung und Variierung der Vorposition wird durch Fixierung des Armes zwischen dem Arm des Therapeuten und seinem Oberkörper erreicht, und bildet beim Joint play eine Bewegungseinheit. Mit der linken Hand gibt der Therapeut unter Abnahme der Eigenschwere und der maximalen Retraktionsfähigkeit des Schultergürtes die Bewegungsrichtung entsprechend der Gelenkstellung unter Translationstufe 2 nach dorsolateral vor. Zum Schluss gibt er einen Überdruck zur Erfassung der Kapselqualität.

❯ Kompressionsgleiten: Über die Bewegungseinheit Oberkörper und Oberschenkel wird ein zusätzlich medial ausgerichteter Druck in das Gelenk gegeben, um degenerative Veränderung der obersten Knorpelschicht zu testen.
 Approximationsgleiten: Über die Bewegungseinheit Oberkörper und Oberschenkel wird ein zusätzlicher, dezenter, nach medial ausgerichteter Druck in das Gelenk gegeben. Getestet werden synoviale Veränderungen gegenüber dem physiologisch ausgeführten Joint play.

Interpretation. Ob die Resistenz der Kapsel normomobil oder hypomobil ist, zeigt sich durch eine Innenrotations-Elevationseinschränkung des GHG im Seitenvergleich.

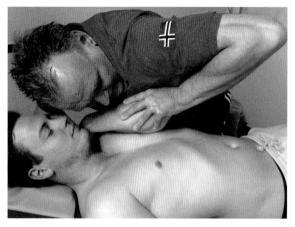

◧ **Abb. 2.66** Flexion unter 90°: ASTE RL. Der Oberarm ist in der individuellen Flexionseinschränkung und 30° Adduktionsstellung. Der Schub geht nach dorsolateral. Die proximale Hand fixiert die Schulter und die distale Hand gibt Schub.

- TLG-Mobilisation für Innenrotation oder Flexion im GHG nach dorsolateral, Vorposition Innenrotation oder Flexion (◧ Abb. 2.66)

Ziel. Translation in die behinderte Nebenbewegung Innenrotation unter Traktionsstufe 3.

Ausführung. Die Ausführung entspricht der des Joint play in Innenrotation oder Flexion, nur unter Translationsstufe 3.

Dosierung
- Rhythmisch 20-mal ausführen.
- Statisch 30 sec bis 2 min.
- Zum Schluss den Patienten in Retraktion anspannen lassen, um einen Release pain zu verhindern.
- Anschließend sollten passive und aktive Übungen stattfinden, bei denen betont die Osteokinematik und Arthrokinematik über Range of Motion-Training koordiniert werden.

2.19.4 TLG nach anteromedial

- TLG-Joint play für Außenrotation oder Extension im GHG nach ventromedial, Vorposition Außenrotation oder Extension (◧ Abb. 2.67a–d)

❯ **Anwendung bei einer Bewegungseinschränkung der Außenrotation und/oder der Extension**

Ziel. Interartikuläre Qualität – Differenzierung zur osteokinematischen Befundung unter Translationsstufe 2.

ASTE. Der Patient liegt in Bauchlage.

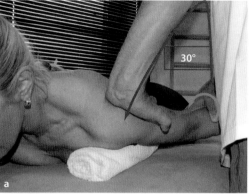

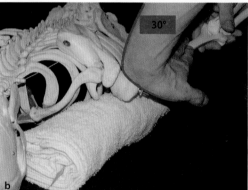

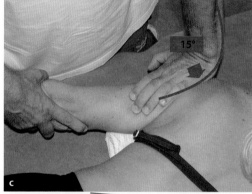

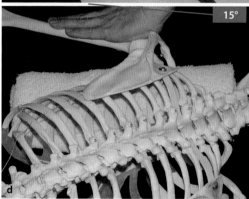

◧ **Abb. 2.67a–d** TLG-Joint play für Außenrotation oder Extension im GHG nach ventromedial, Vorposition Außenrotation oder Extension, hier Außenrotation links. **a** Kraniale Ansicht, **b** anatomische Orientierung, **c** dorsale Ansicht, **d** anatomische Orientierung

Ausführung. Der Therapeut steht an der zu behandelnden Seite neben dem Patienten. Die linke Schulter befindet sich im Überhang und ist mit einem Sandsack unter dem Processus coracoideus gegen die Protraktion widerlagert. Unter Außenrotation oder Extension des linken Armes des Patienten testet der Therapeut die weiterlaufende Bewegung nach ventromedial und nimmt diese submaximal als Vorposition für den Joint play. Der Arm des Patienten wird in Vorposition Außenrotation oder Extension parallel zum Körper mit der kaudalen rechten Hand des Therapeuten fixiert. Die linke Hand des Therapeuten wird von dorsal möglichst proximal am Humerus angelegt, so dass die Kleinfingerseite 15° nach kaudolateral zeigt. Der kraniale Arm ist 30° zum Patienten abduziert.

Die Fixierung und Variierung der Vorposition bildet beim Joint play eine Bewegungseinheit. Mit der linken Hand gibt der Therapeut unter Abnahme der Eigenschwere und der maximalen Protraktionsfähigkeit des Schultergürtels die Bewegungsrichtung entsprechend der Gelenkstellung unter Translationsstufe 2 nach ventromedial vor. Zum Schluss gibt er einen Überdruck zur Erfassung der Kapselqualität.

❯ **Kompressionsgleiten:** Über die linke Hand des Therapeuten wird ein zusätzlich nach medial ausgerichteter Druck in das Gelenk gegeben, um degenerative Veränderung der obersten Knorpelschicht zu testen.
Approximationsgleiten: Über die linke Hand des Therapeuten wird ein zusätzlich nach medial ausgerichteter, dezenter Druck in das Gelenk gegeben. Getestet werden synoviale Veränderungen gegenüber dem physiologisch ausgeführten Joint play.

Interpretation. Ob die Resistenz der Kapsel normomobil, hypermobil oder hypomobil ist, zeigt sich durch eine Außenrotations- oder Extensionseinschränkung des GHG im Seitenvergleich.

- **TLG-Mobilisation für die Außenrotation im GHG nach ventromedial, Vorposition Außenrotation oder Extension**

Ziel. Translation in die behinderte Gleitrichtung unter VP und Translationsstufe 3.

Ausführung. Die Ausführung entspricht der des Joint play (◨ Abb. 2.67), nur unter Translationsstufe 3.

Dosierung
- Rhythmisch 15- bis 20-mal ausführen.
- Statisch 30 sec bis 2 min.
- Zum Schluss immer den Patienten in die frei gemachte Bewegungsrichtung anspannen lassen, um einen Release pain zu verhindern.

- Anschließend sollten passive und aktive Übungen stattfinden, bei denen betont die Osteokinematik und Arthrokinematik über Range of Motion-Training koordiniert werden.

- **Flexionsbehandlung unter 90° GHG (◨ Abb. 2.67e)**
ASTE. Rückenlage. Hand ruht auf gleicher Schulter. Einstellung an Flexionsgrenze. Dann 10° Rücknahme und 30° Adduktion in der Schulter (parallel der Pfanne). Schub nach dorsolateral bei fixiertem Schultergürtel.

2.19.5 Schonende Techniken zwischen 90° und 160° über den konkaven Partner

- **TLG-Mobilisation für Flexion/Abduktion/Elevation bei Vorposition 90° bis ca. 160° Flexion, Abduktion, Elevation über den konkaven Gelenkpartner (◨ Abb. 2.68)**

❯ Anwendung bei einer Bewegungseinschränkung der Flexion, Abduktion und Elevation ab 90–160°.

Ziel. Translation in die behinderte Gleitrichtung unter Translationsstufe 3 am konkaven Partner.

ASTE. Der Patient liegt in Bauchlage.

Ausführung. Der linke Arm des Patienten befindet sich im Überhang. Der Therapeut sitzt neben dem Patienten an der zu behandelnden Seite. Der Arm wird in Flexion, Abduktion und Elevation vorpositioniert, wobei die Vorposition durch Ablegen des Patientenarmes auf den Oberschenkel des Therapeuten gehalten wird. Die kraniale Hand des Therapeuten modelliert sich so proximal wie möglich an den Humerus an, nimmt den Weichteilslack heraus und widerlagert. Mit der kaudalen Hand modelliert sich der Therapeut mit der Basis des Thenar und Hypothenar an die Margo lateralis, nimmt ebenfalls den Weichteilslack heraus, und bewegt die Skapula nach kraniomedial.

Dosierung
- Rhythmisch 20-mal ausführen.
- Statisch 30 sec bis 2 min.
- Zum Schluss den Patienten in Flexion/Abduktion oder Elevation anspannen lassen, um einen Release pain zu verhindern.
- Anschließend sollten passive und aktive Übungen stattfinden, bei denen betont die Osteokinematik und Arthrokinematik über Range of Motion-Training koordiniert werden.

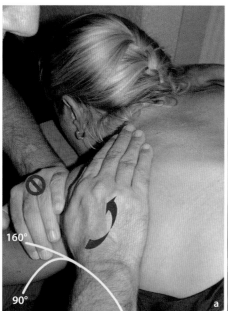

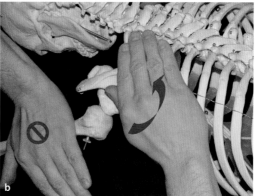

■ **Abb. 2.68a,b a** TLG-Mobilisation für Flexion/Abduktion/Elevation bei Vorposition 90° bis ca. 160° Flexion, Abduktion, Elevation über den konkaven Gelenkpartner in der geschlossenen Kette nach dorsomedial/caudolateral, hier Mobilisation der Flexion/Elevation links. **b** Anatomische Orientierung

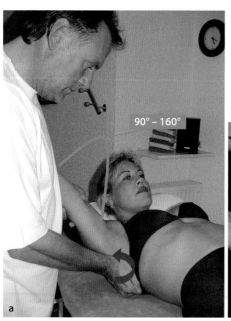

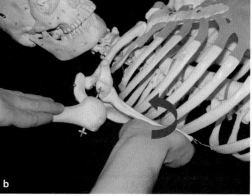

■ **Abb. 2.69a,b a** Alternative Technik für Flexion/Abduktion/Elevation bei Vorposition ab 110° bis ca. 160° Flexion/Abduktion/Elevation über den konkaven Gelenkpartner in der geschlossenen Kette nach dorsolateral/ventrokaudal, hier Mobilisation Flexion/Elevation links. **b** Anatomische Orientierung

- **Alternative Technik für Flexion/Abduktion/Elevation bei Vorposition ab 110° bis ca. 160° Flexion/Abduktion/Elevation über den konkaven Gelenkpartner (■ Abb. 2.69)**

ASTE. Der Patient liegt in Rückenlage

Ausführung. Der Therapeut steht seitlich neben dem Patienten an der zu behandelnden Seite. Der Arm wird in Flexion, Abduktion und Elevation vorpositioniert, wobei die Vorposition durch Schienung des Patientenarmes mit dem kranialen Arm des Therapeuten gehalten wird. Es sollte kein Zug am Arm ausgeübt werden, sondern nur die Eigenschwere abgenommen werden. Mit der kaudalen Hand modelliert sich der Therapeut mit der Basis des Thenar und Hypothenar an die Margo lateralis, nimmt den Weichteilslack heraus und bewegt die Skapula bei fixiertem GHG bogenförmig nach kraniomedial.

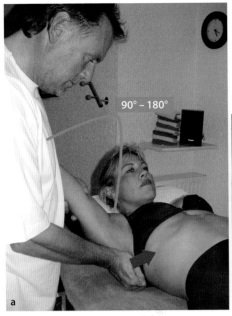

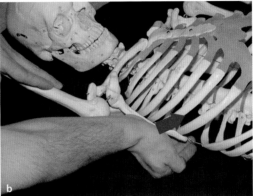

◨ **Abb. 2.70a,b** **a** Dehnung des Recessus axillaris bei ventrolateralem Elevations-/ Abduktionsschmerz unter Vorposition 90° bis ca. 180° Abduktion/Elevation nach ventrolateral, rechts. **b** Anatomische Orientierung

■ Dehnung des Recessus axillaris bei ventrolateraler Elevations-/Abduktionshypomobilität unter Vorposition 90° bis ca. 180° Abduktion/Elevation nach ventrolateral (◨ Abb. 2.70)

❯ Anwendung bei einer Bewegungseinschränkung der Abduktion und Elevation ab 90° bis 180° bei dorsokaudaler Hypomobilität.

Ziel. Dehnung des Recessus axillaris bei Vorposition Abduktion und Elevation.

ASTE. Der Patient liegt in Rückenlage.

Ausführung. Der Therapeut steht seitlich neben dem Patienten an der zu behandelnden Seite. Der Arm wird in Abduktion und Elevation vorpositioniert, wobei die Vorposition durch Schienung des Patientenarms mit dem kranialen Arm des Therapeuten gehalten wird. Mit der kaudalen Hand modelliert sich der Therapeut mit der Basis des Thenar und Hypothenar an die Margo lateralis, nimmt den Weichteil-Slack heraus und bewegt die Skapula nach dorsal-kaudal-medial.

Dosierung
▬ Rhythmisch 20-mal ausführen.
▬ Statisch 30 sec bis 2 min.
▬ Zum Schluss den Patienten in Abduktion/Elevation anspannen lassen, um einen Release pain zu verhindern.
▬ Anschließend sollten passive und aktive Übungen stattfinden, bei denen betont die Osteokinematik und

Arthrokinematik über Range of Motion-Training koordiniert werden.

2.19.6 Endgradige Techniken zwischen 160° und 180° über den konvexen Partner für das GHG

Bei den endgradigen Techniken stehen drei Ausgangsstellungen zur Verfügung, um individuell auf die Konstitution des Patienten einzugehen:
▬ Bauchlage,
▬ Rückenlage und
▬ Sitz.

❯ Aus allen drei Ausgangsstellungen kann der Therapeut eine ventrolaterale oder dorsolaterale Kapselrestriktion betonen.

■ Endgradige Mobilisation in Rückenlage (◨ Abb. 2.71)

ASTE. Der Patient liegt in Rückenlage.

Ausführung. Der Therapeut steht kopfseitig neben dem Patienten an der zu behandelnden Seite. Die rechte Skapula wird mit einem Sandsack widerlagert. Der Arm des Patienten wird in Elevation vorpositioniert, wobei die Vorposition durch Einklemmen des Patientenarmes zwischen der kranialen Hand und dem Thorax des Therapeuten gehalten wird. Mit beiden Händen modelliert sich der Therapeut mit dem Metacarpale 2 senkrecht der Spina

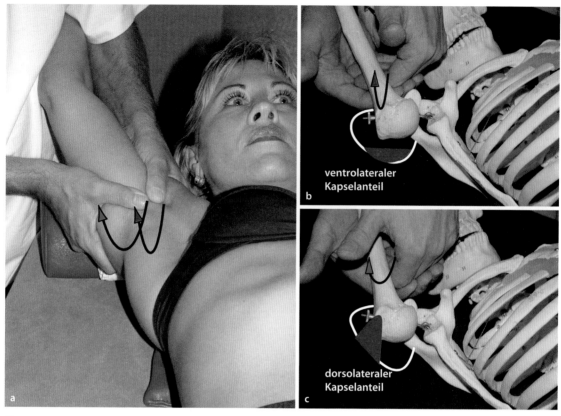

☐ Abb. 2.71a–c Für Flexion/Abduktion/Elevation. **a** Endgradige Mobilisation in Rückenlage, rechts. **b** Anatomische Orientierung ventral lateral. **c** Anatomische Orientierung dorsal lateral

scapulae möglichst proximal an den Humerus an und führt unter Abnahme des Weichteilslack eine Art »Löffelbewegung« in die vorgegebene Bewegungsrichtung unter Translationsstufe 2 bzw.3. aus. Am Ende der vorgegebenen Schubrichtung gibt der Therapeut beim Joint play einen Überdruck.

> Bei V.a. Abduktions-Elevationseinschränkung wird ein TLG nach ventrolateral-kaudal ausgeführt. Bei V.a. Flexions-Elevationseinschränkung wird ein TLG nach dorsolateral-kaudal ausgeführt.

- Alternative: endgradige Mobilisation im Sitz (☐ Abb. 2.72)

> Die Ausführung im Sitzen ist sinnvoll bei Patienten mit Rundrücken oder Morbus Bechterew.

ASTE. Der Patient sitzt.

Ausführung. Der Therapeut steht hinter dem Patienten an der zu behandelnden Seite. Der Arm wird in Elevation vorpositioniert, wobei die Vorposition durch Umgreifen mit der rechten Hand gehalten wird. Der Therapeut modelliert

seine linke Hand im Gabelgriff medialseitig distal des Akromions an und gibt die Bewegungsrichtung unter Translationsstufe 2 bzw. 3 mit der linken Hand vor. Am Ende der vorgegebenen Schubrichtung gibt der Therapeut einen Überdruck.

> Bei V.a. Abduktions-Elevationseinschränkung wird ein TLG nach ventrolateral-kaudal ausgeführt. Bei V.a. Flexions-Elevationseinschränkung wird ein TLG nach dorsolateral-kaudal ausgeführt.

2.20   Stabilisation des Schultergelenkes

2.20.1 Pathomechanismus einer Instabilität

> Bei den Schulterbehandlungen treten erheblich öfter **Instabilitäten** auf als Hypomobilitäten, die fast ausschließlich aus einem Impingement und einer Frozen shoulder bestehen.

Eine **Instabilität des SCG** kommt häufig vor und ist aus manualtherapeutischer Sicht nicht zu stabilisieren. Bei der

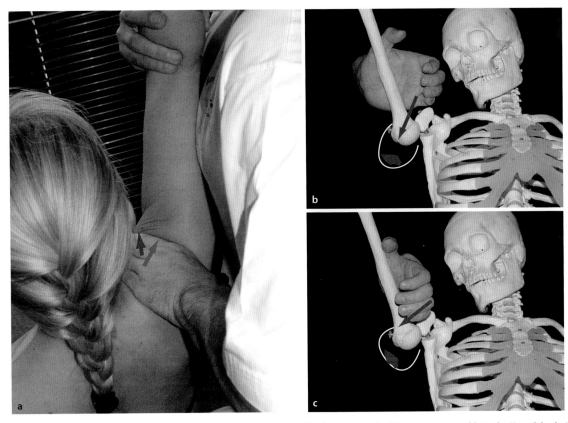

◻ Abb. 2.72a–c a Alternative der endgradigen Mobilisation im Sitz, rechts. **b** Anatomische Orientierung ventral-lateraler Kapselabschnitt. **c** Anatomische Orientierung dorsal-lateraler Kapselabschnitt

seltenen **Instabilität des ACG** (primär bei Tossy-Verletzungen) besteht lediglich die Möglichkeit, über Verbesserungen der Adhäsion eine Teilstabilität zu erreichen. Die häufige **Instabilität des GHG** lässt sich aufgrund der passiven und aktiven Stabilisationsmöglichkeiten gut manualtherapeutisch behandeln.

▪ **Pathomechanismen**

Mögliche Pathomechanismen von Instabilitäten sind:
- degenerative Veränderungen,
- Verödungen von Bursen,
- Bänderlaxizität,
- Hebeln durch statische Veränderungen,
- Frakturen,
- Luxationen,
- Kapseldehnungen durch Wurfsportarten,
- Labrumverletzungen mit folgendem Adhäsionsverlust,
- Nervenläsionen mit Aufhebung oder Reduzierung von Zentrierungseigenschaften, sowie
- eine Protraktionsstellung der Skapula, mit einer daraus entstehenden Ventralisierung des Humeruskopfes,
- Missverhältnis zwischen osteokinematischer und arthokinematischer Muskulatur.

▪ **Anamnese**

Die Zeichen einer Instabilität bestehen darin, dass der Patient Probleme angibt z. B.
- beim An- und Ausziehen der Oberbekleidung,
- beim Zähne putzen,
- beim Kämmen oder Frisieren,
- beim Blumengießen,
- beim Heben des gestreckten Armes und
- beim Anlegen des Gurtes im Auto.

Eine vergrößerte Bewegungsamplitude und schnelle Bewegungen bedeuten eine exzentrische Belastung, die ein nicht optimal zentriertes Gelenk nicht gewähren kann.

Als unkompliziert werden z. B. empfunden:
- das An- und Ausziehen der Unterbekleidung,
- Kaffee eingießen sowie
- das Tragen der Hände in den Hosentaschen.

Aufgrund der sich bildenden Chondromalazie hat der Patient zunehmend Probleme, nicht auf der betroffenen Schulter liegen zu können.

- **Symptome der Instabilität**

Durch die Verkleinerung des ventralen Aspektes kommt es zu

- Protraktion der Schulter mit antagonistischer Gegensteuerung des M. trapezius,
- Überbelastung mit Schmerzen der ventralen aktiven und passiven Strukturen,
- einem gestörten Rotatorenintervall,
- fehlender Zentrierung des Humeruskopfes (der Kopf steht ventral),
- einer Qualitätsabnahme der Synovia,
- Druck des Humeruskopfes auf den Plexus brachialis,
- einer Außenrotationseinschränkung, da der Humeruskopf schon ventral steht,
- Schnappgeräuschen aufgrund schlechter Synovia,
- meist Ausweichbewegung bei aktivem Test beim Rückweg aus Elevationsbewegung (Exzentrikverlust),
- Kraftverlust beim Widerstandstest.

Druckdolent sind oft die Bursa subtendinea und der M. subscapularis durch Raumenge. **Wechselnde Schmerzen** nach der Bewegung zeugen von vorhandenen Labrumschäden. Bei der passiven Außenrotationstestung bremst der Patient selbst die Bewegung ab, da er keine anatomische ventrale Tonuserhöhung durch die Rami articulares hat.

> ❯ Die **Schultergelenkkapsel** weist zur Wahrung der dynamischen Stabilität eine **hohe neurale Versorgung** auf, die in einer engen Verbindung zu den umliegenden gelenknahen Muskeln steht. Dies ist notwendig, um eine optimale dynamische Stabilität zu gewährleisten, und gilt in der Manualtherapie als ein Ansatzpunkt für eine artikuläre dynamische Stabilisation.

2.20.2 Differenzierung zwischen leichter Instabilität und schwerer Instabilität

- **Leichte Instabilität**

Eine leichte Instabilität weist **folgende Kriterien** auf:

- Bei der **aktiven Bewegung** sind Extension und Außenrotation schmerzhaft,
- bei der **passiven Bewegung** zeigt sich der Außenrotationsüberdruck sehr schmerzhaft, die Bizepssehne schmerzt in der Enddehnung,
- beim **ROWE-Test** ist der Weg nach ventral vergrößert und im Überdruck schmerzhaft,
- der **abgewandelte ROWE-Test** weist ein verändertes Gleiten mit Swoopings (Schnappen) in Innen- und Außenrotation auf,
- es ist eine **longitudinale Separation** von über 1 cm möglich,

- alle **Widerstandstests** bis auf Adduktion und Extension können positiv sein.

- **Schwere Instabilität**

Eine schwere Instabilität zeigt sich an **folgenden Kriterien:**

- bei der **aktiven Bewegung** ist die Extension schmerzhaft, die Außenrotation ist eingeschränkt,
- bei der **passiven Bewegung** ist die Außenrotation schon vor Bewegungsende schmerzhaft, die Bizepssehne ist schon am Bewegungsende schmerzhaft,
- beim **ROWE-Test** ist der Weg nach ventral aufgehoben, eine Positionierung wird kaum vom Patienten akzeptiert,
- beim **abgewandelten ROWE-Test** ist das Synovialgleiten aufgehoben, es findet nur noch ein Rollen statt; in Innenrotation ist das Synovialgleiten massiv verändert,
- es ist eine **longitudinale Separation** von über 2 cm möglich,
- alle **Widerstandstests** bis auf Adduktion und Extension sind positiv.

2.20.3 Differenzierung zwischen passiver und aktiver Instabilität

- **Passive Instabilität**

Die passive Instabilität resultiert aus einer Konsistenzverschlechterung der Synovia und einem damit verbundenem Adhäsionsverlust.

Ziele der Behandlung
- Über Synovialgleiten und Wärme eine Verbesserung der Synovia erreichen.
- Über Knorpelbelastungstraining und Knorpelmassage die Knorpelbelastbarkeit und belastete Verformung verbessern.

- **Aktive Instabilität**

Die aktive Instabilität resultiert aus einem gestörten Rotatorenintervall.

Ziel der Behandlung. Es ist das Ziel, über eine Anregung der Rami articulares eine Muskelkräftigung und Normalisierung des Rotatorenintervalls zu erreichen.

2.20.4 Behandlungsaufbau Stabilisation

Für die Stabilisation sind folgende **Behandlungsaspekte** wichtig:
- Die Belastungsfähigkeit des Knorpels soll aufgebaut werden,

die Synoviaproduktion soll optimiert werden (Verbesserung der Adhäsion), 5 die Knorpelernährung kann optimiert werden,

die Ansprechbarkeit der neuromuskulären Verbindungen soll eingeleitet werden,

die propriorezeptive Reorganisation soll angesprochen werden,

es sollte eine Harmonisierung des Rotatorenintervalls erfolgen,

die transversale Muskelkette (zentrierende Muskeln) soll aufgebaut werden,

die interskapulären Muskeln sollen zur Positionierung der Cavitas glenoidalis aufgebaut werden.

2.20.5 Behandlungsaufbau: Stabilisation GHG über Knorpelbelastungstraining/ Knorpelgleiten

■ **Knorpelbelastungstraining für das GHG über rotatorische Isometrie (■ Abb. 2.73)**

❯ **Anwendung bei einer ventralen Instabilität des GHG mit nicht belastungsstabilem Knorpel.**

Ziel. Verbesserung der Tragfähigkeit des Knorpels.

❯ **Der Schmerz limitiert die Bewegung.**

ASTE. Der Patient liegt in Rückenlage.

Ausführung. Der Therapeut steht an der zu behandelnden Seite neben dem Patienten. Die linke Schulter befindet sich auf der Bank. Der rechte Arm wird in leichte Flexion gebracht, um den Humeruskopf zu zentrieren, indem am distalen Ende des Humerus ein Sandsack unterlegt wird. Der Therapeut fixiert die Zentrierung und drückt den Humeruskopf bei vorpositionierter Innenrotation in die Cavitas glenoidalis.

Der Patient spannt gegen die fixierende Hand des Therapeuten in Außenrotation (Verstärkung durch die Anspannung in IRO). Die Isometrie wird 1–2 sec gehalten und dann in 10° außenrotierten Abschnitten neu beübt, bis die max. Außenrotation erreicht ist.

Dosierung und Anzahl. 1–2 sec halten, 10 Wiederholungen, dazwischen eine Pause von 90 sec. Die Anzahl der Sätze richtet sich nach der Anzahl der neuen Positionen.

❯ **Eine Steigerung kann aus der Vorposition Extension erfolgen.**

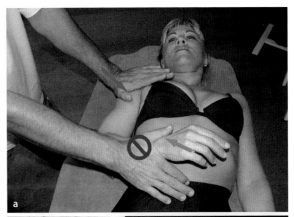

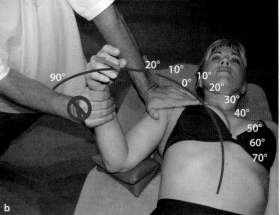

■ **Abb. 2.73a,b** Knorpelbelastungstraining für das GHG über rotatorische Isometrie, rechts. **a** ASTE **b** ESTE

■ **Knorpelbelastungstraining für das GHG über horizontale Abduktion durch den Zugapparat (■ Abb. 2.74)**

❯ **Anwendung bei einer ventralen Instabilität des GHG mit nicht belastungsstabilem Knorpel. Eine passive Zentrierung des Humeruskopfes ist nicht mehr notwendig.**

Ziel. Verbesserung der Tragfähigkeit des Knorpels.

❯ **Der Schmerz limitiert die Bewegung.**

ASTE. Der Patient sitzt.

Ausführung. Der rechte Arm des Patienten wird im GHG 90° flektiert und 45° abduziert, der Ellenbogen ist 10° gebeugt.

Der Patient spannt seine Muskulatur isometrisch durch Zug in die horizontale Abduktion. Die Isometrie wird 1–2 sec gehalten und dann in 10° abduzierten Abschnitten, die über die Rumpfrotation neu positioniert werden, neu beübt, bis ca. 30° transversale Adduktion im Schultergelenk erreicht sind.

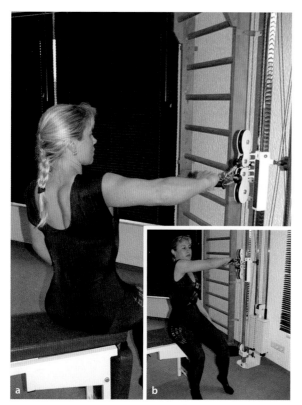

■ **Abb. 2.74a,b** Knorpelbelastungstraining für das GHG über horizontale Abduktion durch den Zugapparat, rechts. **a** ASTE, **b** ESTE

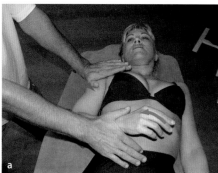

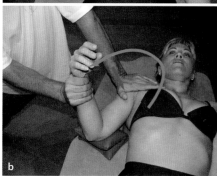

■ **Abb. 2.75a,b** Knorpelgleiten oder Knorpelmassage für das GHG, hier manuell rechtsseitig. **a** ASTE, **b** ESTE

Dosierung und Anzahl. 10 Wiederholungen, 1–2 sec halten, dazwischen eine Pause von 90 sec. Das Gewicht ist hoch, die Anzahl der Sätze richtet sich nach der Anzahl der neuen Positionen.

- **Knorpelgleiten oder Knorpelmassage für das GHG (■ Abb. 2.75)**

❯ **Der Knorpel ist belastungsstabil, zeigt aber Defizite bei der belasteten Verformung. (z. B. nach einem Knorpelbelastungstraining).**

Ziel. Verbesserung der belasteten Verformbarkeit.

❯ **Der Schmerz limitiert die Bewegung.**

ASTE. Der Patient liegt in Rückenlage.

Ausführung. Der Therapeut steht an der zu behandelnden Seite neben dem Patienten. Die linke Schulter befindet sich auf der Bank. Der rechte Arm wird in leichte Flexion gebracht, um den Humeruskopf zu zentrieren, indem am distalen Ende des Humerus ein Sandsack unterlegt wird. Der Therapeut fixiert die Zentrierung und drückt den Humeruskopf bei vorpositionierter Innenrotation dezent in die Cavitas glenoidalis. Der Patient bewegt langsam, mit immer größer werdender Amplitude, den Arm gegen einen leichten Führungswiderstand des Therapeuten von der Außenrotation in die Innenrotation.

Dosierung und Anzahl. 21–30 Wiederholungen, 90 sec Pause bei 3 Serien.

❯ **Eine Steigerung ist möglich durch die Vorposition Extension.**

Tempo 1 – 0 – 1.

- **Knorpelgleiten oder Knorpelmassage für das GHG über transversale horizontale Abduktion durch den Zugapparat (■ Abb. 2.76)**

❯ **Der Knorpel ist belastungsstabil, zeigt aber Defizite bei der belasteten Verformung (z. B. nach dem Knorpelbelastungstraining).**

Ziel. Verbesserung der belasteten Verformbarkeit.

ASTE. Der Patient sitzt.

Ausführung. Der rechte Arm des Patienten wird im GHG 90° flektiert, der Ellenbogen ist 10° gebeugt.

Der Patient führt eine transversale Extension mit gleichzeitiger Rumpfrotation (30°) aus. Die Hand des Patienten liegt dabei in Höhe des Ellenbogens und Schultergelenkes.

Dosierung und Anzahl. 21–30 Wiederholungen, eine Pause von 90 sec. Tempo 1 – 0 – 1.

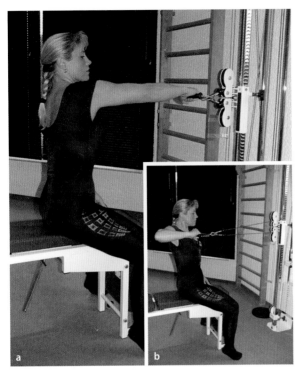

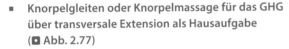

Abb. 2.76a,b Knorpelgleiten oder Knorpelmassage für das GHG über transversale Extension durch den Zugapparat, rechts. **a** ASTE, **b** ESTE

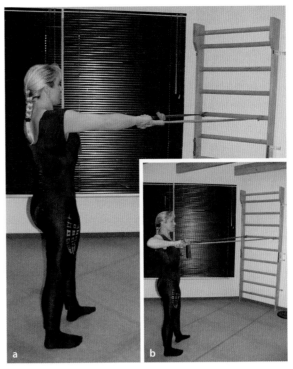

Abb. 2.77a,b Knorpelgleiten oder Knorpelmassage für das GHG über transversale Extension als Hausaufgabe, rechts. **a** ASTE, **b** ESTE

- Knorpelgleiten oder Knorpelmassage für das GHG über transversale Extension als Hausaufgabe (**Abb. 2.77**)

ASTE. Der Patient steht.

Ausführung. Ein Theraband wird in Höhe von Hand – Ellenbogen – Schulter fixiert. Der vordere Fuß wird belastet. Der Patient führt eine transversale Extension aus, wobei die Belastung vom vorderen zum hinteren Fuß verschoben wird. Die Bewegung wird begleitet durch eine Rumpfrotation von 30°.

Dosierung und Anzahl. 21–30 Wiederholungen, eine Pause von 90 sec. Insgesamt 3–4 Serien. Tempo 1 – 0 – 1.

2.20.6 Neurogenes Training der Rami articulares nach Streeck

Durch die neurogene Anregung der Rami articulares des Schultergelenkes sollen die exzentrisch dynamische Stabilität und die Ansprache auf Zugbelastungen verbessert werden. Das Exzentriktraining beginnt in kleiner Amplitude und endet mit einer immer größer werdenden Amplitude.

- Neurogenes Training für die Rami articulares dorsales des N. axillaris, GHG (**Abb. 2.78**)

> Voraussetzung für das Training ist die Belastungsfähigkeit und belastete Verformbarkeit des Knorpels. Limitiert werden die Intensität und das Bewegungsausmaß durch den Schmerz.

Ziel. Verbesserung der dynamischen, antagonistischen, neuralen Reaktion über ein exzentrisches Training des M. teres minor.

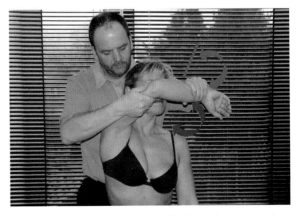

Abb. 2.78 Neurogenes Training für die Rami articulares dorsales des N. axillaris für das GHG, rechts

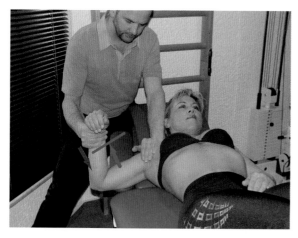

■ **Abb. 2.79** Neurogenes Training für die Rami articulares des N. suprascapularis für das GHG, rechts

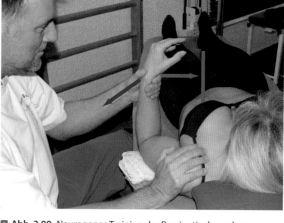

■ **Abb. 2.80** Neurogenes Training der Rami articulares des N. subscapularis für das GHG, links

ASTE. Der Patient sitzt seitlich zum Kabelzug.

Ausführung. Der Therapeut steht hinter dem Patienten, umfasst mit seiner rechten Hand distal den Oberarm und mit seiner linken Hand distal den Unterarm des Patienten. Der Therapeut führt den Arm des Patienten in ca. 30° Flexion. Der Ellenbogen des Patienten wird 90° gebeugt. Der Patient spannt in Außenrotationsbewegung an und lässt bei gleich bleibender Spannung den Arm vom Therapeuten in Innenrotation bewegen.

Anzahl und Dosierung. 10 Wiederholungen und 30 sec Pause. Exzentrikrichtlinien, d. h. 12 Wiederholungen, 3 sec Ablassen – 10 Wiederholungen, 4 sec Ablassen – 8 Wiederholung, 5 sec Ablassen und 2 min Pause.

- **Neurogenes Training für die Rami articulares des N. suprascapularis, GHG (■ Abb. 2.79)**

❯ **Voraussetzung für das Training ist die Belastungsfähigkeit und belastete Verformbarkeit des Knorpels. Limitiert werden die Intensität und das Bewegungsausmaß durch den Schmerz.**

Ziel. Verbesserung der dynamischen, antagonistischen, neuralen Reaktion über ein exzentrisches Training des M. infraspinatus.

ASTE. Der Patient liegt in Rückenlage.

Ausführung. Der Ellenbogen des Patienten liegt im Überhang. Der Therapeut fixiert mit seiner linken Hand den Oberarm proximal, mit seiner rechten Hand umfasst er distal den in Pronation liegenden Unterarm. Der Patient spannt in Außenrotationsbewegung an und lässt bei gleich

bleibender Spannung den Arm vom Therapeuten in Innenrotation bewegen.

Anzahl und Dosierung. 10 Wiederholungen und 30 sec Pause. Exzentrikrichtlinien, d. h. 12 Wiederholungen, 3 sec Ablassen – 10 Wiederholungen, 4 sec Ablassen – 8 Wiederholung, 5 sec Ablassen und 2 min Pause.

- **Neurogenes Training der Rami articulares des N. subscapularis für das GHG (■ Abb. 2.80)**

❯ **Voraussetzung für das Training ist die Belastungsfähigkeit und belastete Verformbarkeit des Knorpels. Limitiert werden die Intensität und das Bewegungsausmaß durch den Schmerz.**

Ziel. Verbesserung der exzentrischen Muskelspannung des M. subscapularis.

ASTE. Der Patient liegt in Rückenlage.

Ausführung. Der Oberarm des Patienten wird soweit unterlagert, bis er parallel zum Rumpf liegt. Die proximale Hand des Therapeuten fixiert das Caput humeri in der Cavitas glenoidalis, die distale Hand fixiert den Unterarm handgelenksnah bei 90° flektiertem Ellenbogen. Der Patient spannt in Innenrotation an und lässt bei gleich bleibender Spannung den Arm in Außenrotation ziehen.

Anzahl und Dosierung. 10 Wiederholungen und 30 sec Pause. Exzentrikrichtlinien, d. h. 12 Wiederholungen, 3 sec Ablassen – 10 Wiederholungen, 4 sec Ablassen – 8 Wiederholung, 5 sec Ablassen und 2 min Pause.

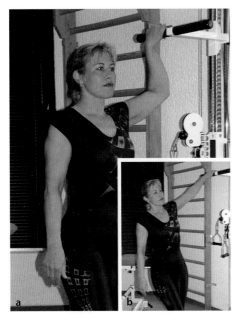

Abb. 2.81a,b Allgemeines neurogenes Training der Rami articulares des GHG, links. **a** ASTE, **b** ESTE

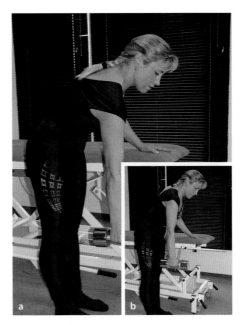

Abb. 2.82a,b Allgemeines neurogenes Training der Rami articulares des GHG, rechts. **a** ASTE, **b** ESTE

■ **Allgemeines neurogenes Training der Rami articulares des GHG (▣ Abb. 2.81)**

❯ **Voraussetzung für das Training ist die Belastungsfähigkeit und belastete Verformbarkeit des Knorpels. Limitiert werden die Intensität und das Bewegungsausmaß durch den Schmerz.**

Ziel. Das neurogene Ansprechverhalten aller Rami articulares soll verbessert werden.

ASTE. Der Patient steht.

Ausführung. Der Patient hält sich seitlich an der Sprossenwand fest und hebt das von der Sprossenwand entfernte Bein (hier rechts) vom Boden ab. Dadurch entsteht ein Trainingsreiz im GHG. Der Traktionsreiz auf die Rami articulares wird durch unterschiedliche Fixierungen an den Sprossen variiert.

Anzahl und Dosierung. 30 sec Traktion, 30 sec Pause, davon 4–6 Serien. In der Pause kann der Patient allgemeine aktive Bewegungen der Schulter durchführen.

■ **Allgemeines neurogenes Training der Rami articulares des GHG (▣ Abb. 2.82 a, b)**

❯ **Voraussetzung für das Training ist die Belastungsfähigkeit und belastete Verformbarkeit des Knorpels. Limitiert wird die Intensität und das Bewegungsausmaß durch den Schmerz.**

Ziel. Das neurogene Ansprechverhalten aller Rami articulares soll verbessert werden.

ASTE. Der Patient steht.

Ausführung. Der Patient steht in Rumpfflexion, die durch die nicht trainierende Seite fixiert wird. In seiner rechten Hand hält der Patient eine mindestens 3 kg schwere Hantel. Ohne die Armhaltung oder die Flexionsstellung des Rumpfes zu verändern retrahiert der Patient seine Skapula. Der Traktionsreiz auf die Rami articulares wird durch unterschiedliche Rumpfflexionsstellungen immer wieder verändert.

Anzahl und Dosierung. 10 Wiederholungen, 60 sec Pause, davon 4–6 Serien. In der Pause kann der Patient allgemeine aktive Bewegungen der Schulter durchführen.

2.20.7 Muskelaufbautraining für das GHG bei ventraler Instabilität

■ **Muskelaufbautraining unspezifisch: »Front press« (▣ Abb. 2.83)**

❯ **Anwendung bei ventraler Instabilität, Zustand nach Ansprache der Rami articulares.**

Ziel. Schonende Ansprache der ventralen Schultermuskulatur durch eindimensionales unspezifisches Beüben.

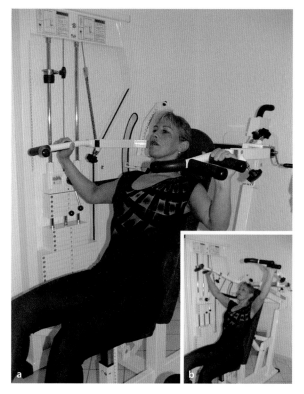

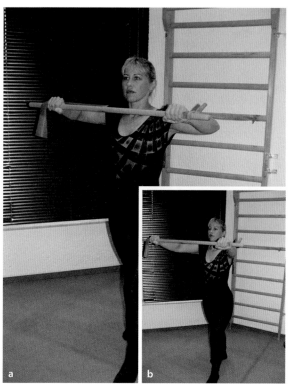

■ **Abb. 2.83a,b** Muskelaufbautraining unspezifisch, hier Frontpress. **a** ASTE, **b** ESTE

■ **Abb. 2.84a,b** Muskelaufbautraining unspezifisch, hier Hausaufgabe mit dem Theraband. **a** ASTE, **b** ESTE

ASTE. Der Patient sitzt.

Ausführung. Die Griffhaltung sollte für den Patienten deutlich mehr als schulterbreit sein. Die ventrale Muskulatur muss noch unter Spannung stehen. Der Patient drückt die Hebearme nach oben, wobei die Belastung stets in der ventralen Schultermuskulatur zu spüren sein soll. Die Ellenbogen werden nicht vollständig gestreckt.

Dosierung und Anzahl. 21–30 Wiederholungen, eine Pause von 60–90 sec, bei 3–4 Serien, Tempo 1 – 0 – 1.

❯ Eine Steigerungsmöglichkeit der ventralen Belastung stellt die steilere Rückenstellung dar.

Muskelaufbautraining unspezifisch, Hausaufgabe mit dem Theraband (■ Abb. 2.84)

❯ Anwendung bei ventraler Instabilität, Zustand nach Ansprache der Rami articulares.

Ziel. Schonende Ansprache der ventralen Schultermuskulatur durch unspezifisches Beüben.

ASTE. Der Patient steht. Er umfasst mit beiden Händen einen Stab, an dem das Theraband festgebunden ist.

Ausführung. Die Griffhaltung sollte für den Patienten deutlich mehr als schulterbreit sein. Das Theraband wird in Schulterhöhe hinter dem Patienten fixiert. Die Arme befinden sich in 90° Abduktion und 90° Ellenbogenflexion. Das Gewicht des Rumpfes ist auf dem hinteren Fuß. Die ventrale Muskulatur muss unter Spannung stehen. Der Patient drückt den Stab nach vorne, so dass 90° Flexion und 30° Abduktion im Schultergelenk entstehen. Die Ellenbogen werden nicht vollständig gestreckt.

Dosierung und Anzahl. 21–30 Wiederholungen, eine Pause von 90 sec, davon 3–4 Serien, Tempo 1 – 0 – 1.

■ **Muskelaufbautraining mehrfachzielgerichtet, »Kurzhantel drücken«** (■ Abb. 2.85)

❯ Anwendung bei ventraler Instabilität.

Ziel. Ansprache der ventralen Schultermuskulatur durch dreidimensionales, mehrfachzielgerichtetes, koordinatives anspruchsvolles Beüben.

ASTE. Der Patient sitzt.

Ausführung. Das Rückenteil der Bank ist in 50–60° Neigung eingestellt. Die Arme sind 80° abduziert und maxi-

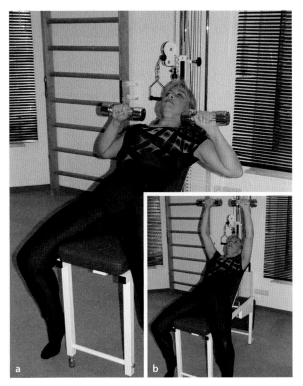

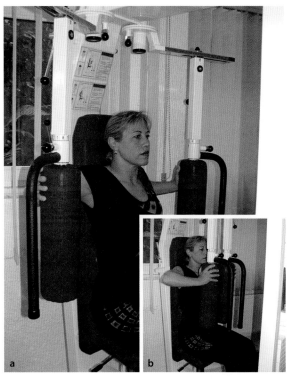

◨ **Abb. 2.85a,b** Muskelaufbautraining mehrfachzielgerichtet »Kurzhantel drucken«. **a** ASTE, **b** ESTE

◨ **Abb. 2.86a,b** Muskelaufbautraining mehrfachzielgerichtet, an der Butterflymaschine. **a** ASTE, **b** ESTE

mal im Ellenbogengelenk gebeugt. Die Unterarme befinden sich in Pronationsstellung. Die ventrale Muskulatur muss unter Spannung stehen. Der Patient drückt mit beiden Armen gleichmäßig die Hanteln nach oben, wobei die Belastung stets in der ventralen Schultermuskulatur zu spüren sein muss. Die Ellenbogen werden nicht vollständig gestreckt.

Dosierung und Anzahl. 21–30 Wiederholungen, eine Pause von 60–90 sec, 3–4 Serien, Tempo 1 – 0 – 1.

❯ Eine Steigerung der ventralen Belastung kann durch eine steilere Rückenstellung Richtung 90° in Schritten von je 10° erfolgen.

▪ Muskelaufbautraining mehrfachzielgerichtet, an der »Butterflymaschine« (◨ Abb. 2.86)

❯ Anwendung bei ventraler Instabilität.

Ziel. Ansprache der ventralen Schultermuskulatur durch eindimensionales, mehrfachzielgerichtetes und koordinatives Beüben.

ASTE. Der Patient sitzt.

Ausführung. Das Rückenteil der Bank ist 70–80° geneigt. Die Arme sind 90° abduziert und 90° im Ellenbogengelenk gebeugt. Die Hände umfassen die Polster. Schulter, Ellenbogen und Hand befinden sich auf einer horizontalen Linie. Die ventrale Muskulatur muss unter Spannung stehen. Der Patient drückt mit beiden Armen gleichmäßig die Hebelarme bis zur Annäherung der Polster nach vorne, wobei die Linie von Schulter, Ellenbogen und Hand gehalten wird, und die Belastung stets in der ventralen Schultermuskulatur zu spüren sein muss.

Dosierung und Anzahl. 21–30 Wiederholungen, eine Pause von 60–90 sec, 3–4 Serien, Tempo 1 – 0 – 1.

❯ Eine Steigerung der ventralen Belastung kann durch eine steilere Einstellung des Rückenteils Richtung 90° und durch die Betonung des Weges von der ESTE in die ASTE erfolgen.

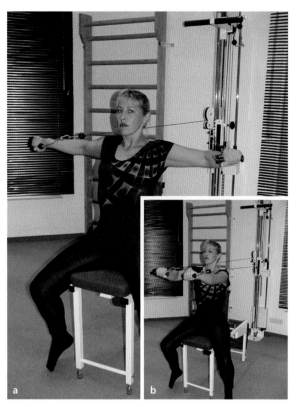

◘ Abb. 2.87a,b Muskelaufbautraining mehrfachzielgerichtet, »Flys am Kabelzug«. **a** ASTE, **b** ESTE

2.21 Sportspezifisches Rehabilitationstraining

Voraussetzung für ein sportbezogenes Rehabilitationstraining ist ein volles Bewegungsausmaß und die Basis von Koordination, Flexibilität und Kraft. Das Ziel ist, eine funktionelle, konditionelle Wechselwirkung zwischen den beteiligten Schultergürtelgelenken zu erzielen und dabei die **verletzte Struktur** besonders zu betonen. Das Gleichgewicht zwischen den Muskeln ist die Voraussetzung einer Kräfteaufteilung, die sportspezifische Schwerpunkte und betonte Kontraktionsformen haben kann.

Ein sportspezifisches Training kann ebenso auf **belastungsbetonte Berufe** umgesetzt werden, wobei beim arbeitsspezifischen Rehabilitationstraining entsprechende Vorpositionen eingenommen werden müssen.

Im folgenden Beispiel wird nur ein Teil einer Behandlungsform angesprochen und dargestellt. Entsprechend der Technik des Sportlers müssen die Übungen modifiziert werden. Für den Schultergürtel wird hier als Beispiel der Boxsport ausgewählt, als Anregung für den möglichen Verlauf des **Übergangs von der physiotherapeutischen Behandlung zum sportspezifischen Training.** Je nach Sportart ist dieses sportspezifische Training den speziellen Anforderungsprofilen anzupassen. Zum **Aufwärmen** bietet es sich an, im Stand mit leichten Kurzhanteln horizontale und vertikale Schwimmbewegungen zu simulieren.

- **Muskelaufbautraining mehrfachzielgerichtet, »Flys am Kabelzug«** (◘ Abb. 2.87)

❯❯ **Anwendung bei ventraler Instabilität.**

Ziel. Ansprache der ventralen Schultermuskulatur durch dreidimensionales, mehrfachzielgerichtetes koordinatives Beüben.

ASTE. Der Patient sitzt.

Ausführung. Das Rückenteil der Bank stabilisiert den Oberkörper des Patienten. Die Arme sind 90° abduziert, die Unterarme in Pronation. Das Ellenbogengelenk ist leicht gebeugt. Die ventrale Muskulatur muss unter Spannung stehen. Der Patient drückt mit beiden Armen gleichmäßig die Seilgriffe in 90° anteriore Flexionsstellung, wobei die Bewegung nur aus den Armen erfolgt. Die Ellenbogen werden nicht vollständig gestreckt.

Dosierung und Anzahl. 21–30 Wiederholungen, eine Pause von 60–90 sec, 3–4 Serien, Tempo 1 – 0 – 1.

❯❯ **Eine Steigerung der ventralen Belastung kann durch Supination der Unterarme erreicht werden.**

Manuelle Therapie und Rehabilitation am Ellenbogen

Uwe Streeck, Jürgen Focke, Claus Melzer, Jesko Streeck

U. Streeck et al., *Manuelle Therapie und komplexe Rehabilitation*,
DOI 10.1007/978-3-662-48803-4_3, © Springer-Verlag Berlin Heidelberg 2017

3.1 Einleitung

Der Ellenbogen muss im Zusammenhang mit dem proximalen Glenohumeralgelenk und der HWS einerseits und den distalen Gelenken, der Articulatio radiocarpalis und intercarpalis andererseits beurteilt werden, da er mittig liegt und aus beiden Richtungen beeinflusst werden kann.

Das Ellenbogengelenk (Articulatio cubiti) setzt sich zusammen aus:
- dem Humeroulnargelenk (HUG),
- dem Humeroradialgelenk (HRG) und
- dem proximalen Radioulnargelenk (PRUG).

Biomechanisch gesehen ist es ein kompliziert aufgebautes Gelenk, das schon durch seine biomechanische ossäre Vorgabe optimale feinmotorische Bewegungen ermöglicht.

Die Hand mit der für sie charakteristischen feinmotorischen »Fingerfertigkeit« ist auf eine optimale Biomechanik des Ellenbogengelenks angewiesen: Bereits geringste Störungen können hier aufgrund der engen Nachbarschaft mit kleinen Nerven, Sehnen, Bändern und Muskeln eine Pathologie hervorrufen. Eine optimale Balance ist deshalb für diesen funktionellen Gelenkkomplex unbedingt erforderlich.

Nerven und Gefäße im Ellenbogenbereich führen durch Muskeln, Bänder und ossäre Engstellen und kommen aus einer relativen Raumenge der Halswirbelsäule und der thorakalen Apertur.

Die **Beschwerdebilder** im Ellenbogengelenk sind häufig Weichteilprobleme und/oder funktionelle Störungen des HUG. Eine Arthrose ist, außer bei traumatischen Verletzungen, eher selten. Ursache von funktionellen Störungen des HUG ist häufig eine altersbedingte **Dehydrierung** der Ligamente. Diese kann zu einer passiven Stabilität mit dynamisierender aktiver Stabilitätshilfe führen

(d. h., bandinserierende aktive Strukturen versuchen ständig, die Bänder zu dynamisieren, um die Bewegungsachse zentrisch zu halten), und schließlich zu einer rein aktiven Stabilität, die die Aufgabe der Erhaltung der zentrischen Bewegungsachse nur unvollständig erfüllen kann. Durch die fehlende passive Stabilität kommt es zu einer exzentrisch dynamischen Stabilitätsüberforderung mit der Gefahr von Mikrotraumen an Insertionen und tendomuskulären Übergängen.

3.2 Anatomie des Ellenbogengelenks

3.2.1 Humeroulnargelenk (HUG) (Biomechanik und Anatomie) (◻ Abb. 3.1 und ◻ Abb. 3.2)

Das Humeroulnargelenk ist ein Scharniergelenk. Der distale Gelenkabschnitt des Humerus wird gebildet von der medial distal am Humerus gelegenen konvexen Trochlea humeri und dem sich lateral davon befindenden Capitulum humeri. Dorsal steht die Trochlea humeri mittig, medial wird sie durch den Sulcus nervi ulnaris und lateral durch den Epicondylus lateralis begrenzt.

Der Gelenkpartner der Trochlea humeri ist die Incisura trochlea ulnae. Sie ist 45° entsprechend der Längsachse des Unterarms nach cranialproximal ventral ausgerichtet. Die Trochlea ist
- für die Extension/Flexion konvex und
- für die Zwangssupination/Pronation bzw. Varus-/Valgusbewegung konkav.

Sie ist wie eine Zange angelegt, die die Trochlea humeri von dorsal nach ventral umgreift. Ventral fasst die Zange in die fettgepolsterte Fossa coronoidea und dorsal in die fett-

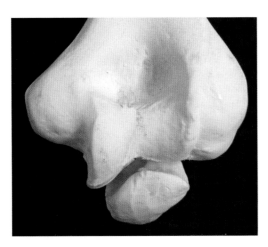

◻ **Abb. 3.1** Anatomische Orientierung der Trochlea humeri von dorsal

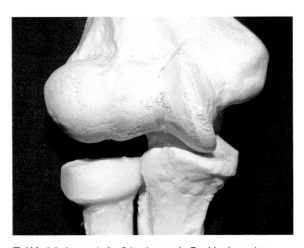

◻ **Abb. 3.2** Anatomische Orientierung der Trochlea humeri von ventral

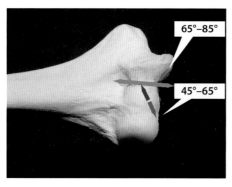

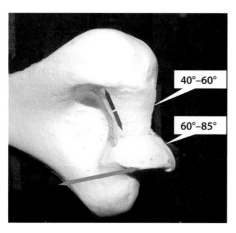

Abb. 3.3 Anatomische Orientierung: Rechte Trochlea aus ventraler Sicht. Epicondylus lateralis liegt auf. Beispiel: Zwangsnebenbewegung der Ulna auf der Trochlea humeri, **Grüner Pfeil**: Kehlungsrinne, **Roter Pfeil**: Rollbewegung nach medial, **Blauer Pfeil**: Zurückgleiten in die Kehlungsrinne nach lateral

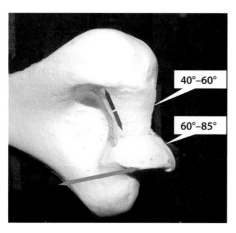

Abb. 3.4 Anatomische Orientierung: Rechte Trochlea humeri aus dorsaler Sicht. Epicondylus medialis liegt auf (unten). Beispiel: Zwangsnebenbewegung der Ulna auf der Trochlea humeri **Grüner Pfeil**: Kehlungsrinne, **Roter Pfeil**: Rollbewegung nach lateral, **Blauer Pfeil**: Zurückgleiten in die Kehlungsrinne nach medial

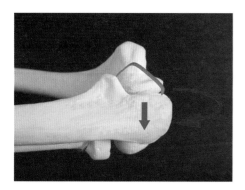

Abb. 3.5 Anatomische Orientierung: Rechtes Ellenbogengelenk, Ulna aus dorsaler Sicht, Trochlea aus ventraler Sicht. Beispiel: Flexionsbewegung der Ulna mit ihrer biomechanischen Zwangsbewegung **Roter Pfeil**: Roll- und Gleitbewegung nach ventral, **Blauer Pfeil**: Zwangsnebenbewegung Gleiten nach lateral → Varus, **Lila Linie**: Gedachter benötigter Kapselabschnitt für eine Zwangsbewegung nach lateral

gepolsterte Fossa olecrani. Die **Trochlea humeri** zeigt sich von ventral und dorsal unterschiedlich:

- Von ventral zeigt sie sich mit einem inneren 40–65° flachen Winkel und einem äußeren 65–85° steilen Winkel (◻ Abb. 3.3).
- Von dorsal zeigt sie sich mit einem äußeren (lateral) 40–65° flachen Winkel und einem inneren (medial) 65–85° steilen Winkel (◻ Abb. 3.4).

Während der **Flexionsbewegung** läuft die Ulna schraubenartig auf der Trochlea-Führungsrinne entlang der Longitudinalachse des Humerus (in seltenen Fällen weicht sie nach medial ab). Dies entspricht einer ossären biomechanischen Zwangssupinationsbewegung (◻ Abb. 3.5).

Bei **Extension** läuft sie schraubenartig distal lateral der Longitudinalachse des Humerus. Dies entspricht einer ossären biomechanischen Zwangspronationsbewegung. Die Incisura trochlearis ulnae klammert sich mit ihrer sagittal verlaufenden Führungskante in die schräg verlaufende sagittale Führungsrinne der Trochlea humeri (◻ Abb. 3.6).

Die Incisurae trochlearis superior und inferior werden durch einen knorpelfreien Zwischenraum getrennt, der dem Umkehrpunkt der Gelenkbelastung zwischen Flexion und Extension bei ca. 70° Flexionsstellung entspricht. Bei 70° zeigen sich die Winkelneigungen der Trochlea humeri mit ca. 60° gleich. In Flexion wird der ventral inferiore Gelenkanteil der Incisura trochlearis ulnae belastet, in Extension der dorsale superiore Gelenkanteil der Incisura trochlearis ulnae.

> ❯ Für den reibungsfreien Bewegungsablauf ist ausschließlich die **Zwangsbiomechanik** verantwortlich, da kein Muskel die Schraubenbewegung beeinflussen kann. Die Konsistenz der Synovia und die Elastizität des Kapselkollagens spielen hier eine entscheidende Rolle, damit bei Flexion ein Gleiten bzw. Rutschen nach lateral (Supinationskomponente) und bei Extension ein Gleiten bzw. Rutschen nach medial (Pronationskomponente) möglich wird.

Während der **Flexions- und Extensionsbewegung**, die primär im Humeroulnargelenk stattfindet, wird das Humeroradialgelenk über ligamentäre Strukturen miteinbezogen. Die Achse der Flexions- und Extensionsbewegung verläuft zwischen den Kondylen.

Die Bewegungen werden durch deltaförmig angelegte Bänder abgesichert, die in jeder Winkelstellung einen gespannten Anteil zur Absicherung aufweisen. Die **Trochlea** sieht wie eine Garnrolle mit zwei unterschiedlichen Schenkeln aus:

- Dorsal haben wir einen lateralen flachen Schenkel und einen medialen steilen Schenkel.
- Ventral haben wir einen äußeren steilen Schenkel und einen inneren flachen Schenkel.

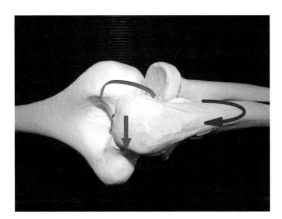

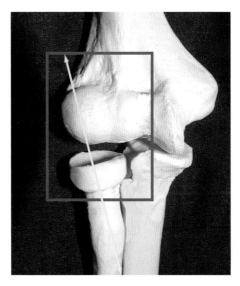

Abb. 3.6 Anatomische Orientierung: Rechtes Humeroulnargelenk aus dorsaler Sicht. Epicondylus medialis liegt auf (unten). Beispiel: Extensionsbewegung mit ihrer biomechanischen Zwangsbewegung der Ulna. **Roter Pfeil**: Roll- und Gleitbewegung nach dorsal, **Blauer Pfeil**: Zwangsnebenbewegung Gleiten nach medial → Valgus, **Lila Linie**: Gedachter benötigter Kapselabschnitt für eine Zwangsbewegung nach medial

Abb. 3.7 Anatomische Orientierung des Capitulum humeri von ventral

Der flache Schenkel ist immer der breitere und dient bei der Flexion dem Rollen der ventralen Druckbelastungsaufnahme und bei der Extension der dorsalen Druckbelastungsaufnahme. Der steile Teil dient dem Gleiten, es kann jedoch eher als ein ständiges Zurückrutschen in die Führungsrinne bezeichnet werden.

Bei Flexion und Extension ergeben sich aus der **Zwangsbiomechanik** folgende Bewegungen:

- Bei der Flexion entsteht durch die Gradzunahme des flachen Schenkels und Gradabnahme des steilen Schenkels der Trochlea humeri eine biomechanische **Zwangssupination,** zusätzlich durch die radialwärts laufende Kehlung (Führungsrinne) eine **Translation nach lateral** (Varusbewegung). Die Kapselrestriktion befindet sich ventromedial, da hier für die Zwangsnebenbewegung am meisten Kapsel benötigt wird.
- Bei Extension entsteht durch die Gradabnahme des flachen Schenkels und Gradzunahme des steilen Schenkels der Trochlea humeri eine biomechanische **Zwangspronation,** zusätzlich durch die ulnarwärts laufende Kehlung (Führungsrinne) eine **Translation nach medial** (Valgusbewegung). Die Kapselrestriktion befindet sich dorsolateral, da hier für die Zwangsnebenbewegung am meisten Kapsel benötigt wird.

3.2.2 Humeroradialgelenk (HRG) (Biomechanik und Anatomie) (◘ Abb. 3.7)

Das Humeroradialgelenk setzt sich aus dem ventral lateral gelegenen konvexen Capitulum humeri und der konkaven

Fovea articularis capitis radii zusammen. Die ulnar gelegene sichelförmige Gelenkfacette des Radiusköpfchens wird als Lunula obliqua bezeichnet und ist eine artikulierende Verbindung zum Sulcus capitulotrochlearis, der Scheidewand zwischen Trochlea humeri und Capitulum humeri. Seitlich der Fovea articularis capitis radii befindet sich die Circumferentia articularis radii, die die konvexe Drehfläche zur Incisura radialis ulnae darstellt. Das Humeroradialgelenk ist ein Kugelgelenk. Es wird durch das Lig. anulare radii, das an der Ulna fixiert ist, zu einem Drehscharniergelenk limitiert. Das Humeroradialgelenk besitzt keine ossäre Absicherung. Das Gelenk lässt zwei Freiheitsgrade der Bewegung zu, die **Flexion/Extension** und die **Pronation/Supination** des Radiusköpfchens auf dem Humerus.

Die **Pronations-/Supinationsrotationsachse** zieht vom Capitulum humeri über das Caput radii durch die Membrana interossea zum Capitulum ulnae. Die Membrana interossea lenkt bei Krafteinwirkung von proximal das Gewicht von der Ulna zum Radius und bei distaler Krafteinwirkung vom Radius zur Ulna. Bei der Pronation findet ein Überkreuzen des Radius über der Ulna statt, was besonders für den M. flexor pollicis longus und M. flexor digitorum profundus erhöhte Kompression bedeutet.

> Ein **Streckdefizit** im Ellenbogengelenk hat zur Folge, dass es bei Druckaufnahme durch Abstützen des Arms zu einer Ulnarverschiebung dieser Achse kommt, wodurch die Gefahr radialer Läsionen deutlich erhöht wird.

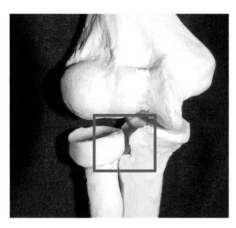

Abb. 3.8 Anatomische Orientierung des proximalen Radioulnargelenks von ventral

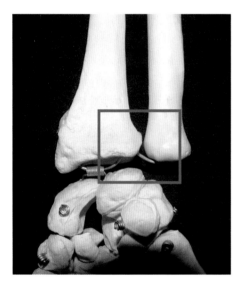

Abb. 3.9 Anatomische Orientierung des distalen Radioulnargelenks von dorsal

3.2.3 Proximales Radioulnargelenk (PRUG) (Abb. 3.8)

Die Articulatio radioulnaris proximalis ist ein Zapfengelenk, da der konvexe Partner, die Circumferentia articularis radii sich im konkaven Partner, der Incisura radialis ulnae dreht. Das Gelenk wird durch das gleitschienenartige Ringband, das Lig. anulare radii, stabilisiert. Es ist mit der Gelenkkapsel verbunden und fixiert sich an der Ulna. Der Radiusschaft ist proximal ellipsenförmig, so dass er sich bei Supination nach außen bewegt, um der Bizepssehne Platz zu machen. Die primäre Bewegung des Gelenks ist die **Supination und Pronation.** Die Chorda obliqua limitiert die Supination und bewegt dabei den Radius nach proximal ulnar.

3.2.4 Distales Radioulnargelenk (DRUG) (Abb. 3.9)

Die Articulatio radioulnaris distalis ist ein Radgelenk, da sich der konkave Partner um den konvexen Partner dreht. Anatomisch gehört das DRUG nicht zum Ellenbogengelenk, jedoch funktionell. Gebildet wird das Gelenk vom Caput ulnae mit der seitlichen gelenkigen Kontaktstelle Circumferentia articularis ulnae, die mit der Incisura ulnaris des Radius artikuliert. Nach kaudal ausgerichtet zeigen sich die gelenkigen Verbindungen zur Hand: Am Radius die Facies articularis carpalis und an der Ulna das Caput ulnae. Der Radius ist der konkave Partner. Die Primärbewegung ist die **Supination und Pronation.**

Das Gelenk kann folgende **Pathologien** aufweisen:
- Frakturen wie die Radiusfraktur loco typico (Colles-Fraktur) durch Dorsalextensionstraumen oder
- Smith-Frakturen durch Palmarflexionstraumen mit Radiuskopffraktur.

■ **Motorisch und sensibel versorgende Nerven**

Die motorisch und sensibel versorgenden Nerven N. medianus, N. ulnaris, und N. radialis haben im Ellenbogengelenkbereich keine direkte Dermatomprägung. Sie versorgen die Ellenbogenregion motorisch und propriozeptiv, über Rami articulares versorgen sie die Gelenkkapsel. Der N. musculocutaneus bildet mit seinem distalen Hautast (N. cutaneus antebrachii lateralis) eine Ausnahme.

■ ■ **N. medianus**

Der N. medianus verläuft mit motorischen und sensiblen Fasern medialseitig des M. biceps brachii und tritt ventral in Höhe der Trochlea-humeri-Führungsrinne in die Ellenbeuge ein. In seinem weiteren Verlauf zieht der Nerv unterhalb des Lacertus fibrosus zwischen die beiden M.-pronator-teres-Köpfe und entlässt auf diesem Weg Nerven zur Muskulatur und Gelenkkapsel. Distal der Pronator-teres-Loge zieht der Nerv palmarseitig durch den Karpaltunnel zur Hand.

Sensibel versorgt der **Ramus palmaris nervi mediani** folgende Bereiche:
- den ventralen Karpaltunnelbereich,
- den Daumen,
- den Zeige-/Mittelfinger,
- den radialseitigen Ringfinger, einschließlich der Fingerkuppen.

■ ■ **N. radialis**

Der N. radialis erreicht die Ellenbeuge von dorsal proximal, durchbohrt das Septum intermusculare brachii laterale und tritt ventroradialseitig in die Ellenbeuge ein.

Im oberen Drittel der Ellenbeuge **teilt sich** der N. radialis in einen sensiblen (Ramus superficialis) und einen motorischen (Ramus profundus) Nervenast **auf:**

- Der **Ramus superficialis** verläuft unterhalb des M. brachioradialis zur Hand und versorgt sensibel dorsalseitig Daumengrund- und mittelgelenk, Zeige-/Mittelfinger, radialseitig den Ringfinger. Sein Dermatom erstreckt sich bis zu den Phalanges mediae.
- Der **Ramus profundus** zieht als motorischer Nerv proximal um das Radiusköpfchen herum, durch die Supinatorloge (Frohse-Sehnenarkade) in die mittig tiefe Extensorenmuskulatur, wo er sich in mehrere Muskeläste verzweigt.

▪▪ N. musculocutaneus

Der N. musculocutaneus entlässt seine letzten motorischen Nervenfasern proximal des Ellenbogengelenks für den M. biceps brachii und M. brachialis. Die Ellenbeuge passiert der Nerv radialseitig als N. cutaneus antebrachii lateralis.

▪▪ N. ulnaris

Der N. ulnaris verläuft ulnarseitig, durchstößt das Septum intermusculare mediale, schlingt sich durch Bindegewebssehnenzüge des Caput mediale des M. triceps und verläuft durch den Sulcus nervi ulnaris ulnarwärts durch die Guyon-Loge zur Hand. In der Ellenbeuge gibt der Nerv motorische Äste zu den Mm. flexor carpi ulnaris und flexor digitorum profundus ab sowie propriozeptive Fasern zur Gelenkkapsel.

Sensibel versorgt der N. ulnaris über die **Rami dorsales und digitales** folgende Bereiche:

- die dorsale und ventrale ulnarseitige Kleinfingerseite,
- den ulnarseitigen Ringfinger.

▪▪ Rami articulares (■ Abb. 3.10 und ■ Abb. 3.11)

Die für die Manualtherapie wichtigen Nerven der Gelenkkapsel, die für die Kokontraktion sowie für die exzentrische dynamische Stabilität verantwortlich sind, rekrutieren sich zum Teil aus den motorischen Nervenzugängen primär verantwortlicher Muskeln.

> ⊗ Alle großen Nervenstämme des Arms geben **Gelenkäste** an das Ellenbogengelenk ab. Für den ventralen Kapselbereich sind es die Nn. medianus, musculocutaneus und radialis. Der dorsale Gelenkabschnitt bezieht Gelenkäste aus den Nn. ulnaris et radialis.

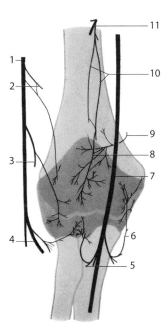

■ **Abb. 3.10** Rami articulares capsulares des Ellenbogengelenks aus ventraler Sicht (aus Lanz u. Wachsmuth [1982, 2003]) **1** N. radialis, **2** R. muscularis brachialis, **3** R. muscularis extensoris carpi radialis, **4** R. muscularis supinatoris, **5** R. muscularis distalis mi. pronatoris teretis, **6** R. muscularis proximalis mi. flexoris, **7** N. medianus, **8** R. articularis intramuscularis ni. musculocutanei, **9** R. articularis extramuscularis ni. musculocutanei, **10** R. muscularis brachialis, **11** N. musculocutaneus

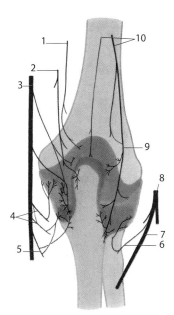

■ **Abb. 3.11** Rami articulares capsulares des Ellenbogengelenks aus dorsaler Sicht (aus Lanz u. Wachsmuth [1982, 2003]) **1** R. collateralis ulnaris ni. radialis, **2** R. ulnaris ni. cutanei antebrachii ulnaris, **3** N. ulnaris, **4** Rr. musculares flexoris carpi ulnaris, **5** R. muscularis supinatoris, **6** R. profundus ni. radialis, **7** N. radialis, **8** R. anconaeus, **9** Rr. musculares ni. radialis zu Caput radiale und zu Caput ulnare mi. tricipitis, **10** R. muscularis flexoris digitorum profundus

3.2.5 Bursen

- **Bursa subcutanea olecrani und Bursa intratendinea olecrani**

Auf der Spitze des Olekranon liegen die Bursa subcutanea olecrani und die Bursa intratendinea olecrani, die sich in der Sehne und oberhalb der Sehne des M. triceps brachii befinden.

- **Bursa bicipitis radialis**

Die Bursa bicipitis radialis liegt zwischen der Bizepssehne und der Tuberositas radii und bietet dem M. biceps brachii und dem Radius Schutz bei Pronations- und Supinationsbewegungen.

3.2.6 Muskeln und ihre möglichen Pathologien

Die Ellenbogenmuskulatur wird in drei **Muskelgruppen** unterteilt:

- radiale extensorische Muskelgruppe,
- ulnare flexorische Muskelgruppe und
- mediane Muskelgruppe.

Hervorgehoben werden hier die wichtigsten pathologisch auffälligen Muskeln bzw. Muskelgruppen, die das Ellenbogengelenk direkt oder indirekt über die Hand beeinflussen.

- **Radiale extensorische Muskulatur**

Die radiale Muskelgruppe findet ihre Insertion primär am oder um den Epicondylus lateralis.

- ■ **M. extensor carpi radialis brevis**

Auf der obersten Spitze teilt eine Knochenkante die zu 10 % ossäre Insertion des M. extensor carpi radialis brevis in zwei Insertionsstellen, die den sog. **Tennisellenbogen** in **Typ 2a** als vertikalen unteren Typ und in **Typ 2b** als horizontalen oberen Typ (▶ Übersicht Tennisellenbogen-Klassifizierungen) unterteilen. Die übrigen 90 % der Sehne inserieren indirekt im umliegenden Weichteilgewebe der Fascia antebrachii, Lig. collaterale laterale und Lig. anulare radii. Der schlanke Muskelbauch befindet sich unterhalb dem des M. extensor carpi radialis longus und verläuft dann durch das 2. Sehnenfach zur Basis des Os metacarpi 3.

> ❯ Der **M. extensor carpi radialis brevis** ist durch **Mikrorupturen im Insertionsgebiet und an tendomuskulären Übergängen** der am häufigsten betroffene Muskel.

- ■ **M. extensor carpi radialis longus**

Lateral des Epikondylus liegt die Crista supracondylaris, eine in ihrer Länge variierende Knochenkante am lateralen Humerus. Direkt am Anfang dieser Kante und zwar medialseitig, liegt der Muskelansatz des M. extensor carpi radialis longus, der als **Typ 1 der Tennisellenbogen-Klassifizierung** bezeichnet wird. Der Muskel bildet bei Kontraktionen einen deutlich hervortretenden Muskelbauch. Mit dem M. extensor carpi radialis brevis zieht er durch das 2. Sehnenfach, jedoch an die Basis des Os metacarpi 2.

- ■ **M. brachioradialis**

Ein wenig proximal der Insertion des M. extensor carpi radialis longus setzt der M. brachioradialis an und zieht zum Proc. styloideus radii. Er kann durch seine indirekte Insertion zu einer ansatzbezogenen Läsion des Processus styloideus radii führen.

- ■ **M. extensor digitorum communis**

Vom Epicondylus lateralis nach proximal hin zeigt sich der humeroradiale Gelenkspalt. Distal inferior humeralseitig am Gelenkspalt befindet sich der Muskelansatz des M. extensor digitorum communis. Dieser Muskel bildet den **Tennisellenbogen Typ 5.** Im 2. Lebensabschnitt macht er sich häufig durch Proliferation und daraus folgenden degenerativen, nekrotischen Sehenveränderungen bemerkbar. Der Muskel zieht durch das 4. Sehnenfach, in dem die Sehne durch eine perilunäre Luxation des Os lunatum nach dorsal irritiert werden kann. Der Muskel ist sehr häufig mit dem M. extensor carpi radialis brevis verwachsen, so dass diese Muskeln gemeinsam betroffen sind.

- ■ **Sehne des M. extensor carpi radialis brevis**

Volarwärts der Insertion des M. extensor digitorum finden wir die Sehne des M. extensor carpi radialis brevis, die **Typ 3 des Tennisellenbogens** darstellt. Die Sehne erfährt primär Irritationen dadurch, dass sie Stabilisierungsaufgaben übernehmen muss, z. B. bei Instabilitäten des Ellenbogengelenks und bei Dislokationen des Radiusköpfchens, da sie hierbei topographisch ihren Verlauf ändern muss.

- ■ **Tendomuskulärer Übergang des M. extensor carpi radialis brevis**

Der tendomuskuläre Übergang des M. extensor carpi radialis brevis ist **Typ 4 des Tennisellenbogens.** Palpatorisch folgt man der festen Sehne des Muskels bis die Struktur weich wird. Aufgrund der topographischen Nähe zum Ramus superficialis nervi radialis entstehen hier häufig Fehlinterpretationen bei Druckdolenzen.

- ■ **M. anconeus**

Vom Epicondylus lateralis ulnarwärts palpiert man den M. anconeus als eine weiche Struktur, die zwischen dem

Epicondylus lateralis und dem Olekranon liegt. Er hebt sich bei aktiver Endstreckung deutlich hervor. Der Muskel ist dorsaler Kapselspanner des Ellenbogengelenks, er dynamisiert das Lig. collaterale laterale und fungiert als Endstrecker des Ellenbogengelenks.

> ❯ Distal des Radiusköpfchens, ca. daumenbreit unterhalb dem Collum radii ist bei maximaler Pronationseinstellung die Tuberositas radii zu tasten. Sie ist die Ansatzregion für den **M. biceps brachii.**

■ ■ M. supinator

Der zur tiefen Streckmuskelschicht zählende M. supinator entspringt am Epicondylus humeri lateralis, legt sich über den Radius und setzt an der distalen Tuberositas radii an. Der Muskel kann mit seiner oberen Randfacette, der Frohse-Sehnenarkade, die sich aus der Pars superficialis des M. supinator rekrutiert, den motorischen Ast des Ramus profundus nervi radialis irritieren, was zur Abschwächung extensorischer Muskeln führt.

Übersicht: Klassifizierungen des Tennisellenbogens nach Cyriax

Typ	Läsionsstelle
Typ1	Muskelansatz des M. extensor carpi radialis longus
Typ2a	Ossäre Insertion des M. extensor carpi radialis brevis; vertikaler unterer Typ
Typ2b	Ossäre Insertion des M. extensor carpi radialis brevis; horizontaler oberer Typ
Typ3	Sehne des M. extensor carpi radialis brevis
Typ4	Tendomuskulärer Übergang des M. extensor carpi radialis brevis
Typ5	Muskelansatz des M. extensor digitorum communis

■ Mediane Muskulatur

Die Mm. biceps brachii und brachialis bilden die mediane Muskelgruppe. Oberflächlich verläuft der M. biceps brachii und direkt unter ihm der M. brachialis, der sich bei aktiver Beugung rechts und links der Bizepssehne hervorhebt. Der M. brachialis ist ventraler Kapselspanner des Ellenbogengelenks.

■ Ulnare flexorische Muskulatur

Die ulnare Muskelgruppe findet ihre Insertion primär am oder um den Epicondylus humeri medialis. Der distale Anteil des Epicondylus medialis bildet eine **Sehnenplatte,** die von den Sehnenursprüngen der Mm. flexor carpi radialis/palmaris longus und flexor carpi ulnaris und dem Caput humerale des M. pronator teres gebildet wird.

> ❯ Die Irritation dieser Sehnenplatte wird als **Golferellenbogen Typ 1** bezeichnet; die des tendomuskulären Übergangs als **Golferellenbogen Typ 2.**

■ ■ M. flexor carpi ulnaris

Der M. flexor carpi ulnaris verfügt zusätzlich zu seinem Sehnenplattenursprung am Epicondylus medialis über einen weiteren Ursprung, der sich am Olecranon ulnae befindet und wie ein Dach über dem Sulcus nervi ulnaris liegt. Er überspannt den M. flexor digitorum profundus und zieht seitlich außerhalb des Karpaltunnels zum Os metacarpi 5, dem Hamulus ossis hamati, Os pisiforme und ligamentären Strukturen, die er dynamisierend beeinflusst.

■ ■ M. palmaris longus

Ein Muskel, der bei ca. 20 % der Bevölkerung nicht vorhanden ist, ist der M. palmaris longus. Er zieht vom Sehnenplattenursprung des medialen Epikondylus mit einem kurzen Muskelbauch und einer langen Sehne über den Karpaltunnel und bildet die Palmaraponeurose oder Dupuytren-Faszie. Für Chirurgen ist der Muskel als Orientierung beim operativen Zugang einer Karpaltunnel-Operation nützlich.

■ ■ M.flexorcarpi radialis

Der M. flexor carpi radialis kommt vom Sehnenplattenursprung des Epicondylus medialis und zieht gesondert mit eigener Sehnenscheide durch das Retinaculum flexorum zur Basis des Os metacarpi 2.

■ ■ M. pronator teres

Als vierter Sehnenplattenursprung, jedoch ein wenig radial proximal des Epicondylus medialis liegt der humerale Ursprung des zweiköpfigen M. pronator teres. Der zweite Ansatzkopf des Muskels befindet sich am Processus coronoideus ulnae. Beide Köpfe bilden mittig die Pronator-Loge und inserieren an der Facies lateralis radii. Der M. pronator ist der stärkste Pronator. Er beteiligt sich nur unerheblich an der Beugung im Ellenbogengelenk.

■ ■ M. flexor digitorum superficialis

Ein weiterer Muskel, der am Epicondylus medialis inseriert, jedoch keinen Kontakt zur oben beschriebenen Sehnenplatte hat, ist der M. flexor digitorum superficialis. Der Muskel rekrutiert sich aus weiteren Ursprungsköpfen, die einmal vom Processus coronoideus ulnae und einmal vom Radiusköpfchen in den Muskelbauch einstrahlen. Der Muskel verläuft mit seinen 4 Sehnen in einer eigenen Sehnenscheide durch den Karpaltunnel zu den Phalanges mediae.

■ ■ **M.flexordigitorum profundus**

Der M. flexor digitorum profundus kommt von der Membrana interossea und dem proximalen Teil der palmaren Seite der Ulna und zieht mit 4 Sehnen in einer gemeinsamen Sehnenscheide durch den Karpaltunnel hindurch. In Höhe der Phalanges mediae durchstoßen die Sehnen durch Perforationsöffnungen die Sehnen des M. flexor digitorum superficialis und inserieren dann an den Basen der Endphalangen 2–5. Der Muskel bildet für die Hohlhand die Ursprünge für die Mm. lumbricales.

3.2.7   Kapseln und Bänder des Ellenbogengelenks

Alle drei Gelenke des Ellenbogens sind in einer Gelenkkapsel vereinigt. Um dem hohen Bewegungsausmaß gerecht zu werden, verfügt die Kapsel über mehrere **Kapselausbuchtungen,** die bei maximaler Bewegungsausschöpfung zum Tragen kommen:

- Der Recessus sacciformis superior liegt im Bereich des Humeroradialgelenks.
- Der Recessus synoviales olecrani liegt beidseits seitlich des Olekranon.
- Der Recessus sacciformis inferior liegt zwischen Radius und Ulna. Primär erlaubt er die maximale Pronation und Supination und ist ansonsten ein Synovialflüssigkeitsfänger.

Der M. brachialis und der M. anconeus dienen der Kapsel als Kapselspanner. Die Kapsel wird von **ligamentären Strukturen** verstärkt:

- Lig. collaterale mediale (ulnare)
- Lig. collaterale laterale (radiale)

■   **Lig. collaterale mediale**

Das Lig. collaterale mediale besteht aus **drei Anteilen:**

- Die Pars posterior zieht vom Epicondylus medialis zum Olekranon. Dieser Schenkelanteil ist bei Flexion gespannt.
- Die Pars anterior, der zweite Bandanteil, zieht vom Epicondylus medialis zur Tuberositas ulnae und zum Proc. coracoideus. Dieser Bandschenkel spannt sich bei Extension.
- Die Pars transversus (Cooper-Streifen), der dritte Anteil, verbindet die posterioren und anterioren Bänderanteile miteinander und bildet den Austritt des Sulcus nervi ulnaris für den N. ulnaris in das Unterarmweichteilgewebe.

■   **Lig. collaterale laterale**

Das Lig. collaterale laterale besteht aus **2 Schenkeln:**

- Die Pars ventralis zieht vom Epicondylus lateralis ventralseitig zum Lig. anulare und zur Incisura radialis an die Ulna und sichert die Extension.
- Die Pars dorsalis zieht vom Epicondylus lateralis dorsalseitig zum Lig. anulare und zur Incisura radialis an die Ulna und sichert die Flexion.

■   **Lig. anulare radii**

Das Lig. anulare radii wird als trichterartiges Ringband bezeichnet, da es den Radiuskopf umgibt. Das kräftige, ca. 1 cm breite Band, entspringt am dorsalen und ventralen Rand der Incisura radialis ulnae. Das Band fixiert die artikulierenden Gelenkflächen des proximalen Radioulnargelenks aneinander und ist gleichzeitig, durch seine Knorpeleinlagerungen und Synovialozyten, histologisch gesehen eine Gleitschiene. Der Minimierung der Reibungskräfte zwischen Circumferentia articularis radii und Lig. anulare radii wird durch eingelagerte Knorpelzellen entsprochen.

■   **Chorda obliqua**

Die Chorda obliqua wird als Bindegewebsssstrang bezeichnet, der von der Tuberositas ulnae distalwärts zur Tuberositas radii zieht. Dieses Band dient als passive Supinationsbremse dem Schutz der Bizepssehne und der Bursa bicipitis. Bei maximaler Anspannung proximalisiert die Chorda obliqua den Radius, zieht ulnarseitig und etwas nach palmarseitig.

❯ Bei Immobilisation des PRUG wird in der Regel die **Nullstellung** eingenommen.
Adaptiert das Kollagen der Chorda obliqua in dieser Stellung, kommt es nach der Immobilisationsphase zu einer frühzeitigen Proximalisierung des Radius. Dadurch wird das Zentrum der Bewegungsachse verlagert und die Supination nicht mehr freigegeben.

3.3   Krankheitsbilder des Ellenbogengelenks

3.3.1   Morbus Panner

Der Morbus Panner ist eine avaskuläre Nekrose des Capitulum humeri. Er tritt bevorzugt bei Jungen im Alter zwischen 6–10 Jahren auf. Klinisch zeigen sich eine tast- und sichtbare Schwellung sowie Schmerzen im lateralen Ellenbogengelenk.

3.3.2 Morbus Chassaignac (Radiusköpfchensubluxation/ »nurse-made elbow«)

Beim Morbus Chassaignac handelt es sich um eine Subluxation des Radiusköpfchens. Betroffen sind Kleinkinder, da hier das Band noch relativ elastisch ist und das Radiusköpfchen noch nicht ganz ausgebildet ist. Ausgelöst werden Subluxationen durch forcierten Zug am ausgestreckten pronierten Arm, z. B. durch einseitiges Festhalten beim Sturz, Gefahr im Straßenverkehr oder durch Hinterherziehen des Kindes bei einem längeren Spaziergang.

3.3.3 Bursitis olecrani (Studentenellenbogen)

Die Bursitis olecrani entsteht durch Dauerbelastung bei Aufstütztätigkeiten. Die Region über dem Olekranon weist eine fluktuierende schmerzhafte Schwellung auf, und die Streckmöglichkeit ist schmerzhaft limitiert.

3.3.4 Epikondylitiden (Tennis-/ Golferellenbogen)

Eine Ursprungssehnenreizung wird ausgelöst durch Mikrotraumen bei akuter, mechanischer Überbeanspruchung oder durch degenerative ischämische Veränderungen mit Bildung von Granulationsgewebe. Die Gründe liegen neben einer lokalen Unterversorgung der diffusionsversorgten Sehnen und Sehneninsertionen meist in biomechanischen Störungen der Handwurzelknochen sowie in dynamisch artikulären Instabilitäten des Ellenbogengelenks. Ist durch Bandlaxizität die Stabilität des Ellenbogengelenks nicht mehr gewährleistet, ist der Muskel gezwungen, diese Aufgabe zu übernehmen. In der Folge kommt es zu Überbelastungen und exzentrischen Verletzungsmustern. **Differenzialdiagnostisch** sind auszuschließen:
- periphere Nervenkompression,
- Ellenbogenarthritis und
- Zervikobrachialgie.

3.3.5 Chondromatosis cubiti (Judoellenbogen)

Chondromatosis cubiti ist eine metaplastische Umwandlung der Synovia mit Bildung von freien Gelenkkörpern durch rezidivierende Traumen im Bereich des Ellenbogengelenks.

3.3.6 Cubitus valgus/varus

Die physiologische Abweichung beträgt bei Männern 10°, bei Frauen 20°. Eine fixierte Distalstellung des Radiusköpfchens verursacht eine Varusdeformität. Eine fixierte Proximalstellung des Radiusköpfchens verursacht eine Valgusdeformität.

3.3.7 M.-brachialis-Syndrom

Durch ständiges rechtwinkliges Halten, z. B. bei Computertätigkeiten oder Hanteltraining, kommt es zu Fibrosierungen von adaptiertem Kollagen. Der damit verbundene Verlust spezifischer Eigenschaften des Bindegewebes kann bis zur Kalzifizierung führen. Wie bei der Epikondylitis entsteht ein degeneriertes Bindegewebe mit Einrissen und fibrinogenen Nekrosen.

3.3.8 Nervus-radialis-Läsion

Irritation des motorischen Ramus profundus beim Eintritt in die Supinatorloge durch die Frohse-Sehnenarkade und eine Irritation des sensiblen Ramus superficialis. Auslöser sind ein muskulärer Hypertonus der Extensorenmuskulatur und die damit verbundene Rigidität des Durchtrittskollagens für neurogene Strukturen oder eine mechanische Reizung durch Dislokationen des Radiusköpfchens.

3.3.9 Nervus-medianus-Mobilitätsstörung

Irritation des motorischen und sensiblen N. medianus beim Durchtritt durch das Septum musculare mediale bzw. dem Struder-Ligament sowie der Pronator-teres-Loge.

3.3.10 Nervus-ulnaris-Mobilitätsstörung

Irritation des motorischen und sensiblen N. ulnaris beim Durchtritt durch den Sulcus nervi ulnaris (Kubitaltunnel).

3.4 Oberflächenanatomie

Kenntnisse der Oberflächenanatomie sind die Voraussetzung für Inspektion und Therapie.

Die ◘ Abb. 3.12 und ◘ Abb. 3.13 zeigen wichtige topographische Orientierungspunkte, die für den Therapeuten gut palpierbar sind.

▪ **Ellenbogen aus dorsolateraler Sicht (☐ Abb. 3.12)**

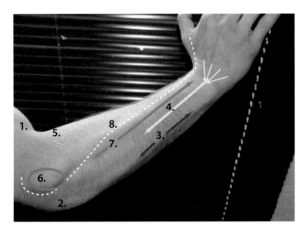

☐ **Abb. 3.12** Ellenbogen aus dorsolateraler Sicht **1** M. biceps brachii, **2** Olecranon, **3** M. extensor carpi ulnaris (rote Pfeile), **4** M. extensor digitorum (gelber Pfeil), **5** M. brachioradialis, **6** M. extensor carpi radialis longus, **7** M. extensor carpi radialis brevis (grüner Pfeil), **8** N. radialis (weiß-blaue Linie), **9** Common extensor origin (grünes Oval)

▪ **Ellenbogen aus dorsolateraler Sicht (☐ Abb. 3.13)**

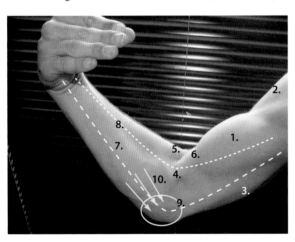

☐ **Abb. 3.13** Ellenbogen aus ventromedialer Sicht **1** M. biceps brachii, **2** M. Deltoideus, **3** M. biceps brachii, **4** Lacertus fibrosus, **5** M. brachioradialis, **6** M. brachialis, **7** N. Ulnaris (weiß-grüne Linie), **8** N. Medianus (weiß-rote Linie), **9** Common flexor origin (gelbes Oval), **10** Verlauf d. Mm. Flexoris (gelbe Pfeile)

3.5 Anamnese, Inspektion, Palpation des Ellenbogens

3.5.1 Anamnese

Zu einer standardisierten Anamnese des Ellenbogengelenks gehören die Einbeziehung der Hand, der Unter- und Oberarme, der oberen Apertur und Schulter; auch die HWS sollte in einer weiteren spezifischen Anamnese mitberücksichtigt werden. Der Beruf des Patienten und

etwaige damit verbundene Belastungs-muster für sein Ellenbogengelenk sind äußerst wichtig, wie die folgenden Beispiele zeigen.

Beispiel
Charakteristische Pathomechanismen bei sitzenden Tätigkeiten als mögliche Ursachen für Ellenbogenbeschwerden:
━ Eine ständige 90° Ellenbogenflexionshaltung kann ein »M.-brachialis-Syndrom« verursachen. Dabei kommt es zum Verlust spezifischer Eigenschaften des Bindegewebes mit der Veränderung zu einem degenerativen Bindegewebe mit Einrissen und fibrinogenen Nekrosen.
━ Bei häufiger Auflage des Ellenbogengelenks auf eine harte Unterlage (Schreibtisch) kann es zu Reizungen der Bursa olecrani kommen.
━ Schreibtischtätigkeit verursacht ein muskuläres ventrales Übergewicht der Schultern (Protraktion). Es kommt durch die gedehnte dorsale Schulterblattregion zu Zugreizen auf muskuläre und neurologische Strukturen.

In der ☐ Tab. 3.1 sind häufige anamnestische Angaben von Patienten mit schmerzhaftem Ellenbogengelenk und dazu die jeweiligen Interpretationsmöglichkeiten für den Befund zusammengestellt.

3.5.2 Inspektion

Zur standardisierten Inspektion des Ellbogengelenks (▶ Abschn. 1.5.2, Inspektion) kommt eine spezifische Inspektion für das Ellenbogengelenk hinzu:
▬ Symmetrie der Unterarme,
▬ Konturen der Muskeln/Knochen,
▬ Varus-/Valgusstellung.

3.5.3 Palpation

Die standardisierte Palpation (▶ Abschn. 1.5.3, Palpation) umfasst:
▬ Tonus der Muskulatur,
▬ Hautverschieblichkeit,
▬ Ödeme im Bereich der Ansatzsehnen.

3.5.4 Sicherheit/Kontraindikationen

Nach der Anamnese, Inspektion und Palpation erfolgt ein Resümee mit Einschätzung von Sicherheit und Kontraindikationen.
Ausgeschlossen werden müssen:
▬ Systemerkrankungen (Rheuma, Psoriasis),
▬ Fissuren,

◘ Tab. 3.1 Anamnestische Angaben des Patienten mit möglicher grober Befundungsinterpretation

Angaben und Befunde des Patienten	Mögliche Interpretationen
Patient gibt Beschwerden bei Drehbewegungen an	V.a. Tendopathie des 6. Sehnenfachs Affektion der Chorda obliqua Affektion der Frohse-Sehnenarkade Mobilitätsdefizit PRUG Pronator-teres-Syndrom Bursitis subtendinea M. biceps brachii
Patient gibt diffuse Schmerzen im Arm an. In der Inspektion zeigen sich am Arm dermatogene Hautveränderungen	V.a. Irritation des Sympathikus bei Mobilitätsveränderung der HWS 1. Rippe BWS Th 1–8
Patient gibt bds. Ellenbogenbeschwerden an	V.a. Double crush bei medialem Bandscheibenvorfall, segmentale Gefügelockerung (Listhese) der HWS-Segmente C5/6
Patient gibt beim Abstützen mit der extendierten Hand Schmerzen im Ellenbogengelenk an	V.a. Arthropathie PRUG/HUG Mobilitätsdefizit der Handwurzelknochen
Patient gibt brennende mantelartige Beschwerden im Bereich der Hand und des Unterarms an	V.a. beginnendes Sudeck-Syndrom
Patient gibt Beschwerden im Bereich des Epicondylus medialis an, ohne dass dieser direkt betroffen ist	V.a. Pronator-teres-Läsion caput humerale mechanische Reizung des N. ulnaris im Durchtrittsbereich des »Cooper-Streifens« mit neuraler (motorischer) Irritation des M. flexor carpi ulnaris
Patient gibt ulnarseitige Beschwerden des Unterarms bis zum Kleinfingerbereich an	V.a. Kubitaltunnelsyndrom radikuläre Läsion Kompressionsneuropathie im Bereich der Loge de Guyon radikuläre Symptomatik
Patient gibt dorsalseitige Beschwerden des Unterarms bis zum Daumen/Zeigefinger an	V. a. Irritation des N. radialis superficialis in Höhe des PRUG, im Bereich der Extensorenmuskulatur. *Eine mechanische Reizung des N. radialis profundus in der Supinatorloge führt erfahrungsgemäß eher zu einem lokal begrenzten nozizeptiven Schmerz.* Radikuläre Irritation
Patient gibt ventralradialseitige Beschwerden des Unterarms bis zum Daumengrundgelenk an	V.a. Irritation des N. cutaneus antebrachii laterales *Fast immer liegt eine Störung des Segments C 5/6 vor.* Pronator-teres-Syndrom
Patient gibt an, dass ihm beim Fassen einer Tasse diese aufgrund eines heftigen einschießenden Schmerzes im Ellenbogenbereich aus der Hand fällt	V.a. Läsion der Mm. extensor carpi radialis brevis und extensor digitorum communis 4 und 5 *Um eine Tasse zu fixieren, muss der M. extensor carpi radialis brevis in eine vorpositionierte Griffhaltung »Dorsalextension« gebracht werden, was noch relativ ohne Beschwerden möglich ist. Fixiert man die Tasse, kontrahiert man primär den M. flexor digitorum 1,2 und 3 sowie die Daumenflexoren. Der Mittelfinger wird als Widerlager am Henkel genutzt, so dass er in Extension kontrahiert wird. Der Kleinfinger stabilisiert den TFC-Komplex und führt ebenfalls eine Extension aus. Mit der Gewichtsaufnahme der Tasse kommt es für die Insertionen der Mm. extensor carpi radialis brevis et digitorum 4 und 5 zum einschießenden Schmerz.*
Patient gibt an, dass das Einschenken aus einer Tee-/Kaffeekanne zu heftigen einschießenden Schmerzen im Ellenbogenbereich führt	V.a. Läsion der Mm. extensor carpi radialis brevis et longus. *Um eine Tee-/Kaffeekanne anzuheben, umgreift der Patient diese im Faustschluss, so dass die Fingerextensoren dabei inhibiert sind. Das Anheben der Kanne ist über Dorsalextension des Karpus durch die Mm. extensor carpi radialis brevis et longus isometrisch konzentrisch noch möglich. Jedoch erfordert das »Einschenken« von den o.g. Muskeln Exzentrik, die diese nicht mehr leisten können. Um Schaden an passiven Strukturen zu verhindern, kommt es zu einem einschießenden Schmerz.*
Patient demonstriert seine Beschwerden, die sich ventralseitig ulnar befinden, indem er seinen Arm maximal überstreckt	V.a. Dislokation/Subluxation des N. ulnaris im Sulcus nervi ulnaris

— Bandrupturen,

— entzündliche Prozesse.

❯ Vorgehensweise bei der **Interpretation** des Befundes:

- ■ Kontraindikationen einschätzen.
- ■ Diagnosemöglichkeiten einengen.
- ■ Strategie entwickeln: Weiter mit Basisuntersuchung oder erneute Kommunikation mit dem Arzt.

3.6   Basisuntersuchung des Ellenbogens

Bei der Basisuntersuchung des Ellenbogengelenks steht der differenzialdiagnostische Ausschluss möglicher **Pathologien** im Mittelpunkt. Hierbei sollten gesehen werden:

— Weichteilpathologien bzw. gelenkmechanische Störungen im Bereich des Ellenbogens,

— Biomechanik der Hand,

— myofasziale Störungen des Unter-/Oberarms,

— Neuromobilisationsstörungen im Bereich der oberen Apertur und Schulter,

— mechanische Störungen der HWS.

Zur Abklärung differenzialdiagnostischer Möglichkeiten wird die Basisuntersuchung mit einem Check-up für die Schulter und der HWS begonnen. Die Hand wird spezifisch in die Funktionsprüfung des Ellenbogengelenks integriert. Danach folgen aktive und passive Tests, Widerstandstests und Zusatztests.

3.6.1   Differenzialdiagnostischer Check-up

Der differenzialdiagnostische Check-up soll zu Beginn einer zielgerichteten Untersuchung die Mitbeteiligung umliegender Strukturen abklären. Den Ellenbogen betreffend sind es Schulter und HWS.

3.6.2   Check-up der Halswirbelsäule

Über die aktive Grundfunktionsüberprüfung der HWS sollen vorwiegend neurogene Irritationen des Ellenbogengelenks durch evtl. radikuläre oder pseudoradikuläre Ursachen ausgeschlossen werden.

3.6.3   Check-up der Schulter

Ellenbogen und Schulter stehen in enger Beziehung zueinander. Die neurale Versorgung der Schulter und des Ellenbogens rekrutiert sich aus dem Plexus brachialis und dem zervikalen Grenzstrang der HWS.

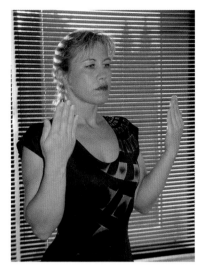

◘ Abb. 3.14 Aktive Ellenbogenflexion

Muskeln der Schulter wie Mm. biceps brachii, triceps brachii, aber auch Muskeln, die die Ober-/Unterarmfaszien dynamisieren, haben einen direkten Einfluss auf die Mechanik der Ellenbogengelenke.

Zum aktiv ausgeführten Check-up gehören alle aktiven Basisbewegungen der Schulter.

3.6.4   Aktive Funktionsuntersuchung

- ■ Aktive Flexionsbewegung beider Ellenbogengelenke (◘ Abb. 3.14)

ASTE und Ausführung. Der Patient sitzt bzw. steht.

Ausführung. Der Patient beugt aus anatomischer Nullposition beide Unterarme maximal an.

Befund. Beurteilt werden:

— Ausmaß der Bewegung (hypo-, hyper, -normmobil),

— Schmerz,

— Bereitwilligkeit,

— Ausweichbewegungen.

Es können sich folgende **Bewegungseinschränkungen** zeigen:

— Leichte schmerzfreie Bewegungseinschränkungen sind häufig Ursache von Kapselveränderungen durch Ausübung von Sportarten wie Judo, Ringen, Tennis, Handball, Volleyball, Boxen. Als sportspezifische Adaptationen sind sie nicht pathologisch.

— Schmerzhafte und auch nicht schmerzhafte Bewegungseinschränkungen sind Zeichen

— eines degenerativen arthrotischen Zustands,

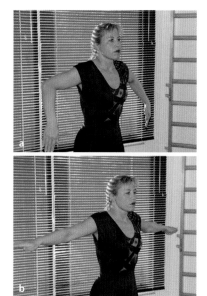

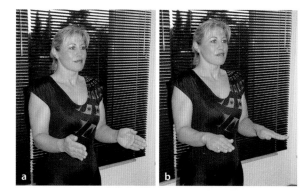

◻ Abb. 3.16a,b Aktive Pronationsbewegung. **a** ASTE, **b** ESTE

◻ Abb. 3.15a,b Aktive Ellenbogenextension. **a** ASTE, **b** ESTE

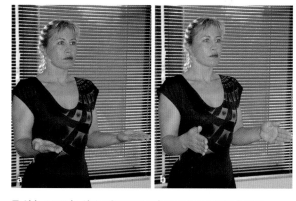

◻ Abb. 3.17a,b Aktive Supinationsbewegung. **a** ASTE, **b** ESTE

═ eines freien Gelenkkörpers (Corpus librum) oder
═ einer durch Traumen verursachten entzündlichen
　Veränderung der Muskulatur.

▪ **Aktive Extensionsbewegung beider**
　Ellenbogengelenke (◻ Abb. 3.15)
ASTE. Der Patient sitzt bzw. steht.

Ausführung. Der Patient streckt aus einer 90° Ellenbogen-flexion mit beid- oder einseitiger transversaler Abduktion beide Unterarme maximal.

Befund. Beurteilt werden:
═ Ausmaß der Bewegung (hypo-, hyper-, normmobil),
═ Schmerz,
═ Bereitwilligkeit,
═ Ausweichbewegungen.

Folgende **Bewegungseinschränkungen** können sich zeigen:
═ Leichte schmerzfreie Bewegungseinschränkungen
　sind häufig Ursache von Kapselveränderungen durch
　Ausübung von Sportarten wie Judo, Ringen, Tennis,
　Handball, Volleyball, Boxen.
═ Bewegungsumfangseinschränkungen, schmerzhaft
　oder nicht schmerzhaft, sind Zeichen eines degenera-
　tiven arthrotischen Zustands oder eines freien Ge-
　lenkkörpers (Corpus librum).

❯ Eine **Mobilität unter 0°** ist immer verbunden mit
　einer verstärkten Valgusstellung des Ellenbogen-
　gelenks und der Gefahr einer verstärkten Angulation.

▪ **Aktive Pronationsbewegung beider Ellenbogen-**
　gelenke (◻ Abb. 3.16)
ASTE. Der Patient sitzt bzw. steht.

Ausführung. Der Patient dreht aus der Nullposition und 90° Ellenbogenflexion beide Unterarme/Hände mit dem Handteller bodenwärts in maximale Pronation.

Befund. Beurteilt werden:
═ Ausmaß der Bewegung (hypo-, hyper-, normmobil),
═ Schmerz,
═ Bereitwilligkeit,
═ Ausweichbewegungen.
　Bewegungseinschränkungen **zeigen sich häufig**
═ nach Frakturen des Radiusköpfchens und
═ durch Kollagenüberbeanspruchung der Bizepssehne
　(schmerzhafte Bewegungseinschränkung) aufgrund
　eines erhöhten exzentrischen Kraftaufwands (z. B.
　Möbeltragen).

▪ **Aktive Supinationsbewegung beider**
　Ellenbogengelenke (◻ Abb. 3.17)
ASTE. Der Patient sitzt bzw. steht.

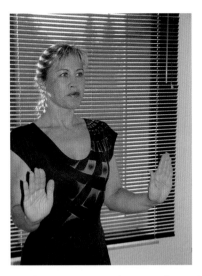

Abb. 3.18 Aktive Dorsalextension der Hände

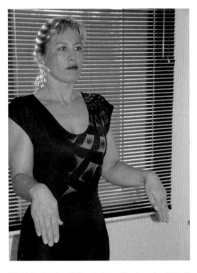

Abb. 3.19 Aktive Palmarflexion der Hände

Ausführung. Der Patient dreht aus 90° Ellenbogenflexion beide Unterarme/Hände mit dem Handteller deckenwärts in maximale Supination.

Befund. Beurteilt werden:
- Ausmaß der Bewegung (hypo-, hyper-, normmobil),
- Schmerz,
- Bereitwilligkeit,
- Ausweichbewegungen.

Bewegungseinschränkungen zeigen sich häufig aufgrund von
- Immobilisationen nach Frakturen und
- verminderter medialer Gleitfähigkeit der Ulna.

- **Aktive Dorsalextension beider Handgelenke** (**Abb. 3.18**)

ASTE. Der Patient sitzt bzw. steht.

Ausführung. Der Patient zieht aus 90° Ellenbogenflexion beide Hände in Dorsalextension.

Befund. Beurteilt werden:
- Ausmaß der Bewegung (hypo-, hyper-, normmobil),
- Schmerz,
- Bereitwilligkeit,
- Ausweichbewegungen.

> Einschränkungen der Handgelenkfunktion haben **Auswirkungen** auf die Mechanik des Ellenbogengelenks (z. B. nicht genügende Proximalisierung des Radius).

- **Aktive Palmarflexion beider Handgelenke** (**Abb. 3.19**)

ASTE. Der Patient sitzt bzw. steht.

Ausführung. Der Patient zieht aus 90° Ellenbogenflexion und Supination beide Hände in Palmarflexion.

Befund. Beurteilt werden:
- Ausmaß der Bewegung (hypo-, hyper-, normmobil),
- Schmerz,
- Bereitwilligkeit,
- Ausweichbewegungen.

> Einschränkungen der Handgelenkfunktion haben **Auswirkungen** auf die Mechanik des Ellenbogengelenks (z. B. nicht genügende Distalisierung des Radius).

3.6.5 Passive Funktionsuntersuchung

- **Passive Flexionsbewegung der Ellenbogengelenke im Seitenvergleich** (**Abb. 3.20**)

ASTE. Der Patient sitzt bzw. steht.

Ausführung. Der Therapeut führt den Patientenunterarm aus anatomischer Nullposition in eine maximal gebeugte Stellung, er widerlagert das rechte GHG von dorsal mit seiner linken Hand und gibt am Ende der Beugung einen leichten Überdruck.

Befund. Beurteilt werden Qualität und Quantität des Bewegungsausmaßes und des Endgefühls.

Das normale Endgefühl ist verändert: Je nach Umfang des Oberarms ist es weich bis hart.

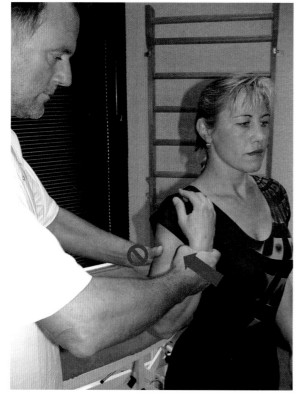

◻ **Abb. 3.20** Passive Ellenbogenflexion rechts

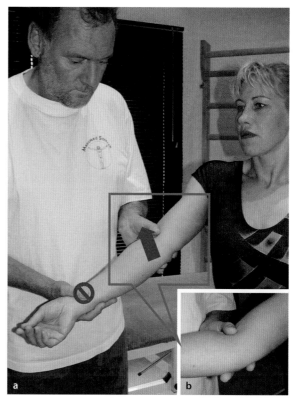

◻ **Abb. 3.21a,b** a Passive Ellenbogenextension rechts, b Handling

❯ Bei **Sportlern** lässt sich an der sportbetonten Seite häufig ein härteres schmerzfreies Endgefühl feststellen, bedingt durch Kapselveränderungen.

▪ Passive Extensionsbewegung der Ellenbogengelenke im Seitenvergleich (◻ Abb. 3.21)
ASTE. Der Patient sitzt bzw. steht.

Ausführung. Der Therapeut führt den in anatomischer Nullposition eingestellten Unterarm des Patienten in maximale Streckstellung, er widerlagert die Ulna und den Humerus mit seinem Zeige- und Mittelfinger, so dass sich das Olekranon dazwischen frei bewegen kann. Bei fixiertem Unterarm gibt der Therapeut 10° vor Ende der Streckbewegung über Zeige- und Mittelfinger einen Überdruck nach ventral.

Befund. Beurteilt werden Quantität der Bewegung und Qualität des Endgefühls.

❯ Das Endgefühl der Ellenbogenextension ist das **härteste Endgefühl** am menschlichen Körper. Es wird durch den dorsalen Gelenkschluss des Humeroulnargelenks bei maximaler Spannung des anterioren ligamentären Schenkels des Lig. collaterale ulnare verursacht.

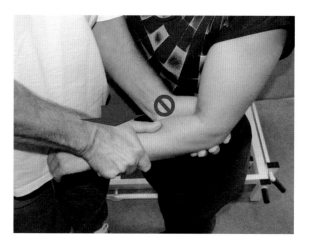

◻ **Abb. 3.22** Passive Pronationsbewegung, links

▪ Passive Pronationsbewegung des Ellenbogengelenks im Seitenvergleich (◻ Abb. 3.22)
ASTE. Der Patient sitzt bzw. steht.

Ausführung. Der Therapeut führt den linken Unterarm des Patienten in 90° Ellenbogenflexion und fixiert mit seiner linken Hand den Patientenoberarm am Patientenoberkörper. Mit der rechten Hand stellt der Therapeut beim

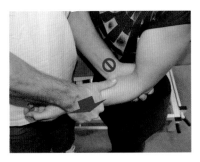

Abb. 3.23 Passive Supinationsbewegung (links)

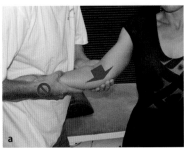

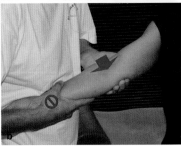

Abb. 3.24a,b **a** Passive Valgusbewegung aus 20° (rechts), **b** Passive Valgusbewegung aus 0°

Patienten eine maximale Pronation ein, indem er seinen Thenar und Hypothenar distal und dorsalradialseitig auf den Radius des Patienten anlegt. Bei fixiert widerlagertem Oberarm gibt der Therapeut am Ende der Pronationsbewegung einen leichten Überdruck.

Befund. Beurteilt werden Quantität der Bewegung und Qualität des Endgefühls.

Das Endgefühl ist in der Norm festelastisch.

■ **Passive Supinationsbewegung des Ellenbogen- gelenks im Seitenvergleich (■ Abb. 3.23)**
ASTE. Der Patient sitzt bzw. steht.

Ausführung. Der Therapeut führt den linken Unterarm des Patienten in 90° Ellenbogenflexion und fixiert mit seiner linken Hand den Patientenoberarm am Patientenoberkörper. Mit der rechten Hand stellt der Therapeut beim

Patienten eine maximale Supination ein, indem er seinen Thenar und Hypothenar distal und ventralradialseitig auf den Radius des Patienten anlegt. Bei fixiert widerlagertem Oberarm gibt der Therapeut am Ende der Supinationsbewegung einen leichten Überdruck.

Befund. Beurteilt werden Quantität der Bewegung und Qualität des Endgefühls.

Das Endgefühl ist in der Norm festelastisch, etwas härter als bei der Pronation.

■ **Passive Valgusbewegung des Ellenbogengelenks aus 20°-Flexionsstellung bis in 0°-Position (■ Abb. 3.24)**
ASTE. Der Patient sitzt bzw. steht.

Ausführung. Der Therapeut führt den in anatomischer Nullposition stehenden rechten Unterarm des Patienten in 20° Ellenbogenflexion und fixiert den Patientenunterarm an seiner rechten Oberkörperseite. Seinen linksseitigen interthenaren Raum legt der Therapeut mittig auf den lateralen Gelenkspalt des Ellenbogengelenks. Der Therapeut gibt jetzt einen Schub nach medial bis zur gänzlichen Aufnahme der Gewebevorspannung und überprüft das seitliche **Aufgappen** (Aufklappen) des Gelenks. Unter gleicher Vorgehensweise wird der Valgusstress bis in die anatomische 0°-Stellung wiederholt.

Befund. Test für das Lig. collaterale mediale:
▬ 20° Ellenbogenflexion: Test: für die Pars posterior.
▬ 0°-Stellung: Test für die Pars anterior.
▬ 10°Ellenbogenflexion: Test für die Pars transversus.

Es wird eine Normo-, Hypo- oder Hypermobilität beurteilt. Zusätzlich bewirkt der **Test**
▬ eine Angulation im HUG und damit die Provokation einer Osteochondrose dissecans ohne Dissekatlösung und
▬ eine Provokation subchondraler Frakturen.

■ **Passive Varusbewegung des Ellenbogengelenks aus 20°-Flexionsstellung bis in 0°-Position (■ Abb. 3.25)**
ASTE. Der Patient sitzt bzw. steht.

Ausführung. Der Therapeut führt den in anatomischer Nullposition stehenden linken Unterarm des Patienten in 20° Ellenbogenflexion und fixiert den Patientenunterarm mit seiner rechten Hand. Seinen linksseitigen interthenaren Raum legt der Therapeut mittig auf den medialen Gelenkspalt des Ellenbogengelenks. Der Therapeut gibt jetzt einen Schub nach lateral bis zur gänzlichen Aufnahme der Gewebevorspannung und überprüft das seitliche Auf-

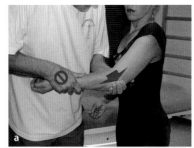

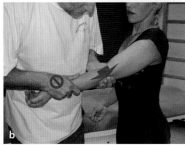

Abb. 3.25a,b **a** Passive Varusbewegung aus 20° (links), **b** Passive Varusbewegung aus 0°

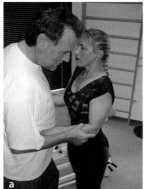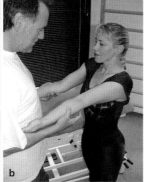

Abb. 3.26a,b Mobilitätstest passiv beidseitig. **a** ASTE, **b** ESTE

gappen des Gelenks. Unter gleicher Vorgehensweise wird der Varusstress in der anatomischen 0°-Stellung wiederholt.

Befund. Test für das Lig. collaterale laterale:

▪ 20° Ellenbogenflexion: Test für die Pars dorsalis (Test für Ramus prof. N. radialis).

▪ 0°-Stellung: Test für die Pars ventralis.

Es wird eine Normo-, Hypo- oder Hypermobilität beurteilt. Zusätzlich bewirkt der **Test**

▪ eine Angulation im HUG und damit die Provokation einer Osteochondrose dissecans ohne Dissekatlösung und

▪ eine Provokation subchondraler Frakturen.

▪ **Mobilitätstest passiv bds. im HRG (■ Abb. 3.26)**
ASTE. Der Patient steht.

Ausführung. Der Therapeut palpiert bds. den humeroradialen Gelenkspalt des Patienten. Die Unterarme des Patienten werden einmal in Pronationsstellung und einmal in Supinationsstellung eingestellt. Der Therapeut bewegt beide Unterarme des Patienten von Flexion in Extension, indem er seinen Oberkörper nach vorne und hinten kippen lässt.

Öffnen und Schließen des Gelenkspalts beurteilen:

▪ In Pronationsstellung, in der die Chorda obliqua entspannt ist und das Gelenk vermehrt Gelenkspiel aufweist. Hierbei wird die Öffnung des HRG bezüglich der maximalen Distalisierung des Radius beurteilt, d. h., das Augenmerk wird auf die Flexionsbewegung gelegt.

▪ In Supinationsstellung, in der die Chorda obliqua gespannt ist und das Gelenk wenig Spiel aufweist. Hierbei wird das Schließen des HRG bezüglich der maximalen Proximalisierung des Radius beurteilt, d. h., das Augenmerk wird auf die Extensionsbewegung gelegt.

Befund. Es wird beurteilt, ob die Mechanikstörung und der Pathomechanismus des Beschwerdebilds, z. B. Epikondylitis/Greifschmerz, zusammenpassen:

▪ Kein Öffnen des Gelenkspalts: Pronationseinschränkung oder/und Palmarflexionseinschränkung der Hand.

▪ **Dynamische artikuläre Stabilitätstestung humero-radial (■ Abb. 3.27)**
ASTE. Rückenlage

Ausführung. 90° Flexion im Ellenbogengelenk, die Hand steht in physiologischer Nullstellung. Nun Palpation humero-radialer Gelenkspalt. Zug am Unterarm. Der Test erfolgt exzentrisch für Musculus brachioradiales (■ Abb. 3.27a).

Gleiche ASTE. Der Unterarm ist jetzt in Pronationsstellung. Palpation bleibt am humero-radialen Gelenkspalt. Zug an der Hand nach palmar-ulnar. Testung des Musc. carpi-radialis longus und brevis (■ Abb. 3.27b).

Gleiche ASTE. Der Arm bleibt in Pronation. Jetzt Zug an der Hand nach palmar. Testung des Extensor digitorum communis (■ Abb. 3.27c).

Arm bleibt in Pronation. Nun Zug an der Hand nach palmar-radial. Testung des Extensor carpi ulnaris (■ Abb. 3.27d).

Alles Tests erfolgen grundsätzlich exzentrisch.

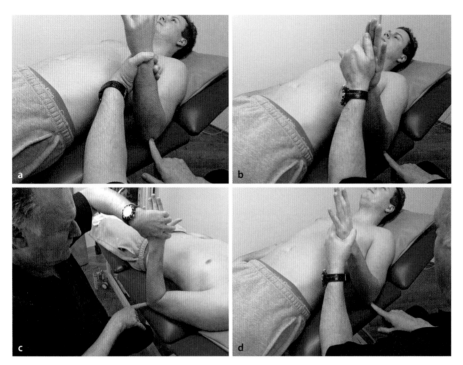

Abb. 3.27a–d Dynamische artikuläre Stabilitätstestung humero-radial

3.6.6 Widerstandstests (Muskelweichteiltest 2, 3)

Bei der Widerstandstestung wird die Ellenbogenmuskulatur aus der **Mittelstellung** isometrisch konzentrisch getestet. Zur Beschreibung der Bewegungsrichtung geht der Therapeut anfänglich die Bewegung mit dem Patienten passiv durch. Die Patientenhand befindet sich bei allen diagnostischen Diagonalen in Nullstellung.

> Der Widerstandstest bezieht sich auf **kontraktile Strukturen:**
> - Bei **frischen Verletzungen** treten die Schmerzen schon nach Erreichen der Submaximalkraft auf.
> - Bei **älteren Verletzungen** hat der Körper gelernt, diese zu kompensieren. Schmerzen treten auch bei maximaler Kraft nicht immer gleich am Anfang des Widerstandstests auf, sondern erst nach ca. 10 sec.
> - Besteht der V.a. einen **myogenen Trigger** (partielle Ischämie), zeigt sich dieser erst ab ca. 30 sec Widerstandstestung.

- **Ellenbogenwiderstandstest Flexion im Seitenvergleich** (Abb. 3.28a)

ASTE. Der Patient sitzt bzw. steht. Das Ellenbogengelenk des Patienten befindet sich in anatomischer Nullstellung und 90° Beugung, sein Handgelenk ist locker und entspannt.

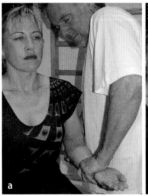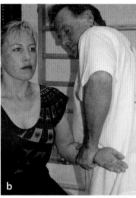

Abb. 3.28a,b a Widerstandstest für Ellenbogenflexion (links) **b** Widerstandstest für Ellenbogenextension (links)

Ausführung. Der Therapeut legt seine linke Hand auf den ventral distalen Unterarm des Patienten. Mit seiner rechten Hand fixiert er den Ellenbogen. Der Patient wird aufgefordert gegen die Widerstand gebende Hand des Therapeuten zu beugen.

Befund. Auftretende Schmerzen deuten auf eine Läsion des

- M. biceps brachii,
- M. brachialis,
- M. brachioradialis,
- M. pronator teres.

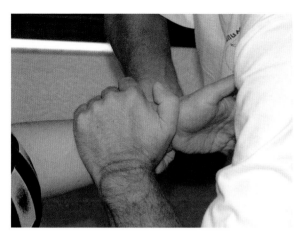

Abb. 3.29 Widerstandstest für Pronation (links)

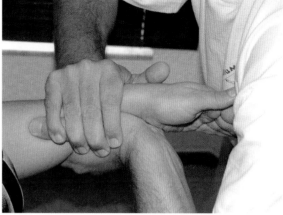

Abb. 3.30 Widerstandstest für Supination (links)

- **Ellenbogenwiderstandstest Extension im Seitenvergleich (Abb. 3.28b)**

ASTE. Der Patient steht bzw. sitzt. Das Ellenbogengelenk des Patienten befindet sich in Mittelstellung, sein Handgelenk ist locker und entspannt.

Ausführung. Der Therapeut platziert seine linke Hand unter den distalen Unterarm des Patienten und widerlagert diesen. Mit seiner rechten Hand fixiert er den zu testenden Ellenbogen. Der Patient wird aufgefordert gegen die Widerstand gebende Hand des Therapeuten zu strecken.

Befund. Auftretende Schmerzen deuten auf eine Läsion des
- M. triceps brachii,
- M. anconeus.

- **Ellenbogenwiderstandstest Pronation im Seitenvergleich (Abb. 3.29)**

ASTE. Der Patient sitzt oder steht. Das Ellenbogengelenk des Patienten befindet sich in einer physiologischen Stellung und 90° Beugung, sein Handgelenk ist locker und entspannt.

Ausführung. Der Therapeut widerlagert mit seinem linken MCP-Gelenk 1 und Thenar den Radius von ventral und fixiert mit seinem rechten MCP-Gelenk 1 und Thenar den Radius von dorsal, wobei er eine horizontale Widerstand gebende Armstellung einnimmt. Der Patient wird aufgefordert seinen Oberarm an seinem Oberkörper zu halten und gegen den Widerstand des Therapeuten in Pronation zu drehen.

Befund. Auftretende Schmerzen deuten auf eine Läsion des
- M. pronator teres,
- M. pronator quadratus.

- **Ellenbogenwiderstandstest Supination im Seitenvergleich (Abb. 3.30)**

ASTE. Der Patient sitzt oder steht. Das Ellenbogengelenk des Patienten befindet sich in einer physiologischen Stellung und 90° Beugung, das Handgelenk ist locker und entspannt.

Ausführung. Der Therapeut widerlagert mit seinem linken MCP-Gelenk 1 und Thenar den Radius von ventral und fixiert mit seinem rechten MCP-Gelenk 1 und Thenar den Radius von dorsal, wobei er eine horizontale Widerstand gebende Armstellung einnimmt. Der Patient wird aufgefordert seinen Oberarm an seinem Oberkörper zu halten und gegen den Widerstand des Therapeuten in Supination zu drehen.

Befund. Auftretende Schmerzen deuten auf eine Läsion des
- M. biceps brachii,
- M. supinator.

- **Widerstandstest Handextension für M. extensor carpi radialis brevis, M. extensor carpi radialis longus und M. extensor digitorum communis 2–5 (Abb. 3.31)**

ASTE. Der Patient sitzt. Sein Oberarm ist an seinem Thorax fixiert. Das Ellenbogengelenk ist in Pronationsstellung und 90° gebeugt.

Ausführung. Der Therapeut schient mit seinem rechten Arm den linken Arm des Patienten von medioventral. Mit seiner linken Hand gibt der Therapeut Widerstand im Bereich der Ossa metacarpalia/Ossa carpalia. Der Patient wird aufgefordert seine Hand gegen den Widerstand des Therapeuten in Dorsalextension und Radialduktion zu drücken.

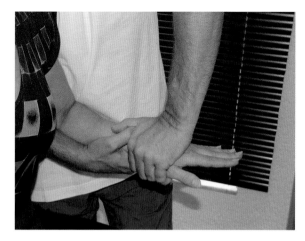

Abb. 3.31 Widerstandstest für Handextension (links)

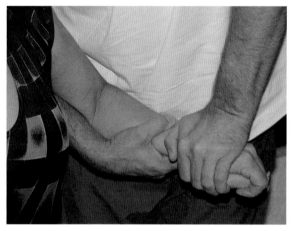

Abb. 3.32 Widerstandstest für Handextension mit aktiven Faustschluss, links

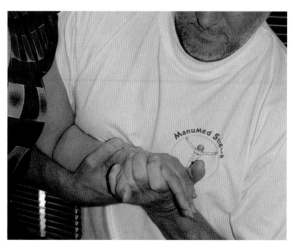

Abb. 3.33 Widerstandstest für Handgelenksflexion (links)

Befund. Auftretende Schmerzen verweisen auf eine Läsion der Extensorenmuskeln ohne selektiven Hinweis. Es besteht V.a. Tennisellenbogen.

- **Widerstandstest Handextension für M. extensor carpi radialis brevis, M. extensor carpi radialis longus unter Inhibierung des M. extensor digitorum communis (■ Abb. 3.32)**

ASTE. Der Patient sitzt. Sein Oberarm ist an seinem Thorax fixiert. Das Ellenbogengelenk ist in Pronationsstellung und 90° gebeugt.

Ausführung. Der Therapeut schient mit seinem rechten Arm den linken Arm des Patienten von medioventral. Mit seiner linken Hand gibt der Therapeut Widerstand im Bereich der Ossa metacarpalia/Ossa carpalia. Der Patient beugt die Finger zur Faust, um den M. extensor digitorum communis zu inhibieren. Der Patient wird aufgefordert seine Hand gegen den Widerstand des Therapeuten in Dorsalextension und Radialduktion zu drücken.

Befund. Schmerzen zeigen eine Läsion der Extensorenmuskeln unter Ausschluss des M. extensor digitorum communis an.

- **Widerstandstest Handgelenksflexion (■ Abb. 3.33)**

ASTE. Der Patient sitzt. Sein Oberarm ist an seinem Thorax fixiert. Das Ellenbogengelenk ist in Pronationsstellung und 90° gebeugt.

Ausführung. Der Therapeut schient mit seinem rechten Arm den linken Arm des Patienten von medioventral. Seine linke Hand platziert der Therapeut an die Palmarseite der Ossa metacarpalia 2–5. Der Patient bekommt die Aufgabe, seine Hand unter Einbeziehung der Finger gegen den Therapeutenwiderstand zu beugen.

Befund. Schmerzen verweisen auf eine Läsion der Flexorenmuskulatur ohne selektiven Hinweis. Es besteht V.a. Epicondylitis medialis (Golferellenbogen).

- **Widerstandstest Handgelenksflexion mit Inhibierung des M. flexor digitorum superficialis und M. flexor digitorum profundus**

ASTE. Der Patient sitzt. Sein Oberarm ist an seinem Thorax fixiert. Das Ellenbogengelenk ist in Pronationsstellung und 90° gebeugt.

Ausführung. Der Therapeut schient mit seinem rechten Arm den linken Arm des Patienten von medioventral. Seine linke Hand platziert der Therapeut an die Palmarseite der Ossa metacarpalia 2–5. Der Patient bekommt die Aufgabe, seine Finger zu strecken, um die Fingerbeuger zu inhibieren und das Handgelenk gegen den Therapeutenwiderstand zu beugen.

Befund. Ausschluss der Mm. flexor digitorum superficialis und profundus.

3.7   Weichteilbehandlung

Die **Indikation** für eine Weichteilbehandlung (Querfriktion/Funktionsmassage/Dehnung/Thermokinetik und neurogene Mobilisation) ist eine positive Widerstandsfunktionsuntersuchung mit **folgenden Zeichen**:
- Muskelbauchschmerzen,
- ischämischen nozizeptiven Druckdolenzen,
- insertionsnahen Schmerzen bzw. Schmerzen mit gleicher Symptomatik.

In der **akuten Phase** (max. 10 Tage) ist es unser primäres Ziel, die Belastung und ein Aufpuschen der Entzündung zu reduzieren. Handelt es sich um eine akute insertionsnahe Tendopathie, liegt der Auslösegrund meist in einem degenerativen vorgeschädigten Gewebe.

❯ In der akuten Phase bietet sich **physiotherapeutisch** eine kryokinetische Behandlung an, in der 30 sec mit Eis behandelt wird und darauf folgend die Struktur 1 min aktiv bewegt wird. Insgesamt wird diese Maßnahme 4-mal wiederholt.

Ein Problem wird als **chronisch** eingestuft, wenn es über 42 Tage kontinuierlich vorhanden ist oder ständig Rezidive auftreten.

Der **Schwerpunkt** einer manualtherapeutisch ausgerichteten Weichteilbehandlung ist die Einleitung der Rehabilitation der Kollagengewebe über Querfriktion. Das Ausrichten regenerierender Kollagenfasern wird über Dehnung erreicht, die Belastungsfähigkeit über eine spezifisch angepasste Rehabilitation.

Die Dehnung hat das Ziel, die Makrophagenaktivität bis zur physiologischen Gefäßlänge zu gewährleisten.

Physikalische und physiotherapeutische Maßnahmen wie Funktionsmassagen/Wärmetherapie und andere physikalische Maßnahmen haben ihre parallele Wertigkeit, werden hier jedoch nicht zusätzlich erwähnt.

3.7.1   Muskelläsionen des Ellenbogens

❯ Der am häufigsten betroffene Muskel des Ellenbogengelenks ist der **M. extensor carpi radialis brevis** mit seiner zu 90 % ligamentären/faszialen indirekten Insertion und seiner zu 10 % direkten ossären Insertion.

Im Ellenbogenbereich hat er eine stabilisierende Funktion, indem er Bänder und Faszien dynamisiert. An der Hand hat er eine dynamische Funktion.

Durch die häufige Verschmelzung des M. extensor carpi radialis brevis mit dem M. extensor digitorum communis ist der **M. extensor digitorum communis** der am zweithäufigsten betroffene Muskel.

Prädestinierende **reizauslösende Faktoren** einer Ellenbogen-Weichteilproblematik sind
- weichteilbedingte hypovaskuläre Zonen und
- ungünstige Hebelverhältnisse, die posttraumatisch oder durch Sport entstehen können.

Der **Pathomechanismus** einer Weichteilproblematik des Ellenbogengelenks liegt häufig im Missverhältnis zwischen statischen und dynamischen Muskeln bzw. arthrokinematischen und osteokinematischen Muskeln.

Meist ist der häufigste Typ 2a+b mit Typ 5 kombiniert, durch die topographische Nähe.

3.8   Behandlung des Tennisellenbogens

3.8.1   Tennisellenbogen Typ 1

- Querfriktion des M. extensor carpi radialis longus, insertionsnah

Beginn. Die Querfriktion sollte ab dem 42. Tag therapieresistenter Beschwerden (Problem Belastbarkeit oder Schmerz) erfolgen.

Ziel. Aktualisierung des Regenerationsprozesses.

ASTE. Der Patient sitzt. Sein Arm wird in ca. 45° Flexion/ Abduktion und leichter Ellenbogenflexion auf der Behandlungsbank positioniert. Der Unterarm befindet sich in aktueller Ruheposition.

Ausführung. Der Therapeut sucht die Insertion auf und legt seinen Daumen unter Hautvorgabe an den medialen Aspekt der Crista condylaris quer zum Faserverlauf an.

Zur **Kontrolle** der richtigen Anlage lässt der Therapeut den Patienten in Dorsalextension und Radialabduktion der Hand spannen.

Der Therapeut arbeitet in einer Art Spangengriff, indem er seine gleichseitigen Finger 2–5 diametral widerlagert. Die Bewegungsrichtung erfolgt an der Knochenkante, indem zuerst ein Druck nach lateral an die Crista condylaris gegeben wird und dann nach proximal bewegt wird. Die Querfriktion wird solange durchgeführt bis die Kontur der Sehne durch Aufquellung verstreicht.

Befund. Chronische insertionsnahe Tendopathie des M. extensor carpi radialis longus.

Der Widerstandstest der Handextension ist positiv.

Nachbehandlung. Dehnen, Hausaufgaben und Thermo-kinetiktraining

3.8.2 Tennisellenbogen Typ 2a

- Querfriktion des M. extensor carpi radialis brevis vertikaler Typ 2a, insertionsnah (◻ Abb. 3.34)

Beginn. Die Querfriktion sollte ab dem 42. Tag therapie-resistenter Beschwerden (Problem Belastbarkeit oder Schmerz) erfolgen.

Ziel. Aktualisierung des Regenerationsprozesses.

❯❯ Eine 45°-Flexions-/ABD-Stellung im GHG ermöglicht es, den **Tennisellenbogen Typ 2a und 2b** in einen horizontalen und vertikalen Typ einzuordnen.

ASTE und Ausführung. Der Patient sitzt. Sein Arm wird in ca. 45° Flexion/Abduktion und leichter Ellenbogenflexion auf der Behandlungsbank positioniert. Der Unterarm befindet sich in aktueller Ruheposition. Der Therapeut sucht die Insertion auf und legt seinen Daumen unter Hautvorgabe an den vertikalen Aspekt des Epicondylus lateralis quer zum Faserverlauf an.

Der Therapeut arbeitet in einer Art Spangengriff, indem er seine gleichseitigen Finger 2–5 diametral widerlagert. Die Bewegungsrichtung folgt nach proximal medial über die Knochenkante. Die Querfriktion wird solange durchgeführt bis die Kontur der Sehne durch Aufquellung verstreicht.

Befund. Chronische insertionsnahe Tendopathie des M. extensor carpi radialis brevis vertikaler Typ 2a.

Der Widerstandstest der Handextension ist dabei positiv und es besteht eine Druckdolenz am vertikalen Epicondylus lateralis.

Nachbehandlung. Dehnen, Hausaufgabe und Thermoki-netiktraining

3.8.3 Tennisellenbogen Typ 2b

- Querfriktion des M. extensor carpi radialis brevis horizontaler Typ 2b, insertionsnah (◻ Abb. 3.35)

Beginn. Die Querfriktion sollte ab dem 42. Tag therapie-resistenter Beschwerden (Problem Belastbarkeit oder Schmerz) erfolgen.

Ziel. Aktualisierung des Regenerationsprozesses.

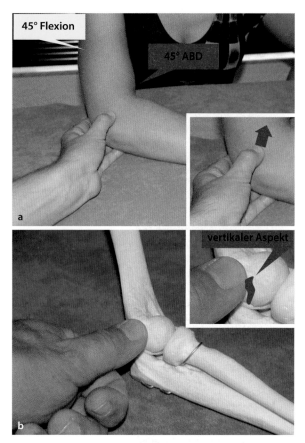

◻ **Abb. 3.34a,b** Tennisellenbogen Typ 2a (rechts). **a** Daumenposition, Bewegungsrichtung, **b** anatomische Orientierung

❯❯ Eine 45°-Flexions-/ABD-Stellung im GHG ermöglicht es, den **Tennisellenbogen Typ 2a und 2b** in einen horizontalen und vertikalen Typ einzuordnen.

ASTE. Der Patient sitzt. Sein Arm wird in ca. 45° Flexion/Abduktion und leichter Ellenbogenflexion auf der Behandlungsbank positioniert. Der Unterarm befindet sich in aktueller Ruheposition.

Ausführung. Der Therapeut sucht die Insertion auf und legt seinen Daumen unter Hautvorgabe an den horizontalen Aspekt des Epicondylus lateralis quer zum Faserverlauf an.

Der Therapeut arbeitet in einer Art Spangengriff, indem er seine gleichseitigen Finger 2–5 diametral widerlagert. Die Bewegungsrichtung erfolgt nach außen. Die Querfriktion wird solange durchgeführt bis die Kontur der Sehne durch Aufquellung verstreicht.

Befund. Chronische insertionsnahe Tendopathie des M. extensor carpi radialis brevis horizontaler Typ 2b.

Der Widerstandstest der Handextension ist dabei positiv und es besteht eine Druckdolenz des horizontalen Epicondylus lateralis.

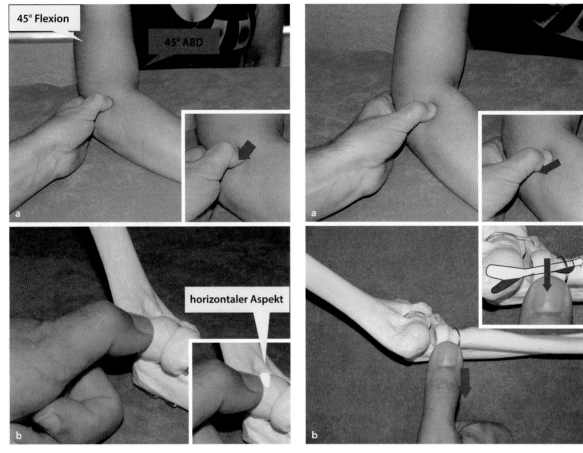

Abb. 3.35a,b Tennisellenbogen Typ 2b (rechts). **a** Daumenpositi-on, Bewegungsrichtung, **b** anatomische Orientierung

Abb. 3.36a,b Tennisellenbogen Typ 3 (rechts). **a** Daumenposition, Bewegungsrichtung, **b** anatomische Orientierung (**gelb** horizontaler Ansatz, **rot** vertikaler Ansatz)

Nachbehandlung. Dehnen, Hausaufgabe und Thermo-kinetiktraining

3.8.4 Tennisellenbogen Typ 3

- Querfriktion des M. extensor carpi radialis brevis Typ 3 am Sehnenverlauf (■ Abb. 3.36)

Beginn. Die Querfriktion sollte ab dem 42. Tag therapie-resistenter Beschwerden (Problem Belastbarkeit oder Schmerz) erfolgen.

Ziel. Aktualisierung des Regenerationsprozesses.

❯ Die **Sehne des M. extensor carpi radialis brevis** kann mit den Sehnen 2 und 3 des M. extensor digitorum communis verwachsen sein. Sie liegt in Höhe des Caput radii, und damit ist sie von Dislo-kationen besonders betroffen.

ASTE. Der Patient sitzt. Sein Arm wird in ca. 45° Flexion/ Abduktion und leichter Ellenbogenflexion auf der Be-handlungsbank positioniert. Der Unterarm befindet sich in aktueller Ruheposition.

Ausführung. Der Therapeut sucht die Sehne auf, indem er den Ellenbogen strecken lässt, so dass die Sehne einen Ver-lauf über das Radiusköpfchen nimmt. Unter Ellenbogen-flexion verlagert sich die Sehne leicht ulnarwärts. Sind weitere Sehnen zu palpieren, ist die radialste die des M. extensor carpi radialis brevis. Der Therapeut legt seinen Daumen unter Hautvorgabe ulnarseitig der Sehne quer zum Faserverlauf an.

Zur **Kontrolle** der richtigen Anlage drückt der Thera-peut auf die Sehne des M. extensor carpi radialis brevis, wodurch eine leichte Radialabduktion der Hand sowie eine Dorsalextension der MCP-Gelenke 2 und 3 erzeugt wird.

Der Therapeut arbeitet in einer Art Spangengriff, in-dem er seine gleichseitigen Finger 2–5 diametral widerla-gert. Die Bewegungsrichtung erfolgt nach außen. Die

Querfriktion wird solange durchgeführt bis die Kontur der Sehne durch Aufquellung verstreicht.

Befund. Tendopathie des M. extensor carpi radialis brevis.

Die Widerstandstests der Handextension/Radialabduktion sowie der Fingerextension der MCP-Gelenke 2, 3 sind positiv. Es besteht eine Druckdolenz an der Sehne des M. extensor carpi radialis brevis.

Nachbehandlung. Dehnen, Hausaufgabe und Thermokinetiktraining

3.8.5 Tennisellenbogen Typ 4

- **Querfriktion des M. extensor carpi radialis brevis Typ 4 am tendomuskulären Übergang**

Befund. Tendomyositis des M. extensor carpi radialis brevis.

Der Widerstandstest der Handextension/Radialabduktion ist positiv. Die Dehnung der Extensorenmuskulatur ist positiv. Es besteht eine Druckdolenz am tendomuskulären Übergang.

Nachbehandlung. Dehnen, Hausaufgabe und Thermokinetiktraining

3.8.6 Tennisellenbogen Typ 5

- **Querfriktion des M. extensor digitorum communis Typ 5, insertionsnah**

Beginn. Die Querfriktion sollte ab dem 42. Tag therapieresistenter Beschwerden (Problem Belastbarkeit oder Schmerz) erfolgen.

Ziel. Aktualisierung des Regenerationsprozesses.

> **Die Sehne des M. extensor digitorum communis ist häufig mit dem M. extensor carpi radialis brevis verwachsen. Nur wenn sie sich auch im Widerstandstest der MCP-Gelenke 4 und 5 schmerzhaft zeigt, handelt es sich um eine insertionsnahe Tendopathie des M. digitorum communis. Verantwortlich für den Tennisellenbogen Typ 5, ohne Beteiligung des M. extensor carpi radialis brevis, sind häufig betonte Fingertätigkeiten bei statischer und damit hypovaskulärer Haltung des Ellenbogens. (Nachweis: Dorsalextension mit aktiver Fingerflexion reduziert den Schmerz deutlich.)**

ASTE. Der Patient sitzt. Sein Arm wird in ca. 45° Flexion/Abduktion und leichter Ellenbogenflexion auf der Be-

handlungsbank positioniert. Der Unterarm befindet sich in aktueller Ruheposition.

Ausführung. Der Therapeut sucht die Insertion auf, indem er proximal lateral des HR-Gelenkspalts des Capitulum humeri palpiert und legt seinen Daumen unter Hautvorgabe quer zum Faserverlauf des M. extensor digitorum communis an.

Zur **Kontrolle** der richtigen Anlage lässt der Therapeut den Patienten seine Finger in Dorsalextension »spielen«.

Der Therapeut arbeitet in einer Art Spangengriff, indem er seine gleichseitigen Finger 2–5 diametral widerlagert. Die Bewegungsrichtung folgt zuerst mit Druck in den Gelenkspalt, dann Druck an das Capitulum humeri und folgend die Querfriktion mit Druck nach innen. Die Querfriktion wird solange durchgeführt bis die Kontur der Sehne durch Aufquellung verstreicht.

Befund. Chronische insertionsnahe Tendopathie des M. extensor digitorum communis Typ 5.

Der Widerstandstest der Fingerextension, primär der MCPGelenke 4–5 ist positiv. Es besteht eine Druckdolenz lateral des Capitulum humeri.

Nachbehandlung. Dehnen, Hausaufgabe und Thermokinetiktraining

3.8.7 Dehnung der Extensorenmuskulatur

- **Dehnung (primär) des M. extensor carpi radialis longus/brevis Typ 2a, 2b, Typ 3/Typ 4 (◘ Abb. 3.37)**

Beginn. Die Dehnung sollte ab dem 1. Tag der Aktualisierung erfolgen.

Ziel. Makrophagenlängeninformation vermitteln.

ASTE. Der Patient sitzt. Der Therapeut stellt den Patientenarm in horizontaler Abduktion ein, Ellenbogen in 90° Flexion, den Unterarm in max. Pronation und die Hand in max. Palmarflexion/Ulnarabduktion.

Ausführung. Der Therapeut umfasst mit seiner linken Hand die Patientenhand und hält diese in max. Palmarflexion/Ulnarabduktion fixiert. Seine rechte Hand limitiert Ausweichbewegungen.

Bei fixierten distalen und proximalen Gelenken wird das Ellenbogengelenk langsam in Extension gebracht bis der Patient ein deutliches Dehngefühl im Bereich der Insertion verspürt.

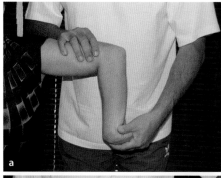

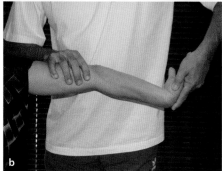

Abb. 3.37a,b Dehnung (primär) der Mm. Extensor carpi radialis brevis et longus (links). **a** ASTE, **b** ESTE

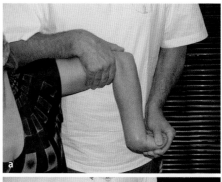

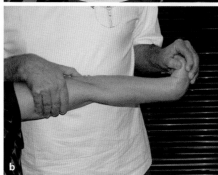

Abb. 3.38a,b Dehnung (primär) des M. extensor digitorum communis (links). **a** ASTE, **b** ESTE

> Entsteht während der Dehnung ein **Handgelenk-schmerz** durch Kompression der Sehnenlogen, wird die Dehnung abgebrochen.
> Entsteht während der Dehnung ein **Muskelbauch-schmerz**, wird eine neurogene Mobilisation des N. radialis vorgezogen.

Anzahl und Dosierung. 20 Wiederholungen, 1 sec max. bis an die Schmerzgrenze, alle 6–7 Stunden, bis zum 6. Tag der Aktualisierung.

■ **Dehnung (primär) des M. extensor digitorum communis Typ 5 (☐ Abb. 3.38b)**
Beginn. Die Dehnung sollte ab dem 1. Tag der Aktualisierung erfolgen.

Ziel. Makrophagenlängeninformation vermitteln.

ASTE, Ausführung und Dosierung. Wie in ☐ Abb. 3.37 a, b, mit zusätzlichem Faustschluss.

■ **Hausaufgabe: Dehnung (primär) für die Mm. extensor carpi radialis longus und brevis (☐ Abb. 3.39)**
Beginn. Die Hausaufgabe sollte ab dem 1. Tag der Aktualisierung gemacht werden.

Ziel. Makrophagenlängeninformation vermitteln.

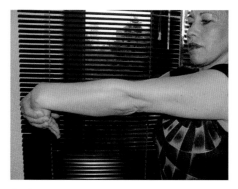

Abb. 3.39 Hausaufgabe: Dehnung (primär) für die Mm. extensor carpi radialis longus et brevis (links)

ASTE. Der Patient sitzt.

Ausführung. Er umfasst bei gebeugtem Ellenbogen seinen Handrücken und führt seine Hand in max. Palmarflexion/Ulnarabduktion, den Unterarm in Pronation. Unter Beibehaltung dieser Position wird der Ellenbogen bis zum Dehngefühl der betroffenen Insertion bzw. des tendomuskulären Übergangs gestreckt.

Anzahl und Dosierung. 20 Wiederholungen, 1 sec max. bis an die Schmerzgrenze, alle 6–7 Stunden, bis zum 6. Tag der Aktualisierung.

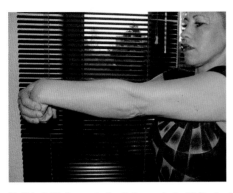

Abb. 3.40 Hausaufgabe: Dehnung (primär) für den M. extensor digitorum communis

- **Hausaufgabe: Dehnung (primär) für den M. extensor digitorum communis, hier links** (**Abb. 3.40**)

Beginn. Die Hausaufgabe sollte ab dem 1. Tag der Aktualisierung gemacht werden.

Ziel. Makrophagenlängeninformation vermitteln.

ASTE, Ausführung und Dosierung. Wie in **Abb. 3.39**, mit zusätzlichem Faustschluss.

- **Rehatraining (unspezifisch, mehrfach zielgerichtet, spezifisch).**

Beginn. Ein Training sollte nach dem 16.Tag der Aktualisierung beginnen.

Ziel. Optimierung des Stoffwechsels.

ASTE. Der Patient sitzt. Er legt seinen Arm außenrotiert auf die Behandlungsliege, so dass die Hand im Überhang liegt und der Ellenbogen gestreckt ist. Um das Ellenbogengelenk und um den Unterarm wird eine Wärmepackung (hier mit warmem Wasser durchtränkte Frotteehandtücher) gewickelt.

Ausführung. Für den M. flexor digitorum superficialis werden die Finger mit einem Theraband umwickelt, so dass der Patient die Finger gegen leichten Widerstand des Therabands 31- bis 40-mal in Palmarflexion ziehen muss.

Anzahl und Dosierung. 31–40 Wiederholungen, 30–60 sec Pause, 3–4 Serien.

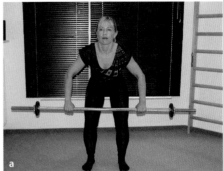

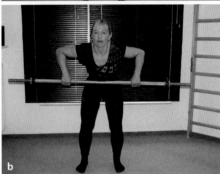

Abb. 3.41a,b Langhantel, »Vorgebeugtes Rudern«. **a** ASTE, **b** ESTE

3.8.8 Rehabilitation bei Tennisellenbogen (und anderen Verletzungen durch ellenbogenbetonte Sportarten)

- **Unspezifisches Training für den Tennisellenbogen mit der Langhantel, »Vorgebeugtes Rudern«** (**Abb. 3.41**)

Ziel. Unspezifische Ansprache der verletzten muskulären Faserstrukturen.

ASTE und Ausführung. Der Patient steht in Rumpfflexion mit lordosierter LWS, so dass eine Konvergenz der Facetten entsteht. Die Knie sind leicht angebeugt. Der Oberkörper ist leicht nach vorne gekippt. Die Arme umfassen die Langhantel in Schulterbreite. Die Arme sind nicht vollständig extendiert. Die Handflächen zeigen zum Körper.

ESTE. Der Patient zieht die Langhantel ohne Rumpfbewegung über die Arme zum Sternum hin, ohne die Handposition zu verändern. Die Ellenbogen sollten dabei höher sein als der gestreckte, nach vorne abgekippte Rücken.

Anzahl und Dosierung. 21–30 Wiederholungen, 90 sec Pause, 3–4 Serien, Tempo 1 – 0 – 1.

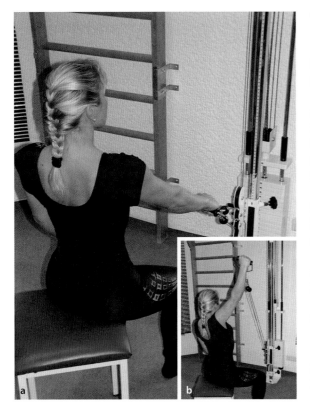

◘ Abb. 3.42a,b Kabelzug, »Einarmiges gestrecktes Heben«. **a** ASTE, **b** ESTE

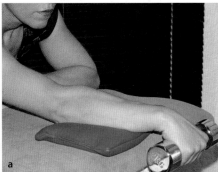

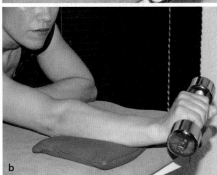

◘ Abb. 3.43a,b Hantel, »Unterarmstreckung«, spezifisch. **a** ASTE, **b** ESTE

- **Mehrfachzielgerichtetes Training für den Tennisellenbogen mit dem Kabelzug, »Einarmiges gestrecktes Heben« (◘ Abb. 3.42)**

Ziel. Mehrfachzielgerichtete Ansprache der verletzten muskulären Faserstrukturen.

ASTE und Ausführung. Der Patient sitzt mit lordosierter LWS. Der ausführende Arm ist gestreckt, zeigt jedoch Spannung der Extensorenmuskeln durch Aufnahme der Seilzugspannung. Der andere Arm widerlagert sich am Oberschenkel und stabilisiert den Rumpf.

ESTE. Die Bewegung erfolgt ohne Mitbewegung des Rumpfes, nur aus dem Arm heraus. Die Handposition des ausführenden Arms wird nicht verändert.

Anzahl und Dosierung. 21–30 Wiederholungen, 90–sec Pause, 3–4 Serien, Tempo 1 – 0 – 1.

- **Spezifisches Training für den Tennisellenbogen mit der Hantel, »Unterarmstreckung«, rechts (◘ Abb. 3.43)**

Ziel. Spezifische Ansprache der verletzten muskulären Faserstrukturen.

ASTE und Ausführung. Der Patient sitzt vor der Behandlungsliege. Der ausführende Arm ist gestreckt, die Hand liegt pronatorisch im Überhang und wird durch das sich in der Hand befindliche Hantelgewicht (1 kg) in Beugung gezogen.

ESTE. Die Bewegung erfolgt ohne Mitbewegung des Rumpfes, nur aus dem Handgelenk heraus. Der Arm bleibt in unveränderter Stellung. Die Hantel wird so weit wie möglich in Dorsalextension mit Radialabduktion gezogen, dort 1 sec gehalten und in die ASTE zurückgebracht.

Anzahl und Dosierung. 21–30 Wiederholungen, 90 sec Pause, 3–4 Serien, Tempo 1 – 0 – 1.

Steigerung. Möglich sind:
- Steigerung der Kollagenbelastung über das Tempo 1 – 0 – 2 bis 1 – 0 – 3, max. bis 1 – 0 – 6.
- Steigerung der Exzentrikbelastung bei Reduktion der Wiederholungszahl auf 10–12 Wiederholungen reduzieren.

- **Steigerung des spezifischen Trainings für den Tennisellenbogen, »Handgelenkrollen« (◘ Abb. 3.44)**

Ziel. Spezifische Ansprache der verletzten muskulären Faserstrukturen.

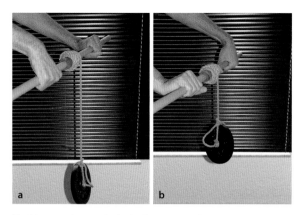

�‌ Abb. 3.44a,b »Handgelenkrollen«. **a** ASTE, **b** ESTE

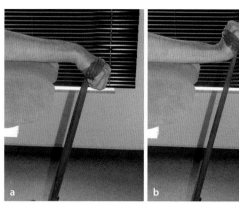

◌ Abb. 3.45a,b Rehahausaufgabe: Spezifisches Training mit Theraband (rechts). **a** ASTE, **b** ESTE

ASTE und Ausführung. Der Patient sitzt oder steht. Er hält mit gestreckten Armen eine ca. mindestens 40 cm lange Stange mit einem 40 cm langen Seil, an dessen Ende eine anfänglich leichte Gewichtsscheibe befestigt ist. Das Seil ist vollständig abgewickelt.

ESTE. Die Bewegung erfolgt durch wechselnde Dorsalextension mit Aufdrehen des Seils. Die Aufrollbewegung sollte in langen Drehbewegungen durchgeführt werden. Der Arm bleibt in unveränderter Stellung. Ist das Gewicht aufgerollt, wird es langsam wieder in die ASTE abgelassen.

Anzahl und Dosierung. 21–30 Wiederholungen, 90 sec Pause, 3–4 Serien, Tempo 1 – 0 – 1.

- **Rehahausaufgabe für den Tennisellenbogen: Spezifisches Training mit dem Theraband** (◌ Abb. 3.45)

Ziel. Spezifische Ansprache der verletzten muskulären Faserstrukturen.

ASTE und Ausführung. Der Patient sitzt vor der Behandlungsliege. Der ausführende Arm ist gestreckt, die Hand liegt pronatorisch im Überhang und wird durch ein um das Handgelenk gebundenes Theraband in Palmarflexion gezogen.

ESTE. Die Bewegung erfolgt nur aus dem Handgelenk. Der Arm bleibt in unveränderter Stellung. Das Theraband wird so weit wie möglich in Dorsalextension mit Radialabduktion gezogen, dort 1 sec gehalten und in die ASTE zurückgebracht.

Anzahl und Dosierung. 21–30 Wiederholungen, 90 sec Pause, 3–4 Serien, Tempo 1 – 0 – 1.

3.9   Behandlung des Golferellenbogens (Epicondylitis medialis)

Bei der Epicondylitis medialis besteht die **Grundlage der Pathologie**
- in der Instabilität des Lig. collaterale ulnare
- in der Palmarflexionshypomobilität des carpus
- Distalisierungshypomobilität des Radius.

Die fehlende limitierende passive Stabilität durch das Lig. collaterale ulnare muss durch die Muskulatur kompensiert werden. Dies kann zu Mikrotraumen der insertionsnahen Sehne (Typ 1) bzw. zu Mikrotraumen am tendomuskulären Übergang (Typ 2) führen. Eine dynamisch artikuläre Instabilität führt ebenfalls zur Überlastung der Flexoren (erhöhte Stabilitätsanforderung).

❯ Typ 1 und Typ 2 werden durch **Palpation** unterschieden.

Eine wichtige **Differenzialdiagnose** ist die Affektion
- des Ramus articularis nervi mediani sowie
- des Ramus articularis nervi ulnaris mit seiner starken sympathischen Anbindung, die nur durch Infiltration mit einem Lokalanästhetikum ausgeschlossen werden kann.

3.9.1   Golferellenbogen Typ 1

- **Querfriktion entlang des Epikondylus auf der insertionsnahen Sehnenplatte der Mm. flexor carpi ulnaris/flexor carpi radialis, M.pronator teres und M. palmaris longus Typ 1** (◌ Abb. 3.46)

Beginn. Die Querfriktion sollte ab dem 42. Tag therapieresistenter Schmerzen erfolgen.

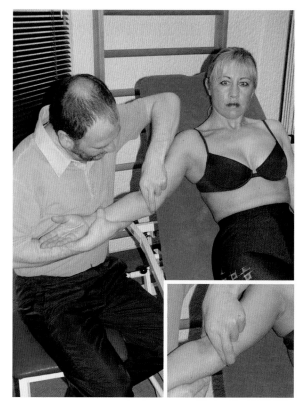

Abb. 3.46 Golferellenbogen Typ 1 (rechts). Armposition, Grifftechnik

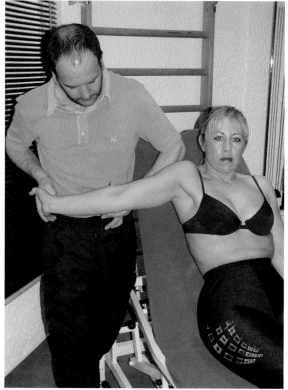

Abb. 3.47 Dehnung der Flexorenmuskulatur Typ1 und Typ 2 (rechts). ESTE

Ziel. Aktualisierung des Regenerationsprozesses.

> Bei der Querfriktion des Golferellenbogens Typ 1 ist es nicht möglich zwischen den einzelnen Muskelinsertionen zu unterscheiden. **Behandelt wird die gesamte Sehnenplatte.** Die Fingerflexoren werden nicht erreicht, da sie distal in die Sehnenplatte einstrahlen. Die Sehnenvorspannung kann je nach Weichteilmanteldicke individuell vorpositioniert werden.Typ 1 und Typ 2 werden durch Palpation unterschieden.

ASTE. Der Patient sitzt. Sein Arm wird in ca. 45° Flexion/Abduktion und leichter Ellbogenflexion auf der Behandlungsbank positioniert. Der Unterarm befindet sich in Supination, die Hand wird entsprechend der Sehnenspannung in Dorsalextension vorpositioniert.

Ausführung. Der neben dem Patienten sitzende Therapeut sucht die Insertion auf, indem er das distale Plateau des Epikondylus medialis palpiert und legt seinen Zeigefinger unter Hautvorgabe quer zum Faserverlauf an.

Zur **Kontrolle** der richtigen Anlage lässt der Therapeut den Patienten seine Hand in Palmarflexion spannen, so dass er eine »Erhebung« der Sehnenplatte spüren kann.

Der Therapeut arbeitet in einer Art Spangengriff, indem er seinen Daumen proximal des lateralen Epikondylus widerlagert. Die Bewegungsrichtung folgt mit Druck nach außen zum Therapeuten hin. Die Querfriktion wird solange durchgeführt bis die Kontur der Sehne durch Aufquellung verstreicht.

Befund. Chronische insertionsnahe Tendopathie der Flexorenmuskulatur Typ 1.

Der Widerstandstest der Handflexion ist positiv. Es besteht eine Druckdolenz der lateral distal insertionsnahen Sehnenplatte.

Nachbehandlung. Dehnen, Hausaufgabe und Thermokinetiktraining (Abb. 3.47)

3.9.2 Golferellenbogen Typ 2

Der Golferellenbogen Typ 2 regeneriert sich selbst. Dieser wird nur gedehnt.

Nachbehandlung. Dehnen, Hausaufgabe (Abb. 3.47)

3.9.3 Dehnung der Flexorenmuskulatur

- **Dehnung der Flexorenmuskulatur Typ 1 und Typ 2**
  (◘ Abb. 3.47)

Beginn. Die Dehnung sollte ab dem 1. Tag der Aktualisierung beginnen.

Ziel. Makrophagenlängeninformation vermitteln.

ASTE. Der Patient sitzt. Der Therapeut stellt den Patientenarm in horizontaler Abduktion ein, den Ellenbogen in 20° Flexion, den Unterarm in maximaler Supination und die Hand in maximaler Dorsalextension.

Ausführung. Der Therapeut umfasst mit seiner rechten Hand die Patientenhand und hält diese in maximaler Dorsalextension fixiert. Seine linke Hand fixiert den distalen Oberarmbereich.

Bei fixierten distalen und proximalen Gelenken wird das Ellenbogengelenk langsam in Extension gebracht bis der Patient ein deutliches Dehngefühl im Bereich der Insertion bzw. im Bereich des tendomuskulären Übergangs verspürt.

> ❯❯ Entsteht während der Dehnung ein **Handgelenkschmerz** durch Kompression des Karpaltunnels, wird die Dehnung abgebrochen.
> Entsteht während der Dehnung ein **Muskelbauchschmerz**, wird eine neurogene Mobilisation des N. medianus/ulnaris vorgezogen.

Dehnungen werden als Hausaufgabe vom 1. Tag der Aktualisierung an bis zum 6. Tag durchgeführt, mit dem Ziel, den Makrophagen Längeninformation über die versorgenden Gefäße zu vermitteln.

Anzahl und Dosierung. 20 Wiederholungen, max. 1 sec bis an die Schmerzgrenze, alle 6–7 Stunden.

- **Hausaufgabe: Dehnung der Flexorenmuskulatur Typ 1 und Typ 2** (◘ Abb. 3.48)

Beginn. Der Patient sollte die Hausaufgabe ab dem 1. Tag der Aktualisierung machen.

Ziel. Makrophagenlängeninformation vermitteln.

ASTE und Ausführung. Der Patient sitzt oder steht. Er umfasst bei gebeugtem Ellenbogen seinen Handrücken und führt seine Hand in max. Dorsalextension, den Unterarm in Pronation. Unter Beibehaltung dieser Position wird der Ellenbogen bis zum Dehngefühl der betroffenen Insertion bzw. tendomuskulären Übergangs gestreckt.

Eine Dehnung wird als Hausaufgabe vom 1. Tag der Aktualisierung an bis zum 6. Tag durchgeführt, mit dem

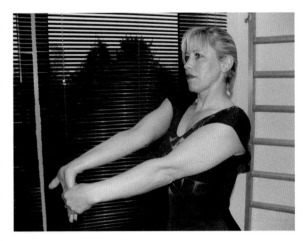

◘ **Abb. 3.48** Hausaufgabe: Dehnung der Flexorenmuskulatur (rechts). ESTE

Ziel, den Makrophagen Längeninformation über das Gewebe und die versorgenden Gefäße zu vermitteln.

Anzahl und Dosierung. 20 Wiederholungen, max. 1 sec bis an die Schmerzgrenze, alle 6–7 Stunden.

ASTE und Ausführung. Der Patient sitzt. Er legt seinen Arm außenrotiert auf die Behandlungsliege, so dass die Hand im Überhang liegt und der Ellenbogen gestreckt ist. Um das Ellenbogengelenk und um den Unterarm wird eine Wärmepackung (hier mit warmem Wasser durchtränkte Frotteehandtücher) gewickelt.

Für den M. flexor digitorum superficialis werden die Finger mit einem Theraband umwickelt, so dass der Patient die Finger gegen leichten Widerstand des Therabands 31- bis 40-mal in Palmarflexion ziehen muss.

Anzahl und Dosierung. 31–40 Wiederholungen, 30–60 sec Pause, 3–4 Serien.

3.9.4 Rehabilitation bei Golferellenbogen (und anderen Verletzungen durch ellenbogenbetonte Sportarten)

- **Unspezifisches Training für den Golferellenbogen mit der »Z-Stange«, »Z-Stangen-Curls«** (◘ Abb. 3.49)

Ziel. Unspezifische Ansprache der verletzten muskulären Faserstrukturen.

ASTE und Ausführung. Der Patient steht. Seine Füße stehen schulterbreit auseinander, Knie sind leicht gebeugt. Der Rücken wird gestreckt, die Schulterblätter leicht adduziert, die Oberarme an den Thorax gedrückt. Die Ellen-

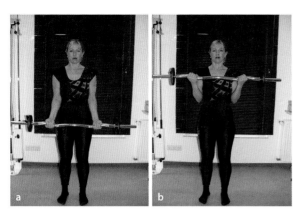

Abb. 3.49a,b Unspezifisches Training mit »Z-Stange«, »Z-Stangen-Curls«. **a** ASTE, **b** ESTE

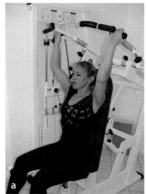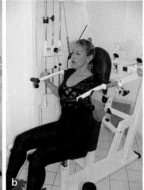

Abb. 3.50a,b Unspezifisches Training, »Pull down«. **a** ASTE, **b** ESTE

bogen sind nicht vollständig gestreckt, damit in der Flexion die Spannung erhalten bleiben kann.

ESTE. Der Patient zieht die »Z-Stange« ohne Rumpfbewegung und mit fixierten Oberarmen über eine Ellenbogenflexion zum Sternum hin. Die Stellung wird ca. 1 sec gehalten und dann wieder in die ASTE zurückbewegt.

Anzahl und Dosierung. 21–30 Wiederholungen, 90 sec Pause, 3–4 Serien, Tempo 1 – 0 – 1.

- **Alternative: Unspezifisches Training für den Golferellenbogen mit Gerät, »Pull down«**
  (Abb. 3.50)

Ziel. Mehrfachzielgerichtete Ansprache der verletzten muskulären Faserstrukturen.

ASTE und Ausführung. Der Patient sitzt mit lordosierter LWS. Die ausführenden Arme sind gestreckt und die Hände im reversed grip (Kammgriff) an den Hebelarmen fixiert. Das Gerät muss so eingestellt sein, dass die Spannung der Flexoren erhalten bleibt.

ESTE. Der Patient zieht die Hebelarme so weit wie möglich nach unten bis die maximale Flexion bei voller Flexorenspannung erreicht wird.

Anzahl und Dosierung. 21–30 Wiederholungen, 90 sec Pause, 3–4 Serien, Tempo 1 – 0 – 1.

- **Mehrfachzielgerichtes Training für den Golferellenbogen mit dem Kabelzug, »Einarmiges gestrecktes Senken« (**Abb. 3.51)

Ziel. Mehrfachzielgerichtete Ansprache der verletzten muskulären Faserstrukturen.

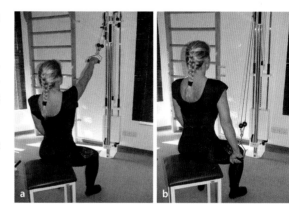

Abb. 3.51a,b Kabelzug, »Einarmiges gestrecktes Senken« (rechts). **a** ASTE, **b** ESTE

ASTE und Ausführung. Der Patient sitzt mit lordosierter LWS. Der ausführende rechte Arm ist gestreckt mit Flexionsstellung der Schulter, zeigt jedoch Spannung der Extensorenmuskeln der Schulter durch Aufnahme der Seilzugspannung. Der linke Arm widerlagert sich am Oberschenkel und stabilisiert den Rumpf.

ESTE. Die Bewegung erfolgt ohne Mitbewegung des Rumpfes mit extendiertem Arm nach kaudal. Die Handposition des ausführenden Arms wird nicht verändert.

Anzahl und Dosierung. 21–30 Wiederholungen, 90 sec Pause, 3–4 Serien, Tempo 1 – 0 – 1.

- **Alternative: Mehrfachzielgerichtetes Training für den Golferellenbogen mit der Hantel, »Kickback« (Kurzhantel-Rücktritt) (**Abb. 3.52)

Ziel. Mehrfachzielgerichtete Ansprache der verletzten muskulären Faserstrukturen.

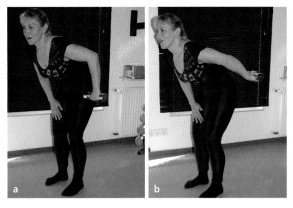

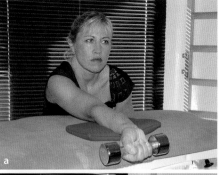

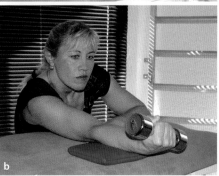

■ **Abb. 3.52a,b** Hantel, »Kickback« (links). **a** ASTE, **b** ESTE

■ **Abb. 3.53a,b** Hantel, »Unterarmbeugung«, spezifisch. **a** ASTE, **b** ESTE

ASTE und Ausführung. Der Patient steht mit leicht ange-winkelten Knien und vorgebeugtem Rumpf. Der linke Oberarm der zu trainierenden Seite wird in der Schulter ca. 90° extendiert, der Ellenbogen in 90° Flexion positioniert und der Unterarm maximal proniert. Der rechte Arm stützt sich zur Stabilisierung am rechten Oberschenkel des Patienten ab.

ESTE. Bei stabilem Rumpf und Schultergelenk extendiert der Patient seinen Arm mit leichter Palmarflexion des Handgelenks, hält dort 1 sec die Position und führt den Arm in die ASTE zurück.

Anzahl und Dosierung. 21–30 Wiederholungen, 90 sec Pause, 3–4 Serien, Tempo 1 – 0 – 1.

Alternative. Dieses Training ist alternativ als Hausaufgabe mit dem Theraband durchführbar. Der Patient fixiert das eine Ende des Bandes mit seinem Fuß, mit dem anderen Ende bewegt er den Ellenbogen in Extension.

- Spezifisches Training für den Golferellenbogen mit der Hantel, »Unterarmbeugung« (■ Abb. 3.53)

Ziel. Spezifische Ansprache der verletzten muskulären Faserstrukturen.

ASTE und Ausführung. Der Patient sitzt vor der Behand-lungsliege. Der ausführende Arm ist gestreckt, die Hand liegt supinatorisch im Überhang und wird durch das in der Hand befindliche Hantelgewicht (1 kg) in Beugung gezogen.

ESTE. Die Bewegung erfolgt ohne Mitbewegung des Rumpfes nur aus dem Handgelenk. Der Arm bleibt in un-veränderter Stellung. Die Hantel wird so weit wie möglich in Palmarflexion mit Ulnarabduktion gezogen, dort 1 sec gehalten und in die ASTE zurückgebracht.

Anzahl und Dosierung. 21–30 Wiederholungen, 90 sec Pause, 3–4 Serien, Tempo 1 – 0 – 1.

Steigerung. Möglich sind:
- Steigerung der Kollagenbelastung über das Tempo 1 – 0 – 2 bis 1 – 0 – 3, max. bis 1 – 0 – 6.
- Steigerung der Exzentrikbelastung bei Reduktion der Wiederholungszahl auf 10–12 Wiederholungen.

- **Rehahausaufgabe für den Golferellenbogen: Spezifisches Training mit dem Theraband** (■ Abb. 3.54)

Ziel. Spezifische Ansprache der verletzten muskulären Faserstrukturen.

ASTE und Ausführung. Der Patient steht, der linke Arm unterlagert die trainierende rechte Ellenbogenseite in ca. 45° Schulterflexion, 70° Ellenbogenflexion und Supination des Unterarms. Die rechte Patientenhand hält das mit dem rechten Fuß fixierte Theraband in Dorsalextension mit leichter Radialabduktion.

ESTE. Der Patient bewegt das gespannte Theraband in maximale Palmarflexion mit Ulnarabduktion und 90° Ellenbogenflexion. Der Arm selbst bleibt in unveränderter Stellung. Die ESTE wird dort 1 sec gehalten und in die ASTE zurückgebracht.

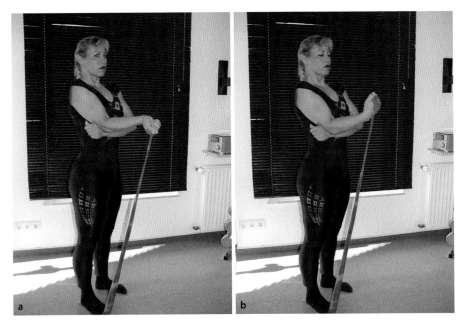

Abb. 3.54a,b Rehahausaufgabe: Spezifisches Training mit dem Theraband. **a** ASTE, **b** ESTE

Anzahl und Dosierung. 21–30 Wiederholungen, 90 sec Pause, 3–4 Serien, Tempo 1 – 0 – 1.

Steigerung. Möglich sind:
- Steigerung der Kollagenbelastung über das Tempo 1 – 0 – 2 bis 1 – 0 – 3, max. bis 1 – 0 – 6.
- Steigerung der Exzentrikbelastung bei Reduktion der Wiederholungszahl auf 10–12 Wiederholungen.

3.10 Sportspezifisches Rehabilitations- und Prophylaxetraining (Kraftimitation und Traumaimitation)

Das **sportspezifische Rehabilitationstraining** bezeichnet das präzise Nachempfinden eines Verletzungsmusters, das in einer komplexen muskulären Synergieschlingenbewegung integriert ist.

Dieses Training setzt ein volles Bewegungsausmaß voraus, auf der **Basis** von:
- Koordination,
- Flexibilität,
- Ausdauer und
- spezifischer Kraft.

Das **Ziel** ist es, eine funktionell konditionelle Wechselwirkung zwischen mehreren Gelenken zu erreichen. Dabei wird die Verletzungsstruktur besonders betont, d. h., nach Rekrutierung in Kilogramm (Kraft) folgt die Rekrutierung in Geschwindigkeit. Das Gleichgewicht zwischen den Muskeln ist die Vorraussetzung einer Kräfteaufteilung, die sportspezifische Schwerpunkte und betonte Kontraktionsformen haben kann.

Unter- und Oberarme verfügen primär über **spindelförmige Muskeln:**
- Sie haben einen punktuellen tendomuskulären Übergang.
- Ihre Kraft rekrutiert sich aus den Wechselwirkungen der Gelenke und damit verbundenen Hebelgesetzen.
- Ihre Kraft wird durch die parallel laufenden Fasern limitiert (Antagonisten Bewegungskontrolle).

Ein sportspezifisches Training kann ebenso auf belastungsbetonte Berufe umgesetzt werden, wobei entsprechende Vorpositionen beim **arbeitsspezifischen Rehabilitationstraining** eingenommen werden müssen.

Ein **sportspezifisches Prophylaxetraining** wird von den Autoren als Traumaimitation (TIMI) bezeichnet. Bei der TIMI werden schwerpunktmäßig typische sportspezifische Verletzungsanfälligkeiten simuliert mit dem Ziel, ihre Widerstandsfähigkeit zu stärken.

3.10.1 Beispiel: Tennisspieler

- **Kraftimitation (KIMI) für einen Tennisspieler** (**Abb. 3.55**)

Das Beispiel zeigt den Weg von konzentrisch schneller Bewegung mit Integration exzentrischer Bremskraft der Extensorenmuskulatur bei einem Tennisspieler anhand eines **tertiären Steigerungsaufbaus:**

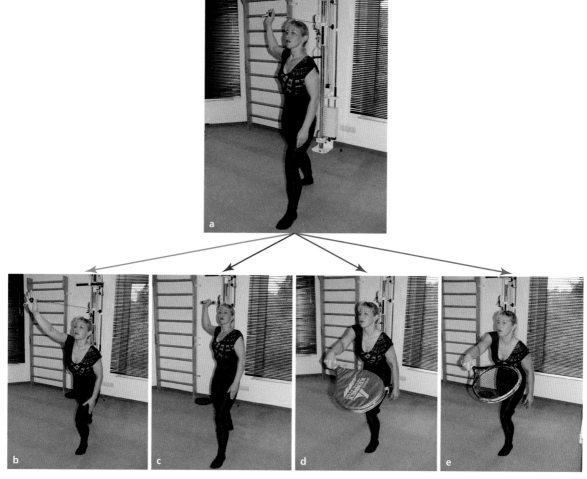

◻ Abb. 3.55a–e Kraftimitation (KIMI) für einen Tennisspieler. **a** ASTE, **b** 1. Phase, **c** 2. Phase, **d** 3. Phase, **e** 4. Phase

- 1. Phase: am Zugapparat 2-kg-Gewicht (Rollenzug unten).
- 2. Phase: mit 1-kg-Hantel.
- 3. Phase: mit Schlägerumhüllung.
- 4. Phase: ohne Schlägerumhüllung.

3.11 Neurogene Mobilisation des Ellenbogengelenks

3.11.1 Grundlagen der neurogenen Mechanik am Ellenbogengelenk

Wie das Bindegewebe verkürzt sich auch das Nervenbindegewebe bei Immobilisationen in Ruheposition. Gerade das Ellenbogengelenk unterliegt aufgrund von Alltags-/Gebrauchsläsionen häufig Ruhigstellungen durch Schonhaltungen oder iatrogenen Immobilisationsmaßnahmen. Zudem kommt eine hohe Mobilitätsanforderung auf die passierenden Nerven zu, die der Körper durch geschickte Anlage und spiralförmige Eigenschaften der Nerven beantwortet hat.

Immobilisation bedeutet zum einen,
- dass die Verschieblichkeit der Faszikel untereinander eingeschränkt wird und zum anderen,
- dass das Kollagen (Typ 1) zwischen dem Epineurium und Mesoneurium sowie zwischen Mesoneurium und umliegenden Fixationstellen (Knochen, Muskeln und Faszien in und um die Ellenbeuge) aufgrund zahlreicher neuraler Bifurkationen und Engpässe im Ellenbogengelenk, häufig adaptiert.

> Eine neurogene Mobilisation wird grundsätzlich mit einem **Warming up** des neuralen Systems begonnen.

Die **Ziele** einer neurogenen Mobilisation sind:
- Reduktion epineuraler Ödeme sowie
- Mobilisierung des Axonplasmaflusses.

3.11.2 Grundeinstellung einer Nervenmobilisation, bezogen auf das Ellenbogengelenk

In der Grundeinstellung werden die Ursprungssegmente der Nerven und die Dura mater in Vordehnung gebracht.

Die Schulter des Patienten liegt im Überhang, so dass der Therapeut folgende **Möglichkeiten** hat:

- Er kann von kranial die Schulter des Patienten mit seinem Oberschenkel in Depression drücken.
- Er steht kaudal neben dem Patienten und zieht die Schulter mit seiner Hand in Depression.
- Er kann mit seinem Oberschenkel oder mit der schulterfixierenden Hand die Protraktion oder die Retraktion der Schulter vorpositionieren.

> Der zu mobilisierende Nervenabschnitt im Ellenbogengelenk wird aus **submaximaler Einstellung** mobilisiert, alle anderen Gelenke werden maximal eingestellt.
> — Soll der distale Nervenabschnitt der Fixation betont werden, wird über das darunterliegende distale Gelenk (Hand) mobilisiert.
> — Soll der proximale Nervenabschnitt mobilisiert werden, wird über das darüber liegende proximale Gelenk (GHG) mobilisiert.

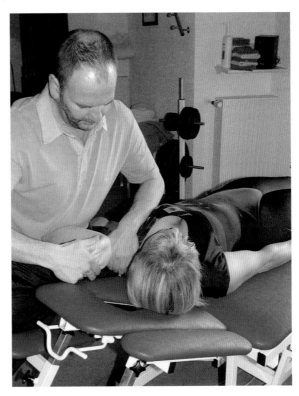

◻ **Abb. 3.56** Neurogene Mobilisation des N. ulnaris, links

3.11.3 Neurogene Mobilisationstechniken des Ellenbogengelenks

- **Neurogene Mobilisation des N. ulnaris** (◻ Abb. 3.56)

ASTE. Der Patient liegt in Rückenlage.

Ausführung. Der Therapeut steht seitlich links neben dem Patiententhorax. Der Patient wird so gelagert, dass die Beine und der Kopf zur heterolateralen Bankseite positioniert sind, so dass eine neurogene Dehnung des Plexus brachialis und der Dura mater vorpositioniert wird. Die linke Schulter befindet sich im Überhang und liegt anfänglich noch adduziert.

Der Therapeut zieht mit seiner linken Hand die linke Schulter des Patienten in Depression. Mit der rechten Hand umfasst er die Hand des Patienten, bringt die Hand in Extension, den Unterarm in Supination, das Schultergelenk in maximale Außenrotation und das Ellenbogengelenk in maximale Flexion. Aus dieser Vorposition erfolgt die Abduktion im Schultergelenk.

> Mobilisation der Ellenbogennervenabschnitte des N. ulnaris:
> — Um **spezifisch das Ellenbogengelenk** (Sulcus nervi ulnaris) zu erreichen, sollte die Nerven-

dehnspannung über die Flexion im Ellenbogengelenk ausgeführt werden, wobei die distalen und proximalen Gelenke in maximaler Dehnungsspannung für den N. ulnaris vorpositioniert werden.
— Soll der **distale Ellenbogennervenabschnitt** des N. ulnaris vom Ellenbogen mobilisiert werden (Cooper-Streifen-Durchtritt), wird die Extension der Hand submaximal, die restlichen Gelenke maximal eingestellt und über die Handextension mobilisiert.
— Die Betonung des **Ramus superficialis nervi ulnaris** wird durch Radialduktion der Hand erreicht.
— Bei Betonung des **proximalen Ellenbogennervenabschnitts** des N. ulnaris (Passage durch das Septum intermusculare mediale) wird die Abduktion im GHG submaximal, die restlichen Gelenke maximal eingestellt und über die Abduktion mobilisiert.

❗ Cave
— Eine horizontale Abduktion erzeugt ein **zusätzliches Kompartment** in der Pectoralis-minor-Loge.
— Eine Protraktion des GHG erzeugt eine **zusätzliche Dehnung** auf den N. suprascapularis.

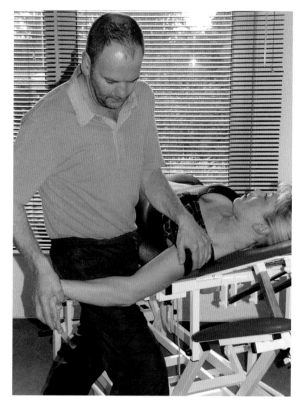

◘ **Abb. 3.57** Neurogene Mobilisation des N. radialis, links

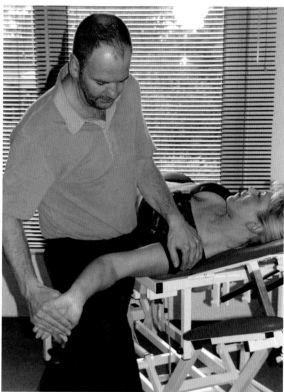

◘ **Abb. 3.58** Neurogene Mobilisation des N. medianus, links

Befund. Die neurogene Mobilisation ist angezeigt bei:
- Kubitaltunnelneuropathie,
- Restriktion des N. ulnaris durch das Septum musculare mediale,
- Restriktion des N. ulnaris in der Guyon-Loge,
- Restriktion des N. ulnaris in der Achselbeuge,
- segmentaler Wurzelrestriktion.

Abschluss. Nach der Nervenmobilisation folgen physiologisches Bewegen und die Anwendung milder Wärme.

- **Neurogene Mobilisation des N. radialis** (◘ Abb. 3.57)

ASTE. Der Patient liegt in Rückenlage.

Ausführung. Der Therapeut steht seitlich links neben dem Patiententhorax (alternativ kopfseitig, ▶ Abschn. 4.14.5, ▶ Abb. 4.75). Der Patient wird so gelagert, dass die Beine und der Kopf zur heterolateralen Bankseite positioniert sind, so dass eine neurogene Dehnung des Plexus brachialis und der Dura mater vorpositioniert wird. Die linke Patientenschulter befindet sich im Überhang und liegt anfänglich je nach Betonung des Nervenabschnitts noch adduziert.

Der Therapeut zieht mit seiner linken Hand die linke Schulter des Patienten in Depression, so dass eine Elevation der Schulter unterbunden wird (alternativ Depression

über den rechten Oberschenkel des kopfseitig stehenden Therapeuten, ▶ Kap. 4, ▶ Abb. 4.75). Mit der rechten Hand umfasst der er die Hand des Patienten und führt eine submaximale Ellenbogenextension und eine maximale Innenrotation im GHG aus. Nachfolgend wird die Hand in Palmarflexion positioniert.

> **Mobilisation der Ellenbogennervenabschnitte des N. radialis:**
> – **Um spezifisch das Ellenbogengelenk** zu erreichen, sollte die Nervendehnspannung über die Extension im Ellenbogengelenk ausgeführt werden, wobei die distalen und proximalen Gelenke in maximaler Dehnungsspannung für den N. radialis vorpositioniert werden.
> – Soll der **distale Nervenabschnitt des Ramus profundus nervi radialis** vom Ellenbogen mobilisiert werden (Supinatorloge/Passage durch die Extensorenloge), wird die Palmarflexion der Hand submaximal, die restlichen Gelenke maximal eingestellt und über die Palmarflexion mobilisiert.
> – Soll die Betonung auf dem **Ramus superficialis nervi radialis** liegen, wird zusätzlich zur Palmarflexion eine Ulnarduktion positioniert.

- Bei Betonung des **proximalen Ellenbogen-nervenabschnitts** des N. radialis (Passage durch das Septum intermusculare laterale) wird die Abduktion im GHG submaximal, die restlichen Gelenke maximal eingestellt und über Abduktion mobilisiert.

! Cave
Eine horizontale Abduktion erzeugt ein **zusätzliches Kompartment** in der Pectoralis-minor-Loge.

Befund. Die neurogene Mobilisation ist angezeigt bei:
- Supinator-Logenneuropathie,
- Restriktion des N. radialis durch das Septum musculare mediale,
- Restriktion des N. radialis im dorsolateralen Faszien-durchbruch,
- Restriktion des N. radialis in der Achselbeuge,
- segmentaler Wurzelrestriktion.

Abschluss. Nach der Nervenmobilisation folgen physiologisches Bewegen und die Anwendung milder Wärme.

- **Neurogene Mobilisation des N. medianus**
  (◘ Abb. 3.58)

ASTE. Der Patient liegt in Rückenlage.

Ausführung. Der Therapeut steht seitlich links neben dem Patiententhorax (alternativ kopfseitig, ▶ Kap. 4, ▶ Abschn. 4.14.5, ▶ Abb. 4.73). Der Patient wird so gelagert, dass die Beine und der Kopf zur heterolateralen Bankseite positioniert sind, so dass eine neurogene Dehnung des Plexus brachialis und der Dura mater vorpositioniert wird. Die linke Patientenschulter befindet sich im Überhang und liegt anfänglich noch adduziert.

Der Therapeut zieht mit seiner linken Hand die linke Schulter des Patienten in Depression, so dass eine Elevation der Schulter unterbunden wird (alternativ Depression über rechten Oberschenkel des kopfseitig stehenden Therapeuten, ▶ Kap. 4, ▶ Abb. 4.73). Mit der rechten Hand umfasst er die Hand des Patienten und führt eine submaximale Ellenbogenextension und eine maximale Außenrotation im GHG aus. Nachfolgend wird die Hand in Dorsalextension positioniert und das Schultergelenk abduziert.

⊙ Mobilisation der Ellenbogennervenabschnitte des N. medianus
  - Um **spezifisch das Ellenbogengelenk** zu erreichen, sollte die Nervendehnspannung über die Extension im Ellenbogengelenk ausgeführt werden, wobei die distalen und proximalen Gelenke in maximaler Dehnungsspannung für den N. medianus vorpositioniert werden.

- Soll der **distale Nervenabschnitt** des N. medialis vom Ellenbogen mobilisiert werden (neurale Fixierung an der Unterseite der oberflächlichen Beugerpassage durch den Karpaltunnel), wird die Dorsalextension der Hand submaximal, die restlichen Gelenke maximal eingestellt und über die Dorsalextension mobilisiert.
- Die zusätzliche Betonung des **Ramus palmaris nervi mediani** wird über eine betonte Fingerextension ausgelöst.
- Soll die **Ellenbeuge direkt** neurogen mobilisiert werden, werden die distalen und proximalen Gelenke maximal und das Ellenbogengelenk submaximal eingestellt und über die Ellenbogenextension mobilisiert.
- Bei Betonung des **proximalen Ellenbogennervenabschnitts** des N. medianus (Passage durch das Septum intermusculare mediale – obere Apertur) wird die Abduktion im GHG submaximal, die restlichen Gelenke maximal eingestellt und über die Abduktion mobilisiert.

! Cave
Eine horizontale Abduktion erzeugt **ein zusätzliches Kompartment** in der Pectoralis-minor-Loge.

Befund. Die neurogene Mobilisation ist angezeigt bei:
- M.-pronator-teres-Logen-Neuropathie,
- Restriktion des N. medianus durch das Septum musculare mediale,
- Restriktion des N. medianus in der Achselbeuge,
- segmentaler Wurzelrestriktion.

Abschluss. Nach der Nervenmobilisation folgen physiologisches Bewegen und die Anwendung milder Wärme.

3.11.4 Neurogene Stimulation der Rami articulares nach Streeck

Die neurogene Stimulation der Rami articulares des Ellenbogens steht für:
- Verbesserung der exzentrisch dynamischen Stabilität und
- Sicherung des Ellenbogengelenks bei Zugbelastungen.

⊙ Das Exzentriktraining beginnt mit kleinen Amplituden, die fortlaufend zum Ende hin immer größer werden.

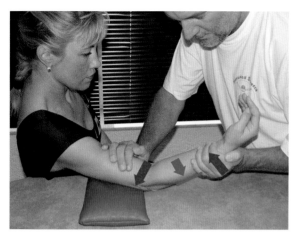

Abb. 3.59 Stimulation der Rami articulares laterales, rechts

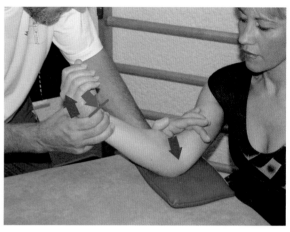

Abb. 3.60 Stimulation der Rami articulares proximales medialis et ulnaris

- Stimulation der Rami articulares laterales und Rami articulares anconeus mit reagierenden Mm. extensor carpi radialis longus et brevis et anconeus (**Abb. 3.59**)

> **Voraussetzungen** für das Training sind die Belastungsfähigkeit und Verformbarkeit des Knorpels unter Belastung. Limitiert werden Intensität und Bewegungsausmaß durch den Schmerz.

Ziel. Die Ziele sind:
- Verbesserung der exzentrischen Muskelspannung der Mm. extensor carpi radialis longus et brevis und des M. anconeus und
- Absicherung der Varus- und Extensionsbewegung im Ellenbogengelenk.

ASTE. Der Patient sitzt. Er legt seinen rechten Arm, der proximal des Olekranon mit einem Sandsack unterlagert wird, in 70° Ellenbogenflexion und Supination auf die Behandlungsliege.

Ausführung. Der Therapeut steht vor dem Patienten und gibt mit seiner rechten Hand am Patientenoberarm einen Varusstress. Mit der linken Hand umfasst er von dorsal das distale Ende des Unterarms. Der Patient spannt in Ellenbogenextension an und lässt bei gleichbleibender Spannung den Arm vom Therapeuten in Ellenbogenflexion bewegen.

Anzahl und Dosierung. 10–12 Wiederholungen, 60 sec Pause, 4–5 Serien.

- Stimulation der Rami articulares proximales medialis et ulnaris mit reagierendem M. flexor carpi ulnaris und M. flexor digitorum profundus (**Abb. 3.60**)

Ziel. Die Ziele sind:
- Verbesserung der exzentrischen Muskelspannung des M. flexor carpi ulnaris und M. flexor digitorum profundus,
- Absicherung der Valgusbewegung im Ellenbogengelenk und
- Absicherung von Zugbelastungen.

> Der exzentrische Einsatz der Flexorenmuskulatur ist auch sinnvoll, um den medial ventral liegenden Ramus articularis nervi mediani mit anzusprechen.

ASTE. Der Patient sitzt. Er legt seinen rechten Arm, der proximal des Olekranon mit einem Sandsack unterlagert wird, in 70° Ellenbogenflexion auf die Behandlungsliege.

Ausführung. Der Therapeut steht vor dem Patienten, er fixiert mit seiner rechten Hand im Spangengriff die proximale Handwurzelreihe des Patienten. Mit seiner linken Hand gibt der Therapeut von lateral einen Valgusstress. Der Patient spannt in Ulnarduktion der Hand an und lässt bei gleichbleibender Spannung den Arm vom Therapeuten in Radialduktion bewegen.

Anzahl und Dosierung. 10–12 Wiederholungen, 60 sec Pause, 4–5 Serien.

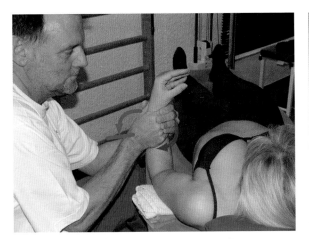

Abb. 3.61 Stimulation der Rami articulares nervi partis pronatoriae, links

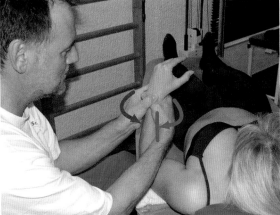

Abb. 3.62 Stimulation der Rami articulares nervi radialis partis supinatoriae, links

- **Neurogene Stimulation für die Rami articulares nervi mediani partis pronatoriae für das Ellenbogengelenk (◨ Abb. 3.61)**
- ❯ **Voraussetzungen** für das Training sind die Belastungsfähigkeit und Verformbarkeit des Knorpels unter Belastung. Limitiert werden Intensität und Bewegungsausmaß durch den Schmerz.

Ziel. Verbesserung der exzentrischen Muskelspannung des M. pronator teres.

ASTE. Der Patient liegt in Rückenlage. Sein Oberarm wird soweit unterlagert bis er parallel zum Rumpf liegt.

Ausführung. Beide Hände des Therapeuten umfassen den distalen Patientenunterarm. Der Therapeut gibt einen Approximationsschub in Richtung Articulatio cubiti. Der Patient spannt in Pronation an und lässt bei gleichbleibender Spannung den Arm in Supination drehen.

Anzahl und Dosierung. 10–12 Wiederholungen, 60 sec Pause (aktive Pro- und Supination in der Pause), 4–5 Serien.

- **Neurogene Stimulation für die Rami articulares nervi radialis partis supinatoriae für das Ellenbogengelenk (◨ Abb. 3.62)**

ASTE und Ausführung. Wie ◨ Abb. 3.61, jedoch spannt der Patient in Supination an und lässt bei gleichbleibender Spannung den Unterarm vom Therapeuten in Pronation drehen.

3.12 Gelenkspezifische Untersuchung und Behandlung des HUG

Gelenkphysiologie des HUG. Das HUG ist bei Funktionsstörungen des Ellenbogengelenks das am häufigsten beteiligte Gelenk.

Es erlaubt die aktive Flexions-/Extensionsbewegung und die passive Varus-/Valgusbewegung:
- Die Flexionsbewegung ist mit einer Varisierung kombiniert,
- die Extensionsbewegung ist mit einer Valgisierung kombiniert.
- Der Humerus ist für die Varus-/Valgusbewegung konkav und die Ulna konvex,
- der Humerus ist für die Flexions-/Extensionsbewegung konvex und die Ulna konkav.

Das HUG wird unter Einhaltung der Testreihenfolge aller Ellenbogengelenke befundet, da alle am Ellenbogengelenk beteiligten Gelenke mit verursachend sein können.

Beispiel

Eine endgradige arthrokinematische Extensionseinschränkung kann aufgrund einer osteokinematischen supinatorischen Kollagenrestriktion entstehen und kann ein mediales Gleiten des HUG limitieren.

Ruhestellung (»maximally loose-packed position«). Die Gelenkpartner haben in 70° Ellenbogenflexion und 10° Supination den geringstmöglichen Kontakt zueinander.

Verriegelte Stellung (»maximally close-packed position«). Die Gelenkpartner haben in maximaler Ellenbogenextension und maximaler Supination den größtmöglichen Kontakt zueinander.

Kapselmuster. Die Flexion und Extension stehen im Verhältnis 4:1 zueinander.

Biomechanik des HUG bei Flexions-/Extensions-/Pro- und Supinationsbewegung. Im Folgenden wird die **Ulnarbewegung** beschrieben:

━ Flexion: ventral – lateral – Supination.
━ Extension: dorsal – medial – Pronation.
━ Pronation: lateral.
━ Supination: medial.

Biomechanik des HUG bei Varus-/Valgusbewegungen. **Im Folgenden wird die** Ulnarbewegung **beschrieben:**

━ Varus: lateral (kombiniert mit Flexion),
━ Valgus: medial (kombiniert mit Extension).

3.12.1 Traktions-Joint play im HUG

Die Traktionsbehandlungen im Ellenbogengelenk eignen sich auch als Warming up.

◾ **Traktions-Joint play aus Ruheposition im HUG** (◘ Abb. 3.63)

Basisbefundung. Befundet wurden eine aktive Bewegungseinschränkung der Flexion/Extension im Ellenbogen.

Ziel. Prüfen der Kapselresistenz im Seitenvergleich mit Traktionsstufe 2.

ASTE. Der Patient sitzt. Er legt seinen rechten Arm, der mit einen Sandsack proximal des Olekranon unterlagert ist, in 70° Ellenbogenflexion auf die Behandlungsliege und lehnt den supinierten Unterarm auf die linke Schulter des Therapeuten.

Ausführung. Der Therapeut sitzt vor dem Patienten, er fixiert mit seiner rechten Hand den Patientenoberarm und umgreift im Zangengriff gelenknah die Ulna.

Unter Hautvorgabe und Aufnahme der Weichteilkonsistenz gibt der Therapeut die Separationsrichtung entsprechend der 45°-Gelenkstellung aus der Tangentialebene unter Traktionsstufe 2 in 45° weniger als Unterarmverlaufsrichtung vor.

Interpretation. Das Traktions-Joint play gibt einen Hinweis auf die Resistenz der Kapsel bei der Flexions- bzw. Extensionsbewegung.

Das Bewegungsausmaß kann norm-, hyper- oder hypomobil sein.

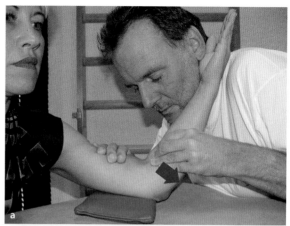

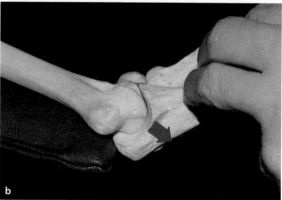

◘ **Abb. 3.63a,b** Traktions-Joint play aus Ruheposition im HUG (links). **a** real, **b** anatomische Orientierung, links

3.12.2 Traktionsmobilisation im HUG

◾ **Traktionsmobilisation aus Vorposition Extension im HUG** (◘ Abb. 3.64)

Basisbefundung. Befundet wurden:

━ Positiver Joint play,
━ Kapselrestriktion.

Ziel. Dehnung der Kapselrestriktion mit Traktionsstufe 3.

❯ Die **Mobilisierungsstufe 3** ist nur ab Arthrosegrad 2/3 möglich. Traktionsmobilisationen können aus unterschiedlichen Vorpositionen ausgeführt werden.

ASTE. Der Patient liegt in Rückenlage oder sitzt. Der zu behandelnde Patientenarm wird am Oberarm mit einem Gurt auf der Bank fixiert und mit einem Sandsack unterlagert.

Ausführung. Der Therapeut steht neben dem Patienten. Die distale Therapeutenhand hält den Unterarm in Vorposition Extension und abnehmender Supination. Die proximale Hand legt sich mit dem Hypothenar gelenknah an die Ulna des Patienten.

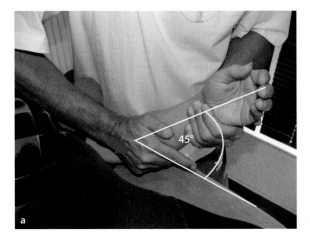

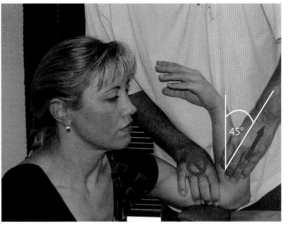

◼ Abb. 3.65 Traktionsmobilisation aus Vorposition Flexion im HUG, links

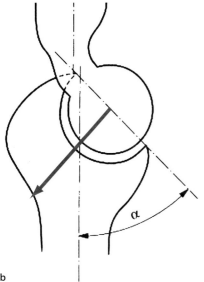

◼ Abb. 3.64a,b Traktionsmobilisation aus Vorposition Extension im HUG (links). **a** real, **b** anatomische Orientierung (Streeck 1996)

Unter Hautvorgabe und Aufnahme der Weichteilkonsistenz gibt der Therapeut die Traktionsrichtung entsprechend der 45°-Gelenkstellung aus der Tangentialebene unter Traktionsstufe 3 in 45° mehr als der eingestellten Unterarmverlaufsrichtung vor.

Anzahl und Dosierung. 30 sec–2 min halten, 60 sec Pause, 3–4 Serien.

Befund. Extensionseinschränkung.

- Traktionsmobilisation aus Vorposition Flexion im HUG (◼ Abb. 3.65)

Basisbefundung. Befundet wurden:
▪ positiver Joint play,
▪ Kapselrestriktion.

Ziel. Dehnung der Kapselrestriktion mit Traktionsstufe 3.

❯ Die **Mobilisierungsstufe 3** ist nur ab Arthrosegrad 2/3 möglich. Traktionsmobilisationen können aus unterschiedlichen Vorpositionen ausgeführt werden.

ASTE. Der Patient sitzt. Der zu behandelnde Arm des Patienten wird am Oberarm mit einem Gurt auf der Bank fixiert und mit einem Sandsack unterlagert.

Ausführung. Der Therapeut steht neben dem Patienten. Die rechte Therapeutenhand fixiert den Patientenoberarm auf dem Sandsack, die linke hält den Unterarm in Vorposition und umfasst mit den Fingern die Ulna.

Der Therapeut gibt unter Aufnahme der Weichteilkonsistenz die 45°-Traktionsrichtung aus der Tangentialebene unter Traktionsstufe 3 in 45° weniger als der eingestellten Unterarmverlaufsrichtung vor.

Anzahl und Dosierung. 30 sec–2 min halten, 60 sec Pause, 3–4 Serien.

Befund. Flexionseinschränkung.

3.12.3 Rollgleiten/Mobilisation im HUG: Bei Kollagenresistenz, bei Extensionseinschränkung

- Rollgleiten/Mobilisation im HUG in geschlossener Kette (◼ Abb. 3.66)

Basisbefundung. Befundet wurden:
▪ aktive Extensionseinschränkung,
▪ positiver Traktions-Joint play,
▪ positiver Kollagentest nach medial.

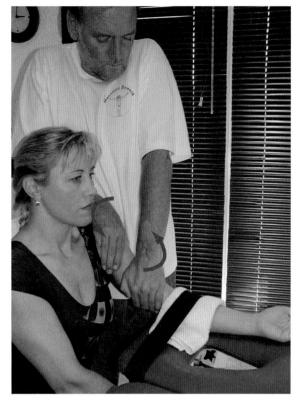

Abb. 3.66 Rollgleiten/Mobilisation im HUG, in geschlossener Kette, links

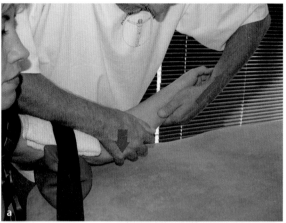

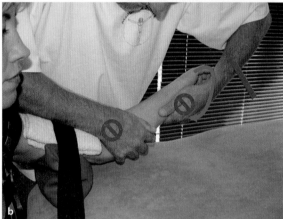

Abb. 3.67a,b Gebogenes Gleiten/Mobilisation des HUG (offene Kette) (links). **a** 1. Phase: Traktion Stufe 2 und Approximation **b** 2. Phase: Pronationsbegleitung Extension

Ziel. Dehnung der Kapselrestriktion mit Translationsstufe 3. (Auch geeignet bei synovialer Gleithypomobilität und zum Ausschwemmen von H-Brücken.)

ASTE. Der Patient sitzt. Der zu behandelnde Arm des Patienten wird am Unterarm mit einem Gurt auf der Bank so fixiert, dass die konkave Gelenkfläche der Ulna im Raum fixiert bleibt und die Extensionseinschränkung submaximal eingestellt ist.

Ausführung. Der Therapeut steht neben dem Patienten. Die distale Hand des Therapeuten umgreift von medial den distalen Oberarm, die proximale Hand liegt ventralseitig gelenknah am GHG.

Unter Hautvorgabe und Aufnahme der Weichteilkonsistenz gibt der Therapeut die Rollgleitrichtung entsprechend der 45°-Gelenkstellung mit gleichmäßig dosiertem Zug am distalen Partner und Druck am proximalen Partner vor, um den restriktiven dorsalen Kapselanteil zu stressen. Die Mobilisation wird rhythmisch ausgeführt.

Anzahl und Dosierung. 20 rhythmische Wiederholungen, danach 30 sec–2 min halten, 60 sec Pause, 3–4 Serien.

Befund. Kapsulär- und kollagenbedingte Extensionseinschränkung.

3.12.4 Gebogenes Gleiten/Mobilisation im HUG: Bei Synovialresistenz, bei H-Brücken-Einlagerungen, bei Extensionseinschränkung und als Warming up geeignet

- Gebogenes Gleiten/Mobilisation der Synovia des HUG, in der offenen Kette (**Abb. 3.67**)

Basisbefundung. Befundet wurden:

- aktive Extensionseinschränkung,
- positiver Traktions-Joint play,
- positiver Synovialtest nach medial.

Ziel. Die Ziele sind:

- Konsistenzverbesserung der Synovia,
- Ausschwemmen von Wasserstoffionen,

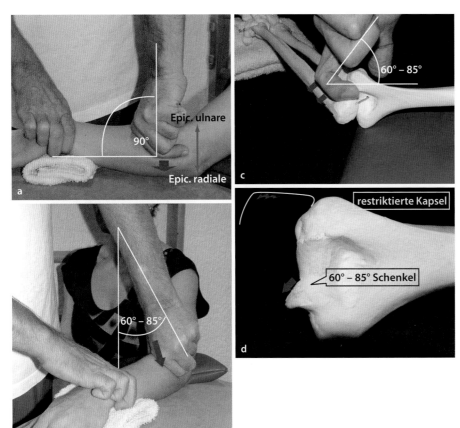

 Abb. 3.68a–d Translations-Joint play nach medial im HUG für Kollagentestung, links. **a, b** real, **c** anatomische Orientierung, **d** Ulna aus dorsaler Sicht

— Warming up unter Translationsstufe/Traktionsstufe 2.

⊗ Cave
Eine **statische Kollagentechnik** ist nicht erlaubt, da der falsche Gelenkanteil mobilisiert werden würde. Da über den konkaven Gelenkpartner gearbeitet wird, entstehen im Gelenk ein dorsaler angulativer Schluss und ein ventrales Aufgappen.

ASTE. Der Patient sitzt. Der zu behandelnde Arm des Patienten wird am Oberarm mit einem Gurt auf der Bank fixiert und mit einem Sandsack unterlagert, so dass das Olekranon frei liegt.

Ausführung. Der Therapeut steht neben dem Patienten. Die distale Therapeutenhand hält den Unterarm in submaximaler Extension. Die proximale Hand legt sich mit dem Hypothenar gelenknah an die Ulna des Patienten und führt unter Hautvorgabe und Aufnahme der Weichteilkonsistenz eine »Schutztraktion« Stufe 2 aus.

Mit der distalen Hand führt der Therapeut über die Ulna eine longitudinale Traktion aus, um Knorpelkontakt an der dorsalen Seite zu bekommen und um damit der bio-

mechanischen pronatorischen Zwangsbewegung gerecht zu werden. Es folgt eine bis maximal zur Einschränkung ausgeführte Extension und eine begleitende Pronation, die von der distalen Hand des Therapeuten ausgeführt werden.

Anzahl und Dosierung. 31–40 Wiederholungen, 30 sec Pause, 4 Serien.

Befund. Synovialbedingte Extensionseinschränkung bzw. endgradige Einschränkung durch Einlagerung von Wasserstoffbrücken.

3.12.5 Translations-Joint play nach medial im HUG: Bei Kollagenresistenz mit Extensionseinschränkung

▪ Translations-Joint play nach medial im HUG für die Kollagentestung (**⊡ Abb. 3.68**)
Basisbefundung. Befundet wurden:
— Extensionseinschränkung und
— Valgusbewegung im Ellenbogen,
— endgradige Supinationseinschränkung.

Ziel. Differenzierung zwischen adaptiertem Kollagen der Kapsel und Synovialresistenz mit Translationsstufe 2.

ASTE. Der Patient sitzt. Er legt seinen linken Arm, der durch einen Sandsack unterhalb des Epicondylus medialis unterlagert ist, so auf die Behandlungsliege, dass die Epikondylen senkrecht übereinander stehen. Die proximale Ulna wird ebenfalls mit einem Sandsack oder Handtuch unterlagert, so dass sie frei liegt. Der Unterarm liegt in Nullstellung.

Ausführung. Der Therapeut steht medial vor dem Patienten und stellt die submaximale Extensionseinschränkung ein. Er fixiert mit seiner rechten Hand den Unterarm des Patienten und umgreift im Zangengriff in einem 90°-Winkel zum Unterarm des Patienten die Extensorenmuskulatur gelenknah, wobei die Phalanges mediae des Zeigefingers die Ulna anhaken.

Unter Hautvorgabe und Aufnahme der Weichteilkonsistenz gibt der Therapeut die Translationsrichtung entsprechend der 60–85°-Schenkelneigung vor. Je endgradiger getestet wird, desto steiler wird die Translationsrichtung ausgeführt.

Interpretation. Mit dem Translations-Joint play lässt sich eine endgradige Resistenz der Kapsel für die Extensions- und Valgusbewegung beurteilen.

3.12.6 Translationsmobilisation im HUG: Bei Kollagenresistenz mit Extensionseinschränkung

▪ **Translationsmobilisation nach medial bei Kapselkollagenrestriktion**

Basisbefundung. Befundet wurden:
— positiver Joint play,
— Kollagenresistenz bei Extensions-, Valguseinschränkung im Ellenbogen.

Ziel. Dehnung der Kapselrestriktion mit Traktionsstufe 3.

ASTE und Ausführung. Wie bei ◻ Abb. 3.68 a, b, nur Traktionsstufe 3.

Anzahl und Dosierung. 30 sec–2 min halten, 60 sec Pause, 3–4 Serien.

3.12.7 Translations-Joint play im HUG: Bei Synovialresistenz mit Extensionseinschränkung

▪ **Translations-Joint play nach medial im HUG für Synovialtestung (◻ Abb. 3.69)**

Basisbefundung. Befundet wurden eine Einschränkung der Extensions- und Valgusbewegung im Ellenbogen.

Ziel. Differenzierung zwischen adaptiertem Kollagen der Kapsel und Synovialresistenz unter Translationsstufe 2.

ASTE. Der Patient sitzt. Er legt seinen linken Arm, der durch einen Sandsack unterhalb des Epicondylus medialis unterlagert ist, so auf die Behandlungsliege, dass die Epi-

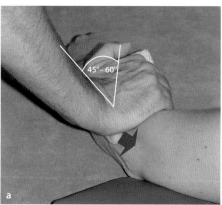
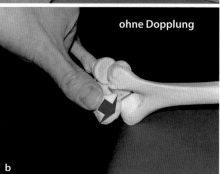
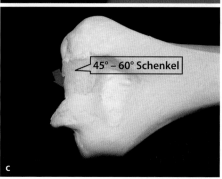

◻ **Abb. 3.69a–c** Translations-Joint play nach medial für Synovialtestung, links. **a** real, **b** anatomische Orientierung, **c** Ulna aus dorsaler Sicht

kondylen senkrecht übereinander stehen. Die proximale Ulna wird ebenfalls mit einem Sandsack oder Handtuch unterlagert, so dass sie frei liegt. Der Unterarm liegt in Nullstellung.

Ausführung. Der Therapeut steht lateral vor dem Patienten und stellt die submaximale Extensionseinschränkung ein. Er legt seinen linken Daumen auf die Ulna, wobei sein Unterarm im 90°-Winkel zum Unterarm des Patienten steht. Mit seinem rechten Hypothenar überlagert er seinen linken Daumen und gibt rhythmisch 20 translatorische Schübe in 45–60° seines Unterarmverlaufs.

Die Translationsrichtung entspricht der Schenkelneigung von 45–60°. Je endgradiger getestet wird, desto flacher wird die Translationsrichtung ausgeführt.

Interpretation. Mit dem Translations-Joint play lässt sich ein Qualitätsdefizit der Synovia beurteilen.

3.12.8 Translationsmobilisation im HUG: Bei Synovialresistenz mit Extensionseinschränkung

- Translationsmobilisation nach medial bei Synovialresistenz

Befundung. Befundet wurden:
- positiver Joint play,
- Synovialresistenz bei Extensions- und Valguseinschränkung im Ellenbogen.

Ziel. Verbesserung der Synovialkonsistenz.

ASTE und Ausführung. Wie bei ◘ Abb. 3.69a, jedoch als Behandlungsmaßnahme.

Anzahl und Dosierung. 31–40 Wiederholungen, 30 sec Pause, 4 Serien.

3.12.9 Gebogenes Gleiten/Mobilisation im HUG: Bei Synovialresistenz mit Flexionsseinschränkung

- Gebogenes Gleiten/Mobilisation der Synovia des HUG, Vorposition Flexion in der offenen Kette (◘ Abb. 3.70)

Basisbefundung. Befundet wurden:
- aktive Flexionseinschränkung,
- positiver Traktions-Joint play,
- positiver Synovialtest nach lateral.

Ziel. Die Ziele sind:
- Konsistenzverbesserung der Synovia,
- Ausschwemmen von Wasserstoffionen,
- Warming up unter Translationsstufe/Traktionsstufe 2.

> ❯ Eine **statische Kollagentechnik** ist aufgrund des Handlings nur bis 90° Flexion möglich.

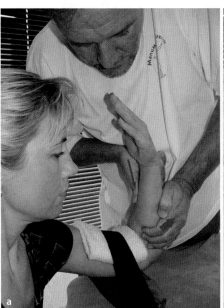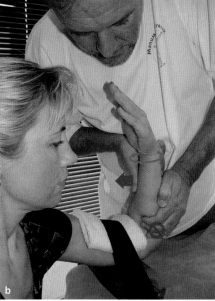

◘ **Abb. 3.70a,b** Gebogenes Gleiten/Mobilisation der Synovia des HUG (links). **a** 1. Phase: Schutztraktion – Approximation. **b** 2. Phase: Unter Schutztraktion – Approximation Flexion und Begleitung der Zwangssupination

ASTE. Der Patient sitzt. Der zu behandelnde Patientenarm wird am Oberarm mit einem Gurt auf der Bank fixiert und mit einem Sandsack unterlagert, so dass das Olekranon frei liegt.

Ausführung. Der Therapeut steht vor dem Patienten. Die proximale Hand des Therapeuten umfasst von ventral gelenknah die Ulna des Patienten und führt, unter Hautvorgabe und Aufnahme der Weichteilkonsistenz, eine »Schutztraktion« Stufe 2 aus.

Die distale Hand des Therapeuten umfasst die Ulna radialwärts und führt eine Approximation aus, um ossären Kontakt zu bekommen und damit der biomechanischen supinatorischen Zwangsbewegung gerecht zu werden. Es folgen eine bis maximal zur Einschränkung ausgeführte Flexion und eine begleitende Supination, die von der Hand des Therapeuten ausgeführt werden.

Anzahl und Dosierung. 31–40 Wiederholungen, 30 sec Pause, 4 Serien.

Befund. Synovialbedingte Flexionseinschränkung, H-Brücken-Einlagerung in der Kapsel.

3.12.10 Translations-Joint play im HUG: Bei Synovialresistenz mit Flexionseinschränkung

- Translations-Joint play nach lateral im HUG für die Synovialtestung (◘ Abb. 3.71)

Basisbefundung. Befundet wurden eine Einschränkung der Flexions- und Varusbewegung im Ellenbogen.

Ziel. Differenzierung zwischen adaptiertem Kollagen der Kapsel und Synovialresistenz unter Translationsstufe 2.

ASTE. Der Patient liegt in Seitlage rechts auf der Behandlungsliege. Sein rechter Arm wird so positioniert, dass die Epikondylen senkrecht übereinander stehen. Eine Unterlagerung ist nicht notwendig. Der Unterarm liegt in Supinationsstellung.

Ausführung. Der Therapeut steht vor dem Patienten und stellt die submaximale Flexionseinschränkung ein. Er legt seinen linken Daumen auf die Ulna, wobei sein Unterarm im 90°-Winkel zum Unterarm des Patienten steht. Mit seinem rechten Hypothenar überlagert er seinen linken Daumen und führt rhythmisch 20 translatorische Schübe in 45–60° seines Unterarmverlaufs aus.

Unter Hautvorgabe gibt der Therapeut die Translationsrichtung entsprechend der Schenkelneigung von 40–65° vor. Je endgradiger getestet wird, desto flacher wird die Translationsrichtung ausgeführt.

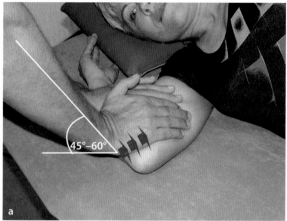

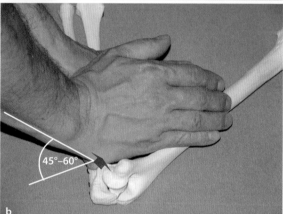

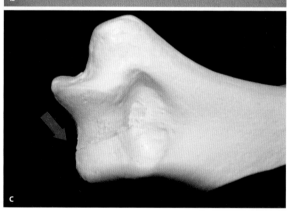

◘ **Abb. 3.71a–c** Translations-Joint play nach lateral im HUG für die Synoviatestung, rechts. **a** real, **b** anatomische Orientierung, **c** Ulna aus dorsaler Sicht

Interpretation. Mit dem Translations-Joint play lässt sich ein Qualitätsdefizit der Synovia und der Kapsel für die Flexionsund Valgusbewegung feststellen.

3.12.11 Translationsmobilisation im HUG: Bei Synovialresistenz mit Flexionseinschränkung

- Translationsmobilisation nach lateral im HUG bei Synovialresistenz

Basisbefundung. Befundet wurden:
- positiver Joint play,
- Synovialresistenz bei Flexions-/Varuseinschränkung im Ellenbogen.

Ziel. Verbesserung der Synoviakonsistenz.

ASTE und Ausführung. Wie bei ◻ Abb. 3.71a, jedoch als Behandlungsmaßnahme.

Anzahl und Dosierung. 31–40 Wiederholungen, 30 sec Pause, 4 Serien.

3.12.12 Rollgleiten/Mobilisation im HUG: Bei Kollagenresistenz mit Flexionseinschränkung

- Rollgleiten/Mobilisation des HUG in geschlossener Kette (◻ Abb. 3.72)

Basisbefundung. Befundet wurden:
- aktive Flexionseinschränkung,
- positiver Traktions-Joint play,
- positiver Kollagentest nach lateral.

Ziel. Dehnung der Kapselrestriktion mit Traktionsstufe 3 aus der geschlossenen Kette.

ASTE. Der Patient sitzt. Der zu behandelnde Arm des Patienten wird am Unterarm mit einem Gurt auf einer Behandlungsbank mit einem flexionsvorpositionierten, negativ eingestellten Bein-/Kopfteil fixiert, so dass die konkave Gelenkfläche der Ulna im Raum fixiert bleibt.

Ausführung. Der Therapeut steht hinter dem Patienten. Die distale Hand des Therapeuten umgreift lateral den distalen Oberarm, die proximale Hand moduliert sich dorsal so gelenknah wie möglich am proximalen Oberarm.

Unter Hautvorgabe und Aufnahme der Weichteilkonsistenz gibt der Therapeut die Rollgleitrichtung entsprechend der 45°-Gelenkstellung mit gleichmäßig dosiertem Zug am distalen Partner und Druck am proximalen Partner vor, um den restriktiven dorsalen Kapselanteil zu stressen.

Anzahl und Dosierung. 30 sec–2 min halten, 60 sec Pause, 3–4 Serien.

Befund. Kapsuläre und kollagenbedingte Flexionseinschränkung.

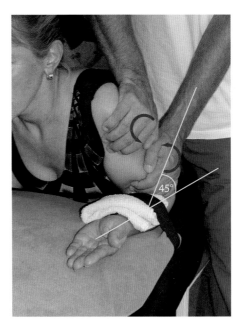

◻ **Abb. 3.72** Rollgleiten/Mobilisation des HUG, in geschlossener Kette, links

3.12.13 Translations-Joint play im HUG: Bei Kollagenresistenz mit Flexionseinschränkung

- Translations-Joint play nach lateral im HUG für die Kollagentestung (◻ Abb. 3.73)

Basisbefundung. Befundet wurde eine Einschränkung der Flexions- und Varusbewegung im Ellenbogen.

Ziel. Differenzierung zwischen adaptiertem Kollagen der Kapsel und Synovialresistenz unter Translationsstufe 2.

ASTE. Der Patient liegt in Seitenlage rechts auf der Behandlungsliege. Sein Arm wird so positioniert, dass die Epikondylen senkrecht übereinander stehen. Eine Unterlagerung ist nicht notwendig. Der Unterarm liegt in Supinationsstellung.

Ausführung. Der Therapeut steht hinter dem Patienten und stellt die submaximale Flexionseinschränkung ein, er fixiert mit seiner rechten Hand die Patientenhand und umgreift im Zangengriff in einem 90°-Winkel zum Unterarm des Patienten die Flexorenmuskulatur gelenknah, wobei er mit seinem Hypothenar die Ulna anhakt.

Unter Hautvorgabe und Aufnahme der Weichteilkonsistenz gibt der Therapeut die Translationsrichtung entsprechend der 60–85°-Schenkelneigung vor. Je endgradiger getestet wird, desto steiler wird die Translationsrichtung ausgeführt.

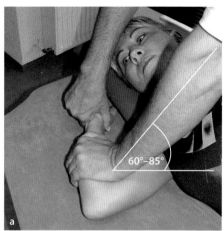

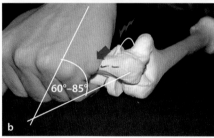

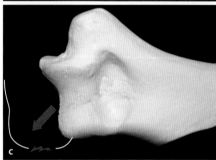

Abb. 3.73a–c Translations-Joint play nach lateral im HUG für die Kollagentestung, rechts. **a** real, **b** anatomische Orientierung, **c** Ulna aus dorsaler Sicht

Interpretation. Das Translations-Joint play gibt einen Hinweis auf eine endgradige Resistenz der Kapsel für die Flexions- und Varusbewegung.

3.12.14   Translationsmobilisation im HUG: Bei Kollagenresistenz mit Flexionseinschränkung

- Translationsmobilisation nach lateral bei Kollagenresistenz

Basisbefundung. Befundet wurden:
- positiver Joint play,
- Kollagenresistenz bei Flexions- und Varuseinschränkung im Ellenbogen.

Ziel. Dehnung der Kapselrestriktion.

ASTE und Ausführung. Wie bei ▪ Abb. 3.73a, jedoch mit Translationsstufe 3.

Anzahl und Dosierung. 30 sec–2 min halten, 60 sec Pause, 3–4 Serien.

3.13   Gelenkspezifische Untersuchung und Behandlung des HRG

Gelenkphysiologie des HUG. Das HRG zeigt sich ist bei Funktionsstörungen des Ellenbogengelenks als das am wenigsten beteiligte Gelenk. Es hat den größten Kapselraum, um dem benötigten Raum für die Winkelung durch das HUG und für die Rotation durch das PRUG gerecht zu werden.

> ❯ Das HRG wird nur diagnostisch zur **Testung einer Proximalisierungs- bzw. Distalisierungsfähigkeit des Radius** benutzt.

Für das HRG ist der Humerus der konvexe Gelenkpartner und der Radius der konkave Gelenkpartner.
    Befundet wird das HRG unter Testreihenfolge aller Ellenbogengelenke.
    Ruhestellung (»maximally loose-packed position«). **Die** Gelenkpartner haben in 0° Ellenbogenflexion und 35° Supination den geringstmöglichen Kontakt zueinander.

- **Verriegelte Stellung (»maximally close-packed position«).** Die Gelenkpartner haben in 90° Flexion und 0–5° Supination den größtmöglichen Kontakt zueinander.

Kapselmuster. Dem HRG ist kein Kapselmuster zuordenbar.

Biomechanik des HRG. Im Folgenden wird die **Radiusbewegung** beschrieben:
- Flexion: ventral.
- Extension: dorsal.
- Pronation: medial mit einem Spin nach distal.
- Supination: lateral mit einem Spin nach proximal.
- DE Hand: proximal.
- PF Hand: distal.

3.13.1 Mobilisationstest der Chorda obliqua

- **Mobilisationstest der Chorda obliqua aus Vorposition Supination** (■ Abb. 3.74)

Basisbefundung. Befundet wurden:
- aktive Bewegungseinschränkung der Supination und Dorsalextension der Hand,
- endgradige Extensionseinschränkung des Ellenbogengelenks.

Ziel. Die Suche nach adaptiertem Kollagen, das die Supination und Distalisierung des Radius in Traktionsstufe 2 behindert.

> **Vorrausetzung** ist eine normmobile Translationsfähigkeit im PRUG und DRUG.

ASTE. Der Patient sitzt. Er legt seinen rechten Arm in 70° Ellenbogenflexion und leichter Supinationsstellung auf die Behandlungsliege.

Ausführung. Der Therapeut steht vor dem Patienten, er fixiert mit seiner rechten Hand den distalen Patientenoberarm und palpiert mit seinem rechten Zeigefinger den Gelenkspalt des HRG. Mit der linken Hand umgreift er im Zangengriff distal den Radius.

Unter Hautvorgabe gibt der Therapeut die longitudinale Separationsrichtung in Radiusverlaufsrichtung vor.

Befund. Anhand des Tests kann die Mobilität beurteilt werden:
- Normmobilität, d. h., die Chorda obliqua ist an der Supinations-/Dorsalextensionseinschränkung der Hand nicht beteiligt. Es besteht V.a. eine arthrokinematische Problematik im HUG/PRUG.
- Hypomobilität, d. h., es besteht eine Resistenz der Chorda obliqua mit adaptierter Proximalisierung des Radius.

- **Mobilisation der Chorda obliqua aus Vorposition Supination im HUG**

Basisbefundung. Befundet wurde ein positiver Mobilisationstest.

Ziel. Dehnung der Kollagenfasern auf Normlänge mit Traktionsstufe 3.

> **Vorrausetzung** ist eine normmobile Translationsfähigkeit im PRUG und DRUG.

ASTE. Der Patient sitzt. Er legt seinen rechten Arm in 70° Ellenbogenflexion und submaximaler Supinationsstellung auf die Behandlungsliege.

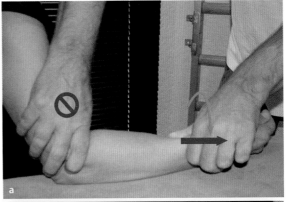

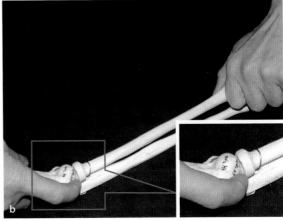

■ **Abb. 3.74a,b** Mobilisationstest der Chorda obliqua aus Vorposition Supination (rechts). **a** real, **b** anatomische Orientierung, rechts

Ausführung. Der Therapeut steht vor dem Patienten, er fixiert mit seiner rechten Hand den distalen Patientenoberarm und umfasst mit der linken Hand im Zangengriff distal den Radius.

Unter Hautvorgabe gibt der Therapeut die longitudinale Separationsrichtung in Radiusverlaufsrichtung vor. Der Radius wird in Supination neu vorpositioniert und erneut separiert.

Anzahl und Dosierung. 30 sec–2 min, 60 sec Pause, 3–4 Serien.

Befund. Restriktion der Chorda obliqua.

3.14   Gelenkspezifische Untersuchung und Behandlung des PRUG

Gelenkphysiologie des PRUG. Im PRUG und DRUG finden Supination und Pronation statt, außerdem sind beide Gelenke für die longitudinale Translationsfähigkeit des Radius verantwortlich. Im PRUG zeigen sich der Radius konvex und die Ulna konkav.

Funktionsstörungen im PRUG haben unterschiedliche Charakteristika.

Ursachen einer eingeschränkten Supinations- und Pronationsbewegung sind:

- eine Problematik der Zentrierungsfähigkeit des konvexen Radiuskopfes sowie
- eine sagittale Translationsfähigkeit, die sich am deutlichsten in Pronationsstellung zeigt.

Befundet wird das PRUG unter Testreihenfolge aller Ellenbogengelenke.

Ruhestellung (»maximally loose-packed position«). Die Gelenkpartner haben in 70° Ellenbogenflexion und 35° Supination den geringstmöglichen Kontakt zueinander.

Verriegelte Stellung (»maximally close-packed position«). Die Gelenkpartner haben in 0–5° Supination den größtmöglichen Kontakt zueinander.

Kapselmuster. Dem PRUG ist kein Kapselmuster (Supination zeigt sich endgradig schmerzhaft) zuordenbar.

Biomechanik des PRUG. Im Folgenden wird die Radiusbewegung beschrieben:

- Pronation: dorsal.
- Supination: palmar.
- DE Hand: proximal.
- PF Hand: distal.

3.14.1 Translations-Joint play nach palmar im PRUG: Bei Kollagenresistenz mit Supinationseinschränkung

- Translations-Joint play nach palmar im PRUG für die Kollagentestung (■ Abb. 3.75)

Basisbefundung. Befundet wurde eine Bewegungseinschränkung der Supination.

Ziel. Differenzierung zwischen adaptiertem Kollagen der Kapsel und Synovialresistenz unter Translationsstufe 2.

ASTE. Der Patient sitzt seitlich zur Behandlungsliege. Der rechte Arm wird in 60° Abduktion und 90° Ellenbogenflexion auf der Bank abgelegt, so dass der Gelenkspalt des PRUG horizontal steht. Der Unterarm wir in 5–10° Pronation eingestellt, um eine Entspannung der Membrana interossea und Chorda obliqua zu erreichen.

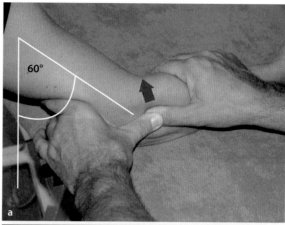

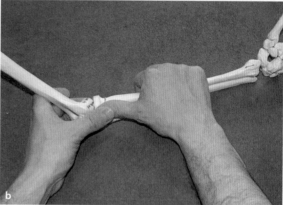

■ **Abb. 3.75a,b** Translations-Joint play nach palmar im PRUG, rechts. **a** real, **b** anatomische Orientierung, rechts

Ausführung. Der Therapeut sitzt lateral vom Patienten an der zu behandelnden Seite und umgreift mit seiner rechten Hand den Unterarm des Patienten, er legt seinen rechten Daumen auf das Radiusköpfchen und doppelt diesen mit seinem linken Daumen, der durch die gleichseitigen Finger am Epicondylus medialis widerlagert wird.

Unter Aufnahme der Weichteilkonsistenz gibt der Therapeut die Translationsrichtung horizontal nach palmar vor.

Interpretation. Mithilfe des Translations-Joint play kann der Therapeut die Palmarresistenz der Kapsel für die Supinationsbewegung beurteilen.

3.14.2 Translationsmobilisation nach palmar im PRUG: Bei Kollagenresistenz mit Supinationseinschränkung

- Translationsmobilisation nach palmar im PRUG bei Kollagenrestriktion des palmaren Kapselanteiles

Befundung. Befundet wurde ein positiver kollagener Joint play nach palmar.

Ziel. Dehnung der Kapselrestriktion der Kollagenfasern auf Normlänge unter Translationsstufe 3.

ASTE und Ausführung. Wie bei ❑ Abb. 3.75a, jedoch Vorposition bis zur submaximalen Einschränkung unter Translationsstufe 3.

Anzahl und Dosierung. 30 sec–2 min, 60 sec Pause, 3–4 Serien.

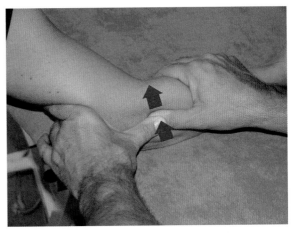

❑ **Abb. 3.76** Translations-Joint play nach palmar im PRUG für die Synoviatestung, rechts

3.14.3 Translations-Joint play nach palmar im PRUG: Bei Synovialresistenz mit Supinationseinschränkung

- Translations-Joint play nach palmar im PRUG für die Synoviatestung (❑ Abb. 3.76)

Basisbefundung. Befundet wurde eine Bewegungseinschränkung der Supination.

Ziel. Differenzierung zwischen adaptiertem Kollagen der Kapsel und Synovialresistenz unter Translationsstufe 2.

ASTE. Der Patient sitzt seitlich zur Behandlungsliege. Der rechte Arm wird in 60° Abduktion und 90° Ellenbogenflexion auf der Bank abgelegt, so dass der Gelenkspalt des PRUG horizontal steht. Der Unterarm wir in 5–10° Pronation eingestellt, um eine Entspannung der Membrana interossea und Chorda obliqua zu erreichen.

Ausführung. Der Therapeut sitzt lateral vom Patienten an der zu behandelnden Seite und umgreift mit seiner rechten Hand den Radius des Patienten. Seinen rechten Daumen legt der Therapeut auf das Radiusköpfchen und doppelt diesen mit seinem linken Daumen, der durch die gleichseitigen Finger am Epicondylus medialis widerlagert wird. Die rechte Hand gibt dabei Approximationsdruck.

Unter Berücksichtigung der Weichteilkonsistenz führt der Therapeut rhythmisch 20 **translatorische Testungen** für die Synoviaqualität durch:

- Unter horizontaler Translation nach ventral prüft der Therapeut rhythmisch die rotatorische Synoviaqualität.
- Mit der über die rechte Hand eingeleiteten Pronation überprüft der Therapeut die sagittal translatorische Synoviaqualität.

Befund. Synovialbedingte Störung der Supinationsbewegung im PRUG.

3.14.4 Translations-Joint play nach palmar im PRUG: Bei Synovialresistenz mit Supinationseinschränkung

- Translationsmobilisation nach palmar im PRUG für minderwertige Synoviakonsistenz

Befundung. Befundet wurde ein positiver synovialer Joint play nach palmar.

Ziel. Die Ziele sind:
- Konsistenzverbesserung der Synovia,
- Ausschwemmen von Wasserstoffionen,
- Warming up unter Translationsstufe 2 für nachfolgende Rehamaßnahmen.

ASTE und Ausführung. Wie bei ❑ Abb. 3.76, jedoch als Behandlungsmaßnahme.

Anzahl und Dosierung. 31–40 Wiederholungen, 30 sec Pause, 4 Serien.

3.14.5 Translations-Joint play nach dorsal im PRUG: Bei Kollagenresistenz mit Pronationseinschränkung

- Translations-Joint play nach dorsal im PRUG für die Kollagentestung aus Vorposition Pronation (❑ Abb. 3.77)

Basisbefundung. Befundet wurde eine Bewegungseinschränkung der Pronation.

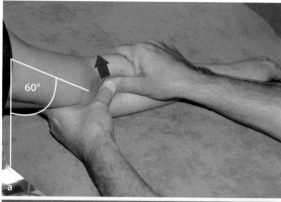

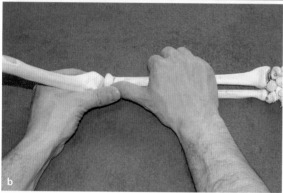

◘ Abb. 3.77a,b Translations-Joint play nach dorsal im PRUG für die Kollagentestung aus Vorposition Pronation, links. **a** real, **b** anatomische Orientierung, links

Ziel. Differenzierung zwischen adaptiertem Kollagen der Kapsel und Synovialresistenz unter Translationsstufe 2.

ASTE. Der Patient sitzt seitlich zur Behandlungsliege. Der linke Arm wird in 60° Abduktion und 90° Ellenbogenflexion auf der Bank abgelegt, so dass der Gelenkspalt des PRUG horizontal steht. Der Unterarm wird in Vorposition Pronation gebracht.

Ausführung. Der Therapeut sitzt medial vor dem Patienten an der zu behandelnden Seite und umgreift mit seiner rechten Hand den Unterarm. Der rechte Daumen wird dabei auf dem Radiusköpfchen platziert. Mit seiner linken Hand umfasst der Therapeut den Ellenbogen von dorsal, so dass der linke Daumen den rechten doppelt und die gleichseitigen Finger sich am Epicondylus lateralis widerlagern.

Unter Aufnahme der Weichteilkonsistenz gibt der Therapeut die Translationsrichtung horizontal nach dorsal vor.

Interpretation. Mithilfe des Translations-Joint play kann der Therapeut eine dorsale Resistenz der Kapsel für Pronationsbewegung beurteilen.

3.14.6 Translationsmobilisation nach dorsal im PRUG: Bei Kollagenresistenz mit Pronationseinschränkung

- Translationsmobilisation nach dorsal im PRUG bei Kollagenrestriktion der dorsalen Kapsel

Befundung. Befundet wurde ein positiver kollagener Joint play nach dorsal.

Ziel. Dehnung der Kapselrestriktion der Kollagenfasern auf Normlänge unter Translationsstufe 3.

ASTE und Ausführung. Wie bei ◘ Abb. 3.77a, jedoch Vorposition bis zur submaximalen Einschränkung unter Translationsstufe 3.

Anzahl und Dosierung. 30 sec–2 min, 60 sec Pause, 3–4 Serien.

3.14.7 Translations-Joint play nach dorsal im PRUG: Bei Synovialresistenz mit Pronationseinschränkung

Translations-Joint play nach dorsal im PRUG für die Synoviatestung, zur Beurteilung der synovialen Gleitfähigkeit horizontal und sagittal, in Vorposition Pronation (◘ Abb. 3.78)

Basisbefundung. Befundet wurde eine Bewegungseinschränkung der Pronation.

Ziel. Differenzierung zwischen adaptiertem Kollagen der Kapsel und Synovialresistenz unter Translationsstufe 2.

ASTE. Der Patient sitzt seitlich zur Behandlungsliege. Der linke Arm wird in 60° Abduktion und 90° Ellenbogenflexion auf der Bank abgelegt, so dass der Gelenkspalt des PRUG horizontal steht. Der Unterarm wird in Pronation eingestellt.

Ausführung. Der Therapeut sitzt medial vor dem Patienten an der zu behandelnden Seite und umgreift mit seiner rechten Hand den Unterarm. Der rechte Daumen wird dabei auf dem Radiusköpfchen platziert. Mit seiner linken Hand umfasst der Therapeut den Ellenbogen von dorsal, so dass der linke Daumen den rechten doppelt und die gleichseitigen Finger sich am Epicondylus lateralis widerlagern. Die rechte Hand gibt dabei Approximationsdruck.

Unter Berücksichtigung der Weichteilkonsistenz führt der Therapeut rhythmisch 20 **translatorische Testungen** für die Synoviaqualität aus:

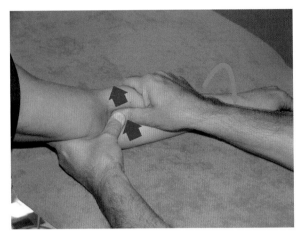

Abb. 3.78 Translations-Joint play nach dorsal im PRUG für die Synoviatestung, links

- Unter horizontaler Translation nach dorsal prüft der Therapeut rhythmisch die rotatorische Synoviaqualität.
- Mit der über die rechte Hand des Therapeuten eingeleiteten passiven Pronation, die das PRUG noch weiter öffnet, überprüft er die sagittal translatorische Synoviaqualität.

Befund. Synovialbedingte Störung der Pronationsbewegung im PRUG.

3.14.8 Translations-Joint play nach dorsal im PRUG: Bei Synovialresistenz mit Pronationseinschränkung

- Translationsmobilisation nach dorsal im PRUG für minderwertige Synoviakonsistenz

Befundung. Befundet wurde ein positiver synovialer Joint play nach dorsal.

Ziel. Die Ziele sind:
- Konsistenzverbesserung der Synovia,
- Ausschwemmen von Wasserstoffionen,
- Warming up unter Translationsstufe 2 für folgende Rehamaßnahmen.

ASTE und Ausführung. Wie bei ☐ Abb. 3.78, jedoch als Behandlungsmaßnahme.

Anzahl und Dosierung. 31–40 Wiederholungen, 30 sec Pause, 4 Serien.

3.14.9 Gelenkspezifische Untersuchung und Behandlung des DRUG

Gelenkphysiologie des DRUG. Das DRUG trägt zusammen mit dem PRUG die Verantwortung für die Rotationsfähigkeit des Radiusgelenks und für die longitudinale Translationsfähigkeit des Radius. Im DRUG zeigen sich der Radius konkav und die Ulna konvex.

Funktionsstörungen im DRUG haben unterschiedliche Charakteristika.

Ursachen einer eingeschränkten Supinations-/Pronationsbewegung sind:
- eine Problematik der Zentrierungsfähigkeit des konvexen Ulnakopfes mit Auswirkung auf das Handgelenk,
- eine longitudinale Translationsfähigkeit, die sich am deutlichsten in Pronationsstellung zeigt.

Befundet wird das DRUG unter Testreihenfolge aller Ellenbogengelenke.

Ruhestellung (»maximally loose-packed position«). Die Gelenkpartner haben in 10° Supination den geringstmöglichen Kontakt zueinander.

Verriegelte Stellung (»maximally close-packed position«). Die Gelenkpartner haben in 0–5° Supination den größtmöglichen Kontakt zueinander.

Kapselmuster. Dem DRUG ist kein Kapselmuster (Supination und Pronation zeigen sich endgradig schmerzhaft) zuordenbar.

Biomechanik des PRUG. Im Folgenden wird die Radiusbewegung beschrieben:
- Pronation: palmar.
- Supination: dorsal.
- DE Hand: proximal.
- PF Hand: distal.

3.14.10 Translations-Joint play palmar im DRUG: Bei Kollagenresistenz mit Pronationseinschränkung

- Translations-Joint play nach palmar im DRUG die für Kollagentestung (☐ Abb. 3.79)

Basisbefundung. Befundet wurde eine Bewegungseinschränkung der Pronation.

Ziel. Differenzierung zwischen adaptiertem Kollagen der Kapsel und Synovialresistenz unter Translationsstufe 2.

ASTE und Ausführung. Der Patient sitzt seitlich zur Behandlungsliege. Der linke Arm wird in 60° Abduktion und 90° Ellenbogenflexion auf der Bank abgelegt, so dass der Gelenkspalt des DRUG horizontal steht. Der Unterarm wird in

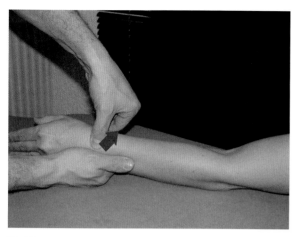

◘ Abb. 3.79 Translations-Joint play nach palmar im DRUG für die Kollagentestung, links

5–10° Pronation eingestellt, um eine Entspannung der Membrana interossea und Chorda obliqua zu erreichen.

Der Therapeut sitzt lateral vom Patienten an der zu behandelnden Seite und umgreift mit seiner rechten Hand flächig im Zangengriff die Ulna des Patienten. Mit seinem linken Daumen und Zeigefinger umfasst der Therapeut gelenknah den Radius.

Unter Aufnahme der Weichteilkonsistenz gibt der Therapeut die Translationsrichtung in einem rechten Winkel zum Radius nach ventral vor.

Interpretation. Anhand des Translations-Joint play lässt sich die palmare Resistenz der Kapsel für die Pronationsbewegung beurteilen.

3.14.11   Translationsmobilisation nach palmar im DRUG: Bei Kollagenresistenz mit Pronationseinschränkung

- Translationsmobilisation nach palmar im DRUG bei Kollagenrestriktion der palmaren Kapsel (◘ Abb. 3.80)

Befundung. Befundet wurde ein positiver kollagener Joint play nach palmar.

Ziel. Dehnung der Kapselrestriktion der Kollagenfasern auf Normlänge unter Translationsstufe 3.

ASTE und Ausführung. Wie bei ◘ Abb. 3.79, jedoch Vorposition bis zur submaximalen Einschränkung, flächiges Fassen mit MCP-Gelenk 1 und Thenar, unter Translationsstufe 3.

Anzahl und Dosierung. 30 sec–2 min, 60 sec Pause, 3–4 Serien.

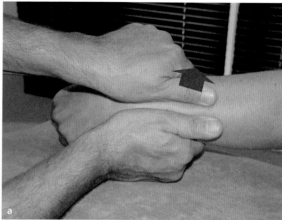

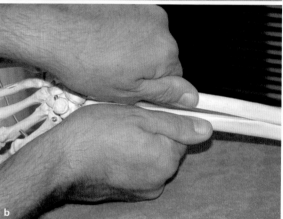

◘ Abb. 3.80a,b Translationsmobilisation nach palmar im DRUG, links. **a** real, **b** anatomische Orientierung, links

3.14.12   Translations-Joint play nach palmar im DRUG: Bei Synovialresistenz mit Pronationseinschränkung

- Translations-Joint play nach palmar im DRUG für die Synoviatestung (◘ Abb. 3.81)

Basisbefundung. Befundet wurde eine Bewegungseinschränkung der Pronation.

Ziel. Differenzierung zwischen adaptiertem Kollagen der Kapsel und Synovialresistenz unter Translationsstufe 2.

ASTE. Der Patient sitzt seitlich zur Behandlungsliege. Der linke Arm wird in 60° Abduktion und 90° Ellenbogenflexion auf der Bank abgelegt, so dass der Gelenkspalt des DRUG horizontal steht. Der Unterarm wir in 5–10° Pronation eingestellt, um eine Entspannung der Membrana interossea und Chorda obliqua zu erreichen.

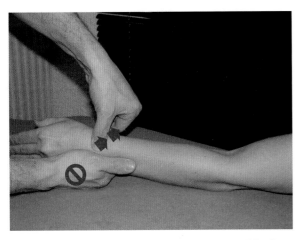

Abb. 3.81 Translations-Joint play nach palmar im DRUG für die Synoviatestung, links

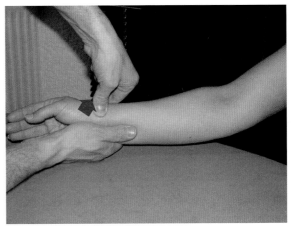

Abb. 3.82 Translations-Joint play nach dorsal im DRUG für die Kollagentestung, rechts

Ausführung. Der Therapeut sitzt medial vom Patienten an der zu behandelnden Seite und umgreift mit seiner rechten Hand flächig im Zangengriff die Ulna des Patienten. Mit seinem linken Daumen und Zeigefinger umfasst der Therapeut gelenknah den Radius.

Unter Aufnahme der Weichteilkonsistenz gibt der Therapeut die Translationsrichtung in einem rechten Winkel zum Radius nach palmar vor und prüft bei gleichzeitigem Approximationsdruck rhythmisch mit 20 translatorischen Bewegungen die rotatorische Synoviaqualität.

Befund. Synovialbedingte Störung der Pronationsbewegung im DRUG.

3.14.13 Translations-Joint play nach palmar im DRUG: Bei Synovialresistenz mit Pronationseinschränkung

- Translationsmobilisation nach palmar im DRUG für minderwertige Synoviakonsistenz

Befundung. Befundet wurde ein positiver synovialer Joint play nach palmar.

Ziel. Die Ziele sind:
- Konsistenzverbesserung der Synovia,
- Ausschwemmen von Wasserstoffionen,
- Warming up unter Translationsstufe 2 für nachfolgende Rehamaßnahmen.

ASTE und Ausführung. Wie bei **■** Abb. 3.81, jedoch als Behandlungsmaßnahme.

Anzahl und Dosierung. 31–40 Wiederholungen, 30 sec Pause, 4 Serien.

3.14.14 Translations-Joint play nach dorsal im DRUG: Bei Kollagenresistenz mit Supinationseinschränkung

- Translations-Joint play nach dorsal im DRUG für die Kollagentestung (**■** Abb. 3.82)

Basisbefundung. Befundet wurde eine Bewegungseinschränkung der Supination.

Ziel. Differenzierung zwischen adaptiertem Kollagen der Kapsel und Synovialresistenz unter Translationsstufe 2.

ASTE. Der Patient sitzt seitlich zur Behandlungsliege. Der Arm wird in 60° Abduktion und 90° Ellenbogenflexion auf der Bank abgelegt, so dass der Gelenkspalt des DRUG horizontal steht. Der Unterarm wir in 5–10° Pronation eingestellt, um eine Entspannung der Membrana interossea und Chorda obliqua zu erreichen.

Ausführung. Der Therapeut sitzt vor dem Patienten, medial des zu behandelnden Arms und umgreift mit seiner rechten Hand flächig im Zangengriff die Ulna des Patienten. Mit seinem linken Daumen und Zeigefinger umfasst der Therapeut gelenknah den Radius.

Unter Aufnahme der Weichteilkonsistenz gibt der Therapeut die Translationsrichtung in einem rechten Winkel zum Radius nach dorsal vor.

Interpretation. Anhand des Translations-Joint play lässt sich die dorsale Resistenz der Kapsel für die Supinationsbewegung beurteilen.

3

3.14.15 Translationsmobilisation nach dorsal im DRUG: Bei Kollagenresistenz mit Supinationseinschränkung

- Translationsmobilisation nach dorsal im DRUG bei Kollagenrestriktion der dorsalen Kapsel (◻ Abb. 3.83)

Befundung. Befundet wurde ein positiver kollagener Joint play nach dorsal.

Ziel. Dehnung der Kapselrestriktion der Kollagenfasern auf Normlänge unter Translationsstufe 3.

ASTE und Ausführung. Wie bei ◻ Abb. 3.82, jedoch Vorposition bis zur submaximalen Einschränkung, flächiges Fassen mit MCP-Gelenk 1 und Thenar, unter Translationsstufe 3.

Anzahl und Dosierung. 30 sec–2 min, 60 sec Pause, 3–4 Serien.

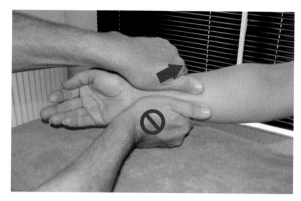

◻ **Abb. 3.83** Translationsmobilisation nach dorsal im DRUG, rechts

3.14.16 Translations-Joint play nach dorsal im DRUG: Bei Synovialresistenz mit Supinationseinschränkung

- Translations-Joint play nach dorsal im DRUG für die Synoviatestung (◻ Abb. 3.84)

Basisbefundung. Befundet wurde eine Bewegungseinschränkung der Supination.

Ziel. Differenzierung zwischen adaptiertem Kollagen der Kapsel und Synovialresistenz unter Translationsstufe 2.

ASTE. Der Patient sitzt seitlich zur Behandlungsliege. Der Arm wird in 60° Abduktion und 90° Ellenbogenflexion auf der Bank abgelegt, so dass der Gelenkspalt des DRUG horizontal steht. Der Unterarm wir in 5–10° Pronation eingestellt, um eine Entspannung der Membrana interossea und Chorda obliqua zu erreichen.

Ausführung. Der Therapeut sitzt vor dem Patienten, medial des zu behandelnden Arms und umgreift mit seiner rechten Hand flächig im Zangengriff die Ulna des Patienten. Mit seinem linken Daumen und Zeigefinger umfasst der Therapeut gelenknah den Radius.

Unter Aufnahme der Weichteilkonsistenz gibt der Therapeut die Translationsrichtung in einem rechten Winkel zum Radius nach dorsal vor und prüft bei gleichzeitigem Approximationsdruck rhythmisch mit 20 translatorischen Bewegungen die rotatorische Synoviaqualität.

Befund. Synovialbedingte Störung der Supinationsbewegung im DRUG.

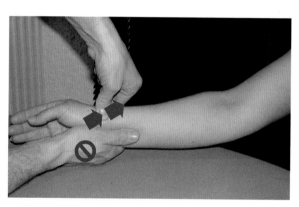

◻ **Abb. 3.84** Translations-Joint play nach dorsal im DRUG für die Synoviatestung, rechts

3.14.17 Translationsmobilisation nach dorsal im DRUG: Bei Synovialresistenz mit Supinationseinschränkung

- Translationsmobilisation nach dorsal im DRUG für minderwertige Synoviakonsistenz

Befundung. Befundet wurde ein positiver synovialer Joint play nach dorsal.

Ziel. Die Ziele sind:
- Konsistenzverbesserung der Synovia,
- Ausschwemmen von Wasserstoffionen,
- Warming up unter Translationsstufe 2 für nachfolgende Rehamaßnahmen.

ASTE und Ausführung. Wie bei ◻ Abb. 3.84, jedoch als Behandlungsmaßnahme.

Anzahl und Dosierung. 31–40 Wiederholungen, 30 sec Pause, 4 Serien.

3.14.18 Knorpelbelastungstraining/ Massage für das HUG/PRUG/DRUG

> Das Knorpelbelastungstraining wird für den **Arthrosegrad 1** ausgeführt. Bei Arthrosegrad 2 und 3 wird über Trophiktraining gearbeitet.

■ Knorpelbelastungstraining für das HUG über extensorische Isometrie (◪ Abb. 3.85)

Anamnese. Der Knorpel ist aufgrund einer Immobilisation oder Instabilität nicht belastungsstabil.

Ziel. Verbesserung der Belastungsfähigkeit des Knorpels.

> Limitierend ist der Schmerz.

ASTE. Der Patient sitzt seitlich zur Behandlungsliege. Sein Oberarm wird horizontal auf der Bank abgelegt und mit einem Sandsack am distalen Oberarmende unterlagert. Der Ellenbogen wird 70° gebeugt, der Unterarm steht in anatomischer Nullstellung.

Ausführung. Der Therapeut steht vor dem Patienten, lateral des zu behandelnden Arms und umgreift mit seiner rechten Hand flächig im Zangengriff die Ulna. Er führt einen longitudinalen Zug an der Ulna aus, um die adäquaten Gelenkanteile der Ulna zu betonen. Mit der linken Hand fixiert der Therapeut den Oberarm des Patienten auf der Bank.

Der Patient spannt gegen die fixierende Therapeutenhand in Extension. Die Isometrie wird 1–2 sec gehalten und dann in extensorischen 10°-Abschnitten jeweils neu beübt bis die extensorische Bewegungseinschränkung erreicht ist.

Anzahl und Dosierung. 1 sec halten, 90 sec Pause, 21–30 Wiederholungen. Die Anzahl der Serien richtet sich nach der Anzahl der neuen Positionen.

■ Knorpelgleiten/Massage für das HUG über extensorische Kompressionsdynamik (◪ Abb. 3.86)

Anamnese. Der Knorpel ist belastungsstabil, zeigt jedoch Defizite bei der Verformungsbelastung.

Ziel. Verbesserung der Verformungsbelastung des Knorpels.

> Limitierend ist der Schmerz.

ASTE und Ausführung. Wie bei ◪ Abb. 3.85, jedoch bewegt der Patient langsam, mit immer größer werdenden Amplituden, den Arm gegen leichten Führungswiderstand des Therapeuten in Extension.

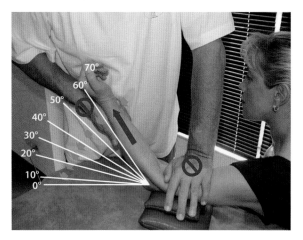

◪ **Abb. 3.85** Knorpelbelastungstraining für das HUG über extensorische Isometrie, links

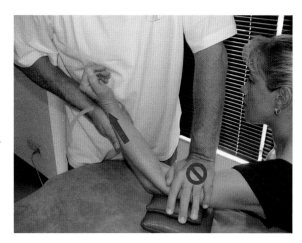

◪ **Abb. 3.86** Knorpelgleiten/Massage für das HUG über extensorische Kompressionsdynamik, links

Anzahl und Dosierung. 21–30 Wiederholungen, 90 sec Pause, 3 Serien.

■ Knorpelbelastungstraining für das HUG über flexorische Isometrie (◪ Abb. 3.87).

Anamnese. Der Knorpel ist aufgrund einer Immobilisation oder Instabilität nicht belastungsstabil.

Ziel. Verbesserung der Tragfähigkeit des Knorpels.

> Limitierend ist der Schmerz.

ASTE. Der Patient setzt sich seitlich zur Behandlungsliege. Der Oberarm wird horizontal auf der Bank abgelegt und mit einem Sandsack am distalen Oberarmende unterlagert. Der Ellenbogen wird 90° gebeugt, der Unterarm steht in anatomischer Nullstellung.

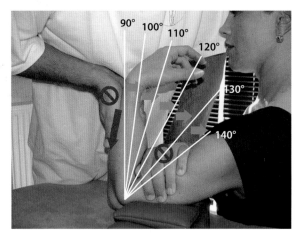

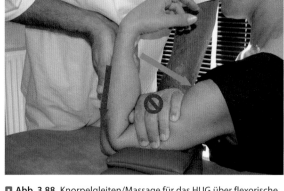

◻ **Abb. 3.87** Knorpelbelastungstraining für das HUG über flexorische Isometrie, links

◻ **Abb. 3.88** Knorpelgleiten/Massage für das HUG über flexorische Kompressionsdynamik, links

Ausführung. Der Therapeut steht vor dem Patienten, medial des zu behandelnden Arms und umgreift mit seiner rechten Hand flächig im Zangengriff die Ulna. Er gibt einen longitudinalen Kompressionsdruck auf die Ulna, um die adäquaten Gelenkanteile der Ulna zu betonen. Mit der linken Hand fixiert der Therapeut den Oberarm des Patienten auf der Bank.

Der Patient spannt gegen die fixierende Therapeutenhand in Flexion. Die Isometrie wird 1 sec gehalten und dann in extensorischen 10°-Abschnitten jeweils neu beübt bis die extensorische Bewegungseinschränkung erreicht ist.

Anzahl und Dosierung. 1 sec halten, 90 sec Pause, 21–30 Wiederholungen. Die Anzahl der Serien richtet sich nach der Anzahl der neuen Positionen.

- **Knorpelgleiten/Massage für das HUG über flexorische Kompressionsdynamik (◻ Abb. 3.88)**

Anamnese. Der Knorpel ist belastungsstabil, zeigt jedoch Defizite bei der Verformungsbelastung.

Ziel. Verbesserung der Verformungsbelastung des Knorpels.

❯ **Limitierend ist der Schmerz.**

ASTE und Ausführung. Wie bei ◻ Abb. 3.87, jedoch bewegt der Patient langsam, mit immer größer werdenden Amplituden, den Arm gegen leichten Führungswiderstand des Therapeuten in Extension.

Anzahl und Dosierung. 21–30 Wiederholungen, 90 sec Pause, 3 Serien.

- **Knorpelbelastungstraining für das PRUG/DRUG über supinatorische Isometrie (◻ Abb. 3.89)**

Anamnese. Der Knorpel ist aufgrund einer Immobilisation oder Instabilität nicht belastungsstabil.

Ziel. Verbesserung der Tragfähigkeit des Knorpels.

❯ **Limitierend ist der Schmerz.**

ASTE. Der Patient setzt sich seitlich zur Behandlungsliege. Der Oberarm ist 60° abduziert, der Unterarm in 70° Ellenbogenflexion ulnarseitig auf der Bank abgelegt.

Ausführung. Der Therapeut steht vor dem Patienten, medial des zu behandelnden Arms und umgreift mit seiner rechten Hand flächig im Zangengriff die Extensorenmuskulatur, wobei sich das MCP-Gelenk 2 an das Radiusköpfchen anmoduliert und einen zur Ulna ausgerichteten Kompressionsdruck gibt. Die linke distale Hand des Therapeuten umgreift den distalen gelenknahen Aspekt des Radius, widerlagert diesen und gibt ebenfalls Kompressionsdruck in Richtung Ulna.

Der Patient spannt isometrisch gegen die fixierende distale Therapeutenhand in Supination. Die Isometrie wird 1 sec gehalten und dann in supinatorischen 10°-Abschnitten jeweils neu beübt bis die supinatorische Bewegungseinschränkung erreicht ist.

Anzahl und Dosierung. 1 sec halten, 90 sec Pause, 21–30 Wiederholungen. Die Anzahl der Serien richtet sich nach der Anzahl der neuen Positionen.

- **Knorpelgleiten/Massage für das PRUG DRUG über supinatorische Kompressionsdynamik**

Anamnese. Der Knorpel ist belastungsstabil, zeigt jedoch Defizite bei der Verformungsbelastung.

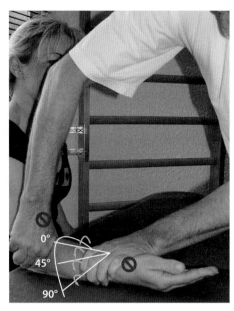

Abb. 3.89 Knorpelbelastungstraining für das PRUG/DRUG über supinatorische Isometrie, rechts

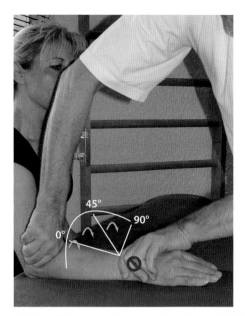

Abb. 3.90 Knorpelbelastungstraining für das PRUG/DRUG über pronatorische Isometrie, rechts

Ziel. Verbesserung der Verformungsbelastung des Knorpels.

> **Limitierend ist der Schmerz.**

ASTE und Ausführung. Wie bei ◘ Abb. 3.89, jedoch bewegt der Patient langsam, mit immer größer werdenden Amplituden, den Arm gegen leichten Führungswiderstand des Therapeuten in Supination.

Anzahl und Dosierung. 21–30 Wiederholungen, 90 sec Pause, 3 Serien.

- **Knorpelbelastungstraining für das PRUG/DRUG über pronatorische Isometrie (◘ Abb. 3.90)**

Anamnese. Der Knorpel ist aufgrund einer Immobilisation oder Instabilität nicht belastungsstabil.

Ziel. Verbesserung der Tragfähigkeit des Knorpels.

> **Limitierend ist der Schmerz.**

ASTE und Ausführung. Der Patient setzt sich seitlich zur Behandlungsliege. Der Oberarm ist 60° abduziert, der Unterarm in 70° Ellenbogenflexion ulnarseitig auf der Bank abgelegt.

Der Therapeut sitzt/steht vor vom Patienten, medial des zu behandelnden Arms und umgreift mit seiner rechten Hand flächig im Zangengriff die Extensorenmuskulatur, wobei sich sein Thenar an das Radiusköpfchen anmoduliert und einen zur Ulna ausgerichteten Kompressionsdruck gibt. Die linke distale Hand des Therapeuten umgreift den gelenknahen Aspekt des Radius von ventral,

widerlagert diesen und gibt ebenfalls Kompressionsdruck in Richtung Ulna.

Der Patient spannt isometrisch gegen die fixierende distale Therapeutenhand in Pronation. Die Isometrie wird 1 sec gehalten und dann in pronatorischen 10°-Abschnitten jeweils neu beübt bis die pronatorische Bewegungseinschränkung erreicht ist.

Anzahl und Dosierung. 1 sec halten, 90 sec Pause, 21–30 Wiederholungen. Die Anzahl der Serien richtet sich nach der Anzahl der neuen Positionen.

- **Knorpelgleiten/Massage für das PRUG/DRUG über pronatorische Kompressionsdynamik, rechts**

Anamnese. Der Knorpel ist belastungsstabil, jedoch nicht verformungsstabil.

Ziel. Verbesserung der Flexibilität des Knorpels.

> **Limitierend ist der Schmerz.**

ASTE und Ausführung. Wie bei ◘ Abb. 3.90, jedoch bewegt der Patient langsam, mit immer größer werdenden Amplituden, den Arm gegen leichten Führungswiderstand des Therapeuten in Pronation.

Anzahl und Dosierung. 21–30 Wiederholungen, 60 sec Pause, 3 Serien.

Literatur

Lanz T von, Wachsmuth W (1982, 2003) Rücken (Praktische Anatomie, Bd 2, Teil 7). Springer, Berlin, Heidelberg

Manuelle Therapie und Rehabilitation der Hand

Uwe Streeck, Jürgen Focke, Claus Melzer, Jesko Streeck

U. Streeck et al., *Manuelle Therapie und komplexe Rehabilitation*,
DOI 10.1007/978-3-662-48803-4_4, © Springer-Verlag Berlin Heidelberg 2017

4.1   Anatomie der Hand

Die Hand (Manus) ist ein Gebilde aus 27 einzelnen Knochen mit 36 gelenkigen Verbindungen. Insgesamt bewegen fast 40 Muskeln die hochbewegliche koordinative Hand. Ihre Beweglichkeit und die damit verbundene komplizierte Biomechanik erfordern eine optimal abgestimmte Mobilität und Stabilität.

Die Behandlung der Hand erfordert aufgrund ihrer multiplen gelenkigen Verbindungen und ihrer Vielzahl an Erkrankungsmöglichkeiten eine präzise Befundung und eine spezifische lokale Behandlung.

Die **Bewegungsfreiheit** der Hand beträgt ca.

- 60° Dorsalextension,
- 65° Palmarflexion,
- 30° Radialabduktion und
- 40° Ulnarabduktion.

Der Radius ist gegenüber der Ulna um ca. 15° geneigt und gegenüber den Handwurzelknochen um 12° dorsopalmar geneigt. Zwischen Ulna, dem Os lunatum und Os triquetrum liegt der Discus articularis. Er überträgt Druckkräfte zwischen Ulna und Handwurzel.

Der Diskus gehört zu einem sog. **TFC-Komplex** (triangulären fibrokartilaginösen Komplex), einem dreieckigen Faserknorpelkomplex, der sich zusammensetzt aus

- dem Discus articularis,
- dem Lig. collaterale ulnare,
- einer meniskoiden Falte der Gelenkkapsel und
- der Sehnenscheide des M. extensor carpi ulnaris.

Dynamisiert wird der TFC-Komplex über den M. abductor digiti minimi. Die meisten stabilisierenden Bänder der Hand haben Kontakt mit diesem Faserknorpelkomplex. Kommt es zu einer Instabilität in diesem Komplex, besteht die Gefahr, dass sich die Belastungssäule verändert oder dass das Os lunatum durch eine ligamentäre Schwachstelle luxiert (subluxiert).

Die eigentliche **Kraftübertragung** findet statt zwischen

- Radius,
- Os scaphoideum und
- Os lunatum.

Die **Hand** besteht aus 8 Handwurzelknochen (Karpus), die so angeordnet sind, dass in der Palmarseite der Hand eine konkave Hohlhand entsteht. Die Handwurzelknochen setzen sich zusammen aus:

- Proximale Handwurzelreihe: Os scaphoideum, Os lunatum, Os triquetrum und Os pisiforme.
- Distale Handwurzelreihe: Os trapezium, Os trapezoideum, Os capitatum und Os hamatum.

Am Os hamatum befindet sich ein Knochenvorsprung, der Hamulus ossis hamati, der mit dem Os pisiforme die Eminentia carpi ulnaris bildet. Die Eminentia carpi radialis wird ebenfalls von Knochenvorsprüngen gebildet und zwar vom Tuberculum ossis scaphoidei und vom Tuberculum ossis trapezii. Beide Eminentiae sind durch das Lig. carpi transversum verbunden, das den Karpaltunnel für die Flexorensehnen und den N. medianus bildet.

Die **Mittelhand** (Metakarpus) besteht aus 5 Röhrenknochen. Sie bildet durch die Anordnung ihrer 2–5 Strahlen einen aus palmarer Sicht konkaven Längsbogen.

Die **Finger** (Digiti) besitzen jeweils 3 Einzelknochenglieder:

- Phalanx distalis,
- Phalanx medialis und
- Phalanx proximalis.

Die Fingergrundgelenke (Articulatio metacarpophalangea) sind anatomisch gesehen Kugelgelenke, funktionell sind jedoch nur zwei Grade der Freiheit möglich: Flexion/Extension sowie Abduktion/Adduktion. Das Spreizen der Finger ist in Extensionsstellung besser durchführbar als in Beugung, da in Streckung der kollaterale, ligamentäre Bandapparat erschlafft ist. Die Interphalangealgelenke sind Scharniergelenke mit einem Freiheitsgrad: Flexion/Extension.

Der **Daumen** besitzt 2 Einzelknochenglieder:

- Phalanx distalis und
- Phalanx proximalis.

Er hat in der Articulatio carpometacarpea pollicis ein frei bewegliches Sattelgelenk mit zwei Freiheitsgraden, wobei endgradig ein dritter Freiheitsgrad für die Rotation hinzukommt.

Nerven und Gefäße passieren die Hand durch engste ossäre Führungen und Logen zwischen Bändern und Muskeln und sind anfällig für Kompressionsneuropathien.

Der gesamte Handwurzelapparat ist mit einem dichten **straffen Bandapparat** abgedeckt.

Die meisten langen **Handmuskeln** kommen von den beiden Epikondylen des Ellenbogengelenks und strahlen als Sehnen in die Hand ein. Kurze Muskeln haben ihren Ursprung am Unterarm oder an der Hand selbst. Der Daumen besitzt eine »eigene« Muskulatur« (Thenar), um seiner Bewegungsfähigkeit gerecht zu werden.

Die ◘ Abb. 4.1, ◘ Abb. 4.2 und ◘ Abb. 4.3 zeigen die anatomischen Strukturen der Hand aus verschiedenen Ansichten.

Anatomische schematische Orientierung der Hand aus dorsaler Sicht (■ Abb. 4.1)

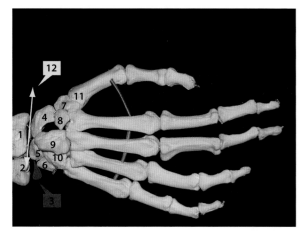

■ **Abb. 4.1** Anatomische schematische Orientierung der Hand aus dorsaler Sicht. **1** Radius, **2** Ulna, **3** Discus articularis (rot), **4** Os scaphoideum, **5** Os lunatum, **6** Os triquetrum, **7** Os trapezium, **9** Os capitatum, **10** Os hamatum, **11** Os metacarpale 1, **12** Radius-Ulna-Neigung (15°) (gelb)

Anatomische schematische Orientierung der Hand aus dorsaler Sicht (■ Abb. 4.2)

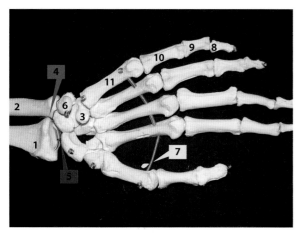

■ **Abb. 4.2** Anatomische schematische Orientierung der Hand aus palmarer Sicht. **1** Radius, **2** Ulna, **3** Hamulus ossis hamati, **4** Articulatio radioulnaris distalis (blau), **5** Articulatio radiocarpea (rot), **6** Os pisiforme, **7** Os sesamoideum (gelb), **8** Os phalanx distalis, **9** Os phalanx media, **10** Os phalanx proximalis, **11** Os metacarpale 5

Anatomische schematische Orientierung der Hand (Manus) aus seitlicher Sicht (■ Abb. 4.3)

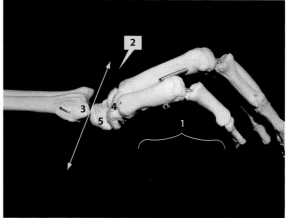

■ **Abb. 4.3** Anatomische schematische Orientierung der Hand Manus) aus seitlicher Sicht. **1** Os metacarpale 1, **2** Dorsal-Palmarneigung (gelb), **3** Styloideus radii, **4** Os trapezium, **5** Os scaphoideum

4.1.1 Die Handmuskulatur

Die Handmuskeln werden eingeteilt in:
- palmar liegende Flexorenmuskulatur, die größtenteils durch den Karpaltunnel zieht,
- dorsal liegende Extensorenmuskulatur, die durch die dorsalen Sehnenfächer zieht,
- Thenarmuskeln des Daumenballens,
- Hypothenarmuskeln des Kleinfingerballens sowie
- kleine Fingermuskeln.

■ **Handgelenkflexoren**

Muskeln, die durch den **Karpaltunnel** ziehen, sind:
- Mm. flexor digitorum superficialis, flexor digitorum profundus (bildet die Basis des Karpaltunnels),
- M. flexor pollicis longus,
- M. palmaris longus.

Der M. flexor carpi radialis durchstößt lediglich das Lig. transversum carpi.

■ **Handgelenkextensoren**

Im Folgenden werden die Muskeln genannt, die durch die **dorsalen Sehnenfächer** ziehen:
> Durch das **1. Sehnenfach** ziehen:
- M. abductor pollicis longus und
- M. extensor pollicis brevis.

Kommt es zu einer Läsion des 1. Sehnenfachs, spricht man vom **Morbus de Quervain. Differenzialdiagnosen** sind:

- Affektion des Ramus articularis nervi radialis superficialis oder
- Periostitis der indirekten Insertion des M. brachioradialis (Styloiditis radii).

Durch das **2. Sehnenfach** ziehen:
- M. extensor carpi radialis longus und
- M. extensor carpi radialis brevis.

Reizungen dieses Sehnenfachs können durch Dislokation des Os scaphoideum bei Ulnarabduktion entstehen.
Durch das **3. Sehnenfach** zieht:
- M. extensor pollicis longus.

Reizungen sowie Sehnenluxationen entstehen in diesem Sehnenfach durch das als Hypomochlion wirkende Tuberkulum nach Lister.
Durch das **4. Sehnenfach** ziehen die Sehnen des:
- M. extensor digitorum communis und
- M. extensor digiti indicis.

Reizungen dieses Sehnenfachs entstehen bei dorsaler Lunatumdislokation.
Durch das **5. Sehnenfach** zieht:
- M. extensor digiti minimi.

Er zieht durch einen langen Faserknorpeltunnel, der zur Stenosierung (»Springfinger«) neigt. Weiterhin verläuft die Sehne des M. extensor digiti minimi über den Gelenkspalt des distalen Radioulnargelenks.
Durch das **6. Sehnenfach** zieht:
- M. extensor carpi ulnaris.
- Diese Muskelsehne hat **3 Reizstellen:**
- an der Basis des Os metacarpale 5,
- auf Handwurzelhöhe,
- proximal des Caput ulnae.

4.1.2 Bänder/Diskus

Die Aufgabe der Bänder besteht darin, die Handskelettknochen zu verzurren und zu stabilisieren. Des Weiteren sorgen die Bänder für eine Kapselverstärkung und limitieren die Bewegung.

Bänder, die den Unterarm mit den Handwurzelknochen verbinden, bezeichnen wir als **extrinsische Ligamente** (Ligg. radiocarpalia superficiale et profundum). Der oberflächliche und der tiefe Anteil sind so angelegt, dass in der Region des Os lunatum, Os capitatum und Os triquetrum ein bandfreier Raum entsteht. Dieser Freiraum erlaubt den beiden Handwurzelknochen eine erhöhte Mobilität, um ein Palmargleiten des Os capitatum bei Dorsalextensionsbewegung zu gewähren. Der Bandapparat verläuft vom Radius zum TFC-Komplex und weiter zu den einzelnen Handwurzelknochen.

- **Ligamenta intercarpalia**
Ligamenta intercarpalia oder intrinsische Ligamente sind Bänder, die die Handwurzelknochen untereinander verbinden. Verletzungen oder Rupturen dieser Bänder bedeuten Instabilität und Verminderung der Mechanik.

- **Lig. collaterale carpi ulnare**
Das Lig. collaterale carpi ulnare zieht mit zwei Zügeln vom Processus styloideus ulnae zum Discus articularis und weiter zum Os triquetrum und Os pisiforme.

- **Lig. collaterale carpi radiale**
Das Lig. collaterale carpi radiale ist ein kurzes zweispaltiges starkes Band und verläuft vom Processus styloideus radii zum Os scaphoideum, wobei der dorsale Anteil lateral am Skaphoid ansetzt und der palmare Anteil am Tuberculum ossis scaphoidei. Zwischen den beiden Schenkeln liegt der Ramus superficialis des N. radialis.

- **Discus articularis**
Der Discus articularis (oder Discus ulnocarpalis) liegt zwischen der Ulna und dem Os lunatum und Os triquetrum. Er wird ulnarseitig über das Lig. collaterale ulnare und die extrinsischen oberflächlichen und tiefen Ligamente fixiert. Der Diskus dient der Mobilität und Stabilität.

Bei einem **Diskusdefekt** orientiert sich der Karpus nach radial und bringt dort das Daumensattelgelenk unter Kompression (Entstehung der Rhizarthrose). Den Discus articularis, die an ihm fixierten Bänder sowie meniskoide Gelenkkapselfalten fasst man unter dem **TFC-Komplex** oder dreieckiger Faserknorpel zusammen. Die aktive Dynamisierung des TFC-Komplexes wird durch den M. abductor digiti minimi ausgelöst.

Beispiel
Als Beispiel für einen **hypermobilen TFC-Komplex** steht die Abduktion des Kleinfingers beim Halten einer »Tasse Kaffee«.

Verletzungen des Discus articularis resultieren nicht selten aus einer Verlängerung der Ulna: Zum einen anatomisch, nach Frakturen des Radius und zum zweiten funktionell, durch eine Proximalisierung des Radius (z. B. Restriktionen der Chorda obliqua). Aber auch starke Rotationsbewegungen der Hand bei Supination und Pronation sowie Stürze auf die Hand können Diskusläsionen hervorrufen.

Die ◘ Abb. 4.4 und ◘ Abb. 4.5 stellen die topographische Lage und Anordnung der Ligamente dar.

■ Anatomische schematische Orientierung
des Handbandapparats, palmare Ansicht
(🔲 Abb. 4.4 und 🔲 Abb. 4.5)

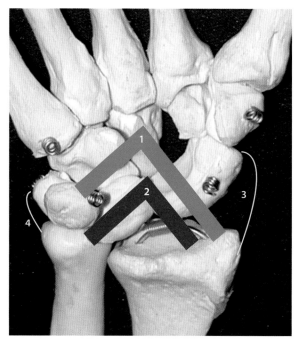

🔲 **Abb. 4.4** Ligg. radiocarpalia superficialia (rechtsseitig).
1 Lig. radiocarpeum superficiale distale, **2** Lig. radiocarpeum superficiale proximale, **3** Lig. collaterale radiale, **4** Lig. collaterale ulnare

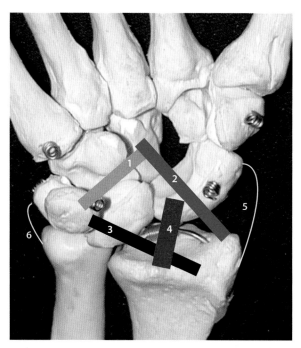

🔲 **Abb. 4.5** Ligg. radiocarpalia profunda (rechtsseitig). **1** Lig. capitotriquetrum (Lig. deltoideum), **2** Lig. radiocapitatum (Lig. deltoideum), **3** Lig. radiotriquetrum, **4** Lig. radioscaphoideum, **5** Lig. collaterale radiale, **6** Lig. collaterale ulnare

4.1.3 Nerven der Hand

■ Ramus superficialis nervi radialis

Die dorsolaterale Sensibilität der Hand wird radialseitig vom Ramus superficialis nervi radialis versorgt. Der Nerv verläuft über das Retinaculum extensorum, durch die Tabatière, spaltet sich in mehrere Äste auf und zieht bis zu den Mittelgelenken des 2. und 3. Fingerstrahls sowie dem lateralen Teil des 4. Strahls und bis zum Endgelenk des Daumens.

■ Ramus palmaris nervi ulnaris

Die dorsale und palmarmediale Sensibilität der Hand wird ulnarseitig vom Ramus palmaris nervi ulnaris versorgt. Der Nerv verläuft durch die Guyon-Loge, teilt sich in 2 Nervenäste auf und zieht als Ramus dorsalis nervi ulnaris dorsalseitig zum 5. Finger und zur medialen Seite des 4. Fingers, wo er jeweils als **N. digitalis palmaris proprius** bezeichnet wird.

■ Ramus palmaris nervi mediani

Die Sensibilität der palmarseitigen Daumenkuppe bis zum Daumenballen, der Karpaltunnelregion und der palmaren Mittel- und Endglieder der Finger werden vom Ramus palmaris nervi mediani bzw. den **Nn. digitales palmares nervi mediani** versorgt.

■ Vegetative Nervenfasern

Vegetative Nervenfasern verlaufen mit den sensiblen Nervenfasern zusammen in die Peripherie. Läsionen vegetativer Fasern durch z. B.:

- Kompressionstraumen,
- Rupturen,
- Ischämien durch Gefäßinfarkte/Aneurysmabildungen

haben Auswirkungen auf endo- bzw. exokrine Drüsen, auf den elektrischen Hautwiderstand und auf die Gefäßregulation.

❯ In der Praxis zeigen sich diese Läsionen in Form einer **Sudeck-Symptomatik** mit Irisblendphänomen und »glossy skin« (dünne Haut).

■ Nn. ulnaris, radialis und medianus

Motorisch wird die Hand über die Nn. ulnaris, radialis und medianus innerviert, wobei der N. radialis über keine motorische Innervation der kleinen Handmuskeln verfügt. Die meisten motorischen Läsionen beruhen auf Veränderungen der Sehnen untereinander. Dies bedeutet, dass es nach entzündlichen Sehnenscheidenprozessen zu Restriktionen mit Kompressionen auf durchlaufende Nerven kommen kann, so dass es wiederum zu fokal dystonischen motorischen, aber auch sensiblen und vegetativen Funktionsausfällen kommen kann.

> **Gefährdete Regionen** für ein Kompartment sind die Guyon-Loge, der Karpaltunnel und die Palmarfaszie.

4.1.4 Rami articulares der Hand

Im Handgelenk sind alle Nerven, die eine topographische Beziehung zu dem jeweiligen Gelenk haben, an der **Innervation der Gelenkkapseln** beteiligt, so dass der Ausfall eines Nervenastes die dynamische Stabilität nicht wesentlich beeinflusst:

- Von der palmaren Seite kommen die Gelenkäste der Nn. ulnaris, interosseus palmaris und medianus.
- Von der radialen Seite kommen die Gelenkäste des Ramus superficialis nervi radialis.
- Von der ulnaren Seite kommen die Gelenkäste des Ramus profundus nervi ulnaris.
- Von der dorsalen Seite kommt der N. interosseus dorsalis als Nervenast, der hauptsächlich die Gelenkkapsel versorgt.

Der N. interosseus dorsalis endet großflächig auf dem Handrücken in Form von Pseudoganglien, kleinen Nervenendknötchen, aus denen kleinste Nervenfäden zu den Gelenken ziehen. Wie auch der N. interosseus palmaris versorgt der N. interosseus dorsalis nicht nur die Gelenkkapsel, sondern innerviert auch Blutgefäße und Bänder sowie die Stabilität zugeordneter Muskeln.

Die ◘ Abb. 4.6 und ◘ Abb. 4.7 beschreiben die Vernetzungen der Rami articulares der Hand.

- **Anatomische schematische Orientierung der Rami articulares palmares (◘ Abb. 4.6)**

4.2 Anatomische Gesetzmäßigkeiten des Handgelenks

4.2.1 Das proximale Handwurzelgelenk (Articulatio radiocarpalis)

Das proximale Handwurzelgelenk (◘ Abb. 4.8a) ist ein Eigelenk, das einerseits

- von der Facies articularis carpalis radii und andererseits
- vom Os scaphoideum,
- vom Os lunatum und Os triquetrum

gebildet wird. Ulnarseitig wird der Kontakt zur proximalen Handwurzelreihe durch den Discus articularis (◘ Abb. 4.8b) hergestellt.

Das Gelenk hat **2 Freiheitsgrade**:

- Flexion/Extension und
- Ulnarabduktion/Radialabduktion.

Der Radius ist gegenüber der gleichmäßig halbmondförmigen, konvexen proximalen Handwurzelreihe konkav und zeigt eine 15°–25°-Ulnarneigung und eine 12°-Palmarneigung.

Bei der **Dorsalextensionsbewegung** im proximalen Handwurzelgelenk gleitet die proximale Handwurzelreihe nach palmar. Die Bewegung ist gekoppelt mit einer biomechanischen Radialabduktion und einer biomechanischen Pronation.

Bei der **Palmarflexionsbewegung** gleitet die proximale Handwurzelreihe nach dorsal. Die Bewegung ist gekoppelt mit einer biomechanischen Ulnarabduktion und biomechanischen Supination.

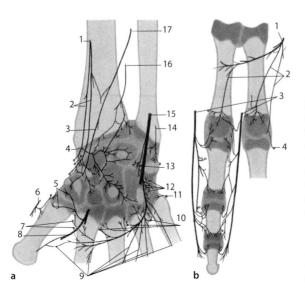

◘ **Abb. 4.6a,b** Anatomische schematische Orientierung der Rami articulares palmares (Aus v. Lanz u. Wachsmuth, 1982, 2003). **a** 1 N. cutaneus antebrachii radialis, 2 Rr. articulares ni. cutanei antebrachii radialis, 3 R. articulris ri. palmaris ni. mediani, 4 R. anastomoticus cum no. interosseo volare, 5 Rr. articulares ni. mediani, 6 N. digitalis dorsalis propius radialis I, 7 Rr. perforantes, 8 N. digitalis volaris proprius radialis I, 9 Rr. articulares ri. profundi ni. ulnaris für die Fingergrundgelenke, 10 Rr. perforantes, 11 R. articularis ri dorsalis manus ni. ulnaris, 12 Rr. articulares ri. profundi ni. ulnaris, 13 R. articularis ni. ulnaris, 14 R. articularis ni. cutanei antebrachii ulnaris, 15 N. ulnaris, 16 N. interosseus volaris, 17 R. palmaris ni. Mediani. **b** 1 R. profundus ni. ulnaris, 2 Rr. articulares für die Fingergrundgelenke II und III, 3 Nn. digitales volares proprii II, 4 R. articularis ni. digitalis volaris ulnaris III

■ Anatomische schematische Orientierung
der Rami articulares dorsales (■ Abb. 4.7)

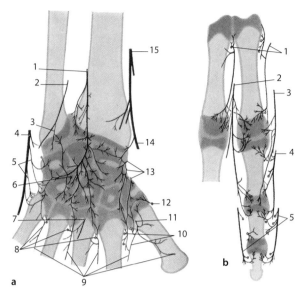

a

b

■ **Abb. 4.7a,b** Anatomische schematische Orientierung der Rami articulares dorsales (Aus v. Lanz u. Wachsmuth, 1982, 2003).
a 1 N. interosseus dosalis, **2** N. cutaneus antebrachii dorsalis, **3** R. articularis ni. cutanei antebrachii dorsalis, **4** R. dorsalis manus ni. ulnaris, **5** Rr. articularis ad partem ulnarem carpi, **6** R. anastom. ri. superficialis ni. radialis cum no. interosseo dorsali, **7** N. digitalis dorsalis proprius radialis IV, **8** Rr. perforantes ni. ulnaris, **9** Rr. intermetacarpales, **10** Rr. perforantes ni. ulnaris, **11** R. articularis spatii interossei I, **12** R. articularis ni. digitalis dorsalis proprii radialis I, **13** Rr. articularis ni. cutanei antebrachii radialis, **14** R. volaris, **15** R. superficialis ni. radialis **b 1** Rr. intermetacarpales, **2** N. digitalis dorsalis communis, **3** N. digitalis dorsalis proprius radialis II, **4** R. ni. digitalis volaris proprii radialis II, **5** Nn. digitalis volares proprii II

4.2.2 Das distale Handwurzelgelenk (Articulatio mediocarpalis)

Das distale Handwurzelgelenk liegt zwischen den beiden Handwurzelknochenreihen und weist eine Gegenläufigkeit bezüglich der Konvexität und Konkavität auf.

❯ So ergibt sich folgendes gelenkphysiologisches Bild:
In der proximalen Handwurzelreihe sind:
— Os scaphoideum gegenüber dem Os trapezium und Os trapezoideum konvex,
— Os scaphoideum gegenüber Os capitatum konkav,
— Os lunatum und Os triquetrum gegenüber dem Os capitatum und Os hamatum konkav.

In der **distalen Handwurzelreihe** sind:
— Os trapezium und Os trapezoideum konkav,
— Os capitatum und Os hamatum konvex.

Bei **Dorsalextensionsbewegung** kommt es zu einer gegenläufigen Bewegung:
— Os trapezium und Os trapezoideum gleiten nach dorsal.
— Os capitatum und Os hamatum gleiten nach palmar.

Bei der **Palmarflexionsbewegung** kommt es ebenfalls zu einer gegenläufigen Bewegung:
— Os trapezium und Os trapezoideum gleiten nach palmar.
— Os capitatum und Os hamatum gleiten nach dorsal.

■ Anatomische schematische Orientierung
des proximalen Handwurzelgelenks (■ Abb. 4.8)

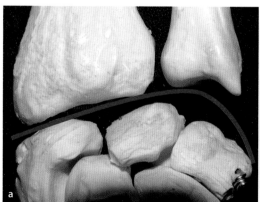
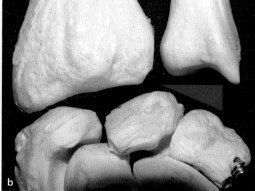

a

b

■ **Abb. 4.8a,b** Anatomische schematische Orientierung der Articulatio radiocarpalis. **a** proximales Handwurzelgelenk, **b** Lage des Discus articularis

- Anatomische schematische Orientierung: distales Handwurzelgelenk (■ Abb. 4.9)

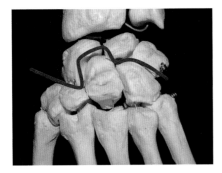

■ **Abb. 4.9** Anatomische schematische Orientierung: Articulatio mediacarpalis

- Anatomische schematische Orientierung: Articulationes intercarpales (■ Abb. 4.10)

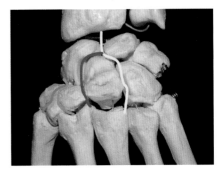

■ **Abb. 4.10** Anatomische schematische Orientierung: Articulationes intercarpales

4.2.3 Die dazwischenliegenden Handwurzelgelenke (Articulationes intercarpales)

Die größte Problematik der Gegengleichbewegung im Handwurzelbereich besteht in der **Articulatio intercarpalis** vom Os trapezoideum zum Os capitatum. In diesem Gelenkabschnitt treffen zwei gegenläufige Kräfte aufeinander.

Das **Os capitatum** muss bei Dorsalextension der Hand stark nach palmar gleiten, um keine Kompression auf das Os lunatum und Os trapezoideum zu verursachen. Dies wird zum einen durch einen freien Bandraum und zum anderen durch die Scherwirkung zweier physiologisch intakter biomechanischer Bewegungen ermöglicht.

Das **Os lunatum** zeigt gegenüber seinen Nachbarknochen

- Radius,
- Os scaphoideum,
- Os triquetrum,
- Os capitatum

eine hohe Beweglichkeit. Als Folge davon kann es zu Bandeinrissen kommen (intrinsische Läsionen), die zu **Dislokationen/Luxationen** führen können:

- Perilunäre Dislokationen/Luxationen nach dorsal, die eine Reizung des 4. Sehnenfachs und eine endgradige Dorsalextensionseinschränkung verursachen können.
- Dislokationen/Luxationen nach palmar, die zwar keine Bewegungseinschränkungen zur Folge haben, sie können jedoch zur Kompression des N. medianus führen.

4.2.4 Das Daumensattelgelenk (Articulatio carpometacarpalis pollicis)

Der Gelenkpartner des Daumengelenks, das Os trapezium, hat eine radioulnarseitige 35°-Neigung für die Flexion/Extension (konvex) und eine dorsopalmarseitige 15°-Neigung für die Abduktion/Adduktion (konkav). Trotz dieser 2-gradigen Freigabe erlauben eine schlaffe Gelenkkapsel sowie eine fehlende gelenkige Verbindung zum MCP-Gelenk 2 den Hauptfunktionsbewegungen so viel Bewegungsfreiheit, dass das Daumensattelgelenk funktionell endgradig einem Kugelgelenk mit hohem funktionellen Wert nahe kommt. So entstehen **zusätzlich zwei Bewegungen:**

- Oppositionsbewegung, die sich aus einer Flexion (auch Ulnaradduktion), Abduktion und einer endgradigen Pronationsbewegung zusammensetzt.
- Repositionsbewegung, die sich aus Extension (auch Radialabduktion), Adduktion und einer endgradigen Supinationsbewegung zusammensetzt.

> In der **Traktionstherapie** ist die Beachtung der 35°-Neigung unwichtig, da die Behandlungsebene an der Basis des Os metacarpale 1 liegt. Die dorsalpalmare **15°-Neigung ist von Bedeutung**, da die Behandlungsebene das konkave Os trapezium ist. Die Problematik zeigt sich bei dem Versuch, eine Traktion für Abd/Add auszuführen. Aufgrund der fixierten 15°-Stellung des Os trapezium lässt sich der Daumen nicht ohne unphysiologisches Angulieren im 90°-Winkel aus der Behandlungsebene traktionieren.
> **Fazit:** Die Translation wird sowohl in der Testung als auch in der Behandlung bevorzugt.

In den ■ Abb. 4.11 und ■ Abb. 4.12 werden die Achsen und Ebenen des Os trapezium zur Verdeutlichung dargestellt.

- **Anatomische schematische Orientierung: das Daumensattelgelenk (◘ Abb. 4.11)**

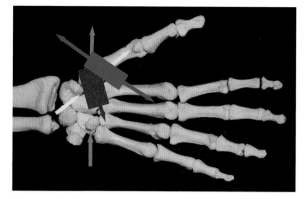

◘ **Abb. 4.11** Anatomische schematische Orientierung: Articulatio carpometacarpalis pollicis
Blau: Extensions-/Flexions-Ebene in einer radial-ulnaren 35°-Neigung. Trapezium konvex. **Rot:** Abduktions-/Adduktions-Ebene in einer dorsal-palmaren 15°-Neigung. Trapezium konkav. **Gelb:** Dorsal-/Palmar-Achse für Extension/Flexion **Grün:** Radial-/Ulnar-Achse für Abduktion/Adduktion

- **Achsen und Ebenen des Os trapezium von palmar (◘ Abb. 4.12 und ◘ Abb. 4.13)**

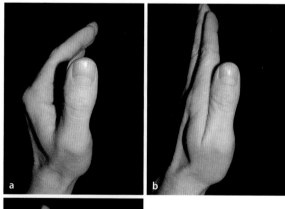

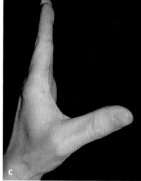

◘ **Abb. 4.12a–c** Achsen und Ebenen des Os trapezium der linken Hand von palmar. **a** Nullstellung, **b** Adduktion, **c** Abduktion

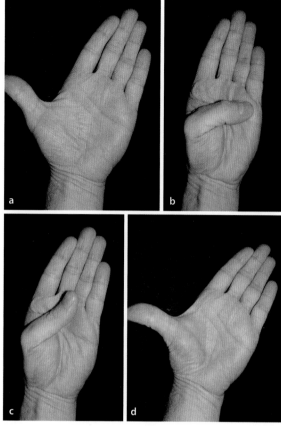

◘ **Abb. 4.13a–d** **a** Extension, **b** Flexion, **c** Opposition, **d** Reposition

4.2.5 Guyon-Loge

Die Guyon-Loge bildet einen ossär-ligamentären Kanal für die Vasa ulnaria und den N. ulnaris. Die Loge liegt ulnarseitig des proximalen Handwurzelgelenks und wird durch **folgende Strukturen** begrenzt:

- Os pisiforme,
- Hamulus ossis hamati,
- Ligg. pisohamatum/pisometacarpeum,
- das palmar liegende Lig. carpi palmare und M. palmaris brevis und
- die medial begrenzende Sehne des M. flexor carpi ulnaris.

Aufgrund der Raumenge können vor, in oder hinter der Loge Kompressionsneuropathien entstehen, die zu vaskulären, motorischen, sensiblen oder vegetativen Defiziten führen können.

Schädigungen können an unterschiedlichen Stellen auftreten:

- Gerät der sensible Ast unter Kompression, kann sich eine Mononeuropathia ulnaris (sog. Radfahrererkrankung) mit Sensibilitätsstörungen zeigen.

- Gerät der motorische Ast unter anhaltenden Druck, findet man eine Muskelatrophie der Interossealmuskulatur und der Hypothenarmuskulatur.
- Des Weiteren können vegetative Symptome wie vasomotorische Reaktionen, Piloarrektionen und trophische Störungen im Bereich der MCP-Gelenke 4 und 5 und des Kleinfingerballens entstehen.
- Ein nach proximal ziehender Schmerz wird häufig durch einen hypertonen M. flexor carpi ulnaris ausgelöst, der die Loge durch seine zu hohe Anspannung einengen kann.

- **Anatomische Orientierung: die Guyon-Loge**
  (◘ Abb. 4.14)

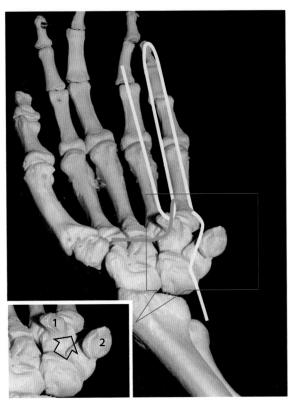

◘ **Abb. 4.14** Anatomische Orientierung: Guyon-Loge (aus Frisch, 2001) **1** Hamulus ossis hamati, **2** Os pisiforme, **3** N. ulnaris (sensibler Ast) (gelb), **4** N. ulnaris (motorischer Ast) (grün)

4.2.6 Karpaltunnel (Canalis carpi)

Die seitliche ossäre Begrenzung des Karpaltunnels besteht aus der Eminentia carpi radialis, die sich aus dem Tuberculum ossis scaphoidei und dem Tuberculum ossis trapezii zusammensetzt, und der Eminentia carpi ulnaris, die sich aus dem Os pisiforme und dem Hamulus ossis hamati zusammensetzt. Erst das palmar überspannende Lig. transversum carpi macht den Sulcus carpi zum Tunnel.

Im Karpaltunnel verlaufen:
- Sehnen der Mm. flexor digitorum superficialis und profundus,
- Sehne des M. flexor pollicis longus und
- N. medianus.

Der M. flexor carpi radialis durchstößt das Lig. transversum carpi.

Ca. 5 cm proximal des Retinaculum flexorum verlässt der sensible Ramus palmaris nervi mediani den N. medianus, läuft über das Lig. transversum carpi und versorgt den Thenar und die radiale Hälfte der palmaren Hand.

Eine Proliferation des Lig. transversum carpi mit Kompression auf den über das Band laufenden sensiblen Ramus palmaris nervi mediani löst eine Dysästhesie in dieser Region aus.

Eine Kompression auf den im Karpaltunnel verlaufenden N. medianus, verursacht durch Proliferation der durch den Tunnel verlaufenden Sehnen, kann auslösen:
- Schwäche und Atrophien des
  - M. opponens,
  - M. abductor pollicis brevis,
  - M. flexor pollicis brevis und der
  - Mm. lumbricales manus radiales
- sowie Sensibilitätsstörungen der Fingerkuppen von Daumen, Zeige-, und Ringfinger.

❯ Der N. ulnaris kann wesentliche Teile der Thenarmuskulatur mitversorgen. Der motorische Ast des N. medianus für die Thenarmuskulatur zweigt sich im proximalen Bereich des Karpaltunnels ab. Eine **fehlende Daumenballenatrophie** ist also als falsch negativ zu bewerten.

Die **Entstehung einer Karpaltunnel-Problematik** wird häufig durch andere Krankheitsbilder begünstigt, z. B.:
- Tendovaginitiden bei Krankheiten des rheumatischen Formenkreises,
- endgradige Handarbeitshaltungen,
- Klimakterium,
- Diabetes mellitus,
- Fehlfunktionen der Schilddrüse,
- posttraumatische Fehlstellungen.

- Schematische Orientierung: Karpaltunnel
  (■ Abb. 4.15)

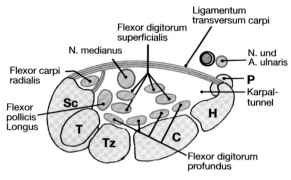

■ **Abb. 4.15** Schematische Orientierung: Karpaltunnel (aus Frisch 2001)

4.3 Biomechanik der Extensions-/ Flexionsbewegung der Hand

Die Beurteilung der Biomechanik der Handwurzelknochen ist in der starren röntgenologischen Betrachtungsmöglichkeit nicht zu erfassen, da eine funktionelle Bewegung der Hand den Bewegungen gefüllter Kugeln in einem Beutel nahe kommt.

Während der **Dorsalextensionsbewegung** finden folgende Bewegungen statt:

- Die proximale Handwurzelreihe sowie das Os capitatum und Os hamatum gleiten nach palmar.
- Die Handwurzelknochen Os trapezium und Os trapezoideum gleiten aufgrund ihrer Konkavität zum Os scaphoideum und Os lunatum nach dorsal.

Die Gegenbewegung des Os trapezium und des Os trapezoideum tritt schon nach ca. 35° Dorsalextension ein. Sie erfordert vom Os lunatum eine geringe, vom Os scaphoideum eine große pronatorisch-rotatorische Komponente, die durch den »Poirier-Raum« und die elastischen interossären Ligamente ermöglicht wird. **Ziel dieser gegensinnigen Bewegung** ist es unter anderem, das Os scaphoideum und Os lunatum in Abstützstellung zu verriegeln, um der radialen-scaphoiden Belastungssäule Stabilität zu geben.

Während der **Palmarflexionsbewegung** finden folgende Bewegungen statt:

- Die proximale Handwurzelreihe sowie das Os capitatum und Os hamatum gleiten nach dorsal.
- Die Handwurzelknochen Os trapezium und Os trapezoideum gleiten aufgrund ihrer Konkavität zum Os scaphoideum und Os lunatum nach palmar.

Die Palmarflexionsbewegung erlaubt lediglich funktionelle Tätigkeiten der Hand und hat keine Stützfunktion bzw. keine ossäre Statik für die Belastungsaufnahme.

4.4 Krankheitsbilder der Hand

4.4.1 Fingerpolyarthrose

Fingerarthrosen zeigen sich durch Bildung von Knoten (Weichteilverdickungen), die am Fingerendgelenk (Heberden-Knoten) oder Fingermittelgelenk (Bouchard-Knoten) auftreten. Die Gelenke zeigen sich seitlich mit Doppelknotenbildung. Im Anfangsstadium sind sie gerötet und schmerzhaft, im Verlauf der Zeit werden die Knoten hart. Meist besteht ein **komplexes Beschwerdebild** der Hand, häufig ist das Daumensattelgelenk miteinbezogen. Die Knoten entstehen durch eine abakterielle Synovitis der Membrana synovialis. Letztlich kommt es aufgrund einer immer schlechter werdenden Knorpelernährung zur Arthrose des Knorpels und zur Degeneration von Sehnen und Bändern. Die Patienten sind kälteempfindlich und haben Morgensteifigkeit.

4.4.2 Rhizarthrose (Daumensattelgelenkarthrose)

Die Rhizarthrose entsteht im Verlauf einer Polyarthrose, aber auch durch isolierten »Verschleiß«.

Typische Zeichen einer Rhizarthrose sind:
- Z-förmige Stellung des Daumens durch ein extendiertes Mittelgelenk,
- zunehmende Adduktionsstellung und
- in fortgeschrittenem Stadium die Neigung zur Subluxation der Basis nach palmar.

Frauen erkranken häufiger als Männer, besonders nach der Menopause, was auf hormonelle Einflüsse schließen lässt.

4.4.3 Lunatummalazie (Morbus Kienböck)

Eine Lunatummalazie ist eine aseptische Nekrose des Lunatum (Mondbein), meist ausgelöst durch eine Unterbrechung der Blutzufuhr bei langanhaltender Dorsalextension der Hand (Pressluftarbeiten) oder durch Fissuren nach Traumen. Die Lunatummalazie führt zu Instabilität der Handwurzelknochen.

4.4.4 Morbus Dupuytren

Der Morbus Dupuytren entsteht durch Bildung einer pathologischen Vermehrung von Kollagen Typ 3 durch Myofibroblasten. Der Grund wird in einer mechanischen Überbeanspruchung der Palmarfaszie vermutet. Betroffen ist fast immer die ulnare Seite, mit zunehmender Flexions-kontraktur.

4.4.5   Styloiditis radii

Die Styloideus radii wird durch einen Bruch der Sharpey-Fasern der indirekten Insertion des M. brachioradialis verursacht.

Differenzialdiagnostisch sind auszuschließen:
- Reizung des Ramus superficialis des N. radialis sowie
- Morbus de Quervain.

4.4.6   TFC-Komplexinstabilität

Die **Folgen einer Instabilität des TFC-Komplexes** sind
- Veränderung der longitudinalen Belastungsachse nach radial,
- Druckerhöhung im Gelenk zwischen Os scaphoideum und Os capitatum und
- Entstehung einer Arthrose.

4.4.7   Ulnartunnelsyndrom

Das Ulnartunnelsyndrom ist eine Kompressionsneuropathie in der Guyon-Loge. Es kommt zu motorischen, sensiblen oder vegetativen Störungen der durch den N. ulnaris versorgten Strukturen. Weiterhin kann die Kompression die arterielle Versorgung und die venöse Entsorgung der Hand behindern. Oft besteht das Problem bei Radfahrern durch Dorsalextensionsstellung der Hand und zusätzlichen Druck auf das Os pisiforme.

4.4.8   Läsion des Ramus superficialis nervi radialis (Wartenbergsyndrom)

Durch seine Lage an der Basis der Tabatière gerät der Nerv durch ein biomechanisch bedingtes, radial laufendes Skaphoid unter Kompression. Dies kommt z. B. bei der »rheumatischen Hand« vor.

4.4.9   Morbus de Quervain

Der Morbus de Quervain ist eine Tendovaginosis stenosans im dorsalen 1. Sehnenfach in Höhe des Karpus, verursacht durch mechanische Überbelastung der gemeinsamen Sehnenscheide der Mm. extensor pollicis brevis und abductor pollicis longus.

4.4.10   Tendovaginosis crepitans

Die Tendovaginosis ist eine Entzündung der Membrana synovialis der Sehnenscheide und manchmal auch der Sehne selbst, mit qualitativer und quantitativer Veränderung der Gleitflüssigkeit der Sehnenscheide.

4.4.11   Karpaltunnel

Das Karpaltunnelsyndrom entsteht durch Raumforderung im Karpalkanal. Dadurch können der Ramus palmaris nervi mediani im Retinaculum flexorum (Sensibilitätsstörungen) oder der N. medianus im Tunnel selbst betroffen sein. **Ursachen** sind
- Fehlstellungen des Radius nach Traumen,
- Tendovaginitiden,
- Diabetes mellitus oder
- hormonelle Veränderungen.

4.4.12   Skaphoidpseudarthrose

Skaphoidpseudarthrosen entstehen durch Sturz auf das ausgestreckte Handgelenk. Aufgrund der komplizierten Blutversorgung kann es zu einer Pseudarthrose kommen. Eine Pseudarthrose führt zu chronischen Handgelenksbeschwerden und kann nur noch durch operative Bolzung einer Spongiosaplastik (nach Matti-Russe) behandelt werden.

4.4.13   Lunatumluxation

Das Lunatum kann luxieren nach:
- dorsal (perilunäre Subluxation), mit Kompression auf das 4. Sehnenfach;
- palmar, mit Kompression auf den N. medianus.

Ursache der Lunatumluxationen ist eine Instabilität durch Läsion der Interosseal-Ligamente. Die bekannteste Ruptur ist die zwischen dem Os lunatum und Os scaphoideum, die im Röntgenbild einen vergrößerten Gelenkspalt aufweist. Bei Luxationen des Lunatums nach palmar gegen den N. medianus ist eine Operation unausweichlich.

4.4.14   Insertionstendopathie des M. extensor carpi ulnaris

Der M. extensor carpi ulnaris weist durch seine hohe Mobilität bei Supination und Pronation **eine Läsionsstelle** auf:
- proximal des Caput ulnae.

4.4.15 Akuter Karpaltunnel

Der akute Karpaltunnel wird durch eine Tendovaginitis der Sehne des M. flexor digitorum profundus ausgelöst. Die **Ursachen** finden sich vorwiegend in

- lang andauernder Tipptätigkeit mit Schreibmaschine/ Computer,
- Handarbeiten oder bei
- Radfahrern durch betontes Bremsen (Bergetappen).

Es entsteht eine Sehnenscheidenentzündung im Karpaltunnel.

4.4.16 Ganglion

Bei Ganglien handelt es sich um Ausstülpungen der Membrana synovialis.

Die Differenzierung erfolgt durch Widerstandstestung: Ein Kapselganglion lässt sich trotz Widerstands noch verschieben, ein Sehnenganglion ist nicht verschieblich.

4.4.17 Karpal Boss

2 Karpal-Boss-Typen:

Karpal Boss tritt häufig bei handbetonten gewichttragenden Sportarten wie Turnen, Gewichtheben, Stabhochsprung, Boxen, Bodybuilding und Kampfsportarten auf.

4.4.18 Skidaumen

Beim Skidaumen handelt es sich um die Ruptur des ulnaren Kollateralbands am Grundgelenk des Daumens. **Ursache** ist ein Sturz auf den ausgestreckten Arm, der einen Geh-, Hockey-, Eishockey- oder Skistock in der Hand hält. Aber auch beim Hand- und Volleyball, Turnen, Judo kommen diese Traumen vor. Der Daumen wird dabei nach radial und dorsal gehebelt, mit Abriss des ulnaren Seitenbands. Einfachste Gebrauchsbewegungen mit dem Daumen sind kaum noch ausführbar.

4.4.19 Morbus Sudeck

Morbus Sudeck ist eine regionale, entzündliche, neurovaskuläre Durchblutungsstörung der Weichteile und ossären Strukturen durch Störung der vegetativen Innervation.

4.5 Oberflächenanatomie der Hand

Kenntnisse der Oberflächenanatomie sind die Voraussetzung für Inspektion und Therapie.

Die ◘ Abb. 4.16 und ◘ Abb. 4.17 zeigen wichtige topographische Orientierungspunkte, die für den Therapeuten gut palpierbar sind.

- **Oberflächenanatomie der Hand von dorsal (◘ Abb. 4.16)**

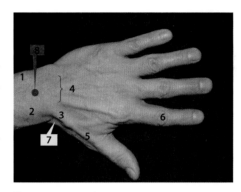

◘ **Abb. 4.16** Oberflächenanatomie der Hand von dorsal
1 Caput ulnae, 2 Caput radii, 3 Sehne des M. extensor pollicis longus, 4 Sehnen des M. extensor digitorum communis, 5 Regio Daumengrundgelenk, 6 Regio Mittelfingergelenk, 7 Tabatiere (gelb), 8 Tuberculum nach Lister (rot)

- **Oberflächenanatomie der Hand von palmar (◘ Abb. 4.17)**

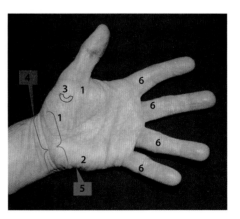

◘ **Abb. 4.17** Oberflächenanatomie der Hand von palmar
1 Thenarmuskulatur, 2 Hypothenarmuskulatur, 3 Basis Daumensattelgelenk, 4 Regio Carpaltunnel (rot), 5 Loge-von-Guyon (blau), 6 Chiasma tendineum der Sehne des M. flexor digitorum superficialis und der Sehne des M. flexor digitorum profundus

⬛ Tab. 4.1 Anamnestische Angaben des Patienten mit möglicher grober Befundungsinterpretation bei Beschwerden der Hand

Angaben und Befunde des Patienten	Mögliche Interpretationen
Patient gibt sensibles Handdermatom an	V.a. Nervenläsion des Ramus palmaris n. mediani Nervenläsion des Ramus dorsalis/ventralis, N. ulnaris
Patient gibt motorische Schwäche an	V.a. Karpaltunnelkompression, radikuläre segmentale Ursache, Kompression im Bereich der Guyon-Loge
Patient gibt Dehnschmerz mit Krepitation an	V.a. Trockenlaufen der Sehne (Tendopathie) in der Sehnenscheide mit beginnender Tendovaginitis stenosans
Patient gibt bei Abstützen mit dorsalextendierter Hand Schmerzen in der Hand an	V.a. Lunatumluxation, Arthrose, betonte radiale Belastungssäule, Läsion des Radioulnargelenks
Patient gibt Bewegungslimitierung an	V.a. beginnendes Kapselmuster, topographische Änderung eines oder mehrerer Handwurzelknochen
Patient gibt Bewegungsschmerzen im proximalen Handgelenk an	V.a. instabile ulnare Belastungssäule
Patient gibt Greifschmerzen an, ohne dass ihm Gegenstände aus der Hand fallen	V.a. Instabilität der Handwurzelknochen
Patient gibt Handrückenschmerzen an	V.a. Karpal Boss, Arthrose der Metakarpophalangealgelenke
Patient gibt Schwellung der Finger an, vorwiegend bei herabhängendem Arm	V.a. venöse Problematik (Arcus venosus superficialis et profundus), Enge der Guyon-Loge
Patient gibt Schwäche und Schmerz bei Greiffunktionen an	V.a. Karpaltunnelsyndrom, Fraktur eines Handwurzelknochens
Patient gibt Abspreizschmerzen des Daumens an	V.a. Rhizarthrose, Skidaumen, Laxizität des Lig. collaterale ulnare
Patient gibt lokale Schwellungsneigung auf dem Karpus an	V.a. Subluxation eines Handwurzelknochens

4.6 Anamnese, Inspektion, Palpation der Hand

4.6.1 Anamnese

Im Eingangsbefund lassen wir den Patienten seine Problematik schildern, beobachten ihn und stellen ihm ergänzende Fragen. Wichtig sind folgende **Grundfragen:**
- Seit wann, wo und wie zeigt sich das Beschwerdebild? Die Beschreibung des Patienten gibt uns Informationen über Zeitraum, Ort und Art der Beschwerden.
- Welche Therapien sind bisher erfolgt, welche Medikamente wurden eingenommen?
- Gibt es Röntgenbilder?
- Bestanden in der Vergangenheit Probleme?
- Wurde in der letzten Zeit eine außergewöhnliche Belastung ausgeübt (new, mis-, up-, overuse)?
- Bestehen Belastungs- oder Aufstützprobleme? Hier suchen wir nach Hinweisen auf mechanische Gründe.
- Können die Beschwerden bzw. Schmerzen nur durch die Handbewegung ausgelöst werden?

In ⬛ Tab. 4.1 sind häufige anamnestische Angaben der Patienten mit Handbeschwerden und mögliche grobe Interpretationen für den Befund zusammengefasst.

4.6.2 Inspektion

Schon während der Inspektion sollte der Therapeut die Ergebnisse der Anamnese mit den Befunden abgleichen. Zur Inspektion gehört die Bewertung von:
- Hautfarbe (bläulich, weiß, rötlich),
- ossäre Auffälligkeiten: Ganglien, Schwellungen, Luxationen von Handwurzelknochen,
- Schonhaltungen.

4.6.3 Palpation

Bei der Palpation achten wir auf:
- Konsistenzunterschiede bei Schwellungen,
- Hauttemperatur,
- abnormale ossäre Strukturen,
- Sensibilitätsunterschiede.

4.6.4 Sicherheit/Kontraindikationen

Nach der Anamnese, Inspektion und Palpation erfolgt ein Resümee mit Einschätzung von Sicherheit und Kontraindikationen.

Ausgeschlossen werden müssen:
- Systemerkrankungen (PCP),
- Fissuren (Sportunfall),
- Bandrupturen,
- entzündliche Prozesse,
- Ganglien,
- Tendovaginitiden.

> Vorgehensweise bei der **Interpretation** des Befundes:
> - Kontraindikationen einschätzen.
> - Diagnosemöglichkeiten einengen.
> - Strategie entwickeln: Weiter mit Basisuntersuchung oder erneute Kommunikation mit dem Arzt.

4.7 Basisuntersuchung der Hand

In der Basisuntersuchung bekommen wir nur wenige Hinweise auf ein arthrokinematisches Problem, da wir osteokinematisch testen. Kapsuläre Einschränkungen können nur anhand des Gleitverhaltens bzw. anhand der Resistenz aus einem vorgegebenen Kapselmuster des Gelenks interpretiert werden. Osteokinematische Bewegungslimitierungen geben lediglich einen Hinweis auf ein evtl. Kapselmuster. Das Kommando ist mit einer Zielorientierung verbunden. Die Basisuntersuchung der Hand wird immer mit dem folgenden differenzialdiagnostischen Check-up begonnen.

4.7.1 Differenzialdiagnostischer Check-up

Der differenzialdiagnostische Check-up soll zu Beginn einer zielgerichteten Untersuchung die Mitbeteiligung umliegender Strukturen abklären. Diese sind für die Hand als nächstliegendem Gelenkpartner der Ellenbogen. Auch die Schulter und die HWS sollten differenzialdiagnostisch miteinbezogen werden.

4.7.2 Check-up des Ellenbogengelenks

Hand und Ellenbogen stehen neural und funktionell in enger Beziehung zueinander. Die Muskeln des Unterarms haben für den Ellenbogen und die Hand Doppelfunktionen und üben dadurch einen gegenseitigen Einfluss auf die Mechanik aus.

Der aktiv ausgeführte Schnelltest schließt alle aktiven Basisbewegungen des Ellenbogens mit ein, um zu testen, ob die beklagten Beschwerden in der Hand durch Ellenbogenbewegungen ausgelöst werden können. Es handelt sich um Proximalisation und Distalisation des Radius.

4.8 Aktive Funktionsuntersuchung

Über die aktiven Handbewegungen beurteilt der Therapeut Bewegungsumfang und Bewegungsverlauf sowie eventuelles Schmerzverhalten.

- **Aktive Pronationsbewegung beider Unterarme**

Ziel. Test des distalen Radioulnargelenks.

ASTE und Ausführung. Der Patient sitzt oder steht. Er dreht aus physiologischer Nullposition und 90° Ellenbogenflexion beide Unterarme/Hände mit den Handtellern bodenwärts in maximale Pronation.

Befund. Es werden beurteilt:
- Ausmaß der Bewegung (hypo-, hyper-, normmobil),
- Schmerz,
- Bereitwilligkeit,
- Schonhaltung.

Einschränkungen zeigen sich häufig durch
- Immobilisationen nach Frakturen und
- verminderte Gleitfähigkeit des Radius.

Schmerzhafte Bewegungsumfangslimitierungen sind oft Folge einer
- Radiusfraktur loco typico (Colles oder Smith) oder einer
- Galeazzi-Fraktur.

- **Aktive Supinationsbewegung beider Unterarme**

ASTE und Ausführung. Der Patient sitzt oder steht. Er dreht aus physiologischer Nullposition und 90° Ellenbogenflexion beide Unterarme/Hände mit den Handtellern deckenwärts in maximale Supination.

Ziel. Test des distalen Radioulnargelenks

Befund. Es werden beurteilt:
- Ausmaß der Bewegung (hypo-, hyper-, normmobil),
- Schmerz,
- Bereitwilligkeit.

Einschränkungen zeigen sich häufig durch
- Immobilisationen nach Frakturen und
- verminderte Gleitfähigkeit des Radius.

Schmerzhafte Bewegungsumfangslimitierungen sind oft Folge einer

- Radiusfraktur loco typico (Colles oder Smith) oder einer
- Galeazzi-Fraktur.

❯ Wenn **Schmerzen im Bereich der Hand** auftreten, liegt der V.a. eine Tendovaginitis des M. extensor carpi ulnaris nahe. Treten bei Pro- und Supination **Schmerzen im Ellenbogen** auf, liegt der V.a. eine Läsion der Bursa bicipitiradialis nahe.

Aktive Dorsalextension beider Handgelenke (◼ Abb. 4.18**)**

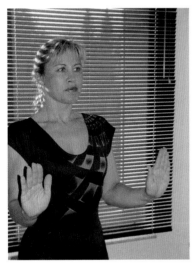

◼ **Abb. 4.18** Aktive Dorsalextension der Hände

ASTE und Ausführung. Der Patient sitzt oder steht. Er zieht aus 90° Ellenbogenflexion bei pronierten Unterarmen beide Hände in Dorsalextension.

Befund. Es werden beurteilt:

- Ausmaß der Bewegung (hypo-, hyper-, normmobil),
- Schmerz,
- Bereitwilligkeit.

Bei **Einschränkungen** der Handgelenksfunktion besteht V.a.

- kapsuläre Einschränkung,
- Karpal Boss,
- Ganglion,
- perilunäre Luxation,
- Proximalisierungshypomobilität des Radius,
- Hypomobilität des Karpus.

Aktive Palmarflexion beider Handgelenke (◼ Abb. 4.19**)**

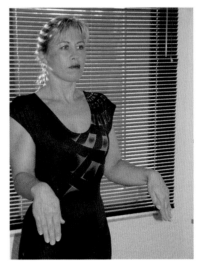

◼ **Abb. 4.19** Aktive Palmarflexion der Hände

ASTE und Ausführung. Der Patient sitzt oder steht. Er zieht aus 90° Ellenbogenflexion bei supinierten Unterarmen beide Hände in Palmarflexion.

Befund. Es werden beurteilt:

- Ausmaß der Bewegung (hypo-, hyper-, normmobil),
- Schmerz,
- Bereitwilligkeit.

Bei **Einschränkungen** der Handgelenksfunktion besteht V.a.

- Läsion der dorsalen Sehnenscheiden,
- Distalisierungshypomobilität des Radius,
- Hypomobilität des Karpus.

Aktive Ulnarabduktion beider Handgelenke (◼ Abb. 4.20**)**

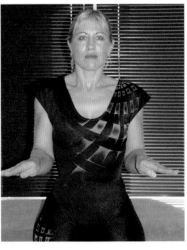

◼ **Abb. 4.20** Aktive Ulnarabduktion der Hände

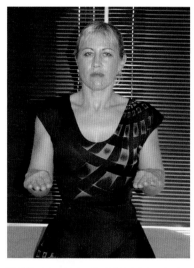

Abb. 4.21 Aktive Radialabduktion der Hände

ASTE und Ausführung. Der Patient sitzt oder steht. Er zieht aus 90° Ellenbogenflexion beide Hände in Ulnarabduktion.

Befund. Es werden beurteilt:
- Ausmaß der Bewegung (hypo-, hyper-, normmobil),
- Schmerz,
- Bereitwilligkeit.

Einschränkungen kommen zustande:
- nach Frakturen,
- durch Hypomobilität des Karpus,
- durch rheumatische Fehlstellungen und
- bei fehlendem Gleitverhalten nach radial.

Schmerzhafte Einschränkungen können vorliegen aufgrund
- einer Affektion des Ramus superficialis des N. radialis,
- bei Morbus de Quervain,
- einer Läsion des TFC-Komplexes und
- einer radialseitigen Affektion des Lig. collaterale radiale.

Aktive Radialabduktion beider Handgelenke (Abb. 4.21)

ASTE und Ausführung. Der Patient sitzt oder steht. Er zieht aus 90° Ellenbogenflexion beide Hände in Radialabduktion.

Befund. Es werden beurteilt: Ausmaß der Bewegung (hypo-, hyper-, normmobil),
- Schmerz,
- Bereitwilligkeit.

Einschränkungen bestehen
- nach Frakturen,
- durch vermindertes Gleiten nach ulnar und
- durch Hypomobilität des Karpus.

Schmerzhafte Einschränkungen können entstehen aufgrund
- einer Affektion der Rami dorsalis und palmaris des N. ulnaris und
- einer Styloiditis radii.

Ein **ulnarseitiger Schmerz** kann ausgelöst werden durch
- eine Tendopathie des M. extensor carpi ulnaris oder
- eine Affektion des Lig. collaterale ulnare.

4.8.1 Aktiver Zusatztest: Sensible bzw. motorische Provokationstestung des Karpaltunnels

- Phalen-Test/Aktiver Karpaltunneltest, Provokation für den Ramus palmaris nervi mediani bzw. N. medianus (Abb. 4.22)

Ziel. Testen einer Parästhesie bzw. Schmerzauslösung.

ASTE und Ausführung. Der Patient sitzt oder steht. Er hält aktiv 1 min lang die maximale Palmarflexion der Hand.

Befund. Der Test ist positiv, wenn sich innerhalb 1 min zunehmende Parästhesien bzw. Schmerzen zeigen. Außerdem können sich die Fingergrundgelenke und das Daumengrundgelenk aus der maximalen Flexion lösen. Dies lässt auf eine Kompressionsneuropathie des Ramus palmaris nervi mediani bzw. N. medianus schließen.

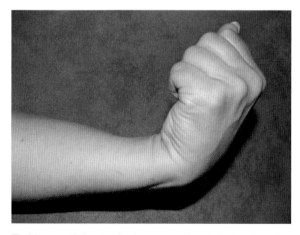

Abb. 4.22 Phalen-Test für den Ramus palmaris des N. medianus

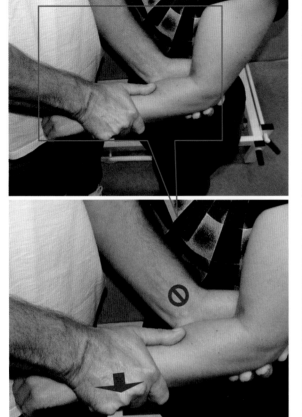

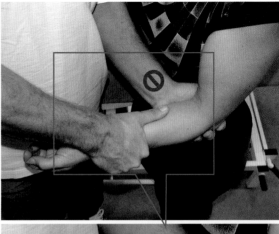

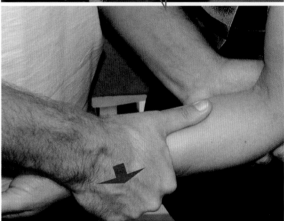

Abb. 4.23 Passive Pronationsbewegung (links)

Abb. 4.24 Passive Supinationsbewegung (links)

4.9   Passive Funktionsuntersuchung

- **Passive Pronationsbewegung des Unterarms im Seitenvergleich (□ Abb. 4.23)**

ASTE. Der Patient sitzt oder steht.

Ausführung. Der Therapeut führt den linken Unterarm des Patienten in 90° Ellenbogenflexion und fixiert mit seiner linken Hand den Patientenellenbogen am Patientenoberkörper. Mit der rechten Hand stellt der Therapeut beim Patienten eine maximale Pronation ein, indem er seinen Thenar und Hypothenar distal und dorsalradialseitig auf den Radius des Patienten anlegt. Bei fixiert widerlagertem Oberarm gibt der Therapeut am Ende der Pronationsbewegung einen leichten Überdruck.

Befund. Beurteilt werden Quantität der Bewegung und Qualität des Endgefühls.

Das Endgefühl ist in der Norm festelastisch.

Bei auftretendem Schmerz besteht V.a. ein Kapselmuster des DRUG bzw. V.a. eine Läsion des TFC-Komplexes.

- **Passive Supinationsbewegung des Unterarms im Seitenvergleich (□ Abb. 4.24)**

ASTE. Der Patient sitzt oder steht.

Ausführung. Der Therapeut führt den linken Unterarm des Patienten in 90° Ellenbogenflexion und fixiert mit seiner linken Hand den Patientenellenbogen am Patientenoberkörper. Mit der rechten Hand stellt der Therapeut beim Patienten eine maximale Supination ein, indem er seinen Thenar und Hypothenar distal und palmarradialseitig auf den Radius des Patienten anlegt. Bei fixiert widerlagertem Oberarm gibt der Therapeut am Ende der Supinationsbewegung einen leichten Überdruck.

Befund. Beurteilt werden Quantität der Bewegung und Qualität des Endgefühls.

Das Endgefühl ist in der Norm festelastisch, etwas härter als bei der Pronation.

Bei auftretendem Schmerz besteht V.a. ein Kapselmuster des DRUG bzw. eine Läsion des TFC-Komplexes.

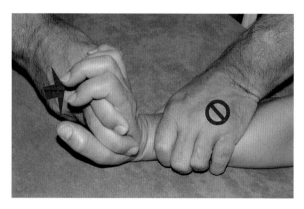

◘ Abb. 4.25 Passive Dorsalextension der Hand (rechts)

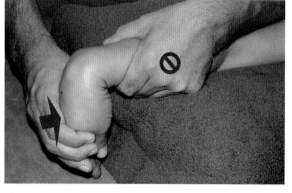

◘ Abb. 4.26 Passive Palmarflexion der Hand (rechts)

Passive Dorsalextension des Handgelenks im Seitenvergleich (◘ Abb. 4.25)

ASTE. Der Patient sitzt. Sein Unterarm liegt in Pronationsstellung auf der Behandlungsliege. Der Ellenbogen des Patienten ist leicht gebeugt.

Ausführung. Der Therapeut umfasst mit seiner linken Hand den distalen Unterarm so gelenknah wie möglich. Mit seiner rechten Hand führt er die Patientenhand von palmar in Dorsalextensionsstellung und gibt am Ende der Bewegung einen leichten Überdruck.

Befund. Beurteilt werden Quantität und Qualität des Bewegungsausmaßes sowie des Endgefühls.
Das normale Endgefühl ist festelastisch bis hart.

❯ **Sportler** zeigen häufig, aufgrund von Kapselveränderungen, ein härteres schmerzfreies Endgefühl auf der sportbetonten Seite.

Weitere Befundung wie aktiver Test.
Passive Palmarflexion des Handgelenks im Seitenvergleich (◘ Abb. 4.26)

ASTE. Der Patient sitzt. Sein Unterarm liegt im Überhang in Supinationsstellung auf der Behandlungsliege. Der Ellenbogen des Patienten ist leicht gebeugt.

Ausführung. Der Therapeut umfasst mit seiner linken Hand den distalen Unterarm so gelenknah wie möglich. Mit seiner rechten Hand führt er die Patientenhand von dorsal in Palmarflexionsstellung und gibt am Ende der Bewegung einen leichten Überdruck.

Befund. Beurteilt werden Quantität der Bewegung und Qualität des Endgefühls.
Das normale Endgefühl ist festelastisch.

❯ **Sportler** zeigen häufig, aufgrund von Kapselveränderungen, ein härteres schmerzfreies Endgefühl auf der sportbetonten Seite.

Weitere Befundung wie aktiver Test.
Passive Ulnarabduktion des Handgelenks im Seitenvergleich, aus 3 Vorpositionen zur Selektion der Anteile des Lig. collaterale carpi radiale (◘ Abb. 4.27)

Ziel. Testen des Endgefühls und des Lig. collaterale carpi radiale. Der Test wird in verschiedenen Positionen durchgeführt:
▬ Nullstellung: Testen des Endgefühls.
▬ Vorposition Dorsalextension: Testen der Pars palmaris.
▬ Vorposition Palmarflexion: Testen der Pars dorsalis.

ASTE. Der Patient sitzt. Sein Unterarm liegt in Pronationsstellung auf der Behandlungsliege. Seine Hand ist in Neutralstellung, der Daumen ist locker.

Ausführung. Der Therapeut umfasst mit seiner linken Hand den distalen Unterarm so gelenknah wie möglich. Mit seiner rechten Hand führt er die Patientenhand radialseitig in Ulnarabduktion und gibt am Ende der Bewegung einen leichten Überdruck.

Befund. Beurteilt werden Quantität und Qualität des Bewegungsausmaßes sowie des Endgefühls.
Das normale Endgefühl ist festelastisch.

❯ ▬ Schmerzen in **Vorposition Dorsalextension** deuten auf eine Läsion des Lig. collaterale carpi radiale pars palmaris.
▬ Schmerzen in **Vorposition Palmarflexion** deuten auf eine Läsion des Lig. collaterale carpi radiale pars dorsalis.

Weitere Befundung wie aktiver Test.

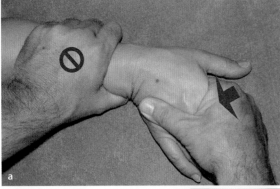

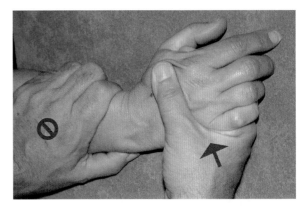

Abb. 4.28 Passive Radialabduktion der Hand (rechts)

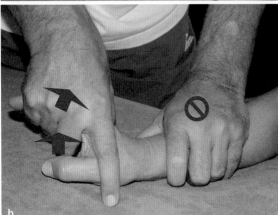

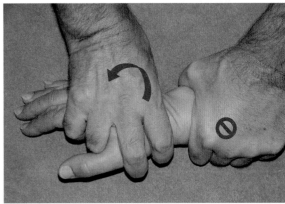

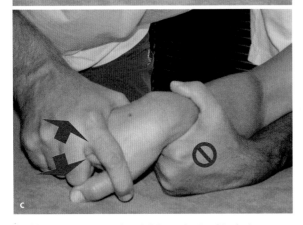

Abb. 4.27a–c Passive Ulnarabduktion der Hand (rechts) **a** aus Nullstellung, **b** aus Dorsalextensionsstellung, **c** aus der Palmarflexionsstellung

Abb. 4.29 Passiver TFC-Komplextest über Supination (rechts)

Mit seiner rechten Hand führt er die Patientenhand ulnarseitig in Radialabduktion und gibt am Ende der Bewegung einen leichten Überdruck.

Befund. Beurteilt werden Quantität der Bewegung und Qualität des Endgefühls.

Das normale Endgefühl ist festelastisch.

Weitere Befundung wie aktiver Test.

4.9.1 Passiver Zusatztest: Provokationstestung des TFC-Komplexes

Passive Radialabduktion des Handgelenks im Seitenvergleich (Abb. 4.28)

ASTE. Der Patient sitzt. Sein Unterarm liegt in Pronationsstellung auf der Behandlungsliege. Seine Hand ist in Neutralstellung, der Daumen ist locker.

Ausführung. Der Therapeut umfasst mit seiner linken Hand den distalen Unterarm so gelenknah wie möglich.

- Verwringtest für den TFC-Komplex, hier über Supination (Abb. 4.29)

Ziel. Provokation bei V.a. Instabilitätsanzeichen, mit Betonung der ulnaren TFC-Seite.

Anamnese Der Patient gibt in der Anamnese an:
- Beschwerden beim Abstützen auf die Hand;
- er meidet kräftiges »Handgeben« etc.

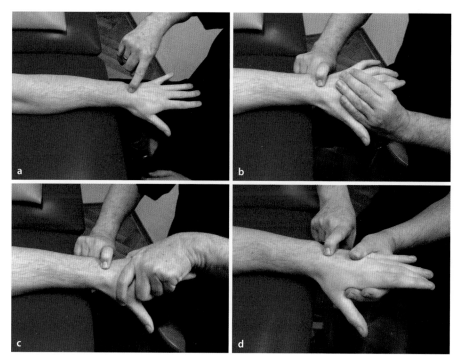

Abb. 4.30a–d Stabilitätstest des Carpus

ASTE. Der Patient sitzt. Der Unterarm des Patienten liegt in Pronationsstellung auf der Behandlungsliege. Die Hand ist in Neutralstellung, der Daumen ist locker.

Ausführung. Der Therapeut umfasst mit seiner linken Hand den distalen Unterarm so gelenknah wie möglich, so dass Radius und Ulna fixiert sind. Unter Hautvorgabe umgreift der Therapeut im Gabelgriff mit seinem rechten MCP-Gelenk 2 und 3 radialseitig die proximale Handwurzelreihe des Patienten. Bei fixiertem Unterarm dreht der Therapeut die Patientenhand in maximale Supination. Es wird kein Überdruck gegeben.

- **Verwringtest für den TFC-Komplex, über Pronation, rechts**

Ziel. Provokation bei V.a. Instabilitätsanzeichen, mit Betonung der ulnaren TFC-Seite.

Anamnese. Der Patient gibt in der Anamnese an:
- Beschwerden beim Abstützen auf die Hand;
- er meidet kräftiges »Handgeben« etc.

ASTE und Ausführung. Siehe ◘ Abb. 4.29, jedoch wird über Pronation verwrungen.

4.9.2 Passiver Zusatztest: Sensible Provokationstestung des Karpaltunnels

- **Durkan-Test/Passiver Karpaltunneltest für den Ramus palmaris nervi medianus und N. medianus**

Ziel. Auslösen von Parästhesien der sensibel versorgten Areale des N. medianus.

ASTE. Der Patient sitzt. Seine betroffene Hand wird auf der Behandlungsliege in Unterarmsupinationsstellung und leichter Palmarflexion der Hand vorpositioniert.

Ausführung. Der Therapeut legt seinen linken Daumen lateral der Sehne des M. palmaris longus auf die Höhe des N. medianus. Mit seinem rechten Daumen doppelt er den linken Daumen und gibt einen ca. 1 cm tiefen Druck nach dorsal in Richtung des N. medianus und des Ramus palmaris nervi mediani. Der Druck wird bis zu 1 min gehalten.

Befund. Der Test ist positiv, wenn sich innerhalb 1 min zunehmende Parästhesien zeigen. Dies deutet auf eine Kompressionsneuropathie des Ramus palmaris des N. medianus und sensiblen Karpaltunnel hin.

- **Stabilitätstest des Carpus (◘ Abb. 4.30)**

ASTE. Der Unterarm liegt in pronation. Der Unterarm liegt komplett auf Liege, nur die Hand steht über.

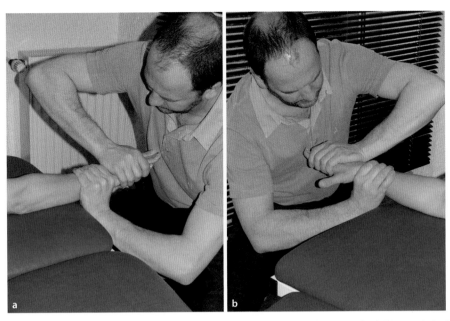

Abb. 4.31a,b **a** Diagnostische Diagonale: Dorsalextension und Radialabduktion, rechts **b** Diagnostische Diagonale: Dorsalextension mit Ulnarabduktion, rechts

Palpation. Os lunatum unter dem 4.Sehnenscheidenfach (Abb. 4.30a).

ASTE. Siehe oben.

Palpation. Wieder an Os lunatum, jetzt Zug des Extensor carpi radialis longus/brevis. Hand wird in palmar ulnar bewegt (Abb. 4.30b)

Palpation. Os lunatum. Hand wird nach palmar gedrückt. Testung Extensor digitorum communis (Abb. 4.30c).

Palpation. Os lunatum. Druck der Hand nach palmar-radial. Testung des Extensor carpi ulnaris (Abb. 4.30d).

Alle Tests werden grundsätzlich exzentrisch ausgeführt und das os Lunatum darf sich nicht bewegen.

4.10 Widerstandstest (Muskelweichteiltest 2, 3)

Die Widerstandstestungen werden über die diagnostischen Diagonalen ausgeführt. Hierbei werden kontraktile und nicht kontraktile Strukturen getestet. Nicht kontraktil sind die Sehnenscheiden, kontraktil sind die Muskelsehnen und der Muskelbauch. Getestet wird im Propellergriff, wobei der Therapeutenellenbogen der Widerstand gebenden Hand die Bewegungsrichtung für den Patienten vorgibt.

> Kontraktile Strukturen werden aus **Mittelposition** isometrisch konzentrisch getestet. Die Sehnenscheiden werden anschließend immer passiv antagonistisch durch Dehnung und eventuell notwendigen Überdruck getestet. Der Therapeut geht anfänglich die Diagonale mit dem Patienten passiv durch, um ihm die Bewegungsrichtung zu beschreiben. Die Patientenhand befindet sich bei allen diagnostischen Diagonalen im Überhang der Behandlungsbank.

> Der Widerstandstest bezieht sich auf **kontraktile Strukturen:**
> — Bei **frischen Verletzungen** treten die Schmerzen schon nach Erreichen der Submaximalkraft auf.
> — Bei **älteren Verletzungen** hat der Körper gelernt, diese zu kompensieren. Schmerzen treten auch bei maximaler Kraft nicht immer gleich am Anfang des Widerstandstests auf, sondern erst nach ca. 10 sec.
> — Besteht der V.a. einen **myogenen Trigger** (partielle Ischämie), zeigt sich dieser erst ab ca. 30 sec Widerstandsgabe.

- **Diagnostische Diagonale: Dorsalextension mit Radialabduktion (Abb. 4.31a)**

Ziel. Suche nach Läsionen von Muskeln oder Sehnen bzw. tendovaginären Reizungen.

ASTE. Der Patient sitzt.

Ausführung. Der Therapeut umfasst im Propellergriff die im Unterarm pronierte und in Handruheposition liegende Hand des Patienten, wobei die Widerstand gebende Hand die Patientenhand von dorsal radial im Gabelgriff umfasst.

Nach passiver Bewegungsrichtungserläuterung spannt der Patient gegen die Widerstand gebende Hand des Therapeuten in Dorsalextension und Radialabduktion. Anschließend wird die Hand passiv in die antagonistische Diagonale geführt, d. h. in Palmarflexion und Ulnarabduktion.

Befund. Schwäche deutet auf eine Läsion des N. radialis hin.

Auftretende **Schmerzen** während des Widerstandstests verweisen auf eine Läsion der
- Mm. extensor carpi radialis longus und brevis,
- M. extensor digitorum communis,
- M. extensor indicis.

❯ Bei auftretendem Schmerz wird zur **Differenzierung** die gleiche Diagonale unter Faustschluss durchgeführt, um eine Kontraktion des M. extensor digitorum communis auszuschließen. Den Ausschluss des M. extensor indicis erreicht man durch isolierte Flexion des Zeigefingers.

Antagonistische Diagonale. Dehnung des 1. Fachs der dorsalen Sehnescheiden. In diesem Sehnenfach läuft die am häufigsten betroffene Sehnenscheide.

- **Diagnostische Diagonale: Dorsalextension mit Ulnarabduktion (▣ Abb. 4.31b)**

Ziel. Suche nach Läsionen von Muskeln oder Sehnen bzw. tendovaginären Reizungen.

ASTE und Ausführung. Wie bei ▣ Abb. 4.30, jedoch umfasst der Therapeut die Patientenhand von dorsal ulnar im Gabelgriff.

Befund. Schwäche deutet auf eine Läsion des N. radialis hin.

Bei auftretenden **Schmerzen** während des Widerstandstests besteht V.a. Läsionen der
- M. extensor carpi ulnaris,
- M. extensor digitorum communis,
- M. extensor digiti minimi.

❯ Zur muskulären **Differenzierung** bei auftretendem Schmerz wird die gleiche Diagonale unter Faustschluss zum Ausschluss des M. extensor digitorum communis durchgeführt.

Antagonistische Diagonale. Dehnung des 6. Fachs der dorsalen Sehnenscheide. Dieses Sehnenfach ist häufig betroffen bei Tennisspielern/Tischtennisspielern durch forcierten Top spin (Palmarflexion und Radialabduktion).

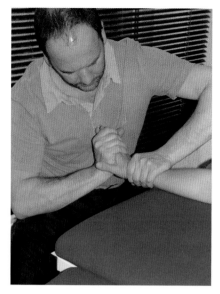

▣ **Abb. 4.32** Diagnostische Diagonale: Palmarflexion mit Radialabduktion, rechts

- **Diagnostische Diagonale: Palmarflexion mit Radialabduktion (▣ Abb. 4.32)**

Ziel. Suche nach Läsionen von Muskeln oder Sehnen bzw. tendovaginären Reizungen.

ASTE. Der Patient sitzt.

Ausführung. Der Therapeut umfasst die in Unterarmpronation und in Handruheposition liegende Hand des Patienten im Propellergriff, wobei die Widerstand gebende Hand die Patientenhand von palmar radial im Gabelgriff umfasst.

Nach passiver Bewegungsrichtungserläuterung spannt der Patient gegen die Widerstand gebende Hand des Therapeuten ca. 1 sec maximal (bzw. bis 30 sec/bis zu 1 min) in Palmarflexion und Radialabduktion. Anschließend wird die Hand in die antagonistische Diagonale geführt.

Befund. Bei Schwäche besteht der V.a. eine Läsion des N. medianus/N. ulnaris.

Bei auftretenden **Schmerzen** während des Widerstandstests besteht der V.a. Läsionen der
- M. flexor carpi radialis,
- der Mm. flexor digitorum profundus et superficialis.

❯ Zur **Differenzierung** wird bei auftretendem Schmerz die gleiche Diagonale mit extendierten Fingern zum Ausschluss der Mm. flexor digitorum profundus et superficialis durchgeführt.

Antagonistische Diagonale. Dehnung der Sehnenscheide des M. flexor carpi radialis In Dorsalextension und Ulnar-

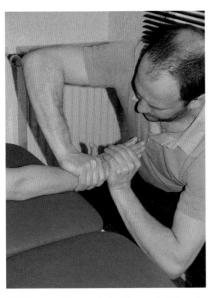

Abb. 4.33 Diagnostische Diagonale: Palmarflexion mit Ulnarabduktion, rechts

abduktion. Die Sehne verläuft in einer eigenen Loge radial des Karpaltunnels.

- **Diagnostische Diagonale: Palmarflexion mit Ulnarabduktion (■ Abb. 4.33)**

Ziel. Suche nach Läsionen von Muskeln oder Sehnen bzw. tendovaginären Reizungen.

ASTE und Ausführung. Wie bei ■ Abb. 4.32, jedoch umfasst der Therapeut die Patientenhand von dorsal ulnar im Gabelgriff.

Befund. Bei Schwäche besteht der V.a. eine Läsion des N. medianus/N. ulnaris.

Treten **Schmerzen** während des Widerstandstests auf, besteht der V.a. Läsionen der
- M. flexor carpi ulnaris,
- der Mm. flexor digitorum superficialis et profundus.

> Zur muskulären **Differenzierung** wird bei auftretendem Schmerz die gleiche Diagonale mit extendierten Fingern zum Ausschluss des M. flexor digitorum communis durchgeführt.

Antagonistische Diagonale. Diese Diagonale wird nicht durch geführt, da die antagonistisch entsprechende Struktur, der M. flexor carpi ulnaris, keine Sehnenscheide hat und auch nicht im Karpaltunnel verläuft.

> Nach allen Widerstandstestungen werden passiv in antagonistischer Bewegungsrichtung die **Sehnenscheiden** getestet.

4.11   Weichteiltechniken der Hand

Ein positiver Widerstandstest in der Basisuntersuchung kann eine Indikation für Weichteilbehandlungen sein.

Die Schwerpunkte einer manualtherapeutisch ausgerichteten Weichteilbehandlung der Hand beziehen sich auf Sehnenscheiden und Kollateralligamente. Insertionsnahe Tendopathien, ausgenommen die der Sehne des M. extensor carpi ulnaris, sind kaum anzutreffen.

> **Schwerpunkte einer manualtherapeutisch ausgerichteten Weichteilbehandlung:**
> - **Die Einleitung der Rehabilitation des insertionsnahen Kollagengewebes wird über Querfriktion ausgeführt.**
> - **Das Ausrichten erfolgt über ein unspezifisches, mehrfachzielgerichtetes und spezifisches Training.**
> - **Die Belastungsfähigkeit erfolgt über ein spezifisches, angepasstes Rehabilitationstraining.**
> - **Die Sehnenscheiden werden über Querrollen therapiert.**

Zur Bestätigung und Differenzierung von Weichteilläsionen wird unter anderem der sog. Finkelstein-Test herangezogen.

Das Optimum einer komplexen Regenerationstherapie besteht in der Zusammenarbeit zwischen Manualtherapeut und Arzt. Nachfolgend wird ein Beispiel angeführt, das für alle Weichteilbehandlungen der Hand gilt.

4.11.1 Manualtherapie

Zu Beginn einer manualtherapeutischen Behandlung sind die Schwerpunkte:
- Aktualisierung eines Regenerationsprozesses durch Querfriktion/Querrollen mit darauf folgender Dehnung zur Längeninformation der Makrophagen.
- Alternativ: Iontophorese mit Histamindehydrochlorid.
- Optimierung des Stoffwechsels durch Trophiktraining.

Bei zunehmender Besserung der Beschwerden sind die Schwerpunkte:
- Einleitung eines Rehabilitationsprogramms.
- Koordination (intraund intermuskulär).
- Kraftausdauer.
- Kraft.
- Exzentriktraining für die Muskulatur sowie für die Rami articulares.

4.11.2 Topographie, Finkelstein-Test und Behandlung für das 1. Fach der dorsalen Sehnenscheide

■ Topographie 1. dorsales Sehnenfach (■ Abb. 4.34)

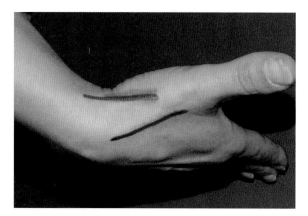

■ **Abb. 4.34** Topographie 1. dorsales Sehnenfach, rechtsseitig Grün: M. abductor pollicis longus (1. Fach), **Rot**: M. extensor pollicis brevis (1. Fach), **Gelb**: Tabatiere, **Blau**: M. extensor pollicis longus (3. Fach)

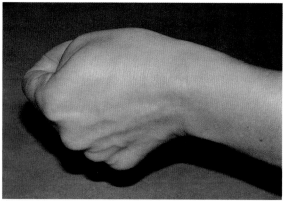

■ **Abb. 4.35** Finkelstein-Test mit Dehnung für das 1. Sehnenfach, linksseitig

■ Finkelstein-Test und gleichzeitige Dehnung/ Eigendehnung für das 1. Sehnenfach der dorsalen Sehnenscheiden (■ Abb. 4.35)

Ziel. Provokation der gemeinsamen Sehnenscheide des 1. Fachs mit M. extensor pollicis brevis und M. abductor pollicis longus.

ASTE und Ausführung. Der Patient sitzt oder steht. Er legt seinen Daumen in die Hohlhand und bildet eine Faust. Unter maximaler Dorsalextension und zunehmender Ulnarabduktion wird das Os scaphoideum nach palmar und nach radial verschoben, wodurch eine Kompression auf die Sehnenscheide entsteht.

Befund. Morbus de Quervain.

■ Behandlung für das 1. Sehnenfach der dorsalen Sehnenscheiden. Beginn: bei rezidivierenden Beschwerden (■ Abb. 4.36)

Befund. Tendovaginitis des 1. Fachs.

Ziel. Mobilisation der Sehnenscheidenanteile der Lamina viszeralis gegen die Lamina parietalis zur Anregung der Synoviafunktion der gemeinsamen Sehnenscheide des 1. Fachs mit M. extensor pollicis brevis und M. abductor pollicis longus.

ASTE. Der Patient sitzt.

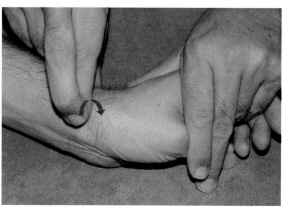

■ **Abb. 4.36** Behandlung für das 1. Sehnenfach der dorsalen Sehnenscheiden, linksseitig

Ausführung. Die Sehnenscheide wird vom Therapeuten in leichte Vordehnung gebracht, indem der Patientendaumen in eine Oppositionsstellung gebracht wird und die Hand in leichte Dorsalextension. Der Therapeut fixiert diese Vorposition durch radialseitigen Gabelgriff und legt seinen Zeigefinger, gedoppelt vom Mittelfinger, palmarseitig an die Sehnescheide des 1. Fachs

❯ Da es sich um eine Sehnenscheide handelt, konzentriert sich die **Behandlung** auf ein Verschieben der Sehnenblätter durch Querrollen auf der Sehne. Die Behandlung verläuft grundsätzlich schmerzfrei bis sich die Verschieblichkeit der Laminae verbessert und man eine Vorposition in mehr Dehnung einnehmen kann.

Anzahl und Dosierung. 31–40 Wiederholungen, 30–60 sec Pause, 3–5 Serien.

4.11.3 Topographie, Test nach Streeck und Behandlung für das 3. Fach der dorsalen Sehnenscheide

- **Topographie 1. dorsales Sehnenfach** (◨ Abb. 4.37)

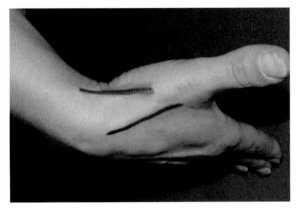

◨ **Abb. 4.37** Topographie 1. dorsales Sehnenfach, rechtsseitig Grün: M. abductor pollicis longus (1. Fach), **Rot**: M. extensor pollicis brevis (1. Fach), **Gelb**: Tabatière, **Blau**: M. extensor pollicis longus (3. Fach)

- **Test nach Streeck und gleichzeitige Dehnung/ Eigendehnung für das 3. Sehnenfach, der dorsalen Sehnenscheide** (◨ Abb. 4.38)

Ziel. Provokation der Sehnenscheide des 3. Fachs mit M. extensor pollicis longus.

ASTE und Ausführung. Der Patient sitzt oder steht. Er legt seinen Daumen in die Hohlhand und bildet eine Faust. Unter submaximaler Palmarflexion und zunehmender Ulnarabduktion wird das Os scaphoideum nach dorsal und nach radial verschoben, wodurch eine Kompression auf die Sehnenscheide entsteht.

Befund. Tendovaginitis des 3. Fachs.

- **Behandlung für das 3. Sehnenfach der dorsalen Sehnenscheiden** (◨ Abb. 4.39)

Beginn. Bei rezidivierenden Beschwerden.

Ziel. Mobilisation der Sehnenscheidenanteile der Lamina viszeralis gegen die Lamina parietalis zur Anregung der Synoviafunktion der gemeinsamen Sehnenscheide des 3. Fachs des M. extensor pollicis longus.

Befund. Tendovaginitis.

ASTE. Der Patient sitzt

Ausführung. Die Sehnenscheide wird vom Therapeuten in leichte Vordehnung gebracht, indem der Patientendaumen

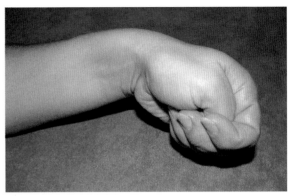

◨ **Abb. 4.38** Test nach Streeck mit Dehnung für das 3. Sehnenfach (links)

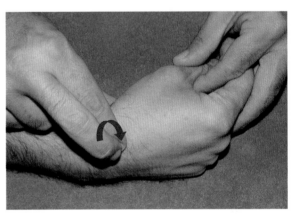

◨ **Abb. 4.39** Behandlung für das 3. Sehnenfach der dorsalen Sehnenscheiden (rechtsseitig)

in eine Oppositionsstellung gebracht wird und die Hand in leichte Palmarflexion. Der Therapeut fixiert diese Vorposition und legt seinen Zeigefinger, gedoppelt vom Mittelfinger, dorsalseitig an die Sehnenscheide des 3. Fachs an.

> ❯ Da es sich um eine Sehnenscheide handelt, konzentriert sich die **Behandlung** auf ein Verschieben der Sehnenblätter durch Querrollen auf der Sehne. Die Behandlung verläuft grundsätzlich schmerzfrei bis sich die Verschieblichkeit der Laminae verbessert und man eine Vorposition in mehr Dehnung einnehmen kann.

Anzahl und Dosierung. 31–40 Wiederholungen, 30–60 sec Pause, 3–5 Serien.

4.11.4 Topographie, Test und Behandlung für das 6. Fach der dorsalen Sehnenscheiden

Das 6. Sehnenfach besitzt 3 Prädilektionsstellen für eine Sehnenscheidenreizung:
- distal an der Insertionsregion der Basis von Os metacarpi 5,
- in Höhe des Gelenksspalts der Articulatio radiocarpalis,
- proximal direkt proximal des Caput ulnae.

In der Basisuntersuchung zeigen sich die aktive und passive Supination sowie die Radialabduktion und Palmarflexion schmerzhaft.

- **Topographie 6. dorsales Sehnenfach (◻ Abb. 4.40)**

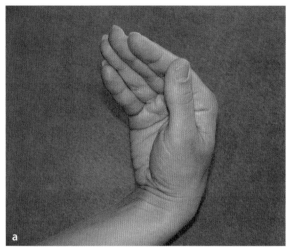

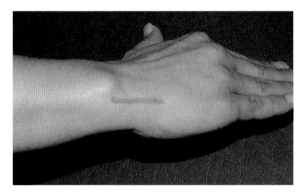

◻ **Abb. 4.40** Topographie 6. dorsales Sehnenfach (rechtsseitig)

◻ **Abb. 4.41a,b** Provokationstest für das 6. Sehnenfach (rechts). **a** ASTE, **b** ESTE

- **Provokationstest und gleichzeitige Dehnung/Eigendehnung für das 6. Sehnenfach der dorsalen Sehnenscheide (◻ Abb. 4.41)**

Ziel. Provokation der Sehnenscheide des 6. Fachs (M. extensor carpi ulnaris).

ASTE und Ausführung. Der Patient sitzt. Er führt eine submaximale Palmarflexion und maximale Radialabduktion aus und führt in dieser Vorposition eine maximale Supination/Pronation durch.

Befund. Tendovaginitis.

- **Querrollen für die Prädilektionsstelle des 6. Sehnenfaches der dorsalen Sehnenscheiden, »proximaler Anteil«**

Beginn, Ziel, ASTE, Ausführung, Anzahl und Dosierung. Wie bei der Querrollung am 1. und 3. Fach findet das Querrollen eine Fingerbreite proximal des Caput ulnae am Übergang zur Sehnenscheide des 6. Sehnenfachs statt.

4.12 Neurogene Mobilisation der Hand

4.12.1 Grundlagen der neurogenen Mechanik der Hand

Im Handbereich benötigen die Nerven eine hohe Mobilität und Schutz gegen Kompressionen. Durch Muskelpolster, Bandüberspannungen und ossäre Nerventunnel wird dieser Schutz gewährleistet.

> Die für die Hand verantwortlichen **HWS-Segmente** sind C6, C7, C8 und Th1.

4.12.2 Kompressionsmöglichkeit der Rami superficialis et palmaris nervi ulnaris

Kompressionsstellen sind für den **Ramus superficialis** die Guyon-Loge als Nerventunnel und für den **Ramus palmaris** der Hamulus ossis hamati. Der Ramus palmaris wird zwar von der Hypothenarmuskulatur geschützt, liegt aber bei den meisten Patienten oberhalb des Hamulus ossis hamati und kann beim Aufstützen auf die Hand komprimiert werden.

Beide Nervenäste versorgen sensibel:
- den Hypothenarbereich,
- den Kleinfinger und
- die ulnare Ringfingerseite von palmar und ventral.

4.12.3 Kompressionsmöglichkeit des Ramus palmaris nervi medianus

Die Kompressionsstelle für den Ramus palmaris nervi mediani ist der Karpaltunnel bzw. das Retinaculum flexorum, durch das der Nerv verläuft.

Der Ramus palmaris nervi mediani versorgt sensibel
- den Thenarbereich,
- die Finger 1, 2, 3 von palmar,
- die Radialseite des 4. Fingers bis in die dorsalen Fingerkuppen sowie
- ¾ der palmaren radialen Handinnenfläche.

4.12.4 Kompressionsmöglichkeit des Ramus superficialis nervi radialis

Dieser Nervenast versorgt sensibel
- den dorsalen radialen Handrücken,
- den Daumen,
- die Finger 2, 3 und
- die radiale Seite des 4. Fingers.

Nur der radialste Ast des Ramus superficialis nervi radialis zeigt sich durch seine oberflächliche Lage auf dem Radius durch Armbanduhren und Traumen kompressionsgefährdet. Auch durch Hypermobilitäten/Instabilitäten des Os scaphoideum und Os trapezium kann der direkt über diese Handwurzelknochen verlaufende Nerv komprimiert werden.

4.12.5 Grundeinstellung einer Nervenmobilisation, bezogen auf die Hand

Als Grundeinstellung werden die Ursprungssegmente der Nerven und die Dura mater in Vordehnung gebracht.

> ❯ Unter Grundeinstellung verstehen wir die Lateralflexion heterolateral der Halswirbelsäule und die Depression der Schulter.

Grundsätzlich wird mit einem Warming up des neuralen Systems begonnen. Die **Ziele** sind:

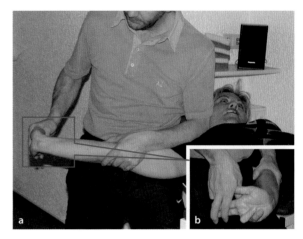

□ **Abb. 4.42** a Neurogene Dehnung des N. medianus, Armposition, b Zangengriff für Fingerextension

- Verbesserung epineuraler Ödeme sowie
- Mobilisierung des Axonplasmaflusses.

- **Neurogene Dehnung des Ramus palmaris nervi mediani** (□ Abb. 4.42)

Basisbefundung. Anamnestisch gibt der Patient Schmerzen und Beschwerden an:
- Schmerzen bzw. Parästhesien im Thenarbereich und auf der Zeigefingerseite, vorwiegend
  - beim Greifen und Fixieren von Gegenständen sowie
  - bei Tätigkeiten wie Stricken, Häkeln und Schreiben, bei denen Daumen und Zeigefinger in Palmarflexion isometrisch angespannt sind.
- Beschwerden beim Einfädeln eines Arms in eine Jacke oder Mantel, die durch die Abduktions-Außenrotations- und die am Ende ausgeführte Dorsalextensionsbewegung der Hand entstehen.

Ziel. Die Ziele sind:
- Mobilisation epineuraler Ödeme,
- Verbesserung der Trophik und
- Dehnung des neurogenen adaptierten Kollagens.

ASTE. Der Patient liegt in Rückenlage. Sein Oberkörper, HWS und Kopf werden auf der heterolateralen Seite positioniert, so dass eine neurogene Dehnung auf den Plexus brachialis und die Dura mater vorpositioniert wird.

Ausführung. Der seitlich neben dem Patienten stehende Therapeut umfasst mit seiner rechten Hand Daumen, Zeige- und Mittelfinger des Patienten und führt den Patientenarm in Abduktion/Außenrotation bei gleichzeitiger Extension im Ellenbogen. Über seinen Oberschenkel

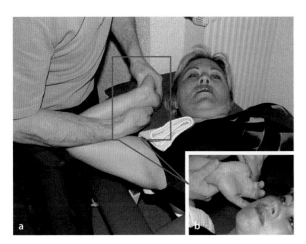

Abb. 4.43 Neurogene Dehnung des N. ulnaris, **a** Armposition, **b** Handposition

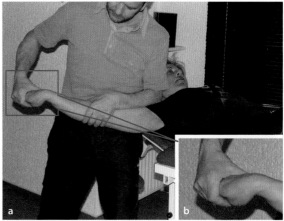

Abb. 4.44a,b Neurogene Dehnung des N. radialis, **a** Armposition, **b** Handposition

bringt er die Patientenschulter in Depression und führt mit seinem rechten Daumen und Zeigefinger, ähnlich einer Zange, die Patientenfinger in Extension.

> Die Hand wird bis zum Auftreten eines neurogenen Schmerzes in Dorsalextension geführt, dann submaximal eingestellt und **rhythmisch 31- bis 40-mal mobilisiert**. Ist adaptiertes Kollagen vorhanden, wird nachfolgend die Position **statisch 30 sec bis 2 min gehalten** und zum Schluss mit gleichzeitiger Anlage milder Wärme physiologisch bewegt.

- Neurogene Dehnung des Ramus palmaris/Ramus superficialis nervi ulnaris (**Abb. 4.43**)

Basisbefundung. Anamnestisch bestehen Schmerzen und Parästhesien im Hypothenarbereich und auf der Kleinfingerseite.

Beschwerdeauslösend zeigen sich im Alltag:
- Eine in Seitlage ausgeführte Lesestellung, in der der Patient mit der Hand den Kopf abstützt.
- Das Aufstützen auf die dorsalextendierte Handwurzel, z. B. bei längeren Fahrradtouren.

Ziel. Die Ziele sind:
- Mobilisation epineuraler Ödeme,
- Verbesserung der Trophik und
- Dehnung des neurogenen adaptierten Kollagens.

ASTE. Der Patient liegt in Rückenlage. Sein Oberkörper und die HWS werden auf der heterolateralen Seite positioniert, so dass eine neurogene Dehnung auf den Plexus brachialis und die Dura mater vorpositioniert wird.

Ausführung. Der seitlich neben dem Patienten stehende Therapeut führt den Oberarm in maximale Abduktion,

das Ellenbogengelenk in maximale Flexion und den Unterarm in Supination. Mit seiner linken Hand umfasst er den Klein- und Ringfinger des Patienten und führt eine Radialabduktion und Dorsalextension aus. Die rechte Patientenschulter wird über einen Gurt in Depression positioniert.

> Die Patientenfinger werden bis zum Auftreten eines neurogenen Schmerzes geführt, dann submaximal eingestellt und beginnend **rhythmisch 31- bis 40-mal mobilisiert**. Ist adaptiertes Kollagen vorhanden, wird nachfolgend die Position **statisch 30 sec bis 2 min gehalten** und zum Schluss mit gleichzeitiger Anlage milder Wärme physiologisch bewegt.

- Neurogene Dehnung des Ramus superfi cialis nervi radialis (**Abb. 4.44**)

Basisbefundung. Anamnestisch bestehen Schmerzen und Parästhesien im Bereich des Daumengrundgelenks und in der Region des 1. und 3. dorsalen Sehnenfachs. Der Patient hat Probleme bei:
- Werkarbeiten wie Hämmern und Schraubendrehen,
- Auswringen von Wäsche.

Ziel. Die Ziele sind:
- Mobilisation epineuraler Ödeme,
- Verbesserung der Trophik und
- Dehnung des neurogenen, adaptierten Kollagens.

ASTE. Der Patient sitzt. Sein Oberkörper und der Kopf werden auf der heterolateralen Seite positioniert, so dass eine neurogene Dehnung auf den Plexus brachialis und die Dura mater vorpositioniert wird.

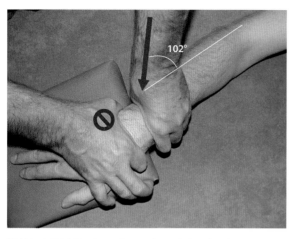

◘ Abb. 4.45 TLG im Art. radiocarpalis nach dorsal, rechts

Ausführung. Der seitlich neben dem Patienten stehende Therapeut umfasst mit seiner rechten Hand die Hand des Patienten führt den Patientenarm in Abduktion und Innenrotation. Über seine linke Beckenseite bringt er die Patientenschulter in Depression, der Ellenbogen ist dabei in Extension und Pronation und führt mit seiner rechten Hand die Hand/Finger des Patienten in Palmarflexion/Ulnarabduktion, wobei der Daumen in der Hohlhand des Patienten fixiert liegt.

> Die Hand wird bis zum Auftreten eines neurogenen Schmerzes geführt, dann submaximal eingestellt und beginnend **rhythmisch 31- bis 40-mal mobilisiert**. Ist adaptiertes Kollagen vorhanden, wird nachfolgend die Position **statisch 30 sec bis 2 min gehalten** und zum Schluss mit gleichzeitiger Anlage milder Wärme physiologisch bewegt.

4.13 Gelenkspezifische Untersuchung und Behandlung des proximalen Handwurzelgelenks

Gelenkphysiologie der Articulatio radiocarpalis. Die Articulatio radiocarpalis ist ein Ei- bzw. Ovoidgelenk und besitzt, wie auch die Articulatio intercarpalis, zwei Freiheitsgrade. Sie ist für Flexion/Extension und Ulnarabduktion/Radialabduktion des Radius konkav, für die proximale Handwurzelreihe konvex.

Ruhestellung (»maximally loose-packed position«). Das Gelenk ist in ca. 10° Flexion, ca. 10° Ulnarabduktion größtmöglich entspannt.

Verriegelte Stellung (»maximally close-packed position«). Das Gelenk ist in maximaler Extension größtmöglich gespannt. **Kapselmuster.** Flexion und Extension stehen im Verhältnis 1:1 zueinander.

4.13.1 Translatorisches Gleiten (TLG) im proximalen Handwurzelgelenk

Translatorisches Gleiten ist das manualtherapeutische Mittel der Wahl. Mittels der translatorischen Technik ist es möglich, selektiv das Restriktionsgebiet zu lokalisieren und zu behandeln. Es werden keine dreidimensionalen Bewegungen eingestellt, da die Bewegungsachsen unterschiedlich sind.

4.13.2 TLG nach dorsal

- Translations-Joint play der Articulatio radiocarpalis aus Vorposition Palmarflexion in der geschlossenen Kette nach dorsal (◘ Abb. 4.45)

Basisuntersuchung. Befundet wurden eine aktiv und passiv eingeschränkte Palmarflexion.

Ziel. Verbesserung der interartikulären Qualität. Differenzierung der Restriktion mittels arthrokinematischer Befundung unter Traktionsstufe 2.

> In der Articulatio radiocarpalis wird beim **TLG nach dorsal** in der geschlossenen Kette der konkave Partner (Radius) bewegt.

ASTE. Der Patient sitzt. Sein Arm wird so gelagert, dass eine Ulnarneigung des Radius von 15–25° über den Unterarm vorpositioniert ist. Ein Keil wird distal der Articulatio radiocarpalis angelegt.

Ausführung. Der Schub durch die Therapeutenhand erfolgt im 102°-Winkel zum Unterarm des Patienten, um die 12°-Dorsopalmarneigung zu berücksichtigen. Unter Palmarflexion der rechten Patientenhand testet der Therapeut weiterlaufende Bewegungen nach palmar und nimmt diese submaximal als Vorposition für den Joint play.

> Die Fixierung und **Variierung der Vorposition** wird durch den Schenkelgrad des Keils erreicht:
> - durch unterschiedliche Keilwinkelgrade oder
> - durch zusätzliche Unterlagerungspads.

Phase a. Translationsgleiten. Der Therapeut umfasst gelenknah mit seiner linken Hand Radius und Ulna, so dass sein Zeigefinger über dem Radius des Patienten anliegt. Mit seiner rechten Hand fixiert er die proximale und distale Handwurzelreihe im Bereich der Eminentia carpi radialis und ulnaris. Mit seiner linken Hand gibt der Therapeut einen im 102°-Winkel, senkrecht zur Bank, nach palmar gerichteten Translationsschub unter Traktionsstufe 2 vor. Am Ende des Translationswegs gibt der Therapeut einen Überdruck zur Erfassung der Kapselqualität.

Phase b. Kompressionsgleiten. Die linke Hand gibt zusätzlich einen distal ausgerichteten Druck in das Gelenk, um degenerative Veränderungen der obersten Knorpelschicht zu testen.

Phase c. Approximationsgleiten. Die linke Hand gibt dezenten Druck in das Gelenk. Getestet werden synoviale Veränderungen gegenüber dem physiologisch ausgeführten Joint play.

Interpretation. Die Resistenz der Kapsel kann norm- oder hypomobil sein. Eine Hypomobilität gibt einen Hinweis auf eine dorsale Kapselrestriktion mit der Folge einer Palmarflexionseinschränkung.

- **TLG zur Mobilisation der Articulatio radiocarpalis nach dorsal**

Ziel. Translation in die Kapselrestriktion unter Traktionsstufe 3.

❯❯ Die **Vorpositionierung** kann entsprechend der Palmarflexionshypomobilität eingestellt werden.

ASTE und Ausführung. Ausführung wie bei ◘ Abb. 4.45, jedoch unter Traktionsstufe 3.

- Rhythmisch 20-mal mobilisieren.
- Statisch 30 sec bis 2 min halten.
- Abschließend den Patienten in die freigemachte Richtung anspannen lassen.

4.13.3 TLG nach palmar

- **Translations-Joint play der Articulatio radiocarpalis aus Vorposition Dorsalextension in der offenen Kette nach palmar (◘ Abb. 4.46)**

Basisuntersuchung. Befundet wurden eine aktiv und passiv eingeschränkte Dorsalextension.

Ziel. Verbesserung der interartikulären Qualität. Differenzierung der Restriktion mittels osteokinematischer Befundung unter Traktionsstufe 2.

❯❯ In der Articulatio radiocarpalis wird beim **TLG nach palmar** in der off nen Kette der konkave Partner (Radius) fixiert.

ASTE. Der Patient sitzt. Sein Arm wird so gelagert, dass eine Ulnarneigung des Radius von 15°–25° über den Unterarm ausgeglichen wird. Ein Keil, der proximal der Articulatio radiocarpalis angelegt wird, gleicht die dorsal-palmare Neigung von ca. 12° aus. Unter Dorsalextension der rechten Patientenhand testet der Therapeut weiterlaufende Bewegungen nach dorsal und nimmt diese submaximal als Vorposition für den Joint play. Die rechte Therapeutenhand variiert und fixiert die Vorposition.

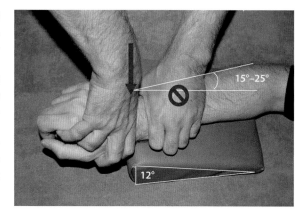

◘ **Abb. 4.46** TLG im Art. radiocarpalis nach palmar, rechts

Phase a. Translationsgleiten. Der Therapeut umfasst gelenknah mit seiner linken Hand Radius und Ulna mit Betonung seines Zeigefingers über dem Radius des Patienten. Mit seiner rechten Hand umfasst er die proximale Handwurzelreihe und gibt einen, senkrecht zur Bank, unter Translationsstufe 2, nach palmar gerichteten Translationsschub vor. Hierbei befindet sich MCP 2 der rechten Hand zwischen dem 3. und 4. Sehnenfach der dorsalen karpalen Sehnenscheiden. Am Ende des Translationswegs gibt der Therapeut einen Überdruck zur Erfassung der Kapselqualität.

Phase b. Kompressionsgleiten. Die rechte Hand gibt zusätzlich einen proximal ausgerichteten Druck in das Gelenk, um degenerative Veränderungen der obersten Knorpelschicht zu testen.

Phase c. Approximationsgleiten. Die rechte Hand gibt dezenten Druck in das Gelenk. Getestet werden synoviale Veränderungen gegenüber dem physiologisch ausgeführten Joint play.

Interpretation. Die Resistenz der Kapsel kann norm- oder hypomobil sein. Eine Hypomobilität gibt einen Hinweis auf eine palmare Kapselrestriktion mit der Folge einer Dorsalextensionseinschränkung.

- **TLG zur Mobilisation der Articulatio radiocarpalis nach palmar**

Ziel. Translation in die Kapselrestriktion unter Traktionsstufe 3.

❯❯ Die **Vorpositionierung** kann jeder kapsulären Einschränkung entsprechend vorpositioniert werden. Diese Technik eignet sich auch für die Behandlung eines Karpaltunnelsyndroms.

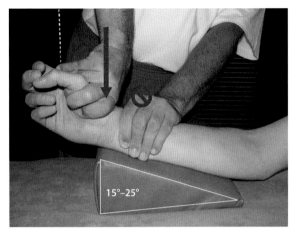

Abb. 4.47 TLG im Art. radiocarpalis nach ulnar, rechtsseitig

ASTE und Ausführung. Ausführung wie bei ■ Abb. 4.46, jedoch unter Traktionsstufe 3.
- Rhythmisch 20-mal mobilisieren.
- Statisch 30 sec bis 2 min halten.
- Abschließend den Patienten in die freigemachte Richtung anspannen lassen.

4.13.4 TLG nach ulnar

- Translations-Joint play der Articulatio radiocarpalis aus Vorposition Radialabduktion in der offenen Kette nach ulnar (■ Abb. 4.47)

Basisuntersuchung. Befundet wurden eine aktiv und passiv eingeschränkte Radialabduktion.

Ziel. Verbesserung der interartikulären Qualität. Differenzierung der Restriktion mittels arthrokinematischer Befundung unter Traktionsstufe 2.

> In der Articulatio radiocarpalis wird beim **TLG nach ulnar** in der offenen Kette der konkave Partner (Radius) fixiert. Die Ulna liegt auf.

ASTE und Ausführung. Der Patient sitzt. Um die 15–25°-Radioulnarneigung der Articulatio radiocarpalis auszugleichen, wird der Patientenarm ulnarseitig so auf einen Keil gelagert, dass eine 15–25°-Unterarmstellung vorpositioniert ist. Unter Radialabduktion der rechten Patientenhand testet der Therapeut die weiterlaufende Bewegung nach radial und nimmt diese submaximal als Vorposition für den Joint play. Die rechte Therapeutenhand variiert und fixiert die Vorposition.
  Der Therapeut umfasst gelenknah mit seiner linken Hand Radius und Ulna und fixiert diese fest auf dem Keil. Mit seiner rechten Hand umfasst er das Daumengrundgelenk des Patienten, wobei MCP 2 sich auf die proximale

Handwurzelreihe in Höhe der Tabatière anlegt. Der Therapeut gibt einen senkrecht zur Bank, nach ulnar gerichteten Translationsschub unter Traktionsstufe 2 vor und gibt am Ende des Translationswegs einen Überdruck zur Erfassung der Kapselqualität.

Interpretation. Die Resistenz der Kapsel kann norm- oder hypomobil sein. Eine Hypomobilität gibt einen Hinweis auf eine ulnare Kapselrestriktion mit der Folge einer Radialabduktionseinschränkung.

- TLG zur Mobilisation der Articulatio radiocarpalis nach ulnar

Ziel. Translation in die Kapselrestriktion unter Traktionsstufe 3.

> Die **Vorpositionierung** kann jeder kapsulären Einschränkung entsprechend vorpositioniert werden.

ASTE und Ausführung. Ausführung wie bei ■ Abb. 4.47, jedoch unter Traktionsstufe 3.
- Rhythmisch 20-mal mobilisieren.
- Statisch 30 sec bis 2 min halten.
- Abschließend den Patienten in die freigemachte Richtung anspannen lassen.

4.13.5 TLG nach radial

- Translations-Joint play der Articulatio radiocarpalis aus Vorposition Ulnarabduktion in der geschlossenen Kette nach radial (■ Abb. 4.48)

Basisuntersuchung. Befundet wurden eine aktiv und passiv eingeschränkte Ulnarabduktion.

Ziel. Verbesserung der interartikulären Qualität. Differenzierung der Restriktion mittels arthrokinematischer Befundung unter Traktionsstufe 2.

> In der Articulatio radiocarpalis wird beim **TLG nach radial** in der geschlossenen Kette der konkave Partner (Radius) bewegt.

ASTE und Ausführung. Der Patient sitzt. Um die 15–25° der radioulnaren Neigung der Articulatio radiocarpalis auszugleichen, wird der Schub am Radius in einem Winkel von 105–115° zum Radius des Patienten ausgeführt. Der Unterarm befindet sich in 12° Adduktion (aus der Sagittalen). Unter Ulnarabduktion der rechten Patientenhand testet der Therapeut die weiterlaufende Bewegung nach ulnar und nimmt diese submaximal als Vorposition für den Joint play.

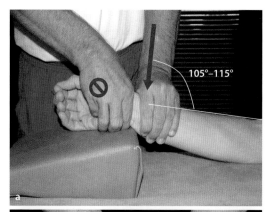

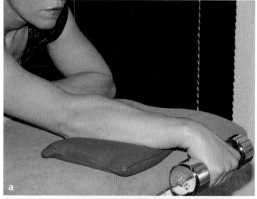

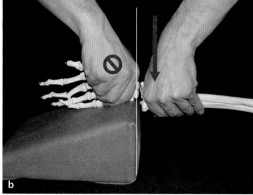

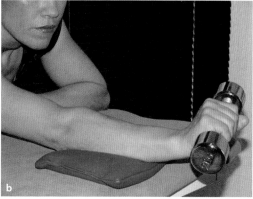

◨ **Abb. 4.48a,b** a TLG im Art. radiocarpalis nach radial (rechts), b anatomische Orientierung

◨ **Abb. 4.49a,b** Integration der Dorsalextension des RCG im Hanteltraining. Beispiel: rechtsseitige palmare Kapselresistenz. **a** ASTE, **b** ESTE

❯ Die **Variierung der Vorposition** wird durch den Schenkelgrad des Keils erreicht:
  ▬ durch unterschiedliche Keilwinkelgrade oder
  ▬ durch zusätzliche Unterlagerungspads.

Der Therapeut umfasst gelenknah mit seiner linken Hand im Gabelgriff Radius und Ulna, so dass seine Basis des Zeigefingers über dem Radius des Patienten anliegt. Mit seiner rechten Hand fixiert er die proximale und distale Handwurzelreihe. Mit seiner linken Hand gibt der Therapeut einen, nach ulnar gerichteten Translationsschub unter Traktionsstufe 2 vor. Am Ende des Translationswegs gibt der Therapeut einen Überdruck zur Erfassung der Kapselqualität.

Interpretation. Die Resistenz der Kapsel kann norm- oder hypomobil sein. Eine Hypomobilität gibt einen Hinweis auf eine ulnare Kapselrestriktion mit der Folge einer Ulnarabduktionseinschränkung.

▪ **TLG zur Mobilisation der Articulatio radiocarpalis nach ulnar**

Ziel. Translation in die Kapselrestriktion unter Traktionsstufe 3.

❯ Die **Vorpositionierung** kann jeder kapsulären Einschränkung entsprechend vorpositioniert werden.

ASTE und Ausführung. Ausführung wie bei ◨ Abb. 4.48, jedoch unter Traktionsstufe 3.
  ▬ Rhythmisch 20-mal mobilisieren.
  ▬ Statisch 30 sec bis 2 min halten.
  ▬ Abschließend den Patienten in die freigemachte Richtung anspannen lassen.

4.14 Knorpelgleiten und Trophiktraining für das proximale Handwurzelgelenk (RCG)

Integration der Dorsalextension des RCG im Hanteltraining zur Synoviaverbesserung und Knorpelgleiten (◨ Abb. 4.49)

Ziel. Integration der neu gewonnenen Bewegung.

ASTE und Ausführung. Der Patient sitzt vor der Behandlungsliege. Der ausführende Arm ist gestreckt, die Hand

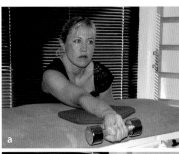

Abb. 4.50a,b Hausaufgabe: Theraband für Dorsalextension, rechtsseitig. **a** ASTE, **b** ESTE

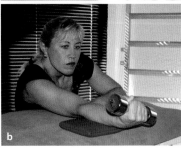

Abb. 4.51a,b Integration der Palmarflexion des RCG im Hanteltraing. Beispiel: rechtsseitige dorsale Kapselresistenz **a** ASTE, **b** ESTE

liegt pronatorisch im Überhang und wird durch das in der Hand gehaltene Hantelgewicht (1 kg) in Beugung gezogen.

ESTE. Die Bewegung erfolgt ohne Mitbewegung des Rumpfes, nur aus dem Handgelenk. Der Arm bleibt in unveränderter Stellung. Die Hantel wird so weit wie möglich in Dorsalextension mit Radialabduktion gezogen, dort 1 sec gehalten und in die ASTE zurückgebracht.

Anzahl und Dosierung. Zur Verbesserung der Trophik im RCG:

- 31–40 Wiederholungen,
- 1 min Pause, in der aktiv in Dorsalextension bewegt wird,
- 3–4 Serien.

Zum Einpressen der Synovia:
Das Einpressen wird durch das Halten in der ESTE Dorsalextension für 1 sec erreicht.

- **Hausaufgabe: Theraband für Dorsalextension (Abb. 4.50)**

ASTE und Ausführung. Der Patient zieht in vorgegebener Stellung das Theraband in Dorsalextension.

Wiederholung, Pausendauer und Serienzahl. Entspricht Abb. 4.49.

- **Integration der Palmarflexion des RCG im Hanteltraining zur Synoviaverbesserung und Knorpelgleiten (Abb. 4.51)**

Ziel. Integration der neu gewonnenen Bewegung.

ASTE und Ausführung. Der Patient sitzt vor der Behandlungsliege. Der ausführende Arm ist gestreckt, die Hand liegt supinatorisch im Überhang und wird durch das in der Hand gehaltene Hantelgewicht (1 kg) in Streckung gezogen.

ESTE. Die Bewegung erfolgt ohne Mitbewegung des Rumpfes, nur aus dem Handgelenk. Der Arm bleibt in unveränderter Stellung. Die Hantel wird so weit wie möglich in Palmarflexion mit Ulnarabduktion gezogen, dort 1 Sekunde gehalten und in die ASTE zurückgebracht.

Anzahl und Dosierung. Zur Verbesserung der Trophik des RCG:

- 31–40 Wiederholungen,
- 1 min Pause, in der die Palmarflexion aktiv beübt wird,
- 3–4 Serien.

Zum Einpressen der Synovia:
Das Einpressen wird durch das Halten in der ESTE Dorsalextension für 1 sec erreicht.

- **Hausaufgabe: Theraband für Palmarflexion (Abb. 4.52)**

ASTE und Ausführung. Der Patient zieht in vorgegebener Stellung das Theraband in Palmarflexion.

Wiederholung, Pausendauer und Serienzahl. Entspricht Abb. 4.51.

- **Komplexintegration der Palmarflexion und Dorsalextension, »Handgelenkrollen« (Abb. 4.53)**

Ziel. Volles Ausschöpfen des Bewegungsumfangs.

ASTE und Ausführung. Der Patient sitzt oder steht. Er hält mit gestreckten Armen eine ca. mind. 40 cm lange Stange

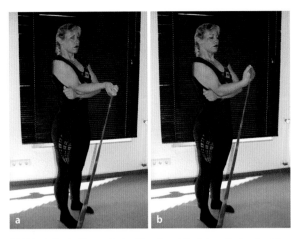

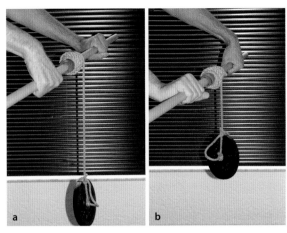

◻ Abb. 4.52a,b Hausaufgabe: Theraband für Palmarflexion (rechtsseitig). **a** ASTE, **b** ESTE

◻ Abb. 4.53a,b »Handgelenkrollen«. **a** ASTE, **b** ESTE

mit einem 40 cm langen Seil, an dessen Ende eine anfänglich leichte Gewichtsscheibe befestigt ist. Das Seil ist vollständig abgewickelt.

ESTE. Die Bewegung erfolgt durch wechselnde Dorsalextension/Palmarflexion mit Aufdrehen des Seils. Die Aufrollbewegungen sollten lange Drehbewegungen sein. Der Arm bleibt in unveränderter Stellung. Ist das Gewicht aufgerollt, wird es langsam wieder in die ASTE abgelassen.

Anzahl und Dosierung. Zur Verbesserung der Trophik des RCG:
- 31–40 Wiederholungen,
- 30 sec bis 1 min Pause,
- 3–4 Serien.

Zum Einpressen der Synovia:
Um die Synovia einzupressen, wird jede Endposition gehalten.

4.15 Thermokinetiktraining nach FOST

- **Thermokinetiktraining nach FOST für die Palmarflexionsbewegung der Hand (◻ Abb. 4.54)**

Beginn Nach dem 6. Tag der Aktualisierung.

Ziel. Optimierung des Stoffwechsels.

ASTE. Der Patient sitzt oder steht. Er legt seinen Unterarm supiniert auf die Behandlungsbank, so dass sich die Hand im Überhang befindet. Um das Handgelenk wird eine Wärmepackung (hier ein mit warmem Wasser durchtränktes Frotteehandtuch) gewickelt.

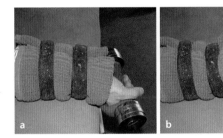

◻ Abb. 4.54a,b Thermokinetiktraining nach FOST für Palmarflexion, rechts. **a** ASTE, **b** ESTE

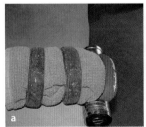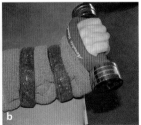

◻ Abb. 4.55a,b Thermokinetiktraining nach FOST für Dorsalextension, rechts. **a** ASTE, **b** ESTE

Ausführung. Der Patient bewegt eine 0,5–1-kg-Hantel dynamisch ca. 31- bis 40-mal in Palmarflexion.

Anzahl und Dosierung. 31–40 Wiederholungen, 30–60 sec Pause (aktive Palmarflexionsbewegungen ohne Gewicht), 3–4 Serien.

- **Thermokinetiktraining nach FOST für die Dorsalextensionsbewegung der Hand (◻ Abb. 4.55)**

ASTE und Ausführung. Wie bei ◻ Abb. 4.54, jedoch wird der Unterarm proniert auf die Bank gelegt. Die Hand wird in Dorsalextension bewegt.

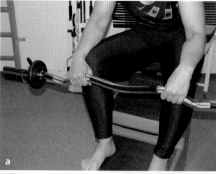

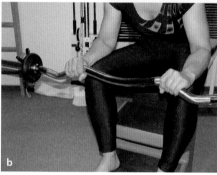

Abb. 4.56a,b Muskelaufbautraining der dorsalen Muskulatur mit »Z-Stange«. **a** ASTE, **b** ESTE

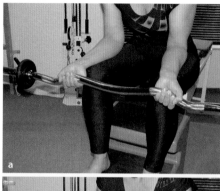

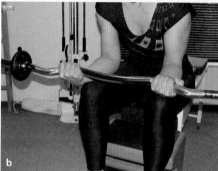

Abb. 4.57a,b Muskelaufbautraining der palmaren Muskulatur mit »Z-Stange«. **a** ASTE, **b** ESTE

4.16 Handgelenkkräftigung für das proximale Handwurzelgelenk

- Mehrfachzielgerichtetes (mzg.) Muskelaufbautraining der dorsalen Muskulatur mit »Z-Stange« (**Abb. 4.56**)

Anamnese. Instabilität der Handgelenke, Zustand nach Training der Rami articulares.

Ziel. Training der dorsalen Unterarmmuskulatur durch dreidimensionales mzg. Beüben.

ASTE. Der Patient sitzt. Er umfasst mit pronatorisch auf seinen Oberschenkeln aufliegenden Unterarmen den Bogen der »Z-Stange«, so dass eine physiologische Ulnarabduktion vorpositioniert wird. Die »Z-Stange« befindet sich im Überhang der Knie und wird entsprechend dem Zug des Gewichts in Beugung gezogen.

Ausführung. Der Patient zieht das Gewicht in Dorsalextension, ohne den Unterarm vom Oberschenkel abzuheben und kehrt in die ASTE zurück.

Dosierung und Anzahl. 21–30 Wiederholungen, 90 sec Pause, 3–4 Serien, Tempo 1 – 0 – 1.

- Mehrfachzielgerichtetes Muskelaufbautraining der palmaren Muskulatur mit »Z-Stange« (**Abb. 4.57**)

Anamnese. Instabilität der Handgelenke, Zustand nach Training der Rami articulares.

Ziel. Training der palmaren Unterarmmuskulatur durch dreidimensionales mzg. Beüben.

ASTE. Der Patient sitzt. Er umfasst mit supinatorisch auf seinen Oberschenkeln aufliegenden Unterarmen den Bogen der »Z-Stange«, so dass eine physiologische Radialabduktion vorpositioniert wird. Die »Z-Stange« befindet sich im Überhang der Knie und wird entsprechend dem Zug des Gewichts in Beugung gezogen.

Ausführung. Der Patient zieht das Gewicht in Palmarflexion, ohne den Unterarm vom Oberschenkel abzuheben und kehrt in die ASTE zurück.

Dosierung und Anzahl. 21–30 Wiederholungen, 90 sec Pause, 3–4 Serien, Tempo 1 – 0 – 1.

- Spezifisches Muskelaufbautraining

Mittel der Wahl ist ein Hanteltraining, **Abb. 4.56** nur mit entsprechend höherem Gewicht.

Dosierung und Anzahl. Wie bei **Abb. 4.56** und **Abb. 4.57**.

4.17 Sportspezifisches Rehabilitations-training (KIMI: Kraftimitation)

Das Sportspezifische Rehabilitationstraining ist das präzise Nachempfinden der tertiären Ursache eines Verletzungsmusters, das in einer komplexen muskulären Synergieschlingenbewegung integriert ist.

Voraussetzungen sind

- volles Bewegungsausmaß,
- Flexibilität,
- Koordinationsbasis,
- Ausdauer,
- Kraft.

Das **Ziel** ist es, ist eine funktionell konditionelle Wechselwirkung zwischen mehreren Gelenken zu erreichen. Dabei gilt es, die Verletzungsstruktur besonders zu betonen.

Das Gleichgewicht zwischen den Muskeln ist die Voraussetzung einer Kräfteauteilung, die sportspezifische Schwerpunkte und betonte Kontraktionsformen haben kann.

Ein sportspezifisches Training kann ebenso auf belastungsbetonte Berufe umgesetzt werden, indem entsprechende Vorpositionen beim **arbeitsspezifischen Rehabilitationstraining** eingenommen werden. Die Rehabilitation der Hand, in Form von Kraftimitation, ist besonders im Turnsport außerordentlich wichtig. Gerade beim Aufrollen am Reck, beim Handstand oder Einschwingen am Barren werden die Hände stark beansprucht. Arbeitsspezifisch sind alle Berufe, bei denen die Hand mit Hebelkräften belastet wird (Hammerschläge, Axt etc.)

Ein **sportspezifisches Prophylaxetraining** bezeichnen die Autoren als Traumaimitation (TIMI) bzw. als tertiäre Prävention. Bei der TIMI werden schwerpunktmäßig typische sport- oder arbeitsspezifische Verletzungsanfälligkeiten simuliert, mit dem Ziel, sie in ihrer Widerstandsfähigkeit zu beüben.

4.18 Gelenkspezifische Untersuchung und Behandlung des distalen Handwurzelgelenks

Gelenkmechanik der Articulatio intercarpalis. In der Articulatio intercarpalis sind in der proximalen Handwurzelreihe:

- Os scaphoideum zum Os trapezium und Os trapezoideum konvex, zum Os capitatum konkav.
- Os triquetrum und Os lunatum sind gegenüber Os capitatum und Os hamatum konkav.

In der **distalen Handwurzelreihe** sind:

- Os trapezium und Os trapezoideum konkav,
- Os capitatum und Os hamatum konvex.

Ruhestellung (»maximally loose-packed position«). Das Gelenk ist in ca. 10° Flexion und ca. 10° Ulnarabduktion größtmöglich entspannt.

Verriegelte Stellung (»maximally close-packed position«). Das Gelenk ist in maximaler Extension größtmöglich gespannt. Kapselmuster. Flexion und Extension stehen im Verhältnis 1:1 zueinander.

4.18.1 Testung der Handwurzelknochen

Die Testung der Handwurzelknochen ist eine betont interkarpale und karporadiale Testung, die rein translatorisch ausgeführt wird. **Einschränkungen** der Beweglichkeit zeigen nicht nur Schmerz durch subchondralen Kompressionsdruck, sondern haben erheblichen Einfluss auf die kinematische Kette der Hand. So kann z. B. ein fehlendes Palmargleiten des Os lunatum oder des Os capitatum die Dorsalextension limitieren. Exaktes Palpieren und Fixieren der Handwurzelknochen ist für eine Befundung unerlässlich.

Wir konzentrieren uns bei der Handwurzeltestung auf die ossären Anteile der **radialen Belastungssäule:**

- Radius,
- Os scaphoideum,
- Os trapezium,
- Os trapezoideum,
- Os lunatum und
- Os capitatum.

❯ Vorgehensweise der Testung:
- Zu Beginn wird ein **Schnelltest** des Karpus durchgeführt, unter Vorgabe der Bewegungseinschränkung der Hand und Kenntnissen über Konvexitäts- und Konkavitätsverhalten der beteiligten Handwurzelknochen.
- In der **spezifischen Untersuchung**, die auch die Behandlungsstellung zeigt, wird nochmals ein Joint play durchgeführt. Die Endgradigkeit der Handwurzelknochen ist in Behandlungsstellung weitaus besser ausführbar als im Schnelltest.

Aufgrund der multiplen Möglichkeiten der spezifischen Testung und Behandlung der Handwurzelknochen können hier nur zwei Beispiele angeführt werden. Weitere Konstellationen können anhand der Beispiele vom Leser abgeleitet werden.

4.18.2 Joint play/Schnelltestung der radialen Säule des Karpus

Als Vorgabe zum Schnelltest dient die Basisbefundung mit einem Hypomobilitätsverhalten in der aktiven und passi-

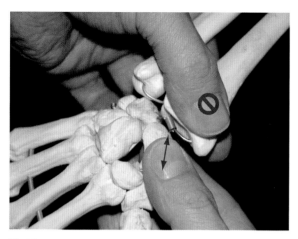

☐ **Abb. 4.58** Joint play zwischen Radius und Os scaphoideum (rechts)

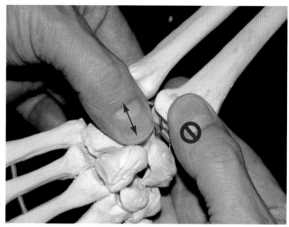

☐ **Abb. 4.59** Joint play zwischen Radius und Os lunatum (rechts)

ven Bewegung. Die gelenkspezifische Untersuchung des proximalen Handwurzelgelenks ergab den Verdacht einer Beteiligung. Joint play und Schnelltestung sind in anatomischer Demonstration abgebildet.

❯ **Die Testung macht auch eine grobe mechanische Beurteilung möglich: Bei aktiver Dorsalextension/ Palmarflexion wird gleichzeitig das Bewegungsverhalten der Handwurzelknochen palpiert. Man orientiert sich am Zeitpunkt (Gradstellung der Bewegung) der weiterlaufenden Bewegung.**

- **Joint play zwischen Radius und Os scaphoideum nach palmar und dorsal (☐ Abb. 4.58)**

ASTE. Der Patient sitzt. Der Therapeut hebt die Hand soweit an, dass durch den hängenden Unterarm des Patienten die dorsalpalmare Neigung von 12° aufgehoben wird. Die Radioulnarneigung von 15–25° wird durch das Versetzen des Patienten nach außen erreicht.

Ausführung. Mit seinem rechten Daumen und Zeigefinger fixiert der Therapeut im Zangengriff den Radius gelenknah. Mit dem linken Daumen und Zeigefinger fixiert er das Os scaphoideum. Unter Hautvorgabe bewegt der Therapeut das Os scaphoideum senkrecht nach palmar und dorsal und gibt jeweils am submaximalen Ende der Bewegung einen Überdruck.

- **Joint play zwischen Radius und Os lunatum nach palmar und dorsal (☐ Abb. 4.59)**

❯ **Das Os lunatum neigt am stärksten zur Dislokation nach dorsal und kann damit am ehesten eine Dorsalextensionshypomobilität der proximalen Reihe verursachen.**

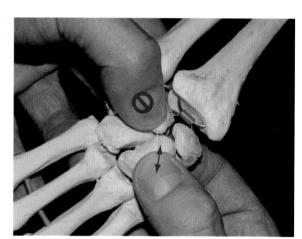

☐ **Abb. 4.60** Joint play zwischen Os lunatum und Os capitatum (rechtsseitig)

ASTE und Ausführung. Wie bei ☐ Abb. 4.58, jedoch wird das Os lunatum nach palmar und dorsal bewegt.

- **Joint play zwischen Os lunatum und Os capitatum nach palmar und dorsal, mit Wechsel von Punctum fixum und mobile nach der Testung (☐ Abb. 4.60)**

❯ **Beide Handwurzelknochen müssen bei der Dorsalextensions- und Palmarflexionsbewegung ihre höchstmögliche Mobilität aufbringen.**

ASTE und Ausführung. Wie bei ☐ Abb. 4.58.

- **TLG zur Mobilisation der Articulatio intercarpalis: Os capitatum – Os lunatum nach palmar**

Ziel. Translation in die Kapselrestriktion unter Traktionsstufe 3.

ASTE und Ausführung. Wie bei ◘ Abb. 4.61.
- Rhythmisch 20-mal mobilisieren.
- Statisch 30 sec bis 2 min halten.
- Abschließend den Patienten in die freigemachte Richtung anspannen lassen.

4.19 Gelenkspezifische Untersuchung und Behandlung der Articulatio carpometacarpalis pollicis

Gelenkmechanik der Articulatio carpometacarpalis pollicis. Die Articulatio carpometacarpalis pollicis ist ein Sattelgelenk mit Bewegungsfreiheit auf 2 Ebenen. Aufgrund der Beschaffenheit eines Sattelgelenks bilden sich sog. Sattelhöcker, die in einer endgradigen Bewegung als **Spheroideal-Gelenk** (Kugelgelenk) wirken und damit die Oppositions- und Repositionsbewegung ermöglichen.

Die **Oppositionsbewegung** setzt sich zwangsbiomechanisch zusammen aus:
- Flexion,
- Abduktion und
- Pronation.

Die **Repositionsbewegung** setzt sich zusammen aus:
- Extension,
- Adduktion und
- Supination.

Das **Sattelgelenk** ist für die:
- Abduktions- und Adduktionsbewegung am Os metacarpi 1 konvex und am Os trapezium konkav.
- Flexions- und Extensionsbewegung ist das Os metacarpi 1 konkav und das Os trapezium konvex.

Die Ebenen des Os trapezium sind geneigt: Das Os trapezium steht 15° nach dorsal-palmar geneigt und 35° nach radial-ulnar. **Ruhestellung (»maximally loose-packed position«).** In Mittelstellung aus Abduktion/Adduktion und Extension/Flexion ist das Gelenk größtmöglich entspannt.

Verriegelte Stellung (»maximally close-packed position«). In maximaler Reposition ist das Gelenk größtmöglich gespannt.

Kapselmuster. Reposition und Abduktion stehen im Verhältnis 2:1 zueinander.

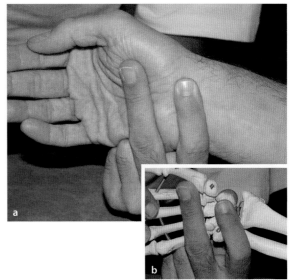
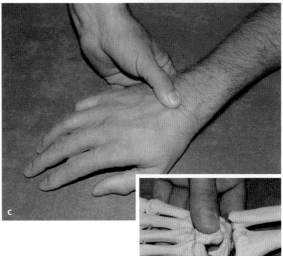
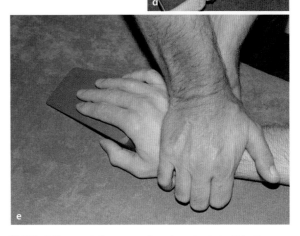

◘ **Abb. 4.61a–e a** Anlage von palmar, **b** anatomische Orientierung, **c** Anlage von dorsal, **d** anatomische Orientierung, **e** TLG der Art. radiointercarpalis: Os scaphoideum zu Os trapezium. Joint play und Mobilisationsstellung

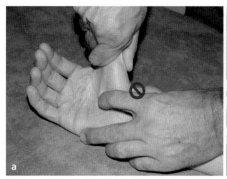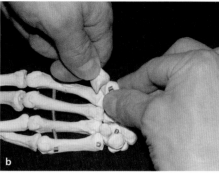

☐ **Abb. 4.62a,b** **a** Traktion der Art. carpometacarpea pollicis (rechts). Joint play und Mobilisationsstellung, **b** anatomische Orientierung

4.19.1 Testung der Articulatio carpometacarpalis pollicis

❯ Bei der **Testung** der Articulatio carpometacarpalis pollicis wird nur für die Extensions- und Flexionseinschränkung traktioniert. Eine Traktion für die Abduktions- und Adduktionseinschränkung ist aufgrund der konkaven Neigungsfläche des Os trapezium nicht möglich.

Einschränkungen des Daumensattelgelenks haben einen hohen Einfluss auf Alltags- und Gebrauchsbewegungen des Patienten.

❯ Testreihenfolge der gelenkspezifischen Untersuchung:
- ▬ Traktion.
- ▬ Gleiten nach ulnar.
- ▬ Gleiten nach radial.
- ▬ Gleiten nach palmar.
- ▬ Gleiten nach dorsal.

4.19.2 Traktion der Articulatio carpometacarpalis pollicis

- ▪ Traktions-Joint play der Articulatio carpometacarpalis pollicis bei fixiertem Os trapezium (☐ Abb. 4.62)

Basisuntersuchung. Befundet wurden eine aktive und passive Bewegungseinschränkung in Flexion oder Extension ohne Hinweis auf eine Weichteilproblematik.

Ziel. Unspezifische Aussage über die artikuläre Qualität/Quantität und Differenzierung mittels arthrokinematischer Befundung unter Traktionsstufe 2. Es ist ein Warming up für die Kapsel.

❯ Zur **Lokalisation** der Basis von Os metacarpi 1 wird bis zur proximalen Knochenkante des Os metacarpi 1 palpiert. Das Os scaphoideum befindet sich direkt proximal der Kante in einer Vertiefung. Bewegt sich der Daumen in Flexion, verstreicht die Vertiefung durch die Radialbewegung des Os trapezium.

ASTE und Ausführung. Der Patient sitzt. Sein Arm wird zur Transversalstellung der Gelenkfl äche in 15° Supination vorpositioniert. Der Daumen befindet sich in Ruheposition.

Ausführung. Rechter Daumen und Zeigefinger des Therapeuten umgreifen die Basis des Os metacarpi 1. Das Os trapezium wird mit Zeigefinger und Daumen der linken Hand fixiert. Unter Aufnahme der Gewebespannung führt der Therapeut eine longitudinale Traktion aus.

❯ Die **Traktion** gibt Aufschluss über die Quantität der Kapsel durch die anfängliche Zugbewegung und über die Qualität der Kapsel durch den submaximalen endgradigen Überdruck.

Befund. Extensions-/Flexionseinschränkung

- ▪ Traktionsmobilisation der Articulatio carpometacarpalis pollicis bei Flexions- und Extensionseinschränkung

❯ Die **Vorpositionierung** kann entsprechend der kapsulären Einschränkung in Flexion oder Extension eingestellt werden. Diese Technik eignet sich gut bei Rhizarthrosen in Vorposition Extension.

Ziel. Traktion der Kapselrestriktion unter Traktionsstufe 3.

ASTE und Ausführung. Wie bei ☐ Abb. 4.62.
- ▬ Rhythmisch 20-mal mobilisieren.
- ▬ Statisch 30 sec bis 2 min halten.
- ▬ Abschließend den Patienten in die freigemachte Richtung anspannen lassen.

4.19.3 Translatorisches Gleiten der Articulatio carpometacarpalis pollicis

Translatorisches Gleiten ist das manualtherapeutische Mittel der Wahl. Mittels der translatorischen Technik ist es möglich, selektiv das Restriktionsgebiet zu lokalisieren und zu behandeln. Es werden keine dreidimensionalen Bewegungen eingestellt, da die Bewegungsachsen unterschiedlich sind.

4.19.4 Flexionseinschränkung der Articulatio carpometacarpalis pollicis

- Translations-Joint play der Articulatio carpometacarpalis pollicis bei fixiertem Os trapezium nach ulnar, mit anatomischer Orientierung (◘ Abb. 4.63)

Basisuntersuchung. Befundet wurden eine aktive und passive Bewegungseinschränkung der Flexion des Daumens ohne Hinweis auf eine Weichteilproblematik.

Ziel. Unspezifische Aussage über die artikuläre Qualität/Quantität und Differenzierung mittels osteokinematischer Befundung unter Traktionsstufe 2.

ASTE. Der Patient sitzt. Sein Daumen befindet sich in Vorposition Flexion.

Ausführung. Die Kleinfingerseite des Therapeuten umgreift die Basis des Os metacarpi 1. Das Trapezium wird mit Zeigefinger und Daumen der rechten Hand fixiert. Die Widerlagerung konzentriert sich auf den ulnaren Anteil des Os trapezium.

Unter Aufnahme der Gewebespannung führt der Therapeut ein Gleiten nach ulnar distal durch. Die Gleitrichtung entspricht der konkaven Behandlungsebene des Os metacarpi 1. Der Therapeut beurteilt zum einen die Quantität und zum anderen, durch den submaximalen endgradigen Überdruck, die Qualität der Kapsel.

Befund. Flexionseinschränkung.

- TLG zur Mobilisation der Articulatio carpometacarpalis pollicis
- ❯ Die **Vorpositionierung** kann je nach Flexionseinschränkung vorpositioniert werden.

Ziel. Translation in die Kapselrestriktion unter Traktionsstufe 3.

ASTE und Ausführung. Wie bei ◘ Abb. 4.63.
— Rhythmisch 20-mal mobilisieren.
— Statisch 30 sec bis 2 min halten.

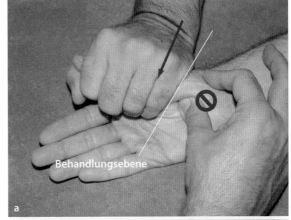

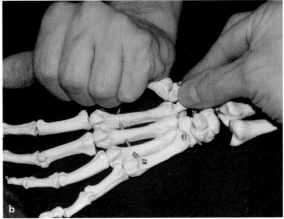

◘ **Abb. 4.63a,b** **a** TLG der Art. carpometacarpea pollicis (rechts). Joint play und Mobilisationsstellung nach ulnar, **b** anatomische Orientierung

— Abschließend den Patienten in die freigemachte Richtung anspannen lassen.

4.19.5 Extensionseinschränkung der Articulatio carpometacarpalis pollicis

- Translations-Joint play der Articulatio carpometacarpalis pollicis bei fixiertem Os trapezium nach radial, in Vorposition Extension (◘ Abb. 4.64)

Basisuntersuchung. Aktive und passive Bewegungseinschränkung der Extension des Daumens ohne Hinweis auf Weichteilproblematik.

Ziel. Unspezifische Aussage über die artikuläre Qualität/Quantität und Differenzierung mittels arthrokinematischer Befundung unter Traktionsstufe 2.

ASTE. Der Patient sitzt. Sein Daumen befindet sich in Vorposition Extension.

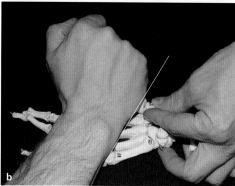

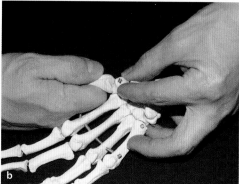

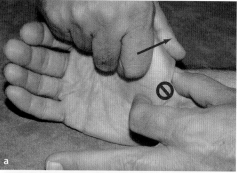

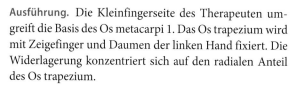

☐ **Abb. 4.64a,b a** TLG der Art. carpometacarpea pollicis (rechts). Joint play und Mobilisationsstellung nach radial, **b** anatomische Orientierung

☐ **Abb. 4.65a,b a** TLG der Art. carpometacarpea pollicis (rechts). Joint play und Mobilisationsstellung nach dorsal, **b** anatomische Orientierung

Ausführung. Die Kleinfingerseite des Therapeuten umgreift die Basis des Os metacarpi 1. Das Os trapezium wird mit Zeigefinger und Daumen der linken Hand fixiert. Die Widerlagerung konzentriert sich auf den radialen Anteil des Os trapezium.

Unter Aufnahme der Gewebespannung führt der Therapeut ein Gleiten nach radial proximal durch. Die Gleitrichtung entspricht der konkaven Behandlungsebene des Os metacarpi 1. Der Therapeut beurteilt die Quantität und, durch den submaximalen endgradigen Überdruck, die Qualität der Kapsel.

Befund. Extensionseinschränkung.

- TLG zur Mobilisation der Articulatio carpometacarpalis pollicis bei Extensionseinschränkung

❯ Die **Vorpositionierung** kann je nach Extensionseinschränkung eingestellt werden. Diese Technik eignet sich gut bei Rhizarthrosen in Vorposition Extension.

Ziel. Translation in die Kapselrestriktion unter Traktionsstufe 3.

ASTE und Ausführung. Wie bei ☐ Abb. 4.64.
- Rhythmisch 20-mal mobilisieren.
- Statisch 30 sec bis 2 min halten.
- Abschließend den Patienten in die freigemachte Richtung anspannen lassen.

4.19.6 Abduktionseinschränkung der Articulatio carpometacarpalis pollicis

- Translations-Joint play der Articulatio carpometacarpalis pollicis bei fixiertem Os trapezium nach dorsal (☐ Abb. 4.65)

Basisuntersuchung. Befundet wurden eine aktive und passive Bewegungseinschränkung der Abduktion des Daumens ohne Hinweis auf eine Weichteilproblematik.

Ziel. Unspezifische Aussage über die artikuläre Qualität/ Quantität und Differenzierung mittels arthrokinematischer Befundung unter Traktionsstufe 2.

ASTE. Der Patient sitzt. Sein Unterarm wird zur Transversalstellung der Gelenkfläche in 15° Supination vorpositioniert, um der dorsopalmaren 15°-Neigung der konkaven Gelenkfläche des Os trapezium Rechnung zu tragen. Der Daumen befindet sich in Vorposition Abduktion.

Ausführung. Rechter Daumen und Zeigefinger des Therapeuten umgreifen die Basis des Os metacarpi 1. Das Os trapezium wird mit Zeigefinger und Daumen der linken Hand fixiert. Die Widerlagerung konzentriert sich auf den dorsalen Anteil des Os trapezium.

Unter Aufnahme der Gewebespannung führt der Therapeut ein Gleiten nach dorsal distal durch. Die Gleitrichtung entspricht der konkaven Behandlungsebene des Os trapezium. Der Therapeut beurteilt die Quantität und, durch den submaximalen endgradigen Überdruck, die Qualität der Kapsel.

Befund. Abduktionseinschränkung.

- **TLG zur Mobilisation der Articulatio carpometacarpalis pollicis bei Abduktionseinschränkung**

❯ Die **Vorpositionierung** kann der Abduktionseinschränkung entsprechend angepasst werden.

Ziel. Translation in die Kapselrestriktion unter Traktionsstufe 3.

ASTE und Ausführung. Wie bei ◻ Abb. 4.65.
- ▬ Rhythmisch 20-mal mobilisieren.
- ▬ Statisch 30 sec bis 2 min halten.
- ▬ Abschließend den Patienten in die freigemachte Richtung anspannen lassen.

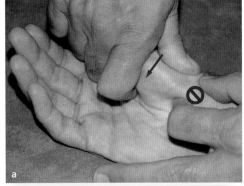

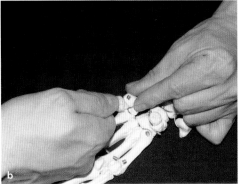

◻ **Abb. 4.66a,b a** TLG der Art. carpometacarpea pollicis (rechts). Joint play und Mobilisationsstellung nach palmar, **b** anatomische Orientierung

4.19.7 Adduktionseinschränkung der Articulatio carpometacarpalis pollicis

- **Translations-Joint play der Articulatio carpometacarpalis pollicis bei fixiertem Os trapezium nach palmar (◻ Abb. 4.66)**

Basisuntersuchung. Befundet wurden eine aktive und passive Bewegungseinschränkung der Adduktion des Daumens ohne Hinweis auf eine Weichteilproblematik.

Ziel. Unspezifische Aussage über die artikuläre Qualität/Quantität und Differenzierung mittels arthrokinematischer Befundung unter Traktionsstufe 2.

ASTE. Der Patient sitzt. Sein Unterarm wird zur Transversalstellung der Gelenkfläche in 15° Supination vorpositioniert, um der dorsopalmaren 15°-Neigung des Os trapezium Rechnung zu tragen. Der Daumen befindet sich in Vorposition Adduktion.

Ausführung. Rechter Daumen und Zeigefinger des Therapeuten umgreifen die Basis des Os metacarpi 1. Das Os trapezium wird mit Zeigefinger und Daumen der linken

Hand fixiert. Die Widerlagerung konzentriert sich auf den palmaren Anteil des Os trapezium.

Unter Aufnahme der Gewebespannung führt der Therapeut ein Gleiten nach palmar durch. Die Gleitrichtung entspricht der konkaven Behandlungsebene des Os trapezium. Der Therapeut beurteilt die Quantität und, durch den submaximalen endgradigen Überdruck, die Qualität der Kapsel.

Befund. Adduktionseinschränkung.

- **TLG zur Mobilisation der Articulatio carpometacarpalis pollicis bei Abduktionseinschränkung**

❯ Die **Vorpositionierung** kann der Adduktionseinschränkung entsprechend eingestellt werden.

Ziel. Translation in die Kapselrestriktion unter Traktionsstufe 3.

ASTE und Ausführung. Wie bei ◻ Abb. 4.66.
- ▬ Rhythmisch 20-mal mobilisieren.
- ▬ Statisch 30 sec bis 2 min halten.
- ▬ Abschließend den Patienten in die freigemachte Richtung anspannen lassen.

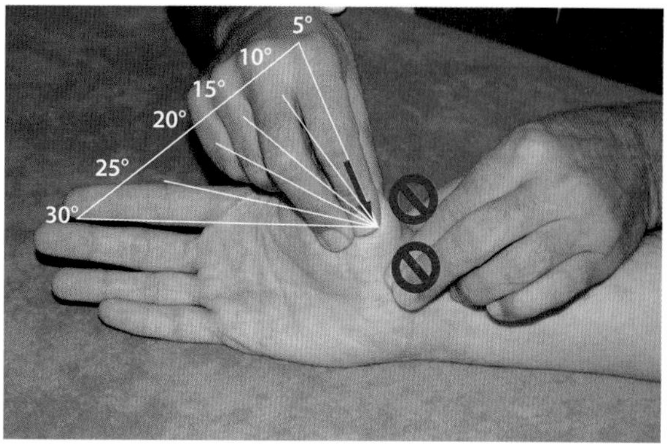

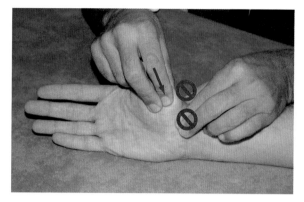

Abb. 4.67 Knorpelbelastungstraining für Art. CMC pollicis, Abduktion (rechts)

Abb. 4.68 CMC-Knorpelgleiten/Massage über abduktorische Kompressionsdynamik (links)

4.20 Knorpelbelastungstraining/Massage für die Articulatio carpometacarpalis pollicis (CMC)

Ein Knorpelbelastungstraining erweist sich bei der Rhizarthrose Grad 1 als sinnvoll, ansonsten gilt: Primär Trophiktraining, da eine Steigerung der Belastung für die geschädigte tragende Kollagenstruktur nicht mehr möglich ist.

- Knorpelbelastungstraining für die Articulatio carpometacarpalis pollicis, Beispiel für Abduktion (**Abb. 4.67**)

Anamnese. Der Knorpel ist nicht belastungsstabil aufgrund von:
- Immobilisation,
- Instabilität oder
- Rhizarthrose Grad 1.

Ziel. Verbesserung der Tragfähigkeit des Knorpels.

❯ Limitierend ist der Schmerz.

ASTE und Ausführung. Der Patient setzt sich seitlich zur Behandlungsliege. Der Patientenunterarm wird in 15° Supination ulnarseitig auf der Bank abgelegt. Der Therapeut fixiert mit seiner linken Hand das Os trapezium. Mit seiner rechten Hand gibt er leichte Kompression in das Gelenk.

Der Patient spannt gegen die fixierende Therapeutenhand in Abduktion. Die Isometrie wird 1 sec gehalten und dann in 5°-Abschnitten jeweils neu beübt.

Anzahl und Dosierung. 21–30 Wiederholungen, 60–90 sec Pause (aktive Abduktionsübungen). Die Anzahl der Serien richtet sich nach der Anzahl der neuen Positionen.

- CMC-Knorpelgleiten/Massage über abduktorische Kompressionsdynamik (**Abb. 4.68**)

Anamnese. Der Knorpel ist belastungsstabil, zeigt jedoch Defizite bei der Verformungsbelastung.

Ziel. Verbesserung der Verformungsbelastbarkeit des Knorpels.

❯ Limitierend ist der Schmerz.

ASTE und Ausführung. Wie bei **Abb. 4.67**, jedoch bewegt der Patient langsam, mit immer größer werdenden Amplituden, den Daumen gegen leichten Führungswiderstand des Therapeuten in Abduktion.

Anzahl und Dosierung. 21–30 Wiederholungen, 60–90 sec Pause (aktive Abduktionsübungen), 3–5 Serien.

4.21 Behandlung für Karpaltunnel und Guyon-Loge

❯ Als ergänzende Therapien bieten sich an:
- Gabe von Vitamin B und E,
- milde Wärme zur Detonisierung,
- neurogene Mobilisationen,
- Detonisierung des M. flexor carpi ulnaris sowie
- das Gleiten nach palmar, um das Kapselvolumen gänzlich auszuschöpfen.

- Karpaltunnelbehandlung und Öffnung der Guyon-Loge durch Querdehnung des Lig. pisometacarpeum und pisohamatum (**Abb. 4.69**)

Ziel. Kollagendehnung und Dehydrierung der restriktiven/proliferierten o.g. Bänder.

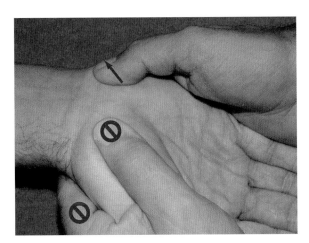

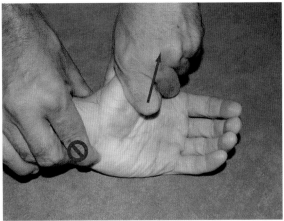

Abb. 4.69 Karpaltunnel-/Loge-de-Guyon-Behandlung (rechtsseitig)

Abb. 4.70 Karpaltunnelbehandlung (linksseitig)

ASTE. Der Patient setzt sich seitlich zur Behandlungsliege. Der Patientenarm wird supiniert auf der Bank abgelegt.

Ausführung. Der Therapeut fixiert mit seinem linken Daumen die Eminentia carpi radialis. Mit seinem rechten Daumen moduliert er sich distal radial an das Os pisiforme. Unter Hautvorgabe drückt der Therapeut das Os pisiforme nach proximal ulnarseitig.

Anzahl und Dosierung. 10 sec Dehnung, nachfolgend 30 sec bis 2 min Dehnung, 60 sec Pause (aktive Dorsalextensions- und Palmarflexionsübungen), 3–4 Serien.

- **Karpaltunnelbehandlung durch Querdehnung des Lig. transversum carpi (■ Abb. 4.70)**

Ziel. Kollagendehnung und Dehydrierung der restriktiven/proliferierten o.g. Bänder.

ASTE. Der Patient setzt sich seitlich zur Behandlungsliege. Der Patientenarm wird ulnarseitig auf der Bank abgelegt.

Ausführung. Der Therapeut fixiert mit seinem linken Zeigefinger die Basis des Os metacarpi 1. Mit seinem rechten Mittel- und Zeigefinger widerlagert er von proximal radial kommend das Os pisiforme des Patienten und gibt zusätzlich einen von dorsal kommenden Druck mit seinem Daumen auf das Os triquetrum mit der Folge einer fixierenden Kompression. Seine rechte Hand umgreift den rechten Daumen an der Basis. Unter Hautvorgabe führt der Therapeut einen longitudinalen Zug aus.

Anzahl und Dosierung. 10 sec Dehnung, nachfolgend 30 sec bis 2 min Dehnung, 60 sec Pause (aktive Dorsalextensions- und Palmarflexionsübungen), 3–4 Serien.

4.22 Stabilisation des Handgelenks

4.22.1 Pathomechanismus einer Instabilität

Bei den Handgelenksbehandlungen hält sich das Verhältnis zwischen Hypomobilitäten und Instabilitäten ungefähr die Waage. Frauen tendieren eher zu Instabilitäten, Männer eher zu Hypomobilitäten.

Am häufigsten ist der TFC-Komplex betroffen, gefolgt von einem instabilen Os lunatum. Aus pathogenetischer Sicht der Autoren beruht die Dominanz des weiblichen Geschlechts bei Rhizarthrosen eher auf einer Chondromalazie mit fehlender Kompression in der Articulatio carpometacarpalis pollicis als auf einer typischen Arthrose. mmi*

❯ Handinstabilitäten finden ihren Pathomechanismus in:
 - degenerativen Veränderungen/Verödungen der Bursen,
 - Bänderlaxizität,
 - verstärkter Angulation durch statische Veränderungen,
 - Fissuren,
 - Luxationen,
 - Kapseldehnungen, bedingt durch Wurfsportarten,
 - Missverhältnissen zwischen osteokinematischer und arthrokinematischer Muskulatur,
 - verminderter muskulärer Aktivität der Unterarmflexoren und -extensoren sowie der kleinen Handmuskeln,
 - Diskose des Discus articularis.

Weiterhin fehlt den Handwurzelknochen die primäre dynamische Stabilisierung durch das Fehlen kurzer Muskeln im Karpusbereich, so dass diese auf Adhäsionsverluste anfällig reagieren, begleitet von der Aufhebung oder Reduzierung der Zentrierungseigenschaften.

Die **Zeichen einer Instabilität** bestehen anamnestisch darin, dass der Patient Probleme angibt:

- bei Begrüßungen durch Handschütteln,
- beim Öffnen von Verschlüssen,
- Schlagen mit dem Hammer.

Zur Wahrung der dynamischen Stabilität weist die Handgelenkkapsel eine artikuläre neurale Versorgung auf, die in engem Bezug zu den umliegenden gelenknahen Muskeln steht. Dieses ist notwendig, um eine optimale dynamische Stabilität zu gewährleisten und gilt in der Manualtherapie als Ansatzpunkt für eine artikuläre dynamische Stabilisation.

4.22.2 Behandlungsaufbau Stabilisation

Der Behandlungsaufbau einer Stabilisation sieht wie folgt aus:

- Optimierung der Synoviaproduktion (Verbesserung der Adhäsion) durch Trophiktraining.
- Aufbau der Belastungsfähigkeit des Knorpels.
- Optimierung der Knorpelverformungsbelastung über Knorpelmassage.
- Einleiten der Ansprechbarkeit der neuromuskulären Verbindungen (Training der Rami articulares).
- Anlegen eines Tapeverbands in ulnarabduktorischer Annäherung bei Instabilität des TFC-Komplexes.
- Aufbau der Unterarm- und Handmuskulatur über das PRT-System.

Literatur

Frisch H (2001) Programmierte Untersuchung des Bewegungsapparats. 8. Aufl. Springer, Berlin, Heidelberg
Lanz T von, Wachsmuth W (1982, 2003) Rücken (Praktische Anatomie, Bd 2, Teil 7). Springer, Berlin, Heidelberg

Manuelle Therapie und Rehabilitation der Brustwirbelsäule

Uwe Streeck, Jürgen Focke, Claus Melzer, Jesko Streeck

U. Streeck et al., *Manuelle Therapie und komplexe Rehabilitation*,
DOI 10.1007/978-3-662-48803-4_5, © Springer-Verlag Berlin Heidelberg 2017

5.1   Anatomie der BWS

Die Brustwirbelsäule (BWS) ist der längste und unbeweglichste Abschnitt der Wirbelsäule (WS). Ihre **Unbeweglichkeit** entsteht durch die Rippen, die die Organe schützen. Verschiedene Abschnitte der BWS sind mit folgenden anderen Körperabschnitten mechanisch verbunden:

- Der obere BWS-Abschnitt (Th1–4) ist mit den Bewegungen der Halswirbelsäule (HWS) gekoppelt.

Der mittlere BWS-Abschnitt (Th4–8) wirkt als Punktum stabile zwischen oberer und unterer BWS, wobei er ebenfalls der kinematischen Bewegung der HWS oder der Lendenwirbelsäule (LWS) entsprechen kann.

- Der untere BWS-Abschnitt (Th8–12) ist mit den Bewegungen der LWS gekoppelt.

> ❯ Oft kompensiert die BWS funktionelle oder anatomische Beinlängendifferenzen, wodurch sich Kompensationskrümmungen in der sagittalen und frontalen Ebene ergeben.

> ❯ Die Flächen der Facettengelenke sind 30° nach frontal und 15° nach lateral geneigt. Sie erlauben viel Rotation, sind aber durch die Rippen in ihrer Beweglichkeit eingeschränkt.

Der Brustkorb und die Procc. spinosi schränken die Flexion, Extension und Lateralflexion der BWS ein. Die Rotation der Wirbelsäule findet trotzdem primär in der BWS statt und zwar besonders in der unteren (freien) BWS – ab Th9. Die Foramina vertebralia stehen lateral, leicht ventral und sind im Verhältnis zu den sehr dünnen, austretenden Nervenwurzeln relativ weit.

Der **1.** und **12. Brustwirbel** spielen eine besondere Rolle. Der 12. Brustwirbelkörper (BWK) ist im kranialen Anteil ein typischer BWK mit 30° nach frontal gerichteten Gelenkfacetten. Sein kaudaler Anteil entspricht einem lumbalen Wirbel mit sagittalem Facettenverlauf.

Während in der LWS primär die Bandscheiben und mechanische Facetten- bzw. Foramenprobleme Beschwerden verursachen, sind es in der BWS häufig **segmental reflektorische Symptomkomplexe.** Die Gelenkkapseln der BWS sind propriorezeptiv sehr gut versorgt. Sie harmonisieren die Winkelstellung der Rippenköpfe zu den Facetten und zur Muskulatur: vergleichbar mit einem segmental-reflektorischen »Kommandostand«.

> ❯ Ist die harmonische Koordination zwischen den Rippengelenken, Facettengelenken und der autochthonen Muskulatur gestört, verursacht sie »Regelkreisentgleisung« im Hinterhorn. Damit verbundenen sind segmentale Störungen.

So können bei arthrokinematischer, angulativer Bewegungsstörung mechanische Reizungen entstehen. Betroffen sind der dicht an den Rippenköpfchen verlaufenden Truncus sympathicus und die Interkostalnerven.

Weitere Gründe von Beschwerden der BWS können sich ergeben aus

- der physiologischen medullären Raumenge der BWS und
- der ungünstigen Stoffwechselversorgung.

Letztere führt zu einem Gewebeschwund (Rarefikation) des Knochengewebes wie bei der **Osteoporose,** wodurch sich die Wirbelsäule verkrümmen kann. Weitere Folgen der Rarefikation sind exzentrische, muskuläre Defizite mit traumatischen Muskelkontraktionen. Verbunden mit Zug oder Druck (z. B. Niesen) »dübelt« die abrupt beginnende Kontraktion die Verbindung zwischen Sehne und Knochenlamelle auf. Aufgrund der ventral liegenden Belastungsachse entstehen in der mittleren BWS die meisten exzentrischen Reize für die Mm. rotatores breves.

Nur die 1., 11. und 12. Rippe artikulieren mit nur einem Wirbelkörper. Die 2. bis 10. Rippe artikulieren dagegen mit zwei aufeinander folgenden Wirbelkörpern und der dazwischen liegenden Bandscheibe. Folgende **Gelenkflächen** der Wirbelkörper sind an der **Gelenkbildung** mit einer Rippe beteiligt:

- kostovertebral die Fovea costalis superior et inferior,
- kostotransversal die Fovea costalis transversalis.

Die 3. Rippe artikuliert z. B. mit dem 2. und 3. Brustwirbel und über das Lig. capitis costae intraarticulare.

Die letzten beiden Rippen sind nur bindegewebig, durch Syndesmosen mit dem Proc. transversus verbunden (❍ Abb. 5.1).

5.1.1   Muskulatur der BWS

Im Kapitel BWS werden primär die autochthone Muskulatur, die Bauchmuskulatur sowie der M. serratus anterior besprochen. Andere Muskeln, die im Bereich der BWS liegen, werden ihrer Funktion entsprechend in den jeweiligen Kapiteln beschrieben.

- **Autochthone Rückenmuskulatur (M. erector spinae)**

Die autochthone Rückenmuskulatur gliedert sich in einen medialen und einen lateralen Trakt. Der **laterale, oberflächliche Trakt** besteht aus dem M. iliocostalis und M. longissimus; diese erstrecken sich vom Sakrum bis zum Os occipitale. Der **mediale, tiefe Trakt** liegt unterhalb des lateralen Traktes und besteht aus segmentalen, kurzen Muskeln:

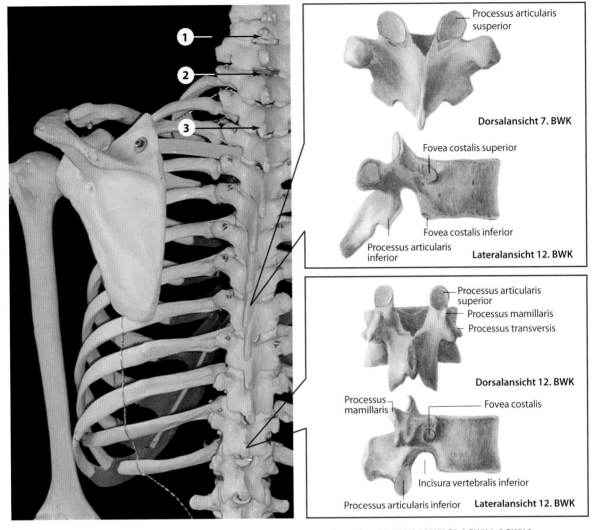

Dorsalansicht 7. BWK

Processus articularis susperior

Fovea costalis superior

Fovea costalis inferior

Processus articularis inferior

Lateralansicht 12. BWK

Processus articularis superior

Processus mamillaris

Processus transversis

Dorsalansicht 12. BWK

Processus mamillaris

Fovea costalis

Incisura vertebralis inferior

Processus articularis inferior

Lateralansicht 12. BWK

Abb. 5.1 Anatomisches Schema: BWS aus dorsaler Sicht. (Aus v. Lanz u. Wachsmuth 1982, 2003) **1** HWK C7, **2** BWK 1, **3** BWK 3

– M. interspinalis thoracis,
– M. spinalis thoracis,
– Mm. rotatores breves et longi,
– Mm. multifidi.

Der mediale Trakt wirkt als fixierende und bewegende »Muskelschlinge«, er ist der wichtigste Bestandteil der dynamischen monosegmentalen Stabilität. Allein die Mm. rotatores breves sind dynamische Kapselstraffer der Facettengelenke. Als passive Agonisten wirken die Ligg. flava.

■ **M. serratus anterior**

Er ist ein 12 mm dicker zackenförmiger Muskel und zieht von der 1. oder 2.–9. Rippe zum Margo medialis der Skapula. Der M. serratus anterior rotiert die Skapula der Kuvatur der Rippen folgend nach lateral-ventral, eleviert

das Akromion und positioniert damit die Cavitas glenoidalis in einer 70°-Neigung, die eine Bewegung über die Horizontale ermöglicht. Darüber hinaus ist er ein Atemhilfsmuskel.

❯ In der Praxis sind insertionsnahe Reizungen häufig, die unilaterale interkostalähnliche, oft atemabhängige Beschwerden verursachen. Charakteristisch sind schmerzhaftes Husten und Niesen. Oft zeigt sich eine ausgeprägte Hyperalgesie, so dass z. B. das Tragen eines BHs als unangenehm empfunden wird. Auslösegrund können Überlastungen bei Tätigkeiten mit langem Armhebel sein sowie ischämische Myopathien. Myopathien finden sich vorwiegend in den hypovaskulären Zonen der Sehnenübergänge.

- **Bauchmuskulatur**

Sie ist ein Muskel-Sehnenkomplex mit folgenden Aufgaben:

- Zuggurtung der Bauchwand,
- Bauchpresse,
- Bewegen des Rumpfes,
- elastisches Widerlager der Rückenmuskulatur.

Die Bauchmuskulatur setzt sich aus folgenden Muskeln zusammen:

- M. rectus abdominis,
- M. obliquus externus abdominis,
- M. obliquus internus abdominis,
- M. transversus abdominis,
- M. pyramidalis.

Ansatz und Ursprünge dieser Muskeln ergeben keine sinnvolle Betrachtungsweise der Funktion; denn die Bauchmuskulatur sollte **in Bezug auf ihre Funktion als ein System** gesehen werden. Dieses System erstreckt sich von den Rippenbögen zum Becken und von der Rektusscheide zum tiefen Blatt der Fascia thoracolumbalis:

- Der M. obliquus externus abdominalis rotiert die Wirbelsäule heterolateral,
- der M. obliquus internus rotiert sie homolateral.
- Die Mm. rotatores und die Mm. multifidi unterstützen und sichern die Rotation.
- Der M. rectus abdominis flektiert die Wirbelsäule gegen die Schwerkraft. Die Flexion sichert die autochthone Rückenmuskulatur exzentrisch ab.

Die **Form der Bauchwand** ist abhängig von der

- Lage der Organe (Ptosen bzw. nach kaudal verlagerte Eingeweide),
- Konstitution der Wirbelsäule,
- Anlage des Bauchfettes,
- Ausprägung der Muskulatur.

Durch die vertikale, horizontale und diagonale Zuggurtung entstehen so genannte Loci minoris resistentiae (anfällige Schwachstellen). Da manche Regionen nur durch Aponeurosen abgesichert sind, entstehen bei Insuffizienz dieser Aponeurosen Durchtrittspforten für Hernien.

> ❯ Bei Hernien kommt es zum Durchtritt von Fett, Bauchfell, Faszien, Darm usw. (Bruchinhalt) durch die Bauchwand. Beschwerden können schon durch Dehnreize ausgelöst werden. Ursache ist die fehlende dynamische Kompensation. Hernien werden gesondert im Kapitel Becken besprochen.

5.1.2 Bänder, Faszien, Aponeurosen, Bursen, Gelenkkapseln der BWS

Was die Bänder der BWS betrifft, verweisen wir auf die Beschreibung der LWS, da sie mit diesen identisch sind.

- **Lig. capitis costae intraarticulare**

Es verläuft von der Crista capitis costae zum Anulus fibrosus der Bandscheibe, zentriert die Articulatio capitis costae zwischen den beiden Brustwirbelkörpern und wirkt synovial anregend.

- **Fascia thoracolumbalis**

Die dorsal liegende Fascia thoracolumbalis besteht aus einem tiefen und einem oberflächlichen Blatt und hat eine sehnige Konsistenz. Das tiefe Blatt dient der autochthonen Muskulatur sowie den Bauchmuskeln als Ursprung und grenzt den M. quadratus lumborum gegenüber der autochthonen Rückenmuskulatur ab. Das tiefe Blatt verbindet sich am äußersten Rand der autochthonen Muskulatur mit dem oberflächlichen Blatt, das von den Dornfortsätzen der BWS und LWS zur Crista iliaca zieht. Es dient den Bauchmuskeln und dem M. latissimus dorsi als Ursprung. Ebenso wie bei der Bauchmuskulatur, wird eine synergistische Wirkung der diagonalen kinematischen Muskelketten erzielt. Außerdem verzurrt die Fascia thoracolumbalis Beckengelenk (ISG) und LWS während des Gehens.

- **Gelenkkapsel der Facettengelenke**

Die Gelenkkapseln der Facettengelenke der BWS sind straff und haben meniskoide Falten. Sie entspringen an den Rändern der Procc. articulares der beteiligten Wirbelkörper. Die Gelenkkapsel ist stark propriorezeptiv versorgt und koordiniert auf neuroreflektorischer Basis Rippengelenke und dazugehörige Muskulatur. Die Aufgabe von meniskoiden Falten bzw. **Plicae synoviales** besteht, nach Auffassung der Autoren, nicht darin, Inkongruenzen auszugleichen, sondern Synovialflüssigkeit zu verteilen. Da Plikafalten stark vaskularisiert und Gefäße nozirezeptiv gut versorgt sind, würde Druck auf eine Plikafalte im Gelenkspalt einen »Einklemmschmerz« auslösen. Die Autoren können sich nicht vorstellen, dass diese Falten Deckungsungleichheiten ausgleichen.

5.1.3 Nerven der BWS

Die aus den Foramen intervertebrale der BWS austretenden paarigen Spinalnerven (Ramus dorsalis und Ramus ventralis) bezeichnen wir als **Nn. throracii**. Von **Nn. intercostalis** sprechen wir, wenn wir den Ramus ventralis meinen. Der Ursprung der Interkostalnerven liegt lateral des Spinalnervenstamms hinter der Abzweigung und

Zuführung des Ramus dorsales und des Ramus communicantes grisei et albi.

- **Ramus dorsalis**

Der Ramus dorsalis innerviert
- die autochthone Muskulatur,
- die Gelenkkapsel,
- die Ligg. intertransversale, interspinale, supraspinale und
- die Hautregion im Bereich des Dornfortsatzes.

- **Ramus ventralis**

Vom Ramus ventralis zweigt kurz nach dem Austritt aus dem Foramen intervertebrale der **Ramus meningeus N spinalis** (N. sinuvertebralis) ab, der sich wie ein Geflecht mit Ästen des Sympathikus um die Medulla spinalis legt. Der Ramus meningeus N. spinalis innerviert
- das Lig. longitudinale posterius,
- den Anulus fibrosus bzw. die peridiskalen Ligamente,
- die Dura mater,
- das Periost und
- die epiduralen Gefäße.

- **N. intercostalis**

Als N. intercostalis zieht der Ramus ventralis zwischen den Rippen entlang und versorgt motorisch
- die Zwischenrippenmuskulatur,
- M. subcostales,
- M. serratus posterior inferior,
- M. transversus thoracis,
- die Bauchmuskulatur.

Die Nn. intercostalis Th1–6 verlaufen zwischen den Serratuszacken und ziehen bis zum Sternumrand.

Die Nn. intercostalis Th7–11 verlaufen durch die Arkaden des Psoas und Quadratus. Sie versorgen motorisch die Bauchmuskeln und den M. serratus posterior inferior.

- **Rami cutaneus lateralis, medialis et anterior**

Als Ramus cutaneus lateralis et anterior versorgt der N. intercostalis sensibel
- Haut,
- Periost,
- Gefäße,
- Pleura parietalis,
- Peritoneum,
- Brustdrüse.

N. cutaneus medialis (nur Th6–12) innerviert die Strukturen der Bauchwand.

- **N. subcostalis**

Als N. subcostalis bezeichnet man den 12. Interkostalnerv, der unter der 12. Rippe mit Anastomose zum L1 liegt. Dieser entlässt den Ramus cutaneus lateralis, der jedoch die Mm. obliquus internus et externus abdominis durchtritt und über dem Darmbeinkamm die Hautregion im Bereich des M. glutaeus medius versorgt.

> Sympathisch werden die Brust- und Milchdrüsen indirekt über die Ovarien gesteuert, was sich während der Menstruation mit Spannungen in der Brust zeigt.

5.1.4 Truncus sympathicus (Grenzstrang)

Der Grenzstrang hat 12 thorakale Ganglien, die paarig paravertebral in Form einer Kette miteinander verbunden sind. Der Grenzstrang zieht von der oberen HWS bis zum Steißbein, bezieht jedoch seine Ursprungsfasern aus den thorakalen Seitenhörnern C7–L2 und steht unter zerebraler Kontrolle. Folgende **vier Abschnitte** untergliedern den Grenzstrang:
- Pars cervicale mit 4 Ganglien (superius, medium, vertebrale inferius mit cervicothoracicum bzw. stellatum),
- Pars thoracica mit 12 Ganglien,
- Pars lumbalis mit 4 Ganglien,
- Pars sacralis mit 4 Ganglien.

Die präganglionären Rami communicantes albi entspringen vom Nucleus intermediolateralis, ziehen von dort zum Vorderhorn (VH) und über die segmental zugehörigen Spinalnerven zum Grenzstrangganglion. Dort werden sie umgeschaltet und ziehen postganglionär als Rami communicantes grisei vom Grenzstrangganglion wieder mit dem Spinalnerv in die Peripherie. Sie versorgen
- Haut,
- Gefäße,
- Drüsen,
- Rückenmarkshäute,
- perivaskuläre Geflechte des Rückenmarks.

Andere Fasern der Rami communicantes albi ziehen interganglionär oder über die Nn. splanchnici zu den Organen.

Thorakale sudorisekretische Fasern kommen für die Versorgung des Kopfes aus den Segmenten Th3 und 4, für die Arme Th5–7 und für die Beine aus den Segmenten Th10–L2. Oberhalb von Th2 und unterhalb von L2 gibt es keine sudorisekretischen Fasern.

Ein besonders gefährdeter Bereich für **Sympathikusaffektionen** findet sich zwischen **Th1 und Th2**, da:

- in diesem Segment über den N. ulnaris und den N. medianus afferente und efferente vegetative Fasern vom und zum Plexus brachialis und zu den obersten Interkostalnerven verlaufen,
- enge raumfordernde Anbindungen zum Ggl. stellatum mit multiplen Vernetzungen bestehen (N. vagus, Ansa subclavia, N. phrenicus, N. laryngeus recurrens),
- es sich um eine prädestinierte Zone für ein Extensionsdefizit handelt, durch fehlende ventrodorsale Raumvergrößerung mit Inspirationsdefizit der beiden oberen Rippen (Inspiration ist mit Extension gekoppelt).

5.1.5 Rami articulares der BWS

Die Rami dorsales der Spinalnerven innervieren über 2–3 Segmente die Facettengelenke der BWS. Die Rami articulares stehen wiederum in einer engen Verbindung mit der autochthonen Rückenmuskulatur. Die Rami articulares spielen für die Kapselspannung der Facettengelenke und Muskulatur der Wirbelsäule eine bedeutende Rolle. Durch folgende Ursachen kann es zur **Irritation** und damit verbunden zur vaskulären Unterversorgung der Gelenknerven kommen:

- Foramenstenosen,
- Osteophyten,
- statisch bedingte Derotationen,
- starke, sagittale Achsenabweichungen.

Die Folge ist, dass die kleinen Rückenmuskeln nicht mehr adäquat auf physiologische Kapselreize reagieren können. Es kommt zu funktionellen Derotationen und Unterversorgung der Kapsel.

5.2 Anatomische Gesetzmäßigkeiten der BWS

Die **Kyphose** der BWS entwickelt sich in der Entwicklung des Kindes kompensatorisch mit der zunehmenden Vertikalisierung: Die Kyphosierung beginnt mit der aktiven Bereitschaft des Kindes zum Kriechen, Vierfüßlerstand, Sitzen und Stehen. Die physiologische Prägung der BWS kompensiert im Stehen die Flexion im Hüftgelenk und die Lendenlordose.

 Cave
Die Brustkyphose entsteht im Rahmen einer physiologischen Entwicklung und als Reaktion auf ein aktives Ausbalancieren der Wirbelsäulenachse.

Die Kyphose der BWS ist optimal entwickelt bei einer Neigung der Deckplatte von 1,9° nach ventral. Durch zu frühes passives Sitzen, ohne aktive Kontrolle, bei Anomalien etc. wird diese physiologische Stellung nicht erreicht. Es entstehen statische Probleme, die sich in Flach- oder Rundrücken oder in einer Skoliose zeigen. Die Folgen eines **Flachrückens** sind z. B.

- dorsale Belastung der Bandscheiben,
- Kompression der Facettengelenke,
- starke Anspannung des Lig. longitudinale anterior,
- Erschlaffung des Lig. longitudinale posterior und Lig. flavum,
- kein adäquater Reiz für die Rami articularis.

Die Folgen eines **Rundrückens** sind dagegen:

- punktueller kranialer Kontakt der Facettengelenke (da sie auseinander gleiten müssen),
- Straffung der Ligg. flavum und longitudinale posterior,
- Erschlaffung des Lig. longitudinale anterior,
- exzentrische Belastung der dorsalen Rückenmuskulatur (mit Betonung der Mm. rotatores breves).

 Cave
In der Gesamtansicht weist die BWS eine ossäre Krümmung von 46° auf, was 3,8° pro Segment und 1,9° pro Deckplatte entspricht. Trotz dieser physiologischen 46°-Krümmung ist keine optimal axiale Belastung möglich. Die Folgen sind ein frühzeitiger Verschleiß und ggf. Einbrüche der Deckplatten. Sicherlich kann man diese schlechte axiale Belastung als Preis für den aufrechten Gang des Menschen bezeichnen.

Aufgrund der Facettengelenke hat die BWS, im Vergleich zu den anderen Abschnitten der Wirbelsäule, theoretisch die größte Möglichkeit zur Rotation. Die Facettengelenke sind im Bereich der BWS aus der Sagittalebene um 30° nach ventral geneigt und um 15° aus der Transversalebene. Die Gelenkflächen befinden sich im äußeren Rotationskreis der Rotationsachse (Zentrum bzw. ventral des Corpus vertebrae) und können somit am stärksten rotieren. Dennoch ist die BWS in ihrer Beweglichkeit limitierter als die LWS oder die HWS. Gründe dieser **Bewegungslimitierung** sind

- die jeweils mit zwei benachbarten Brustwirbeln artikulierenden Rippengelenke,
- der vorwiegend im mittleren Abschnitt der BWS breite Arcus vertebrae, der wie ein ossäres Widerlager wirkt,
- der geringe Elastingehalt der Ligamente im mittleren Abschnitt der BWS,
- die geringe Bandscheibenhöhe,
- die dachziegelartige Anlage der Dornfortsätze.

> **❗ Cave**
>
> Die limitierte Beweglichkeit, besonders im Bereich der mittleren BWS, schützt die Organe und den engen Spinalkanal. Im Alter nimmt die Beweglichkeit durch Elastizitätsverlust des Rippenknorpels weiter ab.

Die **Bandscheibe** der BWS ist ca. 5 mm dick und besteht zu ca. 3/10 aus dem Nukleus. Es besteht eine physiologische ventrale Belastung der Bandscheibe. Das Verhältnis zwischen Korpus und Bandscheibe der BWS beträgt 5:1.

Die **Procc. spinosi** sind relativ groß und nach kaudal geneigt. Sie liegen fast dachziegelartig übereinander. Die **Querfortsätze** liegen lateral dorsal und nehmen ca. bis zum 8. Brustwirbel in ihrer Länge zu.

Die Brustwirbelkörper 2–9 haben pro Seite zwei **Gelenkflächen** für die Rippengelenke:
- Fovea costalis inferior am kranialen Wirbelkörper,
- Fovea costalis superior am kaudalen Wirbelkörper.

Eine weitere Gelenkfläche befindet sich am frontalen kranialen Proc. transversus der Brustwirbelkörper 1–10: die Articulatio costotransversaria.

> **❗ Cave**
>
> Im Gegensatz zu den anderen Abschnitten ist eine Affektion des Spinalnervs nur durch eine in Exspiration luxierte Rippe möglich.

> **❯** Bei flektierter BWS verhält sich die ausgeführte Rotation gleichsinnig zur Seitenneigung. Bei extendierter BWS bzw. physiologischer Krümmung verhält sie sich entsprechend der angrenzenden Abschnitte der Wirbelsäule im Bereich Th1–4 (Th8) gleichsinnig zur HWS, im Bereich Th8–12 (Th4) gleichsinnig zur LWS.

5.2.1 Zervikothorakaler Übergang

Den zervikothorakalen Übergang sollte man isoliert betrachten, da er mechanisch sehr von der HWS beeinflusst wird. Der 1. Brustwirbel ist eine Zwischenform. Seine anatomischen Merkmale entsprechen sowohl einem Wirbelkörper der HWS als auch der BWS. Der 1. Brustwirbel bildet den Übergang von der zervikalen Lordose zur thorakalen Kyphose.

Die relativ mobilen Zervikalsegmente treffen auf einen relativ hypomobilen konvexen, oberen Thorakalabschnitt. Grund dieser Stabilität sind nicht nur die anliegenden Rippen, sondern dass der Thorax Armbewegungen widerlagert (Punktum fixum). Die ventral liegenden Lungenspitzen, Gefäße, vegetative, sensiblen sowie motorische

Nerven und vegetative Ganglien bekommen aufgrund der doppelkonvex geprägten Apertur Raum und Platz.

> **❗ Cave**
>
> Muskeln, die der N. accessorius innerviert (Mm. trapezius, sternocleidomastoideus), neigen bei emotioneller Dysregulation zu vermehrter Muskelspannung. Grund ist die enge Verbindung des N. accessorius zum N. vagus.

> **❯** Sitz-, Kopf- und Armhaltung beeinflussen die Statik des zervikothorakalen Übergangs, so dass sie berufsbedingt typische Probleme dieser Wirbelsäulenregion mit verursachen.
> Der zervikothorakale Übergang ist auch eine Region für **viszerosomatische neurogene Koppelungen** (Head-Zonen), die sich in der Praxis mit herkömmlichen MT-Techniken als therapieresistent zeigen. Hier sollte zusätzlich eine internistische Abklärung erfolgen (Herz, Lunge etc).

5.2.2 Thorakolumbaler Übergang

Der 12. Brustwirbel ist ebenfalls eine anatomische Zwischenform, dessen Gelenke relativ mobil sind. Der kraniale Brustwirbelanteil entspricht einem Brustwirbel, der kaudale Anteil einem Lendenwirbel. Er besitzt dorsolateral zwei Rippengelenkflächen (Foveae costales), die mit den Rippenköpfen des 12. Rippenpaares artikulieren. Er bildet den Übergang der lumbalen Lordose zur thorakalen Kyphose.

> **❗ Cave**
>
> Die topographische Nähe der **Nieren**, Fascia perirenalis und Arcus tendineus medialis et laterales (Haller'schen Bögen) muss bei Beschwerden dieser Region immer differenzialdiagnostisch berücksichtigt werden.
> **Gibbus** (Buckel), Spondylopathia traumatica, Listhesen etc. verursachen achsenbedingt segmentale Wirbelkörperrotationen. Sie verursachen wiederum gegensinnige Rippenbewegungen, die zu Interkostalzerrungen, Ischämien von gestresstem Weichteilgewebe bzw. Quetschung von Weichteilgewebe führen. Thorakal-mediale Bandscheibenvorfälle kommen in Gibbusregionen vermehrt vor. Sie engen die Medulla spinalis ein.
> **Nervale Strukturen** wie Nn. clunium, femoralis, genitofemoralis, hypogastricus, und ilioinguinale können bei einer Problematik im thorakolumbalen Übergang beteiligt sein.

In der thorakolumbalen Region liegt das so genannte **Luschka-Dreieck,** eine Bruchpforte, die als Grynfelt-

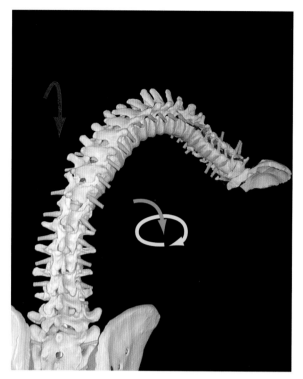

Abb. 5.2 Gekoppelte Bewegung der BWS in Flexion: gleichsinnige Bewegungen der Lateralflexion und Rotation der gesamten BWS

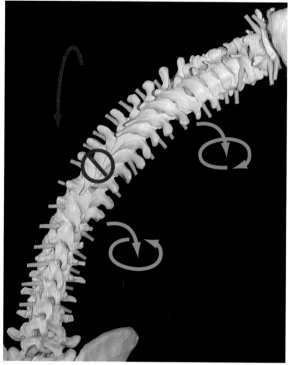

Abb. 5.3 Gekoppelte und gegensinnige Bewegungen der BWS in Extension: Obere BWS (grün): Th1–4: HWS zugehörig (gleichsinnig); mittlere BWS (rot): Th4–8: rigide (keine direkte Zugehörigkeit, kann sowohl zur HWS als auch LWS gehören); untere BWS (blau): Th8–12: gegensinnig

Hernie bezeichnet wird. Es befindet sich zwischen dem M. serratus posterior, M. obliquus internus, M. quadratus lumborum, im Bereich der 12. Rippe.

5.3 Biomechanische Kopplung von Lateralflexion und Rotation der BWS

Aus physiologischer Stellung oder bei flektierter Wirbelsäule ist die Lateralflexion gleichsinnig an die Rotation gekoppelt (◘ Abb. 5.2).

Bei extendierter Wirbelsäule ist die Lateralflexion gegenüber der Rotation im oberen BWS-Abschnitt (Th1–4) gleichsinnig gekoppelt, im Bereich Th8–12 gegensinnig gekoppelt. Im mittleren thorakalen Abschnitt (Th4–8), der so genannten »stummen Zone«, ist sie entweder bewegungsregide, gleich oder gegensinnig gekoppelt (◘ Abb. 5.3).

❯ Möglichkeiten der **Zugehörigkeit** der **mittleren BWS:**
  ▬ **Mittlere BWS: Th4–8: HWS zugehörig (gleichsinnig),**
  ▬ **Mittlere BWS: Th4–8: LWS zugehörig (gegensinnig).**

❯ Aufgrund der oft beobachteten extensorischen interskapulären Einziehung kann man die stumme Zone der BWS eher einer gegensinnigen Kopplung zuordnen. Ein typisches visuelles Zeichen einer gleichsinnigen Kopplung dieser Zone ist eine hohe Rotationsfähigkeit des Kopfes.

5.4 Krankheitsbilder der BWS

5.4.1 Arthrose der Facettengelenke

Eine Arthrose der Facettengelenke entsteht, wenn die Bewegungsenergie direkt auf den Knorpel übertragen wird und andere Strukturen sie nicht vorher absorbieren. **Absorbierende Strukturen bzw. Faktoren** sind z. B.

▬ Diskus,
▬ Bänder,
▬ Muskeln,
▬ Synovia,
▬ Gelenkmechanik (physiologisches Verhältnis des Rollgleitens der Gelenkpartner untereinander).

Eine Arthrose im Facettengelenk basiert meist auf einer **sekundären Arthrose** als Folge eines Traumas, einer Diskose, von Einblutungen etc. Eine primäre Arthrose kommt so gut wie nicht vor, da die Gelenkflächen keinen nennenswerten Druck kompensieren müssen (außer im thorakolumbalen Übergang).

> **Arthrose** bedeutet Bildung eines morphologisch adaptierten Kapselkollagens.

Damit verbunden ist, dass sich die Membrana fibrosa mit ihren aufliegenden Rami articulares verändert. Der Arthrosepatient leidet unter einer intraartikulären Bewegungsstörung, d. h. das Gleitverhalten nimmt zugunsten des Rollverhaltens ab. Flexibilität und dynamische Stabilität gehen verloren. Die Folgen sind unphysiologische Bewegungsabläufe mit unphysiologischen **Gelenkstellungen,** die die Gefahr nicht zentrischer Stoßbelastungen des Gelenkes (Impact loading) mit sich bringen können.

5.4.2 Aktivierte Arthrose der Facettengelenke

Eine aktivierte Arthrose kommt in den Gelenken der BWS selten vor. Ursachen können sein:
- destruktive Verschleißprozesse,
- Kältereize, die ein gestörtes »Steady state« noch weiter einschränken,
- Gelenkkapsel reizende Abbauprodukte, Knorpelabsprengungen
- Osteophyten.

5.4.3 Arthritis der Facettengelenke

Die traumatische Arthritis ist hier die häufigste Ursache einer Arthritis. Sie entsteht z. B. durch
- unsachgemäße Manipulationen,
- Subluxationen,
- Distorsionen,
- Frakturen.

Als weitere auslösende Faktoren einer Arthritis vermutet man bakterielle, rheumatische und hormonelle Prozesse.

5.4.4 Reizung des ramus ventralis, interkostalneuralgie

Die folgenden Störungen können eine Interkostalneuralgie auslösen:
- abakterielle Reizprozesse,
- Facettenarthrosen,
- Costae fluctuantes-Syndrom,
- Dislokationen von Rippenköpfchen,
- Interkostalzerrungen.

5.4.5 Reizung des Ramus dorsalis, Notalgia paraesthetica

Notalgia paraesthetica (Dorsalgie) ist eine Reizung des Ramus dorsalis durch degenerative Veränderungen der Facettengelenke, Fetthernien oder Traumen primär im Bereich Th2–6, aufgrund des dort vorhandenen engen Raumes, und des negativen Drucks durch die Pleura parietalis. Epidurales Fett kann sich durch die schlitzförmigen Durchtrittstellen der neuralen Abzweigungen pressen und gelangt so gegen den Ramus dorsalis bzw. Ramus meningeus N. spinalis. Es entstehen je nach Schweregrad oft unerträgliche therapieresistente Rückenschmerzen, die durch Husten, Niesen, Pressen drastisch verstärkt werden.

> Die Beschwerden sind therapieresistent und kaum beeinflussbar. Kleinere Hernien, die sympathische Äste komprimieren, lösen lokal gegrenzte paravertebrale Schmerzen oder Juckreize aus (Juckreize werden als Vorstadium eines Schmerzempfindens interpretiert).

5.4.6 Thorakal-oberes Kompressionssyndrom, »outlet syndrome« (TOKS)

Das Thorakal-obere Kompressionssyndrom (TOKS bzw. TOS) entsteht durch eine Kompression des Truncus inferior des Plexus brachialis im Bereich der
- Mm. scaleni,
- Halsrippe (Megatransversi C7),
- kostoklavikuläre Pforte,
- M. pectoralis minor Loge,
- Kompression auf Ganglion stellatum.

5.4.7 Thorakal-inneres Kompressionssyndrom, »inlet syndrome«

Beim thorakal-inneren Kompressionssyndrom (TIKS bzw. TIS) handelt es sich um man eine in der Tiefe der Apertur liegende Kompression bzw. Anomalie des Gefäßsystems, die hervorgerufen wird durch
- Effortthrombose (Paget-von-Schroetter-Syndrom),
- sportliche oder therapeutische Überanstrengung mit Intimaeinrissen,
- Verletzungen,

- Narbenbildung,
- Kallusbildung.

Weiterhin können Infarkte kleiner Gefäße für ein TIKS verantwortlich sein.

5.4.8 Morbus Farfan

Beim Morbus Farfan (Witwenbuckel, zervikothorakaler Gibbus, Turtle sign, Tired neck syndrome) handelt es sich um Extensionsdefizit des zervikothorakalen Überganges. Zeichen sind

- Protraktionsstellung der Schultern,
- Pulmonarinsuffizienz,
- Vorhalteposition des Kopfes.

5.4.9 Morbus Tietze

Morbus Tietze (Tietze-Syndrom, Chondroosteopathia costalis) ist ein sternokostales Überlastungstrauma mit Ermüdungsfissuren im Knorpel-Knochen-Übergang der Rippen 2–4. Die Symptomatik zeigt sich in Schwellungen und atemabhängigen Schmerzen.

Differenzialdiagnose: Prodromalzeichen eines beginnenden Morbus Bechterew.

5.4.10 Serratus anterior-Syndrom

Insertionsnahe Tendopathie des M. serratus anterior nach Überlastungstrauma. Symptomatisch zeigen sich Ähnlichkeiten mit einer Interkostalneuralgie, jedoch ist eine Differenzierung durch Palpation (bzw. Funktionstest) der druckdolenten Insertionsstellen möglich. Husten und Niesen forcieren den Schmerz.

5.4.11 Morbus Bechterew

Der Morbus Bechterew (Spondylarthritis ankylopoetica) ist eine chronisch entzündliche Systemerkrankung mit zunehmender Ossifikationstendenz (»bambusstabartige Wirbelsäule«). Das vordere Längsband ossifiziert, die Lendenlordose hebt sich auf, die Kyphose der BWS verstärkt sich. Folgeschäden sind ein vermindertes Atemvolumen und Organkompression.

Bei Frauen zeigt sich nicht selten die Form eines absteigenden Typus, mit Beginn eines sternalen Prodromalzeichen. Bei Männern zeigte sich in der Praxis eher die Form des aufsteigenden Typus mit Beginn eines Fersenschmerzes als Prodromalzeichen.

5.4.12 Morbus Forestier

Unter Morbus Forestier (Spondylosis hyperostotica) verstehen wir die Anlage von hyperostotischen Spondylophyten als degenerative Ankylose. Ein Morbus Forestier tritt ca. ab dem 60. Lebensjahr auf und kann sich im gesamten Wirbelsäulenbereich zeigen. Meistens sind jedoch BWS und HWS betroffen. Der Morbus Forestier ist eine degenerativ vom Körper eingeleitete Versteifung und als »gutartige« Erkrankung zu sehen.

5.4.13 Morbus Scheuermann

Der Morbus Scheuermann (juvenile Kyphose, Adoleszentenkyphose) ist ein wachstumsbedingter Deck- und Endplatteneinbruch mit Folge einer vermehrten Kyphose der BWS. Die Erkrankung beginnt ca. im 11.–13 Lebensjahr und führt zu einer Keilwirbelkörperbildung. Die primäre Problematik zeigt sich erst im Erwachsenenalter mit arthro- und osteokinematischen Störungen.

5.4.14 Herpes Zoster

Der Herpes Zoster ist eine Infektion durch Herpesviren, die sich in den Nervenganglien persistieren und bei Immundepression aktiv werden können. Bei der Aktivierung im Verlauf eines sensiblen Nervenabschnittes kommt es zu einer Neuritis (Gürtelrose). Symptome sind lokal dem Rückendermatom verlaufende Exanthem mit Bläschenbildung. Prodromalzeichen sind Hitzeempfindlichkeit im entsprechenden Dermatom und nicht atemabhängige Schmerzen.

5.4.15 Bandscheibenvorfälle der BWS

Bandscheibenvorfälle der BWS sind relativ selten und vorwiegend unterhalb des Segments Th8 lokalisiert. Mediale Bandscheibenvorfälle führen zur Reizungen der Dura mater und des Lig. longitudinale posterior. Laterale Bandscheibenvorfälle sind relativ symptomlos, da die Bandscheibe der BWS und das Austrittsniveau des Spinalnervs sich nicht auf einer Höhe befinden. Durareizungen zeigen sich durch Zeichen von Lhermitte (▶ Kap. 5.9.1) als diffuse, nicht dermatomgebundene, ausstrahlende Beschwerden in den Beinen oder Armen.

5.5 Oberflächenanatomie der BWS

Kenntnisse der Oberflächenanatomie sind die Voraussetzung für Inspektion und Therapie.

5.5.1 Palpationsausgangspunkte

Die Ausgangspunkte für die Palpation findet der Therapeut folgendermaßen:

- **BWK 1:** Er liegt unterhalb von HWK 7 und zeigt sich aufgrund der ersten Rippe in der rotatorischen Differenzierung rigider als HWK 7.
- **BWK 3:** Er liegt ungefähr in Höhe der Spina scapulae.
- **BWK 7:** Er liegt ungefähr in Höhe des Angulus inferior scapulae.
- **BWK 12:** Um diesen Wirbel topographisch zu erfassen, muss man entweder über die 12. Rippe zur Wirbelsäule palpieren oder über den LWK 5 aufwärts palpieren. Im Vergleich zu LWK 1 ist der Dornfortsatz BWK 12 rundlich.

5.6 Anamnese, Inspektion, Palpation der BWS

5.6.1 Anamnese

Für den Eingangsbefund bittet der Therapeut den Patienten; seine Problematik zu schildern. Er beobachtet ihn und stellt ergänzende Fragen. Der Therapeut stellt Grundfragen:

- Seit wann hat der Patient Beschwerden?
- Wo sind die Beschwerden?
- Wie zeigt sich das Beschwerdebild (um den Zeitraum, Ort und Art zu erfahren)?
- Welche Therapie erfolgte bisher? Mit welchem Erfolg?
- Welche Medikamente werden eingenommen? Wann zuletzt?
- Wurden Röntgenbilder angefertigt?
- Bestanden in der Vergangenheit Probleme?
- Wurde eine außergewöhnliche Belastung in der letzten Zeit ausgeübt (New, Mis-, Up-, Over use)?

Die BWS ist der Bereich des menschlichen Körpers, in dem sich in verschiedene Symptombereiche zeigen. So darf vom Manualtherapeuten nie eine **myofasziale Problematik** außer Acht gelassen werden, die sich meistens segmentübergreifend zeigt und die mit oder durch Involvierung des Sympathikus ein Beschwerdebild hervorruft. Es kann durch Störungen der Muskelketten zu Dystrophie und verminderter Belastbarkeit des Bindegewebes kommen. Meist zeigen sich bei der Inspektion (Gangbild, Armpendel)

Anzeichen einer Dyskombination von Muskelschlingen. (◘ Tab. 5.1)

> ❯ **Alltags- und Gebrauchsbewegungen** werden ebenfalls in der Anamnese erfragt. Aufgrund der biomechanischen Zusammenhänge »klaffen« die Facettengelenke bei jeder Flexion der Wirbelsäule auf (Schreibtischtätigkeit, Nähtätigkeit etc.), mit punktförmiger lokaler Betonung des kaudalen Aspektes des inferioren Gelenkfacettenanteiles mit dem kranialen Aspekt des superioren Gelenkfacettenanteiles. Für Abhilfe sorgt hier nicht allein eine manualtherapeutische Behandlung oder passive physikalische Maßnahmen, sondern ein verändertes Bewegungsverhalten bzw. Abbauen der Pathomechanik.

5.6.2 Inspektion

Der Therapeut sollte die Anamnese bereits mit einem Inspektionsbefund verknüpfen.

> ❯ Ein **Morbus Farfan** und die damit verbundene Brustkyphose führen zur Protraktionsstellung des Schultergürtels. Es besteht somit ein exzentrischer Reiz für die dorsale zervikothorakale Muskulatur.

Die Inspektion richtet sich schwerpunktmäßig auf **Abweichungen** der BWS aus der Frontal- und Sagittalebene. Daraus ergeben sich für den Manualtherapeuten schon erste Interpretationen in Bezug auf den exzentrisch bzw. konzentrisch gestressten Muskel, und Hinweise auf Kompressionen der Organ- oder Nervenstrukturen.

Das **Gangbild** zeigt weitere wichtige Erkenntnisse über die Bewegungsmechanik und Harmonie der Muskelschlingen des Patienten.

Bei der Beurteilung von **Gebrauchsbewegungen** (Bücken, Strecken, Drehen, Seitenneigung) beobachtet der Manualtherapeut besonders die Kurvatur der BWS.

5.6.3 Palpation

> ❯ Der Therapeut achtet palpatorisch auf axillare und klavikuläre Lymphknoten. Der Kibler-Hautfaltentest dient der sympathischen Interpretation.

Bei der Palpation achtet der Therapeut auf

- Konsistenzunterschiede bei Schwellungen,
- Hauttemperatur,
- abnormale ossäre Strukturen,
- Lipome,
- Ventralisation des Humeruskopfes,
- Konsistenz der Muskulatur (Tonus).

◨ Tab. 5.1 Anamnestische Angaben des Patienten mit möglicher grober Befundungsinterpretation einer schmerzenden BWS

Angaben des Patienten	Mögliche Interpretationen
Patient gibt sensibles Dermatom an	Rippendislokalisation Foramenstenose Medialer Bandscheibenvorfall
Patient gibt motorische Schwäche an	Medialer Bandscheibenvorfall Massive Foramenstenose
Patient gibt an, ohne Kopfkissen sei eine Ruhelage nicht möglich	V.a. Hypomobilität zwischen Th1–Th3 Eine Extension würde den Druck in das Segment zu stark erhöhen Inspirationshypomobilität der oberen thorakalen Rippen
Patient gibt bei elevierten Armen Taubheits- bzw. Einschlafgefühl an	V.a. arterielles Kompressionssyndrom TOKS TIKS
Patient gibt BWS-Bewegungslimitierung an	V.a. beginnendes systembedingtes Kapselmuster Morbus Bechterew Morbus Forestier Psoriasis-Arthritis
Patient gibt an, seine Arme nicht über längere Zeit über 90° halten zu können	Instabilität Th4–8
Patient gibt generalisierte Bewegungsschmerzen der BWS an	
Patient gibt Entspannungsbeschwerden an	V.a. Instabilität
Patient gibt vermehrte Schweißsekretion an	Sympathische Hyperaktivität Läsion obere Extremität Th4–8 – untere Extremität Th8–12
Patient gibt nicht dermatomgebundene Beschwerden des Armes an	Sympathische Reizung (1. Rippe) mit Betonung N. ulnaris C8, Th1, der dicht am Ganglion stellatum mit hoher sympathischer Anbindung verläuft
Patient gibt Bewegungseinschränkung und Schmerzen in Extension an	Flexionsblockade eines oder mehrer Wirbelkörper, Kapselmuster mit Facettenarthropathie, Inspirationshypomobilität der Rippen
Patient gibt bei forcierter und/oder zeitlicher Extensionssummation Beschwerden an	Antrolisthese, Claudicatio spinalis, Konvergenzhypomobilität
Patient gibt Beschwerden nach längerem Radfahren an	V.a. Retrolisthese
Patient mit Flachrücken gibt beim Treppensteigen abwärts Beschwerden an	Claudicatio spinalis
Patient gibt in Beugehaltung diffuse mantelartige Schmerzen an	Bandscheibenhernie mit Kompression auf die Dura mater bzw. intradurale Druckerhöhung
Patient zeigt sich in der Inspektion mit hängenden Schultern und schwachen M. trapezius	Gefahr einer Enge der kostoklavikulären Pforte

5.6.4 Sicherheit und Kontraindikationen

Nach der Anamnese, Inspektion und Palpation erfolgt ein Resümee mit einer Einschätzung von Sicherheit und Kontraindikationen.

Ausgeschlossen werden müssen
- Systemerkrankungen (Rheuma, Psoriasis, Morbus Bechterew, Morbus Forestier),
- Tumore,
- Frakturen (Sportunfall),
- Bandrupturen und
- entzündliche Prozesse.

> Vorgehensweise bei der **Interpretation** des Befundes:
> - Kontraindikationen einschätzen.
> - **Die Diagnosemöglichkeit einengen.**
> - **Strategie entwickeln: Weiter mit Basisuntersuchung oder lokalsegmentale Testung bzw. erneute Kommunikation mit dem Arzt.**

5.7 Basisuntersuchung der BWS

In der Basisuntersuchung zeigen sich lokal segmentale oder mehrsegmentale kapsuläre Einschränkungen durch so genannte **Breakpoints.** Breakpoints sind Bruchpunkte innerhalb einer Kurvaturprägung und geben bei lokal segmentaler Darstellung Hinweise auf Blockierungen. Bei mehrsegmentaler Abkippung oberhalb des Breakpoints handelt es sich häufig um skoliotische rotierte Wirbelsäulenabschnitte. Im Allgemeinen zeigen sich in der aktiven und passiven Basisuntersuchung Hinweise auf ein arthrokinematisches Problem. In der Widerstandstestung testen wir die Rotation, um Informationen über die dynamische rotatorische Stabilität und über Bandscheibenläsionen zu bekommen. Kapsuläre Einschränkungen können nur aus dem Gleitverhalten bzw. der Resistenz aus einem vorgegebenen Kapselmuster des Gelenkes interpretiert werden.

5.7.1 Differenzialdiagnostischer Check-up

Der einleitende differenzialdiagnostische Check-up soll zu Beginn einer zielgerichteten Untersuchung zeigen, ob **umliegende Strukturen** mitbeteiligt sind. Hier sind für die BWS folgende Aspekte zu berücksichtigen:
- die HWS,
- die Skapula,
- Schnelltestung auf Listhesen und
- Schultergürtel (Schultergelenke).

5.7.2 Check-up bei Listheseverdacht

Listhesepatienten zeigen sich therapieresistent gegen Antirheumatika; Antiphlogistika wirken nur bedingt schmerzlindernd. Wärmeanwendungen sind Listhesepatienten meist unangenehm. Langandauernde statische Tätigkeiten bereiten den Patienten Beschwerden. Die Patienten reagieren empfindlich auf Liegeunterlagen. In der Testung nach ventral wird dem Patient jegliche Form der passiven ligamentären Stabilität genommen, so dass **Antrolisthesen** aber auch **Retrolisthesen** in Frage kommen.

Antrolisthesen bereiten den Patienten erheblich mehr Beschwerden als Retrolisthesen, die die Wirbelsäule eher als Schutzblockade in Flexion fixieren. Retrolisthesen zeichnen sich dadurch aus, dass sie Stress auf den thorakalen Grenzstrang und die Dura mater ausüben. Antrolisthesen werden eher als Faustgefühl im listhetischen Bereich angegeben. Längere Rumpfhaltungen in Beugestellung erzeugen im Listhesegebiet Schmerzen. Das Gewebe ist im Listhesegebiet meist aufgequollen.

- **Listheseschnelltest Th1–2 nach ventral**
ASTE. Der Patient sitzt.

Ausführung. Die Arme sind im Schultergelenk 80° abduziert und maximal außenrotiert, Ellenbogengelenk 90° flektiert, Retraktion des Schultergürtels.

Befund. Der Test ist positiv, wenn Beschwerden auftreten im Bereich der Achsel, des ulnarseitigen Ober- und Unterarms bis zur Kleinfingerseite.

> ❶ **Cave**
> Flexionsblockierung!

- **Listheseschnelltest Th 4–8 nach ventral** (◻ Abb. 5.4)

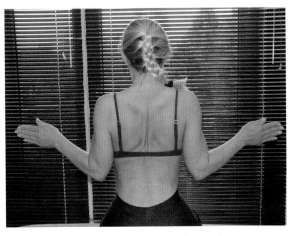

◻ **Abb. 5.4** Listheseschnelltest Th 4–8, nach ventral

- **Listheseschnelltest Th 4–8 nach ventral**
ASTE. Der Patient steht.

Ausführung. Der Patient führt seine(n) Arm(e) im Ellenbogengelenk gestreckt in 90° Flexion im Schultergelenk und hält diese Position. Der Therapeut gibt einen von kranial kommenden Druck auf die Unterarme.

Befund. Der beidseits ausgeführte Test ist positiv, wenn folgende Symptome auftreten:
- interskapuläre Beschwerden,
- erhöhte Schweißsekretion,
- eventuelle epigastrische Beschwerden.

Der einseitig ausgeführte Test ist positiv, wenn eine rotatorische Instabilität besteht, weil der M. rotator brevis den Wirbel exzentrisch nicht genügend widerlagern kann.

> ❶ **Cave**
> Listhese der LWS!

5.7.3 Check-up der HWS

Die Beziehung zwischen BWS und HWS ist eng, beide Abschnitte sind eng miteinander verbunden. Die **neurologische Versorgung** von Teilen der Brust- und Rücken-

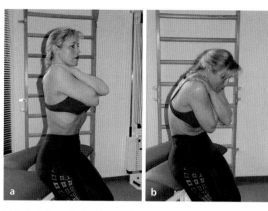

□ **Abb. 5.5a,b** Aktive Flexion der BWS. **a** ASTE, **b** ESTE

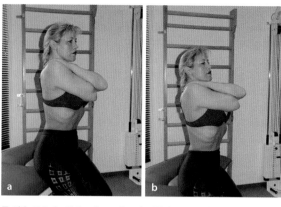

□ **Abb. 5.6a,b** Aktive Extension der BWS. **a** ASTE, **b** ESTE

muskulatur rekrutiert sich aus HWS-Segmenten. Dies gilt für die folgenden Muskeln:

- Mm. rhomboidei, der M. levator scapulae sowie das thorakoskapuläre Gleitlager über den N. dorsalis scapulae (C4–5),
- M. serratus anterior über den N. thoracicus longus (C5–7),
- M. trapezius mit Pars descendens, Pars transversa und Pars ascendens über den N. accessorius (C2–4),
- die Brustmuskulatur über die Nn. pectoralis (C5–Thi),
- M. latissimus dorsi über den N. thoracodorsalis (C6–8).
- Um sicherzustellen, dass BWS-Beschwerden nicht auf Irritationen der HWS beruhen, ist ein Check-up der HWS notwendig. Dazu gehören alle aktiven Basisbewegungen der HWS.

5.7.4 Aktive Bewegungen der BWS

Mit den aktiven Bewegungen der BWS beurteilt der Therapeut den Bewegungsumfang und -verlauf und das Schmerzverhalten. In der aktiven Basisuntersuchung testet der Therapeut die BWS im Hinblick auf

- Bereitwilligkeit,
- Bewegungsausmaß,
- Koordination des Bewegungsablaufs,
- Deviation bzw. Deflexion,
- und Schmerzen.

Die Ansage für den Patienten wird mit einer Zielorientierung verbunden.

Die aktive Basisuntersuchung ergibt auch Hinweise auf **Hypomobilitäten oder Blockierungen.** So wird sich eine Extensionshypomobilität bzw. Blockierung in der Flexion als extensionsfixiertes Segment zeigen in Form einer Dellenbildung. Einseitige Hypomobilitäten (nicht Blockierun-

gen) können sich durch Scheinrotationen zur hypermobilen Seite hervorheben. Bei der Prüfung der Seitenneigung zeigen sich bei Hypomobilitäten bzw. Blockierungen so genannte Breakpoints (Bruchpunkte), wobei die Hypomobilität bzw. Blockierung unterhalb des Bruchpunktes zu finden ist.

- **Aktive Flexion der BWS (□ Abb. 5.5)**

ASTE. Der Patient sitzt im Tubersitz mit 70° Flexion in den Hüftgelenken.

Ausführung. Der Patient sitzt im Tubersitz, um die LWS in Extension vorzupositionieren, überkreuzt seine Arme diagonal und legt sie auf den Schultern ab.

Der Therapeut überprüft die korrekte Ausführung der isolierten Flexionsfähigkeit der BWS, indem er anfänglich die Dornfortsätze Th12–L1 palpiert und der Patient das Becken soweit aufrichtet, bis sich der Interspinalraum zwischen Th12–L1 spannt. Erst dann folgt die Aufforderung zur aktiven Flexion. Der Patient zieht sein Sternum nach unten hinten, das Kinn wird dabei an das Sternum herangezogen.

Befund. Folgende Befunde können sich zeigen:

- Bewegungslimitierung durch Systemerkrankung, Bandscheibenläsionen, Divergenzhypomobilität und Exspirationshypomobilität der Rippe.
- Bewegungslimitierung und Schmerzen durch Blockade des BWK in Extension.

- **Aktive Extension der BWS (□ Abb. 5.6)**

ASTE. Der Patient sitzt im Tubersitz mit 70° Flexion in den Hüftgelenken.

Ausführung. Durch den Tubersitz wird die LWS in Extension vorpositioniert; der Patient überkreuzt seine Arme diagonal und legt sie auf den Schultern ab. Der Therapeut

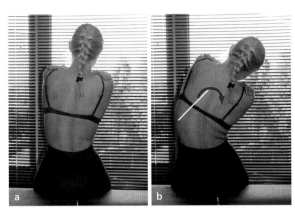

◻ Abb. 5.7a,b Aktive Lateralflexion der BWS nach rechts. **a** ASTE, **b** ESTE

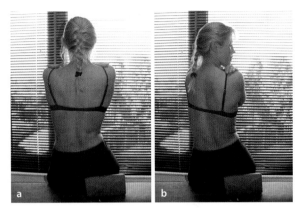

◻ Abb. 5.8a,b Aktive Rotation der BWS nach rechts. **a** ASTE, **b** ESTE

überprüft die korrekte Ausführung der isolierten Extensionsfähigkeit der BWS, indem er anfänglich die Dornfortsätze Th12–L1 palpiert und das Becken soweit nach ventral kippen lässt, bis sich die beiden Dornfortsätze annähern. Erst dann folgt die Aufforderung zur aktiven Extension. Der Patient zieht sein Sternum nach vorne oben.

Befund. Folgende Einschränkungen und Beschwerden können sich zeigen:
- Bewegungslimitierung durch Systemerkrankung (Morbus Bechterew, Forestier, Scheuermann),
- Foramenstenose, Claudicatio spinalis, Bandscheibenläsion, Konvergenz- und Inspirationshypomobilität der Rippen,
- Bewegungslimitierung und Schmerzen durch V.a expiratorische Rippenblockade bzw. Blockade des BWK in Flexion.

■ **Aktive Lateralflexion der BWS (◻ Abb. 5.7)**
ASTE. Der Patient sitzt im Tubersitz mit 70° Flexion in den Hüftgelenken.

Ausführung. Der Patient sitzt im Tubersitz, um die LWS in Extension vorzupositionieren, überkreuzt seine Arme diagonal und legt sie auf den Schultern ab. Zu Beginn überprüft der Therapeut die korrekte Ausführung der isolierten Lateralflexionsfähigkeit der BWS, indem er dem Patienten demonstriert, die Seitenneigung über eine gedachte sagittale Achse in Höhe von Th6 auszuführen. Erst dann folgt die Aufforderung zur aktiven Lateralflexion.

Befund. Bei einer Lateralflexion nach rechts können folgende Beschwerden auftreten:
- rechtsseitige Bewegungslimitierung bei V.a. Arthrose des rechten Facettengelenks,
- linksseitiger Schmerz durch Kapselstress links, evtl. auch Va. Arthritis.

■ **Aktive Rotation der BWS (◻ Abb. 5.8)**
ASTE. Der Patient sitzt im Tubersitz mit 70° Flexion in den Hüftgelenken.

Ausführung. Der Patient sitzt im Tubersitz, um die LWS in Extension vorzupositionieren, überkreuzt seine Arme diagonal und legt sie auf den Schultern ab. Unter der rechten Gesäßhälfte wird durch Anheben des Kopfteils ein Keil appliziert, um die LWS bei Rotation der BWS in eine kombinierte Stellung zu bringen und somit einer Mitbewegung der LWS entgegenzuwirken. Der Therapeut überprüft die korrekte Ausführung der isolierten Rotationsbewegung der BWS, indem er die durch den Keil erzeugte rechtsseitige Seitenneigung der LWS bis zu L1 biomechanisch gegensinnig zwangsrotatorisch kontrolliert. Durch die aktive Rechtsrotation der BWS verriegelt der Patient die Beweglichkeit der LWS, so dass eine isolierte Rotation in der BWS möglich ist. Zur Durchführung der Rotation wird der Patient aufgefordert, seine rechte Schulter nach hinten zu drehen.

Befund. Die Rechtsrotation ist eine Provokation für das rechte Facettengelenk.

5.7.5 Passive Bewegungen der BWS

Bei der passiven Untersuchung ist es das primäre Ziel des Therapeuten, sich einen Eindruck über den Kapselzustand (Qualität) und den Bewegungsweg (Quantität) zu machen. Unter »Qualität« versteht man hier die Beurteilung des gelenkcharakteristischen Endgefühls durch passive anguläre Provokation. Der Test gibt dem Therapeuten einen gelenkmechanischen Hinweis, ist jedoch keine Indikation für eine manualtherapeutische Behandlung. Ein Kapselmuster zeigt sich lokal segmental in einer Rotationseinschränkung und durch die Kapselschrumpfung in einer heterolateralen

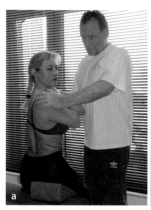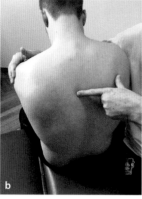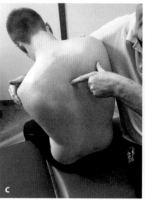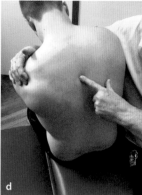

Abb. 5.9a–d **a** Passive Rotation, rechts; **b** Flexion bis Interspinale Spannung Th5/6, **c** Lateroflexion nach links , **d** Exzentriktestung Th5/Th6

Rotationsstellung. Systemerkrankungen zeigen sich zu An-fang eher in einer Extensionseinschränkung.

- **Passive Rotation der BWS (■ Abb. 5.9a)**

ASTE. Der Patient sitzt im Tubersitz mit 70° Flexion in den Hüftgelenken.

Ausführung. Der Patient sitzt im Tubersitz, um die LWS in Extension vorzupositionieren, überkreuzt seine Arme diagonal und legt sie auf den Schultern ab. Die exakte Pal-pation, um eine selektive Rotation ausführen zu können, wird wie bei der aktiven Rotation ausgeführt. Unter dem rechten Gesäß wird ein Keil appliziert, um die LWS bei der passiven Rotation der BWS aus einer kombinierten Stellung in eine kombinierte Verriegelung zu bringen, und somit eine Mitbewegung gänzlich auszuschalten. Der Pa-tient wird aufgefordert, seine rechte Schulter nach hinten zu drehen.

Der Therapeut fasst den Patienten von ventral kom-mend beidseitig an die Schultergelenke, führt den Ober-körper des Patienten in submaximale Rechtsrotation und gibt in der Ausatmungsphase einen Überdruck.

Norm. Elastisches Endgefühl.

Interpretation. Siehe aktiver Test:
- Bei Schmerz im Überdruck liegt ein Kapselmuster-stadium 1 vor.
- Bandscheibenprovokation: Die Rotation verkürzt die Struktur des Anulus fibrosus und verstärkt dadurch die Prolapsneigung »Wringing out«. Die Rotation ist ein signifikantes, pathogenes Zeichen bei jedem Bandscheibenvorfall (LWS, BWS, HWS).

- **Rami articularis Th5/6 rechts, Exzentrik**
ASTE. Sitz.

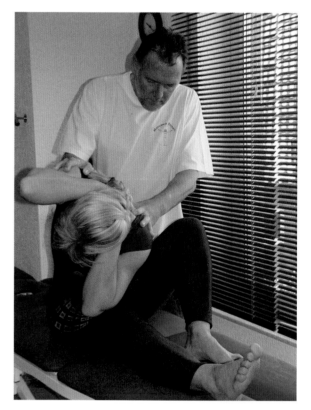

Abb. 5.10 Slump-Test

Ausführung. Flexion bis interspinale Spannung Th5/6 (■ Abb. 5.9b). Lateroflexion links bis Spinosi Th5 nach rechts geht (■ Abb. 5.9c). Palpation caudolateraler Aspekt Th5 rechts. Jetzt Zug an linker Schulter nach ventral. Kom-mando ist »Halt«. Damit Exzentriktest auf Th5/6 rechts (■ Abb. 5.9d).

- **Slump-Test (■ Abb. 5.10)**
ASTE. Der Patient sitzt im Langsitz.

Ausführung. Der Patient sitzt im Langsitz auf der Behandlungsliege. Beide Beine sind extendiert, die Hände im Nacken verschränkt. Der Test gliedert sich in drei Phasen:

▬ Beugung der gesamten Wirbelsäule
(LWS > BWS > HWS),
▬ Rotation der BWS nach rechts oder links.

Der Behandler führt den Patient und widerlagert ihn endgradig.

Interpretation. Der Test gibt einen Hinweis, ob die Dura mater am Beschwerdebild beteiligt ist. Schmerzausstrahlungen in das rechte Bein werden der LWS zugeordnet. Der Manualtherapeut achtet auf einen neurogenen Dehnreiz der Nn. thoracici sowie Reaktionen nach Lhermitte.

5.7.6 Widerstandstest (Muskelweichteiltest 2, 3)

Da es keine Kennmuskeln für die BWS gibt, ist der Widerstandstest auf Schmerz und eine Stabilitätsprüfung ausgerichtet. Da primär die Mm. rotatores die segmentale Stabilität gewähren, wird nur die Rotation getestet. Der Widerstandstest wird in **zwei Stufen** ausgeführt:

▬ Der Therapeut erwidert für 1–2 sec einen maximalen isometrisch konzentrischen Widerstand, wobei darauf geachtet wird, dass die Schulter, die rotiert, den Widerstand von dorsal erhält (sonst reagieren die Bauchmuskeln). Dieser Test ermöglicht nur eine grobe Aussage, ob eine Muskelläsion vorliegt. Eine klare Differenzierung von Muskelläsionen ist nicht möglich. Auch eine klare selektive Differenzierung von Muskelläsionen ist nicht möglich. Nur durch Schmerzpalpation kann selektiv festgestellt werden, welche Muskeln betroffen sind.
▬ Wenn das Ergebnis der ersten Stufe negativ ist, testet der Therapeut die zweite Stufe. Er positioniert den Patienten z. B. in eine Rechtsrotation der BWS vor. Der Patient spannt in Rotation an und lässt sich bei gleich bleibender, exzentrischer Muskelanspannung des Rumpfes vom Therapeuten in eine Linksrotation bewegen. Mit diesem Test gewinnt man eine grobe Übersicht über eine eventuell vorhandene Instabilität.

■ **Widerstand gegen Rotation (**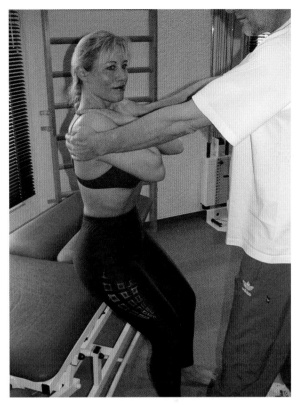 **Abb. 5.11)**
ASTE. Der Patient sitzt im Tubersitz mit 70° Flexion in den Hüftgelenken.

Ausführung. Der Patient kreuzt seine Arme diagonal und legt sie auf den Schultern ab. Der Therapeut steht vor dem Patienten und legt bei der Rotation nach rechts seine linke Hand an die dorsale Schulter des Patienten. Die rechte

◘ **Abb. 5.11** Widerstand gegen Rotation nach rechts

Hand des Therapeuten widerlagert die linke Schulter des Patienten von ventral. Der Patient spannt 1–2 sec. maximal gegen die widerlagernde linke Hand des Therapeuten isometrisch konzentrisch in Rotation bzw. dynamisch exzentrisch beim Test auf Instabilität.

Interpretation. Treten Schmerzen auf, besteht V.a. Läsion der Mm. rotatores bzw. eine partielle Ischämie. Bei Schwäche besteht Verdacht auf. eine Instabilität.

5.7.7 Differenzialdiagnostik

Gerade im Bereich der BWS gibt es viele differenzialdiagnostische Möglichkeiten. Der **N. phrenicus,** der eine sensible Afferenz zu diaphragmanahen Organen und u.a. auch zur Nebennierenrinde unterhält, wurde im ▶ Kap. 2 (Schultergürtel) erwähnt. Hat der Patient zum Beispiel nachts und im Liegen Beschwerden, die sich durch die Atmung verstärken, muss an eine **Zwerchfellhernie** gedacht werden.

Beispiel

Wird in der Befundung ein Breakpoint gefunden, so ist anzunehmen, dass die Rotationsfähigkeit des kranialen Wirbel-

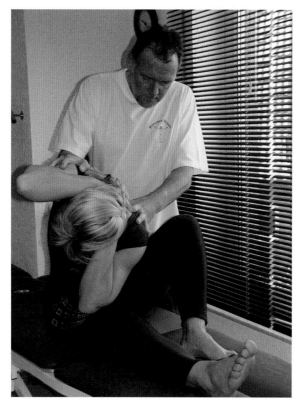

◘ Abb. 5.12 Slump-Mobilisation der Dura mater, rechts

körpers über dem Breakpoints deutlich erhöht ist, was eine Nervenwurzel bis zu 1 cm dehnen kann. Wird zusätzlich eine Rumpfbeugung ausgeführt, kommt es zur Spannung der Dura mater und damit zu weiterem Zug auf die Nervenwurzel, Lumensveränderung von Blutgefäßen, Stoffwechselreduzierung und mechanischen Reizungen der Nervenwurzel an den Pedikeln des Wirbelkörpers.

Eine weitere wichtige Besonderheit ist der sympathische Grenzstrang. Mechanische Störungen, die durch die enge ventrale Beziehung zu den Kostotransversalgelenken bestehen, können diffuse **Symptome** verursachen, wie
- Kopfschmerzen, Schwindel und Übelkeit,
- gesteigertes Schmerzempfinden.

5.7.8 Nervenmobilisation der BWS

In der BWS besteht die neurogene Mobilisation aus einer Mobilisation der Dura. Begonnen wird mit einem Warming up des neuralen Systems, mit dem Ziel, epineurale Ödeme zu reduzieren und den Axonplasmafluss zu mobilisieren. Die Dehnung orientiert sich an den Kollagenrichtlinien.

- Slump-Mobilisation der Dura mater (◘ Abb. 5.12)

❶ Cave
Die Slump-Mobilisation ist nur nach Ausschluss einer Bandscheibenproblematik auszuführen.

Ziel. Lösen von Durarestriktionen, Resorption epiduraler Ödeme.

ASTE. Der Patient sitzt im Langsitz.

Ausführung Der Patient setzt sich auf die Behandlungsliege. Das rechte Bein ist gestreckt, das linke Bein ist aufgestellt und die Hände sind im Nacken verschränkt. Der Patient wird bis Th1 in maximale Flexion gebracht, dann in submaximale BWS-Rotation bis zum Beginn des neurogenen Dehnschmerzes. Die Mobilisation erfolgt über rhythmische Rotation (15- bis 20-mal als Warming up). Es folgt eine neurogene Dehnung von 30 sec bis 2 min. Zum Schluss erhält der Patient milde Wärmeanwendungen und bewegt sich physiologisch, im Sinne von betonter Flexion und Rotation.

5.8 Gelenkspezifische Untersuchung der BWS

5.8.1 Besonderheiten der BWS

Die Facettenkapsel wird vom Ramus articularis des Ramus dorsalis innerviert und ist mit der autochtonen Muskulatur und den Rippengelenken eng verbunden. Die **Facetten** sind ausgehend vom Deckplattenniveau ca. 30° aus der frontalen Ebene nach ventral geneigt und 15° aus der frontalen Ebene nach lateral geneigt. Diese Stellungsangabe betrifft den Proc. articularis superior. Der Proc. articularis superior ist plan bzw. leicht konvex und steht nach dorsal gerichtet. Der Proc. articularis inferior ist plan bzw. leicht konkav und ist nach ventral gerichtet.

In der **Extension** schiebt sich die obere Facette über die untere Facette, und die dachziegelartigen Dornfortsätze können miteinander in Kontakt kommen. In der **Flexion** bewegen sich die Facettengelenke auseinander, die ligamentäre interspinale Spannung nimmt zu.

Der Test Dorsal-Ventralgleiten in der BWS wird von den Autoren als praxisirrelevant gesehen; stattdessen sollte ein nicht provokativer Springing-Mobilitätstest eingesetzt werden.

5.8.2 Fingerregel der BWS

Zur topographischen Orientierung in Bezug auf die Facettengelenkposition ist es notwendig, sich an den Dornfort-

Tab. 5.2 Fingerregel		
BWK	Anzahl der Finger oberhalb des caudalen Proc. spinosus	Zugeordnete Farben in den Abbildungen
Th1	1	Blau
Th2		
Th3	1,5	Rot
Th4		
Th5	2,5	Grün
Th6		
Th7		
Th8		
Th9	1,5	Grün
Th10		
Th11	1	Violett
Th12		

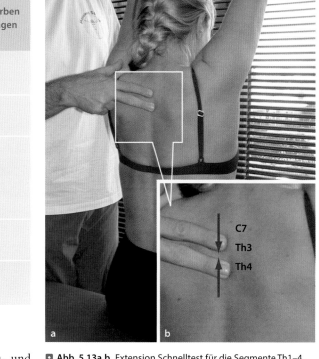

Abb. 5.13a,b Extension Schnelltest für die Segmente Th1–4, hier Th3 zu Th4

sätzen zu orientieren. Da diese in ihrer Länge zu- und wieder annehmen, muss man sich einer **Fingerregel** bedienen. Man orientiert sich am Umfang des Mittelfingers des Patienten (**Tab. 5.2**).

5.8.3 Schnelltest Extension

- **Extension Schnelltest für die Segmente Th1–4** (**Abb. 5.13**)

Ziel. Das gleichmäßige Schließen der Interspinalräume testen am Beispiel von Th3 zu Th4.

ASTE. Der Patient sitzt im Tubersitz mit 70° Flexion in den Hüftgelenken.

Ausführung. Der Therapeut steht seitlich am Patienten und palpiert mit seinem Zeigefinger und Mittelfinger den Interspinalraum zwischen den Dornfortsätzen Th3–4 und Th4–5. Unter Flexion/Extension des Armes testet der Therapeut das Schließen und Öffnen der genannten Segmente.

Befund. Eingeschränkte Extension.

- **Extensionstest für die Segmente Th5–12** (**Abb. 5.14**)

Ziel. Das gleichmäßige Schließen und Öffnen der Interspinalräume testen am Beispiel von Th4 zu Th5.

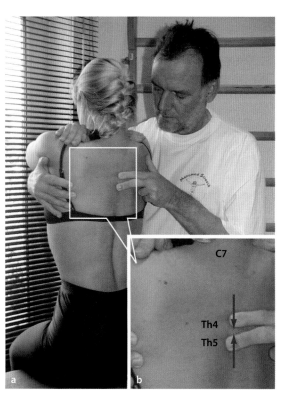

Abb. 5.14a,b Extensionstest für die Segmente Th5–12, hier Th4 zu Th5

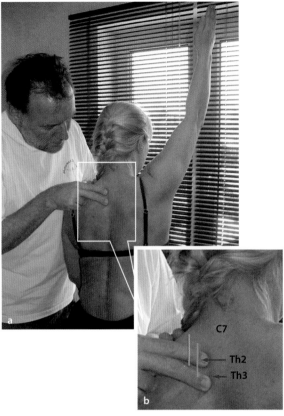

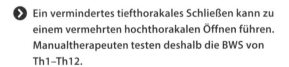

◻ **Abb. 5.15a,b** Rotation, Schnelltest für die Segmente Th1–4, hier Th2 zu Th3, Rechtsrotation

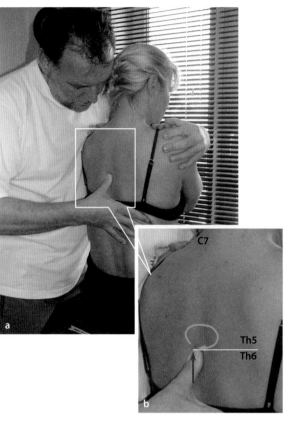

◻ **Abb. 5.16a,b** Rotationstest für die Segmente Th5–12, hier Th5 zu Th6 in Rechtsrotation

❯ **Ein vermindertes tiefthorakales Schließen kann zu einem vermehrten hochthorakalen Öffnen führen. Manualtherapeuten testen deshalb die BWS von Th1–Th12.**

ASTE. Der Patient sitzt.

Ausführung. Der Therapeut steht seitlich zum Patienten und palpiert mit seinem Zeigefinger und Mittelfinger den Interspinalraum zwischen den Dornfortsätzen Th3–4 und Th4–5. Der Patient kreuzt seine Arme und legt sie auf seinen Schultern diagonal ab. Der Therapeut umgreift den Oberkörper des Patienten und unterlagert die verschränkten Patientenarme von ventral kommend. Über das Anheben der Patientenarme wird der Patient in Extension geführt. Getestet wird das interspinale Schließen der genannten Segmente.

Befund. Eingeschränkte Extension.

5.8.4 Schnelltest biomechanische Rotation

▪ **Rotation Schnelltest für die Segmente Th1–4 (◻ Abb. 5.15)**
Ziel. Die biomechanische Rotationsfähigkeit am Beispiel von Th2 zu Th3 bei Rechtsrotation testen.

ASTE. Der Patient sitzt.

Ausführung. Der Therapeut steht seitlich zum Patienten und palpiert mit seinem Zeigefinger und Mittelfinger die Dornfortsätze Th2 und Th3. Der Patient flektiert seinen rechten Arm im Schultergelenk. Der Therapeut testet das segmentale Rotieren durch Palpation des Proc. Spinosus.

Befund. Bei nicht Auslösen der biomechanischen Zwangsrotation besteht eine Konvergenzhypomobilität, in diesem Fall rechts.

▪ **Rotationstest für die Segmente Th5–12 (◻ Abb. 5.16)**
Ziel. Die Rotationsfähigkeit testen am Beispiel von Th5 zu Th6 in Rechtsrotation.

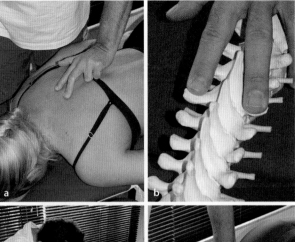
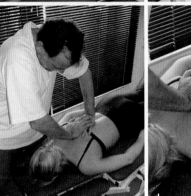
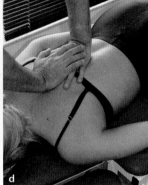
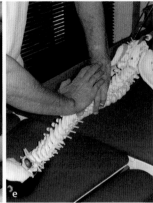

☐ **Abb. 5.17a–e** Springing Provokationstest am Beispiel von Th4–Th5. **a** Grifftechnik mit Zeige- und Mittelfinger an der Patientin, **b** am Skelettmodell der Wirbelsäule, **c** ESTE, **d** Grifftechnik in der ESTE, **e** anatomische Orientierung

ASTE. Der Patient sitzt.

Ausführung. Der Therapeut steht seitlich am Patienten und legt seine Daumenbeere so auf den Dornfortsatz von Th6, dass seine Daumenspitze noch den Dornfortsatz Th5 kaudal palpiert.

Der Patient kreuzt seine Arme und legt sie auf seinen Schultern diagonal ab. Der Therapeut umgreift den Patientenoberkörper von ventral kommend, führt diesen in Rechtsrotation und testet die segmentale Rotation.

Befund. Bei Vorlauf des kaudalen Wirbelkörpers handelt es sich um eine Hypomobilität bzw. Blockade. Bei einem Nachlauf des kaudalen Wirbelkörpers handelt es sich um eine Hypermobilität bzw. Instabilität.

5.8.5 Springing-Test

Anhand des Springing-Tests testet der Manualtherapeut Folgendes:
- Facettenprovokation,
- Provokation des Lig. longitudinale posterius,
- Mobilitätsprüfung.

Im Bereich der BWS wird der Springing-Test unter Berücksichtigung der Fingerregel mit gespreiztem Zeige- und Mittelfinger ausgeführt. Die folgenden Werte zeigen, wie groß die Bewegung ist, die der Therapeut beim Springing Mobilitätstest ungefähr erfährt:
- physiologisch 2–3 mm,
- Hypermobilität 5–7 mm,
- Hypomobilität 1–2 mm,
- Instabilitäten bzw. Listhesen über 8 mm (der Rückhol-/Reboundeffekt ist deutlich verschlechtert),
- Blockierungen bzw. Ankylosen 0 mm.

Durch den Springing-Test zur Provokation kann der Therapeut unterscheiden zwischen
- Athrose und aktivierter Arthrose,
- Arthritis und Instabilität eines Bewegungssegmentes.

■ **Springing-Provokationstest (☐ Abb. 5.17)**
Ziel. Provokation des Facettengelenkes am Beispiel von Th4–5.

ASTE. Der Patient liegt in Bauchlage.

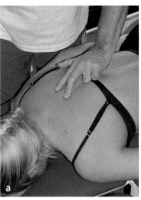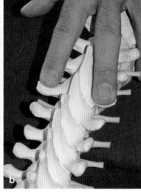

Abb. 5.18a,b Springing-Mobilitätstest am Beispiel vonTh4–5. **a** Grifftechnik mit Zeige- und Mittelfinger an der Patientin, **b** am Skelettmodell der Wirbelsäule

Ausführung. Die Arme des Patienten liegen am Körper. Der Therapeut legt seinen Zeige- und Mittelfinger auf die Querfortsätze Th4 und überlagert diese mit seiner von kranial kommenden Hand mit Thenar und Hypothenar. Die obere Hand liegt in einem 60°-Winkel auf der unteren Hand. Unter Aufnahme der Gewebespannung und unter Berücksichtigung der Kurvatur der BWS gibt der Therapeut einen senkrecht zur Kurvatur gerichteten Druck nach ventral, wobei er am Ende der Bewegung den Druck leicht verstärkt.

Befund. Bei Schmerz V.a. Facettenarthropathie Th4–5 (Th5 zeigt im Rotationstest einen Vorlauf). Kann der Patient den Schmerz lokal bestimmen, lassen sich die folgenden Verdachtsdiagnosen daraus ableiten. Bei Schmerzen durch Provokation Th4:
- kaudal von Th4 V.a. Arthrose,
- kranial von Th4 V.a. Arthritis,
- eine aktivierte Arthrose zeigt sich bei positiver Provokation von Th4 und positiver Th5.

■ **Springing-Mobilitätstest**
(■ Abb. 5.18 und ■ Abb. 5.19)

Ziel. Interpretation eines Segmentspieles.

❯ Zu einem **erhöhten Segmentspiel** kommt es bei nicht fixierten Antrolisthesen bzw. Diskosen (degenerativen Spondylolisthesen). Schon aufgrund der Anamnese kann der Manualtherapeut ein erhöhtes Segmentspiel einordnen. Der Patient klagt über Extensionsschmerzen mit diffusen Schmerzausstrahlungen, die durch das erhöhte Segmentspiel und einer dadurch entstehenden Claudicatio spinalis zu erklären sind. Patienten empfinden eine segmentale Instabilität als lokalen Druckschmerz (**Faust im Kreuz**).

Wenn der Therapeut einen Springing-Mobilitätstest im Bereich Th 4 ausführt und der Test positiv ist, ist das getestete Segment Th4 positiv.

ASTE. Der Patient liegt in Bauchlage.

Ausführung. Die Arme des Patienten liegen am Körper. Der Therapeut legt seinen Zeige- und Mittelfinger auf die Querfortsätze Th4 und überlagert diese mit seiner senkrecht zur Kurvatur stehenden kranialen Hand. Die Hand es Therapeuten liegt mit der ulnaren Seite auf. Unter Aufnahme der Gewebespannung und unter Berücksichtigung der Kurvatur der BWS gibt der Therapeut einen ventral gerichteten Schub.

Befund. Das Ausmaß des Bewegungsspiels lässt folgende Schlussfolgerungen zu. Ein Bewegungsspiel von ca.
- 0–2 mm ist ein Zeichen von Hypomobilität bzw. für eine Blockade,
- 2–3 mm gilt als physiologisch,
- 5–7 mm gilt als hypermobil,
- über 8 mm gilt als instabil.

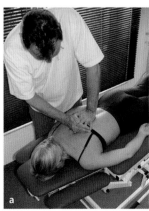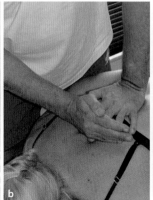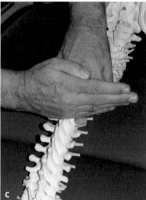

Abb. 5.19a–c a ESTE, **b** Grifftechnik in der ESTE, **c** anatomische Orientierung

5.8.6 Rosettentest (Test bei Instabilität)

Der Rosettentest ist ein Mobilitätstest und zeigt nach der Basisuntersuchung, dass es sich um eine Instabilität mit rotatorischer Fehlstellung handelt, und zu welcher Seite der Wirbel rotiert steht, bzw. wohin der Wirbelkörper mit nachlassender Muskelkraft im Tagesverlauf rotiert. Mit dem Rosettentest stellt der Manualtherapeut eine rotatorische Fehlstellung fest.

> Wo die Resistenz erhöht ist, ist auch die Fehlstellungsseite (s. Interpretation). Der Rosettentest ist ein Mobilitätstest, kein Provokationstest.

- **Rosettentest (◨ Abb. 5.20)**
Ziel. Seitenfeststellung einer linksrotatorischen Fehlstellung im Bereich Th5–6.

Bemerkung. In der Anamnese und in der Basisuntersuchung ergaben sich Hinweise auf eine Instabilität, der Springing-Test zeigte eine vermehrte Beweglichkeit im Segment und bei Provokation auch Schmerz.

ASTE. Der Patient liegt in Bauchlage.

Ausführung. Die Arme des Patienten liegen am Körper. Der Therapeut steht kranial am Patienten und legt seinen rechten Daumen links an den Dornfortsatz Th5. Den linken Daumen legt er widerlagernd rechts an Th6. Der kraniale Wirbelkörper wird transversal rotatorisch zur kontralateralen Seite gedrückt und bewertet. Der Therapeut versetzt die Daumen und prüft den gleichen Wirbelkörper in entgegengesetzter Richtung.

Interpretation. Entscheidend für die Interpretation des Rosettentests ist die Resistenz:
- Zeigt sich eine Seite fest und die andere elastisch, so ist die feste Seite die rotierte. Die Elastizität der anderen Seite ist als Antwort der verkürzten gleichseitigen Mm. rotatores zu sehen.
- Zeigt sich eine Seite fest, die andere festelastisch, so ist die feste Seite die rotierte und die festelastische wahrscheinlich bindegewebig umgebaut.
- Verbessert sich die anfängliche Resistenz nach mehreren Ausführungen des Rosettentests, so liegt der Verdacht einer synovialen Problematik nahe.

> Auch ein arthrotischer Wirbelkörper kann derotiert stehen, z. B. durch einseitige Kapselresektion. Der Rosettentest ist in diesem Fall jedoch nicht für die Interpretation geeignet.

Befund. Derotationsseite rechts oder links.

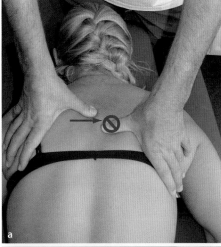

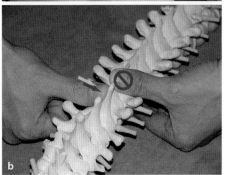

◨ **Abb. 5.20a,b** Linksrotatorischer Rosettentest am Beispiel von Th5–6, der rechte Daumen testet, der linke Daumen widerlagert die Testbewegung. **a** Rosettentest, **b** anatomische Orientierung

5.8.7 Test für die kinematisch rotatorische Kette

- **Rotatorischer Test für die kinematische Kette Th5–6** (◨ Abb. 5.21)
Ziel. Die nacheinander rotierenden Wirbelkörper am Beispiel von Th5–6 rechts überprüfen.

ASTE. Der Patient liegt in Seitenlage.

> Der Test wird in einer entlastenden ASTE durchgeführt, da das Handling für den Therapeuten besser und ein Nachlauf bei Instabilität durch verringerten Facettendruck besser palpierbar ist.

Ausführung. Der Therapeut steht vor dem Patienten und legt seine Zeigefingerbeere so an den Dornfortsatz von Th6, dass seine Zeigefingerspitze den Dornfortsatz Th5 kaudal palpiert. Der Patient kreuzt seine Arme ventral.

Der Therapeut greift unter den oben liegenden Arm des Patienten von ventral und gibt eine Rechtsrotation der Wirbelsäule vor, die der Patient leicht aktiv begleitet. Der Therapeut überprüft die segmentweise ablaufende Rota-

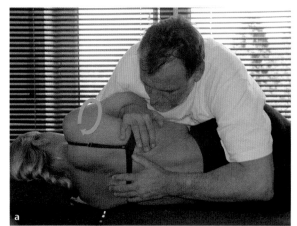

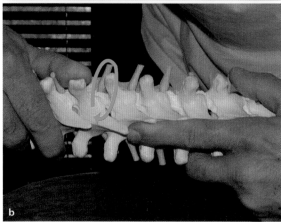

Abb. 5.21a,b Rotatorischer Test für die kinematische Kette am Beispiel von Th5–6, rechts. **a** Test für die kinematische Kette, **b** anatomische Orientierung

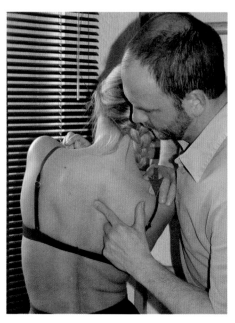

Abb. 5.22 Kopplungstest für die »autonomen« Segmente Th4–8 am Beispiel von Th5, rechts

ASTE. Der Patient sitzt im Tubersitz mit 70° Flexion in den Hüftgelenken.

Ausführung. Der Patient verschränkt seine Arme diagonal und legt sie auf den Schultern ab. Der Therapeut positioniert die Wirbelsäule in Extension vor, so dass die Kopplungsunterschiede zwischen LWS (gegensinnig) und HWS (gleichsinnig) deutlich werden. Über Lateralflexion und gleichzeitiger Palpation des Dornfortsatzes überprüft der Therapeut die Rotationszugehörigkeit der Segmente.

tion. Dabei erwartet der Therapeut, dass sich der kraniale Dornfortsatz bewegt, bevor die Rotation am kaudalen Dornfortsatz ankommt

Befund. Bei Vorlauf des kaudalen Wirbelkörpers handelt es sich um eine Hypomobilität bzw. Blockade. Bei einem Nachlauf des kaudalen Wirbelkörpers handelt es sich um eine Hypermobilität bzw. Instabilität mit V.a. Schwäche bzw. Parese des M. rotator brevis.

5.8.8   Test für die Kopplung Th4–8

- Kopplungstest für die »autonomen« Segmente Th4–8 (**Abb. 5.22**)

Ziel. Kopplungszugehörigkeit des mittleren Abschnittes der BWS testen.

> Im mittleren BWS-Abschnitt treten häufig Listhesen auf, die die Biomechanik zusätzlich verändern können.

5.9   Totaltechniken für die BWS

Totaltechniken sind Bandscheibentechniken und werden ausgeführt, wenn das Zeichen nach Lhermitte positiv ist. Ein positiver Lhermitte zeigt sich mit diffusen Beschwerden in den Extremitäten wie
- Ummantelungsgefühl,
- Schwellungsgefühl,
- Stromgefühl und/oder
- »als ob Wasser an den Extremitäten entlang liefe«.

> In der Manualtherapie gibt es zwei gebräuchliche Totaltechniken: die Mitnahmetechnik und die Gegenhaltetechnik. Beide Techniken sind in der Praxis nicht praktikabel. Kleinere Therapeuten können sie kaum ausführen, weil sie nicht durch die Schwerkraft unterstützt werden. Außerdem gefährden die

Tests den Patienten, da sie im betroffenen Segment eine segmentale Translation der Bandscheibe verursachen können. Deshalb halten die Autoren diese Form von Bandscheibenbehandlung für ungeeignet. Techniken aus der Seitenlage bei lateralen oder lateromedialen Bandscheibenvorfällen sind symptomlos und daher nicht relevant für die Praxis.

Die hier gezeigten Techniken sind von der Konstitution des Patienten unabhängig und überfordern den Therapeuten nicht, da sie die Schwerkraft nutzen. Es treten keine den Patienten gefährdenden Scherwirkungen auf.

5.9.1 Lhermitte-Zeichen (⊡ Abb. 5.23)

Ziel. Provokation einer durch die Bandscheibenläsion verursachte Durairritation.

❯ Der Patient gibt in der Basisuntersuchung lokale mehrsegmentale Schmerzen an, die Zeichen nach Lhermitte sind positiv.

ASTE. Der Patient sitzt im Langsitz.

Ausführung. Die Patientenarme liegen überkreuzt am Oberkörper an. Der Therapeut steht seitlich am Patienten und führt über den Kopf und LWS sowie Rotation der BWS (nach links oder nach rechts) in maximale Flexion. Zeigt der Patient Schmerzen an, die durch die Reizung des Lig. longitudinale posterior ausgelöst werden, fordert der Therapeut den Patienten auf, maximal einzuatmen. Der Test ist positiv, wenn sich hierbei die Zeichen nach Lhermitte einstellen oder verstärken.

5.9.2 Modifizierte Mitnahmetechnik Th5–6 nach Streeck (⊡ Abb. 5.24)

Ziel. Traktionssog auf das betroffene Bandscheibensegment ausüben.

❯ Da es im Bereich der BWS keinen Plexus gibt, ist der positive Lhermitte-Test die Indikation für diese Totaltechnik.

ASTE. Der Patient liegt in Bauchlage.

Ausführung. Die Arme des Patienten liegen am Körper. Der Therapeut steht seitlich am Patienten und legt einen Keil auf die Querfortsätze des kranialen Wirbelkörpers des betroffenen Bewegungssegmentes. Mit seinem kaudalen Zeige- und Mittelfinger fixiert er den Dornfortsatz des kaudalen Wirbelkörpers und gibt einen leichten Schub über den Keil nach ventrokranial.

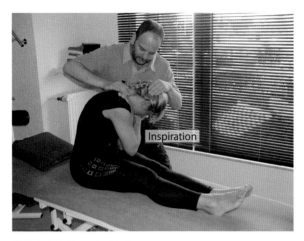

Inspiration

⊡ Abb. 5.23 Lhermitte-Zeichen

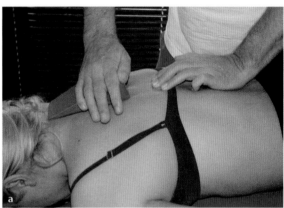

a

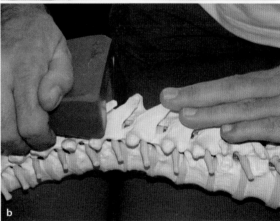

b

⊡ Abb. 5.24a,b Modifizierte Mitnahmetechnik am Beispiel von Th5–6 nach Streeck. **a** Totaltechnik zur Separation, **b** anatomische Orientierung

Anzahl und Dosierung. Zwei Wiederholungen à 3–5 min. Limitiert wird die Zeit durch die Abwehrspannung des Patienten. Beendet wird die Behandlung mit einer paravertebralen Spannungserhöhung, indem der Patient seinen Kopf anhebt. Sie kann auch als neue Vorposition genutzt werden.

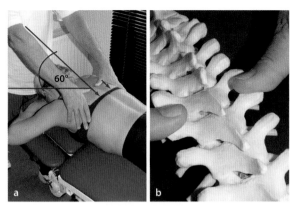

Abb. 5.25a,b Beidseitige Traktion der Facettengelenke am Beispiel von Th4–5 aus der Vorposition Extension. **a** Traktionsmobilisation der Facettengelenke aus der Vorposition Extension, **b** anatomische Orientierung

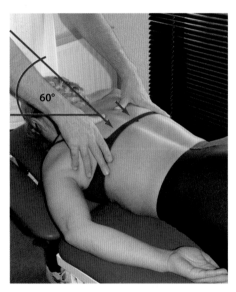

Abb. 5.26 Traktion mit rechtsseitiger Facettengelenkbetonung am Beispiel von Th5–6

5.10 Gelenkspezifische Behandlung der BWS

5.10.1 Traktion bei Konvergenzhypomobilität (symmetrisch)

Eine Traktion wird immer am Proc. transversus des kaudalen Wirbelkörpers des zu behandelnden Segments in einem 60°-Winkel zur Kurvatur der BWS ausgeführt. Das Facettengelenk steht 30° von der Kurvatur inkliniert, zusätzlich 60° für die Schubrichtung ergeben 90° aus der Tagentialebene. Eine Verriegelung ist nicht möglich, so dass andere Segmente mit einbezogen werden können. Statt Anlage der Daumen ist auch das Anlegen eines Keiles möglich.

■ **Beidseitige Traktion der Facettengelenke aus der Vorposition Extension (■ Abb. 5.25)**

Ziel. Traktionsmobilisation einer Kapselrestriktion Th4–Th5 bei Konvergenzhypomobilität.

Basisuntersuchung. In der ersten Untersuchung zeigt sich, dass
- die aktive Extension, Lateralflexion und Rotation eingeschränkt sind,
- im Extensionstest das Segment Th4–5 nicht schließt,
- der Rotationstest einen Vorlauf auf Höhe von Th5 zeigt,
- der Springing-Test (Th4) positiv ist (Rosettentest bds. resistent).

ASTE. Der Patient liegt in Bauchlage.

Ausführung. Der Therapeut steht kranial am Patienten und palpiert den interspinalen Raum. Über die Flexion im Schultergelenk des Patienten (Armvorposition) bzw. Stellung des Kopfteiles der Bank palpiert und fixiert der Therapeut die Annäherung der Dornfortsätze Th4–5. Der Therapeut positioniert seine Daumen auf den Querfortsätzen Th5, so dass seine Unterarme und die Längsachse seines Daumens einen 60°-Winkel bilden. Die Facetten des Th5 bilden dabei einen 30°-Winkel zur Transversalebene. Die Traktion erfolgt über den Proc. articularis superior.

Anzahl und Dosierung. Der Therapeut führt die Traktion der Facettengelenke rhythmisch und statisch aus:
- rhythmisch 20 Wiederholungen, 1 Serie, 30 sec Pause,
- statisch 30 sec bis 2 min, 3–4 Serien, 30 sec Mobilisationspause,
- abschließend den Patienten in die mobilisierte Richtung anspannen lassen.

5.10.2 Traktion bei Konvergenzhypomobilität (asymmetrisch)

■ **Traktion mit rechtsseitiger Facettengelenkbetonung (■ Abb. 5.26)**

Ziel. Traktionsmobilisation einer Kapselrestriktion Th5 bei Konvergenzhypomobilität.

Basisuntersuchung. In der ersten Untersuchung zeigt sich, dass
- die Extension, Lateralflexion und Rotation rechts eingeschränkt sind,
- Springing-Test rechts betont schmerzhaft,
- Rosettentest Th5 linksseitig resistent.

ASTE. Siehe oben.

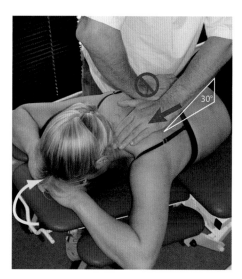

Abb. 5.27 Indirekte Konvergenzmobilisation am Beispiel von Th4–5, rechts

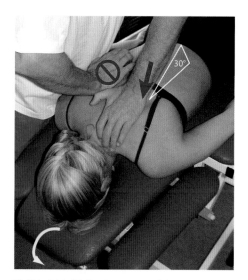

Abb. 5.28 Direkte Divergenzmobilisation am Beispiel Th4–5, links

Ausführung. Siehe oben, der Therapeut betont jedoch nur die rechte Seite der Facetten durch Armvorpositionierung rechts.

5.10.3 Translatorische Technik zur indirekten Konvergenzmobilisation

Eine indirekte Konvergenzmobilisation ist eine Divergenzmobilisation auf der nicht betroffenen Seite. Im folgenden Beispiel erzeugt der Therapeut eine Rechtsrotation mit einer Divergenz links und einer Konvergenz rechts. Die vom Therapeuten erzeugte Rotation verursacht die Konvergenz rechts.

- **Indirekte Konvergenzmobilisation (** Abb. 5.27**)**

Ziel. Konvergenzmobilisation einer Kapselrestriktion bei Konvergenzhypomobilität Th4–5 rechts.

Basisuntersuchung. Die erste und lokal segmentale Untersuchung ergaben ein einseitiges Konvergenzproblem. Im Beispiel zeigt sich die Rechtsrotation rigide und eingeschränkt bei gleichzeitig eingeschränkter Extension.

ASTE. Der Patient liegt in Bauchlage.

Ausführung. Der Therapeut steht lateral am Patienten in Rotationsrichtung und palpiert unter Berücksichtigung der Fingerregel den interspinalen Raum. Über die Armposition des Patienten palpiert der Therapeut die Annäherung der Dornfortsätze Th4–5. Die Armposition bzw. Anhebung des Kopfteiles fixiert die Segmente. Der Therapeut kreuzt seine Hände so, dass das Os pisiforme

der rechten Hand widerlagernd auf dem Querfortsatz Th5 und das Os pisiforme der linken Hand auf dem Querfortsatz Th4 liegt. Der Schub erfolgt über den linken Arm des Therapeuten. Sein linker Unterarm bildet einen 30°-Winkel zur Kurvatur der BWS. Nach Aufnahme der Gewebespannung und Exspiration des Patienten gibt der Therapeut einen translatorischen Schub nach ventrokranial.

Anzahl und Dosierung. Der Therapeut führt den Schub rhythmisch und statisch aus:
- rhythmisch 20 Wiederholungen, 1 Serie, 30 sec Pause,
- statisch 30 sec bis 2 min, 3–4 Serien, 30 sec Mobilisationspause,
- abschließend den Patienten in die mobilisierte Richtung anspannen lassen.

5.10.4 Translatorische Technik zur direkten Divergenzmobilisation

Eine direkte Divergenzmobilisation führt der Therapeut auf der betroffenen Seite aus. Im folgenden Beispiel erzeugt er eine Rechtsrotation mit einer Divergenz links.

- **Direkte Divergenzmobilisation (** Abb. 5.28**)**

Ziel. Divergenzmobilisation einer restriktierten Kapsel bei Divergenzhypomobilität Th4–5 links.

Basisuntersuchung. Die erste Untersuchung zeigt, dass
- die aktive Flexion, Lateralflexion, Rotation zur Gegenseite eingeschränkt sind,
- das Segment Th4–5 im Flexionstest nicht öffnet,

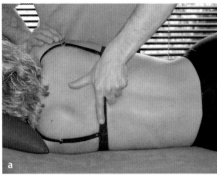

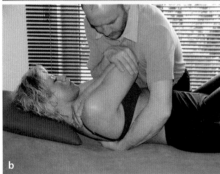

Abb. 5.29a,b Direkte Konvergenzmobilisation Th4–5 links. Die Hand des Therapeuten bildet einen 90°-Winkel zur Longitudinalachse des Patienten (einseitige Betonung)

▬ der Rotationstest einen Vorlauf von Th5 aufweist,
▬ der Springing-Test Th4 positiv ist.

ASTE. Der Patient liegt in Bauchlage.

Ausführung. Der Therapeut steht seitlich neben dem Patienten und palpiert unter Berücksichtigung der Fingerregel den interspinalen Raum. Über die Armposition des Patienten wird die Entfernung der Dornfortsätze Th4–5 zunächst palpiert und dann fixiert. Der Therapeut kann das Segment auch durch Absenken des Kopfteiles fixieren. Die Hände des Therapeuten sind so gekreuzt, dass das Os pisiforme der rechten Hand den Querfortsatz Th5 widerlagert und das linke Os pisiforme den Querfortsatz Th4 mobilisiert. Der Schub erfolgt über den linken Arm. Dabei bildet der linke Unterarm einen 30°-Winkel mit der Kurvatur der BWS. Nach Aufnahme der Gewebespannung gibt der Therapeut einen Schub nach ventrokranial.

Anzahl und Dosierung. Der Therapeut führt den Schub rhythmisch und statisch aus:
▬ rhythmisch 20 Wiederholungen, 1 Serie, 30 sec Pause,
▬ statisch 30 sec bis 2 min, 3–4 Serien, 30 sec Mobilisationspause, abschließend den Patienten in die mobilisierte Richtung anspannen lassen.

5.10.5 Translatorische Technik zur direkten, unilateralen Konvergenzmobilisation (Pistolengriff)

Eine direkte Konvergenzmobilisation (Rotationsmobilisation) wird auf der betroffenen Seite ausgeführt und zielt auf eine Derotation eines synovial rigiden, bindegewebig umgebauten oder blockierten Facettengelenkes. Der Therapeut benutzt seine Hand als Drehpunkt, indem er sie wie eine »Pistole« an das betroffene Gelenk legt. In der so genannten 90°-Handanlage wird z. B. die linke Hand so angelegt, dass das Daumengrundgelenk auf dem Querfortsatz des kranialen Wirbelkörpers und der angewinkelte Mittelfinger auf dem Querfortsatz des kaudalen Wirbelkörpers liegen. Der Mittelfinger liegt dabei immer an der zu behandelnden Seite.

■ **Direkte Konvergenzmobilisation mit 90° Handanlage zur einseitigen Betonung** (■ Abb. 5.29)
Ziel. Konvergenzmobilisation links über Rotation links für Th4–5 links.

Basisuntersuchung. In der ersten Untersuchung sind beim aktiven Test
▬ die Extension eingeschränkt,
▬ Lateralflexion links und Rotation links bewegungseingeschränkt,
▬ im Extensionstest schließt das Segment Th4–5 nicht,
▬ der Rotationstest zeigt einen Vorlauf von Th5,
▬ der Springing-Test Th4 ist positiv,
▬ der Rosettentest links ist rechts resistent an Th4.

ASTE. Der Patient liegt in Seitenlage.

Ausführung. Der Therapeut steht vor (bzw. hinter) dem Patienten und palpiert unter Berücksichtigung der Fingerregel die betroffenen Segmente. Der Patient kreuzt seine Arme diagonal vor dem Körper, so dass bei einer linksseitigen Mobilisation der rechte Arm oben liegt. Er legt seine Hände auf den Schultern ab, seine Beine sind angewinkelt.

Der Therapeut formt seine linke Hand zu einer Pistole (Daumen in Reposition, der Zeigefinger ist extendiert und die Finger 3–5 sind flektiert) und legt seine Hand (90°) so an das betroffene Segment, dass das Daumengrundgelenk auf dem rechten kranialen Querfortsatz von Th4 und der flektierte Mittelfinger auf dem kaudalen linken Querfortsatz von Th5 trifft. Der Therapeut rollt den Patienten in Rückenlage auf seine Hand und beugt sich auf Höhe des Sternums über ihn. Mit seinem rechten Arm übt der Therapeut über das Armkreuz des Patienten während der Exspiration einen dorsokranialen Druck aus. Da der Druck am Mittelfinger am höchsten ist, dreht zuerst Th5 und verzögert Th4 nach rechts bis der Querfortsatz Th4 durch

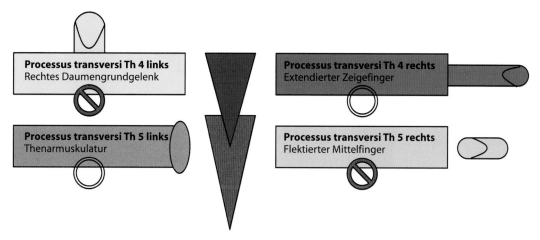

◻ Abb. 5.30 Schema der unilateralen Handanlage

das Daumengrundgelenk des Therapeuten widerlagert wird. Erst dann beginnt die eigentliche Mobilisation, indem auf den kranialen Wirbelkörper linksrotatorischer Druck ausgeübt wird. Wegen der Widerlagerung rechts rotiert jedoch der Wirbelkörper. Die Gelenkkapsel wird gedehnt bzw. das Facettengelenk klafft auf.

Anzahl und Dosierung. Der Therapeut führt den Schub rhythmisch und statisch aus:
- rhythmisch 20 Wiederholungen, 1 Serie, 30 sec Pause,
- statisch 30 sec bis 2 min, 3–4 Serien, 30 sec Mobilisationspause,
- abschließend spannt der Patient in die mobilisierte Richtung an.

- **Schematische Darstellung der unilateralen Handanlage (◻ Abb. 5.30)**

◻ Abb. 5.30 zeigt, wie und wo die unilaterale Handanlage zur Konvergenzmobilisation wirkt. Als Beispiel dient Th4–5 links.

5.10.6 Translatorische Technik zur direkten bilateralen Konvergenzmobilisation (Pistolengriff)

Eine direkte Konvergenzmobilisation wird auf beiden Facettenseiten ausgeführt und zielt auf eine Mobilisation eines synovial rigiden, kollagenadaptierten oder blockierten Facettengelenkes. Der Therapeut wendet dazu die 45° Handanlage an. Seine Hand steht dabei im 45°-Winkel zur Longitudinalachse des Patienten (beidseitige Betonung). Sie liegt so auf, dass das Daumengrundgelenk und der Mittelfinger die Querfortsätze des kaudalen Wirbelkörpers widerlagern.

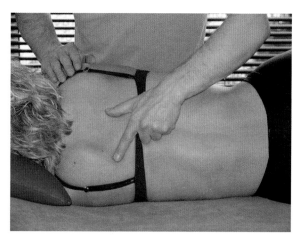

◻ Abb. 5.31 Direkte Konvergenzmobilisation Th4–5 rechts mit 45° Handanlage

- **Direkte Konvergenzmobilisation mit 45° Handanlage zur beidseitigen Betonung (◻ Abb. 5.31)**

Ziel. Konvergenzmobilisation Th4–5 rechts bei einer restriktierten Kapsel und Konvergenzhypomobilität beidseitig.

Basisuntersuchung. Bei der aktiven Testung ergeben sich folgende Befunde:
- Die Extension, Lateralflexion, Rotation ist eingeschränkt,
- im Extensionstest schließt das Segment Th4–5 nicht,
- der Rotationstest zeigt einen Vorlauf von Th5,
- der Springing-Test Th4 ist positiv,
- der Rosettentest ist bds. resistent.

ASTE und Ausführung. Siehe oben, jedoch hält der Patient seine Arme parallel zueinander und verschränkt sie im Nacken oder er legt seine Hände unilateral auf seine Schultern.

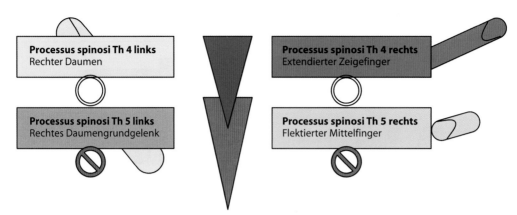

□ **Abb. 5.32** Schema der bilateralen Handanlage

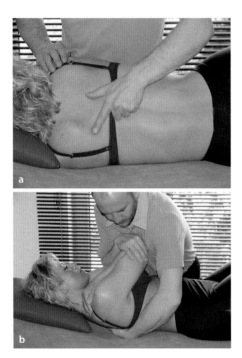

□ **Abb. 5.33a,b** Technik 1. **a** ASTE, **b** ESTE

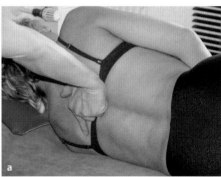

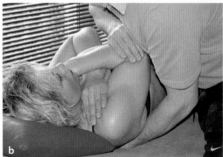

□ **Abb. 5.34a,b** Technik 2. **a** ASTE, **b** ESTE

▪ Schematische Darstellung der bilateralen Handanlage (□ Abb. 5.32)

□ Abb. 5.32 zeigt wie und wo die bilaterale Handanlage zur Konvergenzmobilisation wirkt. Als Beispiel dient Th4–5 rechts.

5.10.7 Techniken zur direkten Konvergenzmobilisation (unilateral und bilateral)

Zur direkten bi- und unilateralen Konvergenzmobilisation können zwei verschiedene Techniken angewendet werden. Als Beispiel dient Th4–5 links.

❯ Bei unilateraler Technik gilt: Rechte Hand behandelt rechte Seite, linke Hand behandelt linke Seite.

▪ Technik 1 (□ Abb. 5.33)

Der Therapeut steht heterolateral zur zu behandelnden Patientenseite und legt seine linke Hand im Pistolengriff über den Rumpf des Patienten auf das zu behandelnde Segment. Der Zeigefinger zeigt im 90°- oder 45°-Winkel zur Bank.

▪ Technik 2 (□ Abb. 5.34)

Der Therapeut steht hinter dem Patienten und legt seine rechte Hand im Pistolengriff auf das zu behandelnde Segment. Der Zeigefinger zeigt im 90°- oder 45°-Winkel zur Bank.

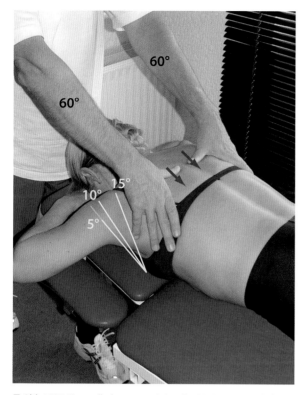

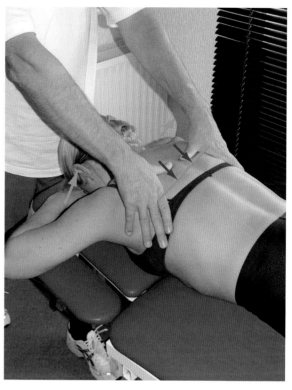

◻ **Abb. 5.35** Knorpelbelastungstraining der BWS am Beispiel Th5–6

◻ **Abb. 5.36** Knorpelgleiten am Beispiel von Th5–6

5.11 Knorpelbelastungstraining und Knorpelgleiten für die BWS

5.11.1 Knorpelbelastungstraining der BWS (◻ Abb. 5.35)

Befund. Nicht belastungsstabiler Knorpel durch Immobilisation oder Instabilität.

Ziel. Verbesserung der Tragfähigkeit des Knorpels Th5–6.

ASTE. Der Patient liegt in Bauchlage.

Ausführung. Der Therapeut steht kranial am Patienten und legt seine beiden Daumen, je nach Kurvatur der BWS auf die 30° geneigten Facetten transversal der Querfortsätze Th5. Die Unterarme bilden dabei mit dem Thorax einen Winkel von 60°. Der Therapeut gibt nun einen Schub nach kaudal ventral und fixiert diese Position. Der Patient spannt gegen die fixierenden Daumen isometrisch in Extension und hält sie 1–2 sec. Über Anhebung des Kopfteiles in 5°-Stufen wird jeweils eine neue extensorische Position eingenommen. Es wird bis zur extensorischen Bewegungseinschränkung im gleichen Verfahren geübt.

❯ Schmerzen sind bei diesem Training limitierend.

Anzahl und Dosierung. 1–2 sec halten, 21–30 Wiederholungen, 90 sec Pause, Anzahl der Sätze richtet sich nach Anzahl der neuen Positionen.

5.11.2 Knorpelgleiten in der BWS (◻ Abb. 5.36)

Befund. Der Knorpel ist belastungsstabil, zeigt aber Defizite in der belasteten Verformbarkeit.

Ziele. Integration der neu gewonnenen Beweglichkeit, »Einpressen« vorhandener Synovia in neue Belastungsbereiche des Knorpels.

ASTE. ▶ Kap. 5.11.1.

Ausführung. Siehe weiter oben, ▶ Kap. 5.11.1. Der Patient bewegt sich hier jedoch dynamisch in Extension. Der Therapeut hält während der dynamischen Bewegung kontinuierlich den Druck auf die Facetten.

❯ Schmerzen sind bei diesem Training limitierend.

Anzahl und Dosierung. 21–30 Wiederholungen, 60 sec. Pause, 3 Serien.

5.12   Rehaprogramm: Extensionsdefizit thorakozervikaler Übergang

Die Mobilisation des zervikothorakalen Überganges mit den bisherigen Techniken der Manualtherapie hat sich in der Praxis als nicht wirkungsvoll erwiesen. Die Autoren favorisieren für den zervikothorakalen Übergang die **medizinische Trainingstherapie** kombiniert mit der

⁃ Traktionstechnik,
⁃ Rippenmobilisationstechnik,
⁃ Ansprache der Rami articularis der BWS und
⁃ Thermokinetik.

Ein **Extensionsdefizit** des zervikothorakalen Überganges verursacht sekundär unterschiedlichste Formen von Begleitbeschwerden, z. B.

⁃ ein funktionelles Impingement im Schultergelenk,
⁃ eine kompensatorische Listhese C4,
⁃ eine Steilstellung der HWS,
⁃ eine hochzervikale Reklination,
⁃ ein thorakales oberes Kompressionssyndrom,
⁃ Zugreize auf den zervikalen Grenzstrang,
⁃ Zugreize auf den Trapeziussehnenspiegel,
⁃ Irritationen austretender neuraler Strukturen (motorisch, sensibel und vegetativ).

Das **Fernziel** besteht darin, eine extensive Kraftausdauer für die extensorische Muskulatur zu erreichen. Wegbereiter für dieses Fernziel sind:

⁃ Trophiktraining,
⁃ ständige Zunahme der Konvergenz,
⁃ Inspirationsmobilisation.

Bedingungen für das Training sind, dass der Patient seine LWS stabilisieren kann und sein Schultergelenk frei beweglich ist. Die Konvergenz nimmt von Übung zu Übung zu. Das kompensatorische Ausweichen des Kopfes nach ventral limitiert die Steigerung des Schwierigkeitsgrades. Je mehr Retraktion der Therapeut vom Patienten fordert, desto eher kompensiert der Patient durch eine Kopfbewegung nach ventral. Der Therapeut beginnt mit einer thorakozervikal Kokontraktion über Front-, Military-, Neck press-Übungen (▸ Kap. 6, Thorax, weitere Techniken).

5.12.1 Muskelaufbautraining mit eindimensionaler Konzentrik bei ausreichender LWS-Stabilisation

▪ **Front press (◘ Abb. 5.37)**
Anamnese. Morbus Farfan bzw. dadurch sekundär entstandene Beschwerden.

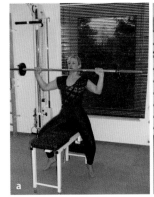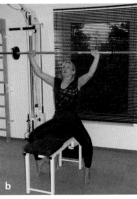

◘ **Abb. 5.37a,b** Front press. **a** ASTE, **b** ESTE

Ziel. Schonende Extension der BWS mit Ansprache retrahierender Schulterblattmuskulatur.

ASTE. Der Patient sitzt. Der Abstand zwischen den Griffen ist deutlich größer als schulterbreit. Die dorsale Muskulatur muss leicht angespannt sein.

Ausführung. Der Patient stemmt die Langhantel (auch Z-Stange) aus 80° Abduktion im Schultergelenk über den Kopf senkrecht nach oben, wobei die Belastung stets in der dorsalen Schulterblattmuskulatur zu spüren sein soll.

ESTE. Die Ellenbogengelenke werden nicht vollständig gestreckt.

Dosierung und Anzahl. 21–30 Wiederholungen, Pause 90 sec, 3–4 Serien, Tempo 1 – 0 – 1.

> ❯ Bei Gewichtabnahme in der ESTE ist diese Übung auch als Rami articularis Training geeignet.

▪ **Military press (◘ Abb. 5.38)**
Anamnese. Morbus Farfan bzw. dadurch sekundär entstandene Beschwerden.

Ziel. Deutliche Extensionsvorgabe der BWS mit Ansprache retrahierender Schulterblattmuskulatur.

ASTE. Der Patient sitzt. Der Abstand zwischen den Griffen ist deutlich größer als schulterbreit. Die dorsale Muskulatur muss leicht angespannt sein.

Ausführung. Der Patient stemmt die Hanteln aus 80° Abduktion im Schultergelenk über den Kopf senkrecht nach oben, wobei die Belastung stets in der dorsalen Schulterblattmuskulatur zu spüren sein soll.

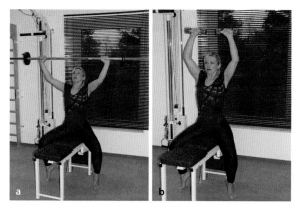

☐ **Abb. 5.38a,b** Neck press. **a** ASTE, **b** ESTE

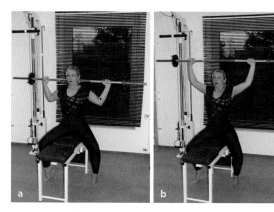

☐ **Abb. 5.39a,b** Military press. **a** ASTE, **b** ESTE

ESTE. Die Ellenbogengelenke werden nicht vollständig gestreckt.

Dosierung und Anzahl. 21–30 Wiederholungen, Pause 90 sec, 3–4 Serien, Tempo 1 – 0 – 1.

- Neck press (☐ Abb. 5.39)

Anamnese. Morbus Farfan bzw. dadurch sekundär entstandene Beschwerdebilder.

Ziel. Verstärkte Extensionsvorgabe der BWS mit Ansprache retrahierender Schulterblattmuskulatur.

ASTE. Der Patient sitzt. Der Abstand zwischen den Griffen ist deutlich größer als schulterbreit. Die dorsale Muskulatur muss leicht angespannt sein.

Ausführung. Der Patient stemmt die Hanteln aus 80° Abduktion im Schultergelenk über den Kopf senkrecht nach oben, wobei die Belastung stets in der dorsalen Schulterblattmuskulatur zu spüren sein soll. Der Patient versucht,

die Langhantel auf dem gesamten Weg nach dorsal zu drücken.

ESTE. Die Ellenbogengelenke werden nicht vollständig gestreckt.

Dosierung und Anzahl. 21–30 Wiederholungen, Pause 90 sec, 3–4 Serien, Tempo 1 – 0 – 1.

> Bei Gewichtabnahme in der ESTE ist diese Übung auch als Ramus articularis-Training geeignet.

5.12.2 Muskelaufbautraining mit eindimensionaler Kokontraktion bei ungenügender LWS-Stabilisation

- Front press am Pull-down-Gerät (☐ Abb. 5.40)

Anamnese. Morbus Farfan bzw. dadurch sekundär entstandene Beschwerden.

Ziel. Schonende Extensionsvorgabe der BWS mit Ansprache retrahierender Schulterblattmuskulatur bei widerlagerter LWS.

ASTE. Der Patient sitzt. Die Hebearme des Gerätes werden so eingestellt, dass sich die Hände des Patienten ventral auf Höhe des Kopfes befinden. Der Abstand zwischen den Griffen ist deutlich größer als schulterbreit.

Ausführung. Die dorsale Muskulatur muss leicht unter Spannung stehen. Patient stemmt die Hebearme des Gerätes aus 80°–90° Abduktion im Schultergelenk über den Kopf senkrecht nach oben, wobei die Belastung stets in der dorsalen Schulterblattmuskulatur zu spüren sein soll.

ESTE. Die Ellenbogengelenke werden nicht vollständig gestreckt.

Dosierung und Anzahl. 21–30 Wiederholungen, Pause 90 sec, 3–4 Serien, Tempo 1 – 0 – 1.

> Bei fixiertem Gewicht eignet sich die Übung als Training für die Rami articulares.

- Military press am Pull-down-Gerät (☐ Abb. 5.41)

Anamnese. Morbus Farfan bzw. dadurch sekundär entstandene Beschwerden.

Ziel. Verstärkte Extensionsvorgabe der BWS mit Ansprache retrahierender Schulterblattmuskulatur bei widerlagerter LWS.

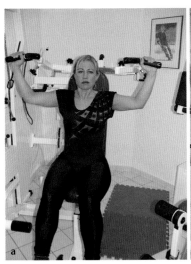
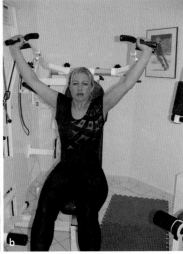

Abb. 5.40a,b Frontpress am Pull-down-Gerät. **a** ASTE, **b** ESTE

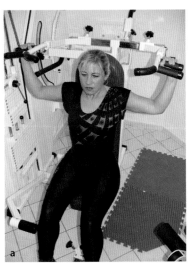
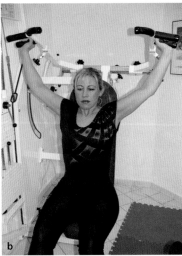

Abb. 5.41a,b Military press am Pull-down-Gerät. **a** ASTE, **b** ESTE

ASTE. Der Patient sitzt. Die Hebearme des Gerätes werden so eingestellt, dass sich die Hände des Patienten lateral auf Höhe des Kopfes befinden. Der Abstand zwischen den Griffen ist deutlich größer als schulterbreit.

Ausführung. Die dorsale Muskulatur muss leicht unter Spannung stehen. Patient stemmt die Hebearme des Gerätes aus 80°–90° Abduktion im Schultergelenk über den Kopf senkrecht nach oben, wobei die Belastung stets in der dorsalen Schulterblattmuskulatur zu spüren sein soll.

ESTE. Die Ellenbogengelenke werden nicht vollständig gestreckt.

Dosierung und Anzahl. 21–30 Wiederholungen, Pause 90 sec, 3–4 Serien, Tempo 1 – 0 – 1.

■ **Neck press am Pull-down-Gerät (■ Abb. 5.42)**
Anamnese. Morbus Farfan bzw. dadurch sekundär entstandene Beschwerden.

Ziel. Maximale Extensionsvorgabe der BWS mit Ansprache retrahierender Schulterblattmuskulatur bei widerlagerter LWS.

ASTE. Der Patient sitzt. Die Hebearme des Gerätes werden so eingestellt, dass sich die Hände des Patienten dorsal auf Höhe des Kopfes befinden. Der Abstand zwischen den Griffen ist deutlich größer als schulterbreit.

Ausführung. Die dorsale Muskulatur muss leicht unter Spannung stehen. Patient stemmt die Hebearme des Gerätes aus 80–90° Abduktion im Schultergelenk über den Kopf

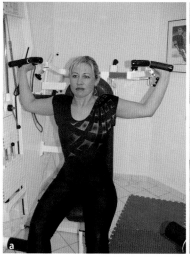
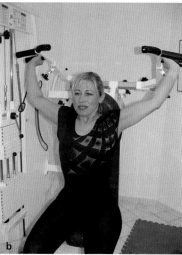

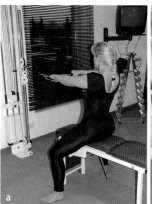
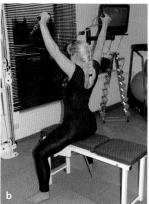
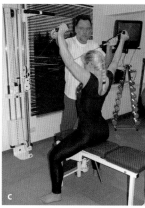

Abb. 5.42a,b Neck press am Pull-down-Gerät. **a** ASTE, **b** ESTE

Abb. 5.43a–c Eindimensionales konzentrisches Muskelaufbautraining am Zuggerät. **a** ASTE, **b** ESTE, **c** Abnahme des Gewichts durch den Therapeuten

senkrecht nach oben, wobei die Belastung stets in der dorsalen Schulterblattmuskulatur zu spüren sein soll.

ESTE. Die Ellenbogengelenke werden nicht vollständig gestreckt.

Dosierung und Anzahl. 21–30 Wiederholungen, Pause 90 sec, 3–4 Serien, Tempo 1 – 0 – 1.

5.13 Rehaprogramm BWS

Vielfältig wie die Beschwerdekomplexe im Bereich der BWS sind auch die rehabilitativen Maßnahmen und ihre Einsatzmöglichkeiten, z. B.
- extensives Ausdauertraining für den thorakozervikalen Übergang,
- komplexe Stabilisation bei vorausgegangener lokal segmentaler Stabilisation,
- kontraktionsgerechte Ansprache sport- und arbeitsspezifisch belasteter Muskulatur,

- Skoliosetherapie bei vorausgegangener lokal segmentaler Behandlung,
- nach Traumen der BWS,
- Systemerkrankungen wie Morbus Bechterew und Morbus Scheuermann.

5.13.1 Eindimensionales konzentrisches Muskelaufbautraining

- Eindimensionales konzentrisches Muskelaufbautraining am Zuggerät (Abb. 5.43)

Ziel. Extensionstraining der BWS mit Ansprache der retrahierenden Schulterblattmuskulatur.

ASTE. Der Patient sitzt. Der Patient nimmt eine 90° Seilzugstellung ein. Dabei ist der Abstand zwischen den Griffen größer als schulterbreit.

Ausführung. Der Patient flektiert synchron im Schultergelenk.

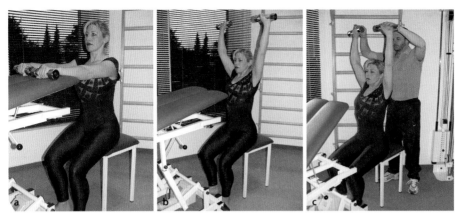

Abb. 5.44a–c Eindimensionales konzentrisches Muskelaufbautraining mit Kurzhantel. **a** ASTE, **b** ESTE, **c** Abnahme des Gewichts durch den Therapeuten

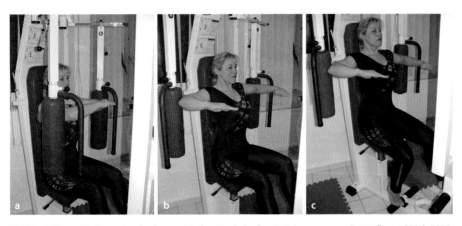

Abb. 5.45a–c Eindimensionales konzentrisches Muskelaufbautraining »reverse« Butterfly. **a** ASTE, **b** ESTE, **c** Abnahme des Gewichts durch den Fußhebel des Gerätes

ESTE. Der Therapeut nimmt dem Patienten in der Endstellung das Gewicht ab, damit keine exzentrische Muskelbeanspruchung entsteht, da der Patient die Wirbelsäule noch nicht stabilisieren kann.

> Der Patient trainiert nur den Hinweg, damit keine exzentrische Muskelbeanspruchung entsteht bzw. die Wirbelsäule stabilisiert bleibt.

Dosierung und Anzahl. 21–30 Wiederholungen, Pause 90 sec, 3–4 Serien, Tempo 1 – 0 – 1.

- **Eindimensionales konzentrisches Muskelaufbautraining mit Kurzhantel (Abb. 5.44)**

Ziel. Extensionstraining der BWS mit Ansprache der retrahierenden Schulterblattmuskulatur.

ASTE. Der Patient sitzt. Die Schultergelenke sind 90° flektiert. Dabei ist der Abstand zwischen den Händen größer als schulterbreit.

Ausführung. Der Patient flektiert synchron im Schultergelenk.

ESTE. Der Therapeut nimmt dem Patienten in der Endstellung das Gewicht ab, damit keine exzentrische Muskelbeanspruchung entsteht, da der Patient die Wirbelsäule nicht stabilisieren kann.

> Der Patient trainiert nur den Hinweg, damit keine exzentrische Muskelbeanspruchung entsteht bzw. die Wirbelsäule stabilisiert bleibt.

Dosierung und Anzahl. 21–30 Wiederholungen, Pause 90 sec, 3–4 Serien, Tempo 1 – 0 – 1.

- **Eindimensionales konzentrisches Muskelaufbautraining, »reverse« Butterfly am Gerät (Abb. 5.45)**

Ziel. Extensionstraining der BWS mit Ansprache der retrahierenden Schulterblattmuskulatur.

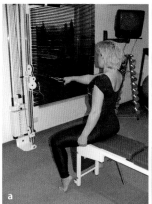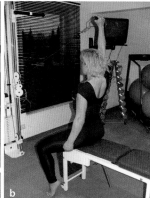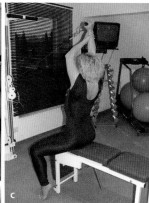

◘ Abb. 5.46a–c Mehrdimensionales konzentrisches Muskelaufbautraining einseitig am Zuggerät. **a** ASTE, **b** ESTE, **c** Abnahme des Gewichtes durch den Patienten

ASTE. Der Patient sitzt im Butterflygerät. Er flektiert und innenrotiert 90° im Schultergelenk und flektiert 90° im Ellenbogengelenk. Die Hebelarme des Gerätes sind sagittal und der Oberarmlänge entsprechend eingestellt. Der Patient legt seine Oberarme gegen die Polster der Hebelarme und bewegt sie synchron in eine 90° transversale Abduktion.

ESTE. Der Patient nimmt z. B. durch einen Fußhebel das Gewicht ab, damit keine exzentrische Muskelbeanspruchung entsteht.

❯❯ Der Patient trainiert nur den Hinweg, damit keine exzentrische Muskelbeanspruchung entsteht bzw. die Wirbelsäule stabilisiert bleibt.

Dosierung und Anzahl. 21–30 Wiederholungen, Pause 60–90 sec, 3–4 Serien, Tempo 1 – 0 – 1.

5.13.2 Mehrdimensionales konzentrisches Muskelaufbautraining

▪ Mehrdimensionales konzentrisches Muskelaufbautraining einseitig am Zuggerät (◘ Abb. 5.46)

Ziel. Einseitiges Extensionstraining der BWS mit Ansprache retrahierender Schulterblattmuskulatur.

ASTE. Der Patient sitzt. Er greift den Seilzug mit 90° Flexion im Schultergelenk. Das Ellenbogengelenk ist gestreckt und der Seilzug hat Spannung.

Ausführung. Der Patient zieht den Griff des Seilzuges und flektiert im Schultergelenk.

ESTE. Der Patient nimmt sich in der Endstellung das Gewicht mit der anderen Hand ab, damit keine exzentrische Muskelbeanspruchung entsteht.

❯❯ Der Patient trainiert nur den Hinweg, damit keine exzentrische Muskelbeanspruchung entsteht bzw. die Wirbelsäule stabilisiert bleibt.

Dosierung und Anzahl. 21–30 Wiederholungen, Pause 60–90 sec, 3–4 Serien, Tempo 1 – 0 – 1.

❯❯ Der Patient trainiert nur den Hinweg, damit keine exzentrische Muskelbeanspruchung entsteht bzw. die Wirbelsäule stabilisiert bleibt.

Dosierung und Anzahl. 21–30 Wiederholungen, Pause 60–90 sec, 3–4 Serien, Tempo 1 – 0 – 1.

▪ Mehrdimensionales konzentrisches Muskelaufbautraining einseitig mit Theraband (◘ Abb. 5.47)

Ziel. Extensionstraining der BWS mit Ansprache retrahierender Schulterblattmuskulatur.

ASTE. Der Patient sitzt. Er hält das Theraband mit 90° Flexion im Schultergelenk. Das Ellenbogengelenk ist gestreckt und das Theraband hat Spannung.

Ausführung. Der Patient zieht das Band und flektiert im Schultergelenk.

ESTE. Der Patient nimmt sich selbst durch die andere Hand das Gewicht ab, damit keine exzentrische Muskelbeanspruchung entsteht.

❯❯ Der Patient trainiert nur den Hinweg, damit keine exzentrische Muskelbeanspruchung entsteht bzw. die Wirbelsäule stabilisiert bleibt.

Dosierung und Anzahl. 21–30 Wiederholungen, Pause 60–90 sec, 3–4 Serien, Tempo 1 – 0 – 1.

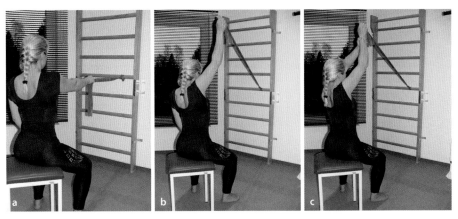

Abb. 5.47a–c Mehrdimensionales konzentrisches Muskelaufbautraining einseitig mit Theraband. **a** ASTE, **b** ESTE, **c** Abnahme des Gewichtes durch den Patienten

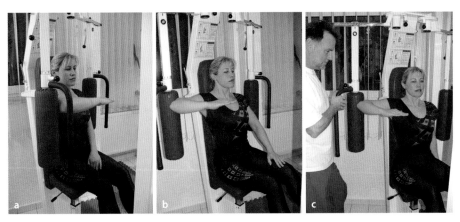

Abb. 5.48a–c Mehrdimensionales konzentrisches Muskelaufbautraining am Butterfly-Gerät rechts. **a** ASTE, **b** ESTE, **c** Abnahme des Gewichtes durch den Patienten

---

- **Mehrdimensionales konzentrisches Muskelaufbautraining rechts am Butterfly-Gerät (☐ Abb. 5.48)**

Ziel. Extensionstraining der BWS mit Ansprache retrahierender Schulterblattmuskulatur.

ASTE. Der Patient sitzt. Er winkelt seinen rechten Arm im Butterflygerät zur horizontalen Flexion im Schultergelenk an, das Ellenbogengelenk ist 90° flektiert. Der rechte Hebelarm des Gerätes steht sagittal und ist in der Tiefe auf Oberarmhöhe eingestellt. Der Patient lehnt seinen Oberarm gegen das Polster des Hebelarmes und bewegt 90 in die transversale Abduktion.

ESTE. Der Patienten nimmt sich per Fußhebel das Gewicht ab, damit keine exzentrische Muskelbeanspruchung entsteht.

> ❯ Der Patient trainiert nur den Hinweg, damit keine exzentrische Muskelbeanspruchung entsteht bzw. die Wirbelsäule stabilisiert bleibt.

Dosierung und Anzahl. 21–30 Wiederholungen, Pause 90 sec, 3–4 Serien, Tempo 1 – 0 – 1.

5.13.3 Eindimensionales exzentrisches Muskelaufbautraining

- **Muskelaufbautraining eindimensional exzentrisch am Zuggerät (☐ Abb. 5.49)**

Ziel. Exzentrische Kontraktion der Muskulatur der BWS.

ASTE. Der Patient sitzt mit Flexion im Schultergelenk.

Ausführung. Der Patient gibt langsam dem Zug des Seilzuges nach.

ESTE. 90° Flexion im Schultergelenk.

Dosierung und Anzahl. 12 Wiederholungen, 3 sec Ablassen, 2 min Pause.

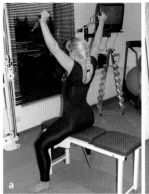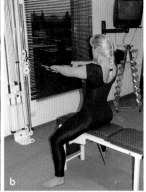

◻ Abb. 5.49a,b Muskelaufbautraining eindimensional exzentrisch am Zuggerät beidseitig. **a** ASTE, **b** ESTE

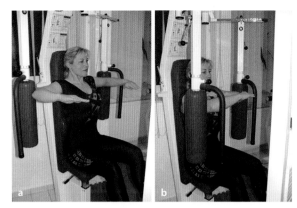

◻ Abb. 5.50a,b Muskelaufbautraining eindimensional exzentrisch mit Butterfly-Gerät. **a** ASTE, **b** ESTE

❯ Alternativ kann der Patient z. B. mit Kurzhanteln trainieren.

▪ Muskelaufbautraining eindimensional exzentrisch mit dem Butterfly-Gerät (◻ Abb. 5.50)

Ziel. Exzentrische Kontraktion der dorsalen BWS-Muskulatur.

ASTE. Der Patient sitzt im Butterfly-Gerät.

Ausführung. Aus der horizontalen Abduktion gibt der Patient langsam dem Druck der senkrecht stehenden Hebelarme nach.

ESTE. Die Endstellung gibt das Gerät vor.

Dosierung und Anzahl. 12 Wiederholungen, 3 sec Ablassen, 2 min Pause.

5.13.4 Mehrdimensionales exzentrisches Muskelaufbautraining

▪ Mehrdimensionales exzentrisches Muskelaufbautraining einseitig mit Zuggerät (◻ Abb. 5.51)

Ziel. Extensionstraining der BWS unter Einbezug der retrahierenden Schulterblattmuskulatur.

ASTE. Der Patient sitzt. Er hält den Seilzug mit 180 Flexion im Schultergelenk.

Ausführung. Der Patient gibt langsam dem Zug des Seilzuges nach.

ESTE. Er beendet die Bewegung, wenn er 90 im Schultergelenk erreicht hat:

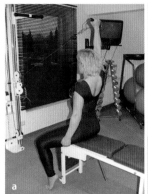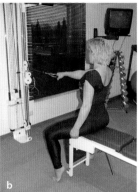

◻ Abb. 5.51a,b Mehrdimensionales exzentrisches Muskelaufbautraining einseitig mit Zuggerät. **a** ASTE, **b** ESTE

❯ Alternativ kann der Patient z. B. mit Hanteln trainieren.

Dosierung und Anzahl. 12 Wiederholungen, 3 sec Ablassen, 2 min Pause.

▪ Mehrdimensionales exzentrisches Muskelaufbautraining einseitig am Butterfly-Gerät (◻ Abb. 5.52)

Ziel. Extensionstraining der BWS unter Einbezug der retrahierenden Schulterblattmuskulatur.

ASTE. Der Patient sitzt im Butterfly-Gerät mit 90 horizontaler Abduktion im Schultergelenk.

Ausführung. Aus der horizontalen Abduktion gibt der Patient langsam dem Druck des senkrecht stehenden Hebelarmes nach.

ESTE. Das Gerät gibt die Endstellung vor.

Dosierung und Anzahl. 12 Wiederholungen, 3 sec Ablassen, 2 min Pause.

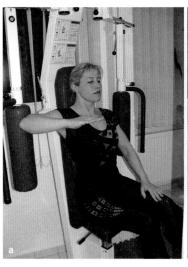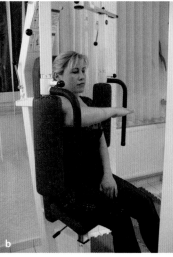

5.14 Stabilisation der BWS

5.14.1 Pathomechanismus, Anamnese und Inspektion bei Instabilitäten

Verschiedene **Pathomechanismen** führen zu Instabilitäten, z. B.
- degenerative Veränderungen der Bandscheibe,
- Bänderlaxizität (Bandinstabilitäten oder -lockerungen),
- ungünstige Hebelverhältnisse,
- Frakturen und
- Luxationen.

Hinweise auf eine Instabilität finden sich in der anamnestischen Befragung des Patienten. Folgende **Probleme** und Beschwerden deuten auf eine Instabilität hin: Der Patient
- gibt ein »Faustgefühl« zwischen den Schulterblättern an,
- meidet Wärme,
- empfindet eine weiche Bettunterlage als unangenehm,
- gibt an, dass schwere ungewohnte Tätigkeiten das Problem aktualisieren,
- gibt an, dass Medikamente seine Beschwerden nicht bessern,
- erwähnt, dass statische Tätigkeiten bei Armflexionsbewegungen das Problem verstärken.

Bei der **Inspektion** kommt der Manualtherapeut durch Palpation und Tests bei Instabilitäten häufig zu folgenden Ergebnissen:
- Es bestehen leichte Einziehungen im Bereich der Wirbelsäule (BWS).
- Das Gewebe ist leicht ödematös und kreisförmig aufgequollen.
- Der Kibler-Faltentest ist positiv.
- Die Procc. spinosi sind druckdolent.
- Die aktiven Tests sind meist negativ, da die Beschwerden bei Bewegungssummationen oder plötzlich abbremsenden Bewegungen auftreten.
- Der passiv durchgeführte Slump-Test ist positiv.
- Lokal segmental ist der Springing-Mobilisationstest positiv.
- Der Rosettentest ist ebenfalls positiv.

Auch bei fehlender rotatorischer Fehlstellung bemerkt man Laxizität in der Rechts- und Linksrotation gegenüber anderen Segmenten. In einer rotatorischen Fehlstellung ist die rotierte Seite resistent (festelastisch). Im Rotationstest zeigt sich ein Nachlauf am kaudalen Wirbelkörper.

5.14.2 Behandlungsaufbau Stabilisation

Beim Aufbau der Behandlung mit dem Ziel, die Gelenke der BWS zu stabilisieren, beachtet der Therapeut folgende Reihenfolge:
- Belastungsfähigkeit des Knorpels aufbauen.
- Synoviaproduktion optimieren bzw. Adhäsion verbessern und die Knorpelernährung optimieren.
- Propriorezeptive Reorganisation fördern.
- Arthrokinematische lokalsegmentale Muskeln aufbauen.
- Osteokinematische Muskeln aufbauen.

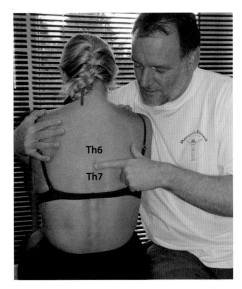

■ **Abb. 5.53** Kombinierte Einstellung Th5–6 rechts Vorposition Divergenz (**roter Pfeil**)

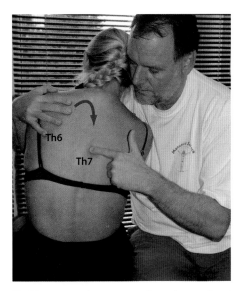

■ **Abb. 5.54** Kombinierte Einstellung Th5–6 rechts, Vorposition der Lateralflexion rechts (**roter Pfeil**)

5.14.3 Stabilisationsbeispiel Th5–6

Im folgenden Beispiel gehen wir davon aus, dass sich der Wirbelkörper Th5 in einer Fehlstellung befindet. Er ist nach rechts rotiert. In der BWS ist eine Verriegelung von kaudal aufgrund der Rippen nicht möglich; das bedeutet, dass bei kranialer Verriegelung immer bis ein Segment unter dem instabilen Segment verriegelt werden muss. Erst durch die Fähigkeit, drei Segmente muskulär zu schließen, wird diese Verrieglung geöffnet.

- **Befund und Interpretation**

In unserem Beispiel ist Th5 im Springing-Mobilisationstest positiv. Der Rosetttest ist links festelastisch (resistent) und rechts fest/hart. Dies interpretiert der Therapeut als links positiv. Der rechte M. rotator brevis ist insuffizient, so dass die Linksrotation geübt werden muss.

- **Therapie**

Der Patient wird in Flexion vorpositioniert, um eine ligamentäre Spannung bis in das Segment Th5–6 zu erzeugen. Da der Therapeut den M. rotator brevis linksrotatorisch aktivieren muss, ist die Linksrotation die Verriegelung. Deshalb stellt der Therapeut eine Lateralflexion rechts ein, bis der Dornfortsatz Th5 sich nach links bewegt. Dann folgt die rotatorische Einstellung nach links, bis der Dornfortsatz Th6 nach rechts zieht. In dieser Grundeinstellung beginnt der Therapeut, das Segment isometrisch zu aktivieren. Es folgt die monosegmentale und dann mehrsegmentale konzentrische Aktivierung.

Ist der Patient in der Lage, drei Segmente zu schließen, dürfen Übungen zum Eigentraining gegeben werden. In der Therapie baut der Therapeut die Verriegelung der Segmente zunehmend ab. Es folgen ein

- konzentrisch eindimensionales Training,
- konzentrisch mehrdimensionales Training (rotatorisches Training),
- exzentrisch eindimensionales Training und
- zum Schluss ein exzentrisch mehrdimensionales Training.

Die Kokontraktion muss nicht geübt werden, da kein Kollagenschaden vorliegt und es deshalb nicht zur Inhibitation der Rami articulares kommt.

5.14.4 Vorgehensweise bei einer kombinierten Einstellung

- **Kombinierte Einstellung Th5–6, Vorposition Divergenz (■ Abb. 5.53)**

Ziel. Ligamentäre Spannung bis Th6–7 rechts bzw. die erste Bewegungsdimension für eine kombinierte Einstellung aufbauen.

ASTE/Ausführung. Sitzend, der Therapeut bringt den Patienten soweit in Flexion bis eine palpierbare, interspinale Spannung Th6–7 entsteht. Diese Position wird fixiert.

- **Kombinierte Einstellung Th5–6 rechts, Vorposition Lateralflexion rechts (■ Abb. 5.54)**

Ziel. Es wird die zweite Bewegungsdimension vorgegeben, damit der Patient sich in seiner rotatorischen Übungsrichtung kombiniert verriegelt.

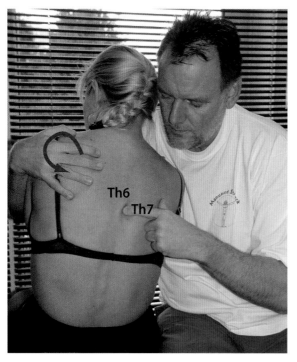

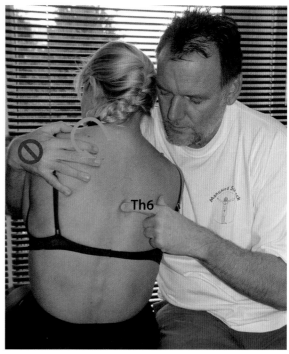

◘ **Abb. 5.55** Kombinierte Einstellung Th5–6 rechts, Vorposition der Rotation links (**roter Pfeil**)

◘ **Abb. 5.56** Stabilisation lokal segmental Th5–6 rechts, Vorposition kombinierte Einstellung (**grüner Pfeil**)

ASTE. Der Patient sitzt.

Ausführung. Der Therapeut bringt den Patienten soweit in Lateralflexion, bis diese das Segment Th6–7 erreicht. Beurteilt wird dies über die entstehende palpierbare »Zwangsrotation« am Dornfortsatz von Th6, der sich nach links bewegt (Wirbelkörper dreht nach rechts). Diese Position wird fixiert.

- **Kombinierte Einstellung Th5–6 rechts, Vorposition Rotation links (◘ Abb. 5.55)**

Ziel. Es wird die dritte Bewegungsdimension eingestellt, so dass eine arthrokinematische Bewegung ausgeschlossen werden kann. Der Patient ist lokal segmental kombiniert eingestellt.

ASTE. Der Patient sitzt.

Ausführung. Der Therapeut rotiert die BWS des Patienten soweit nach links, bis er die Rotation des Dornfortsatzes Th7 palpieren kann. Diese Position wird fixiert.

- **Stabilisation lokal segmental Th5–6 rechts, Vorposition kombinierte Einstellung (◘ Abb. 5.56)**

Ziel. Lokal segmentale muskuläre Ansprache des instabilen Segment Th5/6 aus einem gesicherten Gelenk. Durch die Ansprache von drei Bewegungsdimensionen kann eine

arthrokinematische Bewegung ausgeschlossen werden. Der Patient ist lokal segmental kombiniert eingestellt.

ASTE. Der Patient sitzt.

Ausführung. Der Therapeut fordert den Patienten auf, seine linke Schulter nach hinten zu spannen, bis die Spannung die folgenden Segmente erreicht. Dabei kombiniert der Therapeut die erreichten Segmente mit bestimmten Übungen:
- Th6: isometrisches Training (schließen des betroffen Segmentes).
- konzentrisches Training. Der Therapeut lässt die Bewegung durch das Segment laufen.
- monosegmentales konzentrisches Training. Voraussetzung ist die vorherige rotatorische Vorposition bis Th5.
- Mehrsegmentales konzentrisches Training. Voraussetzung ist die vorherige rotatorische Vorposition bis Th4.

❯ Ist der Patient in der Lage, drei Segmente durchlaufend bis zum Th6 aktiv zu schließen, wird mit einem Programm zum Eigentraining begonnen (Hantel, Theraband). In der Praxis folgt die Behandlung aus einer gekoppelten Vorposition. Das heißt, es wird Segment für Segment die Lateralflexion abgebaut und monosegmental bzw. mehrsegmental konzentrisch trainiert. Anschließend trainiert der Patient monosegmental bzw. mehrsegmental exzentrisch. Begleitet wird das Training von einem adäquaten Rehaprogramm (▶ Kap. 5.13): eindimensional konzentrisch, mehrdimensional konzentrisch, eindimensional exzentrisch, mehrdimensional exzentrisch.

5.15 Thoracic Outlet-Kompressionssyndrom (TOKS)

5.15.1 Anatomische Engpässe der oberen Apertur

Die obere Thoraxapertur setzt sich aus folgenden **Knochen** zusammen:

- der thorakozervikale Übergang,
- die BWK1–4,
- die Klavikula,
- das Akromion,
- das Sternum und
- die oberste Rippe.

Die ossären Strukturen sind verbunden mit Faszien, die von folgenden **Muskeln** dynamisiert werden:

- M. sternocleidomastoideus,
- M. trapezius,
- M. pectoralis major et minor,
- M. deltoideus,
- Mm. scaleni.

Ein **Hypertonus** dieser muskulären Strukturen beeinflusst die obere Apertur. Meistens entsteht ein venöser Rückstau. Vertebralfaszien können die Faszien der oberen Apertur ebenfalls beeinflussen, da sie eng miteinander verbunden sind. Ist z. B. ein Patient an Morbus Farfan erkrankt, können Zugreize auf die obere Apertur einwirken, da die Vertebralfaszien u. a. am Dornfortsatz C7 ansetzen. Der Zugreiz der Vertebralfaszien überträgt sich auf die Faszien der oberen Thoraxapertur.

Engstellen sind knöchern oder muskulär bedingt und komprimieren die durch sie hindurch tretenden Gefäße und Nerven der oberen Thoraxapertur. **Vier Engstellen** finden sich im Bereich der oberen Thoraxapertur:

- M. scalenus anterior et M. scalenus medius bilden die Skalenuslücke.
- Die zweite Enge erfährt der neurovaskuläre Strang in der kostoklavikulären Pforte.
- Zwischen Proc. coracoideus und M. pectoralis minor befindet sich die dritte Enge.
- Das laterale Ende der Fascia clavipectoralis kann mit dem sog. Arcus tendineus die vierte Engstelle bilden. Es handelt sich um eine zusätzliche Bogenbildung um den neurovaskulären Strang.

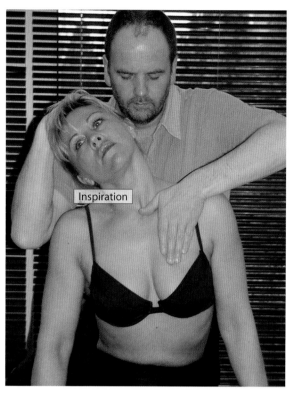

◻ Abb. 5.57 Skalenussyndrom links mit Test nach Adson

Am meisten gefährdet sind die Nerven aus den Segmenten C8–Thi. **Zeichen einer TOKS-Problematik** sind:

- Paraesthesien in Arm und Hand, vorwiegend bei herabhängenden und erhobenen Armen,
- Stenosegeräusche in der Supraklavikulagrube und
- Abschwächung des Radialpulses.

Je stärker die Kompression auf die Gefäße ist, umso eher zeigt der Patient aufgrund der Unterversorgung eine Schwäche der Muskulatur, verbunden mit dumpfen Schmerzen, Blässe oder einer Zyanose.

5.15.2 Test und Therapie des Thoracic Outlet-Kompressionssyndroms (TOKS)

- Skalenussyndrom mit Test nach Adson (◻ Abb. 5.57)

Ziel. Provokation des Skalenussyndroms links.

Bemerkung. Der Truncus inferior des Plexus brachialis zieht mit der A. subclavia durch den Zwischenraum, den M. scalenus anterior und M. scalenus medius bilden (hintere Skalenuslücke). Durch folgende Faktoren kann es zu mechanischen Reizungen bzw. zu einer aneurysmatischen Ausweitung der A. subclavia kommen:

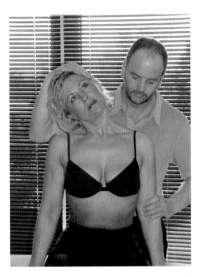

Abb. 5.58 Kostoklavikuläres Syndrom links mit Test nach Eden

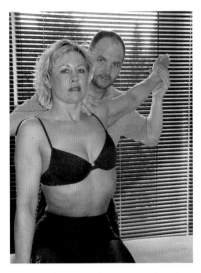

Abb. 5.59 Pektoralis minor-Syndrom links mit Test nach Wright

- Hypertrophie der Muskeln,
- adaptiertes Kollagen des Muskels durch Hochstand der 1. Rippe,
- Vorhandensein einer Halsrippe,
- Variante eines M. scalenus minimus oder eines verlängerten Querfortsatzes C7.

Die vordere Skalenuslücke wird gebildet vom M. scalenus anterior und dem M. scalenus medius. Durch sie zieht die V. subclavia.

Test. Adson-Manöver für die vordere und hintere Skalenuslücke mit Provokation der V. subclavia, A. subclavia und des Plexus brachialis. Das Adson-Manöver wird ausgeführt über eine passive Extension des Kopfes, Rotation zur gleichen Seite, Seitenneigung zur Gegenseite, bei gleichzeitiger tiefer Inspiration und Widerlagerung der 1. und 2. Rippe durch den Therapeuten.

- **Kostoklavikuläres Syndrom mit Test nach Eden** (**Abb. 5.58**)

Ziel. Provokation des kostoklavikulären Syndroms links.

Bemerkung. Beim kostoklavikulären Kompressionssyndrom kommt es zur Einengung des Plexus brachialis der A. und V subclavia. Erst im Alter, durch Inspirationsstellung der ersten Rippe sowie extrem hängende Schultern, kann es zu einer Einengung kommen bei zusätzlichen Kopfdrehungen über den Skalenuszug an der ersten und zweiten Rippe. Weitere Gründe können Traumen, Kallusbeulen nach Klavikulafrakturen, Lungenemphysem und starke Deformitäten durch Skoliosen sein.

Test. Das Eden-Manöver wird ausgeführt über passive Schulterdepression durch Zug am Arm und einer Lateralflexion der HWS zur Gegenseite.

- **Pektoralis minor-Syndrom mit Test nach Wright** (**Abb. 5.59**)

Ziel. Provokation des Pektoralis minor Syndroms links.

Bemerkung. Die Autoren sind der Meinung, dass das Pektoralis minor-Syndrom in der Praxis häufig vorkommt. Proc. coracoideus und M. pectoralis minor wirken für den neurovaskulären Strang wie ein Hypomochlion (Dreh- bzw. Unterstützungspunkt) bei einer Abduktion im Schultergelenk über 90°. Bei Patienten mit protrahiertem Schultergürtel und hypertonen M. pectoralis minor kann es durch Seitenlagerung auf der betroffenen Seite zur Komprimierung des neurovaskulären Stranges kommen.

Zeichen eines Pektoralis minor-Syndroms sind »eingeschlafene« Hände, kalte Finger, Paraesthesien unterschiedlichster Form.

Test. Beim Wright-Manöver wird der betroffene Arm im Schultergelenk passiv über 90° abduziert und innenrotiert, um den M. pectoralis major auszuschalten. Anschließend führt der Therapeut den Arm weiter in eine horizontale Abduktion.

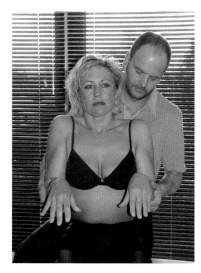

Abb. 5.60 Arcus Tendinosus-Syndrom rechts mit Test nach Cyriax (Cyriax Release Test)

- Arcus tendinosus-Syndrom mit Test nach Cyriax (◨ Abb. 5.60)

Ziel. Provokation des Arcus tendinosus-Syndroms rechts.

Bemerkung. Beim Arcus tendinosus handelt es sich um eine Variante der Fascia clavipectoralis. Er umhüllt den neurovaskulären Strang unterhalb der Klavikula.

Test. Die Arme des Patienten werden vom Therapeuten an den Ellenbogen unterfasst, passiv im Ellenbogengelenk flektiert und im Schultergelenk adduziert. Der Therapeut eleviert den Schultergürtel. Nehmen die vorher vorhandenen Beschwerden ab, liegt der Verdacht nahe, dass es sich um eine Enge in der kostoklavikulären Pforte handelt.

❯ Weitere **differentialdiagnostische Möglichkeiten** einer Schmerzsymptomatik des Armplexus sind:
  ▬ Pancoast Tumor (Lungenspitzentumor),
  ▬ neuralgische Schulteramyotrophie.

Manuelle Therapie und Rehabilitation am Thorax

Uwe Streeck, Jürgen Focke, Claus Melzer, Jesko Streeck

U. Streeck et al., *Manuelle Therapie und komplexe Rehabilitation*,
DOI 10.1007/978-3-662-48803-4_6, © Springer-Verlag Berlin Heidelberg 2017

6.1   Einleitung

Rippen, obere und untere Thoraxapertur prägen den Brustkorb. Seine **Form** variiert alters- und geschlechtsspezifisch sehr stark. So ist der weibliche Thorax schmaler als der männliche. Der Brustkorb schützt die in der Brusthöhle liegenden Organe wie Lunge, Herz, Milz, Leber und Galle. Bei Kindern ist der Brustkorb aufgrund des hohen Knorpelanteils noch sehr elastisch, mit zunehmendem Alter lässt diese Elastizität kontinuierlich nach.

> **⟩** Vor einer Rippenbehandlung prüft der Manualtherapeut daher stets die Elastizität des Brustkorbs mit dem Federungstest.

Die Apertura thoracis superior et inferior formen den Brustkorb. So beeinflussen z. B. die Mm. scaleni die oberen Rippenpaare. Zwerchfell, Bauchmuskulatur sowie M. quadratus lumborum beeinflussen dagegen die unteren Rippenpaare.

Problematisch ist die manualtherapeutische Behandlung von Rippen und Brustkorb, da in der Brustwirbelsäule (BWS) unterschiedlichste Achsenabweichungen auftreten. Hinzu kommen **Systemerkrankungen** der BWS, die mechanische Veränderungen verursachen, wie z. B.

- Morbus Bechterew,
- Morbus Forestier,
- Morbus Scheuermann,
- Osteoporose.

Gekrümmtes Sitzen (Büro, Schulkinder, besonders beim Schreiben und Zeichnen) verursacht eine betonte Exspirationsstellung der Rippen mit der Gefahr einer kollagenen Adaptation. Bei verstärkter Brustatmung kommt es zu einer Inspirationsstellung der oberen Rippen mit Folge einer kollagenen Adaptation. Interessanterweise kommt bei den Naturvölkern fast nur die **Zwerchfellatmung** vor, und auch Kinder neigen bis zum Schulalter zur Zwerchfellatmung. Die Brustatmung wird normalerweise nur bei erhöhtem Sauerstoffbedarf eingesetzt. Gekrümmtes Sitzen nimmt uns die Möglichkeit einer physiologischen ruhigen Zwerchfellatmung. Die Zwerchfellatmung ist unerlässlich für die Durchblutung und Ventilation der Lungen, zur Zirkulationsverbesserung von Bauchorganen und Gefäßen. Allgemein kann man sagen, dass Männer eher zur Brustatmung neigen als Frauen.

Die **Beweglichkeit** der 12 Rippenpaare steigert sich von kranial nach kaudal. Bei der Rippenbehandlung nutzen Manualtherapeuten die detonisierende Exspirationsphase bzw. die tonisierende Inspirationsphase für ihre Techniken. Probleme der oberen Rippen haben häufig Einfluss auf die Schulter und das Schulterblatt. Mittlere Rippenprobleme führen häufig zu Irritationen des Sympathikus.

Weichteiltechniken wenden Manualtherapeuten bei einer kyphotischen BWS im Bereich der Rippen an, da die Rippen in diesem Fall sehr eng stehen. Hier ist eine Weichteiltechnik in Form einer Interkostalausstreichung als Warming up für die lokale, kostale Inspirationsmobilisation für den Interkostalraum angezeigt.

6.2   Anatomie der Rippen

Die Rippen dienen primär dem Schutz der Organe. Die 12 Rippenpaare werden in drei **Abschnitte** eingeteilt:
- Den **Abschnitt 1** bilden die 2.–7. Rippe, Costae sternales oder verae genannt, die mit dem Sternum über die Articulationes sternocostales verbunden sind.
- Den **Abschnitt 2** bilden die 8.–10. Rippe, Costae arcuariae oder spuriae genannt, die durch Knorpelspangen und Interchondralgelenke mit dem Sternum verbunden sind.
- Den **Abschnitt 3** bilden die 11. und 12. Rippe, als Costae fluctuantes bezeichnet, die freie Rippen sind.

Die **erste Rippe** ist dorsal durch die Articulatio capitis costae und Articulatio costotransversaria mit Th1 gelenkig verbunden. Ventral ist sie als Synchondrose mit dem Sternum verbunden und wird mechanisch sehr stark durch die Mm. scaleni beeinflusst.

Alle Rippen, bis auf Costae 1, 11 und 12, artikulieren firstartig mit jeweils zwei Facetten über die Fovea costalis inferior und superior (zusammen **Articulatio capitis costae** oder auch Articulatio costovertebralis) mit zwei Wirbelkörpern. Die Rippen 1, 11 und 12 haben nur eine Gelenkfläche und sind nur mit einem Wirbelkörper gelenkig verbunden.

Eine weitere Fixation bildet das **Kostotransversalgelenk,** das von den ersten 10 Rippenpaaren gebildet wird. Eine weitere fixierende Eigenschaft hat das extrasynoviale Lig. capitis costae intraarticulare, das den Rippenfirst mit der Bandscheibe verbindet. Es zentriert die Rippenköpfe und stimuliert die Membrana synovialis.

Die kostotransversale Gelenkfläche Fovea costalis processus transversi ist bis ca. zur 5. Rippe nach ventral ausgerichtet und ermöglicht somit eine anlageabhängige **Bewegung** nach ventral und kranial. Ab der 6. Rippe ist die Gelenkfläche nach kranial ausgerichtet. Sie ermöglicht somit eine anlageabhängige Bewegung nach lateral und kranial. Bei der 5. und 6. Rippe ist der ventrodorsale Durchmesser des Thorax am geringsten, wobei hier die Bewegung fast ausschließlich transversal stattfindet.

Rippenprobleme entstehen zu 80 % aufgrund einer **Diskose,** d. h. einer Laxizität des Lig. capitis costae intraarticulare, das das Zentrieren der Rippe nicht mehr gewährleisten kann. Durch Husten, Niesen oder ruckartige Bewegungen kommt es zur Dislokation des Rippenköpfchens und damit zur veränderten Mobilität der Rippe, wobei:

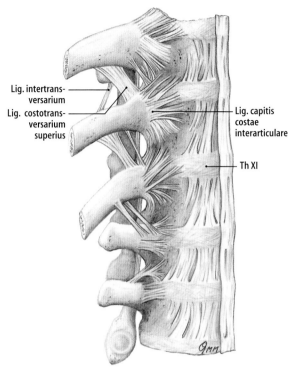

Lig. intertrans-
versarium

Lig. costotrans-
versarium
superius

Lig. capitis
costae
interarticulare

Th XI

Abb. 6.1 Anatomische Orientierung: Rippengelenke, Lig. capitis costae interarticularis. (Aus Tillmann 2005)

- der Interkostalnerv in seinem Verlauf irritiert, oder
- der Ramus dorsalis bzw. der sympathische Grenzstrang komprimiert werden können.

Bei **Kompression** eines sympathischen Ganglions sind die sympathischen Anordnungen bezüglich der Organe zu beachten und die thorakale Ankopplung. Es besteht die **Ankopplung** von:

- Th1–4 an den Plexus cervicalis,
- Th4–8 an den Plexus brachialis,
- Th3–6 an Schweißdrüsen der oberen Extremität,
- Th8–10 an den Plexus lumbalis,
- Th11–L2 an den Plexus sacralis.

Bei Rippenproblemen verhalten sich die Rippen bei Bewegungen der BWS wie folgt: Bei Rotation rechts bewegen sich die rechten Rippen in Inspiration und die linken Rippen in Exspiration und umgekehrt (**Abb. 6.1**).

6.2.1 Atemmuskulatur

Tab. 6.1 zeigt die inspiratorischen und exspiratorischen Atem- und Atemhilfsmuskeln. Während der Ruheatmung sind keine exspiratorischen Atemhilfsmuskeln erforderlich, die Retraktionskraft der Lunge und die Entspannung des Zwerchfells sind für die Ausatmung ausreichend.

Tab. 6.1 Atemmuskulatur

Muskeltyp	Muskeln
Inspiratorische Atemmuskeln	Diaphragma (Zwerchfell)
	Mm. intercostalis externi
Inspiratorische Atemhilfsmuskeln	M. sternocleidomastoideus
	M. scalenus anterior
	M. scalenus medius
	M. scalenus posterior
	M. pectoralis major
	M. pectoralis minor
	M. serratus anterior
	M. serratus posterior superior
	M. latissimus dorsi
Exspiratorische Atemmuskeln	Mm. intercostales interni
	M. transversus thoracis
	Mm. subcostales
Exspiratorische Atemhilfsmuskeln	M. rectus abdominis
	M. transversus abdominis
	M. obliquus externus
	M. obliquus internus
	M. erector spinae
	M. quadratus lumborum
	M. serratus posterior inferior

Das **Zwerchfell** ist eine 3 mm dicke Muskelplatte, die sich aus den Innenseiten der 7.–12. Rippe (Pars costalis) der Innenseite des Xiphoideus (Pars sternalis) und den LWK1–3 (Pars lumbalis) kleeblattartig zu einer Sehnenplatte (Centrum tendineum) vereint. Der Pars lumbalis ist der kräftigste und besteht aus einem medialen und lateralen Schenkel (Crus mediale und Crus laterale dextrum und sinistrum).

Das Crus mediale entspringt von den ventralen Seiten der ersten 3 LWK und bildet die Aortenarkade (Hiatus aorticus) für den Durchtritt der Aorta und die Ösophagusarkade (Hiatus oesophageus) für den Durchtritt der Speiseröhre. Crus laterale dextrum und sinistrum bilden als Ursprung ihrer Fasern die mediale Psoasarkade, die vom 1. LWK zum Proc. transversus des LWK1 zieht und die laterale Quadratusarkade, die vom Querfortsatz L1 zur 12. Rippe zieht. Beide zusammen bezeichnen wir als Haller-Bogen.

Das Zwerchfell bildet im Ruhezustand eine Kuppelform, die sich bei Inspiration 2–4 cm abflacht und so die

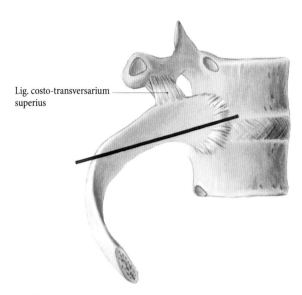

Lig. costo-transversarium superius

◘ Abb. 6.2 Anatomische Orientierung: Bewegungsachse der Rippengelenke. (Aus v. Lanz u. Wachsmuth 1982, 2003)

Brusthöhle mit den Lungen erweitert. Die maximale Bewegung ist abhängig von der Mobilität des Perikards, das mit dem Zentrum tendineum des Zwerchfelles verwachsen ist. Der Abdominalraum wird dabei gleichzeitig komprimiert. Bei Ausatmung erschlafft das Zwerchfell und nimmt wieder die Kuppelform an. Die Ausatmung ist ein passiver Vorgang, der durch die Elastizität der Lunge, der in Inspiration gedehnten Bauchmuskeln und inneren Interkostalmuskeln entsteht. Beim Sport sowie beim Husten, Niesen, Pressen, Singen und Lachen sind zusätzliche Atemhilfsmuskeln für die Ausatmung erforderlich wie M. quadratus lumborum, M. serratus posterior, M. latissimus dorsi und die Bauchmuskeln.

6.2.2   Biomechanik der Rippengelenke

Die Rippen bewegen sich um eine **Achse**, die durch das Collum costae verläuft: in ca. einem 45°-Winkel von vorne innen nach hinten außen. Je kranialer die Rippen liegen, umso transversaler verläuft die Achse (◘ Abb. 6.2). Die Biomechanik der Rippengelenke der Rippen ist abhängig von
- der Elastizität des Rippenknorpels,
- dem Niveau der Rippe,
- den Interchondralgelenken,
- den dorsal liegenden Kostovertebral- und Transversalgelenken.

Die Rippen artikulieren, ausgenommen Costae 1, 11, 12, mit 2 Wirbelkörpern und mit dem kaudalen Querfortsatz der Wirbel 1–10. In Inspiration werden die Rippen aktiv

gehoben, die BWS bewegt sich dabei in Extension. In Exspiration senken sich die Rippen passiv, die BWS bewegt sich dabei in Flexion.

> ❯ Wichtig für die Differenzialdiagnostik von Rippengelenk oder Facettengelenk ist es, die **Synergie der Funktionsbewegung von Rippe und Facettengelenk** zu verstehen.

> ❯ — Bewegt sich das Facettengelenk der **BWS in Konvergenz**, z. B. bei einer homolateralen Seitneigung oder homolateralen Rotation bzw. einer Extension, dann muss das Rippenköpfchen nach kaudal translatorisch ausweichen. Dies führt zu einer biomechanischen Inspirationsstellung der Rippe. Ist diese Mobilität des Rippenköpfchens oder der Rippe mit ihren angrenzenden Weichteilen gestört, entsteht ein Extensionsdefizit des Facettengelenkes bzw. eine verminderte bis aufgehobene homolaterale Lateralflexion oder Rotation.
> — Bewegt sich das Facettengelenk der BWS **in Divergenz** z. B. bei einer heterolateralen Lateralflexion oder heterolateralen Rotation bzw. bei Flexion, dann muss das Rippenköpfchen nach kranial translatorisch ausweichen. Dies führt zu einer biomechanischen Exspirationsstellung der Rippe. Ist diese Mobilität des Rippenköpfchens oder der Rippe mit ihren angrenzenden Weichteilen und der Knorpelkontakt gestört, entsteht ein Flexionsdefizit des Facettengelenkes bzw. eine verminderte bis aufgehobene heterolaterale Lateralflexion oder heterolaterale Rotation.

Im Alltag zeigt sich eine Rippenhypomobilität mit einer Bewegungseinschränkung, die homolateral an eine Inspirationshypomobilität oder heterolateral an eine Exspirationshypomobilität gebunden ist.

6.2.3   Inspirationsluxation

Inspirationsluxation heißt, dass die Rippe während der Einatmung aus ihrer doppelkammerigen Pfanne nach kaudal dejustiert, dort von der Muskulatur reflektorisch fixiert wird und mit dem Margo costae inferior nach dorsal vorspringt. **Gründe** für die Inspirationsluxation sind
- Traumen,
- ruckartige Bewegungen der BWS bei elevierten Armen (Beispiel: Maler etc.),
- Niesen,
- Hypermobilität des BWS-Segmentes (Diskose der Bandscheibe).

Folgende **Zeichen** hinsichtlich der Ausatmungsmechanik können auf eine rechtsseitige Inspirationsluxation hindeuten:

- Die Ausatmung ist schmerzhaft (verändertes exspiratorisches Reservevolumen, das bei sportlicher Belastung auffällt).
- Die Rippe steht hoch, der Rippenkopf tief.
- Es besteht eine Tendenz zu sympathischen Reaktionen durch Rippenkopfdislokation rechts.
- Im Mobilitätstest (Vorlauftest) ist der obere Raum klein, der untere Raum groß.
- Der Kurvaturtest zeigt eine hervortretende Rippe (Beule).
- Der Springing-Test ist positiv, es besteht kein Federungsweg.
- Die Flexion (Divergenz) ist schmerzhaft, da der Rippenkopf im Gelenk nicht nach oben bzw. die Rippe nicht nach unten bewegen kann.
- Die Lateralflexion ist rechts schmerzfrei, links (Divergenz) schmerzhaft, da eine Exspirationsstellung erforderlich ist.
- Die Rotation ist rechts schmerzfrei, links (Divergenz) schmerzhaft, da eine Exspirationsstellung erforderlich ist.
- Der Patient kann aufgrund eines Druckgefühls schlecht auf dem Rücken liegen und sich nicht an harten Stuhllehnen anlehnen.
- Im oberen thorakalen Bereich 1–7 können thorakoskapuläre Probleme ausgelöst werden, die sich vorwiegend im Schulterblattknacken zeigen.
- Die Sprache ist flach, da nur in der Ausatmung gesprochen werden kann.

Bei Inspirationsluxationen ist die Exspirationsmobilisation bzw. Manipulation Bestandteil der Therapie.

6.2.4 Inspirationshypomobilität

»Inspirationshypomobilität« heißt, dass die Beweglichkeit der Rippe in der Inspiration zu gering ist, in der Exspiration dagegen der Norm entspricht. Die Hypomobilitäten zeigen sich im Reservevolumen der Rippenbewegung am deutlichsten. Gründe für eine Inspirationshypomobilität sind:

- Immobilisationen nach Rippen- oder Brustwirbelsäulentraumen,
- Organerkrankungen (insbesondere der Lunge),
- Facettenarthrose des segmental zugehörigen BWK,
- synoviale Quantitäts- und Qualitätsveränderung.

Die daraus folgende **Pathologie** könnte adaptiertes Kollagen, verminderte Qualität der Synovia, Bildung von

Stickstoff durch Unterdruck (Blockierung) bedeuten. Eine initialtraumatische Bewegung genügt dann, um die Gelenkkapsel kostovertebral oder kostotransversal zu reizen und damit einen lokalen paravertebralen Schmerz auszulösen. Zieht der Schmerz vom Rücken zur Brust, liegt das Problem radikulär. Zeigt sich der Schmerz lokal, meist lateral oder lateral ventral, ist häufig der M. serratus anterior mit seiner Insertion betroffen. Schmerzen ventral unter dem Rippenbogen Costae 10–12 werden nicht selten von den Insertionen der Bauchmuskulatur verursacht. Bei sportlicher Aktivität fällt die sich einstellende, erhöhte Atemfrequenz auf, da das Lungenvolumen nicht voll ausgeschöpft werden kann.

6.2.5 Exspirationsluxation

Exspirationsluxation heißt, dass die Rippe während der Ausatmung aus ihrer doppelkammerigen Pfanne kranial dejustiert wird, dort von der Muskulatur reflektorisch fixiert wird und mit dem Margo costae superior nach ventral vorspringt. Die Einatmungsmechanik zeigt sich gestört. **Gründe** für eine Exspirationsluxation sind

- Traumen,
- ruckartige Bewegungen der BWS,
- Hypermobilität des entsprechenden Segmentes der BWS (Diskose der Bandscheibe).

Folgende **Zeichen** einer rechtsseitigen Exspirationsluxation lassen sich auf die Einatmungsmechanik bezogen beobachten:

- Die Einatmung ist schmerzhaft.
- Die Rippe steht tief, der Rippenkopf hoch.
- Es besteht eine Tendenz zu nervalen interkostalen Reaktionen durch Rippenkopfdislokation rechts.
- Im Mobilitätstest (Nachlauftest) zeigt sich bei der Einatmung, dass der obere Raum groß ist, der untere dagegen klein.
- Der Kurvaturtest zeigt eine tief liegende Rippe (Delle).
- Der Springing-Test ist positiv, kein Federungsweg.
- Die Extension (Konvergenz) ist schmerzhaft, da der Rippenkopf im Gelenk nicht nach unten bzw. die Rippe nicht nach oben bewegen kann.
- Lateralflexion links ist nicht schmerzhaft, rechts (Konvergenz) ist sie dagegen schmerzhaft, da eine Inspirationsstellung erforderlich ist und der Rippenkopf im Gelenk nicht nach unten bzw. die Rippe nicht nach oben bewegen kann.
- Die Rotation links ist nicht schmerzhaft, rechts (Konvergenz) ist sie schmerzhaft, da Inspirationsstellung erforderlich ist und der Rippenkopf im Gelenk nicht

nach unten bzw. die Rippe nicht nach oben bewegen kann.

— Durch Kollagenspannung des Suprakostalbereiches können leichter Zerrungen und Ischämien auftreten.

Die adäquate Therapie ist eine Inspirationsmobilisation bzw. Manipulation.

6.2.6 Exspirationshypomobilität

Exspirationshypomobilität heißt, dass die Beweglichkeit der Rippe in Exspiration vermindert ist, in Inspiration ist die Rippe dagegen beweglich. Die Hypomobilitäten zeigen sich im Reservevolumen der Rippenbewegung am deutlichsten. **Gründe** für eine Exspirationshypomobilität sind
— Immobilisationen nach Rippen- oder Brustwirbelsäulentraumen,
— Facettenarthrose des segmental zugehörigen BWK.

Folgepathologien. Adaptiertes Kollagen, verminderte Qualität der Synovia, Bildung von Stickstoff, Veränderung der Proteoglykanketten und damit veränderte Flüssigkeitsspeicherung. Eine initialtraumatische Bewegung genügt dann, um die Gelenkkapsel kostovertebral oder kostotransversal zu reizen und damit einen lokalen paravertebralen Schmerz auszulösen. Oder es kommt zwischen exspiratorischer hypomobiler Rippe und der über ihr liegenden physiologischen normomobilen Rippe zu einer Zerrung (Interkostalzerrung). Zieht der Schmerz vom Rücken zur Brust, liegt das Problem radikulär.

Zeigt sich der Schmerz lokal, meist lateral oder lateral ventral, ist häufig der M. serratus anterior mit seiner Insertion betroffen, die durch veränderte Rippenmobilität ischämisch wird. Schmerzen ventral unter dem Rippenbogen der Costae 10–12 werden häufig von den Insertionen der Bauchmuskulatur verursacht.

> ❯ Die bei der Basisuntersuchung durch den Springing-Test festgestellte Schmerzhaftigkeit der Rippenköpfchen basieren nicht auf einer Pathologie des Rippengelenks, sondern auf einer iatrogen erzeugten Kompressionsneuropathie durch den Therapeuten.

6.2.7 Rippenmechanik (Konvergenz und Divergenz)

Die ☐ Abb. 6.3, ☐ Abb. 6.4, ☐ Abb. 6.5, ☐ Abb. 6.6, ☐ Abb. 6.7 und ☐ Abb. 6.8 zeigen die Rippenmechanik schematisch vereinfacht.

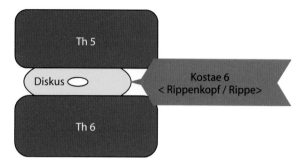

☐ **Abb. 6.3** Anatomische Orientierung: Rippenmechanik in Nullstellung. Firstartige Gelenkkammern der Rippen 2–10 artikulieren mit dem kranialen und kaudalen Wirbelkörper. Zentriert wird der Rippenkopf durch das Lig. capitis costae intraarticulare am Diskus

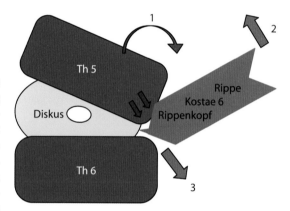

☐ **Abb. 6.4** Anatomische Orientierung: rechte Rippe bei Lateralflexion rechts. Der Rippenkopf der Costae 6 wird vom Th5 nach kaudal gedrückt, wobei es zu einem translatorischen Gleiten zwischen der unteren Facettenkammer und Th6 kommt. Die Rippe selbst vollzieht eine Bewegung nach kranial, in eine Inspirationsstellung **1** Lateralflexion rechts, **2** Rippenbewegung nach kranial, **3** translatorisches Gleiten nach kaudal

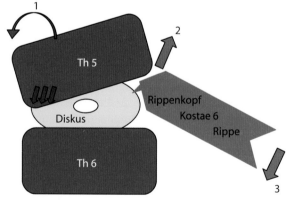

☐ **Abb. 6.5** Anatomische Orientierung: rechte Rippe bei Lateralflexion links. Hierbei bewegt sich der Rippenkopf nach kranial und die Rippe nach kaudal in eine Exspirationsstellung **1** Lateralflexion links, **2** translatorisches Gleiten nach kranial, **3** Rippenbewegung nach kaudal

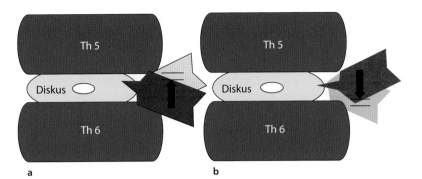

■ **Abb. 6.6a,b** Anatomische Orientierung: Atemmechanik einer hypomobilen Rippenstellung. **a** Hypomobilität Inspiration hypomobil, **b** bei Exspiration

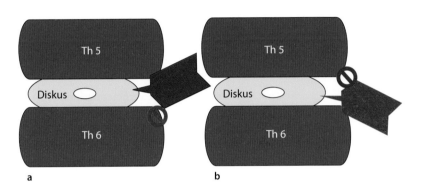

■ **Abb. 6.7a,b** Anatomische Orientierung: pathologische Rippenstellung. **a** Inspirationsblockierung bzw. Luxation mit verminderter Beweglichkeit in der Exspiration, **b** Exspirationsblockierung bzw. Luxation mit verminderter Beweglichkeit in der Inspiration

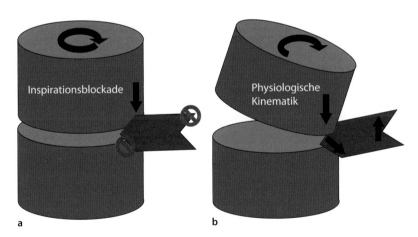

■ **Abb. 6.8a,b** Anatomische Orientierung: Rechtsrotation des Wirbelkörpers. Bei einer Rotation der BWS nach rechts, koppelt diese physiologisch mit einer Lateralflexion rechts. Während der Lateralflexion drückt der kraniale BWK den Rippenkopf nach kaudal, wobei die Rippe nach kranial zieht. Ist die Rippe in einer Inspirationshypomobilität, findet kein oder ein nur geringes translatorisches Gleiten statt, so dass der Wirbelkörper nicht nach rechts kippen bzw. rotieren kann

6.3   Pathologie der Rippen

6.3.1   Herpes Zoster (Gürtelrose)

Reaktivierung oder Infizierung über Varicella-Zoster-Virus durch verminderte Immunität. Oft einseitig aber auch als Duplex Zoster bds. möglich. Ausbreitungsgebiet ist zu 50 % das Versorgungsgebiet eines sensiblen interkostalen Spinalnervs. Prodromalzeichen ist das Brennen am Ort des späteren Auftretens.

6.3.2   Skapulaknacken

Skapulaknacken entsteht aus einer gestörten thorakoskapulären Beweglichkeit, durch Bursaverödung oder durch inspiratorisch stehende hochthorakale Rippen.

6.3.3   Arthrose der Rippengelenke

Eine Rippengelenkarthrose zeigt sich vorwiegend mit Flexionseinschränkung und Extensionsschmerzen (► Abschn. 5.4.1 »Arthrose der Facettengelenke«).

6.3.4 Skoliose

Eine Skoliose ist eine Verbiegung der Wirbelsäule in der Frontalebene. Es wird unterschieden zwischen
- funktionellen Skoliosen (unechte Skoliosen), die ausgleichbar sind und aus einer Adaptation entstehen, wie Deviation oder Beckenschiefstand und
- strukturellen Skoliosen (echte Skoliosen) mit gleichzeitiger ossärer Verformung des Korpus und Arcus vertebrae. Sie sind verbunden mit einer fixierten Lateralflexion mit Rotation und können nur kompensatorisch therapiert werden. Ihre Entstehung ist zu 90 % idiopathisch, kann sich aber auch myo-, neuropathisch oder durch Traumen oder Tumoren entwickeln.

6.3.5 Morbus Tietze

Morbus Tietze (Tietze Syndrom) ist ein sternokostales Überlastungstrauma mit Ermüdungsfissuren im Knorpelknochenübergang der Rippen 2–4. Die Symptomatik zeigt sich durch Schwellung im Übergang zwischen Sternum und Rippen sowie durch atemabhängige Schmerzen.

Differenzialdiagnostik. Prodromalzeichen eines beginnenden Morbus Bechterew.

6.3.6 Slipping rip dip

Subluxation der Art. interchondralis der 8., 9. und 10. Rippe durch von ventral verursachte Traumen mit deutlich sichtbarer lokaler Schwellung und Druckdolenz.

6.3.7 Synchondrosis sternalis, Luduvici-Winkel

Absinken des Corpus sterni gegenüber dem Manubrium mit der Entstehung eines Brustbeinwinkels (Luduvici-Winkel) auf Höhe der 2. Rippe. Die Synchondrosis sternalis dient als Brustbeinsymphyse zur Hebung der obersten Rippenpaare für das max. inspiratorische bzw. exspiratorische Reservevolumen.

Differenzialdiagnostik. Bei Schwellung V.a. Prodromalzeichen Morbus Bechterew.

6.3.8 Rippenfrakturen

Solitäre Rippenfrakturen können bereits durch einen spitzen Schlag oder Stoß ausgelöst werden. Bei scheinbaren Bagatelltraumen mit Frakturen kann es sich jedoch um Skelettmetastasen oder Osteoporose handeln.

6.4   Oberflächenanatomie des Thorax

❏ Abb. 6.9 zeigt gut palpierbare und wesentliche topographische Punkte des ventralen Thorax.

Die topografischen Punkte zur Palpation des dorsalen Thorax zeigt ❏ Abb. 6.10. Die einzelnen Punkte zeichnen sich durch folgende Besonderheiten aus:
- Th1: Der Therapeut palpiert C7 und Th1, bei Rotation in der HWS vollzieht C7 eine größere Rotation als der am ersten Rippenpaar fixierte Th1.

> Um den M. serratus posterior superior zu inhibieren, atmet der Patient aus.

- Th3: Liegt ungefähr auf der Verbindungslinie der Spinae scapulae.
- Th7: Liegt ungefähr auf der Verbindungslinie der Anguli inferior scapulae.
- Th12: Am Ansatz der 12. Rippe, zeichnet sich durch rundlichen Proc. spinosus aus.

6.5   Anamnese, Inspektion, Palpation der Rippen

Die Rippentestung erfolgt nach der Basisuntersuchung und Anamnese zur BWS. Hinweise auf eine Rippenpathologie bzw. Mitbeteiligung von Rippengelenken an einer BWS-Pathologie machen die Differenzierung und Lokalisierung durch selektive Rippentestungen notwendig. Zusätzlich zur standardbezogenen Anamnese bei Patienten mit BWS-Beschwerden kommt eine spezifische Befragung zur Atemabhängigkeit der Beschwerden hinzu. Bei der Inspektion wird auf sichtbare Kurvaturveränderungen der Rippen geachtet.

6.5.1 Anamnese und Inspektion

- **Anamnese (❏ Tab. 6.2)**

Bei einer Inspirationshypomobilität bzw. Luxation weist der Patient auf eine schmerzhafte Ausatmung hin. Das Sprechen bereitet dem Patienten Schwierigkeiten, und das Liegen auf dem Rücken wird als unangenehm empfunden. Bei Exspirationshypomobilität bzw. Luxation ist oft die Einatmung schmerzhaft, da der Interkostalnerv kranial liegt und der Rippenkopf Druck auf den Nerven ausüben kann.

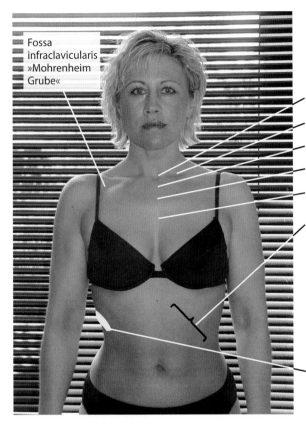

◻ Abb. 6.9 Ventralansicht: Topographie anatomischer Strukturen

Fossa
infraclavicularis
»Mohrenheim
Grube«

1. Fossa jugularis

2. Sternoklavikulargelenk

3. Manubrium

4. Angulus sterni

5. Corpus sterni

6. Rippenbogen

7. 11. Rippe

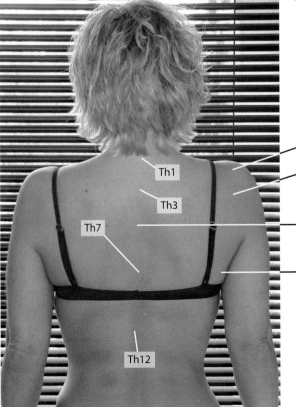

◻ Abb. 6.10 Dorsalansicht: Topographie anatomischer Strukturen

M. deltoideus pars acrominale

M. deltoideus pars spinalis

M. rhomboideus major

M. teres major

Th1

Th3

Th7

Th12

Tab. 6.2 Befragung und Inspektion des Patienten mit möglicher grober Befundungsinterpretation bei einer Rippenproblematik

Angaben und Befunde des Patienten	Mögliche Interpretationen
Patient gibt sensibles Dermatom an	V.a. Nervenläsion des N. intercostalis, Head-Zone, Herpes Zoster
Patient gibt motorische Schwäche an	V.a. Nervenläsion des N. intercostalis, zentrale Läsion
Patient gibt Einatmungsschmerz an	V.a. Exspirationsluxation
Patient gibt Ausatmungsschmerzen an	V.a. Inspirationsluxation
Patient gibt Schmerz bei der Seitneigung rechts an	V.a. Exspirationsluxation (beginnendes Kapselmuster)
Patient gibt betont hitzeempfindlichen einseitigen wischenrippenschmerz an	V.a. Herpes Zoster
Patient weist hypertone Mm. scaleni auf sowie kostoklavikuläre Raumenge	V.a. Inspirationsverhakung 1. Rippe, Asthmatiker
Patient gibt an, nicht mehr auf einer harten Unterlage liegen zu können	V.a. Inspirationsluxation
Patient gibt Beschwerden ventral der Rippenbögen an	V.a. Arthritis articulatio interchondralis, Insertionstendopathie der Bauchmuskeln
Patient zeigt ausgeprägten M. sternocleidomastoideus	Veränderung im Sternoklavikulargelenk durch Hypomobilität der 1. Rippe
Patient zeigt Abflachung der Fossa supraclavicularis minor	V.a. Hypertonus der Skalenus-Muskulatur
Patient zeigt Vertiefung der Fossa supraclavicularis major	V.a. Exspirationsstellung der oberen Rippen

■ **Inspektion**

Schon während der Inspektion koordiniert der Therapeut die Anamnese mit der Befundung. Zur Rippeninspektion gehört die Interpretation von Vertiefungen und Erhöhungen, der Thoraxform, Hautunreinheiten, taktile Veränderungen, betonte Kyphose bzw. Endkyphosierung der BWS.

Bei der Inspektion sind bei Inspirationshypomobilitäten häufig auf der betroffenen Seite sympathische Reaktionen zu erkennen (Kibler-Test positiv). Steht auf der rechten Seite die Rippe hoch und auf der linken tief, handelt es sich um eine Rotation des Wirbelkörpers.

🛑 **Cave**

— Bei Patienten ab dem 55. Lebensjahr kann ein Verdacht auf Osteoporose nahe liegen. Daher ist bei einer manualtherapeutischen Rippenbehandlung zuerst ein Federungstest durchzuführen.

— Bei Patienten mit starken Schmerzen im oberen Brustquadranten und Ausstrahlung in die Schulter besteht V.a. Pancoast-Tumor.

6.5.2   Palpation

Bei der Palpation achtet der Therapeut auf Konsistenzunterschiede bei Schwellungen, auf die Hauttemperatur, Orientierung abnormaler ossärer Strukturen.

6.5.3   Sicherheit, Kontraindikationen und Interpretation

Nach der Anamnese, Inspektion und Palpation erfolgt ein Resümee, in das die Untersuchungsergebnisse der BWS einfließen. Auf dieser Grundlage schätzt der Therapeut Sicherheit und Kontraindikationen ein.

📎 **Bestandteile der Interpretation sind:**
— **Kontraindikation berücksichtigen.**
— **Diagnosemöglichkeiten einengen.**
— **Strategie entwickeln auf der Basis der bisherigen oder erneuten Kommunikation mit dem verordnenden Arzt.**

6.6   Basisuntersuchung der Rippen

In der aktiven, passiven und Widerstandsbewegungsprüfung orientiert sich der Manualtherapeut an den entsprechenden Untersuchungen der BWS. Mit den im Folgenden beschriebenen, zusätzlichen Tests wird die Rippenbasisuntersuchung ergänzt.

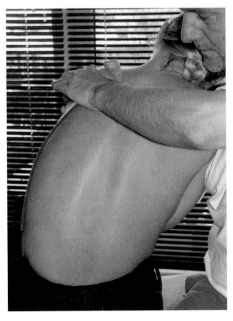

Abb. 6.11 Kurvaturtest der linken Rippen

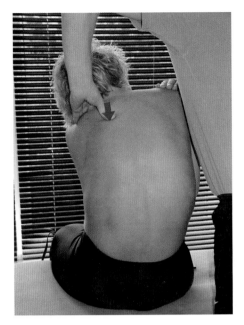

Abb. 6.12 Springing-Test der linken Rippen

6.6.1 Allgemeine Tests

■ **Kurvaturtest der Rippen (Abb. 6.11)**
Ziel. Kostale Vertiefungen oder Erhöhungen links feststellen.

ASTE. Der Patient sitzt.

Ausführung. Der Therapeut stellt den Patienten in eine Flexion, Lateralflexion rechts und Rotation rechts ein. Er streicht mit seinem linken Thenar und Hypothenar mit mäßigem Druck über die Rippenkurvatur von kranial medial nach kaudolateral und zurück.

Befund. Test ist nur positiv bei Rippenblockaden bzw. massiv adaptiertem Kollagen. Der Therapeut kann eine Vertiefung (Exspirationsverhakung) oder eine Erhöhung (Inspirationsverhakung) feststellen.

6.6.2 Spezifische Tests

■ **Springing-Test der Rippen (Abb. 6.12)**
Ziel. Provokation einer bewegungsrigiden Rippe.

ASTE. Der Patient sitzt.

Ausführung. Der Therapeut stellt die Wirbelsäule des Patienten in eine leichte Flexion, Lateralflexion links und Rotation rechts ein. Er moduliert sein Os pisiforme oder den Daumen der dorsalen Hand an den Arcus costae der Rippe des Patienten, nimmt die Gewebespannung auf und gibt am Ende der Bewegung einen Druck von hinten innen nach vorne außen.

Befund. Fehlender Federungsweg der Rippe mit oder ohne Schmerz. Der Test kann auch zur Ausschlussdiagnostik einer Facettenproblematik genutzt werden.

■ **Mobilitätstest (Vorlauftest):Rippe 1–3 (Abb. 6.13)**
ASTE. Der Patient sitzt.

Ausführung. Der Therapeut steht hinter dem Patienten. Er palpiert lateral die Interkostalräume der 1.–3. Rippe, indem er beidseitig Zeige- und Mittelfinger in den oberen und unteren Interkostalraum legt. Der Patient wird aufgefordert maximal einzuatmen und wieder auszuatmen, wobei der Therapeut den Vorlauf bzw. Nachlauf beim Heben und Senken der Rippen beurteilt, sowie die Vergrößerung bzw. Verkleinerung der Interkostalräume interpretiert.

Befund. Vorlauf: Inspirationshypomobilität. Mobilitätstest, wobei während der maximalen Einatmung der obere Raum vergrößert wird und der untere sich verkleinert.
Nachlauf. Exspirationshypomobilität. Mobilitätstest, wobei während der maximalen Ausatmung sich der obere Raum verkleinert und der untere sich vergrößert.

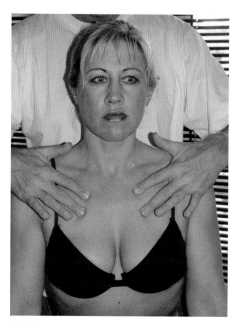

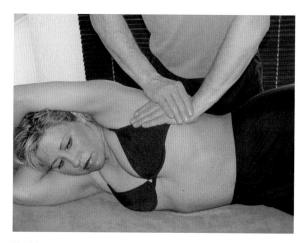

☐ **Abb. 6.15** Osteoporose Federungstest

☐ **Abb. 6.13** Mobilitätstest (Vorlauftest) Rippe 1–5

Mittelfinger in den oberen und unteren Interkostalraum legt. Der Patient wird aufgefordert maximal einzuatmen und wieder auszuatmen, wobei der Therapeut den Vorlauf bzw. Nachlauf beim Heben und Senken der Rippen beurteilt sowie die Vergrößerung bzw. Verkleinerung der Interkostalräume interpretiert.

Befund. Vorlauf: Inspirationshypomobilität. Mobilitätstest, wobei während der maximalen Einatmung der obere Raum vergrößert wird und der untere sich verkleinert.

Nachlauf: Exspirationshypomobilität. Mobilitätstest, wobei während der maximalen Ausatmung sich der obere Raum verkleinert und der untere sich vergrößert.

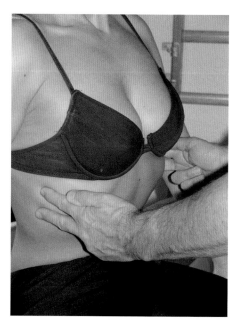

- **Osteoporose-Federungstest (☐ Abb. 6.15)**

ASTE. Der Patient liegt in Seitenlage.

Ausführung. Der Therapeut legt seine Hände seitlich auf den Thorax des Patienten und gibt einen zum Boden gerichteten Federungsdruck.

Befund. Normal ist ein elastisches Federn der Rippen. Osteoporose Patienten haben kein oder ein limitiertes Federn.

Differenzialdiagnose. Rippensubluxation.

☐ **Abb. 6.14** Mobilitätstest (Vorlauftest) Rippe 6–12

6.6.3 Tests der ersten Rippe

- **Mobilitätstest (Vorlauftest) Rippe 4–12**
  (☐ Abb. 6.14)

ASTE. Der Patient sitzt. Er legt seine Hände auf die Schultern des Therapeuten. Der Therapeut steht vor dem Patienten.

Ausführung. Der Therapeut palpiert ventral die Interkostalräume der 4.–12. Rippe, indem er beidseitig Zeige- und

Die erste Rippe zeigt sich in einer fast horizontalen Stellung: ventral als Synchondrose mit dem Sternum und der Klavikula verbunden und dorsal gelenkig mit dem ersten Brustwirbel. Die Basispathologie der ersten Rippe ist die Neigung zur fixierten Inspirationsstellung. Im Mobilitätstest zeigt sich die 1. Rippe in Exspiration rigide und schmerzhaft, das Rücklaufphänomen zeigt sich mit einer frühzeitigen weiterlaufenden Bewegung als Vorlauf. Die Inspirationsstellung engt die Beweglichkeit der Klavikula nach dorsolateral (Retraktion) und nach kaudolateral (Elevation) im Sternoklavikulargelenk ein. Inspirationsstellungen führen zu Kollagenadaptationen der Mm. scaleni und zur Verengung der kostoklavikularen Pforte, mit Folge eines thorakalen oberen Kompressionssyndroms. Ein einseitiger muskulärer Skalenuszug erzeugt eine homolaterale Seitneigung, die hochzervikal durch Rotation zur Gegenseite kompensiert werden muss. Anliegende sympathische Ganglien auf dem M. scalenus anterior können irritiert werden. Das am Kostovertebralgelenk nahe anliegende Ganglion stellatum stellt durch Inspirationsstellung und/oder hochthorakalen Gibbus (Morbus Farfan, Turtle sign bzw. Witwenbuckel) eine häufige Irritationspathologie dar.

Die zweite Basispathologie der ersten Rippe ist die Inspirationshypomobilität, die aus einem Extensionsdefizit des Th1 resultiert. Die Rippe kann sich dadurch nicht nach kranial bewegen, um den ventrodorsalen Durchmesser zu vergrößern. Dadurch kann es zu Einengungen bzw. mechanischen Reizungen kommen von:

— Gefäßen,
— Speise- und Luftröhre,
— Ganglion stellatum,
— Nerven.

Die Reaktion auf eine zervikothorakale Mobilitätsstörung der ersten Rippe ist eine zervikale Translation nach ventral und eine Endlordosierung (Steilstellung) mit einem kompensatorischen, listhetischen vierten Zervikalwirbel.

■ **Inspirationsstellung**

Die Mm. scaleni prägen die Inspirationsstellung der ersten Rippe. Folgende Befunde sind typisch:

— Limitierung der Exspiration (Retraktion).
— Vergrößerung ventrodorsalen Durchmessers der oberen Apertur.
— Limitierung der Gelenkmechanik des Sternoklavikulargelenks.
— Einschränkung der Depression des Schultergürtels.
— Einschränkung der Retraktion.
— Anguläres »Aufhebeln« der Retraktion im Sternoklavikulargelenk.

■ **Exspirationsstellung**

Das Extensionsdefizit der BWS prägt die Exspirationsstellung der ersten Rippe. Folgende Befunde sind typisch:

— Limitierung der Inspiration.
— Verringerung des ventrodorsalen Durchmessers der oberen Apertur.

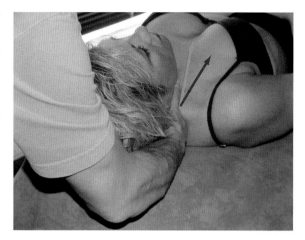

☐ **Abb. 6.16** Untersuchung der ersten Rippe, rechts
Roter Pfeil: Kostotransversale Schubrichtung, **Blauer Pfeil:** Kostovertebrale Schubrichtung

— Limitierung der Extensionsfähigkeit.
— Einschränkung der Elevation des Schultergürtels.

■ **Untersuchung der ersten Rippe (☐ Abb. 6.16)**

Bemerkung. Die Stellung der ersten Rippe wird primär von den Mm. scaleni geprägt. Ihre Beschwerdesymptomatik zeigt sich vorwiegend im Schulter-, Arm-, und HWS-Bereich. Sie kann Einfluss auf sympathische Ganglien nehmen sowie auf vaskulären Zu- und Abfluss. Typische exspiratorische und inspiratorische Rippensymptome zeigt die erste Rippe nicht.

ASTE. Der Patient liegt in Rückenlage oder sitzt.

Ausführung. Der Therapeut sitzt oder steht neben dem Patienten.

❯ Beim Testen der Rippe atmet der Patient aus, da in Exspiration der Tonus der Atemhilfsmuskulatur sinkt.

Der Kopf des Patienten wird zur untersuchenden Seite in Lateralflexion rechts gebracht, um die Skalenusgruppe anzunähern. Der Therapeut verschiebt mit der Basis seines 2. Mittelhandknochens (MCP) den M. trapezius pars descendens nach dorsal. Mit der Basis von MCP 2 wird Kontakt mit der ersten Rippe aufgenommen und während der Exspiration ein Schub nach kaudolateral gegeben sowie ein darauf folgender zweiter Schub nach kaudal, medial mit leicht ventraler Richtung.

Befund. Normo-, Hypomobilität.

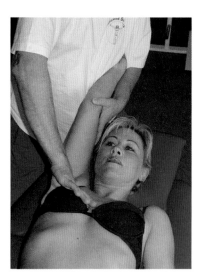

◘ Abb. 6.17 Inspirationsmobilisation rechter Interkostalraum
Costae 2–3

6.7   Mobilisation der Rippen

Die hier gezeigten Mobilisationstechniken dienen gleichzeitig als Tests, um die beiden möglichen Grundprobleme zu differenzieren:

- synoviales Problem und/oder H-Brücken (Wasserstoffionen),
- adaptiertes Kollagenproblem, das sich durch Schwefelbrücken (S-Brücken) manifestiert.

Ein rhythmisches Bewegen an der Endgradigkeit des Bewegungsumfanges wird anfänglich auch als Warming up bzw. Zwischentestung ausgeführt. Ändert sich die Mobilitätsstörung in der rhythmischen Bewegung, handelt es sich um ein synoviales Problem.

Bleibt das Problem der Mobilitätsstörung bestehen, handelt es sich um adaptiertes Kollagen, das wir durch statische 2-Stufendehnung mobilisieren bzw. dehnen:

- Stufe 1: Der Therapeut dehnt ca. 10 sec, um den muskulären Tonus zu überwinden.
- Stufe2: Sie dauert 30 sec bis 2 min (bis ein Nachlassen des Kollagens spürbar wird).

Klassische Rippentechniken sind Techniken bei Hypomobilitäten in der Bewegungsrichtung. Wir unterscheiden folgende Arten:

- synoviale Hypomobilitäten,
- Hypomobilitäten durch H-Brücken und S-Brücken.

Es wird immer rhythmisch begonnen und bis zur Endgradigkeit der Bewegung mobilisiert. Anfänglich arbeitet der Therapeut mit rhythmischen Bewegungen im submaximalen Bereich als Warming up: ca. 20 Wiederholungen, 4–5

Serien, 30 sec Pause. Oder zur Mobilisation bis an die Endgradigkeit bei einem synovialen Problem oder einer Wasserstoffionenverkettung. Danach je nach Befund: Kollagedehnung, 4- bis 5-mal 30 sec bis 2 min. Am Ende der Kollagendehnung darf die Ein- oder Ausatmung als zusätzlicher Zug eingesetzt werden.

- **Inspirationsmobilisation des Interkostalraums, Costae 2–3 (◘ Abb. 6.17)**

Befund. Inspirationshypomobilität der 2. Rippe rechts.

Ziel. Über Muskel- bzw. Faszienspannung des M. pectoralis major, M. serratus anterior und M. latissimus dorsi werden die rechten, kranialen Rippen in die Inspirationsstellung gezogen.

ASTE. Der Patient liegt in Rückenlage. Seine Beine sind 70° angewinkelt. Das entsprechende Facettengelenk (hier Th1–Th2) wird in Extension vorpositioniert.

Ausführung. Der Therapeut palpiert den Interkostalraum 2–3, nimmt den rechten Arm des Patienten so weit in Elevation, bis sich die betroffene 2. Rippe nach kranial bewegt. Der Therapeut flektiert den Arm im Schultergelenk submaximal und widerlagert die kaudale 3. Rippe mit seinem MCP 2 oder Daumen. Über Zug und Widerlagerung wird die betroffene Rippe in Inspiration mobilisiert.

Anzahl und Dosierung. Rhythmisch 20-mal, statisch 30 sec bis 2 min, 30 sec Pause, 4–5 Serien.

❯ **Zum Schluss atmet der Patient bewusst tief ein. Die Inspiration verhindert einen Release pain.**

- **Inspirationsmobilisation des Interkostalraums, Costae 7–8 (◘ Abb. 6.18)**

Entspricht der Inspirationsmobilisation des Interkostalraums Costae 2–3 (siehe oben). Die ASTE ist Seitenlage. Über Zug und Widerlagerung der 8. Rippe werden die betroffenen 7 Rippen über den Muskelkollagenzug mobilisiert. Vorposition des Facettengelenkes in Extension (hier Th6–Th7).

- **Exspirationsmobilisation der Rippen 2–5, Interkostalraum Costae 3 (◘ Abb. 6.19)**

Befund. Exspirationshypomobilität 3. Rippe.

Ziel. Bei fixiertem heterolateralem Proc. transversus die betroffene, in Inspiration stehende 3. Rippe nach kaudolateral, in Exspiration mobilisieren.

ASTE. Der Patient liegt in Bauchlage. Seine Arme hängen seitlich an der Bank herunter, um den interskapulären

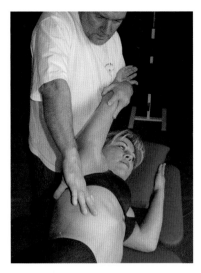

Abb. 6.18 Inspirationsmobilisation rechter Interkostalraum Costae 7–8

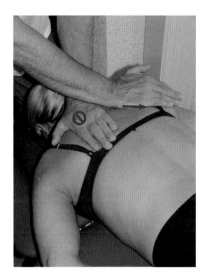

Abb. 6.19 Exspirationsmobilisation rechter Interkostalraum Costae 3

Raum zu vergrößern. Das entsprechende Facettengelenk wird in Flexion vorpositioniert (hier Th2–Th3).

Ausführung. Die linke Hand des Therapeuten widerlagert den rechten Proc. transversus Th3. Seine rechte Hand moduliert sich mit Hypothenar, Os pisiforme oder Daumen an den Arcus costae der 3. linken Rippe. Der Therapeut fordert den Patienten zur maximalen Ausatmung auf und begleitet mit seinem rechten Hypothenar die maximale Rippenbewegung nach kaudal. Während der Mobilisation atmet der Patient normal weiter.

Anzahl und Dosierung. Rhythmisch 20-mal, statisch 30 sec bis 2 min, 30 sec Pause, 4–5 Serien.

> Zum Schluss atmet der Patient bewusst aus. Die Exspiration verhindert einen Release pain.

- **Exspirationsmobilistaion der Costae 6 (** Abb. 6.20**)**

Wie bei Costae 3, nur der Schub ist ab der Rippe 4, 5 immer mehr nach lateral gerichtet (aufgrund der veränderten Gelenkstellung der Rippen an den Proc. transversus). Vorposition des entsprechenden Facettengelenkes in Flexion (hier Th5–Th6).

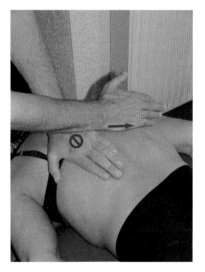

Abb. 6.20 Exspirationsmobilisation Costae 6

6.7.1 Mobilisation erste Rippe und kostozervikothorakaler Übergang

Bei einer Inspirationsstellung der ersten rechten Rippe legt sich die Rippe direkt vor den Proc. transversus des ersten Brustwirbels, so dass dieser nicht mehr nach links rotieren kann. Das bedeutet primär ein linksseitiges Konvergenz-

problem der linken Facette des ersten Brustwirbels. Nach der rhythmisch/statischen Exspirationsmobilisation erfolgt eine Knorpelmassage der linken Facette in der geschlossenen Kette. Direkt darauf folgt eine Knorpelmassage mit Konsistenzverbesserung der Synovia über die offene Kette.

- **Mobilisation der ersten Rippe in Exspiration im Sitzen (** Abb. 6.21**)**

Ziel. Exspirationsmobilisation der ersten Rippe, links.

ASTE. Der Patient sitzt im Tubersitz.

Ausführung. Der Therapeut steht hinter dem Patienten und stellt bei ihm eine rechtsseitige Rotation und Lateral-

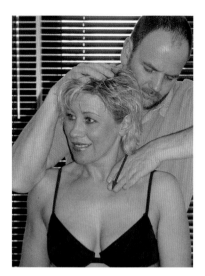

Abb. 6.21 Mobilisation der ersten Rippe, rechts, in Exspiration.
Blauer Pfeil: Kostotransversale Schubrichtung, **Roter Pfeil**: Kostovertebrale Schubrichtung

flexion links ein zur Annäherung der Mm. scaleni. Mit der rechten Hand bzw. dem Arm stabilisiert und schient der Therapeut die linke HWS des Patienten. Mit der mobilisierenden, linken Hand moduliert er seine MCP 2, von ventral kommend, an die erste Rippe. Dabei schiebt der Therapeut den M. trapezius pars descendens nach dorsal, um die mobilisierende Hand an der ersten Rippe optimal positionieren zu können. Während der Exspiration des Patienten gibt der Therapeut einen Schub für die Kostovertebralgelenke nach kaudal medial ventral bzw. nach kaudal ventral für das Kostotransversalgelenk.

Anzahl und Dosierung. Rhythmisch: 20 Wiederholungen, 5 Serien, 30 sec Pause. Statisch: Kollagendehnung 30 sec bis 2 min, 3–4 Serien, 30 sec Pause.

Literatur

Lanz T von, Wachsmuth W (1982, 2003) Rücken (Praktische Anatomie, Bd 2, Teil 7). Springer, Berlin, Heidelberg
Tillmann B N (2005) Atlas der Anatomie. Springer, Berlin, Heidelberg

Manuelle Therapie und Rehabilitation der Halswirbelsäule

Uwe Streeck, Jürgen Focke, Claus Melzer, Jesko Streeck

U. Streeck et al., *Manuelle Therapie und komplexe Rehabilitation*,
DOI 10.1007/978-3-662-48803-4_7, © Springer-Verlag Berlin Heidelberg 2017

7.1   Einleitung

Die Halswirbelsäule (HWS) ist das größte und anspruchvollste Anwendungsgebiet für die Manualtherapie. Der **Einfluss** einer pathologischen HWS erstreckt sich nicht nur auf die HWS selbst, sondern auch auf

- Kopf,
- Kiefer,
- Schultern,
- Arme,
- Brust,
- Organe (Herz, Speise-, Luftröhre usw.),
- dorsales Becken.

Weiterhin unterhält der Hirnnerv **Vagus** eine enge Beziehung

- zu Kopf- und Rachenregion mit vier Kopfganglien und zwei HWS-Ganglien (Ganglion superior und inferior) sowie
- zu den oberen Bauchorganen.

Der **Sympathikus** unterhält vier sympathische Ganglien, die Kopf, Hals und Arme vegetativ versorgen.

❱ **Die Halswirbelsäule zeigt arthrokinematisch, osteokinematisch, vaskulär und neurologisch ein besonderes Bild gegenüber anderen Gelenken und Wirbelsäulenabschnitten. Sie ist mit absoluter Sorgfalt zu befunden und zu therapieren.**

»**Safe signs**« (Sicherungszeichen, s. Glossar) für die manuelle Therapie sind

- Instabilitätszeichen,
- alle vegetativen Zeichen (Rötung, Schweiß, Blässe, Schmerz).

Die **Dornfortsätze** (DFS) sind ab C2–6 gegabelt. Der Dornfortsatz des C7 ist nicht gegabelt, seine Rotationsfähigkeit ist im Vergleich zu den Segmenten C2–5 gering, sein Dornfortsatz steht relativ horizontal. Von dieser Eigenschaft leitet sich sein Name ab: »der Hervorragende« (Vertebra prominens). Die Ausbreitung der Dermatome, Myotome, Sklerotome und Viszerotome ist sehr komplex. Die HWS weist eine hohe Mobilität auf. Statisch gesehen muss sie den schweren Kopf, ca. 5 kg, tragen und ihn gleichzeitig »feinmotorisch« bewegen können.

Das Gehirn wird über vier arterielle Zuflüsse mit Blut versorgt. Alle dazu notwendigen Arterien verlaufen entlang der HWS. Die gesamte neurale Versorgung der Peripherie, im afferenten und efferenten Sinne, bahnt sich ihren Weg durch die Halswirbelsäule. Die HWS entlässt acht dichte Spinalnerven-Bündel durch die Zwischenwirbellöcher. Die sympathische Kopf- und Armversorgung befindet sich paravertebral der BWS und wird über den Truncus sympathicus und Zwischenganglien zur HWS und zum Kopf geführt.

Der **Korpus** der Halswirbelkörper (HWK) ist klein und viereckartig. Seitlich am Korpus liegen ventral und dorsal die ehemaligen rudimentären Rippenreste, die mittig ab 6. dem HWK die Foramina transversaria bilden und als Querfortsätze bezeichnet werden. Durch das Foramen transversarium verläuft die A. vertebralis, die 1/3 des hinteren Gehirnes mit Blut versorgt.

Der laterale Teil des Wirbelkörpers bildet bei den HWS-Segmenten ab dem 9. Lebensjahr **Unkovertebralgelenke,** die jeweils mit dem oberen Wirbelkörper (kaudaler Korpus) eine Gelenkverbindung eingehen.

Die ersten beiden Wirbelkörper der HWS haben im **Vergleich** zu den anderen Wirbelkörpern

- einen anderen ossären Aufbau,
- eine andere Mechanik,
- keine Bandscheiben.

Der **C1,** Atlas oder Träger genannt, ist eher ein Ring ohne Korpus, ohne Dornfortsatz, aber mit einem sehr prominenten Querfortsatz und zum Os occipitale horizontal stehenden Facettengelenken. Im Ring des ersten Wirbelkörpers (C1) verläuft der Dens axis des zweiten Wirbelkörper (C2). Der **C2** besitzt einen Korpus, der kranial als Dens axis fortgeführt wird. Der Dornfortsatz dieses Wirbelkörpers ist sehr groß und seine Gelenkfacetten sind bds. horizontal konvex. Der C2 wird fälschlicherweise auch als »Dreher« bezeichnet. Er kann sich jedoch nur wenig drehen, sondern ermöglicht durch seinen Dens axis dem ersten Wirbelkörper mit dem Schädel sich um den Dens zu drehen. Bricht der Dens axis, nennen wir dieses Genickbruch.

Die Wirbelkörper **C3–7** haben eine gemeinsame Mechanik und Bandscheiben. Ihre Facetten liegen 45° aus der frontalen in die transversale Ebene geneigt. Die Lordosebildung der HWS prägt die Widerstandfähigkeit gegenüber axialem Druck.

❱ **Je gekrümmter die WS des Patienten, desto dynamischer ist sie. Je gerader die WS, desto statischer ist sie.**

Die Bandscheiben (BS) der HWS haben eine Dicke von 3 mm (LWS 9 mm, BWS 5 mm) und besitzen Propriorezeptoren. Der Nucleus pulposus kann als eine Art stark wasserhaltige Gelkugel betrachtet werden, die Verbindung zu den knorpeligen porösen Deck- und Endplatten hat, wodurch das Wasser des Nucleus bei Kompression in das Zentrum des Wirbelkörpers gedrückt wird. Nachts bei Entlastung erzeugt osmotischer Sog eine Rehydrierung, so dass der Mensch morgens bis zu 3 cm größer ist, seine WS elastischer und vorgespannter. Traktionen im BS-Segment verursachen eine Ausrichtung (25°) der Anulus fibrosus Fasern und eine Hydrierung des Nucleus pulposus. Bei

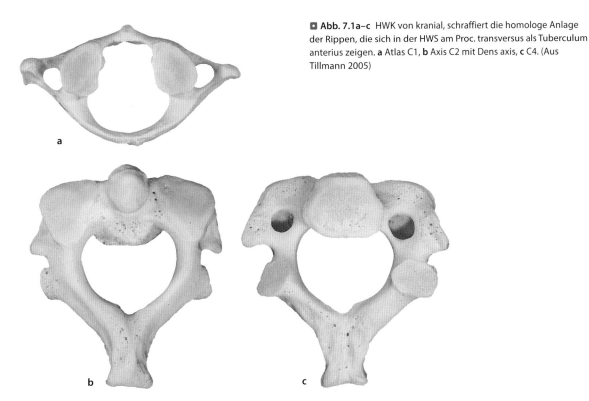

Abb. 7.1a–c HWK von kranial, schraffiert die homologe Anlage der Rippen, die sich in der HWS am Proc. transversus als Tuberculum anterius zeigen. **a** Atlas C1, **b** Axis C2 mit Dens axis, **c** C4. (Aus Tillmann 2005)

einer Kompression leitet der Nucleus den Druck seitlich weiter und die 35° steilen Fasern des Anulus fibrosus werden unter Spannung gesetzt. Gleichzeitig dehydriert der Nucleus pulposus.

Schmerz, Deviation und muskuläre Deformation können als Prodromalzeichen für eine Protusion bzw. einen Prolaps gesehen werden. Einrisse entstehen fast immer in der Kombinationsbewegung Flexion mit Rotation.

> **Besonderheiten der HWS:**
> - eigenwillige Mechanik,
> - statisches Abenteuer,
> - starke Gefäßkorrespondenz,
> - sympathische Ankopplung für Arme, Hals und Kopf.

7.2 Anatomie der HWS

7.2.1 Atlas und Axis (■ Abb. 7.1)

Der **Atlas** hat keinen Wirbelkörper. Durch seinen vorderen und hinteren Wirbelbogen bildet er an der lateralen Verbindung die Massa lateralis, die auch gleichzeitig die Träger der Facies artic. superior sind. Seitlich der Massa lateralis grenzen die Querfortsätze, die mittig das Foramen processus transversum bilden. Am vorderen inneren Arcus anterior befindet sich die Gelenkfläche zum Dens axis, der

wiederum durch das Lig. transversum atlantis an die Fovea dentis gepresst bzw. dort gehalten wird. Statt einem Dornfortsatz weist der Atlas ein Tuberculum anterior und posterior auf. Der Kontakt zum Axis wird über die Fovea articularis inferior geschlossen, eine kreisrunde plane Gelenkfläche.

Charakteristisch für den Axis ist der zahnförmige **Dens axis** mit seiner Facies articularis anterior für den Partner Fovea dentis des Atlas und Facies articularis posterior, die mit dem Lig. transversum atlantis in Kontakt steht. Seitlich neben dem Dens liegen die Procc. articularis superiores axis. Sie sind konvex. Weiter lateral liegen die Procc. transversi mit dem mittigen Foramen transversum. Dorsokaudal liegen die 45° in der Horizontalen geneigten Facies articularis inferioris, die mit den Facies articularis superior des C3 artikulieren. Das dorsale Ende bildet der kräftige Dornfortsatz der am Ende gespalten ist. Es bestehen mehrere gelenkige Verbindungen.

- **Articulatio atlantooccipitalis (oberes Kopfgelenk) dexter und sinister**

Die Articulatio atlantooccipitalis ist das Gelenk zwischen Atlas (C1) und Os occipitale. Das Gelenk besteht aus der konkaven Fovea articularis superior des Atlasses, die wie eine Schuhsohle geformt ist und der konvexen Facies articularis des Condylus occipitalis. Das obere Kopfgelenk ist ein Ellipsoidgelenk. Die okzipitalen Gelenkpartner sind die konvexen Kondylen des Os occipitale.

Die **Bewegungsmöglichkeiten** im oberen Kopfgelenk setzen sich aus ca. 25° Inklination und 10° Seitenneigung zusammen. Die Seitenneigung ist ligamentär mit einer gegensinnigen Rotation verbunden. Der Schwerpunkt des Kopfes liegt ventral, bei einem Säugling noch dorsal. Bei Inklination werden die Membrana tectoria et atlantooccipitalis, Lig. apicis dentis und das Lig. flavum gespannt, bei Reklination legen sie sich in Falten.

- **Articulatio atlantoaxialis laterales (unteres Kopfgelenk) dexter und sinister**

Die Articulatio atlantoaxialis setzt sich aus der Fovea articularis inferior (konvex) des Atlas und dem Proc. articularis superior (konvex) des Axis zusammen. Die Gelenkflächen sind keilförmig, dreifacettig und leicht kreisförmig. Das Gelenk unterstützt primär die Rotation. Typisch ist die schraubenförmige Drehbewegung, wobei bei Rechtsrotation die rechte inferiore Facette des Atlas nach hinten unten rutscht und die linke nach vorne unten. Der Axis (C2) limitiert die Rotation durch so genannte meniskoide Bremsklötze. Die Gelenkmechanik des Segmentes C1–2 ist bikonvex, um ein »Abrutschen« der Gelenkpartner bei Rotation zu ermöglichen. Dadurch verhindert der Körper Zug und Dehnungsreize auf Nerven und auf die Dura mater sowie A. vertebralis. Dieses Abrutschen der beiden Gelenkpartner voneinander verursacht, dass der Dens axis nach kranial raumfordernd wirkt und Druck auf die A. basilaris (Vereinigung der beiden Aa. vertebrales) ausüben kann.

- **Articulatio atlantoaxialis mediana**

Die Articulatio atlantoaxialis mediana ist die gelenkige Verbindung zwischen dem Dens axis mit seiner Facies articularis anterior und der sich am Arcus anterior des Atlas befindlichen Fovea dentis. Das Gelenk ist ein Zapfengelenk, das mit dem unteren Kopfgelenk eine Drehbewegungen von ca. 26° unilateral ermöglicht.

- **Facies articularis posterior**

Die Facies articularis posterior ist die gelenkige Verbindung zwischen Dens axis und dem Lig. transversum atlantis, das den Dens an den Atlas fixiert und eine Raumforderung nach dorsal in den medullären Raum verhindert.

7.2.2 Nerven

Die Nerven der HWS sind aufgrund ihrer topographischen Lage mechanischen Reizungen und Verletzungen ausgesetzt. Die HWS unterhält zwei Plexus (Plexus cervicalis und Plexus brachialis), steht in enger Verbindung zu Hirnnerven und dem autonomen vegetativen System.

- **Plexus cervicalis**

Der Plexus cervicalis (C1–4) weist eine sympathische Ankopplung von Th1–4 mit dessen praeganglionären Fasern zum Ganglion cervicale superior auf. Es gibt viele Besonderheiten der neuralen Strukturen des Plexus cervicalis und brachialis. Die Autoren verweisen hier auf neurologische Literatur und möchten nur die wichtigsten erwähnen. Die hochzervikale Gelenkinnervation wird über den Ramus ventricularis versorgt. Die Segmente C3–5 sind Austrittsstellen des **N. phrenicus.** Dieser Nerv führt Afferenzen vom

- Herz,
- Pleurakuppel,
- Peritoneum,
- Oberbauch.

7.2.3 Sympathische Ankopplung

Der zervikale Grenzstrang mit seinen vier Ganglien zeigt einige Besonderheiten. In den HWS Segmenten C1–8 sind sympathische Fasern (Rr. communicantes grisei) mit dem Spinalnerv verbunden zum Zweck der Versorgung des Spinalnervs bzw. zur efferenten Wegbahnung in die Peripherie, wobei betont der N. ulnaris und der N. medianus rekrutiert werden. Andere Fasern verlaufen direkt von den Ganglien zu den Versorgungsgebieten wie z. B. über Nn. cardiaci cervicales superior, medius und inferior zum Herzen. Andere Versorgungsgebiete sind Rachen, Kehlkopf, Schilddrüse, Luft- und Speiseröhre, sowie Gefäße, Knochen und Gelenke. Es besteht eine enge Verbindung zu Hirnnerven und dem N. phrenicus.

Weitere Besonderheiten sind die Bildung von **Head-Zonen** im Nackenbereich (s. Zonenbeschreibung ▶ Kap.5).

Die Segmente, die sich aus den Halsnerven C3–5 bilden, sind über afferente und efferente Bahnen des N. phrenicus mit dem Diaphragma und den angrenzenden Organen (Magen, Leber, Galle, Pankreas, NNR) verbunden.

Die Segmente, die sich aus den Halsnerven C5–6 bilden, spielen eine besondere Rolle bei Irritationen. Eine **Affektion** dieses Segmentes äußert sich häufig mit:

- interskapulärem Schmerz,
- Dermatombildung C5 des Oberarmes und
- so genannten M. biceps brachii Krämpfen.

Die Ursache, so vermuten die Autoren, liegt evtl. darin, dass zum einen der N. dorsalis scapulae irritiert wird, bzw. es zu einer Irritationen von sympathischen Fasern aus dem Ganglion cervicale mediale kommt, die eine nervale funktionelle Gefäßregulationsstörung der gefäßversorgenden hinteren Rumpfwandarterien verursacht.

Die Krampfneigung des M. biceps brachii könnte sich aus der Anheftung von sympathischen Fasern aus dem Ganglion cervicale mediale bzw. deren Versorgung des proximalen Oberarms und aus dem zugehörigen Spinalnerv ergeben. Zusätzlich zur motorischen Innervation für den M. biceps brachii und der sympathischen Versorgung des Oberarmes entlässt das Segment C5 die sensible Versorgung des N. cutaneus antebrachii lateralis, die vom lateralen Epikondylus bis zum Daumengrundgelenk reicht.

7.2.4 Bänder

Die hochzervikalen Bänder weisen unterschiedliche Verlaufsrichtungen auf und bestimmen die hochzervikale Mechanik.

- **Ligg. alaria (Pars occipitale)**

Die Ligg. alaria (Flügelbänder) stehen leicht rekliniert und ziehen vom Apex dentis zu den seitlichen Rändern des Foramen magnum. Der Pars atlantale des Lig. alarium dient lediglich als Kapselverstärker.

Eine Seitenneigung wird durch diese Bänder zwischen C0–2 von 0–8° nicht beeinflusst. Ab 8° Seitenneigung strafft sich das Band und limitiert die Bewegung. Von 8–13° verläuft die hochzervikale Lateralflexion mit der rotatorische Mechanik gegensinnig und ab 14° aufgrund der weiterlaufenden Kinematik gleichsinnig, bei fixierter hochzervikaler Gegensinnigkeit.

- **Lig. transversum atlantis**

Das Lig. transversum atlantis fixiert den Dens axis ventral am Arcus anterior des Atlas, indem es den Massa laterales dexter und Massa laterales sinistra miteinander verbindet. Das Band und die sagittal verlaufenden Fasciculi longitudinales werden als Kreuzbänder bezeichnet.

- **Lig. apicis dentis**

Das Lig. apicis dentis ist ein stark propriorezeptiv versorgtes Band, das von der Spitze des Dens zum anterioren Aspekt des Foramen magnum verläuft. Über die propriozeptive Versorgung besteht eine enge Verbindung zur suboccipitalen Muskulatur. Das Lig. apicis hat eher einen rezeptiven Charakter und keinen statisch limitierenden. So spricht das Band bei einem Zugreiz durch Inklination an mit muskulär antagonistischer Antwort, vor allem durch die Mm. rectus capitis major et minor (Beispiel Schleudertrauma).

- **Membrana atlantooccipitalis posterior (Lig. flava)**

Das Band zieht von Arcus posterior dexter/sinister zum Arcus des oberen Wirbelkörpers. Es ist verwachsen mit der Gelenkkapsel und mit dem M. multifidus, der vom Quer- zum Dornfortsatz zieht und das Band dynamisiert.

> ❯ Klemmt sich eine Gelenkfalte (meniskoide Falte) ein, z. B. durch Dehydrierung des Lig. flava, reagiert der Betroffene mit einem heftig einschießenden Schmerz, der als »Door bell sign« bezeichnet wird.

Weiterhin ist die Membrana atlantooccipitalis posterior bzw. Lig. flava Durchtrittstelle für Nn. occipitalis, auricularis magnus, A. vertebralis/occipitalis, V. occipitalis. Durch die Neigung zur Faltenbildung kann die Membran an folgenden Strukturen Druck übertragen:
- 4. Ventrikel,
- Medulla oblongata,
- Nn. vagus, hypoglossus und accessorius.

- **Lig. nuchae (Lig. supraspinale)**

Das Band spannt sich deltaförmig vom Dornfortsatz C2 zur Linea nuchae. Hochzervikal sprechen wir vom Lig. nuchae und unterhalb von C2 vom Lig. supraspinale.

- **Lig. interspinale**

Dies sind die Bänder zwischen den Dornfortsätzen.

- **Membrana tectoria (Lig. longitudinale posterior)**

Im hochzervikalen Bereich liegt sie in enger Verbindung zu den Ligg. transversum atlantis und Fasciculi longitudinales. Das Band ist stark nozizeptiv versorgt und ein »Warnmelder« bei Lockerung des Lig. transversum sowie unterhalb von C2 bei Bandscheibenprotusionen. Leichte Reizungen zeigen sich oft als Zervikozephal-Syndrom oder als Zervikobrachialgie und können Zeichen einer hochzervikalen Instabilität bzw. eines bevorstehenden Bandscheibenvorfalls sein.

- **Membrana atlanto-occipitalis anterior (Lig. longitudinale anterior)**

Typisch für dieses Band sind Verkalkungen bei Systemerkrankungen (Morbus Bechterew, Morbus Forestier).

- **A. vertebralis**

Die A. vertebralis ist an der ossären medialen Kante des Foramen processus transversi fixiert und hat nur wenige Millimeter Bewegungsspielraum. Die äußere Schicht, die Adventitia, ist mit einem sympathischen Geflecht durchzogen, das bei Irritation des Gefäßes sympathisch bedingte Symptome hervorrufen kann. Eine minderdurchblutete A. vertebralis weist diese Symptome nicht auf. Das Gefäß verläuft beidseitig vom 6. HWK intertransversal über den Sulcus vertebralis im Massa lateralis atlantis durch die Membrana atlantooccipitalis posterior, subarachnoidal durch das Foramen magnum und vereinigt sich mit der parallel laufenden A. vertebralis zur A. basilaris. Die A. vertebralis ist zuständig für die **Versorgung** von

- Medulla oblongata bzw. Interspinalraum,
- Dura mater, Knochen des Wirbelkanals, tiefe Halsmuskeln,
- Kleinhirn,
- 4. Ventrikel,
- Verstibularsystem.

Das Gefäß hat folgende **Abzweigungen:**

- Ramus spinalis mit segmentalen Kollateralen durch das Foramen intervertebrale zum Rückenmark bzw. zur Dura und zum Knochen,
- Ramus muscularis mit Kollateralen zu den tiefen Halsmuskeln (z. B. autochthone Muskulatur),
- Ramus nervomedullaris mit Kollateralen zur hinteren und vorderen Wurzel,
- Ramus meningeus zur hochzervikalen Dura und zur hinteren Schädelgrube.

7.3   Pathomechanik der HWS

> ❯ Pathomechanisch wird die HWS immer im Zusammenhang mit der oberen BWS und dem Kopf gesehen.

Die mechanische Belastung der HWS ist abhängig von der **Stellung des Kopfes.** Bei einer Normstellung der HWS, also einer Lordose, liegt der Schwerpunkt ventral. Die subokzipitale Muskulatur hält mit geringem Aufwand das Gleichgewicht (Waageprinzip). Je mehr der Kopf nach ventral translatiert, desto mehr müssen die Nackenmuskeln halten. Eine kyphotische Haltung, die z. B. bei Bürotätigkeiten entsteht, führt zu einer betonten ventralen Verlagerung des Gewichtes. Die Folgen sind

- erhöhter Muskeltonus der subokzipitalen Muskulatur,
- erhöhter intradiskaler Druck,
- Zugreize, die auf die Hirnnerven und den 4. Ventrikel wirken.

Am deutlichsten ist die Pathologie der HWS an den Veränderungen der Bandscheiben zu sehen. Die **Folgen einer Degeneration** der Bandscheiben treten ca. ab dem 30. Lebensjahr in Erscheinung. Meist liegt die Ursache für die Beschwerden im zervikothorakalen Übergang, die durch arbeitsbedingte **Haltungen** hervorgerufen werden, wie

- hängende Schultern,
- ständiges Vorhalten der Arme,
- Haltungsschwäche des M. trapezius pars descendens, der den Schultergürtel nicht mehr über die Klavikula nach kranial zieht und dadurch eine Enge der kostoklavikulären Pforte verursacht.

Auch ein **Mobilitätsverlust** im zervikothorakalen Übergang mit langsamer Manifestierung einer Flexionsstellung (Morbus Farfan) führt zu Beschwerden, da die HWS in eine Antepositionsstellung gerät. Um die Augen weiterhin horizontal halten zu können kompensiert die obere HWS durch Reklination.

Die unterschiedliche Druckverteilung, die dadurch vorwiegend in den Segmenten C5–7 entsteht, verursacht zunächst, um dem Druck entgegenzuwirken, eine **Hydrierung** der Bandscheibe. Diese Hydrierung bewirkt, dass sich das Bewegungssegment aufrichtet, d. h. es entsteht eine segmentale Steilstellung, wobei der Nucleus pulposus aus der anfänglichen ventralen Position mittig positioniert wird.

Lässt der Druck nicht nach, kommt es zur **Dehydrierung** der Bandscheibe mit Lockerung des Segmentes und einer Verlagerung des insuffizienten Nukleus nach dorsal, so dass der kraniale Wirbelkörper nach ventral in eine Anterolisthese »gezwungen« wird. Der immer weiter nach dorsal wandernde Nukleus verursacht das Abkippen des kranialen Wirbelkörpers auf den kaudalen Wirbelkörper, den »kyphotischen Knick«. Achsenbedingt erfährt die Bandscheibe, die bereits stark degeneriert ist, Druck, wodurch der Nucleus pulposus weiter dehydriert, bis zum Vakuum-Phänomen. Die HWS zeigt sich in diesem Zeitraum tendenziell steilgestellt.

In jedem dieser degenerativen Stadien kann schleichend oder akut der **Ramus meningeus** N. spinalis irritiert oder gereizt werden, der wiederum aufgrund seiner Innervation (Bandscheibe, Dura mater, Periost, Lig. longitudinale posterior) Schmerzen und einen hypertonen Deforme musculair des M. trapezius pars descendens auslöst. Durch den M. trapezius pars descendens verlaufen Gefäße und die Nn. occipitales major, minor, tertius, die bei Kompression Kopfschmerz verursachen können.

Die Empfindlichkeit einer **Lageveränderung** in der Bandscheibendegeneration bemerkt man vorwiegend bei der nächtlichen Ruhe. Je älter der Mensch wird, desto sensibler reagiert er auf Alkohol. Unter Alkoholeinfluss wechselt man nachts zu wenig die Position, da man zu tief schläft. Aber auch bei starker Ermüdung, z. B. nach einer langen Autoreise, kommt es zur Wirbelkörperverschiebung und möglicherweise einer Reizung des Ramus meningeus N. spinalis.

Auffällig ist eine typische **Schonhaltung** der Patienten. mit Seitenneigung und Flexion zur nichtbetroffenen Seite, um den Druck vom Spinalnerv bzw. Ramus meningeus N. spinalis zu nehmen. Es handelt sich um einen diskogen bedingten Schiefhals.

Um die **Schmerzsymptomatik** bei HWS-Problemen zu verstehen, ist es wichtig, die Weite des Spinalkanals zu kennen:Eine kleine Protusion und ein enger Spinalkanal können starke Schmerzen bedeuten. Eine große Protusion

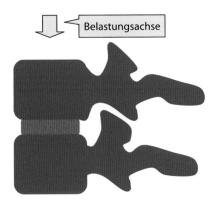

◨ Abb. 7.2 Anatomische Orientierung: HWK in physiologischer Stellung

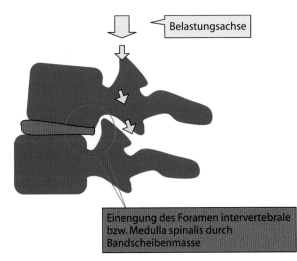

◨ Abb. 7.3 Anatomische Orientierung: Stellung des HWK bei Retrolisthese

und ein weiter Spinalkanal können eine geringe oder sogar keine Schmerzempfindung beinhalten.

Dorsolaterale Bandscheibenvorfälle drücken seitlich vom Lig. longitudinale posterior auf den Spinalnerv. Husten, Niesen, Pressen (»HNP«) wird als schmerzhaft empfunden, die Reflexe sind je nach Kompression herabgesetzt. Extension verschlimmert die Symptomatik.

Je größer der Vorfall desto mehr drückt die Nukleusmasse auf das Rückenmark, so dass es zu multiplen neurologischen Störungen kommen kann.

Bedeutend ist dieses wieder für den Bereich C5–7, da sich dort der Burdach-Strang auf den Goll-Strang legt. Eine partielle Atrophie von Arm- und Handmuskeln gibt es nur in geringem Ausmaß, da die Muskeln multisegmental innerviert werden (Ausnahme: Daumenballen nur durch N. medianus).

Beschwerden wie Kopfschmerzen, Schwindel, Tinnitus und Sehstörungen weisen auf den Verdacht einer Einen-

gung der **A. vertebralis,** die durch seitliche Spangenbildung verursacht werden kann, aber auch durch Instabilitäten oder entzündliche Prozesse.

Eine **Arthrose** der HWS beginnt bei einer physiologischen statischen Prägung zuerst auf Höhe von C6–7. Sie ist meist Folge einer sekundären Bandscheibenproblematik (Diskose). Ein Kapselmuster führt zur Einengung des Foramen intervertebrale mit Irritation des jeweiligen Spinalnervs, Stenosierung der A. vertebralis, Bildung einer Unkovertebralarthrose, Facettengelenkarthrose.

> **❯** Die Folgen einer Diskose sind zuerst Lockerung des Bewegungssegmentes, die vom Körper mit Schutzblockaden beantwortet werden. Eine Blockade eines Gelenkes dient z. B. dazu, ein Segment ruhig zu stellen und dort ablaufende Reizprozesse nicht zu forcieren.

Im Pathomechanismus der HWS steht jedoch vorwiegend die **Steilstellung** im Vordergrund, d. h. der endlordosierte Wirbelkörper oder sogar kyphotische Wirbelkörper neigt zur Retrolisthese. Hierbei kommt es zu einer Verlagerung der Belastungsachse nach ventral, was eine Translation des Wirbelkörper 45° nach kaudal dorsal bedeutet. Die Folge ist die Mitnahme von Bandscheibenanteilen, die den medullären Raum bzw. den Spinalkanal einengen (◨ Abb. 7.2 und ◨ Abb. 7.3).

> **❯** In der Praxis zeigt sich dieser Pathomechanismus mit wechselhaften ausstrahlenden Beschwerden in Schulter und/oder Arm.

7.4 Krankheitsbilder

Gerade im Bereich der HWS bedarf es bei allen Krankheitsbildern einer genauen Interpretation der Anamnese, um die multiplen differenzialdiagnostischen Möglichkeiten mit einzubeziehen.

7.4.1 Bandscheibenvorfall (Prolaps, Diskushernie)

Die Häufigkeit von Bandscheibenvorfällen der HWS beträgt ca. 15 Fälle auf 100.000 Einwohner. Disponierende auslösende Faktoren für Bandscheibenvorfälle der HWS bei insuffizienter Muskulatur sind sitzende Tätigkeiten und Schwangerschaften.

Die Bandscheibe degeneriert in den Segmenten C2–4 von außen nach innen und in den Segmenten C5–C7 von innen nach außen. HWS-Bandscheiben besitzen Propriorezeptoren im Randbereich des Nucleus pulposus und Anulus fibrosus zur schnelleren Stellungsinformation und muskulären Tonisierung. Die Ernährung der Bandscheibe erfolgt über die A. vertebralis und Diffusion.

> **❯** Die praktische Erfahrung zeigt, dass die **Rezeptoren** wie folgt reagieren:
> ━ Druck auf die Bandscheibe steigert den segmentalen Tonus der Mm. rotatores breves beidseits,
> ━ Torsion steigert dagegen den muskulären Tonus homolateral (Torsion links bedeutet Tonussteigerung links). (Exzentrik)

Folge einer Rezeptorenirritation ist, dass die adäquate Achse nicht mehr gehalten werden kann und es zur unphysiologischen ossären Belastungssteigerung kommt. Dadurch können sich Unkovertebralarthrosen und Facettengelenkarthrosen entwickeln.

Prodromalzeichen sind
- morgendliche Steifigkeit,
- Ermüdungsschmerzen,
- Schmerz bei abrupten Kopfdrehungen.

Schmerz und Paraesthesien entstehen durch
- Husten,
- ungünstiges nächtliches Liegen,
- physische Belastungen.

Pathogenetisch verläuft die **Bandscheibendegeneration** ab dem 30. Lebensjahr mit einer Abnahme des Wassergehaltes des hydrophilen, aus Glykoproteinen bestehenden Nucleus pulposus. Es entstehen
- Einrisse des lamellär geordneten Anulus fibrosus (intradiskale Fissuren),
- Protrusion (Vorwölbung),
- Prolaps (Zerstörung des äußeren Anulusringes),
- Sequester (Ablösen von Bandscheibenmaterial).

Die häufigsten betroffenen Segmenthöhen sind C5–7.

Dorsolaterale Bandscheibenhernien finden ihre Bruchpforte in den kindlichen Gefäßversorgungskanälen der Bandscheibe, sie treffen den Spinalnerv im Foramen intervertebrale. Ein dorsolateraler Prolaps kann zwei Wurzeln treffen und zugleich das Rückenmark irritieren bzw. komprimieren. Mediale Bandscheibenhernien sind aufgrund der lateralen Schienung der Procc. uncinati die häufigsten und verursachen Irritationen mit multipler **Symptomatik.**

Ein **HWS-Bandscheibenvorfall** zeigt sich mit
- Extensionsschmerz,
- endgradigen Flexionsschmerz,
- schmerzhaftem Armtraktionszug (z. B. Tasche tragen),
- Schiefhals,
- Kopfrotation,
- Schwäche der Armmuskulatur,
- Dermatombildung,
- verminderte Reflexaktivität.

7.4.2 Unkovertebralarthrose

Die Bandscheiben haben ohne Ausnahmen bei Erwachsenen seitliche Spalten, die tief in den Anulus fibrosus eindringen und die Bandscheibe in 2 Kammern unterteilen. Diese Spalte wurde erstmals 1858 von dem Anatomen Luschka benannt. Trolard (1893) bezeichnete diese Struktur als Unkovertebralgelenke. Unkovertebralgelenke bilden sich ca. ab dem 9. Lebensjahr vorwiegend in den Segmenten C2–3 lateral/posterior.

In den Segmenten C3–4 liegen die Unkovertebralgelenke mehr lateral, in den Segmenten C4–5 mehr lateral/ventral. Die Unkovertebralgelenke verursachen bei einer Lateralflexion eine **Zwangsrotation,** die von kranial her kontinuierlich abnimmt: Im Segment C2–3 sind noch 100 % Lateralflexion und eine reine 88 % Zwangsrotation zu beobachten, im Segment C7–Th1 100 % Lateralflexion und nur noch 25 % Zwangsrotation. Während der Vertikalisierung dehnen sich die Bandscheiben nach lateral aus. Dort reißen sie im »gesunden« Anulus ein, wobei sich die Enden nach außen verlagern und sich wie ein Mantel um die seit Geburt vorhandenen Randzacken (Unci) legen. Grund der **Rissbildung** ist die Belastung und Lordosierung der HWS entsprechend der Belastungsachse. Ein transversaler Riss durch die mittige Bandscheibe führt zu einer Lockerung des Bewegungssegmentes. Aus dem lateralen Teil des Anulus bildet sich ein Gelenk mit Kapsel, Fetttaschen, meniskoiden Falten und Blutgefäßen. Der Einriss ist immer mittig in der Bandscheibe. Die Uncinati bilden und prägen sich durch die Epiphysen (Wachstumsfugen) und dienen als Leitschienen für Flexion und Extension. Sie sorgen für Stabilität bei der Seitenneigung.

7.4.3 Rheumatische Arthritis

Die rheumatische Arthritis macht 85 % aller HWS-Systemveränderungen aus. **Frühsymptome** (Prodromalzeichen) sind Sehnenscheidenreizungen und Kaubeschwerden. Die Arthritis entwickelt sich zunächst, ohne den Charakter einer Polyarthritis zu zeigen, meist an einem Gelenk. Es handelt sich um eine Entzündung der Membrana synovialis auf Grundlage einer autoimmunen Abwehrstörung. Der Rheumafaktor ist bei 80 % der Patienten im Laborbefund nachweisbar.

Bezogen auf die HWS sind Atlas und Axis aufgrund ihrer ligamentären Biomechanik besonders betroffen, da die rheumatische Arthritis Bänder in Mitleidenschaft zieht.

7.4.4 Gefäßsyndrom

Die A. vertebralis, die aus der A. subclavia stammt, schlängelt sich ab dem Segment C6 durch die Foramina der Querfortsätze nach kranial. In Höhe von C1 bildet sie eine große Schlinge und zieht dann durch die Membrana atlantooccipitalis posterior zum Foramen magnum. Dort bilden die rechte und linke A. vertebralis die A. basilaris, die in den Hirnring bzw. Anastomosenkranz nach Willis führt (syn.: Circulus arteriosus cerebri), wo auch die beiden Aa. carotis externa und interna münden. Segmental verlaufen aus der A. vertebralis kleine versorgende Äste:

- für die Facettengelenke die A. radicularis,
- für das Rückenmark die A. spinalis.

Der N. sympathicus begleitet die A. vertebralis, versorgt die Gefäßwand und das Vestibularsystem.

7.4.5 Vertebrobasilare Insuffizienz

Diese Form der Insuffizienz entsteht durch Druck des Dens auf das Bifurcatum basilaris oder durch folgende zwei **Impressionsarten:**

- primär: Anatomisch bedingt durch die Länge des Dens axis oder Hypoplasie der Okzipitalkondylen,
- sekundär: Morbus Bell, Morbus Down, Morbus Grisell oder Arthrose der Articulatio atlantooccipitalis dexter und sinister.

7.4.6 Os odontoideum

Als Os odontoideum bezeichnet man das Nichtschließen der Wachstumsfuge des Dens zum Corpus vertebrae.

7.4.7 Morbus Grisel, Grisel-Syndrom

Morbus Grisel ist eine Schwäche des Lig. transversum atlantis bzw. Hyperplasie eines Condylus occipitalis und gleichzeitiger Hypoplasie der gleichseitigen Massae laterales des Atlasses. Ursache kann eine Entzündung des Nasen-Rachen-Raums oder eine rheumatoide Arthritis sein. Durch die Lockerung oder »Erweichung« des Lig. transversum kommt es zum Torticollis atlantoepisthealis (seitliche schraubenartige Luxation des Atlas im Atlantoaxialgelenk). **Zeichen** sind

- Kopfschmerzen C1–2,
- Schulterschmerz C3,
- Wackenheimabstand vergrößert,
- Spontanschwindel.

7.4.8 Morbus Bell

Dabei handelt es sich um eine chronische Pharyngitis mit Lockerung des Lig. transversum atlantis, die angeboren oder erworben ist.

7.4.9 Morbus Down (Trisomie 21)

Morbus down ist eine geistige Behinderung unterschiedlichsten Ausmaß mit körperlichen Merkmalen. Allgemein leiden Down-Patienten unter Bandschwäche.

7.4.10 Schwindel

Schwindel kann durch die folgenden **Ursachen** ausgelöst werden:

- orthopädische (vergrößerte atlantoaxiale Translation),
- neurologische (zerebrale Durchblutungsstörung),
- Reizung des zervikalen Grenzstranges,
- Instabilität unterhalb von C2 (Überschreitung der Dehnfähigkeit der A. vertebralis).

- **Drehschwindel (rotatory vertigo), Otolithenschwindel**

Labyrinthärer Schwindel mit einem inneren oder äußeren Drehgefühl, Nystagmus, mit vegetativen Symptomen. Morbus Minière ist eine Sonderform des Drehschwindels und charakterisiert durch Liftgefühl, einseitige Fallneigung und Tinnitus.

- **Vertebragener Schwindel**

Ein von der Wirbelsäule verursachter Schwindel (Betrunkenheitsgefühl, Flimmern, Unsicherheit).

7.4.11 Lokales Zervikal-Syndrom

Haltungsbedingtes Beschwerdebild ausgelöst z. B. durch Facettensyndrom mit Irritation des Ramus dorsalis.

7.4.12 Zervikobrachial-Syndrom (Brachialgie)

Armneuralgie bezogen auf Irritation des Plexus brachialis durch TOKS, Bandscheibe (▶ Kap. 5).

7.4.13 Zervikozephales Syndrom

Darunter versteht man Schwindelgefühle, Sehstörungen, Kopfschmerzen, die durch degenerative Veränderungen bzw. Mobilitätsstörungen der hochzervikalen Gelenke stattfinden.

7.4.14 Schleudertrauma (whiplash injury)

Bei einem Schleudertrauma (z. B. nach Auffahrunfall, Aufprall von hinten) sind primär die Wurzeln C5–8 betroffen (C7 häufiger als C6, C8 häufiger als C7). Bei Zugkräften von mehr als 35–40 kg wird die Wurzel aus dem Rückenmark gerissen (Zeichen: abgeschwächte Außenrotation). Bei einer Belastung ab 1500 Nm zerreißen ligamentäre Strukturen.

Bei einem Schleudertrauma kommt es zuerst zur Hyperextension (Masseträgheit des Kopfes), dann zur Hypertraktion und in der Folge zur Hyperflexion. Die vorderen Anteile kommen unter Zug (Grenzstrang, vordere Muskulatur, Bandscheiben und das Lig. longitudinale anterior), die dorsalen Anteile werden komprimiert (Muskeln, Bandscheiben, Facetten).

> **⬤** Bei einem Aufprall bei einer Geschwindigkeit von 20 km/h dehnt sich das Rückenmark (Medulla oblongata) um 5 cm).

7.4.15 Meningitis

Meningitis kann durch Virusinfektion von Mensch zu Mensch (Picorna-Viren) oder bakteriell durch Meningokokken (Tröpfcheninfektion) übertragen werden. **Symptome** sind
- Nackensteife bis Opisthotonus,
- Fieber,
- Kopfschmerzen,
- Übelkeit.

7.5   Oberflächenanatomie der HWS

Die ⬛ Abb. 7.4, ⬛ Abb. 7.5 und ⬛ Abb. 7.6 zeigen anatomische Strukturen, die im Bereich der HWS gut palpierbar sind.

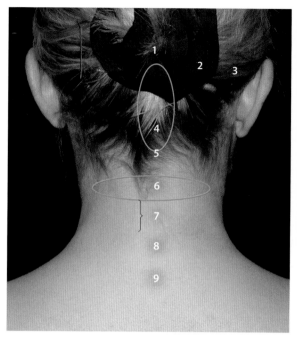

⬛ **Abb. 7.4** HWS aus dorsaler Sicht.
1 Protuberantia occipitalis externa, entsteht durch Zug des Lig. nuchae (Lig. supraspinale), 2 N. occipitalis major/C1, verläuft ca. 2–3 cm lateral der Protuberantia occipitalis, 3 N. occipitalis minor/C2–C1, verläuft in Höhe der Linea nuchae und dorsal in Verlängerung des M. sternocleidomastoideus, 4 Versorgungsgebiet des N. tertius/C2–3, liegt unterhalb der Protuberantia occipitalis, 5 C2 mit prominenten Dornfortsätzen (DFS), 6 C3, noch ossär tastbar, ohne zu kyphosieren; seitlich befindet sich die Regio puncti nervosi, 7 C4 und C5 mit kleineren Dornfortsätzen, durch die Lordose ventralisiert stehend, 8 C6: Dornfortsätze von dorsal wieder palpierbar, ohne zu kyphosieren, 9 C7, größter/prominentester Dornfortsatz der HWS, wird häufig mit Th1 verwechselt

7.6   Anamnese, Inspektion, Palpation der HWS

7.6.1   Anamnese

Für den HWS-Bereich ist die anamnestische Einordnung besonders schwierig und komplex, da ihre Irritationsgebiete folgende **Bereiche** beeinflussen:
- Arme,
- Kopf,
- Wirbelsäule bis in den interskapulären Bereich.

Im Eingangsbefund schildert der Patient seine Problematik, wobei der Therapeut ihn beobachtet und ergänzende Fragen stellt (⬛ Tab. 7.1). Wichtig sind Grundfragen (seit wann, wo und wie zeigt sich das Beschwerdebild?), um genaue Informationen über Zeitraum, Ort und Art der Beschwerden zu erhalten. Weiterhin sind folgende Grundfragen wichtig:

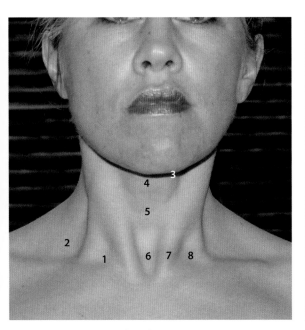

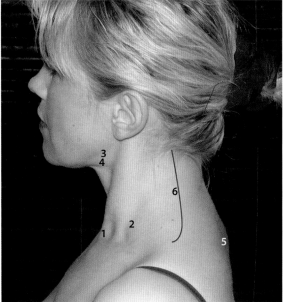

Abb. 7.5 HWS aus ventraler Sicht.
1 Fossa supraclavicularis minor: Lücke zwischen den Pars clavicularis und sternalis des M. sternocleidomastoideus In der Tiefe liegt der N. vagus, die A. suprascapularis und Anteile des N. supraclavicularis treten dort aus, 2 Fossa supraclavicularis major: Lücke zwischen M. sternocleidomastoideus und M. scalenus anterior. In der Tiefe liegen V. subclavia und Ganglion cervicale inferior, N. phrenicus läuft über M. scalenus anterior an dieser Lücke vorbei, Austritt des N. supraclavicularis. Der untere Fossa major-Abschnitt wird als Trigonum omoclaviculare bezeichnet, 3 C3: Zungenbeinhöhe, 4 C4: In Kehlkopfhöhe die V-förmige Incisura thyroidea superior, 5 C5: In Verlängerung der Incisura thyroidea superior tastet man einen »Haken«, der den unteren Abschnitt des Schildknorpels angibt, 6 C7: Fossa jugularis, 7 M. sternocleidomastoideus Pars sternalis, 8 M. sternocleidomastoideus Pars clavicularis

Abb. 7.6 HWS aus seitlicher Sicht.
1 Fossa supraclavicularis minor, 2 Fossa supraclavicularis major, 3 Angulus mandibularis, 4 C3, Zungenbein, 5 C7, 6 Ventraler Muskelrand des M. trapezius pars descendens

▬ Welche Therapie bzw. Medikamenteneinnahme erfolgte bisher?
▬ Wurden Röntgenbilder angefertigt?
▬ Bestanden in der Vergangenheit ähnliche Probleme?
▬ Wurden in der letzten Zeit außergewöhnliche Belastung ausgeübt (New-, Mis-, Up-, Overuse).

7.6.2 Inspektion

Schon während der Inspektion sollte der Therapeut die Ergebnisse der Anamnese mit der Befundung der Inspektion »abgleichen«. Daraus ergeben sich schon erste Interpretationen für den exzentrisch bzw. konzentrisch gestressten Muskelzustand sowie eine Kompression oder einen Zugreiz auf Nervenstrukturen.

Bei der Beurteilung von Gebrauchsbewegungen (Kopfbeugung, -streckung, Drehung, Seitenneigung) richtet sich das Interesse des Manualtherapeuten auf die Beobachtung der Kurvatur der HWS selbst (Breakpoint-Suche) und des funktionellen Zusammenspieles.

Weiterhin inspiziert der Therapeut
▬ Narben,
▬ Haltung (Translation des Kopfes, Lordose, Kyphose),
▬ Muskelzustand,
▬ Schultern in Elevation, Pro- oder Retraktion, Hautfarbe, Schweißbildung, Asymmetrien und Deviation.

7.6.3 Palpation

Bei der Palpation achtet der Manualtherapeut auf
▬ Konsistenzunterschiede bei Schwellungen,
▬ Hauttemperatur,
▬ Orientierung abnormaler ossärer Strukturen,
▬ Lipome,
▬ Ventralisation des Humeruskopfes (Seitenvergleich),
▬ Tonus der Muskulatur.

7.6.4 Sicherheit und Kontraindikationen

Nach Anamnese, Inspektion und Palpation erfolgt ein Resümee, das eine Einschätzung der Sicherheit und möglicher Kontraindikationen beinhaltet. Dabei berücksichtigt der Therapeut folgende Faktoren:

7

◘ **Tab. 7.1** Anamnestische Angaben des Patienten mit möglicher Befundungsinterpretation der HWS

Angaben und Befunde des Patienten	Mögliche Interpretationen
Patient gibt sensibles Dermatom an.	Va. radikuläre Problematik
Patient gibt motorische Schwäche an	V.a. radikuläre Problematik Massive Foramenstenose
Patient zeigt akutes En-block Bewegen der HWS an	V.a. Neuropathie multiplex
Patient gibt HWS-Bewegungslimitierung an	V.a. Beginnendes systembedingtes Kapselmuster, Morbus Bechterew Morbus Forrestier Psoriasis Konvergenz/Divergenzhypomobilität Rotatorische Hypomobilität C1–2
Patient gibt Schulter-/Armschmerzen beidseitig an. Medikamentöse und physikalische Schulterbehandlungen zeigen sich resistent	V.a. Gefügestörung C6–7 mit Irritation ihrer Lungenspitzenaufhängung
Patient mit entlordosierter HWS gibt Schulter-/Armschmerzen beidseitig an. Inklination forciert das Beschwerdebild	V.a. eine entlordosierte HWS (forciert die Spannung des Plexus brachialis, die Gefäße und Nerven geraten unter Zugreiz)
Patient gibt bei Reklination Benommenheit an	V.a. Kompression auf die A. vertebralis. (gestörtes Rollgleiten CO/1 mit Zugreiz auf die A. vertebralis bzw. Einengung des Foramen magnum)
Patient gibt Entspannungsbeschwerden, und Beschwerden bei schnellen Bewegungen der HWS an	V.a. Instabilität der HWS
Patient gibt nicht dermatomgebundene Beschwerden des Armes an	V.a. sympathische Reizung des zervikalen Grenzstranges
Patient gibt Bewegungseinschränkung bzw. Schmerzen in Extension an	V.a. Extensionsblockade eines oder mehrer Wirbelkörper Kapselmuster mit Facettenarthropathie
Patient gibt Schmerzen in Extension mit Ausstrahlungen in den Arm an	V.a. Bandscheibenvorfall der HWS Foramenstenose
Patient gibt Knirsch-/Reibegeräusche der HWS an	V.a. hohen muskulären Anpressdruck bei Unkovertebralarthrose
Junger Patient mit Psoriasis gibt Bewegungsschmerzen der HWS an.	V.a. Psoriasis arthropathica
Beim Patienten entwickelte sich in kürzester Zeit ein echtes Kapselmuster mehrerer Segmente	V.a. rheumatische Arthritis
Patient gibt bei Seitenneigung Beschwerden an	V.a. Unkovertebralarthrose
Schwindelanamnese	Bei Extension: V.a. Stress, Sympathikushyperaktivität Bei Flexion: V.a. Instabilität des Lig. transversum atlantis

▬ Systemerkrankungen (Rheuma, Psoriasis),
▬ Tumore,
▬ Fissuren (Sportunfall),
▬ Osteoporose,
▬ entzündliche Prozesse,
▬ Instabilität (angeborene: Morbus Down, Trisomie 21 sowie erworbene),
▬ Gefäßstenosen,
▬ Klippel-Feil-Krankheit.

❯ Vorgehensweise bei der **Interpretation** des Befundes:
 ▬ **Kontraindikationen einschätzen.**
 ▬ **Die Diagnosemöglichkeiten einengen.**
 ▬ **Strategie: Weiter mit Basisuntersuchung oder erneute Kommunikation mit dem Arzt.**
 ▬ **Differenzialdiagnostischer**

7.7 Basisuntersuchung der HWS

In der Basisuntersuchung wird mit einem Safe sign-Check-up begonnen. Es folgt die differenzialdiagnostische Abklärung.

7.7.1 Safe sign-Check-up

Der Safe sign-Check-up setzt sich aus **drei Bestandteilen** zusammen, er wird vor der eigentlichen Basisuntersuchung durchgeführt.

- Check-up 1
- ❶ Cave
  Anamnese: Vorsicht bei Extensionsschmerzen, Nackensteife, Paraesthesien, Traumen.
  Medikamente: Bei Patienten mit Kortisonbehandlung geht die Elastizität der Gefäße bzw. Bänder verloren. Patienten, die Schmerzmittel einnehmen, können keine präzisen Schmerzangaben machen.
  Bei der Palpation achtet der Manualtherapeut auf:

- Check-up 2
- ▬ Osteoporose Test: Federung der Rippen,
- ▬ Atembreite (Höhe Brustwarzen),
- ▬ Maximale Inspiration im Verhältnis zur maximalen Exspiration vergleichen: mindestens 8 cm.

- Check-up 3
- De Kleyn-Test für das Gefäßsystem.

7.7.2 Differenzialdiagnostischer Check-up

Der differenzialdiagnostische Check-up klärt zu Beginn der gezielten Untersuchung, ob umliegende Strukturen beteiligt sind. Das sind für die HWS:
- ▬ Schultergelenk,
- ▬ Skapula,
- ▬ Klavikula.

7.7.3 Check-up des Schultergelenkes

Schultergelenk und HWS sind eng miteinander verbunden. Die neurale Versorgung der Schulter rekrutiert sich aus dem Plexus brachialis und dem zervikalen Grenzstrang der HWS.
   Beim Check-up des Schultergelenkes stellt sich die Frage,

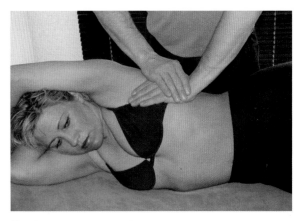

☐ **Abb. 7.7** Osteoporose Federungstest

- ▬ ob der Patient durch seine Armbewegung die Beschwerden der HWS beeinflussen kann,
- ▬ oder ob eine Funktionsschwäche zu erkennen ist.

Zum aktiv ausgeführten Check-up gehören alle aktiven Basisbewegungen der Schulter.

7.7.4 Check-up, Osteoporosetest (Federungstest)

Osteoporose-Federungstest (☐ Abb. 7.7)

ASTE. Der Patient liegt in Seitenlage

Ausführung. Der Therapeut legt seine Hände seitlich auf den Patiententhorax und gibt einen zum Boden gerichteten, federnden Druck.

Befund. Normal ist ein elastisches Federn der Rippen. Bei Osteoporose-Patienten tritt kein oder nur ein limitiertes Federn auf.

Differenzialdiagnose. Rippensubluxation oder Systemerkrankungen.

❶ Cave
   Wenn der Test positiv ist, muss äußerst behutsam im HWS- und Kopfbereich gearbeitet werden.

7.8 Aktive Basisuntersuchung der HWS

Die Ansage für den Patienten ist mit einer Zielorientierung verbunden. In der aktiven Basisuntersuchung testet der Manualtherapeut:
- ▬ Bereitwilligkeit,
- ▬ Bewegungsausmaß/-harmonie,

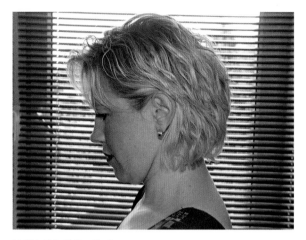

◻ **Abb. 7.8** Aktive Flexion

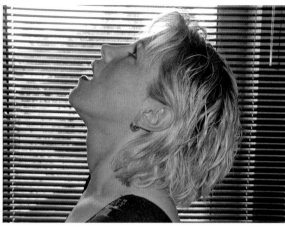

◻ **Abb. 7.9** Aktive Extension

━ Deviation/Deflexion,
━ Schmerz.

7.8.1 Phasen der aktiven Basisuntersuchung

Die Untersuchung gliedert sich in zwei Phasen.

▪ **Phase 1**
━ Der Therapeut vergleicht Flexion, Extension, Rotation und Lateralflexion der HWS.
━ Er beurteilt, ob sich das Beschwerdebild des Patienten durch eine der Bewegungen provozieren lässt.
━ Interpretiert er eine eingeschränkte Rotation unterhalb von C2, muss die Lateralflexion zur gleichen Seite eingeschränkt sein.

▪ **Phase 2**
Vergleiche zweidimensionale HWS-Bewegungen: Rotation in Vorposition Nullstellung, Flexion und Extension.

7.8.2 Durchführung der aktiven Basisuntersuchung

▪ **Aktive Flexion (◻ Abb. 7.8)**
ASTE und Ausführung. Tubersitz mit neutraler Kopfstellung. Der Patient zieht sein Kinn an das Brustbein.

Interpretation. In Flexion zeigt sich am stärksten ein Divergenzproblem. Bei Schmerz (Kopfschmerz) V.a. Liquordruckveränderung durch Stenosierung des 4. Ventrikel sowie Medullalängenveränderung (bis zu 2 cm).

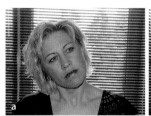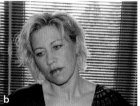

◻ **Abb. 7.10a,b** Aktive Lateralflexion Interpretation A

❯ **Die biomechanische Rippenmobilität für die Exspiration ist in Flexion notwendig.**

▪ **Aktive Extension (◻ Abb. 7.9)**
ASTE und Ausführung. Tubersitz mit neutraler Kopfstellung. Der Patient legt seinen Kopf in den Nacken und öffnet den Mund, um Mm. platysma, sternohyoideus, sternothyroideus zu entlasten.

Interpretation. In Extension zeigt sich am stärksten ein Konvergenzproblem bzw. eine Einschränkung oder Bandscheibenläsionen.

❯ **Die biomechanische Rippenmobilität für die Inspiration ist in Extension notwendig.** ◻ **Abb. 7.9. Aktive Extension**

▪ **Aktive Lateralflexion, Interpretation A (◻ Abb. 7.10)**
ASTE. Der Patient sitzt.

Ausführung. Der Patient legt sein rechtes Ohr auf die rechte Schulter, ohne den Kopf zu rotieren. Kann der Patient dabei seine Nase nicht vorn halten, sondern rotiert er diese zur gleichen Seite nach unten, folgende Interpretation:

Befund. Segment C1–2 hypomobil, nach links.

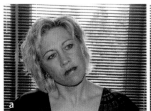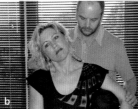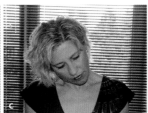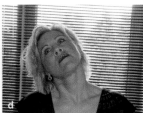

Abb. 7.11a–d Aktive Lateralflexion rechts. **a** Aus Nullstellung, **b** mit zusätzlicher Muskelzugentlastung, **c** in lexionsvorposition, **d** Extensionsvorposition

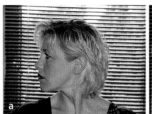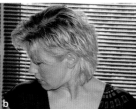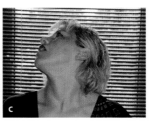

Abb. 7.12a–c Verschiedene Vorpositionen für die Rotation rechts. **a** Nullstellung, **b** Flexionsvorposition, **c** Extensionsvorposition

Erklärung. Bei einer Lateralflexion der gesamten HWS, muss der Patient, um die Nase frontal zu halten, hochzervikal gegenläufig rotieren.

Beispiel. Bei einer Lateralflexion rechts, ausgelöst durch das Lig. alarium pars occipitale links, wäre die Norm eine hochzervikale Rotation links. Wenn die Nase nicht frontal gehalten werden kann, handelt es sich um eine Hypomobilität oder Blockade des Segmentes C2–1. Das Absinken der Nase liegt daran, dass die HWS biomechanisch (im Sinne einer gleichsinnigen Kopplung) nach rechts unten dreht.

- **Aktive Lateralflexion, Interpretation B (■ Abb. 7.11)**

ASTE. Tubersitz mit neutraler Kopfstellung.

Ausführung. Patient legt sein rechtes Ohr auf die Schulter, ohne den Kopf zu rotieren.

Bei Hypomobilität während der Lateralflexion differenziert der Therapeut wie folgt:
- Der Patient zieht die Schulter hoch, die Hypomobilität, evtl. Schmerz bleibt bestehen: V.a. arthrokinematische Problematik, Konvergenz rechts.
- Der Patient zieht die Schulter ohne Einschränkung und schmerzfrei hoch: V.a. neuralgische Problematik, Divergenz links.
- Unkovertebralarthrose rechts.

- **Aktive Rotation, Interpretation A (■ Abb. 7.12)**
- ■ **Phase 1: Rotation aus Nullstellung im Seitenvergleich und Messung des Abstandes vom Kinn zur Schulter.**

ASTE. Tubersitz mit Nullstellung in den Kopfgelenken.

Ausführung. Der Patient dreht seinen Kopf nach rechts, ohne dass eine Seitenneigung entsteht. Nullstellung heißt, dass sich das Kinn in der horizontalen Ebene bewegt. Hat der Patient eine schmerzhafte oder schmerzfreie Einschränkung?

Befund und Interpretation. Bei Schmerzauslösung können zwei Probleme zugrunde liegen. Entweder myogene Reaktionenbzw. Limitierungen aufgrund einer Neuropathie bzw. Bandscheibenproblematik mit sensiblen, vegetativen Reaktionen(Osteokinematik). Ohne Schmerz V.a. arthrokinematische Problematik.

Differenzierung. Verbesserung nach Wiederholung deutet auf eine verbesserte Synoviakonsistenz hin. Ändert sich nichts, handelt es sich um eine adaptierte Kapsel. Beides verursacht keinen Schmerz.

■ ■ **Phase 2: Rotation aus Flexion beidseits**

Befund und Interpretation. Wenn in Flexion die Rotation signifikant schlechter ist als in der Nullstellung (Phase 1), dann ist das Gleiten auf der heterolateralen Seite nach kranial ventral durch eine adaptierte, dorsale laterale Kapsel das Problem.

❯ **Es besteht ein Divergenz-/Öffnungsproblem.**

Differenzierung. Verbesserung nach Wiederholung deutet auf eine verbesserte Synoviakonsistenz hin. Ändert sich nichts, handelt es sich um eine adaptierte Kapsel.

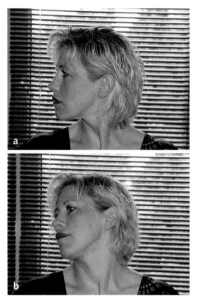

◨ Abb. 7.13a,b Rotation aus der Nullstellung. **a** Physiologisch, **b** unphysiologisch

▪▪ Phase 3: Rotation aus Extension beidseits

Befund und Interpretation. Wenn in Extension die Rotation signifikant schlechter ist als in der Nullstellung (Phase 1), dann ist das Gleiten auf der homolateralen Seite entweder durch eine konsistenzveränderte Synovia oder durch die adaptierte, ventromediale Kapsel beeinträchtigt.

> **❯** Es handelt sich um ein Konvergenz-/Schließungsproblem.

Differenzierung. Verbesserung nach Wiederholung deutet auf eine verbesserte Synoviakonsistenz hin. Ändert sich nichts, handelt es sich um eine adaptierte Kapsel.

> **❯** Verändert weder Flexion noch Extension das Rotationsdefizit, handelt es sich wahrscheinlich um eine Hypomobilität C1–2 zur rotationseingeschränkten Seite.

Aktive Rotation, Interpretation B (◨ Abb. 7.13)

Befund. Der Patient kann bei Rotation seine Augen nicht horizontal halten, sondern neigt die HWS zur gleichen Seite.

Interpretation. Segment C0–1 in Lateralflexion links, hypomobil.

Erklärung. Bei einer Rotation der gesamten HWS, muss der Körper, um die Augen horizontal zu halten, die hochzervikale Wirbelsäule durch eine Lateralflexion gegenläufig bewegen. Rotation rechts: Norm wäre eine hoch-

zervikale Lateralflexion links. Wenn die Augen nicht horizontal bleiben, handelt es sich um eine Hypomobilität oder Blockade des Segment C0–1, da sie die 5° Lateralflexion erlaubt. Das Absinken der Augen liegt daran, dass die untere Rotation mit einer gleichsinnigen Lateralflexion gekoppelt ist. So »erzwingt« die Rotation eine gleichsinnige Seitenneigung. Nur die gegensinnige Seitenneigung im Segment C0–1 kann gegensteuern.

7.9   Passive Basisuntersuchung der HWS

Am Anfang einer passiven Untersuchung steht der **neurovaskuläre Check-up,** sowie Testung bei auftretendem Schwindel. Der Test gibt einen groben Hinweis auf fehlende Elastizität bzw. eine mechanische Kompression im Bereich der A. vertebralis und ist vor einer manualtherapeutischen Behandlung unerlässlich.

Die Flexion beeinträchtigt kaum die Durchlässigkeit der **A. vertebralis.** Extension kann den zervikalen Grenzstrang reizen. Eine Rotation verursacht an der heterolateralen Seite Dehnung (Stress auf die Adventitia) und vermindert die Durchblutung. Eine Lateralflexion vermindert die Durchblutung auf der homolateralen Seite nur geringfügig.

Bei einer Arteria-vertebralis-Insuffizienz würden im Test nach ca. 30 sec Schwindel bzw. eine zerebrale Symptomatik auftreten. Bei Gefäßirritation treten nach Testreizung sofort **sympathische Reaktionen** auf:

- Angst,
- Übelkeit,
- Hautrötung,
- Schweißbildung,
- Blässe.

Wird einem Patienten bei Rotation des Kopfes schwindelig, dann kann er auf einem »Drehstuhl« den Rumpf mit der HWS drehen. Der Therapeut fixiert dabei den Kopf. Ist dem Patienten dann nicht mehr schwindelig, liegt es nahe, dass es sich um eine Störung des Vestibularsystems handelt. Möchte man einen Bestätigungstest, ob es sich um eine vertebrobasilare Störung handelt, können wir den Hautarm-Test mit einbeziehen, wobei hier der Patient sitzend bei gestreckten pronierten Armen den Kopf dreht. Sinkt der Arm leicht ab, sollte der Patient zur weiteren Abklärung per Dopplersonographie bzw. Röntgen-Kontrastmitteluntersuchung einen Mediziner konsultieren.

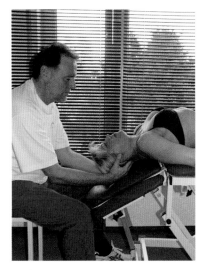

■ **Abb. 7.14** Grenzstrangtest nach FOST Extension ohne Rotation

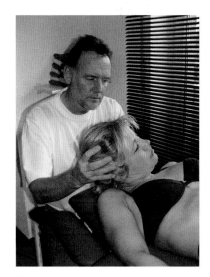

■ **Abb. 7.15** Test A. vertebralis aus Flexion mit Lateralflexion rechts und Rotation links

7.9.1 Untersuchung einer zervikozephalen Problematik

- **Grenzstrangtest nach FOST, Extension ohne Rotation (■ Abb. 7.14)**

ASTE. Der Patient liegt in Rückenlage. Sein Kopf befindet sich im Überhang.

Ausführung. Der Therapeut umfasst den Patientenkopf, bewegt ihn extensorisch und hält die Extension am Bewegungsende 30 sec bis 1 min.

Befund. Angst, Schweißsekretion, Hautrötung, Übelkeit als sympathische Reaktionen im Versorgungsgebietes der A. vertebralis.

> ⊘ **Cave**
> Listhese C4 kann einen falsch-positiven Grenzstrangtest verursachen, indem beide Aa. vertebrales gestresst werden. A. vertebralis kann durch Reklination stenosiert werden.

> ❯ **Grenzstrangreizungen treten vorwiegend bei hypomobilen Patienten im zervikothorakalen Übergang auf, z. B. nach Schleudertraumen.**

- **Test A. vertebralis aus Flexion mit Lateralflexion zur Gegenseite und Rotation zur kontralateralen Seite (■ Abb. 7.15)**

ASTE. Der Patient liegt in Rückenlage

Ausführung. Der Therapeut führt den Kopf des Patienten in Flexion, Lateralflexion rechts und Rotation links. Er hält die jeweilige Position ca. 30 sec bis 1 min.

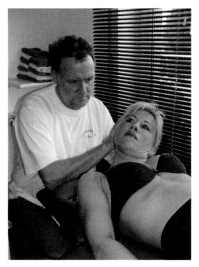

■ **Abb. 7.16** Test A. vertebralis aus Flexion mit Lateralflexion und Rotation zur Gegenseite

Befund. Plexus vertebralis links (aus dem thorakozervikalen Grenzstrang) oder Durchlässigkeit der A. vertebralis rechts (Schwindel, Nystagmus).

- **Test A. vertebralis aus Flexion mit Lateralflexion und Rotation zur Gegenseite (■ Abb. 7.16)**

ASTE. Rückenlage.

Ausführung. Der Therapeut führt den Kopf des Patienten in Flexion mit Lateralflexion links und Rotation rechts. Er hält die jeweilige Position ca. 30 sec bis 1 min.

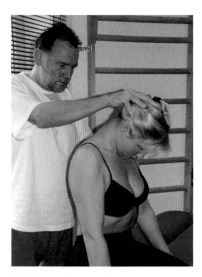

Abb. 7.17 Passive Flexion

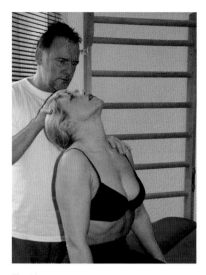

Abb. 7.18 Passive Extension

Befund. Plexus vertebralis rechts (aus dem thorakozervikalen Grenzstrang) oder Durchlässigkeit der A. vertebralis links (Schwindel, Nystagmus).

- **Passive Flexion mit Druckerhöhung (■ Abb. 7.17)**
ASTE. Der Patient sitzt im Tubersitz.

Ausführung. Der Therapeut umfasst das Os occipitale des Patienten und führt den Kopf in Flexion. Am Ende der Bewegung erhöht der Therapeut den Druck leicht.

Befund. Ein verändertes (härteres) Endgefühl deutet auf eine Divergenzhypomobilität. Bei schmerzhaft eingeschränkter Bewegungsamplitude V.a. Restriktion der Dura mater, hier wird der Druck nicht erhöht.

- **Passive Extension ohne Druckerhöhung (■ Abb. 7.18)**

❶ Cave
Die passive Extension wird ohne Druckerhöhung ausgeführt, da sonst die Verschiebung des Nukleus nach hinten forciert werden könnte.

ASTE. Der Patient sitzt im Tubersitz. Der Patient öffnet den Mund, um die Mm. platysma, stylohyoideus, sternohyoideus zu entspannen.

Ausführung. Der Therapeut umfasst das Os frontale und Os parietale, er bewegt den Kopf des Patienten in Extension.

Befund. Bei schmerzhaft eingeschränkter Bewegungsamplitude V.a. Bandscheibenläsion. Bei deutlich geringerer Mobilität V.a. Konvergenzhypomobilität.

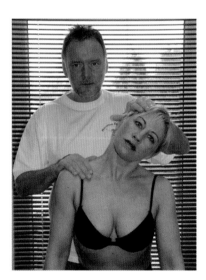

Abb. 7.19 Passive Lateralflexion, links

- **Passive Lateralflexion (■ Abb. 7.19)**
ASTE. Der Patient sitzt im Tubersitz.

Ausführung. Der Therapeut steht hinter dem Patienten und legt seine rechte Hand fixierend auf die Schulter des Patienten. Mit seiner linken Hand umfasst er das Os temporale des Patienten, führt eine Seitenneigung nach links aus und erhöht kurz und vorsichtig den Druck.

❶ Cave
Den Druck nur erhöhen, wenn kein V.a. Unkovertebralarthrose vorliegt.

Norm. Endgefühl festelastisch.

Befund. Bei Schmerz V.a. Unkovertebralarthrose.

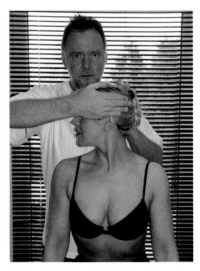

Abb. 7.20 Passive Rotation aus Nullstellung

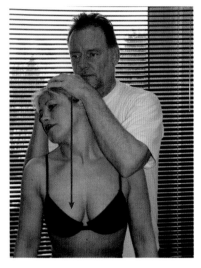

Abb. 7.21 Spurling-Test (Foramentest)

- **Passive Rotation aus Nullstellung (Abb. 7.20)**

ASTE. Der Patient sitzt im Tubersitz.

Ausführung. Für die passive Rotation nach rechts steht der Therapeut hinter dem Patienten und legt seine rechte Hand an das linke Os temporale und seine linke Hand am rechten Os occipitale an. Mit seiner rechten Thoraxseite widerlagert er die rechte Rumpfseite des Patienten. Der Therapeut führt den Kopf bis zum Bewegungsende und erhöht kurz den Druck.

Norm. Endgefühl festelastisch.

Befund. Bei festem Endgefühl besteht der V.a. Divergenzhypomobilität (hier links) oder Konvergenzhypomobilität (hier rechts).

7.9.2 Passiver Zusatztest: Foramentest

Der Spurling-Test ist ein Test für das Foramen intervertebrale, ist aber auch provokativ bei Unkovertebralarthrose und Band- scheibenläsionen einsetzbar. Aus einer gekoppelten Vorposition der HWS, die oft schon für eine Provokation einer Foramenenge ausreicht, wird ein nach kaudal gerichteter longitudinaler Einstauchimpuls gegeben. Die Segmente C3–4, C4–5 und C5–6 geraten am meisten unter unilaterale Kompression.

- **Spurling-Test, Foramentest (Abb. 7.21)**

ASTE. Der Patient sitzt im Tubersitz.

Ausführung. Der Therapeut steht hinter dem Patienten. Um die rechten Foramen zu testen, positioniert er den Kopf des Patienten in eine gekoppelte Einstellung in Extension, Lateralflexion und Rotation rechts vor. Anfänglich nimmt er die Gewebespannung auf und gibt während der Ausatmung einen leicht einstauchenden, axialen Impuls.

Befund. Ist der Test positiv handelt es sich um eine Foramenstenose oder Unkovertebralarthrose mit pseudoradikulärer Nervenirritation.

7.9.3 Passiver Zusatztest, Bandtest Lig. apicis dentis

Der Bandtest Lig. apicis dentis ist ein Test zur Feststellung einer Hypomobilität C0–1: Wird die Mechanik ausgelöst (ja oder nein)? Der Test erklärt nicht die betroffene Seite, diese wird im Ligg.-Alaria-Test festgestellt. Patienten mit der Unfähigkeit zur Inklination stehen rekliniert und erzeugen eine Druckerhöhung (Einkeilung) im Gelenk mit daraus folgendem hochzervikalen muskulären Hypertonus, was zu einem Zervikozephalsyndrom führen kann.

- **Passiver Bändertest Lig. apicis C0–1 (Abb. 7.22)**

ASTE. Tubersitz. Die benötigte Inklination wird aus einer individuellen Nullstellung ausgeführt. Eine weitere Positionierung ist nicht erforderlich, da die aktuelle Position des Patienten gewünscht ist.

Ausführung. Der Therapeut palpiert den Dornfortsatz C2 kaudal. Mit der anderen Hand führt der Therapeut eine Inklinationsbewegung beim Patienten aus, indem er den Kopf im horizontalen Gabelgriff umfasst (M. biceps auf der Stirn des Patienten). Während der Inklination (12°) achtet der Therapeut auf eine kurze Kaudalbewegung

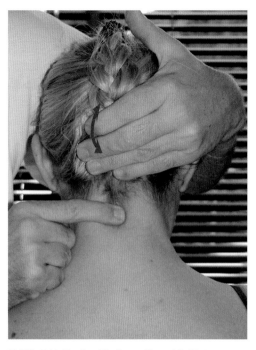

■ **Abb. 7.22** Passiver Bändertest Lig. apicis C0–1

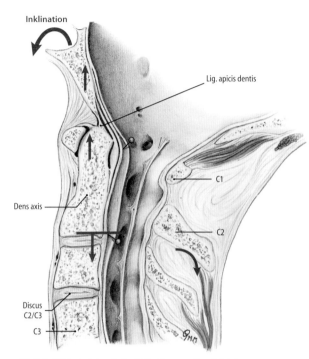

■ **Abb. 7.23** Antatomische Orientierung: Kaudalkick. (Nach Tillmann 2005)

(Kaudalkick) des Dornfortsatzes C2, die durch das Lig. apicis dentis entsteht.

> **❯** Beim Kaudalkick nicht die dorsale Bewegung, sondern nur die kaudale Bewegung des Dornfortsatzes C2 beurteilen.

Der Kaudalkick ermöglicht eine Aussage zur Inklinationsfähigkeit. Beim fehlenden Kaudalkick entsteht eine weiterlaufende Bewegung. Er weist auf eine Hypomobilität C0–1 und fehlendes translatorisches Gleiten (TLG) des Os occipitale nach dorsal.

■ **Anatomische Orientierung (■ Abb. 7.23)**

Das Lig. apicis dentis zieht vom Apex des Dens axis zum Vorderrand des Foramen magnum (pars basilaris). Der **Kaudalkick** entsteht, weil das Band (Lig. apicis) am vorderen Rand des Foramen magnum ansetzt und sich bei Inklination spannt. Es zieht somit den Dens initial mit seinem Wirbelkörper nach oben, der C2 kippt dabei über seine, wie ein Hypomochlion wirkenden, bikonvexen Gelenke (Articulatio atlantoaxialis lateralis) C1–2 nach kaudal. Der Grund dafür ist, dass sich die unter dem C2 befindliche Bandscheibe C2–3 dorsal abflacht.

Dieser Vorgang dient dem Gelenkschluss C0–1 mit dem Ziel einer Druckentlastung der neurogenen, subokzipitalen Strukturen. Es werden 12° Inklination im Segment C0–1 im translatorischen, konvexen Sinne ermöglicht. Störende **Mechanismen** einer Aufhebung der Inklination sind

■ Arthrose C0–1,
■ verminderte Konsistenz der Synovia,
■ Konstitutionsveränderungen der Wirbelsäule.

Beispiele für **Konstitutionsveränderungen** der Wirbelsäule sind

■ Translation nach ventral,
■ Brustkyphose,
■ Extensionsdefizit zervikothorakaler Übergang,
■ haltungsadaptierte subokzipitale Muskulatur.

Das Beschwerdebild zeigt sich primär mit einem Zervikozephal-Syndrom, d. h. Kopfschmerzen und ähnliche Symptome aufgrund hochzervikaler Problematik.

7.9.4 Passiver Zusatztest: Bändertest Ligg. alaria (pars occipitale)

Der Bändertest der Ligg. alaria ist ein Test zur Feststellung einer Hypo- oder Hypermobilität bei C0–1, C2–C1. Der Therapeut stellt außerdem fest, welche Seite betroffen ist. Wird die Mechanik ausgelöst, ja oder nein? Der Test wird verwendet, wenn der Therapeut nach dem Apicis-dentis-Test und fehlendem Kaudalkick die betroffene Seite bestimmen will.

Alaria-Test rechts. Kommt es beim Test vor 8° Lateralflexion zu einer biomechanischen Zwangsbewegung, liegt

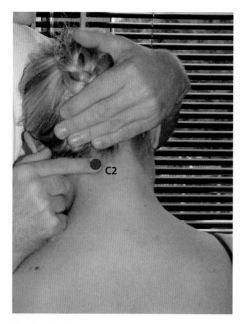

◻ Abb. 7.24 Bändertest der Lig. alaria (pars occipitale) Lateralflexion, links

das Problem auf der linken Konvergenzseite C0–1, da ein konvexer Partner immer gleiten muss und auf eine optimale Konvergenz angewiesen ist. Bei einer biomechanischen Hypomobilität C2–C1 kommt es vor 13° Seitenneigung zu einem weiterlaufenden Vorlauf (VL) rechts. Das Problem liegt in der mangelnden biomechanischen Zwangsrotation C2 nach rechts.

Steht der Wirbelkörper C2 in Rotation links, würde er bei einer Lateralflexion links ab 8° eine weiterlaufende Bewegung aufweisen, da er in der biomechanisch geforderten Zwangsrotation rechts kein physiologisches Bewegungsausmaß aufweist. Es kommt zum weiterlaufenden Vorlauf, d. h. einer verfrühten Lateralflexion C2–3 links.

- **Bändertest der Ligg. alaria (pars occipitale) mit Lateralflexion (◻ Abb. 7.24)**

ASTE. Tubersitz. Der Kopf des Patienten befindet sich in Neutralstellung.

Ausführung. Getestet wird mit der Lateralflexion. Der Therapeut umgreift den Dornfortsatz C2 im Pinzettengriff oder palpiert isoliert auf der Seite, zu der geneigt wird, Dornfortsatz links. Mit der anderen Hand führt er den Kopf des Patienten in eine Seitenneigung links.

Der Therapeut kontrolliert die biomechanische und weiterlaufende Bewegung anhand der Bewegung des Proc. spinosi. Bis 8° Lateralflexion ist keine Bewegung zu erwarten. Von 8–13° ist eine biomechanische Gegenrotation (C2–C1) und ab 13° eine weiterlaufende Rotation (C2–3) physiologisch.

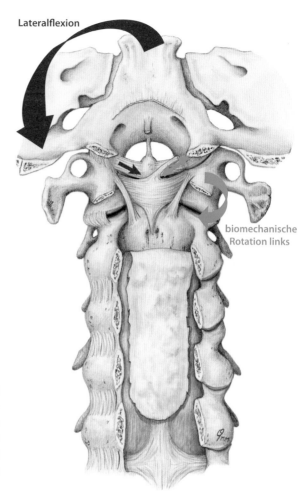

◻ Abb. 7.25 Anatomische Orientierung: Ligg. alaria. (Nach Tillmann 2005)

> Die 8° Lateralflexion setzen sich aus 5° C0–1 und 3° angulatives Dehnen der Alaria zusammen bzw. Impression des Knorpels an der Lateralflexionsseite C0–1/C1–2. Bei einer Hypomobilität C0–1 sind die 5° Lateralflexion nicht zu erreichen.

- **Anatomische Orientierung (◻ Abb. 7.25)**

Die Ligg. alaria (Flügelbänder) sind paarige Bänder, die vom lateralen Aspekt des Dens axis zum seitlichen Rand des Foramen magnum ziehen. Sie sind Leit- und Limitierungsbänder.

Die vom Therapeut ausgeführte Lateralflexion erzeugt eine Spannung des heterolateralen Lig. alaria. Durch die Anspannung wird der Dens durch das rekliniert stehende Lig. alaria entgegengesetzt gedreht bis die Fasern bei 13° übereinander stehen (Versuch der Alaria einen senkrechten Verlauf zu bekommen). Dann folgt eine weiterlaufende Bewegung, die bei Arretierung der hochzervikalen entgegengesetzten Segmente gleichsinnig ist.

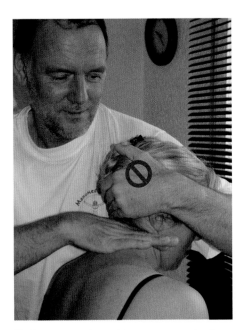

 Abb. 7.26 Bändertest Lig. transversum atlantis

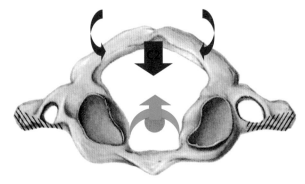

■ **Abb. 7.27** Anatomische Orientierung: Sharp-purser-Test. (Nach v. Lanz u. Wachsmuth 1982)

7.9.5 Passiver Zusatztest: Bandtest Lig. transversum atlantis

- Bandtest Lig. transversum atlantis, Sharp-purser-Test (■ Abb. 7.26)

Indikation. Hypomobilität C0–1

ASTE. Der Patient sitzt im Tubersitz. Sein Kopf befindet sich in Neutralhaltung.

Ausführung. Der Therapeut umfasst im Gabelgriff von ventral Stirn und Hinterkopf des Patienten und führt eine Inklination aus, bis der Dornfortsatz C2 sich kranial bewegt. Diese Position fixiert der Therapeut. Mit der anderen Hand nimmt er die Lamina C2 mit MCP 1 und 2 im Pinzettengriff, und gibt einen Schub nach ventral den er am Ende der Ventralbewegung plötzlich loslässt. Der Rückholeffekt kommt durch die Verformung der Bandscheibe zwischen C2 und C3 zustande.

Befund. Schwindel.

⊖ **Cave**
   Kontraindikationen:
   ▬ Morbus Down,
   ▬ nicht röntgenologisch abgeklärtes Schleudertrauma oder unklare Anamnese,
   ▬ nicht lagerungsabhängiger Schwindel bzw. Schwindel bei Flexionshaltung der HWS aus Rückenlage.

- Anatomische Orientierung (■ Abb. 7.27)

Das **Lig. transversum atlantis** verbindet horizontal die beiden Massa lateralis. Es verläuft dorsal am Dens und fixiert diesen. Das Band wird sagittal verstärkt durch die Fasciculi longitudinales. Zusammen werden sie als Lig. cruciforme atlantis bezeichnet. Das Lig. transversum hat einen gelenkigen Kontakt zur hinteren Gelenkfläche des Dens axis (Facies articularis posterior der Articulatio atlantoaxialis mediana). Im Lig. transversum atlantis sind Knorpelzellen eingelagert, außerdem gibt es bindegewebige Verbindungen zwischen Dens axis und Lig. transversum atlantis.

Der **Sharp-purser-Test** wird ausgeführt bei V.a. Instabilität des Bandes bzw. nicht genügender bindegewebiger Fixierung. Nächtlicher Schwindel entsteht dadurch, dass das Okziput eine zu hohe Auflage hat und somit der Dens axis der Schwerkraft folgend gegen das Rückenmark drückt. Dieses ist ebenfalls gegeben bei
   ▭ Schleudertraumen,
   ▭ mit überwiegend flektierter HWS arbeitenden Patienten,
   ▭ insuffizientem Lig. transversum atlantis.

Bei einem instabilen Lig. transversum geht die Aufgabe verloren, den Dens axis bei aktiven Bewegungen der HWS am Gelenk zu fixieren.

- Bandtest Lig. transversum atlantis, Verformungstest (■ Abb. 7.28, ■ Abb. 7.29 und ■ Abb. 7.30)

Indikation. Normomobilität C0–1.

ASTE. Der Patient liegt in Rückenlage.

Ausführung. Der Therapeut sitzt hinter dem Patienten, legt seinen rechten Daumen auf den rechten Proc. mastoideus des Patienten und seinen rechten Zeigefinger auf die rechte Lamina posterior des C2. Seinen linken Daumen platziert der Therapeut auf dem Querfortsatz C1. Mit der rechten Hand widerlagert der Therapeut und mit der linken gibt er

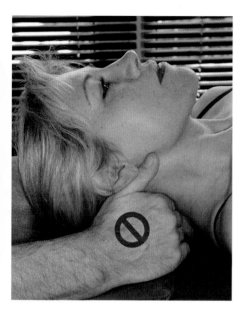

Abb. 7.28 Bandtest Lig. transversum atlantis, Seitenansicht Verformungstest

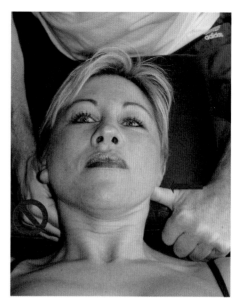

Abb. 7.29 Frontalansicht Verformungstest

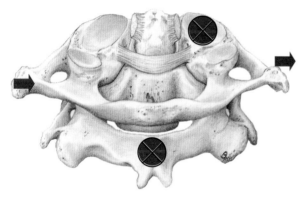

Abb. 7.30 Anatomische Orientierung: Verformungstest. (Nach Tillmann 2005)

einen transversalen Schub nach rechts. Der Test wird beidseits ausgeführt, um alle Bandanteile zu provozieren.

Cave

Bei rotatorischer Fehlstellung kann der Test nicht durchgeführt werden.

Befund. Schwindel, Benommenheit.

7.9.6 Tests für Bandscheibenrezeptoren und Rami articularis

- Test Bandscheibenrezeptoren – nucleusnahe Rezeptoren (■ Abb. 7.31)

ASTE. Sitz

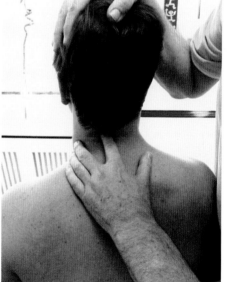

Abb. 7.31 Test Bandscheibenrezeptoren – nucleusnahe Rezeptoren

Palpation. C2/C3 rechts

Ausführung. Druck auf den Schädel, Spannungserhöhung des Rosarotes brevis C2/C3 rechts.

Interpretation. Physiologische Reaktion: Spannungsaufbau musc. rotatores brevis und Druck vom Spinosi an den palpierenden Finger. Kokontraktion entsteht. Der Spinosi darf sich nicht bewegen.

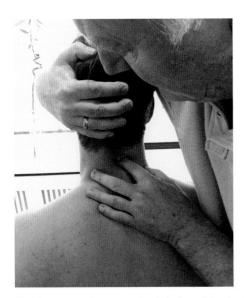

Abb. 7.32 Test Rezeptoren Bandscheibe auf den Anulus fibrosus

- **Test Rezeptoren Bandscheibe auf den Anulus fibrosus (■ Abb. 7.32)**

ASTE. Patient sitzt

Palpation. C2/C3 Rechts

Ausführung. Zug am Schädel exzentrisch in Rechtsrotation. Spannung Rotatores brevis C2/C3 rechts monosegmental.

- **Test rami articularis in Konvergenz links (■ Abb. 7.33)**

ASTE. Sitz

Ausführung. Extension bis Spinosi C2 nach caudal geht. Lateroflexion links bis Spinosi C2 nach rechts geht. Palpation: C2/C3 links. Jetzt Kompression über Schädel, monosegmentale Ansprache Rotatores C2/C3 links.

Interpretation. Physiologische Reaktion: Spannungsaufbau musc. rotatores brevis und Druck vom Spinosi an den palpierenden Finger.

- **Testung Rami articularis in Divergenz exzentrisch C2/C3 rechts**

ASTE. Sitz

Ausführung. Flexion bis interspinale Spannung C2/C3 rechts. Lateroflexion links bis Spinosi C2 nach rechts geht. Einstellung doppelte Divergenz rechts. Palpation C2/C3 rechts. Jetzt exzentrische Rechtsrotation am Schädel. Anspannung Rosarotes brevis monosegmental C2/C3 rechts.

Interpretation. Physiologische Reaktion: Spannungsaufbau musc. rotatores brevis und Druck vom Spinosi an den palpierenden Finger.

7.10 Widerstandstests der Basisuntersuchung, Kennmuskeltests HWS

Durch den Widerstandstest werden Kennmuskeln bzw. Kennmuskelnbewegungen getestet. Der Therapeut testet dabei Bewegungen und keine einzelnen Muskeln (Ausnahmen: M. adductor digiti minimi und M. extensor pollicis longus). Getestet wird die Kraft nicht der Schmerz.

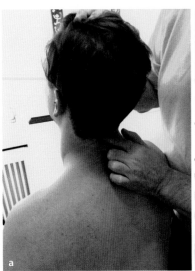
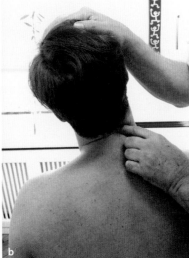
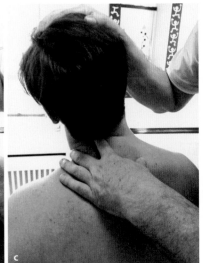

Abb. 7.33a–c Test rami articularis in Konvergenz links

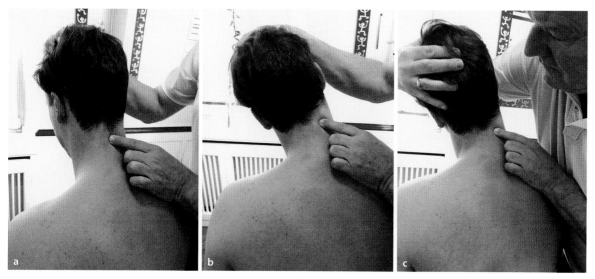

◘ **Abb. 7.34a–c** Testung Rami articularis in Divergenz exzentrisch C2/C3 rechts

Bei Verdacht auf ein Bandscheibenproblem ist der Widerstandstest indiziert. Abzuklären ist differenzialdiagnostisch eine Schulteramyotrophie (idiopathische Neuritis) sowie ein Ganglion supraglenoidale. Der Widerstand wird isometrisch konzentrisch gegeben und im Seitenvergleich bewertet.

7.10.1 Widerstandstests Plexus cervicalis

- **Widerstand Plexus cervicalis C1: Inklination des Kopfes (◘ Abb. 7.35)**

ASTE. Der Patient sitzt im Tubersitz.

Ausführung. Patientenkopf wird in Neutralhaltung positioniert. Der Therapeut legt seinen Thenar und Hypothenar auf die Stirn des Patienten, seine andere Hand legt er als Kontakt auf die hintere HWS. Der Patient gibt einen Widerstand gegen die Hand des Therapeuten, wobei er gleichzeitig das Kinn einzieht.

Befund. Initialer »Kraftverlust« M. rectus capitis anterior, V.a. Läsion des N. suboccipitalis.

- **Widerstand Plexus cervicalis C1–2: Rotation des Kopfes (◘ Abb. 7.36)**

ASTE. Der Patient sitzt im Tubersitz.

Ausführung. Um die Rotation nach links zu testen, positioniert der Therapeut den Kopf des Patienten in Neutralhaltung. Er umfasst das Os frontale und heterolateral das Os occipitale, so dass sein linker Ellenbogen ventral der Schulter des Patienten liegt und zur Rotationsseite zeigt.

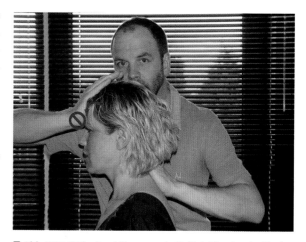

◘ **Abb. 7.35** Widerstand Plexus cervicalis C1: Inklination des Kopfes

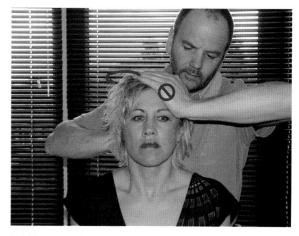

◘ **Abb. 7.36** Widerstand Plexus cervicalis C1–2: Rotation des Kopfes, links

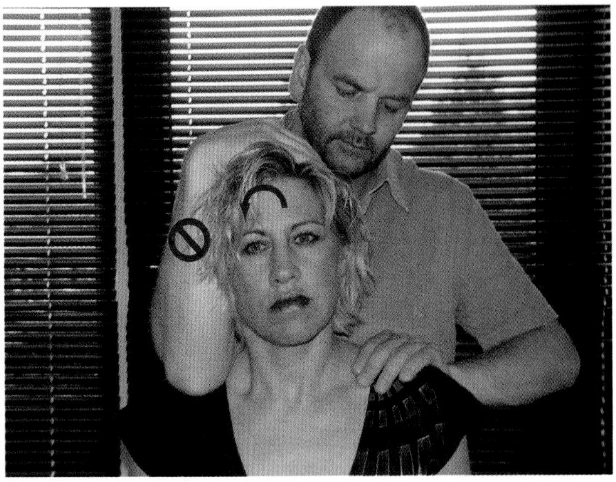

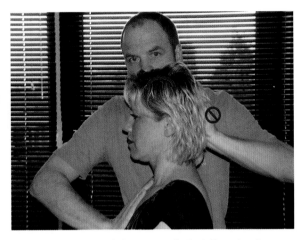

Abb. 7.37 Widerstand Plexus cervicalis C1–2: Lateralflexion, rechts

Abb. 7.38 Widerstand Plexus cervicalis C1–2: Extension des Kopfes

Sein rechter Ellenbogen liegt dorsal der anderen Schulter des Patienten. Während der Therapeut die Stellung fixiert drückt der Patient gegen diese Fixation in Linksrotation.

Befund. Kraftverlust der Rotatoren der HWS (Mm. obliquus capitis superior et inferior, M. rectus capitis posterior major, M. splenius capitis), V.a. Läsion N. suboccipitalis, N. occipitalis major, Ramus dorsales.

- **Widerstand Plexus cervicalis C1–2: Lateralflexion des Kopfes (Abb. 7.37)**

ASTE. Der Patient sitzt im Tubersitz.

Ausführung. Der Kopf des Patienten wird in Neutralhaltung positioniert, um die Lateralflexion rechts zu testen. Der Therapeut schient die zu untersuchende Seite, indem er seine rechte Hand an das Os temporale und seinen Ellenbogen an die Schulter des Patienten legt. Die linke Hand des Therapeuten widerlagert die heterolaterale Schulter des Patienten. Der Patient führt eine Seitenneigung gegen die fixierende, rechte Hand des Therapeuten aus.

Befund. Kraftverlust der Lateralflexoren der HWS-Muskulatur (Mm. obliquus capitis superior, M. rectus capitis lateralis, M. longus capitis), V.a. Läsion N. suboccipitalis, Ramus ventricularis n. suboccipitalis, Plexus cervicalis.

- **Widerstand Plexus cervicalis C1–2: Extension des Kopfes (Abb. 7.38)**

ASTE. Der Patient sitzt im Tubersitz.

Ausführung. Der Kopf des Patienten wird in Neutralhaltung positioniert. Der Therapeut legt eine Hand subokzipital an den Kopf des Patienten an, mit der anderen Hand schient er das Brustbein des Patienten. Diese Stellung wird

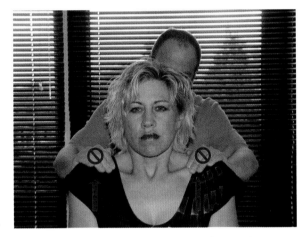

Abb. 7.39 Widerstand Schultergürtel C2–4: Elevation der Schulterblätter, beidseitig

vom Therapeut fixiert. Der Patient drückt gegen die fixierende Hand am Os occipitale.

Befund. Kraftverlust der HWS-Extensoren (Mm. rectus capitis posterior major et minor, M.splenius capitis, M. longissimus capitis), V.a. Läsion N. suboccipitales, Ramus dorsales

7.10.2 Widerstandstest Schultergürtel C2–4: Elevation der Schulterblätter beidseits (Abb. 7.39)

ASTE. Der Patient sitzt im Tubersitz. Er lässt seine Arme locker hängen.

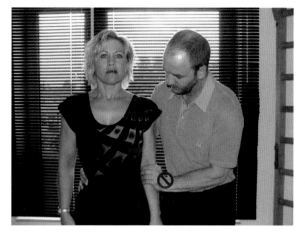

☐ **Abb. 7.40** Widerstand Plexus brachialis C5: Abduktion im Schultergelenk

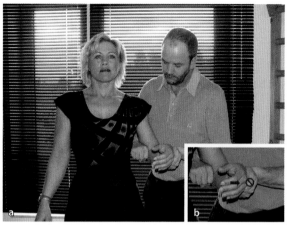

☐ **Abb. 7.41a,b** Widerstand Plexus brachialis C5–6: Außenrotation im Schultergelenk, links

Ausführung. Der Therapeut legt von dorsal seine Hände auf die Schultern des Patienten, zieht sie leicht nach kaudal und fixiert diese Stellung. Der Patient versucht seine Schultern gegen die fixierenden Hände des Therapeuten nach kranial zu ziehen.

Befund. Kraftverlust (M. levator scapulae, M. trapezius pars descendens): V.a. Läsion N. accessorius, N. dorsalis scapulae.

7.10.3 Widerstandstests Plexus brachialis

- **Widerstand Plexus brachialis C5: Schultergelenk Abduktion (☐ Abb. 7.40)**
ASTE. Der Patient steht. Er lässt seine Arme locker hängen.

Ausführung. Um die Abduktion links zu testen, hält der Therapeut den linken Oberarm des Patienten an dessen Rumpf und legt seine andere Hand widerlagernd an die heterolaterale Crista iliaca. Der Patient drückt seinen Oberarm gegen die fixierende linke Hand des Therapeuten.

Befund. Kraftverlust der Abduktoren des Schultergelenks (M. deltoideus, M. supraspinatus): V.a. Läsion N. axillaris, N. suprascapularis.

- **Widerstand Plexus brachialis C 5–6: Schultergelenk Außenrotation (☐ Abb. 7.41)**
ASTE. Der Patient steht. Er flektiert seinen linken Arm mit 90° im Ellenbogengelenk und hält seine Hand in O-Stellung.

Ausführung. Der Therapeut umfasst von kaudal den distalen Unterarm des Patienten. Mit seinem Rumpf

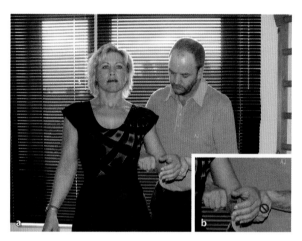

☐ **Abb. 7.42a,b** Widerstand Plexus brachialis C5–6: Innenrotation im Schultergelenk, links

fixiert der Therapeut den Oberarm des Patienten am Körper. Die rechte Hand des Therapeuten bildet eine Faust unter dem rechten Oberarm des Patienten. Der Patient drückt seinen linken Oberarm gegen die Faust des Therapeuten. Der Therapeut gibt am Unterarm einen innenrotatorischen Widerstand für die Außenrotatoren des Schultergelenks.

Befund. Kraftverlust der Außenrotatoren des Schultergelenks (M. infraspinatus, M. teres minor und M. deltoideus pars spinale): V.a. Läsion N. suprascapularis, N. axillaris.

- **Widerstand Plexus brachialis C5–6: Schultergelenk Innenrotation (☐ Abb. 7.42)**
ASTE. Der Patient steht. Er flektiert seinen linken Arm mit 90° im Ellenbogengelenk und hält seine Hand in O-Stellung.

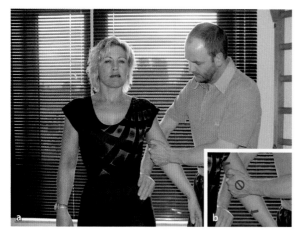

Abb. 7.43a,b Widerstand Plexus brachialis C7

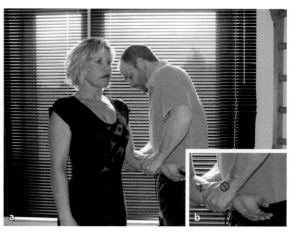

Abb. 7.44a,b Widerstand Plexus brachialis C5–6: Flexion im Ellenbogengelenk,links

Ausführung. Der Therapeut umfasst von kaudal den distalen Unterarm des Patienten. Mit seinem Rumpf fixiert der Therapeut den Oberarm des Patienten am Körper. Die rechte Hand des Therapeuten bildet eine Faust unter dem rechten Oberarm des Patienten. Der Patient drückt mit seinem linken Oberarm gegen die Faust des Therapeuten. Der der Therapeut gibt am Unterarm einen außenrotatorischen Widerstand für das Schultergelenk.

Befund. Kraftverlust der Innenrotatoren des Schultergelenks (M. deltoideus pars clavicularis, M. subscapularis, M. biceps brachii caput breve, M. latissimus dorsi, M. pectoralis major): V.a. Läsion Nn. subscapularis, musculocutaneus, thoracodorsalis, pectoralis, axillaris.

- **Widerstand Plexus brachialis C7: Schultergelenk Adduktion (** Abb. 7.43)

ASTE. Der Patient steht.

Ausführung. Um die linken Adduktoren zu testen, umfasst der Therapeut mit seiner linken Hand die mediale Seite des distalen linken Oberarms des Patienten in ca. 20° Abduktion. Mit der rechten Hand widerlagert sich der Therapeut an der homolateralen Crista iliaca. Der Patient zieht seinen Oberarm entgegen der Fixation des Therapeuten an den Rumpf.

Befund. Kraftverlust der Adduktoren des Schultergelenks M. latissimus dorsi, M. pectoralis major, M. triceps brachii caput longum, M. deltoideus pars spinale et pars claviculare, M. biceps brachii caput breve): V.a. Läsion Nn. thoracodorsalis, pectoralis, radialis, axillaris, musculocutaneus.

- **Widerstand Plexus brachialis C5–6: Ellenbogengelenk Flexion (** Abb. 7.44)

ASTE. Der Patient steht. Er flektiert seinen linken Arm 90° im Ellenbogengelenk und hält seinen Unterarm in Supination.

Ausführung. Der Therapeut umfasst von kranial den distalen, linken Unterarm. Die rechte Hand des Therapeuten widerlagert von dorsal den linken Ellenbogen des Patienten. Der Patient beugt seinen linken Unterarm gegen die Fixierung der linken Hand des Therapeuten.

Befund. Kraftverlust der Flexoren des Ellenbogengelenks (M. biceps brachii, M. brachialis): V.a. Läsion N. musculocutaneus.

- **Widerstand Plexus brachialis C7: Ellenbogengelenk Extension (** Abb. 7.45)

ASTE. Der Patient steht. Er flektiert seinen linken Arm 90° im Ellenbogengelenk und hält seinen Unterarm in Supination. Der Therapeut umfasst von kaudal den distalen Unterarm.

Ausführung. Die linke Hand des Therapeuten widerlagert von dorsal den linken Ellenbogen des Patienten. Der Patient streckt seinen rechten Unterarm gegen die Fixierung des Therapeuten.

Befund. Kraftverlust der Extensoren des Ellenbogengelenks (M. triceps brachii, M. anconeus): V.a. Läsion N. radialis.

- **Widerstand Plexus brachialis C6: Handgelenk Extension (** Abb. 7.46)

ASTE. Der Patient steht. Er beugt 90° im linken Ellenbogengelenk. Sein Unterarm befindet sich in pronatorischer

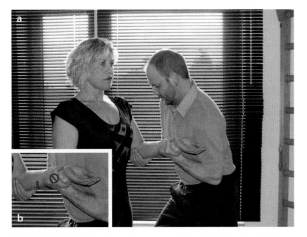

Abb. 7.45a,b Widerstand Plexus brachialis C7: Extension im Ellenbogengelenk, links

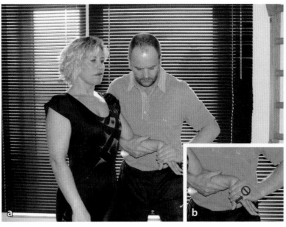

Abb. 7.46a,b Widerstand Plexus brachialis C6: Extension im Handgelenk

Stellung. Der Therapeut umfasst mit seiner linken Hand den linken Handrücken des Patienten.

Ausführung. Die rechte Hand des Therapeuten unterfasst und schient den linken Arm des Patienten. Der Patient streckt sein linkes Handgelenk gegen die Fixierung des Therapeuten.

Befund. Kraftverlust der Extensoren des Handgelenks (M. extensor digitorum, M. extensor carpi radialis longus et breves, M. extensor carpi ulnaris): Va. Läsion N. radialis.

- **Widerstand Plexus brachialis C7: Handgelenk Flexion (■ Abb. 7.47)**

ASTE. Der Patient steht. Er beugt seinen linken Arm 90° im Ellenbogengelenk. Der Unterarm des Patienten ist proniert.

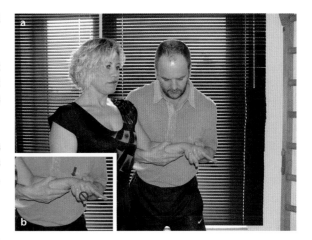

Abb. 7.47a,b Widerstand Plexus brachialis C7: Flexion im Handgelenk, links

Ausführung. Der Therapeut umfasst von palmar die linke Hand des Patienten. Die rechte Hand des Therapeuten umfasst und schient den linken Arm des Patienten von kaudal. Der Patient beugt sein linkes Handgelenk gegen die Fixierung des Therapeuten.

Befund. Kraftverlust der Flexoren des Handgelenks (M. palmaris longus, M. flexor digitorum superficialis et profundus, M. flexor carpi radialis): V.a. Läsion N. medianus, N. ulnaris.

- **Widerstand Plexus brachialis C8: Daumen Extension (■ Abb. 7.48)**

ASTE. Der Patient steht. Er flektiert 90° im Ellenbogengelenk. Der Unterarm des Patienten ist proniert.

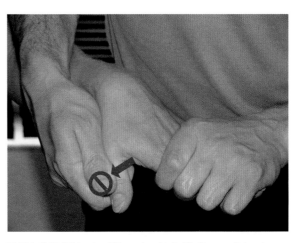

Abb. 7.48 Widerstand Plexus brachialis C8: Daumen Extension

Ausführung. Der Therapeut umfasst von palmar die linken Finger 2–5 des Patienten. Mit seiner rechten Hand

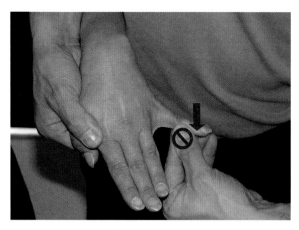

☒ **Abb. 7.49** Widerstand Plexus brachialis Th1: Adduktion des Kleinen Fingers, links

7

widerlagert er den Daumen des Patienten. Aus einer leichten Flexion streckt der Patient seinen Daumen gegen den fixierenden Zeigefinger und Daumen des Therapeuten.

Befund. Kraftverlust der Extensoren des Daumens (M. extensor pollicis longus et breves): V.a. Läsion N. medianus, N. radialis.

- **Widerstand Plexus brachialis Th1: Adduktion des Kleinen Fingers** (☒ Abb. 7.49)

ASTE. Der Patient steht. Er beugt links 90° im Ellenbogengelenk. Die Hand des Patienten ist proniert.

Ausführung. Der Therapeut umfasst, fixiert den linken Arm des Patienten an seinem Körper und schient die Hand des Patienten mit seiner rechten Hand von palmar. Die linke Hand des Therapeuten widerlagert den abduzierten Kleinen Finger des Patienten von medial. Der Patient adduziert seinen Kleinen Finger gegen die Fixierung des Therapeuten.

Befund. Kraftverlust der Adduktoren des Kleinen Fingers (M. adductor digiti minimi), Läsion N. ulnaris.

7.11 Nervale Provokation in der Basisuntersuchung

Nach den Widerstandstests folgt eine Überprüfung der Sensibilität und Reflexe, wobei die Reflexe der oberen Extremität schlechter auszulösen sind als die der unteren Extremität. Man teilt im Allgemeinen die Reflexauslösbarkeit ein in
- übermittellebhaft,
- mittellebhaft,
- untermittellebhaft.

Die Lebhaftigkeit der sichtbaren Reflexzuckung lässt sich durch Mitinnervation des untersuchten Muskels oder durch den Jendrassik‹schen Handgriff bahnen. Ohne dass man diese Bahnungsversuche unternommen hat, darf man einen Reflex nicht als erloschen erklären.

Die Sensibilitätsuntersuchung im Schulterarmbereich wird primär auf die Arme begrenzt, da die Überlappungen der Schulter- und Halsdermatome zu groß sind. Schmerzen können genauer lokalisiert werden als andere Empfindungen, weil das Rezeptorenfeld für Schmerzempfindung dichter ist als z. B. Berührungsempfindungen, da sich diese Empfindungen mehrsegmental überlappen und bei monosegmentalem radikulären Ausfall zu Irritationen führen können.

7.11.1 Sensibilitätsprüfung

Wenn die Anamnese keinen Hinweis auf eine Sensibilitätsstörung ergeben hat, verschafft man sich zunächst durch Bestreichen größerer Hautbezirke an den Extremitäten und am Rumpf im Seitenvergleich einen Überblick. Bei Verdacht auf eine Sensibilitätsstörung werden kleinere Hautareale punktförmig geprüft. Die Begrenzung der Sensibilitätsstörung wird von beiden Richtungen aus dem gestörten Bezirk und vom gesunden her festgestellt und auf ein Schema eingetragen.

Es werden Hautareale untersucht, die nur von einem Nervenstamm sensibel versorgt werden. Es wird zwischen peripheren und radikulären Sensibilitätsstörungen unterschieden, die man auf ein Schema eintragen kann.

Mit einer **radikulären Störung** ist gemeint, dass die Nervenwurzel monosegmental betroffen ist und der gesamte segmentale Versorgungsbereich sensibel bzw. gleichzeitig motorisch gestört ist. Die Kompression einer Nervenwurzel zeigt sich als Parästhesie, die unterbrochene Leitfähigkeit einer Nervenwurzel als Anästhesie. Eine monosegmentale Störung erzeugt aufgrund der mehrsegmentalen Überlappung nur ein vermindertes gestörtes Berührungsempfinden. Der Schmerz jedoch wird aufgrund fehlender Überlappung mit anderen Segmenten im Nervenverlauf teils fadenförmig empfunden. Radikuläre Störungen sind bezogen auf Sensibilitätsstörungen schwieriger zu testen als periphere Sensibilitätsstörungen, die sich klarer abgrenzen. Der Schmerz wird bei einer radikulären Störung häufig im proximal distalen Verlauf angegeben, bei peripheren Läsionen selektiv.

Die **Störung** zeigt sich als
- segmentale Dermatombildung, bzw. Störung des Hautwurzelfeldes,
- die oberen zwei Drittel des distalen Störungsverlaufs,
- nicht selten kombiniert mit motorischen Störungen (Myotome/Kennmuskeln) Ursachen sind:

— Bandscheibenhernien,
— Foramenstenosen,
— Radikulitis.

Eine **periphere Störung** ist wie folgt definiert:

Der periphere Nerv führt aufgrund der Plexusbildung sensible Fasern aus mehreren Segmenten (multisegmental), und ist somit an unterschiedlichen Hautnervenfeldern beteiligt. Im weiteren Verlauf gibt er Äste zur Versorgung eines Hautnervenfeldes ab. Kommt es zum Sensibilitätsausfall eines peripheren Nervs, ist aufgrund der Hautnervenfeldüberlappung nur ein kleines autonomes Areal mit vollkommenem Sensibilitätsausfall betroffen (Area propria), da andere Faseranteile aus anderen Plexusabschnitten gebildet werden.

Das heißt, je proximaler die Irritation eines peripheren Nervs besteht, desto größer wird das Hautnervenfeld, umso multipler können an verschiedenen Hautnervenfeldern Irritationen entstehen (Patient gibt an mehreren Körperstellen Irritationen an).

Je distaler die Irritation eines peripheren Nervens besteht, desto kleiner und selektiver wird die Hautnervenfeldirritation (Patient gibt an einer Körperstelle Irritationen an).

Die **Störung** zeigt sich als
— periphere Dermatombildung bzw. Störung eines Hautnervenfeldes mit Parästhesien, Schmerz oder eng beschriebener Anästhesie,
— Myotome/Kennmuskel sind nicht betroffen,
— eine lokale vegetative Störung ist möglich.

Ursachen sind
— Engpässe an bindegewebigen, fascialen, muskulären gefäßneuralen Durchtrittsstellen,
— mechanische Einflüsse,
— Entzündungen mit Exsudation im Bereich der Durchtrittstellen,
— Ödeme,
— Immobilisation (adaptiertes Kollagen),
— Narbenbildung.

❯ Zusammenfassend kann man sagen, dass man zwar einen monosegmentalen Schmerz, aber kaum eine monosegmentale sensible Störung zuordnen kann. Ein peripheres Dermatom hat nie eine segmentale Zuordnung, es kann sich punktuell jedoch auch an mehren Arealen im Versorgungsverlauf des peripheren Nervs zeigen.

Bis auf den N. intercostobrachialis und Fasern des N. ulnaris stammen die sensiblen Nerven für die Versorgung des Armes aus der HWS. Der N. intercostobrachialis stammt aus dem Bereich Th1–3, versorgt die Haut der Achsel und die proximale Innenseite des Oberarmes (◘ Abb. 7.50).

❯ Der N. intercostobrachialis bleibt bei Kompressionen des Plexus brachialis unverletzt. Bei Mammae Operationen mit axillärer Lymphknotenausräumung wird der Nerv jedoch häufig verletzt.

Es werden folgende **Sensibilitätsqualitäten** unterschieden:
— Normästhesie,
— Hyperästhesie,
— Hypoästhesie,
— Parästhesie,
— Dysästhesie,
— Analgesie,
— Thermästhesie.

Die Dichte von Temperatur- und Schmerzrezeptoren ist im Bereich der unbehaarten Haut erheblich höher. Treten Störungen beidseitig auf, sind diese oft auf spinaler Ebene zu suchen. Ist der ganze Arm betroffen, liegt z. B. der Verdacht einer multiplen Sklerose oder Affektion des thorakalen, sympathischen Grenzstranges nahe.

❯ Eine Parästhesie kann die Vorstufe von Schmerzen sein.

Der Therapeut untersucht immer erst ein Hautgebiet, das nicht betroffen ist, um zunächst die Normempfindung zu interpretieren. Dann setzt er einen Reiz im Zentrum des autonomen Gebietes und zeichnet eine eventuell vorliegende Störung auf dem Befundbogen ein.

— **Prüfung des Tasterkennens:** Bei schwerer Sensibilitätsstörung an der Hand ist oft auch die Fähigkeit beeinträchtigt, einen Gegenstand taktil zu erkennen. Infolge der Sensibilitätsstörung ist auch die Motorik des Tastens ungeschickt. In leichteren Fällen kann der Patient die feinere Struktur etwa verschiedener Gewebsarten nicht unterscheiden (»Materialerkennen«). Sehr selten ist bei parietalen Läsionen das Tasterkennen schwerer gestört als man nach den Leistungen bei den übrigen Sensibilitätsprüfungen erwarten würde.

❯ Eine zusätzliche Frage ist, ob die Fingerkuppen nach einem Bad Hautfalten bilden. Sie entstehen nur bei intakter Sensibilität.

7.11.2 Reflexe

Besteht eine radikuläre Nervenläsion ergibt sich eine Reflexabschwächung bzw. Reflexaufhebung für den dazugehörigen Muskel. Dabei ist zu beachten, dass die antagonistische Reflexantwort mit einer Hyperreflexie bzw. einem muskulären Hypertonus verbunden sein kann.

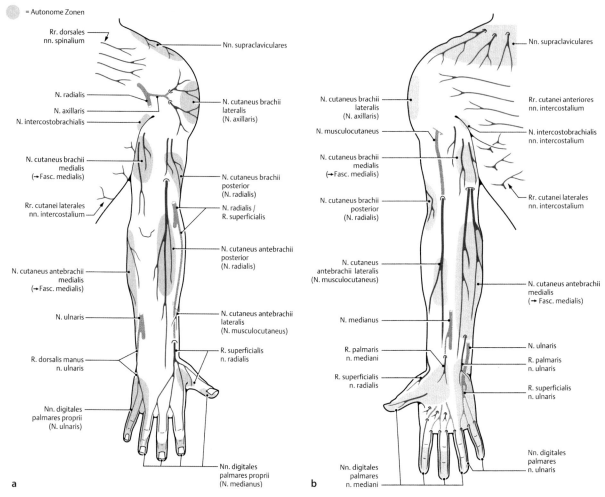

● = Autonome Zonen

a

Rr. dorsales nn. spinalium
Nn. supraclaviculares
N. radialis
N. axillaris
N. intercostobrachialis
N. cutaneus brachii lateralis (N. axillaris)
N. cutaneus brachii medialis (→Fasc. medialis)
N. cutaneus brachii posterior (N. radialis)
Rr. cutanei laterales nn. intercostalium
N. radialis / R. superficialis
N. cutaneus antebrachii posterior (N. radialis)
N. cutaneus antebrachii medialis (→Fasc. medialis)
N. ulnaris
N. cutaneus antebrachii lateralis (N. musculocutaneus)
R. dorsalis manus n. ulnaris
R. superficialis n. radialis
Nn. digitales palmares proprii (N. ulnaris)
Nn. digitales palmares proprii (N. medianus)

b

Nn. supraclaviculares
N. cutaneus brachii lateralis (N. axillaris)
Rr. cutanei anteriores nn. intercostalium
N. musculocutaneus
N. intercostobrachialis nn. intercostalium
N. cutaneus brachii medialis (→Fasc. medialis)
N. cutaneus brachii posterior (N. radialis)
Rr. cutanei laterales nn. intercostalium
N. cutaneus antebrachii lateralis (N. musculocutaneus)
N. cutaneus antebrachii medialis (→ Fasc. medialis)
N. medianus
R. palmaris n. mediani
R. superficialis n. radialis
N. ulnaris
R. palmaris n. ulnaris
R. superficialis n. ulnaris
Nn. digitales palmares n. ulnaris
Nn. digitales palmares n. mediani

● **Abb. 7.50a,b** Anatomische Orientierung: autonome sensible Innervationsfelder. **a** Sensible Nerven der oberen Extremität (von dorsal), **b** sensible Nerven der oberen Extremität (von ventral). (Aus Mumenthaler 1998)

Bei Hyperreflexie besteht im Allgemeinen der Verdacht auf eine zentrale oder medulläre Schädigung.

Hyperreflexie und ebenso ein abgeschwächter Reflex haben erhebliche Auswirkungen auf das koordinative muskuläre Verhalten. So kann der Therapeut nur etwas fordern, was der Patient auch auf der Grundlage eines normalen Reflexverhaltens bewerkstelligen kann.

■ **Bizepssehnenreflex C5–6 (● Abb. 7.51)**

ASTE. Der Patient steht. Er flektiert seinen linken Arm 90° im Ellenbogengelenk und supiniert den Unterarm.

Ausführung. Der Therapeut schient den Unterarm des Patienten mit seinem linken Unterarm und legt dabei seinen linken Daumen auf die Sehne des M. biceps brachii. Mit der rechten Hand schlägt der Therapeut mit dem Reflexhammer leicht auf seinen Daumen, um den Reflex auszulösen.

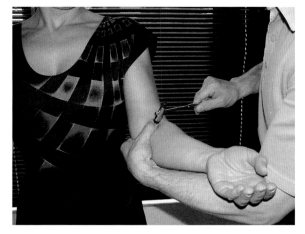

● **Abb. 7.51** Bizepssehnenreflex C5–6, links

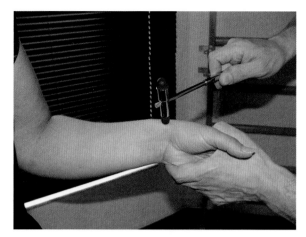

Abb. 7.52 Radius-Periost-Reflex C5–6, links

Reaktion. Ellenbogenflexion und Supination.

Nerventest. N. musculocutaneus.

- **Radius-Periost-Reflex C5–C6 (** Abb. 7.52)

ASTE. Der Patient steht. Er beugt im Ellenbogengelenk und hält dabei den Unterarm in der Nullstellung.

Ausführung. Der Therapeut hält mit seiner linken Hand die linke Hand des Patienten und klopft direkt proximal des Prozessus styloideus radii.

Reaktion. Flexion im Ellenbogengelenk.

Nerventest. N. radialis.

- **Trizepssehnenreflex C7–C8**

ASTE. Der Patient steht. Er positioniert seinen linken Arm mit ca. 90° Abduktion im Schultergelenk und Flexion im Ellenbogengelenk.

Ausführung. Der Therapeut umgreift den distalen Oberarm von kaudal mit seiner linken Hand. Mit seiner rechten Hand oder einem Reflexhammer klopft der Therapeut leicht auf die Trizepssehne knapp proximal des Olekranons.

Reaktion. Extension im Ellenbogengelenk.

Nerventest. N. radialis

7.12 Totaltechniken der HWS

> Totaltechniken sind Bandscheibentechniken und werden ausgeführt bei einem positiven Bandscheibentest.

In der HWS kommen folgende **Diskushernien** vor:
- mediolaterale,
- mediale.

Grund ist die »Bruchpforte« der Bandscheibe, die vermutlich durch ehemalige Gefäßkanäle aus der Embryonalzeit gegeben ist. Dieser Gefäßkanal zieht zum engen und kanalförmigen Foramen intervertebrale. Aufgrund der Einengung des Foramens werden diese Diskushernien auch als intraforaminale Diskushernien bezeichnet. Die Symptomatik beim lateralen Bandscheibenvorfall ist eine motorische und oder sensible Irritation.

Mediolaterale Diskushernien lösen häufig symptomatische Mischbilder aus, wobei primär die motorische vordere Wurzel komprimiert wird und ebenso laterale Anteile des Rückenmarks.

Mediale Diskushernien verursachen Myelopathien ohne Mitbeteiligung des Spinalnervens. Schon kleinste Vorwölbungen können die A. spinalis anterior komprimieren und eine Ischämie im Versorgungsgebiet auslösen (kolikartige Schmerzen, Irritation des anterioren Rückenmarks). Stärkere Kompressionen führen zu para- oder tetraparetischen muskulären Irritationen und zu Empfindungsstörungen.

Der Therapeut sollte unbedingt unterscheiden zwischen akuten und länger zurückliegenden Bandscheibenvorfällen. Gelingt es dem Körper nicht die ausgetretene Nukleusmasse zu resorbieren oder zu zentralisieren, ist die Antwort eine **spondylotische Spangenbildung.** Sie beginnt an den Ausrissstellen des Anulus fibrosus der knöchernen Randleisten der Deck- und Endplatten. Der Manualtherapeut muss die spondylotische Spangenbildung in der Therapie berücksichtigen.

Ein Bandscheibenvorfall der HWS ist mit anfänglichen uncharakteristischen Frühsymptomen (Prodromalzeichen)verbunden, wie z. B. Nackensteifigkeit. Im akuten Prozess ist der Bandscheibenvorfall durch folgende **Symptome** gekennzeichnet:
- Schiefhalshaltung, Deviation,
- Sensibilitätsstörung,
- Reflexreduktion.

Im manualtherapeutischen Test zeigen sich die Extension und Kompression der HWS und die Rotation als provokativ und symptomauslösend.

Differenzialdiagnostisch ist diese abzugrenzen z. B. durch exzentrische Defizite der Muskulatur oder Wirbelgleiten. Tritt die Beschwerdesymptomatik schleichend auf und wird ein Bandscheibenvorfall diagnostiziert, sollte an eine **spondylotische Irritation der Nervenwurzel** gedacht werden, die die gleiche Symptomatik zeigt wie die Kompression durch eine Diskushernie. Manualtherapeutisch zeigt sich diese Form der radikulären Irritation therapeutisch resistent.

Die manualtherapeutische Behandlung erfolgt über ein komplexes **Reha-Programm,** wobei zunächst die Zentralisierung der Bandscheibe im Mittelpunkt steht. Erst später werden Kokontraktionsfähigkeit, konzentrische und exzentrische Bewegungsfähigkeit geübt.

Anfänglich ist es bedeutsam, die **Schwerkraft** und die damit verbundene Resorptions- und Zentralisierungsmöglichkeit des Nucleus pulposus zu berücksichtigen. In den herkömmlichen Behandlungsmöglichkeiten für Bandscheibenvorfälle werden Totaltechniken in Rückenlage ausgeführt, die weder der Schwerkraft noch der enormen anfänglichen muskulären Abwehrspannung entsprechen. Der Körper sollte zunächst in seinem Resorptionsbestreben unterstützt werden. Deshalb sind entsprechend der Deviation und der muskulären Abwehrspannung dezente Distraktionstechniken aus Bauchlage kontrollierbarer und effizienter.

> **❯** In der Manualtherapie sollte folgender **Zeitablauf** beachtet werden:
>   - ▬ Der 2.–6. Tag nach einer Bandscheibenläsion wird als Zentrierungsphase genutzt mit dem Ziel eine physiologische Achse herzustellen.
>   - ▬ Ab dem 6. Tag, wenn Belastung nicht mehr schmerzauslösend ist wird mit Kokontraktionsübungen begonnen. Es folgt Trophiktraining für den Kollagenaufbau.
>   - ▬ Ab dem 16. Tag folgt der weitere Aufbau der Rehabilitation (▶ Kap. 7.16).

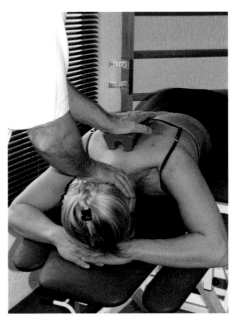

◘ Abb. 7.53 Totaltechnik bei medialer Diskushernie C7–Th1

> **❯** Zum Einnehmen einer neuen Vorposition oder um die Behandlung zu beenden, wird der Patient aufgefordert, die Spannung der HWS-Muskulatur durch heben des Kopfes zu erhöhen, um durch Steigerung des paravertebralen Tonus die Segmente wieder physiologisch zu schließen.

7.12.1 Totaltechnik bei medialer Diskushernie (◘ Abb. 7.53)

Indikation. Medialer Prolaps oder mediale Protrusion am 2.–6. Tag.

ASTE. Der Patient liegt in Bauchlage. Er legt die Hände unter die Stirn und wird durch den Therapeuten in der aktuellen Ruheposition vorpositioniert.

Ausführung. Der Therapeut positioniert zur Fixation einen Keil in Höhe der Querfortsätze kaudal des betroffenen Segmentes (z. B. Th1 bei medialer Diskushernie C7–Th1). Seine andere Hand legt er an das Os occipitale und übt eine nach kranial gerichtete Traktion aus.

Anzahl und Dosierung. Vier Wiederholungen à 3–5 min. Limitiert wird die Distraktionsstärke durch die Abwehrspannung des Patienten. Der Zeitfaktor bestimmt die Anzahl der möglichen neuen Positionen innerhalb einer Behandlung.

7.12.2 Totaltechnik für mediolaterale Diskushernien (◘ Abb. 7.54)

Indikation. Mediolateraler/lateraler Prolaps oder Protrusion am 2.–6. Tag.

ASTE. Der Patient liegt in Bauchlage, um eine Zentrierung der Bandscheibe zu ermöglichen. Die Hände befinden sich unter der Stirn. Entsprechend der aktuellen Ruheposition wird eine Halbrolle unter die linke Schulter gelegt, um eine Rotation links zu erzeugen und den Patienten in eine Lateralflexion links vorzupositionieren.

Ausführung. Der Therapeut positioniert zur Fixation einen Keil in Höhe der Querfortsätze kaudal des betroffenen Segmentes (z. B. Th1). Er legt die andere Hand an das Os occipitale und gibt eine nach kranial gerichtete Traktion.

> **❯** Das Behandlungsziel ist zuerst die Korrektur der Lateralflexion und dann die Korrektur der Rotationsdeviation, gefolgt von der Korrektur Flexion in Extension mit dem Ziel, ab dem 6. Tag die Kokontraktion einleiten zu können.

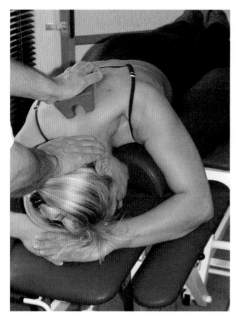

Abb. 7.54 Totaltechnik für mediolaterale Diskushernien C7–Th1, links

Anzahl und Dosierung. Vier Wiederholungen à 3–5 min. Limitiert wird die Distraktionsstärke durch die Abwehrspannung des Patienten. Der Zeitfaktor bestimmt die Anzahl der möglich neuen Positionen innerhalb einer Behandlung.

> Zum Einnehmen einer neuen Vorposition oder um die Behandlung zu beenden, wird der Patient aufgefordert in die Rotation anzuspannen (hier rechts), um eine Tonussteigerung der Rotatoren auf der betroffenen Seite zu erreichen und die Segmente wieder physiologisch zu schließen. ◘ Abb. 7.54. Totaltechnik für mediolaterale/laterale Diskushernien C7–Th1, links

7.13 Weichteilbehandlung der HWS

Die Weichteiltechnik der HWS ist eine begleitende Technik, um Tonus und Länge des Kollagens vor einer manualtherapeutischen Behandlung zu optimieren.

7.13.1 Weichteiltechnik Konvergenzmobilisation (◘ Abb. 7.55)

> Die Konvergenzmobilisation empfiehlt sich bei hypertoner HWS-Muskulatur zwischen C2–7.

ASTE. Der Patient liegt in Rückenlage.

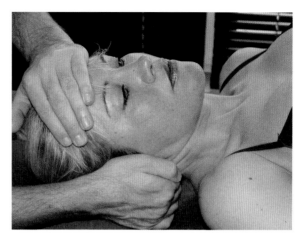

Abb. 7.55 Weichteiltechnik Konvergenzmobilisation C2–3, rechts

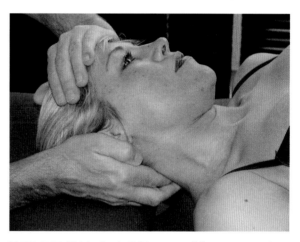

Abb. 7.56 Weichteiltechnik Divergenzmobilisation C2–3, rechts

Ausführung. Ist z. B. das Segment C2–3 betroffen, stellt der Therapeut den Kopf des Patienten in eine leichte Lateralflexion rechts ein, bis der Dornfortsatz C2 nach links zieht. Die linke Hand des Therapeuten fixiert diese Stellung. Mit seiner rechten Hand hakt er sich in die Paravertebralmuskulatur ein und zieht die paravertebralen Weichteile im Sinne einer Konvergenz nach ventrokranial.

Anzahl und Dosierung. Rhythmisch 40 Wiederholungen, statisch 30 sec bis 2 min zur Dehnung des Muskelkollagens.

7.13.2 Weichteiltechnik Divergenzmobilisation (◘ Abb. 7.56)

> Die Divergenzmobilisation empfiehlt sich bei hypertoner HWS-Muskulatur zwischen C2–7.

ASTE. Der Patient liegt in Rückenlage.

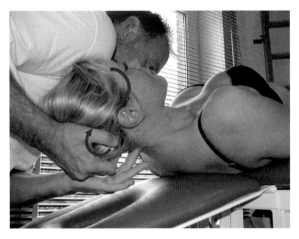

◻ **Abb. 7.57** Weichteiltechnik Inklinationsmobilisation C1–2

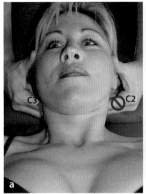
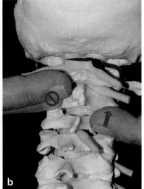

◻ **Abb. 7.58a,b** Konvergenz, Joint play C2–3. **a** Real C2–3, **b** anatomisch C2–3

Ausführung. Ist z. B. das Segment C2–3 betroffen, stellt der Therapeut den Kopf des Patienten in eine leichte Lateralflexion nach links ein, bis der Dornfortsatz C2 nach rechts zieht. Die linke Hand des Therapeuten fixiert diese Stellung. Seine rechte Hand hakt er in die Paravertebralmuskulatur ein und zieht die paravertebralen Weichteile im Sinne einer Divergenz nach ventrokranial.

Anzahl und Dosierung. Rhythmisch 40 Wiederholungen, statisch 30 sec bis 2 min zur Dehnung des Muskelkollagens.

7.13.3 Weichteiltechnik Inklinationsmobilisation (◻ Abb. 7.57)

❯ **Die Inklinationsmobilisation empfiehlt sich bei hypertoner Subokzipitalmuskulatur zwischen C0–2.**

ASTE. Der Patient liegt in Rückenlage.

Ausführung. Ist z. B. das Segment C1–2 betroffen, hakt der Therapeut seine Hand subokzipital ein. Der linke Mittelfinger palpiert zur Kontrolle einer weiterlaufenden Bewegung den Dornfortsatz C2. Der Therapeut legt sein rechtes Schultergelenk auf die Stirn des Patienten. Unter subokzipitalem Zug und gleichzeitigem Druck auf die Patientenstirn über das rechte Schultergelenk wird eine Inklinationsbewegung induziert. Die Limitierung der Bewegungsamplitude erfolgt durch die Kranialbewegung des Dornfortsatzes C2.

Anzahl und Dosierung. Rhythmisch 40 Wiederholungen, statisch 30 sec bis 2 min zur Kollagendehnung des Lig. Nuchae.

7.14   Gelenkspezifische Untersuchung

Das Divergenz- oder Konvergenz-Joint-play nach Streeck ist eine Etagenuntersuchung bei vorausgegangenem Hinweis aus der Basisuntersuchung auf die primär betroffene Seite. Aus der Basisuntersuchung ergibt sich außerdem, ob es sich um eine Divergenz- oder Konvergenzproblematik handelt. Die bisher in der Manualtherapie angewandten Tests sind in der Praxis zeitintensiv und kompliziert. Es ist schwierig, differenzierte Testergebnisse zu erhalten.

Das **Prinzip** ist, dass der Therapeut entweder die Lamina posterior und damit den kranialen Facettengelenkanteil des zu testenden Segmentes entsprechend der Verlaufsrichtung des Gelenkspalts bewegt. Es wird in der offenen Kette getestet. Oder dass er die kaudale Lamina posterior und damit den kaudalen Facettengelenkanteil des zu testenden Segmentes entsprechend der Verlaufsrichtung des Gelenkspalts bewegt. Es wird in der geschlossenen Kette getestet.

7.14.1 Divergenz-/Konvergenz-Joint-play nach Streeck für die Segmente C2–7: Konvergenztest (◻ Abb. 7.58)

❯ **Dieser Schnelltest ermöglicht eine rasche facettengelenkspezifische Segmentetageninterpretation einer Konvergenz-oder Divergenzproblematik. Der Therapeut weiß bereits aus der Basisuntersuchung, welche Seite betroffen ist und ob eine Konvergenzoder eine Divergenzproblematik vorliegt.**

ASTE. Der Patient liegt in Rückenlage.

Ausführung. Der Therapeut sitzt am Kopfende des Patienten. Ist das Segment C2–3 rechts betroffen, legt er seine

kranial

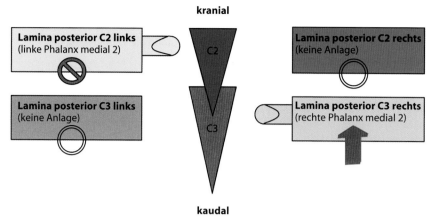

Abb. 7.59 Schematische Darstellung: unilaterale Handanlage bei Konvergenztestung C2–3 rechts, aus dorsaler Ansicht

kranial

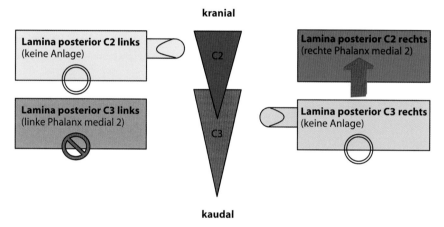

Abb. 7.60 Schematische Darstellung: unilaterale Handanlage bei Divergenztestung C2–3 rechts, dorsale Ansicht

linke Phalanx media 2 auf die linke Lamina posterior C2 und widerlagert diese. Die rechte Phalanx media 2 legt er an die Lamina C3. Mit seinem rechten Zeigefinger gibt der Therapeut einen Schub (45°-Winkel) in ventrokraniale Richtung bzw. Richtung Orbita.

Er interpretiert die Bewegungsqualität. So wird jedes Segment von C2–C7 in Konvergenz bzw. Divergenz getestet (■ Abb. 7.59 und ■ Abb. 7.60).

Bei Divergenztestung C2–3 rechts wird die linke Lamina posterior C3 fixiert, während die Lamina posterior C2 rechts nach anterior kranial (d. h. Gelenkspaltverlauf) bewegt wird. Interpretiert wird die Bewegungsqualität (Streeck 2005).

7.14.2 Unkovertebraltest C2–7 (■ Abb. 7.61)

Basisuntersuchung. In der aktiven und passiven Basisuntersuchung ist die Lateralflexion eingeschränkt und zum Teil schmerzhaft:

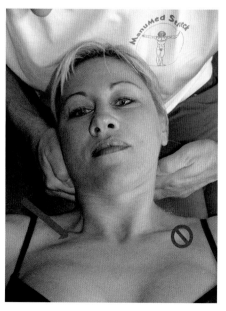

Abb. 7.61 Unkovertebraltest C3–4, rechts

ASTE. Der Patient liegt in Rückenlage. Sein Kopf befindet sich in aktueller Ruheposition.

Ausgangsstellung. Der Therapeut sitzt am Kopfende des Patienten. Soll z. B. das Unkovertebralgelenk C3–4 rechts getestet werden, stellt der Therapeut eine Lateralflexion rechts ein, bis sich der Dornfortsatz C3 nach links bewegt (biomechanische Zwangsrotation). Dann moduliert er seinen rechten MCP 2 parallel zum Gelenkspalt (45°-Winkel) auf die Lamina posterior C3. Mit dem linken MCP 2 widerlagert er die Lamina poste-rior C4 links. Der Therapeut gibt einen 45° Schub zur kontralateralen Seite, während gleichzeitig eine minimale Lateralflexion nach rechts monosegmental ausgeführt wird, wodurch rechts das Unkovertebralgelenk bewegt wird. Getestet wird immer erst eine Seite auf Schmerz, Krepitation und veränderte Mobilität.

Befund. Unkovertebralarthrose – lokal segmentale Etagensuche. Sie wird nur ausgeführt, wenn die Lateralflexion die primär eingeschränkte Bewegungsrichtung ist bzw. eine gleichseitige Konvergenzhypomobilität vorliegt.

7.15   Gelenkspezifische Behandlung

7.15.1 Traktion – monosegmental unilateral

Die monosegmentale unilaterale Traktion findet bei gleichzeitiger Verriegelung der kranialen Segmente statt. Die Traktion wird nur in der Vorposition Konvergenz durchgeführt, da eine Divergenzvorposition die notwendigerweise gegensinnige Lateralflexion aufhebt. Die Traktion würde im Bandscheibensegment stattfinden. Aufgrund des getesteten Joint plays kennt der Therapeut das Segment der Problematik. In der Basisuntersuchung wurde festgestellt, ob es sich um ein Divergenz- oder ein Konvergenzproblem handelt.

Die **Ziele** einer monosegmentalen unilateralen Traktion sind:
- Druckentlastung des Gelenkes (Dekompression),
- Mobilisation der Kapsel,
- Schmerzlinderung durch Entlastung komprimierter Strukturen,
- Lageveränderungen kleinster freier Knorpelfragmente.

❯ Eine kraniale Verriegelung ist unbedingt notwendig, um eine Translation im Bandscheibensegment zu verhindern. Da der Therapeut während der Traktion bei der unilateralen Entfernung des Proc. articularis superior des kaudalen Wirbelkörpers vom Proc. articularis inferior des kranialen Wirbelkörpers eine

Rotation erzeugt, muss er die obere Verriegelung so einstellen, dass die durch den Therapeuten verursachte Zwangsrotation die Verriegelung gewährleistet.

Die Traktion wird mit einem unilateralen Schub am kaudalen Wirbelkörper 45 zur Fossa jugularis ausgeführt. Handelt es sich um eine Traktion im Segment C2–3 wird hochzervikal das Segment C0–1 durch Inklination ligamentär arretiert. Das Segment C1–2 wird in der Seitenneigung so eingestellt, dass die durch die Traktion verursachte Zwangsrotation zur Verriegelungsstellung führt. Der Therapeut orientiert sich an der biomechanischen Zwangsbewegung des Proc. spinosi C2. Eine Rotation braucht in diesem Segment nicht vorgegeben werden, da sie sofort über die hochzervikalen ligamentären Strukturen in das Segment einlaufen würde.

Ein direkter Stress der Facettengelenkkapsel, ohne Resorption des Traktionsschubs durch die Bandscheibe, ist nur möglich, wenn die oben beschriebene Vorgehensweise eingehalten wird.

7.15.2 Traktion bei unilateraler Konvergenzproblematik

Es folgt eine Übersicht zur Durchführung einer unilateralen Traktion am Beispiel des Segmentes C5–6 links mit folgenden **Zielen:**
- Druckentlastung des Segmentes C5–6,
- Kapselmobilisation,
- Warming up,
- Verbessern der Synoviaproduktion.

Die Umsetzung der genannten Ziele ist die Voraussetzung für die Konvergenztranslation.

Basisuntersuchung. Rotationseinschränkung links, die sich in Extensionsvorposition deutlich verstärkt.

Gelenkspezifische Untersuchung. Beim Konvergenzschnelltest zeigt sich das Segment C5–6 links am deutlichsten bewegungseingeschränkt.

❯ Der kraniale Wirbelkörper des zu behandelnden Gelenkes wird immer kombiniert eingestellt.

- Extensionseinstellung C5–6 (◻ Abb. 7.62)
Der Therapeut umfasst den Kopf des Patienten mit seinem rechten Arm und seiner rechten Hand und palpiert mit seinem linken Zeigefinger den Dornfortsatz C5. Er führt eine Extension aus, bis der Dornfortsatz C5 nach kaudal zieht und fixiert diese.

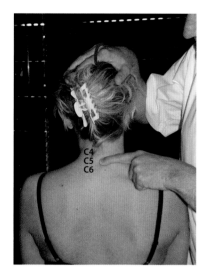

Abb. 7.62 Extensionseinstellung C5–6

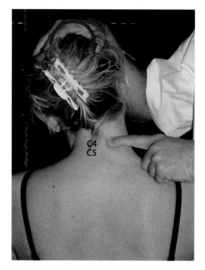

Abb. 7.63 Lateralflexionseinstellung C5–6, links

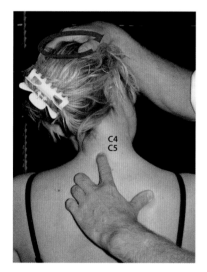

Abb. 7.64 Rotationseinstellung C5–6, rechts

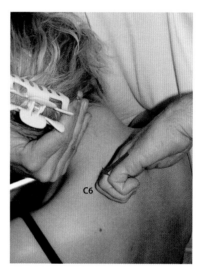

Abb. 7.65 Traktion C5–6, links

■ **Lateralflexionseinstellung links C5–6 (■ Abb. 7.63)**

Aus der fixierten Extensionseinstellung führt der Therapeut eine Seitenneigung des Kopfes nach links aus, bis sich der Dornfortsatz C4 nach rechts bewegt. Diese Position wird fixiert.

■ **Rotationseinstellung C5–6 rechts (■ Abb. 7.64)**

Aus der fixierten Extensions- und Lateralflexionseinstellung rotiert der Therapeut den Kopf des Patienten nach rechts, bis sich der Dornfortsatz C5 nach links bewegt. Diese Position wird fixiert.

■ **Traktion C5–6 links (■ Abb. 7.65)**

Der Therapeut fixiert mit seiner rechten Hand und seinem Arm die Einstellung des Kopfes in Extension, Lateral-

flexion und Rotation (kombinierte Einstellung Segment C4–5) und nimmt die Eigenschwere des Kopfes ab. Der linke Arm und die Handgabelstellung des Therapeuten entsprechen am C6 einer Neigung von 45⁰ aus der Horizontalen nach kranial. Unter Aufnahme des Weichteil-Slacks wird der Schub betont mit der Basis des MCP 2 an der linken Lamina posterior des Patienten ausgeführt. Durch die erzeugte »Rechtsrotation« entsteht eine Facettengelenkverriegelung nach kranial.

Anzahl und Dosierung. Rhythmisch 20-mal, statisch 30 sec bis 2 min. Zum Schluss den Patienten in die freigemachte Richtung anspannen lassen (Lateralflexion links).

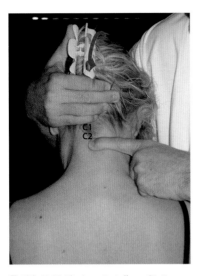

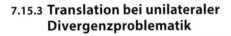

Abb. 7.66 Flexionseinstellung C2–3

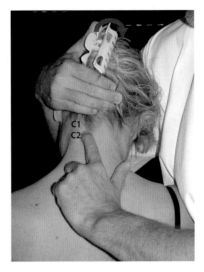

Abb. 7.67 Lateralflexionseinstellung C2–3, rechts

7.15.3 Translation bei unilateraler Divergenzproblematik

Bei der Divergenztranslation ist eine Verriegelung nicht notwendig, da der Therapeut den kaudalen Wirbelkörper widerlagert und den kranialen Wirbelkörper en block parallel zu den Facetten in Divergenz translatiert. Ein senkrechtes (aus der Behandlungsebene) Trennen der beiden Gelenkpartner wie bei der Traktion findet nicht statt.

Der Zug bei der Translation ist bei der Divergenztranslation parallel zur im 45°-Winkel stehenden Facetten gerichtet, Richtung Orbita nach ventrokranial. Es folgt eine Übersicht zur Durchführung einer unilateralen Translation am Beispiel des Segmentes C2–3 links.

Basisuntersuchung. Rotationseinschränkung rechts. Im Basistest ist die Rotation rechts hypomobil. In Flexionsstellung verstärkt sich die Hypomobilität signifikant. Der Divergenzschnelltest C2–3 links ist positiv.

> ❯ Es wird immer eine Vorposition eingestellt. Im Segment C2–3 wird keine Rotation eingestellt, da sonst keine Bewegungsrichtung zur Mobilisation frei wäre.

Ziele. Erweiterung der Kapselmobilität des Segmentes C2–3 links und Verbessern der divergenzgestörten, rechten Rotation.

- **Flexionseinstellung C2–3 (** Abb. 7.66**)**
Der Therapeut umfasst den Kopf des Patienten mit seinem rechten Arm und seiner rechten Hand, palpiert mit seinem linken Zeigefinger den Dornfortsatz C2. Er flektiert den Kopf bis der Dornfortsatz C2 nach kranial zieht und fixiert diese Position.

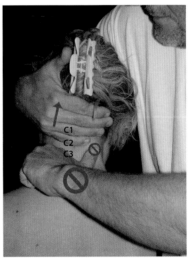

Abb. 7.68 Divergenztranslation C2–3, links

- **Lateralflexionseinstellung rechts C2–3 (** Abb. 7.67**)**
Aus der fixierten Extensionseinstellung führt der Therapeut eine Seitenneigung des Kopfes nach rechts aus, bis sich der Dornfortsatz C2 nach links bewegt. Diese Position wird fixiert.

- **Divergenztranslation C2–3 links (** Abb. 7.68**)**
Der Therapeut fixiert mit seiner rechten Hand und seinem Arm die Einstellung in Flexion und Lateralflexion. Er nimmt die Eigenschwere des Kopfes ab. Mit seiner linken Hand widerlagert der Therapeut im kleinen Gabelgriff C3, so dass der Daumen an der rechten Lamina posterior und der Zeigefinger an der linken Lamina posterior liegt. Unter Aufnahme des Weichteil-Slacks legt der Therapeut seine

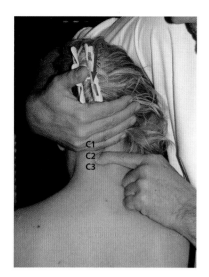

Abb. 7.69 Extensionseinstellung C2–3

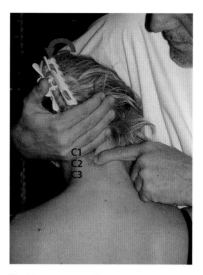

Abb. 7.70 Lateralflexionseinstellung C2–3, links

rechte MCP 5 an die linke Lamina posterior C2 des Patienten. Der Therapeut führt einen nach ventrokranial gerichteten Translationszug aus, der der Neigung der Gelenkfläche entspricht (45°).

> Spürt der Therapeut einen rotatorischen Druck von C3 rechts am Daumen, ist das ein Zeichen für die maximal erreichbare Translation.

Anzahl und Dosierung. Rhythmisch 20-mal, statisch 30 sec bis 2 min, zum Schluss den Patienten in die freigemachte Richtung anspannen lassen (Rotation rechts).

7.15.4 Translation bei unilateraler Konvergenzproblematik

Bei der Konvergenztranslation ist eine Verriegelung nicht notwendig, da der Therapeut den kaudalen Wirbelkörper widerlagert und den kranialen Wirbelkörper en block parallel zu den Facetten in Konvergenz translatiert. Ein senkrechtes (aus der Behandlungsebene) Trennen der beiden Gelenkpartner wie bei der Traktion findet nicht statt.

Der Schub ist bei Konvergenztranslation parallel zu den im 45°-Winkel stehenden Facetten gerichtet, von der Orbita aus nach dorsokaudal. Es folgt eine Übersicht zur Durchführung einer unilateralen Translation am Beispiel des Segmentes C2–3 links.

Basisuntersuchung: Rotationseinschränkung in Linksrotation mit signifikanter Zunahme der Einschränkung in Extension. Der Konvergenzschnelltest ergibt bei fixiertem C2 rechts eine deutliche Resistenz bei Translation von C3, links.

> Es wird immer eine Vorposition eingestellt. Im Segment C2–3 wird keine Rotation eingestellt, da sonst keine Bewegungsrichtung zur Mobilisation frei wäre.

Ziele. Verbesserung der Synoviaqualität des Segmentes C2–3 links und der konvergenzgestörten, linken Rotation dient als Vorbehandlung, um eine optimale Vorposition für die Traktion zu erreichen.

- **Extensionseinstellung C2–3 (Abb. 7.69)**
Der Therapeut umfasst den Kopf des Patienten mit seinem rechten Arm und seiner rechten Hand, palpiert mit seinem linken Zeigefinger den Dornfortsatz C2. Er führt eine Extension aus, bis sich der Dornfortsatz C2 nach kaudal bewegt und fixiert diese Position.

- **Lateralflexionseinstellung C2–3 (Abb. 7.70)**
Aus der fixierten Extensionseinstellung führt der Therapeut eine Seitenneigung des Kopfes nach links aus, bis der Dornfortsatz C2 sich nach rechts bewegt. Diese Position wird fixiert.

- **Konvergenztranslation C2–3 (Abb. 7.71)**
Der Therapeut fixiert mit seiner rechten Hand und seinem Arm die Einstellung in Extension und Lateralflexion. Er nimmt die Eigenschwere des Kopfes ab. Mit seiner linken Hand widerlagert der Therapeut im kleinen Gabelgriff C3, so dass der Daumen an der rechten Lamina posterior und der Zeigefinger an der linken Lamina posterior anliegt. Unter Aufnahme des Weichteil-Slacks hakt der Therapeut seine rechte MCP 5 am linken vorderen Pars descendens ein, in Höhe des Proc. transversus von C2 links. Der Therapeut führt einen nach dorsokaudal gerichteten Transla-

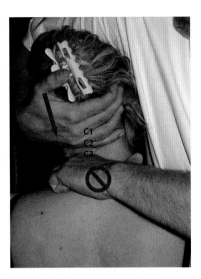

Abb. 7.71 Konvergenztranslation C2–3, links

tionsschub durch, der der Verlaufrichtung der Gelenkflächen entspricht (45°).

> Spürt der Therapeut einen rotatorischen Druck von C3 am Zeigefinger, ist das ein Zeichen für die maximal erreichte Translation.

Anzahl und Dosierung. Rhythmisch 20-mal, 3–4 Serien, zum Schluss den Patienten in die freigemachte Richtung anspannen lassen (Rotation links).

7.15.5 Anwendung der Techniken im hochzervikalen Bereich

Im hochzervikalen Segmentabschnitt ist mit äußerster Vorsicht zu behandeln. Der Therapeut ist zu einer umsichtigen Vorgehensweise verpflichtet aufgrund der
- neuralen Strukturen, wie die Medulla oblongata (ein dichtes Nervengeflecht),
- ossären Gefäßengen mit multiplen Gefäßabzweigungen,
- hohen muskulären Abwehrspannung,
- hoch komplizierten Mechanik.

> Mangelnde Fingerfertigkeit kann zur Schädigung von Strukturen führen. Die Technik, mit minimalem Krafteinsatz ausgeführt, bestimmt den Behandlungsweg.

7.15.6 Mechanik C0–1

Die in der Gebrauchsbewegung des Menschen vorkommende Gelenkmechanik zwischen Schädel und Atlas ist das Rollgleiten in der offenen Kette. Hierbei kommt es bei Inklination zu einem Rollen des Schädels nach ventrokranial und Gleiten nach dorsokaudal. Der Atlas steht in leichter Extension und wird bei Ausführung einer Inklinationsbewegung weiterlaufend in eine Horizontal- bzw. Flexionsstellung gebracht. Der Axis, C2, wird durch das Anspannen des Lig. apicis dentis kurzfristig nach kaudal gekippt, wodurch sich der Raum zwischen dem Proc. spinosi des C2 und hinterem Atlasbogen vergrößert.

Geht die Bewegung von der Inklination in die Flexion über, kommt es zum translatorischen Gleiten des Axis mit dem kaudalen Gelenkpartner C3 nach ventrokranial. Bei physiologischen Bewegungen entsteht danach in jedem darunterliegenden Segment ein translatorisches Gleiten des kranialen Wirbelkörpers nach ventrokranial. Bei den Patienten in der physiotherapeutischen Praxis sind jedoch die Bewegungen nicht physiologisch. Bewegungen sind beeinträchtigt durch eine
- Diskose,
- unphysiologische Krümmung in der sagittalen, frontalen Ebene.

Die normale Belastung des Facettenknorpels ist nicht mehr gegeben. Es kommt zur Aufhebung des translatorischen Gleitverhaltens und zur Zunahme einer unphysiologischen Angulation (Hebeln). Dieser Zustand manifestiert sich und ist in vielen Fällen unumkehrbar. Der Körper passt sich dieser degenerativ veränderten Mechanik an, indem er das Aufhebeln durch Kapselschrumpfung limitiert.

> Eine manualtherapeutische Traktion der HWS im Sinne einer Bewegungserweiterung der Kopfflexion ist aufgrund der Facettenstellung bei der oben genannten pathologischen Vorgabe kontraproduktiv.

Es sollte, so lange es möglich ist, das natürliche Gleitverhalten der entsprechenden Gelenkmechanik unterstützt werden, um Folgendes zu vermeiden:
- forciertes Hebeln und die damit verbundene Forameneinengung,
- endgradige Überbelastung des Knorpels,
- hohe muskuläre Abwehrspannung,
- dorsale Kapselzerrungen.

7.15.7 Technikbeschreibung für die Mobilisation C0–1 bei Inklinationshypomobilität

Bei der Mobilisation C0–1 wird nur aus **Vorposition** gearbeitet. Der Therapeut orientiert sich an der Inklinationsfähigkeit, die sich durch den »Kaudalkick« zeigt. Ist nicht genügend Inklination möglich, kranialisiert er den Spinosi

C2 und nutzt diese Position als submaximale Vorposition. Für die Betonung einer Seite wird zusätzlich die Lateralflexion bis zur biomechanischen Reaktion (ca. bei 8°) positioniert.

In der Manualtherapie gibt es zwei technische **Behandlungsmöglichkeiten.** Arbeiten in der

- offenen Kette über den Schädel bzw. den konvexen Partner,
- geschlossenen Kette über den Atlas bzw. den konkaven Partner.

Begonnen wird immer mit einem Warming up zur Konsistenzverbesserung der Synoviaqualität.

Bei der Behandlung über den **konvexen Partner** (Schädel) ist eine unilateral ausgeführte Mobilisation nicht exakt möglich, da der Kopfumfang des Patienten und die Armlänge des Therapeuten sehr unterschiedlich sind. In der Praxis hat sich eine Diagonaleinstellung zur Betonung einer Kondylenseite bewährt. Der Therapeut umfasst den Kopf des Patienten im »Ellenbogenhang«, wobei der Oberarm des Therapeuten z. B. am rechten Os frontale des Patienten anliegt. Mit der anderen Hand widerlagert er mit Daumen und Zeigefinger (kleiner Gabelgriff) die Lamina posterior rechts und links am C1. Durch den von ventral erzeugten, diagonal angelegten Schub kommt es zur Mobilisation C0–1 links. Der Vorteil dieser Technik ist, dass sie der physiologischen Bewegung entspricht und die Umgehung der stark propriozeptiv versorgten, subokzipitalen Muskulatur, die bei Mobilisation in der geschlossen Kette schnell irritiert wird, umgeht. Der Nachteil dieser Technik ist der geringe Raumgewinn und der hohe punktuelle Druck.

Bei der Behandlung über den **konkaven Partner** (Atlas) erzielt der Therapeut mehr Raumgewinn. Die Bewegungsform kommt jedoch in der Gebrauchsbewegung nicht vor und leitet deshalb schnell eine hochzervikale muskuläre Abwehrspannung ein. Der Kompressionsschub am Atlasring kann außerdem schmerzhaft sein, da Zervikalnerven diesen Weg passieren. Lässt der subokzipitale Muskeltonus eine Mobilisation über den Atlas zu, bewährt sich die maximale Vorpositionierung des Schädels nach dorsal und die Mobilisation des Atlas nach ventral im oben beschriebenen, diagonalen Sinne.

7.15.8 Mobilisation C0–1 bei Inklinationshypomobilität, rotatorische Fehlstellung

Am Beispiel einer Inklinationshypomobilität C0–1 mit Lateralshift rechts und rotatorischer Fehlstellung links folgt eine Übersicht zur Durchführung einer unilateralen Inklinationsmobilisation C0–1 links.

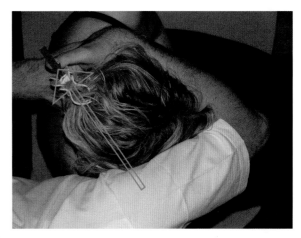

◘ Abb. 7.72 Inklinationsmobilisation bei Hypomobilität C0–1, links

Anamnese. In der Anamnese geben die Patienten häufig Kopfschmerzen und Schwindel an.

Basisuntersuchung. Subokzipitale Druckdolenz, der Kopf des Patienten steht leicht rekliniert. Palpatorisch stellt der Therapeut einen hochzervikalen Hypertonus fest: kein Kaudalkick beim Test des Lig. apicis dentis. Der Alaria-Test zeigt auf der betroffenen Seite (hier links) einen biomechanisch bedingten Vorlauf (Zwangsrotation zur Gegenseite vor 8°). In der aktiven Basistestung kann die Rotation rechts nicht durch eine Lateralflexion links ausgeglichen werden, d. h. die Augen bleiben nicht horizontal.

> **Es wird immer eine submaximale Inklinationsvorposition eingestellt.**

Ziele. Kapselmobilitätserweiterung im Atlantookzipitalgelenk, C0–1, links. Verbesserung der Inklinationsfähigkeit (gleiten nach dorsal). Derotation des Atlas nach rechts zur Korrektur der Lateralflexion C0–1. Mobilisation der konsistenzschwachen Synovia durch Kompressionsgleiten. Bewegungsspielraumvergrößerung zur Entlastung komprimierter eingeengter neurovaskulärer Strukturen.

- Inklinationsmobilisation bei Hypomobilität C0–1 (◘ Abb. 7.72)

Der blaue Pfeil zeigt
- den diagonalen Mobilisationsschub nach dorsal,
- die Vorpositionierung nach dorsal,
- die Widerlagerung des Schädels.

Der rote Pfeil zeigt
- den diagonalen Mobilisationsschub nach ventral,
- die Widerlagerung des Atlas.

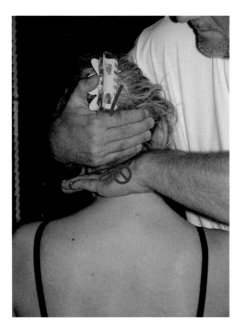

◘ Abb. 7.73 Inklinationsmobilisation C0–C1, links, mit Vorposition Lateralflexion, links

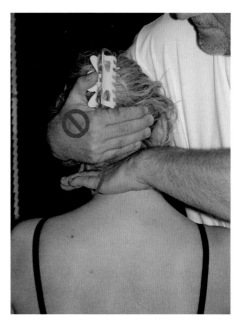

◘ Abb. 7.74 Inklinationsmobilisation C0–C1, links, mit Vorposition Lateralflexion, links

- **Inklinationsmobilisation C0–1 mit Vorposition Lateralflexion links bei Kompensationshypomobilität (◘ Abb. 7.73)**

❯ Der Patient weist einen hochzervikalen, hypertonen, muskulären Abwehrtonus auf.

Basisuntersuchung. Bei Rotation rechts kann der Patient die Blicklinie nicht horizontal halten. Im Apicis-dentis-Test ist kein Kaudalkick spürbar. Im Alaria-Test kommt es bei Lateralflexion links biomechanisch zum Vorlauf.

Technik. Offene Kette, Schädelmobilisation nach dorsal.

ASTE. Der Patient sitzt.

Ausführung. Der Therapeut führt zuerst am Patienten eine Inklination aus, bis der Dornfortsatz C2 nach kranial Druck gibt. Es folgt eine Lateralflexion links, bis der Dornfortsatz C2 nach links Druck gibt (Einsetzen der biomechanischen Zwangsrotation). Um den linken Gelenkanteil der Articulatio atlantooccipitale zu betonen, stellt der Therapeut eine Lateralflexion links ein, bis die biomechanische Zwangsrotation einsetzt. Der Therapeut umfasst den Kopf des Patienten im Ellenbogenhang, so dass der Oberarm des Therapeuten am rechten Os frontale des Patienten liegt. Die linke Hand des Therapeuten widerlagert im Gabelgriff betont mit der MCP 2 den Wirbelkörper C1. Der Therapeut gibt mit seinem rechten Arm einen horizontalen Schub nach dorsal. Spürt der Therapeut an der MCP 2 links einen Druck, ist die maximale Mobilisation erreicht.

Anzahl und Dosierung. Rhythmisch 20-mal, statisch 30 sec bis 2 min, zum Schluss den Patienten in die freigemachte Richtung anspannen lassen (Inklination).

- **Inklinationsmobilisation C0–1 mit Vorposition Lateralflexion (Alternativtechnik) (◘ Abb. 7.74)**

❯ Der Patient weist einen normalen, hochzervikalen, muskulären Tonus auf.

Technik. Geschlossene Kette bei maximaler Vorposition des Schädels und Mobilisation des Atlas nach ventral.

ASTE. Der Patient sitzt.

Ausführung. Der Therapeut führt zuerst am Patienten eine Inklination aus, bis der Dornfortsatz C2 nach kranial Druck gibt. Es folgt eine Lateralflexion links, bis der Dornfortsatz C2 nach links Druck gibt (Einsetzen der biomechanischen Zwangsrotation). Um den linken Gelenkanteil der Articulatio atlantooccipitale zu betonen, stellt der Therapeut eine Lateralflexion links ein. Der Therapeut umfasst den Kopf des Patienten im Ellenbogenhang, so dass der Oberarm des Therapeuten am rechten Os frontale des Patienten liegt. Der Therapeuten positioniert seine linke MCP 2 an der Lamina posterior Ci links. Er positioniert mit seinem rechten Arm den Kopf maximal nach dorsal vor. Am Atlas gibt er unter Betonung der linken Lamina posterior einen horizontalen Schub nach ventral. Limitiert wird der Schub durch hochzervikale Tonuserhöhung bzw. durch Druck am M. biceps brachii zum Os frontale.

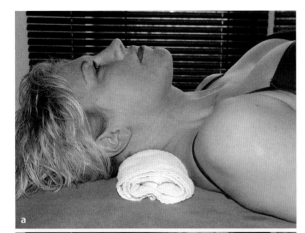

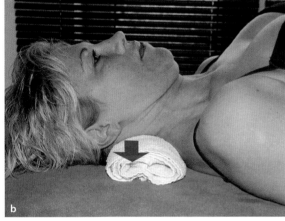

◨ Abb. 7.75a,b Symmetrische Inklinationsmobilisation C0–1 als Eigentraining. **a** ASTE, **b** ESTE

Anzahl und Dosierung. Rhythmisch 20-mal, statisch 30 sec bis 2 min, zum Schluss den Patienten in die freigemachte Richtung anspannen lassen (Inklination).

> Diese Technik eignet sich auch zur Derotation des Atlas (bei C1 lateralshift rechts und Rotation links).

7.15.9 Eigentraining zur Erhaltung des Range of Motion C0–1

- Symmetrische Inklinationsmobilisation C0–1 (◨ Abb. 7.75)

Der Patient legt sich in Rückenlage, die Lordose der HWS auf ein zusammengerolltes Handtuch. Durch Heranziehen des Kinns an den Hals das Handtuch mit der HWS herunterdrücken.

Anzahl und Dosierung. 31–40 Wiederholungen, 4–6 Serien, 30–60 sec Pause.

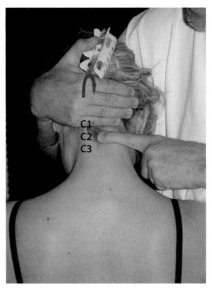

◨ Abb. 7.76 Inklinationseinstellung C0–2

7.15.10 Mobilisation C2–C1 bei fehlender biomechanischer Kompensation

Es folgt eine Übersicht zur Durchführung einer unilateralen Mobilisation im Segment C2–C1 rechts.

Anamnese. Der Patient berichtet von häufigen Kopfschmerzen und Schwindel. Basisuntersuchung: Der Therapeut stellt eine sub okzipitale Druckdolenz fest. Der Kopf des Patienten steht nicht derotiert, da der Patient die Fehlstellung kompensiert (Rotation mit Lateralflexion). In der aktiven Basistestung kann die Lateralflexion links nicht durch eine Rotation rechts ausgeglichen werden, die Nasenspitze zeigt in Richtung Lateralflexion. Der Alaria-Test ergibt aufgrund der fehlenden biomechanischen Kompensation einen weiterlaufenden Vorlauf links.

Ziel. Mobilisation C2–C1.

- Inklinationseinstellung C0–1 (◨ Abb. 7.76)

Ausführung. Der Therapeut umfasst den Kopf des Patienten mit seinem rechten Arm und seiner rechten Hand, palpiert mit seinem linken Zeigefinger den Dornfortsatz C2. Er führt eine Inklinationsbewegung aus, bis der Dornfortsatz C2 nach kranial zieht und fixiert diese Position.

Ziel. Arretierung C0–1.

- Lateralflexionseinstellung C0–2 links und Mobilisation C2 links (◨ Abb. 7.77)

Ausführung. Für die Einstellung der Lateralflexion C0–2 nach links und die Mobilisation des C2 nach links umfasst

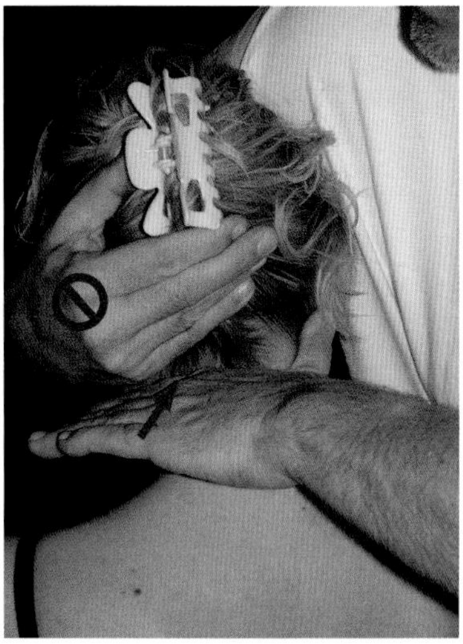

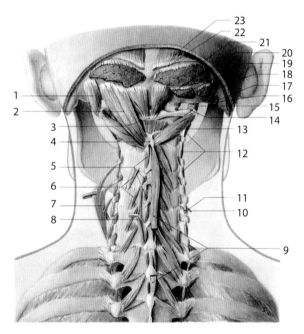

□ **Abb. 7.77** Einstellung in Lateralflexion C0–2 links und Mobilisation C2, links

□ **Abb. 7.78** Anatomische Orientierung: subokzipitale Muskulatur. (Aus v. Lanz u. Wachsmuth 1982).
1 M. obliquus capitis superior, **2** M. rectus capitis posterior major, **3** Tuberculum posterius atlantis, **4** Processus spinosus axis, **5** Mm. interspinales cervicis, **6** Mm. rotatores cervicis, **7** M. intertransversarius posterior cervicis longus (Var.), **8** M. interspinalis cervicis longus (Var.), **9** M. spinalis cervicis (teilweise entfernt), **10** R. dorsalis n. C6, **11** R. ventralis n. C6, **12** Mm. intertransversarii posteriores cervicis, **13** M. obliquus capitis inferior, **14** Processus transversus atlantis, **15** M. rectus capitis lateralis, **16** M. digastricus, venter posterior, **17** M. longissimus capitis, **18** M. obliquus capitis superior, **19** M. rectus capitis posterior major, **20** M. rectus capitis posterior minor, **21** M. semispinalis capitis, **22** M. trapezius, **23** Venter occipitalis m. occipitofrontalis

der Therapeut den Kopf des Patienten mit seinem rechten Arm und seiner rechten Hand. Er palpiert mit seinem linken Zeigefinger den Dornfortsatz C2 und führt eine Lateralflexion links aus, bis er die biomechanische Grenze erreicht. Das heißt der Druck am Dornfortsatz C2 links lässt wieder nach. Diese Rotationsvorposition fixiert der Therapeut. Danach umfasst er den Kopf des Patienten im Ellenbogenhang und moduliert seine rechte Hand mit der MCP 5 an den linken zervikokranialen Übergang des Os occipitale. Im Gabelgriff legt der Therapeut seine linke Hand horizontal auf den Axis, so dass die MCP 2 an der Lamina posterior C2 links anliegt. Unter Widerlagerung des Patientenschädels gibt der Therapeut unter Betonung von MCP 2 seiner linken Hand einen horizontalen Schub am C2 in Rotation.

Anzahl und Dosierung. Rhythmisch 20-mal, statisch 30 sec bis 2 min, zum Schluss den Patienten in die freigemachte Richtung anspannen lassen (Lateral-Flexion links) für eine biomechanische Zwangsrotation nach rechts. (□ Abb. 7.78)

7.16   Reha-Programm HWS

Im Mittelpunkt der Rehabilitation der HWS stehen überwiegend Patienten mit Bandscheibenläsionen und Instabilitäten. Voraussetzung ist die zeitliche Ansprache mit vorausgegangener Zentrierung der Bandscheibe sowie die lokal segmentale Stabilisation.

7.16.1 Kokontraktionstraining für die HWS mit Hantel (□ Abb. 7.79)

Anamnese. Bandscheibenläsion und Instabilitäten.

Ziele. Physiologische Ansprache der verletzten Bandscheibenstruktur ab dem 6. Tag. Erste Phase der Stabilisation umsetzen können.

ASTE. Der Patient steht. Er hält zwei z. B. 4-kg-Hanteln mit gestreckten Armen parallel am Körper.

ESTE. Der Patient bringt seine Schultern bei weiterhin anliegenden Armen in Elevation.

> Beim Kokontraktionstraining achten Therapeut und Patient darauf, dass die Spannung nach der Elevation im Schultergürtel vollkommen nachlässt, damit der Patient jede Wiederholung mit einer neuen Kokontraktion beginnt. Wenn eine Kokontraktion in der neutralen Haltung der HWS nicht möglich ist, wird

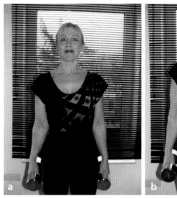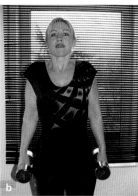

Abb. 7.79a,b Kokontraktionstraining für die HWS mit Hantel.
a ASTE, **b** ESTE

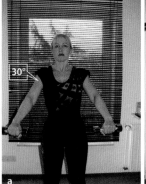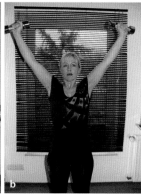

Abb. 7.80a,b Eindimensionales konzentrisches Training für die
HWS mit Hantel. **a** ASTE, **b** ESTE

in Extension vorpositioniert, um über die Rami
articularis eine Kokontraktion auszulösen. Trainiert
man nur eine Seite wird die Übung nur mit einer
Hantel (bzw. Theraband) an der zu trainierenden
Seite durchgeführt. Sollte sich der gewünschte
Trainingseffekt nicht einstellen, wird das Gewicht
deutlich erhöht (verstärkter Input) bei gleichzeitig
reduzierter Wiederholungszahl (mindestens 5-mal).

Anzahl und Dosierung. 21–30 Wiederholungen, Pause
60–90 sec, Tempo 1 – 0 – 1, 3–4 Serien.

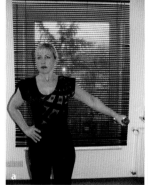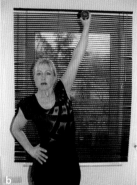

Abb. 7.81a,b Mehrdimensionales Konzentriktraining für die HWS
mit verstärkter rotatorischer Komponente. **a** ASTE, **b** ESTE

7.16.2 Konzentrisches Training

- Eindimensionales konzentrisches Training für
  die HWS mit Hantel (**Abb. 7.80**)

Anamnese. Bandscheibenläsion und Instabilitäten.

Ziele. Physiologische Ansprache der verletzten Bandscheibenstruktur 6.–16. Tag. Zweite Phase der Stabilisation
umsetzen können.

ASTE. Der Patient steht. Er hält zwei z. B. 2-kg-Hanteln
mit gestreckten Armen und Innenrotation und ca. 45° Abduktion im Schultergelenk.

❯ Bei der Armbewegung die Stellung der Cavitas
glenoidale berücksichtigen.

ESTE. Aus der beschriebenen Position hebt der Patient
seine gestreckten Arme gleichzeitig bis ca. 160° Flexion im
Schultergelenk. Am Ende der Bewegung nimmt der
Therapeut das Gewicht ab.

Anzahl und Dosierung. 21–30 Wiederholungen, Pause
60–90 sec, Tempo 1 – 0 – 1, 3–4 Serien.

- Mehrdimensionales konzentrisches Training für
  die HWS mit verstärkter rotatorischer Komponente
  (**Abb. 7.81**)

Anamnese. Bandscheibenläsion und Instabilitäten.

Ziele. Physiologische Ansprache der verletzten Bandscheibenstruktur, ab dem 16 Tag. Dritte Phase der Stabilisation umsetzen können.

ASTE. Der Patient steht. Der rechte Arm wird zur Stabilisation auf dem Beckenkamm widerlagert. Der Patient
greift eine 2-kg-Hantel und hält seinen linken Arm mit 30°
Abduktion und Extension im Schultergelenk.

ESTE. Der Patient bringt seinen linken gestreckten Arm in
Elevation. Am Ende der Bewegung nimmt der Therapeut
das Gewicht ab.

❯ Training für die rechten Mm. rotatores. Die Rotation
kann gemindert werden, durch vermehrte Flexion
im Schultergelenk.

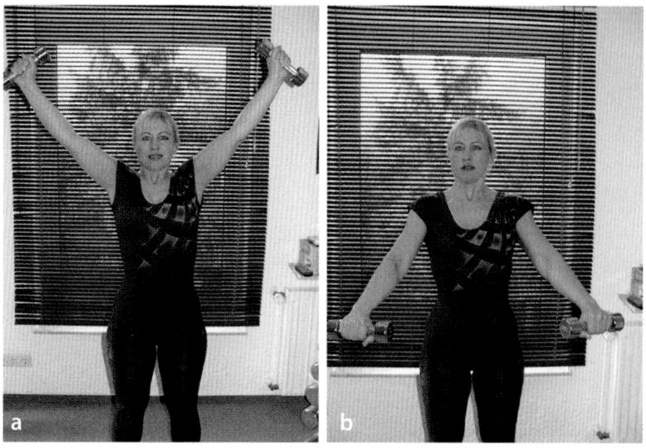

Abb. 7.82a,b Eindimensionales Exzentriktraining fur die HWS mit Hantel. **a** ASTE, **b** ESTE

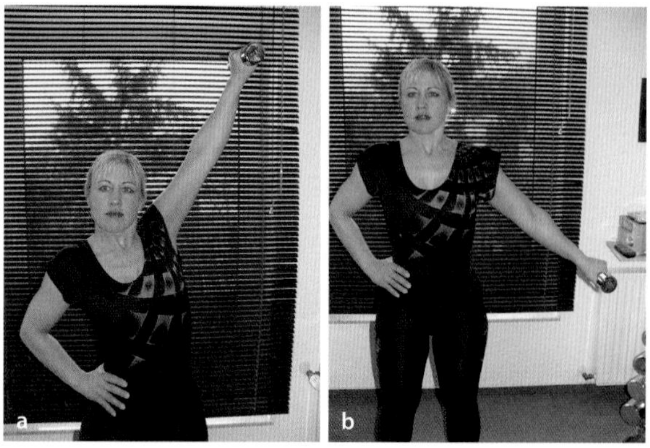

Abb. 7.83a,b Mehrdimensionales exzentrisches Training fur die HWS mit verstarkter rotatorischer Komponente. **a** ASTE, **b** ESTE

Anzahl und Dosierung. 21–30 Wiederholungen, Pause 60–90 sec, Tempo 1 - 0 - 1, 3–4 Serien.

7.16.3 Exzentrisches Training

- **Eindimensionales exzentrisches Training für die HWS mit Hantel (Abb. 7.82)**

Anamnese. Bandscheibenläsionen, Instabilitäten.

Ziele. Die rechten Mm. rotatores trainieren (ab 16. Tag).

ASTE. Der Patient steht. Er hält zwei z. B. 2-kg-Hanteln mit gestreckten Armen bei Innenrotation, 160° Flexion, 45° Abduktion.

ESTE. Aus der oben beschriebenen Position senkt der Patient gleichzeitig seine gestreckten Arme bis in ca. 45° Flexion (muskuläre Spannungsgrenze). Die anderen Positionen (Innenrotation und Abduktion) werden beibehalten. Der Weg zurück in die ASTE kann der Therapeut unterstützen.

Anzahl und Dosierung. 21–30 Wiederholungen, Pause 60–90 sec, Tempo 1 - 0 - 1, 3–4 Serien

- **Mehrdimensionales exzentrisches Training für die HWS mit verstärkter rotatorischer Komponente (Abb. 7.83)**

Anamnese. Bandscheibenläsion und Instabilitäten.

Ziel. Physiologische Ansprache der verletzten Bandscheibenstruktur, ab dem 21. Tag. Dritte Phase der Stabilisation umsetzen können.

ASTE. Der Patient steht. Der rechte Arm wird zur Stabilisation auf den Beckenkamm widerlagert. Der linke Arm befindet sich in 160° Abduktion/Extension im Schultergelenk. Der Patient hält eine 2-kg-Hantel.

Training für die rechten Mm. rotatores. Die Rotation kann gemindert werden, durch vermehrte Flexion im Schultergelenk.

ESTE. Der Patient senkt seinen linken gestreckten Arm bis ca. 45° Abduktion und Flexion ab.

Anzahl und Dosierung. 21–30 Wiederholungen, Pause 60–90 sec, Tempo 1 - 0 - 1, 3–4 Serien.

7.16.4 Konzentrisches Kokontraktionstraining für die HWS am Pull-up-Gerät (Abb. 7.84)

Ein Gerätetraining ist für die HWS ungeeignet, da es dem sehr differenzierten Reizverarbeitungssystem der Propriozeptoren nicht entspricht. Das Gerätetraining ist nur sinnvoll, wenn der Patient massive Koordinationsdefizite hat. Nur ein statisches Kokontraktionstraining kann in die Rehabilitation einbezogen werden.
Beim Kokontraktionstraining achten Therapeut und Patient darauf, dass die Spannung nach der Elevation im Schultergürtel vollkommen nachlässt, damit der Patient jede Wiederholung mit einer neuen Kokontraktion beginnt.

Anamnese. Bandscheibenläsionen, Instabilitäten.

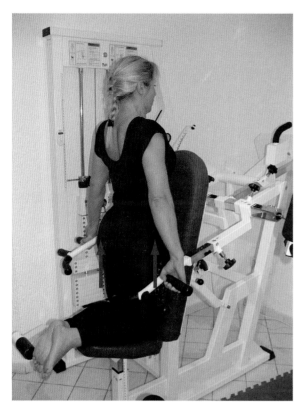

Abb. 7.84 Konzentrisches Kokontraktionstraining für die HWS am Pull-up-Gerät (Shruggs)

Ziel. Physiologische Ansprache der verletzten Bandscheibenstruktur ab dem 6. Tag bzw. der monosegmentalen Mm. rotatores breves. Erste Phase der Stabilisation umsetzen.

ASTE. Der Patient kniet auf dem Sitz des Pull-up-Geräts. Er hält die zwei Hebelarme mit den parallel am Körper gestreckten Armen.

ESTE. Der Patient bringt seine Schultern bei gestreckt anliegenden Armen in Elevation.

Anzahl und Dosierung. 21–30 Wiederholungen, Pause 60–90 sec, Tempo 1 – 0 – 1, 3–4 Serien.

Literatur

Lanz T von, Wachsmuth W (1982, 2003) Rücken (Praktische Anatomie, Bd 2, Teil 7). Springer, Berlin, Heidelberg
Tillmann B N (2005) Atlas der Anatomie. Springer, Berlin, Heidelberg

Manuelle Therapie und Rehabilitation der Lendenwirbelsäule

Uwe Streeck, Jürgen Focke, Claus Melzer, Jesko Streeck

U. Streeck et al., *Manuelle Therapie und komplexe Rehabilitation*,
DOI 10.1007/978-3-662-48803-4_8, © Springer-Verlag Berlin Heidelberg 2017

8.1   Einleitung

Das Gros der Patienten, die einen Manualtherapeuten konsultieren, sind solche, die unter Beschwerden einer statisch stark belasteten Lendenwirbelsäule leiden.

Als **Ursachen** der relativen Beschwerdeanfälligkeit können, neben der statischen Belastung der Bandscheiben, folgende weitere Kriterien erkennbar sein:

- Die Bandscheiben liegen auf Niveauhöhe der Spinalnerven und können diese direkt irritieren.
- Die in der LWS kreuzenden Muskelschlingen werden bei fehlendem ökonomischen Einsatz (z. B. bei Passgang, Entlordosierung) der Aufgabe einer »Verzurrung« der LWS und des ISG nicht mehr gerecht.
- Es besteht eine Dysbalance zwischen der Belastungsfähigkeit der Wirbelkörper und der Belastungsanforderung durch die Lendenwirbelsäulenmuskulatur.

■ Mögliche Pathomechanismen einer Bandscheibenproblematik

Flexionsbewegung mit Rotation. Eine Beugebewegung der LWS bedeutet das Verlassen des zentralen Platzes des Kerns mit einem starken dorsalen Kompressionsdruck in Richtung Rückenmark und Spinalnerven. Für eine gesunde Bandscheibe stellt dies kein Problem dar und kann durch sich ausrichtende Kollagenfasern kompensiert werden.

Kommt jedoch eine **zusätzliche axiale Belastung** hinzu, steigt die Gefahr einer Schädigung deutlich an. Folgt auf die axiale Belastung noch eine **Rotation**, ist die äußerste Belastung erreicht. Der Körper meldet das »drohende Unheil« über die Schmerzrezeptoren mit einem lokalen Schmerz (Lumbago) an.

Wird auf das **Signal des Körpers, den Schmerz**, nur mit der Einnahme zentraler Schmerzmittel reagiert, oder wird der Regenerationsprozess einer Bandscheibenläsion (Mikroeinrisse) durch die Einnahme von Antiphlogistika behindert, werden die körpereigenen Regulationsmechanismen aufgehoben. Es kommt zur Zerreißung des äußeren Rings der Bandscheibe mit Austritt des zähflüssigen Kerns (Nucleus pulposus).

Typisch für diesen Pathomechanismus sind die bei **Schreibtischarbeiten** eingenommenen Körperhaltungen. Bei diesen überwiegend passiven Tätigkeiten sind hauptsächlich die passiven Strukturen (Bänder, Kapsel, Bandscheiben) für die Stabilität verantwortlich. Wird der Körper ständig einer passiven Vorbeuge ausgesetzt und fehlen ihm ausgleichende Reize für Muskulatur und Knochenstruktur, kommt es zu einer Dehydrierung und Lockerung der Strukturen sowie zu einem Missverhältnis zwischen Muskelaktivität und Wirbelkörperfestigkeit. Ignoriert man die vermehrt auftretenden lumbalen Beschwerden, können schon kleinste Bewegungen, z. B. das Drehen, um Papier aus der Schublade zu nehmen, zu Bandscheibenverletzungen führen.

Fehlende exzentrische Kontraktionsfähigkeit. Eine weitere Ursache einer Bandscheibenproblematik ist die fehlende exzentrische Kontraktionsfähigkeit, d. h., der Patient kann sein physiologisches Bewegungsausmaß schlecht abbremsen bzw. es kommt durch einen fehlenden gleichmäßigen Gelenkschluss zu einer verstärkten angulären Bewegung, die in den pathophysiologischen Bereich abrutschen kann. Dieser Pathomechanismus ist die häufigste Grundlage der Verletzungsarten im Sport.

In den meisten Rückenschulen, Praxen für Physiotherapie und Fitness-Centern werden leider nur die konzentrische Kontraktionsform und Isometrie beübt; die exzentrische Kontraktionsform wird nicht oder nur wenig angesprochen.

Forcierte Konvergenz der kleinen Wirbelgelenke. Eine weitere Problematik der LWS ist die forcierte Konvergenz der kleinen Wirbelgelenke, die ihren höchsten Kompressionsdruck in Streckung erfahren. Ein Wirbelgelenk reagiert auf starken Kompressionsdruck sehr sensibel und zeigt dies über den Ramus dorsalis mit einem lokalen Schmerz an.

■ Physiotherapie

Für den Physiotherapeuten und speziell den Manualtherapeuten ist zu erkennen, ob einzelne Wirbelkörper selektiv eine zu große Beuge- oder Streckbewegung vollziehen müssen, aufgrund derer die Gefahr einer Schädigung hoch ist. Nur die Muskulatur zu kräftigen, ist unzureichend; ebenso unzureichend ist es, die Nachbargelenke zu manipulieren, um die arthrokinematische Bewegung im Sinne einer Bewegungsausmaßteilung zu erreichen. Dies kann schwerwiegende Folgen haben, da eine Bewegungslimitierung der Nachbargelenke vom Körper gewollt sein kann, um z. B. eine Bandscheibe zu schützen.

Präzise Befundung und effiziente Technik machen die Kunst einer LWS-Behandlung aus. Neurologische Reaktionsangaben sollten dem Therapeuten absolut vertraut sein.

Wichtige Kriterien **der Therapie** sind

- eine **optimale Dehnfähigkeit** der Wirbelsäulenmuskulatur, um sich beim Verlassen der zentralen Achse optimal anpassen zu können,
- eine **ausdauerfähige Rückenmuskulatur**, um den Anforderungen der täglichen Gebrauchs- und Arbeitsbewegungen gerecht werden zu können,
- eine **adäquate Kraft** der Rückenmuskulatur, um axiale Belastungen tolerieren zu können.

❯ Ein bedeutender Faktor ist, dass LWS-Beschwerden nicht mit »Krank sein« gleichzustellen sind. Rückenschmerzen sind ein Signal des Körpers, die den Betroffenen dahingehend lenken wollen, sich zu bewegen, um
- zum einen eine andere Sitzhaltung einzunehmen und
- zum anderen sich in eine entlastende Liegeposition zu bringen.

Das Ziel des Körpers ist es, die geschädigte Struktur selbst regenerieren zu können.

8.2   Anatomie der LWS

Die Lendenwirbelsäule (LWS) besteht aus 5 Lendenwirbelkörpern (LWK) und ist lordotisch geprägt. Die lordotische Prägung zeigt sich physiologisch vom 9. BWK bis zum 5. LWK.

❯ In der **biomechanischen Untersuchung** ist folgendes zu berücksichtigen:
- Der **LWK 4** steht am Übergang zwischen Lordose und Kyphose in einer neutralen Stellung.
- Der **LWK 5** steht ebenfalls neutral bzw. nicht selten kyphotisch.

■ Wirbelkörper der LWS

Die **Wirbelkörper** wie auch die Processus costales nehmen von kranial nach kaudal an Größe zu. Die Lendenwirbelkörper 1–4 sind nierenförmig, der LWK 5 ist eher keilförmig. Sie besitzen rudimentäre Rippenfortsätze und nur unterentwickelte Querfortsätze. Der Übergang zum Os sacrum markiert gleichzeitig den starken Übergang von der Lordose zur Sakralkyphose. Diese Abknickung wird am kranialen Aspekt des 1. Sakralwirbels als Promontorium bezeichnet und ist ein Orientierungspunkt für Beckenmessungen.

Die **Deck- und Endplatten** der LWK sind mit hyalinem Knorpel überzogen und stehen im Flüssigkeitsaustausch mit dem Nucleus pulposus. Kommt es zu einer Abnahme des Hyalinknorpels, verliert die Bandscheibe schneller und auch vermehrt Flüssigkeit. **Infolgedessen** können auftreten:
- Diskosen,
- Listhesen,
- Facettenarthrosen,
- sekundäre Bandscheibenschädigungen.

❯ Im Laufe des Tages verliert die Bandscheibe durch die Belastung so viel an Flüssigkeit, dass der **Mensch abends 1–2 cm kleiner ist als morgens,** wenn die Bandscheibe wieder hydriert ist.

■ Lendenlordose

Durch die Lage des Fötus im Mutterleib ist anfänglich nur die BWS in ihrer Kyphose passiv vorgeprägt, so dass beim Säugling noch keine Lordose der LWS besteht. Erst mit der Vertikalisierung und der Extension der Hüftgelenke kommt es zur Lordosebildung.

Die **Prägung der Lendenlordose** ist stark abhängig vom **Sitzverhalten** des Menschen und der **Kapselbandelastizität des Hüftgelenks**:
- Verkürzte dorsale Oberschenkelmuskeln und ständiges Sitzen verhindern die Flexionsbewegung des Beckens und damit die Lordosebildung der LWS.
- Verkürzte Hüftbeugemuskeln forcieren eine Betonung der Lordose und verursachen eine Abschwächung der Bauchmuskeln.

■ Entlastungshaltung für die LWS

An der Sitzposition des Patienten ist dessen unwillkürliche Entlastungshaltung für den Lendenwirbelsäulenbereich leicht erkennbar:
- Beim **Sitzen auf der Stuhlvorderkante** versucht der Patient, den auf der Bandscheibe lastenden axialen Druck zu reduzieren.
- Eine **gewollte Kyphosierung** im Sitzen, durch das Abstützen der Unterarme auf die Oberschenkel, ist ein Zeichen, dass einer Überbelastung der Facettengelenke entgegengewirkt wird.
- Eine **gewollte Lordosierung** soll die gestressten, stark gedehnten dorsalen Anteile der Facettengelenkkapseln entlasten.
- Eine **axiale Aufrichtung** soll ventral unter Stress geratene Facettengelenkkapselanteile entlasten.
- Das Überschlagen eines Beins über das andere kann eine passive Gegenrotation eines rotierten Lendenwirbels bedeuten.
- Sitzt der Patient mit **abgeschrägten Beinen** (Füße unter dem Stuhl) auf der vorderen Stuhlkante, kann dies ein Zeichen verkürzter Ischiokruralen sein. Der Patient versucht so eine Lordosierung zu erreichen.

■ Stellung der Wirbelkörper

Typisch für die LWK sind die prominenten horizontalen Processus spinosi und der hohe und breite Körperaufbau. Der LWK 3 ist der einzige Lendenwirbel, dessen Deck- und Endplatten horizontal stehen. Die Facettengelenke sind in Höhe des LWK 1 noch vertikal ausgerichtet und nehmen kontinuierlich in Richtung Frontalebene zu. Mit Zunahme der Gelenkstellung der LWS in die Frontalebene verändern sich auch die Limitierung der Rotations- und Lateralflexionsbewegung und die Führung der Extensions- und Flexionsbewegung.

> Die **größte rotatorische Beweglichkeit** lassen die planen Facettengelenke des 5. LWK zu, die fast frontal stehen.

Durch die Frontalstellung, den keilförmigen Wirbelkörperaufbau und die weite Gelenkkapsel zeigt der **LWK 5** die Tendenz zu einer Verlagerung nach ventral (Anterolisthese), die bei interartikulärer Spaltbildung durch den fehlenden ossären Halt noch weiter forciert wird. Diese relativ ungünstige Position des 5. LWK sichert der Körper durch **passive und aktive Stabilitätsstrukturen** ab.

Passive Stabilitätsstrukturen sind
- die Bänder (Ligg. iliolumbalia), die ein Gleiten des Wirbels nach ventral verhindern und
- die Fascia thoracolumbalis, die über große und kleine Muskeln dynamisiert wird und den lumbalen Bereich diagonal verzurrt.

Die aktive Absicherung des lumbosakralen Übergangs erfolgt durch
- die Mm. multifidi,
- den M. iliocostalis lumborum und
- das sakrospinale System.

■ Facettengelenke

Die Facettengelenke sind nur zu einem geringen Teil für die Belastungsaufnahme zuständig; sie haben hauptsächlich eine **arthrokinematische Funktion**. Die Facettengelenke können aufgrund ihrer ca. 45° inklinierten Sagittalstellung nicht viskoelastisch auf Vibrationen reagieren; diese müssen von der Bandscheibe kompensiert werden.

> Primär gibt die Bandscheibe die Bewegung in der LWS frei, so dass die **Rotation in der** LWS vor allem durch eine Bandscheibentorsion erlaubt wird. In den Facettengelenken ist lediglich eine **unilaterale Rotation** von 1° möglich.

In MRT-Aufnahmen (Magnetresonanztomographie) fällt auf, dass die **Facettengelenkflächen** bogen-/halbkreisförmig ausgerichtet sind, was zu einer Angulation am Ende der Extensions- und Flexionsbewegung führt. Diese Facettengelenkflächenform ist notwendig, um den verschiedenen osteo- und arthrokinematischen Ketten gerecht zu werden.

Die **unterschiedlichen Facettenformen** haben ein unterbrochenes und gestörtes Synovialgleiten zur Folge. Der Köper hat als **Kompensationsmechanismus** meniskoide Zotten und Fettkörper in der LWS eingelagert, um dem fehlenden Synovialgleiten zu begegnen. Bei einem Aufhebeln des Facettengelenks saugt sich durch Perforationen am oberen und unteren Teil der Membrana synovialis Fettgewebe in das Gelenk, das bei Extension wieder herausgepresst wird. Um die Fetteinlagen aufnehmen zu

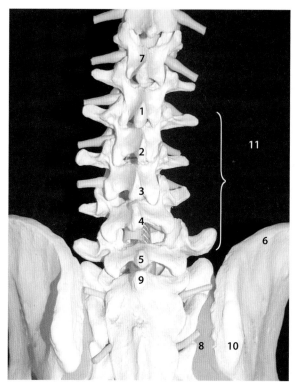

■ **Abb. 8.1** Anatomische schematische Orientierung der LWS aus dorsaler Sicht. **1** LWK 1, **2** LWK 2, **3** LWK 3, **4** LWK 4, **5** LWK 5, **6** Crista iliaca, **7** BWK 12, **8** ISG-Gelenkspalt, **9** S1, **10** SIPS, **11** Proc. Costales

können, kommen in der LWS meniskoide Falten vor, die bei Dehydrierung einklemmen können und das sog. »**Door bell sign**« verursachen, einen heftigen Schmerz, der fast zur Unbeweglichkeit führt.

> Die LWS reagiert auf Mobilitätsveränderungen der Hüfte oder des ISG kompensatorisch mit einer Seitneigung. Der dadurch entstehende Lendenwulst ist mit dem Rippenbuckel der BWS vergleichbar und stellt eine Torsion des Wirbelkörpers dar, die durch den Processus costalis die Rückenmuskulatur zur Rotationsseite verschiebt.

In den ■ Abb. 8.1, ■ Abb. 8.2 und ■ Abb. 8.3 werden topographische Orientierungspunkte zur Veranschaulichung dargestellt.

8.2.1 Bänder der LWS

Die Lendenwirbelsäule ist durch ein starkes Bandsystem verzurrt.

■ Lig. longitudinale anterius

Das Lig. longitudinale anterius zieht an der Ventralseite der Wirbelsäule abwärts. Es ist an den Wirbelkörpern fixiert.

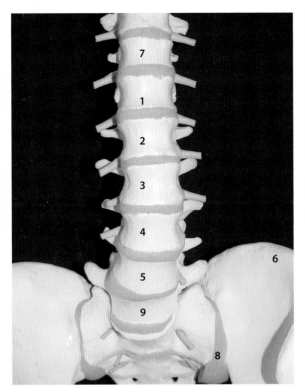

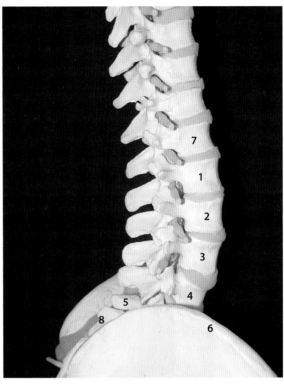

☐ **Abb. 8.2** Anatomische schematische Orientierung der LWS aus ventraler Sicht. **1** LWK 1, **2** LWK 2, **3** LWK 3, **4** LWK 4, **5** LWK 5, **6** Crista iliaca, **7** BWK 12, **8** ISG-Gelenkspalt, **9** S1

☐ **Abb. 8.3** Anatomische schematische Orientierung der LWS aus seitlicher Sicht. **1** LWK 1, **2** LWK 2, **3** LWK 3, **4** LWK 4, **5** LWK 5, **6** Crista iliaca, **7** BWK 12, **8** S1

▪ **Lig. longitudinale posterius**

Das Lig. longitudinale posterius ist ein stark nozizeptives Band, das mit den Bandscheiben in fester Verbindung steht. Es bildet eine Barriere zwischen Medulla spinalis und Bandscheibe.

▪ **Lig. flavum**

Das Lig. flavum verläuft zwischen den Laminae der Wirbelkörper und schließt den dorsalen Bereich des Spinalkanals ab. Es verstärkt die Gelenkkapseln und wird vom M. multifidus lumborum dynamisiert. Es gilt als ein passiver Synergist der Rückenstrecker und bildet die hintere Begrenzung der Foramina intervertebralia.

Das Band neigt aufgrund seiner **Wasserspeicherfähigkeit** zur Hydrierung, jedoch auch zur Dehydrierung:

▬ Bei **Dehydrierung** kann es zu vermehrten Einklemmungen der meniskoiden Gelenkzotten (»Door bell sign«) kommen.

▬ Bei **Hydrierung** (oft während der Menstruation) kann es zu einer Claudicatio intermittens spinalis bzw. Druckzunahme auf den Spinalnerven kommen.

❯ Bei einer **Claudicatio intermittens spinalis** (► Abschn. 8.5.9) gibt der Patient aufgrund der geforderten Extension und muskulären Exzentrik

Beschwerden beim Treppabgehen an. Die Processus spinosi sind durch interspinale Bänder verbunden, die bei starker Extension ein **Kissing spine**, Einklemmungsschmerzen (► Abschn. 8.5.11) verursachen können. Liegen die beiden Processus spinosi aufeinander, entstehen im Röntgenbild nachweisbare Veränderungen, **Morbus Baastrup** (► Abschn. 8.5.10) genannt.

▪ **Lig. supraspinale**

Dorsal wird die Wirbelsäule vom Lig. supraspinale abgeschlossen, einem relativ zarten Band, das die Dornfortsatzspitzen miteinander verbindet.

▪ **Ligg. iliolumbalia**

Die Ligg. iliolumbalia inferior und superior verstreben die Querfortsätze der Wirbelkörper mit dem Os sacrum und Os ilium und begrenzen die Seitneigung der LWS auf 8°.

❯ **Bänder schmerzen nur über Gefäße**, nicht über das Band selbst oder dessen Insertionen. Der **Grund** dafür ist, dass die Insertionen nicht mit Periost umhüllt sind und ein Band keine Nozizeptoren besitzt. Ein **Bandschmerz** entsteht durch anhaltende statische Belastungen, die Gefäßschmerzen erzeugen.

8.2.2 Nerven der LWS

Die Nerven der Lendenwirbelsäule setzen sich aus dem Plexus lumbalis (Thi2–L4) und Plexus sacralis (L4–S5) zusammen. Der **Plexus lumbalis** innerviert
- **sensibel** betont die ventrale Beinseite,
- **motorisch** die
  - Hüftflexoren,
  - Hüftadduktoren,
  - Knieflexoren,
  - Unterschenkel- und Fußmuskeln.

- **Plexus sacralis**

Der Plexus sacralis wird in ▸ Abschn. 10.2.5 (Nerven des Beckens) eingehender beschrieben.

- **Plexus lumbalis**

Der Plexus lumbalis teilt sich in den Ramus ventralis und Ramus dorsalis auf. Der Ramus ventralis von L4 ist mit dem Ramus ventralis von L5 über den Truncus lumbosacralis superior verbunden. Aufgrund ihrer topographischen Anlage trennen die Mm. rotatores den Ramus ventralis vom Ramus dorsalis.

Eine **unphysiologische Rotation**, z. B. eine Derotation nach links, hat aufgrund der topographischen Lage der Rami ventralis et dorsalis zur Folge, dass der Ramus ventralis der rechten Seite und der Ramus dorsalis der heterolateralen Seite unter Zug geraten.

> ❶ Cave
> Durch eine erzeugte Rotation beim Lasègue-Test kann eine konsensuelle positive Reaktion auftreten. Dies nennt man einen gekreuzten Lasègue.

Der Plexus lumbalis zeigt Varianten:
- den **präfixierten Plexus**, der sich aus den Segmenten Th11–L3 rekrutiert,
- den **postfixierten Plexus**, der sich aus den Segmenten Li–L5 rekrutiert.

- **Motorische und sensible Nerven des Plexus lumbalis**
- ■ ■ **Aus Th12 entstammen:**
- der motorische N. subcostalis mit Innervation des M. quadratus lumborum und der Interkostalmuskulatur sowie der N. iliohypogastricus mit Innervation der Bauchmuskeln;
- der sensible N. iliohypogastrics mit Versorgung der Hüft-Symphysen-Region.

- ■ ■ **Aus L1 entstammen:**
- der motorische N. femoralis mit Innervation der Mm. quadratus lumborum und sartorius;
- der sensible N. ilioinguinalis mit Innervation ventrallateral des Skrotums/der Labiae sowie der Darminnenhaut und die Nn. clunium superiores mit Hautinnervation des oberen Anteils des M. gluteus maximus.

- ■ ■ **Aus L2 entstammen:**
- der motorische N. femoralis mit Innervation des M. iliopsoas und der N. genitofemoralis mit Innervation der Bauchmuskeln, des M. cremaster und zur Vorspannung der Linea alba über den M. pyramidalis;
- der sensible N. genitofemoralis mit Innervation der Genitalien/After und die Nn. clunium superiores mit Versorgung der Haut im Bereich des M. gluteus maximus.

- ■ ■ **Aus L3 entstammen:**
- der motorische N. femoralis mit Innervation des M. quadriceps;
- die sensiblen Nn. clunium superiores und N. saphenus.

- ■ ■ **Aus L4 entstammen:**
- der motorische N. obturatorius mit Innervation der Adduktorenmuskulatur, M. Tibialis anterior.
- der sensible N. obturatorius mit Innervation der Kreuzbänder, des Lig. collaterale mediale und der medialen Hüft- und Kniegelenkkapsel.

- ■ ■ **Aus L5 entstammen:**
- der motorische N. gluteus superior mit Innervation der Mm. gluteus medius et minimus, M. tensor fasciae latae, M. extensor hallucis longus.

- **Sympathikus**

In der Lumbalregion zeigt sich der Sympathikus über den Truncus sympathicus mit 3–4 Lumbalganglien.

Seine **Hauptaufgaben** bestehen in
- der Schweißbildung,
- der Regulation des Temperaturhaushalts und der Durchblutung,
- der Meldung über Dehnzustand und Verletzungen eines Organs.

Die Schmerzfasern aus Organen und Gefäßen ziehen in die Radix dorsalis des Hinterhorns und können über die Rami interganglorum mit anderen Segmenten korrespondieren.

8.2.3 Die Muskulatur der Lendenwirbelsäule

Die Fähigkeit des Therapeuten besteht darin, die autochthonen kleinen Rückenmuskeln selektiv anzusprechen, sie auf ihre Aufgabe vorzubereiten und ein tertiäres Training einzuleiten.

Die selektive Ansprache richtet sich an die Muskeln
- Mm. rotatores, brevis longus und
- Mm. multifidi

- **Schwerpunkte der Rehabilitation der autochthonen kleinen Rückenmuskeln**

Lokalsegmentale Behandlung. Zu Beginn der Behandlung ist aufgrund etwaig bestehender monosegmentaler Dekonditionierungen eine lokalsegmentale Ansprache dieser Muskeln unausweichlich, um das betroffene Segment wieder in die kinematische Kette einzugliedern.

Die lokalsegmentale Behandlung kann für den Patienten demoralisierend sein, da der Körper ständig versucht, über seine großen Muskeln die Schwächen der autochthonen kleinen Rückenmuskeln zu kompensieren und der Patient vom Therapeuten eine ständige Korrektur und Berichtigung erfährt. Sie ist jedoch die **Basis für jede weitere Rehabilitationsphase**.

Anregung der Rotation. Die Rotation wird entsprechend der biomechanischen Koppelung mit freiem Gewicht (Lang- und Kurzhantel) ausgeführt.

- **Dorsale Muskulatur**

Die großen dorsalen Muskeln wie der
- M. latissimus dorsi,
- M. quadratus lumborum,
- M. gluteus maximus

werden manualtherapeutisch bei einer Instabilität des ISG berücksichtigt: Beim Down-/Up slip des Os ilium (Kap. 10.10.3, Abb. 10.23 und 10.24) zur Fixierung des Sakrums in Kontranutation. Das ISG wird nicht von kleinen Muskeln fixiert und eine Anregung des M. piriformis ist oft mit Komplikationen verbunden.

- **Ventrale Muskulatur**

Die ventrale Muskulatur (Bauchmuskulatur) ist in ▶ Abschn. 5.1.1 (Muskulatur der BWS) beschrieben.

Ergänzend möchten wir auf muskelfreie Bereiche der Bauchmuskulatur hinweisen, die Schwachstellen darstellen. Diese Schwachstellen neigen bei intraabdominaler Drucksteigerung zu Bruchpforten und zu Hernien. In diesem Kapitel ist die Leistenhernie (Hernia inguinalis) näher beschrieben (weitere Hernienarten ▶ Abschn. 10.5, Krankheitsbilder der Hüfte).

- **Leistenkanal**

Medial und kranial des Leistenbands, in Höhe des Tuberculum pubicum, befindet sich der Leistenkanal (Canalis inguinalis), eine Öffnung in der vorderen Bauchwand von 4–5 cm Länge und einem Durchmesser von 2–3 cm beim Mann und 1 cm bei der Frau, mit einer inneren Pforte (Anulus inguinalis profundus) und einer äußeren Pforte (Anulus inguinalis superficialis). Der Leistenkanal bildet die Führungsrinne für den Samenstrang des Mannes und das Lig. teres uteri der Frau.

Durch den Leistenkanal ziehen
- M. cremaster,
- Ramus genitalis n. genitofemoralis,
- Funiculus spermaticus bzw. Lig. teres uteri,
- Gefäße und
- Lig. teres uteri.

8.2.4 Gefäße der LWS

- **A. radicularis magna**

Der thorakolumbale Übergang bezieht seine arterielle Versorgung primär aus der A. radicularis magna (Adamkiewicz-Arterie), die wiederum aus der linksseitigen Interkostalarterie versorgt wird.

8.3 Anatomische Gesetzmäßigkeiten der LWS

Jede Form der Mobilitätsstörung in Hüft- und Iliosakralgelenk wirkt sich auf die LWS aus: Sie reagiert mit einer Zu- bzw. Abnahme der Facettengelenkbeweglichkeit.

Die gekoppelten und kombinierten Bewegungen der LWS (siehe Übersicht) sind Kombinationsbewegungen aus Rotation und Lateralflexion, die jedoch den pathologischen Einflüssen entsprechend in Ausmaß und Richtung verändert sein können.

> ❯ Der bei einer gekoppelten LWS-Einstellung entstehende Bewegungsstopp ist kapsulär/ligamentär bedingt. Gekoppelte Bewegungen sind biomechanische Zwangsbewegungen.
> Der bei einer kombinierten LWS-Einstellung entstehende Bewegungsstopp ist ossär bedingt.

Übersicht: Gekoppelte und kombinierte Bewegungen

Gekoppelte Bewegungen:
- Extension – Lateralflexion rechts – Rotation links.
- Extension – Lateralflexion links – Rotation rechts.
- Flexion – Lateralflexion rechts – Rotation rechts.
- Flexion – Lateralflexion links – Rotation links.

Kombinierte Bewegungen:
- Extension – Lateralflexion rechts – Rotation rechts.
- Extension – Lateralflexion links – Rotation links.
- Flexion – Lateralflexion rechts – Rotation links.
- Flexion – Lateralflexion links – Rotation rechts.

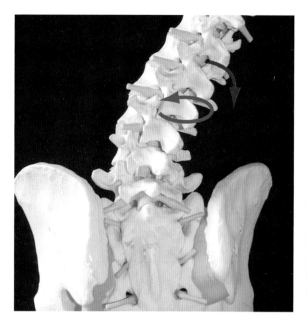

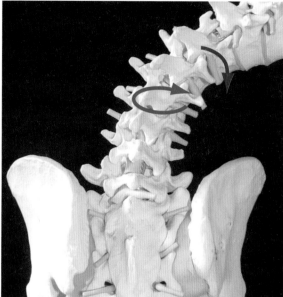

◨ **Abb. 8.4** Gekoppelte Bewegung der LWS in physiologischer Stellung bzw. Extension. **Roter Pfeil**: Lateralflexion nach rechts. **Blauer Pfeil**: Rotation nach links

◨ **Abb. 8.5** Gekoppelte Bewegung der LWS in Flexion. Gleichsinnige Lateralflexion und Rotation der gesamten Lendenwirbelsäule. **Roter Pfeil**: Lateralflexion nach rechts. **Blauer Pfeil**: Rotation nach rechts

Ruheposition (»maximally loose-packed position«). Die Ruheposition für die LWS ist in 70° Hüftflexion erreicht.

Verriegelungsstellung (»maximally close-packed position«). Verriegelungsstellungen sind alle kombinierten Diagonalen.

8.4 Biomechanische Bewegungen der LWS

Palpationen am Patienten bestätigten den Autoren die Regel der gekoppelten Bewegungen. Steht ein Wirbelsäulenabschnitt in physiologischer Stellung oder wird diese betont, entstehen gekoppelte Bewegungsabläufe zwischen axialer Rotation und translatorischer Lateralflexion.

❯ In physiologischer Stellung oder Extensionsposition der LWS ist die Lateralflexionsbewegung gegensinnig mit der Rotationsbewegung gekoppelt (◨ Abb. 8.4).
  Zu beachten ist die Lordoseprägung:
  ▬ LWK 4 steht meist in neutraler Stellung,
  ▬ LWK 5 steht nicht selten in kyphotischer Stellung.

  In der Flexionsposition ist die Lateralflexionsbewegung gleichsinnig mit der Rotationsbewegung gekoppelt und bildet mit BWS und HWS biomechanisch eine gleichsinnige Einheit (◨ Abb. 8.5).

Veränderungen sind mit einer selektiven Aufhebung der physiologischen Stellung eines Wirbelkörpers (z. B. Listhese) oder des gesamten Wirbelsäulenabschnitts (z. B. Sitzkyphose, Gibbus) verbunden.

Die ◨ Abb. 8.4 zeigt die gekoppelte Bewegung der LWS in physiologischer Stellung bzw. Extension: Gegensinnige Lateralflexion und Rotation der gesamten Lendenwirbelsäule.

❯ Die gekoppelte Bewegung verläuft bis Th8, in seltenen Fällen bis Th4.
  Typische visuelle Zeichen einer Koppelung der LWS bis Th4 sind:
  ▬ eine verminderte zervikothorakale Rotationsfähigkeit und
  ▬ eine extendierte BWS-Stellung.

8.5 Krankheitsbilder der LWS

8.5.1 Sakralisation

Kommt es zu einer bi- oder hemilateralen Verschmelzung des 5. LWK mit dem Os sacrum, spricht man von der Sakralisation eines Lendenwirbels.

8.5.2 Mega Costari L5

Nicht selten erkennt man auf dem Röntgenbild vergrößerte Processus costales, die zu einer Einengung des letzten lumbalen Spinalnerven führen.

8.5.3 Arthrose der LWS

Degenerative Veränderungen der LWS machen ca. 70 % der Wirbelsäulenbeschwerden aus. Die Schmerzsymptomatik zeigt sich unterschiedlich, abhängig davon, ob der Ramus ventralis oder dorsalis gereizt wird.

8.5.4 Lumbalisation

Kommt es zu einer kompletten bzw. inkompletten Trennung des ersten Sakralwirbels vom Os sacrum, spricht man von der Ausbildung eines 6. LWK.

8.5.5 Spina bifida occulta

Angeborene harmlose Wirbelbogenspaltbildung ohne Beteiligung nervaler Strukturen, meist im lumbosakralen Übergang L5/S1. Es kann zu Verwachsungen und damit verbundenen Irritationen der Medulla spinalis in Höhe der Spina bifida kommen.

8.5.6 Spondylolyse/Spondylolisthesis

Unter Spondylolyse verstehen wir eine interartikuläre Spaltbildung. Die Folge davon ist das Abgleiten des Wirbels nach ventral, die Spondylolisthesis. Betroffen sind ca. 5,7 % der Bevölkerung. Bei 80 % der Fälle findet sich ein Gleiten des LWK 5 auf S1, bei 15 % ein Gleiten des LWK 4 auf LWK 5.

Ursache ist ein fehlender Bogenschluss (Interartikularportion) mit einer Ventralbewegung des Wirbels auf dem kaudalen Partnerwirbel. Das Wirbelgleiten wird nach Meyerding I–IV eingeteilt (siehe Übersicht). Fast immer werden beidseitige Beschwerden beim Heben, Bücken, Stehen beklagt. Im Liegen tritt meist Beschwerdefreiheit ein.

Leistungssportler, die Hyperextensionsbelastungen ausgesetzt sind, sind häufig betroffen. Bei Speerwerfern beträgt die Häufigkeit 50 %, bei Judokas 25 %, bei Kunstturnern 25 %.

> **Übersicht: Einteilung der Spondylolisthesis nach Meyerding**
>
> Der Gleitvorgang wird in vier Schweregradstufen eingeteilt:
>
> - Meyerding I: bis 25 % Wirbelgleiten,
> - Meyerding II: bis 50 % Wirbelgleiten,
> - Meyerding III: bis 75 % Wirbelgleiten,
> - Meyerding IV: bis 100 % Wirbelgleiten (Spondyloptose).
>
> Die Einteilung beschreibt, wie weit sich die Hinterkante des Gleitwirbels auf der Gleitfläche des darunterliegenden Wirbels nach ventral verlagert hat.

8.5.7 Morbus Scheuermann

Der Morbus Scheuermann ist eine Entwicklungsstörung der Wirbelsäule, die im jugendlichen Alter auftritt. Es kommt zu Einbrüchen der Deck- und Endplatten mit der Bildung Schmorl‹scher Knötchen, die zu Instabilitäten der betroffenen Wirbelsäulenabschnitte führen können.

8.5.8 Hyperlordose/»Hohlkreuz«

Das »Hohlkreuz« ist mit einer Flexionsstellung des Beckens verbunden. Fixierende Muskeln wie die Mm. quadratus lumborum und gluteus maximus geraten unter Verspannung und können ihr Steady state (Blutfließgleichgewicht) nicht oder nur unzureichend aufrechterhalten. Außerdem ist ein Morbus Baastrup möglich.

8.5.9 Degenerative Spinalkanalstenose (Claudicatio spinalis intermittens)

Durch Hydration des Lig. flavum oder durch spondylophytäre Anbauten an den Facettengelenken bzw. Spondylophyten am Wirbelkörper kann es zur Einengung des Spinalkanals und Irritation des Rückenmarks kommen.

8.5.10 Morbus Baastrup

Ossärer Kontakt der Processus spinosi durch Höhenminderung eines Bewegungssegments, der im Röntgenbild nachweisbar ist.

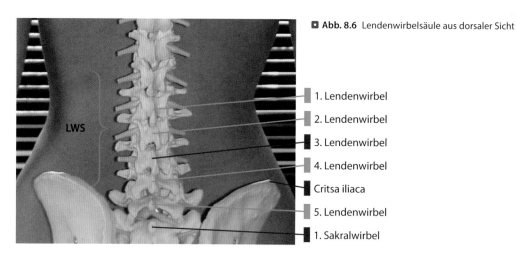

Abb. 8.6 Lendenwirbelsäule aus dorsaler Sicht

1. Lendenwirbel
2. Lendenwirbel
3. Lendenwirbel
4. Lendenwirbel
Critsa iliaca
5. Lendenwirbel
1. Sakralwirbel

8.5.11 Kissing spine

Kontakt der Processus spinosi durch häufige extendieren-de Tätigkeiten mit Quetschung der Weichteilstrukturen, der im Röntgenbild nicht nachweisbar ist.

8.5.12 Morbus Forestier

Der Morbus Forestier ist eine ausgedehnte degenerative ossäre Spangenbildung zwischen den Wirbelkörpern. Das Krankheitsbild tritt bei Stoffwechselerkrankungen auf und ist eine Sonderform des Morbus Bechterew.

8.5.13 Listhesen

Listhesen entstehen aufgrund einer Diskose der Band-scheibe. Je nach Neigung von S1 entsteht ein Gleiten nach ventral (Anterolisthese) oder nach dorsal (Retrolisthese). In der Praxis sind Anterolisthesen wesentlich häufiger.

8.6   Oberflächenanatomie der LWS

In der ◨ Abb. 8.6 sind topographische Orientierungspunk-te dargestellt. In der folgenden Übersicht sind die Papa-tionsausgangspunkte zur topographischen Orientierung der LWS zusammengefasst.

> **Übersicht: Palpationsausgangspunkte zur topographischen Orientierung der LWS**
> ▬ **Brustwirbelkörper Th12.** Um diesen Wirbel topographisch zu erfassen, palpiert man entweder

über die 12. Rippe zur Wirbelsäule hin oder von L5 ausgehend aufwärts. Der Dornfortsatz des Th12 unterscheidet sich von denen der Lendenwirbel-körper durch seine rundliche Form.
▬ **Lendenwirbelkörper L4.** L4 liegt in Höhe der Crista iliaca.
▬ **Lendewirbelkörper L5.** L5 ist anhand seiner Vertiefung und der kaudalen Knochenkante des Os sacrum palpierbar.

8.7   Anamnese, Inspektion, Palpation

8.7.1   Anamnese

Im Eingangsbefund lässt der Therapeut den Patienten sei-ne Problematik schildern und stellt ihm weitere ergänzen-de Fragen.

Darüber hinaus sind folgende **Grundfragen** wichtig:
▬ Seit wann, wo und wie zeigt sich das Beschwerdebild? Die Beschreibung des Patienten liefert Informationen über Zeitraum, Ort und Art der Beschwerden.
▬ Gab es außergewöhnliche Belastungen in vorpositio-nierter Flexions- oder Extensionsposition?
▬ Bestehen gynäkologische, urologische oder internis-tische Probleme? Eine internistische Abklärung ist wichtig.
▬ Welche Therapien sind bisher erfolgt? Und mit welchem Erfolg?
▬ Welche Medikamente werden eingenommen?
▬ Gab es eine radiologische Abklärung?
▬ Bestehen Empfindlichkeiten bei Wetterwechsel, Zugluft, Stress, vor oder während der Menstruation? Rückenschmerzen können aufgrund dieser Empfind-

◨ Tab. 8.1 Anamnestische Angaben des Patienten mit möglichen groben Befundungsinterpretationen einer LWS-Problematik

Angaben des Patienten	Mögliche Interpretationen
Patient gibt sensibles Dermatom an	V.a. radikuläre Problematik von L1/L2/L3/L4/L5
Patient gibt Beschwerden im Bereich der Genitalien an (Spermatikus- und Teres-uteri-Neuralgie), teilweise mit Ausstrahlungen in die mediale Knieseite	V.a. Irritation des Ramus genitalis n. genitofemoralis. *Die Irritation im Kniebereich wird durch eine Verbindung zwischen N. genitofemoralis und N. femoris cutaneus anterior verursacht; betroffen sind 25 % der Bevölkerung* Ramus art. N. obturatorius
Patient zeigt sich entlordosiert und hat starke Schmerzen	V.a. Bandscheibenvorfall
Patient gibt nach Autofahrten Beschwerden im Bereich des Tuber ischiadicum an	V.a. Irritation des N. cutaneus femoris posterior. *Der Nerv gerät beim Autofahren betont im dorsalen Hüftbereich unter neurogene Dehnung.* Kompression des N. perforans am Lig. Sacrotuberale
Patient gibt morgendliche Rückenschmerzen an, die nach ca. 30 min langsam nachlassen, jedoch abends wieder auftreten	V.a. Nierenleiden, Instabilität
Patient zeigt beim Lasègue-Test eine heterolaterale Reaktion	V.a. Irritation des Ramus ventralis bei rotiertem Wirbelkörper. *Die Mm. rotatores trennen den Ramus ventralis vom Ramus dorsalis und dieser kann bei Rotation aufgrund seines ventralen bzw. dorsalen Verlaufs unter Zugreiz geraten.* Instabilität von L5 (gekreuzter Lasègue)
Patient gibt einseitigen Leistenschmerz an, der sich durch Aktivität der Bauchmuskulatur oder der Adduktoren verstärkt	V.a. Hernia inguinalis (Leistenhernie) mit Bruchpforte/Inhalt im Foramen inguinale superficialis. »weiche Leiste« (▸ Abb. 10.27, Exkurs)
Patient gibt beim Joggen auf naturgewachsenem Boden Beschwerden im hinteren Gesäßfaltenbereich an, die sich in den hinteren Oberschenkelbereich fortsetzen können	V.a. Asymmetrie der ISG-Bewegungen mit Auswirkung auf die Spannung des Lig. sacrotuberale und des dort inserierenden M. biceps femoris c.l.
Patient klagt über kranial-dorsale Darmbeinkammschmerzen	V.a. Kompressionsneuropathie der Nn. clunium superiores, Läsion der indirekten Insertion der Aponeurosis fasciae glutea
Patient gibt bei abdominalem Druckaufbau durch z. B. Husten, Niesen, Pressen ischialgische Beschwerden an	V.a. pathologische Erweiterung der V. azygos mit versorgenden epiduralen Ästen und Einengung des Foramen intervertebrale, Bandscheibenläsion
Patient gibt beim Lasègue-Test über 30° Hüftflexion Beschwerden an, ohne signifikante Hinweise auf eine Bandscheibenproblematik	V.a. viszerale Sensibilisierung (z. B. Nierenptose oder Irritation des Dickdarms), Leistenhernie
Patient gibt Beschwerden bei kombinierten Einstellungen an, betont in Extension	V.a. Facettengelenkarthrose
Patient gibt auftretende Beschwerden bei Beugung der Wirbelsäule an	V.a. Kompressionsdruck der Bandscheibe auf das Lig. longitudinale posterius, aktivierte Arthrose bzw. Arthritis der Facettengelenke der LWS, Instabilität mit Exzentrikverlust
Patient gibt auftretende Beschwerden bei Streckung der Wirbelsäule an	V.a. Claudicatio intermittens spinalis, Arthrose der LWS-Facettengelenke, Morbus Baastrup, Kissing spine
Patient zeigt eine Schonhaltung in Lateralflexion von der Seite der Beschwerden weg	V.a. Bandscheibe übt kranialen Druck auf den Spinalnerven aus. *Entlastungsverhalten für das heterolaterale Foramen intervertebrale.* Facettengelenkarthrose heterolateral, Osteophyt im Foramen intervertebrale
Patient zeigt eine Schonhaltung in Lateralflexion zur Seite der Beschwerden hin	V.a. Bandscheibe übt kaudalen Druck auf den Spinalnerven aus. *Entlastungsverhalten für das heterolaterale Foramen intervertebrale.* Facettengelenkarthritis homolateral
Patient gibt im Tagesablauf eine kontinuierliche Zunahme von Rückenschmerzen an, die in Ruhe nachlassen. Wechselnde dynamische Tätigkeiten werden als angenehm empfunden, statische als beschwerdeauslösend	V.a. Überlastungsschmerz bei vorhandener Hypermobilität/Instabilität

◻ Tab. 8.1 Anamnestische Angaben des Patienten mit möglichen groben Befundungsinterpretationen einer LWS-Problematik

Angaben des Patienten	Mögliche Interpretationen
Patient im 6. Lebensdezennium gibt Beschwerden im Bereich der Leisten, des Unterbauchs, der unteren Rippen und der Rückenstreckmuskulatur an sowie eine rasche Ermüdung der LWS	V.a. Osteoporose der LWS
Patient gibt Muskelschmerzen an, die in der Schulter bzw. HWS beginnen und bis in die LWS ziehen	V.a. Nozizeption sensibler Endigungen. *Diese wird im Muskel mehrsegmental beantwortet, da der Körper nicht muskulär-selektiv, sondern in Muskelketten antwortet.* Sympatikotonie, Irritation der Dura mater, Hypomobilität
Patient gibt Leistenschmerzen, Brenngefühl, Hüfteberschwäche an, die beim Heben des Beins und bei Ansprache der Bauchmuskulatur forciert werden	V.a. direkte Leistenhernie, »weiche Leiste«

lichkeiten durch vegetative Störungen hervorgerufen werden.

In ◻ Tab. 8.1 sind häufige anamnestische Angaben der Patienten mit LWS-Problematik und groben Interpretationsmöglichkeiten für den Befund zusammengefasst.

8.7.2 Inspektion

Schon während des Gesprächs achtet der Therapeut auf die Bewegungsamplitude des Patienten mit etwaigen Deviationen/Deflektionen. Während der Inspektion sollte der Therapeut die Anamnese mit der Befundung der Inspektion koordinieren. Daraus ergeben sich für den Manualtherapeuten schon erste Interpretationen über das Bestehen einer Instabilität oder Hypomobilität. Eine Beurteilung ohne **Inspektion des Beckens** und der Hüfte sollte aufgrund des funktionellen Zusammenspiels nicht fehlen. Die Inspektion der LWS beinhaltet auch die **Inspektion des Gangbilds**.

Weitere zu beachtende **Inspektionskriterien** sind
- skoliotische Veränderungen/Kurvatur,
- Muskeltonus (Atrophie, Hypertrophie),
- Narben,
- Schweißbildung,
- Hautfärbung (Bläue, Blässe, Rötung),
- Schwellungen.

8.7.3 Palpation

Bei der Palpation werden **folgende Kriterien** im Seitenvergleich geprüft:
- Konsistenzunterschiede bei Schwellungen,
- Hauttemperatur,
- Tonus,
- abnormale ossäre Strukturen,
- Prominenz der Dornfortsätze,
- Schweißsekretion,
- Konsistenz der Muskulatur.

> ⊙ Die **Schmerzpalpation** sollte erst nach der Basisuntersuchung erfolgen.

8.7.4 Sicherheit/Kontraindikationen

Nach Anamnese, Inspektion und Palpation erfolgt ein Resümee mit Einschätzung von Sicherheit und Kontraindikationen.

Ausgeschlossen werden müssen:
- Systemerkrankungen (Rheuma, Morbus Bechterew, Psoriasis),
- Tumoren,
- entzündliche Prozesse,
- Frakturen
- Bandläsionen.

> ⊙ Vorgehensweise bei der **Interpretation** des Befundes:
> – Kontraindikationen einschätzen.
> – Diagnosemöglichkeiten einengen.
> – Strategie entwickeln: Weiter mit Basisuntersuchung oder erneute Kommunikation mit dem Arzt.

8.8 Basisuntersuchung der Lendenwirbelsäule

In der Basisuntersuchung zeigen sich lokal- oder mehrsegmentale kapsuläre Einschränkungen durch sog. »Breakpoints«.

»Breakpoints« sind Bruchpunkte innerhalb einer Kurvaturprägung und geben bei lokalsegmentaler Darstellung einen Hinweis auf Blockierungen. Bei mehrsegmentaler Abkippung oberhalb des »Breakpoints« handelt es sich häufig um skoliotisch rotierte Wirbelsäulenabschnitte.

Im Allgemeinen zeigen sich in der aktiven und passiven Basisuntersuchung **Hinweise auf ein arthrokinematisches Problem**. In der Widerstandstestung testen wir die primäre Rotation bzw. die Kennmuskeln, um Informationen über die **dynamisch-rotatorische Stabilität** und über Bandscheibenläsionen zu bekommen. **Kapsuläre Einschränkungen** können nur aus dem Gleitverhalten bzw. aus der Resistenz eines vorgegebenen Kapselmusters des Gelenks interpretiert werden.

8.8.1 Differenzialdiagnostischer Check-up

Der einleitende differenzialdiagnostische Check-up soll zu Beginn einer zielgerichteten Untersuchung eine Mitbeteiligung der umliegenden Strukturen abklären.

Folgende **Check-ups** sind für die Lendenwirbelsäule relevant:
- Schnelltestung für den Listhesen-Differenzierungstest LWS/ISG,
- viszeraler Check-up,
- Osteoporose-Test,
- aktive Testung für Becken und Hüfte.

❶ Cave
Patienten, die **Kortisonpräparate** einnehmen, geht die Elastizität der Gefäße verloren. Es kann zur Lockerung der Bänder und zu Gefäßschädigungs-/rupturen kommen. Patienten, die **Schmerzmittel** einnehmen, können keine präzisen Schmerzangaben machen.

8.8.2 Check-up bei Listheseverdacht

In der folgenden Übersicht sind die Befunde zusammengefasst, die den Verdacht auf eine Listhese ergeben.

Übersicht: Befunde bei Listheseverdacht
- Listhesepatienten sind **therapieresistent gegen Antirheumatika** und reagieren auf Antiphlogistika nur bedingt mit Schmerzlinderung.
- **Wärmeanwendungen** sind den Patienten meist unangenehm.

- **Lang andauernde statische Tätigkeiten** bereiten den Patienten Beschwerden.
- Die Patienten reagieren **empfindlich auf Liegeunterlagen**.
- In der **Testung nach ventral** wird den Patienten jegliche Form der passiven ligamentären Stabilität genommen, so dass **Anterolisthesen**, aber auch Retrolisthesen möglich sind. Anterolisthesen zeigen ein betonteres Beschwerdebild als Retrolisthesen.
- Listhesen werden als **Faustgefühl** im listhetischen Bereich angegeben.
- Die umliegende Muskulatur verliert an **exzentrischer Bremskraft**.
- **Längere statische Belastungen** außerhalb der Longitudinalachse erzeugen **Schmerzen** im Listhesegebiet.
- Das **Gewebe** im Listhesegebiet ist meist aufgequollen.
- **Langsames Gehen** ist belastender als schnelles Gehen.

- Listheseschnelltest (Abfangtest) für die LWS (◘ Abb. 8.7)

ASTE. Der Patient liegt in Rückenlage. Die Arme liegen locker neben dem Körper, sie stützen sich nicht ab.

Ausführung. Der Therapeut hebt passiv die gestreckten Beine deckenwärts (bei ca. 45° Hüftflexion). Er bewegt ruckartig seinen fixierenden Arm nach kaudal, so dass der Patient für einen Augenblick das Gewicht seiner Beine selbst tragen muss. Der Therapeut sollte jederzeit in der Lage sein, das Gewicht der Patientenbeine wieder aufzunehmen, um Verletzungen bzw. betonte Schmerzen zu vermeiden.

❶ Cave
Die entstehende **intraabdominale Drucksteigerung** bewirkt eine Provokation der Bandscheiben!

Befund. Anterolisthese. Die Patienten zeigen aufgrund des Exzentrikverlusts Schmerzen bzw. sie können diese Position gar nicht erst einnehmen.

8.8.3 Differenzierungstest bei radikulärer Problematik – LWS oder ISG

Dieser Test gibt dem Therapeuten einen frühzeitigen **Differenzierungshinweis** über das Vorliegen
- einer radikulären Symptomatik oder
- einer Irritation des ISG.

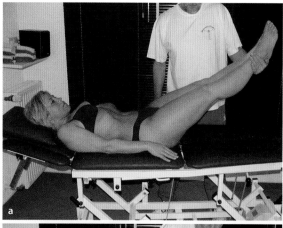

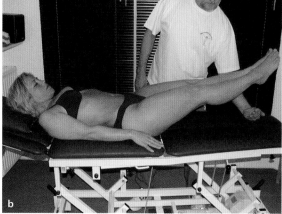

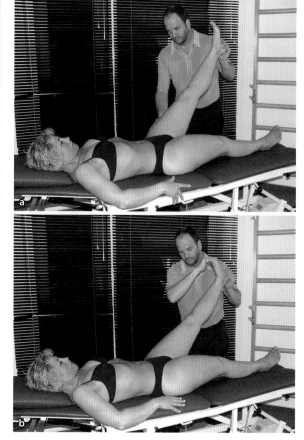

◨ **Abb. 8.7a,b** Listheseschnelltest (Abfangtest) für die LWS. **a** ASTE,
b ESTE

◨ **Abb. 8.8a,b** Differenzierungstest LWS/ISG, links. **a** ASTE, **b** ESTE

❯ Im **Unterschied zum Lasègue-Test (Straight leg
raising)** werden die Symptome schon **ab 10° Hüftbeugung** bis 60° Hüftbeugung interpretiert. Der
Bragard-Test wird in einer 10° abgesenkten Winkelstellung ausgeführt.

Durch eine **einseitige Hüftflexion mit gestrecktem Bein**
werden die Nerven der Segmente L4–S1 bis zu 1,2 cm und
mit einer Zugkraft von ca. 3 kg unter Stress gebracht. Ein
physiologischer Nervenverlauf kann diesen Stress durchaus
kompensieren. Besteht jedoch ein Hypomochlion (Diskusprolaps), eine Ischämie oder eine Nerveneinklemmung
im Foramen intervertebrale, reagiert der Nerv in seinem
sensiblen Wurzelbereich auf diese Spannung mit Schmerz.

Ein **positives Testergebnis** wird durch den Bragard-
Test bestätigt, indem wir das Bein ungefähr 10° absenken
und eine Dorsalextension des Fußes ausführen.

Handelt es sich um eine **Wurzelreizung**, sollte sich der
Schmerz reproduzieren lassen. Verursacht der Bragard-
Test keine Beschwerden, besteht die Möglichkeit, dass das
ISG im Sinne einer **pseudoradikulären Symptomatik** ver-

antwortlich für das Beschwerdebild war. Es ist sinnvoll,
diesen Test mit den neurologischen Testungen bzw. Interpretationen (Kap. 9.9.11) zu verbinden.

▪ **Differenzierungstest LWS/ISG** (◨ Abb. 8.8)
Ziel. Ausschlusstestung. Es wird geprüft, ob das ISG
zwischen 10° und 60° Hüftflexion eine pseudoradikuläre
Irritation verursacht oder ob eine segmental-radikuläre
Symptomatik vorliegt.

ASTE. Der Patient liegt in Rückenlage.

Ausführung. Das gestreckte Bein wird angehoben. **Entsteht zwischen 10–60° Hüftflexion ein Schmerz** im
Rücken/Gesäßbereich, senkt der Therapeut das Bein um
ca. 10° und bringt den linken Fuß in Dorsalextension.
Handelt es sich um eine radikuläre Symptomatik, muss der
Schmerz erneut auslösbar sein, mit Schmerzen, die bis in
die LWS strahlen. **Entsteht kein Schmerz**, liegt der Verdacht nahe, dass es sich um eine ISG-Problematik handelt,
die überhalb der Bragardtestung ausgelöst wird.

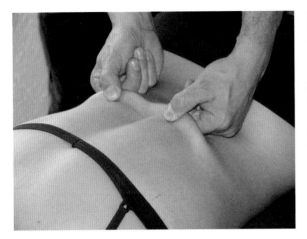

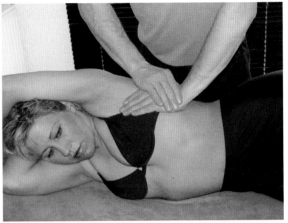

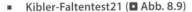 **Abb. 8.9** Kibler-Faltentest

Abb. 8.10 Osteoporose-Federungstest

- **Kibler-Faltentest21 (Abb. 8.9)**

Anhand des Tests wird die Abhebbarkeit der Haut überprüft, um eine sympathikotone Begleitreaktion und vegetative Beteiligung feststellen zu können. Zusätzlich kann ein Temperaturunterschied bestehen, die Haut fühlt sich im Seitenvergleich meist kühler an.

ASTE. Der Patient liegt entspannt in Bauchlage auf der Behandlungsliege, die Arme liegen seitlich neben dem Körper.

Ausführung. Der Therapeut umfasst mit Daumen und Zeigefinger eine Hautfalte und hebt sie deckenwärts ab. Er versucht dann, das Unterhautgewebe nach kranial und kaudal zu verschieben.

Befund. Eine schlechte Abhebbarkeit und fehlende Verschieblichkeit im Seitenvergleich ist ein Zeichen für eine sympathische Hyperaktivität aufgrund einer Aufquellung des Gewebes bzw. für eine Inhibierung bei chronisch sympathischer Irritation.

8.8.4 Osteoporose-Federungstest

> Bei bestehender Osteoporose nimmt der **thorakolumbale Übergang Th12–L1** in der Häufigkeit der Wirbelkörperfrakturen eine Spitzenstellung ein. Generell ist die untere Extremität frakturanfälliger als die obere Extremität.

Die Autoren machen darauf aufmerksam, dass nicht nur Vererbung, Schwangerschaft, Inaktivität, Ernährungsdefizite, Hormonveränderungen, Medikamente, die das Osteoporoserisiko fördern (z. B. Antibiotika, Antikonvulsiva, Chemotherapeutika, Glukokortikosteroide, Heparin,

Immunsuppressiva, Marcumar, Schilddrüsenhormone, Schleifendiuretika nach »National Osteoporosis Foundation« (NOF) ursächlich für eine Osteoporose sein können, sondern auch ein Übermaß an sportlichen Aktivitäten. Hochleistungssportler in Ausdauersportarten, vorwiegend Frauen, sind besonders gefährdet. Das Dauertraining und ein niedriger Anteil an Körperfett (Östrogenproduktion in den Fettzellen) sowie der damit verbundene Abfall des Östrogenspiegels begünstigen die Entstehung einer Osteoporose erheblich.

> Neben dem Osteoporose-Federungstest sollten **kennzeichnende optische Merkmale** wie der **»Witwen- bzw. Witwerbuckel«** (zervikothorakler Gibbus), das **»Tannenbaumphänomen«** (Hautfaltenbildung vom Rücken bis zu dem Flanken) mit beachtet werden.

- **Osteoporose-Federungstest (Abb. 8.10)**

ASTE. Der Patient liegt in Seitlage.

Ausführung. Der Therapeut legt seine Hände seitlich auf den Patiententhorax und gibt einen zum Boden ausgerichteten Federungsdruck.

Befund. Physiologisch ist ein elastisches Federn der Rippen. Bei Patienten mit Osteoporose ist kein oder nur ein limitiertes Federn möglich.

Differenzialdiagnose. Differenzialdiagnostisch können Rippensubluxationen oder Systemerkrankungen in Betracht kommen.

 Cave
Ist der **Federungstest positiv**, muss im LWS-Becken-Bereich äußerst behutsam gearbeitet werden.

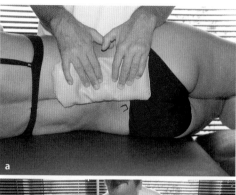

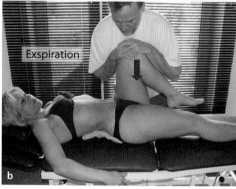

◘ **Abb. 8.11a,b** Einstauchtest für das ISG, links. **a** ASTE Vorbereitung, **b** ASTE

8.8.5   Check-up des Beckens/ISG

- **Einstauchtest für das ISG (◘ Abb. 8.11)**
Ziel. Scherprovokation des ISG. Der Test wird beidseits ausgeführt. Er wird auch als Instabilitätstest eingesetzt.

ASTE. Der Patient liegt in Rückenlage. Das Sakrum wird mit einem Sandsack widerlagert.

Ausführung. Der Therapeut stellt das Patientenbein in ca. 90° Flexion und 10° Adduktion ein, doppelt seine Hände auf dem Patientenknie und gibt in der Ausatmungsphase einen einstauchenden, leicht nach lateral gerichteten, senkrechten Impuls.

Befund. Ein einschießender Schmerz ist ein Zeichen für eine Instabilität. Ein hypomobiles ISG zeigt sich lediglich mit hartem Endgefühl.

8.8.6   Aktive Bewegungen der Lendenwirbelsäule

Anhand der aktiven Bewegungen der LWS kann der Therapeut den Bewegungsumfang, Bewegungsverlauf sowie das Schmerzverhalten des Patienten beurteilen.

In der **aktiven Basisuntersuchung** werden getestet:
- Bereitwilligkeit,
- Bewegungsausmaß,
- Koordination des Bewegungsablaufs,
- Deviation/Deflexion,
- Schmerz.

Das Kommando ist mit einer Zielorientierung verbunden.

Die aktive Basisuntersuchung gibt Hinweise auf Hypomobilitäten, Blockierungen oder Bandscheibenprobleme:
- Eine **Extensionshypomobilität/Blockierung** wird sich in der Flexionsbewegung als extensionsfixiertes Segment zeigen, in Form einer Dellenbildung.
- **Einseitige Hypomobilitäten** (nicht Blockierungen) können sich durch Bewegungsdefizite in eine Richtung hervorheben.
- Bei **Prüfung der Seitneigung** zeigen sich bei Hypomobilitäten/Blockierungen sog. »Breakpoints« (Bruchpunkte), bei denen die Hypomobilität/Blockierung unterhalb des Bruchpunktes zu finden ist.

> **❶ Cave**
> — Bei der **Bewertung** ist auf eine **physiologische ASTE bzw. Flexionsstellung** zu achten. Eine extensorische Vorposition erzeugt aufgrund der gegensinnigen Koppelung physiologische Bruchpunkte.
> — Bei der **Bewertung von Bruchpunkten** ist zu prüfen, ob es sich wirklich um eine Hypomobilität handelt oder um eine Blockierung oder eine unphysiologische Koppelung (z. B. bei einer Listhese).

- **Aktive Flexion (◘ Abb. 8.12)**
ASTE. Der Patient sitzt im Tubersitz in 70° Hüftflexion.

Ausführung. Der Patient führt eine Rumpfbeugung aus.

Befund. In **Flexion** zeigen sich
- Bandscheibenläsionen,
- Dura-mater-Zugreize,
- Medulla-Zugveränderungen,
- Retrolisthesen,
- Kompressionen der Beckenorgane,
- Divergenzhypomobilitäten,
- Kompression der Lunge.

- **Aktive Extension (◘ Abb. 8.13)**
ASTE. Der Patient sitzt im Tubersitz in 70° Hüftflexion.

Ausführung. Der Patient führt eine Rumpfstreckung aus.

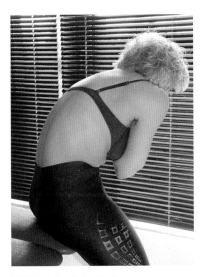

◩ **Abb. 8.12** Aktive Flexion

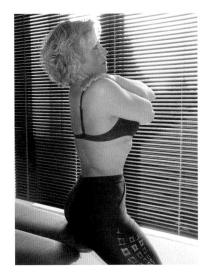

◩ **Abb. 8.13** Aktive Extension

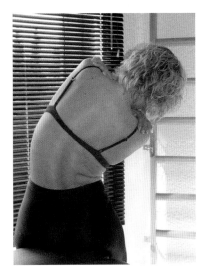

◩ **Abb. 8.14** Aktive Lateralflexion, rechts

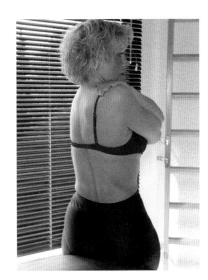

◩ **Abb. 8.15** Aktive Rotation, rechts

Befund. In **Extension** werden betont:
- Facettenprobleme,
- Konvergenzhypomobilitäten,
- Forameneinengungen,
- Anterolisthesen.

▪ **Aktive Lateralflexion (◩ Abb. 8.14)**

ASTE. Der Patient sitzt im Tubersitz in 70° Hüftflexion.

Ausführung. Der Patient neigt den Oberkörper nach rechts.

Befund. Bei **Schmerzauslösung rechts** sind folgende Diagnosen möglich:
- Bandscheibenproblematik mit kranial geneigtem Prolaps,

- Foramenstenose rechts,
- Facettenarthropathie rechts.

Bei **Schmerzauslösung links** sind folgende Diagnosen möglich:
- Bandscheibenproblematik mit kaudal geneigtem Prolaps,
- Arthritis des linken Facettengelenks.

▪ **Aktive Rotation (◩ Abb. 8.15)**

ASTE. Der Patient sitzt im Tubersitz in 70° Hüftflexion.

Ausführung. Der Patient dreht den Oberkörper nach rechts.

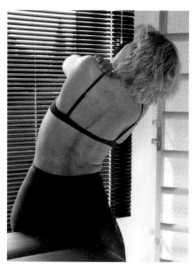

8

◻ Abb. 8.16 Aktive diagnostische Diagonale: Extension – Lateralflexion rechts – Rotation links

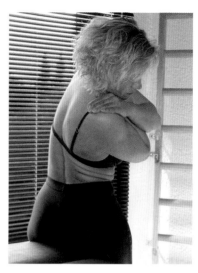

◻ Abb. 8.17 Aktive diagnostische Diagonale: Extension – Lateralflexion rechts – Rotation rechts

Befund. Bei Schmerzauslösung besteht die Gefahr einer Bandscheibenläsion bzw. sie gibt einen Hinweis auf eine Mononeuropathie/multiplex.

8.8.7 Diagnostische Diagonalen

Diagnostische Diagonalen sind **physiologische Bewegungsabläufe**, die in Alltags- und Gebrauchsbewegungen vorkommen. Es werden gekoppelte und kombinierte Bewegungen in ihren sagittalen und frontalen Bewegungsrichtungen getestet. Der Test ist sowohl für eine **Schmerzprovokation** als auch für eine **Prüfung des Bewegungsausmaßes** geeignet.

- **Aktive diagnostische Diagonale: Extension – Lateralflexion rechts – Rotation links (◻ Abb. 8.16)**
ASTE. Der Patient sitzt im Tubersitz in 70° Hüftflexion.

Ausführung. Der Patient führt eine **gekoppelte Bewegung** aus: Extension – Lateralflexion rechts – Rotation links.

Befund. Bei **Schmerzauslösung** besteht Verdacht auf
- Facettenarthropathie (aktivierte Arthrose),
- Osteophyt im Foramen intervertebrale rechts,
- Blockierung,
- Bandscheibenläsion.

- **Aktive diagnostische Diagonale: Extension – Lateralflexion rechts – Rotation rechts (◻ Abb. 8.17)**
ASTE. Der Patient sitzt im Tubersitz in 70° Hüftflexion.

Ausführung. Der Patient führt eine **kombinierte Bewegung** aus: Extension – Lateralflexion rechts – Rotation rechts.

Befund. Eine verstärkte **Schmerzauslösung** durch die vermehrte Konvergenz deutet auf folgende Diagnosemöglichkeiten hin:
- Facettenarthropathie,
- Osteophyt im Foramen intervertebrale rechts,
- Blockierung,
- Bandscheibenläsion.

- **Aktive diagnostische Diagonale: Extension – Lateralflexion links – Rotation rechts (◻ Abb. 8.18)**
ASTE. Der Patient sitzt im Tubersitz in 70° Hüftflexion.

Ausführung. Der Patient führt eine **gekoppelte Bewegung** aus: Extension – Lateralflexion links – Rotation rechts.

Befund. Eine **Schmerzauslösung** gibt einen Hinweis auf
- Facettenarthropathie (aktivierte Arthrose),
- Osteophyt im Foramen intervertebrale links,
- Blockierung,
- Bandscheibenläsion.

- **Aktive diagnostische Diagonale: Extension – Lateralflexion links – Rotation links (◻ Abb. 8.19)**
ASTE. Der Patient sitzt im Tubersitz in 70° Hüftflexion.

Ausführung. Der Patient führt eine **kombinierte Bewegung** aus: Extension – Lateralflexion links – Rotation links.

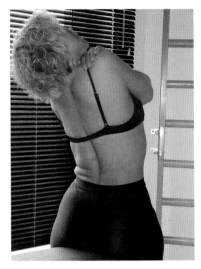

Abb. 8.18 Aktive diagnostische Diagonale: Extension – Lateralflexion links – Rotation rechts

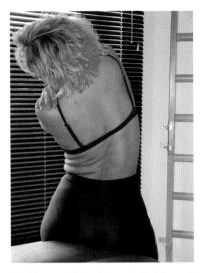

Abb. 8.19 Aktive diagnostische Diagonale: Extension – Lateralflexion links – Rotation links

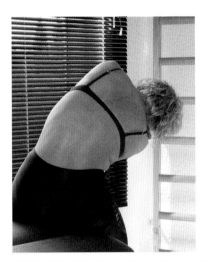

Abb. 8.20 Aktive diagnostische Diagonale: Flexion – Lateralflexion rechts – Rotation links

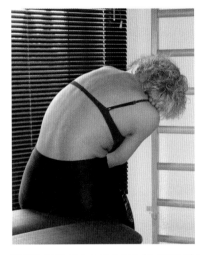

Abb. 8.21 Aktive diagnostische Diagonale: Flexion – Lateralflexion rechts – Rotation rechts

Befund. Eine verstärkte **Schmerzauslösung** durch die vermehrte Konvergenz deutet auf folgende Diagnosemöglichkeiten hin:

- Facettenarthropathie,
- Osteophyt im Foramen intervertebrale links,
- Blockierung,
- Bandscheibenläsion.

■ **Aktive diagnostische Diagonale: Flexion – Lateralflexion rechts – Rotation links (Abb. 8.20)**

ASTE. Der Patient sitzt im Tubersitz in 70° Hüftflexion.

Ausführung. Der Patient führt eine **kombinierte Bewegung** aus: Flexion – Lateralflexion rechts – Rotation links.

Befund. Bei **Schmerzauslösung** besteht Verdacht auf:

- Divergenzhypomobilität,
- Bandscheibenläsion,
- Blockierung.

■ **Aktive diagnostische Diagonale: Flexion – Lateralflexion rechts – Rotation rechts (Abb. 8.21)**

ASTE. Der Patient sitzt im Tubersitz in 70° Hüftflexion.

Ausführung. Der Patient führt eine **gekoppelte Bewegung** aus: Extension – Lateralflexion rechts – Rotation rechts.

Befund. Eine verstärkte **Schmerzauslösung** durch die betonte Divergenz kann auftreten bei:

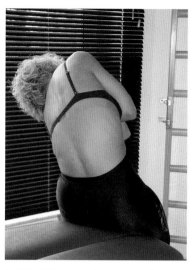

Abb. 8.22 Aktive diagnostische Diagonale: Flexion – Lateralflexion links – Rotation rechts

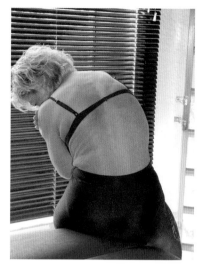

Abb. 8.23 Aktive diagnostische Diagonale: Flexion – Lateralflexion links – Rotation links

- Divergenzhypomobilität links,
- aktivierter Arthrose bzw. Arthritis der LWS-Facettengelenke links,
- Bandscheibenläsion,
- Blockierung.

- **Aktive diagnostische Diagonale: Flexion – Lateralflexion links – Rotation rechts (Abb. 8.22)**

ASTE. Der Patient sitzt im Tubersitz in 70° Hüftflexion.

Ausführung. Der Patient führt eine **kombinierte Bewegung** aus: Flexion – Lateralflexion links – Rotation rechts.

Befund. Eine **Schmerzauslösung** kann auftreten bei
- aktivierter Arthrose bzw. Arthritis der LWS-Facettengelenke rechts,
- Bandscheibenläsion,
- Blockierung.

- **Aktive diagnostische Diagonale: Flexion – Lateralflexion links – Rotation links (Abb. 8.23)**

ASTE. Der Patient sitzt im Tubersitz in 70° Hüftflexion.

Ausführung. Der Patient führt eine **gekoppelte Bewegung** aus: Extension – Lateralflexion links – Rotation links.

Befund. Eine verstärkte **Schmerzauslösung** durch die betonte Divergenz deutet auf folgende Diagnosemöglichkeiten hin:
- aktivierte Arthrose bzw. Arthritis der Facettengelenke der LWS rechts,
- Bandscheibenläsion,
- Blockierung.

8.8.8 Passive Bewegungen der LWS

Bei der passiven Untersuchung ist es das primäre Ziel des Therapeuten, einen Eindruck über den **Kapselzustand** (Qualität) und den **Bewegungsweg** (Quantität) zu gewinnen. Unter Qualität verstehen wir die Beurteilung des gelenkcharakteristischen Endgefühls durch passive anguläre Provokation. Der Test gibt dem Therapeuten einen gelenkmechanischen Hinweis, jedoch noch keine Indikation für eine manualtherapeutische Behandlung.

> Die **passiven diagnostischen Diagonalen** werden nur aus **Extensionsvorposition** getestet, da die Konstitution des Therapeuten es oft nicht zulässt, den Oberkörper des Patienten zu führen.

Weitere **passive Zusatztestungen** sind
- Kemp-Test,
- Fersenfalltest,
- Lasègue-Test,
- Bragard-Test,
- Neri-Test,
- Slump-Test,
- N.-femoralis-Test (umgekehrter Lasègue-Test).

- **Passive gekoppelte diagnostische Diagonale: Extension – Lateralflexion links – Rotation rechts (Abb. 8.24)**

ASTE. Der Patient sitzt im Tubersitz in 70° Hüftflexion.

Ausführung. Der Therapeut widerlagert mit seiner rechten Hand das Os sacrum und umfasst mit seiner linken Hand von ventral rechtsseitig des Patienten in Höhe Thii/12 den Thorax. Der Therapeut führt einen »Shift«

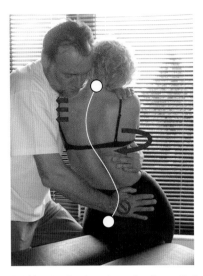

■ **Abb. 8.24** Passive gekoppelte diagnostische Diagonale: Extension – Lateralflexion links – Rotation rechts

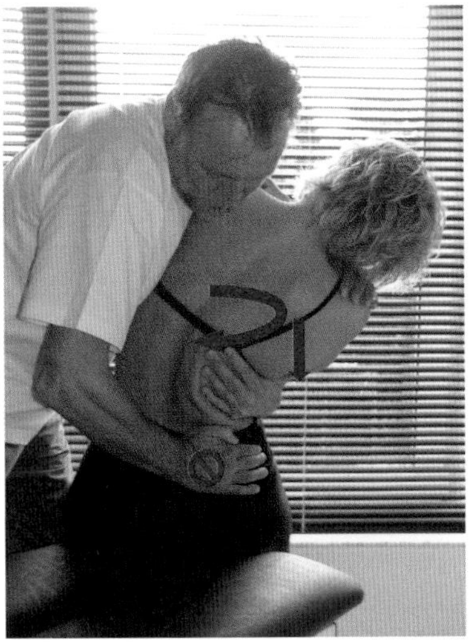

■ **Abb. 8.25** Passive kombinierte diagnostische Diagonale: Extension – Lateralflexion rechts – Rotation rechts

und damit eine Lateralflexion nach links aus, indem er den Oberkörper des Patienten an sich heranzieht. Mit seinem linken Arm dreht er den Patienten in eine Rechtsrotation, bis ein rotatorischer Druck am Sakrum fühlbar ist und gibt an dessen Ende einen rotatorischen Überdruck.

Norm. Elastisches Endgefühl.

Interpretation. Siehe aktiver Test (■ Abb. 8.18). Getestet werden Kapsel und ligamentäre Strukturen und damit eine aktivierte Arthrose.

- **Passive kombinierte diagnostische Diagonale: Extension – Lateralflexion rechts – Rotation rechts (■ Abb. 8.25)**

ASTE. Der Patient sitzt im Tubersitz in 70° Hüftflexion.

Ausführung. Der Therapeut widerlagert mit seiner rechten Hand das Os sacrum und umfasst mit seiner linken Hand von ventral rechtsseitig des Patienten in Höhe Th11/12 den Thorax. Der Therapeut bewegt den Oberkörper des Patienten in Lateralflexion und Rotation nach rechts, bis ein rotatorischer Druck am Sakrum fühlbar ist und gibt an dessen Ende einen rotatorischen Überdruck.

Norm. Elastisches Endgefühl.

Interpretation. Siehe aktiver Test (■ Abb. 8.17). Getestet werden primär die Facettengelenke ohne segmentale Zuordnung.

Befund. Bei auftretendem **Schmerz im Überdruck** besteht ein Kapselmusterstadium 1. Bei auftretendem **Schmerz**

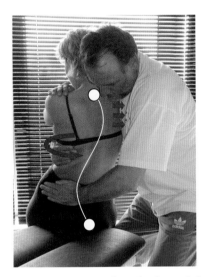

■ **Abb. 8.26** Passive gekoppelte diagnostische Diagonale: Extension – Lateralflexion rechts – Rotation links

vor Erreichen der rotatorischen Endstellung besteht Verdacht auf eine Systemerkrankung bzw. ein Kapselmusterstadium 2 oder 3.

- **Passive gekoppelte diagnostische Diagonale: Extension – Lateralflexion rechts – Rotation links (■ Abb. 8.26)**

ASTE. Der Patient sitzt im Tubersitz in 70° Hüftflexion.

Ausführung. Der Therapeut widerlagert mit seiner linken Hand das Os sacrum und umfasst mit seiner rechten Hand von ventral linksseitig des Patienten in Höhe Th11/12 den Thorax. Der Therapeut führt einen Shift und damit eine

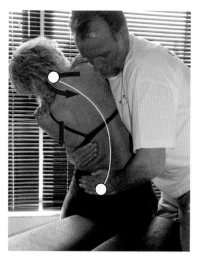

▣ Abb. 8.27 Passive kombinierte diagnostische Diagonale: Extension – Lateralflexion links – Rotation links

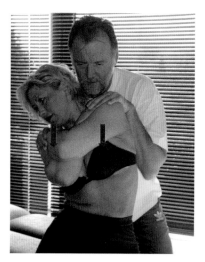

▣ Abb. 8.28 Kemp-Test für die LWS: Testung der rechten Foramina intervertebralia

Lateralflexion nach rechts aus, indem er den Oberkörper des Patienten an sich heranzieht. Mit seinem rechten Arm dreht er den Oberkörper des Patienten in eine Linksrotation, bis ein rotatorischer Druck am Os sacrum fühlbar ist. An dessen Ende gibt er einen rotatorischen Überdruck.

Norm. Elastisches Endgefühl.

Interpretation. Siehe aktiver Test (▣ Abb. 8.16). Getestet werden Kapsel und ligamentäre Strukturen und damit eine aktivierte Arthrose.

- **Passive kombinierte diagnostische Diagonale: Extension – Lateralflexion links – Rotation links (▣ Abb. 8.27)**

ASTE. Der Patient sitzt im Tubersitz in 70° Hüftflexion.

Ausführung. Der Therapeut widerlagert mit seiner linken Hand das Os sacrum und umfasst mit seiner rechten Hand von ventral rechtsseitig des Patienten in Höhe Th11/12 den Thorax. Der Therapeut bewegt den Oberkörper des Patienten in Lateralflexion und Rotation nach links, bis ein rotatorischer Druck am Sakrum fühlbar ist. An dessen Ende gibt er einen rotatorischen Überdruck.

Norm. Elastisches Endgefühl.

Interpretation. Siehe aktiver Test (▣ Abb. 8.19). Getestet werden primär die Facettengelenke ohne segmentale Zuordnung.

Befund. Bei auftretendem **Schmerz im Überdruck** besteht ein Kapselmusterstadium 1. Bei auftretendem **Schmerz**

vor Erreichen der rotatorischen Endstellung besteht der Verdacht auf eine Systemerkrankung bzw. ein Kapselmusterstadium 2 oder 3.

- **Kemp-Test für die LWS: Testung der rechten Foramina intervertebralia (▣ Abb. 8.28)**

Ziel. Einstauchtest für die Foramina intervertebralia bei Angabe eines Lateralflexionsschmerzes unter Ausschluss einer radikulären Läsion.

ASTE. Der Patient sitzt im Tubersitz. Er wird in der **kombinierten diagonale Extension** – Lateralflexion rechts – Rotation rechts eingestellt, um eine maximale Konvergenz in den Facetten der LWS zu erreichen. Der Patient kreuzt seine Arme vor der Brust.

Ausführung. Der Therapeut steht hinter dem Patienten und legt seine Hände auf dessen Schultern. In der Ausatmungsphase des Patienten gibt der Therapeut einen axialen Stauchimpuls.

Befund. Bei positivem Befund besteht Verdacht auf eine Stenose/Osteophyt in einem rechten Foramen intervertebrale der LWS.

- **Fersenfalltest für die LWS (▣ Abb. 8.29)**

Ziel. Stauchtest für die Facetten der LWS zur groben Erkennung von Fissuren oder Frakturen.

ASTE. Der Patient steht; er ist barfuß.

Ausführung. Der Patient stellt sich auf die rechte Zehenspitze, hält sich gegebenenfalls mit der rechten Hand fest und lässt sich auf die rechte Ferse fallen.

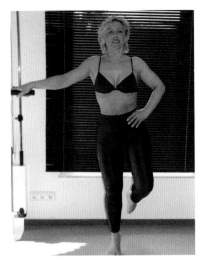

Abb. 8.29 Kemp-Fersenfalltest rechts für die LWS: Testung der rechten Foramina intervertebralia

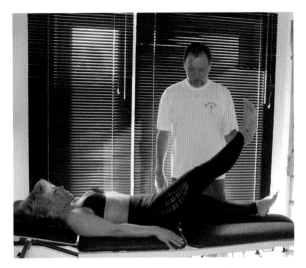

Abb. 8.30 Lasègue-Test (Straight leg raising), rechts

Befund. Tritt ein Schmerz in der LWS auf, besteht Verdacht auf eine Fissur oder Fraktur eines Facettengelenks.

❗ Cave
Der Test ist auch bei einer unspezifischen **Spondylitis** positv!

8.8.9 Neurogene Testungen

- Lasègue-Test (Straight leg raising) (**❏ Abb. 8.30**)

❯ Der **Lasègue-Test** (Straight leg raising) testet die Mobilität der Dura mater und der Spinalnerven L4–S1. Durch eine einseitige Flexion des gestreckten Beines werden die Nerven der Segmente L4–S1 bis zu 1,2 cm mit einer Zugkraft von ca. 3 kg unter Stress gebracht.
Ein physiologischer Nervenverlauf kann diesen Stress durchaus kompensieren. **Besteht jedoch**
— ein Hypomochlion (Diskusprolaps),
— eine Ischämie oder
— eine Nerveneinklemmung im Foramen intervertebrale,

reagiert der Nerv in seinem sensiblen Wurzelbereich auf diese Spannung mit Schmerz.

Ziel. Neurologische Provokation der Spinalwurzeln L4– Si.

ASTE. Der Patient liegt in Rückenlage.

Ausführung. Der Therapeut bringt das gestreckte rechte Bein des Patienten in Hüftflexion.

Interpretation. Stellt sich zwischen 20–60° Hüftflexion ein Schmerz ein, gilt der Test als neurogen positiv.

Befund. Bei **positivem Testergebnis** besteht Verdacht auf:
- radikuläre Symptomatik,
- Ischämie im Wurzelbereich,
- mechanische Reizung, z. B. durch Osteophyten. In diesem Falle kann die Lagerung das Ergebnis des Lasègue-Tests verändern.
- ISG-Problematik (▶ Kap. 9.9.3).

❗ Cave
Eine medikamentös behandelte **Spinalwurzel kann anästhesiert sein** und einen Lasègue-Test ohne neurogene Zeichen zulassen.
Ein ähnliches Phänomen konnte in der Praxis bei **frischen großen Bandscheibenvorfällen** beobachtet werden, bei denen eine Endorphinausschüttung zur Anästhesie der Wurzel führte.

- Lasègue-Test (Straight leg raising) mit Betonung des N. peroneus communis (**❏ Abb. 8.31**)

❯ Bei diesem Test liegt die Betonung in einer **zusätzlichen Adduktion** des Beins und DE/Supination des Fußes, um den N. peroneus communis unter Zugreiz zu bringen.

ASTE. Der Patient liegt in Rückenlage.

Ausführung. Wie beim Lasègue-Test; das Bein wird jedoch aus submaximaler Schmerzstellung in Hüftadduktion geführt.

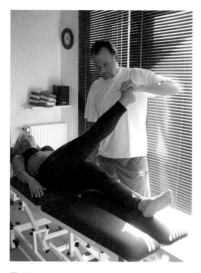

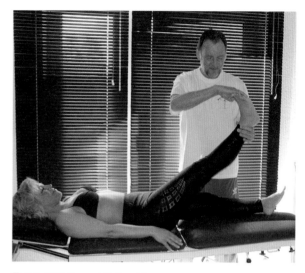

◘ **Abb. 8.31** Lasègue-Test (Straight leg raising) mit Betonung des N. peroneus communis, rechts

◘ **Abb. 8.32** Bragard-Test, rechts

Befund. Bei positivem Befund besteht eine primäre Reizung des N. peroneus communis.

- Bragard-Test (◘ Abb. 8.32)

❯ Beim Bragard-Test wird die neurogene Provokation durch einen zum Lasègue-Test zusätzlichen Zugreiz des N. tibialis über die Nn. plantares des Fußes für die Spinalnerven L4–S1 hervorgerufen.

Ziel. Verstärkte neurologische Provokation der Spinalwurzeln L4–S1.

ASTE. Der Patient liegt in Rückenlage.

Ausführung. Durch eine einseitige Hüftflexion des gestreckten Beins werden die Nerven der Segmente L4–S1 unter Stress gebracht (Lasègue-Test).

Interpretation. Der Bragard-Test löst in gleicher Position der Schmerzentstehung bei Dorsalextension des rechten Fußes eine Schmerzverstärkung aus.

- Neri- (Brudzinski-)Testung (◘ Abb. 8.33)

❯ Bei der **Neri-Testung** wird die neurogene Provokation durch einen zum Lasègue-Test zusätzlichen **Zugreiz der Dura mater** über eine Kopfflexionsbewegung erreicht. Der Kopf kann aktiv oder passiv angehoben werden.

Ziel. Verstärkte neurologische Provokation der Spinalwurzeln L4–S1 durch kranialen Zugreiz der Dura mater.

ASTE. Der Patient liegt in Rückenlage.

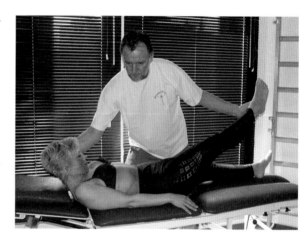

◘ **Abb. 8.33** Neri- (Brudzinski-)Testung, rechts

Ausführung. Durch eine einseitige Hüftflexion des gestreckten Beins werden die Nerven der Segmente L4–S1 unter Stress gebracht (Lasègue-Test).

Interpretation. Der Neri-Test löst in gleicher Position der Schmerzentstehung bei Kopfflexionsbewegung eine Schmerzverstärkung aus.

Befund. Ein positiver Befund gibt einen primären Hinweis auf eine mediale Diskushernie bzw. auf einen lateralen/lateralmedialen kranialen Druck auf den Spinalnerven, »Schulterprolaps« (vgl. Übersicht am Ende von ▶ Abschn. 8.9.2).

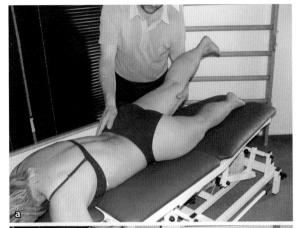

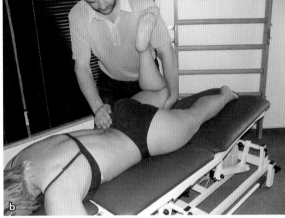

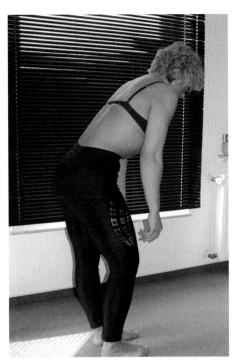

Abb. 8.35 Zeichen nach Leri, rechts

Abb. 8.34a,b Umgekehrter Lasègue-Test (Prone knee bend), rechts. **a** Prone knee bend mit extendiertem Kniegelenk, **b** Prone knee bend mit flektiertem Kniegelenk

> **Cave**
> Ein kranialer Zug an der Dura mater kann auch eine **Entlastung für den Spinalnerven** bedeuten, z. B., wenn der Spinalnerv von kaudal durch den Diskus komprimiert wird, »Achselprolaps« (siehe Übersicht am Ende von ► Abschn. 8.9.2).

- Umgekehrter Lasègue-Test (Prone knee bend) (**Abb. 8.34**)

> Beim umgekehrten Lasègue-Test richtet sich die neurogene Provokation auf die Segmente L2–L4, hervorgerufen durch den **Zug des N. femoralis.**

ASTE. Der Patient liegt in Bauchlage. Eine verstärkte Lordose des Patienten wird mit einem Handtuch unterlagert.

Ausführung. Der Therapeut umfasst das rechte Bein des Patienten und führt es in Extension. Er palpiert dabei den DFS von L5 und prüft, ob es zu einer vorzeitigen (<15° Hüftextension) weiterlaufenden Bewegung der LWS kommt.

Interpretation. Der Test ist bei einer neurogenen Schmerzprovokation bei ca. 0–15° Hüftflexion positiv. Um den Test zu bestätigen oder provokativer auszuführen, nimmt der Therapeut die submaximale Schmerzstellung ein und führt eine Kniegelenkflexion aus. Der neurogene Schmerz muss sich reproduzieren oder verstärken lassen.

Befund. Bei positiver Testung besteht eine Reizung des N. femoralis. Als **Nebenbefund** können ein Extensionsdefizit in der Hüfte (V.a. Hüftgelenkarthrose) mit frühzeitiger weiterlaufender Bewegung in die LWS und eine ISG-Problematik konstatiert werden.

- Zeichen nach Leri (**Abb. 8.35**)

> Das **Zeichen nach Leri** ist eine Deviationsstellung/ Ausweichmechanismus, um dem neurogenen Dehnschmerz zu entgehen. Der Patient führt bei aktiver Rumpfflexion eine Knieflexion der betroffenen Seite aus.

ASTE. Der Patient steht.

Ausführung. Der Patient wird aufgefordert, bei extendierten Beinen eine Rumpfflexion auszuführen.

Interpretation. Kommt es zur Knieflexion, kann das ein Zeichen einer radikulären, aber auch pseudoradikulären dorsalen Nervenläsion sein.

8.8.10 Slump-Testung

Nach Auffassung der Autoren ist der Slump-Test lediglich als **Test bei Verdacht auf Duraläsionen mit radikulären Irritationen** (nicht diskogen bedingt) sinnvoll, da schon in der Ausgangsstellung einer Slump-Testung mehr als 60° Hüftflexion erreicht sind. Ein neurogen gereizter »Ischiadikus« wird diese Position nicht zulassen. Außerdem weist die Endstellung eine starke Flexionskomponente auf, die eine geschädigte Bandscheibe zu stark belasten würde.

Durch die Ausgangsstellung des Slump-Tests kann der Manualtherapeut Einfluss auf die sympathischen Grenzstränge nehmen, da diese bei Rumpfflexion gestresst werden.

> Eine **Irritation des sympathischen Grenzstrangs** im Lumbalbereich zeigt sich klinisch durch:
> - veränderte Schweißsekretion,
> - Wärmegefühl,
> - geschwollenes Bein oder Beine,
> - Kraftlosigkeit aufgrund eines irritierten Steady state (Blutfließgleichgewichts).

Die **Dura mater** wird nozizeptiv über den Ramus meningeus versorgt. Im **zervikalen und lumbalen Bereich** besteht eine dichte Versorgung, im **thorakalen Bereich** eine geringere Versorgung der Wurzeltaschen. Die Dura mater umzieht das Ganglion spinale und geht in das Epineurium des Spinalnerven über. Hinter dem Ganglion spinale (ca. 1 cm) zweigen **Nervenäste** ab:

- Ramus ventralis,
- Ramus dorsalis,
- Ramus meningeus und
- Ramus communicans. Er stellt die Verbindung zum Truncus sympathicus her.

Im **ventralen Bereich** wird die Dura mater stärker nozizeptiv innerviert als dorsal. **Dorsomedial** besitzt sie keine Nozizeptoren. Jede Spinalwurzel ist beim Verlassen der Dura mater an ihrer Austrittsstelle aus dem Rückenmark und im Foramen intervertebrale selbst fixiert. Durarestriktionen oder Durazugveränderungen, z. B. durch betonte Abwinkelungen der Nervenwurzeln, können die Spinalnerven an ihrer Fixation am Durasack reizen und zu radikulären Irritationen führen, die sich nicht selten beidseitig zeigen.

> Der **modifizierte Slump-Test** bietet die Möglichkeit, eine Affektion der Dura mater zu testen und zu behandeln.

- **Slump-Test mit Betonung des N. tibialis** (◘ Abb. 8.36)
ASTE. Der Patient sitzt im Langsitz auf der Behandlungsliege. Beide Beine sind extendiert; die Hände sind im Nacken verschränkt.

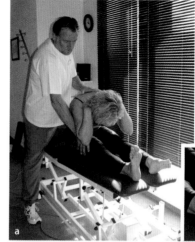
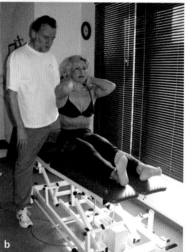

◘ **Abb. 8.36a,b** Slump-Test mit Betonung des N. tibialis, rechts. **a** ASTE, **b** ESTE

Ausführung. Der Patient streckt sein rechtes Bein und bewegt seinen rechten Fuß in Dorsalextension. Folgend bewegt er Kopf und Rumpf in Flexion. Der Therapeut führt den Patienten und widerlagert die Endgradigkeit.

Interpretation. Der Test gibt einen Hinweis darauf, ob die Dura mater am Beschwerdebild mit beteiligt ist. **Schmerzausstrahlungen** in das rechte Bein werden der LWS zugeordnet. Der Manualtherapeut achtet auf den neurogenen Dehnreiz, der betont N. tibialis anspricht.

> Die Testung lässt sich als **neurogene Mobilisation** durchführen.

- **Slump-Test mit Betonung des N. peroneus** (◘ Abb. 8.37)

Wie Testung in ◘ Abb. 8.36; jedoch in vorpositionierter Inversion.

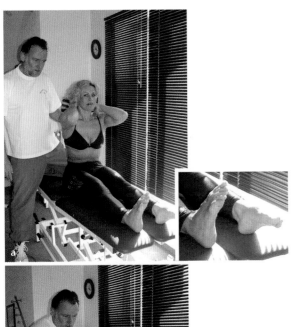

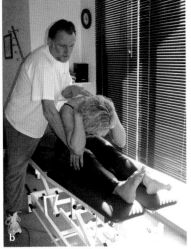

◘ **Abb. 8.37a,b** Slump-Test mit Betonung des N. peroneus, rechts. **a** ASTE, **b** ESTE

❯ Die Testung lässt sich als **neurogene Mobilisation** durchführen.

8.8.11 Widerstandstest

Da primär die Mm. rotatores die segmentale Stabilität gewährleisten, wird nur die **Rotation** getestet. Der Widerstandstest wird in 2 Stufen durchgeführt:

Stufe 1. Der Patient hält für 1 sec einen maximalen isometrischkonzentrischen Widerstand. **Zu beachten ist**, dass die rotierende Schulter den Widerstand von dorsal bekommt (ansonsten Bauchmuskelansprache). Dieser Test gibt nur eine **grobe Aussage über das Vorliegen einer Muskelläsion**; eine klare selektive Differenzierung der Muskelläsionen ist nicht möglich. Eine Differenzierung ist

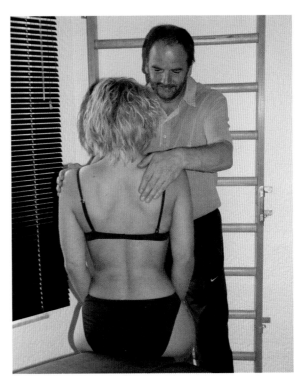

◘ **Abb. 8.38** Widerstandstest für die Rotation, rechts

nur über Schmerzpalpation möglich. Ist das Testergebnis in Stufe 1 **negativ**, folgt Stufe 2.

Stufe 2. Der Patient wird in der gewünschten Rechtsrotation vorpositioniert und spannt in Rotation an. Er lässt sich bei gleichbleibender Spannung des Rumpfes vom Therapeuten in Linksrotation bewegen, in eine exzentrische Spannung. Mit diesem Test gewinnt man einen groben Eindruck über eine **bestehende Instabilität**.

▪ **Widerstandstest für die Rotation** (◘ Abb. 8.38)
ASTE. Der Patient sitzt im Tubersitz in 70° Hüftflexion. Seine Arme liegen locker auf den Oberschenkeln.

Ausführung. Der Therapeut steht vor dem Patienten und legt seine linke Hand an die dorsale Schulterseite des Patienten. Die rechte Therapeutenhand widerlagert die linke Patientenschulter von ventral. Der Patient spannt 1 sec maximal gegen die widerlagernde linke Hand des Therapeuten isometrisch-konzentrisch in Rotation an bzw. dynamisch-exzentrisch bei Testung auf Instabilität.

Befund. Bei auftretendem **Schmerz** besteht Verdacht auf eine Läsion der Mm. rotatores oder eine partielle Ischämie. Eine **Schwäche** deutet auf eine Instabilität hin.

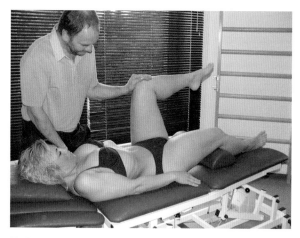

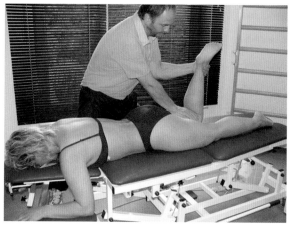

◻ **Abb. 8.39** Test für L2: Widerstand für den M. iliopsoas, links

◻ **Abb. 8.40** Test für L3: Widerstand für den M. rectus femoris, rechts

8.8.12 Kennmuskeltestungen

Der Kennmuskeltest wird in der LWS **isometrisch-konzentrisch** ausgeführt, mit Ausnahme des M. extensor hallucis longus. Getestet wird immer **im Seitenvergleich**:

- Multiple Kennmuskeln geben den Verdacht eines neoplastischen Prozesses.
- Eine Kraftminderung ist ein Zeichen einer Nervenkompression, bezogen auf ein Segment.

- **Test für L2: Widerstand für den M. iliopsoas (◻ Abb. 8.39)**

ASTE. Der Patient liegt Rückenlage. Das zu untersuchende Bein wird in der Hüfte 90° angebeugt.

Ausführung. Der Therapeut steht neben dem Patienten und fixiert das Knie von ventral. Der Patient wird aufgefordert, seinen Oberschenkel gegen die Widerstand gebende Hand des Therapeuten zu spannen.

Befund. Bei Schwäche liegt der Verdacht auf eine Nervenläsion L2/L3 nahe.

- **Test für L3: Widerstand für den M. rectus femoris (◻ Abb. 8.40)**

ASTE. Der Patient liegt in Bauchlage. Das zu untersuchende Bein wird im Kniegelenk 90° angebeugt.

Ausführung. Der Therapeut steht neben dem Patienten. Er fixiert den distalen Unterschenkel von ventral und widerlagert den distalen Oberschenkel auf der Bank. Der Patient wird aufgefordert, sein Knie gegen die Widerstand gebende Hand des Therapeuten zu strecken.

Befund. Bei Schwäche besteht der Verdacht auf eine Nervenläsion L3/L4.

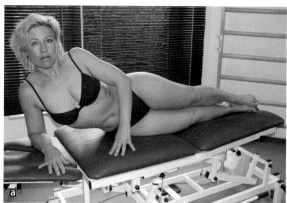

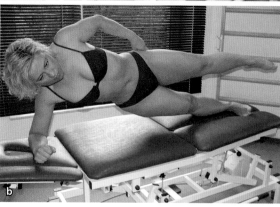

◻ **Abb. 8.41a,b** Test für L4: Widerstand für die Mm. gluteus medius et minimus und M. tensor fasciae latae, rechts. **a** ASTE, **b** ESTE

- **Test für L4: Widerstand für die Mm. gluteus medius et minimus und M. tensor fasciae latae (◻ Abb. 8.41)**

ASTE. Der Patient liegt in Seitlage. Der rechte Arm stützt sich auf dem Unterarm ab; der Oberkörper ist abgehoben. Beide Beine sind gesteckt, das zu untersuchende Bein liegt unten.

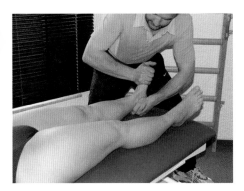

Abb. 8.42 Alternativ-Test für L4: Widerstand für den M. tibialis anterior, links

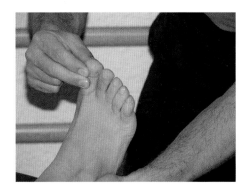

Abb. 8.43 Test für L5: Widerstand für den M. extensor hallucis longus, rechts

Ausführung. Der Therapeut steht vor dem Patienten. Der Patient führt sein oberes Bein aus leichter Innenrotation in Abduktion und versucht aus dieser Vorposition sein Becken abzuheben.

Befund. Bei Schwäche besteht der Verdacht auf eine Nervenläsion L4.

- **Alternativer Test für L4: Widerstand für den M. tibialis anterior (Abb. 8.42)**

ASTE. Der Patient liegt in Rückenlage. Das zu untersuchende Bein liegt gestreckt auf der Behandlungsbank.

Ausführung. Der Therapeut steht neben dem Patienten. Er fixiert mit seiner kaudalen Hand die Ferse des Patienten. Mit seiner kranialen Hand widerlagert er medialseitig den Fußrücken des Patienten. Der Patient wird aufgefordert, seinen Fuß gegen die Widerstand gebende Hand des Therapeuten in Dorsalextension und Supination zu bewegen.

Befund. Bei Schwäche besteht der Verdacht auf eine Nervenläsion L4.

- **Test für L5: Widerstand für den M. extensor hallucis longus (Abb. 8.43)**

ASTE. Der Patient liegt in Rückenlage. Das zu untersuchende Bein liegt gestreckt auf der Behandlungsbank.

Ausführung. Der Therapeut steht fußseitig des Patienten. Er fixiert im Pinzettengriff (Daumen/Zeigefinger) die rechte Großzehe und fordert den Patienten auf, seine Großzehe maximal zu extendieren und die Position zu halten. Der Therapeut überprüft die haltende Kraft der Großzehe, indem er versucht sie in Plantarflexion zu bewegen.

Befund. Bei Schwäche liegt der Verdacht auf eine Nervenläsion L4/L5 nahe.

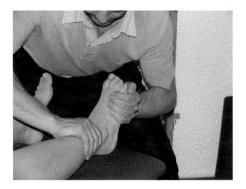

Abb. 8.44 Test für L5 und S1: Widerstand für die Mm. peronei, rechts

- **Test für L5 und S1: Widerstand für die Mm. peronei (Abb. 8.44)**

ASTE. Der Patient liegt in Rückenlage. Das zu untersuchende Bein liegt gestreckt auf der Behandlungsbank.

Ausführung. Der Therapeut steht neben dem Patienten. Er fixiert mit seiner rechten Hand den distalen Unterschenkel. Mit seiner linken Hand widerlagert er die laterale Plantarseite des Vorfußes und fordert den Patienten auf, seinen Fuß gegen die Widerstand gebende Hand des Therapeuten in Plantarflexion und Pronation zu bewegen.

Befund. Bei Schwäche besteht der Verdacht auf eine Nervenläsion L5/S1.

- **Test für S1 und S2: Widerstand für die ischiokrurale Muskulatur (Abb. 8.45)**

ASTE. Der Patient liegt in Bauchlage. Das zu untersuchende Bein wird im Kniegelenk 90° angebeugt.

Ausführung. Der Therapeut steht neben dem Patienten. Mit seiner linken Hand fixiert er den distalen Unterschenkel von dorsal. Mit seiner rechten Hand widerlagert er den

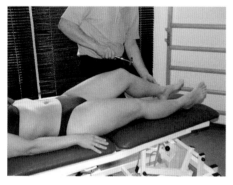

Abb. 8.45 Test für S1 und S2: Widerstand für die ischiokrurale Muskulatur, rechts

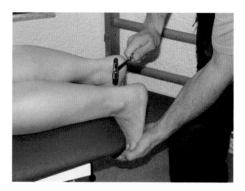

Abb. 8.46 Achillessehnenreflex (ASR), links

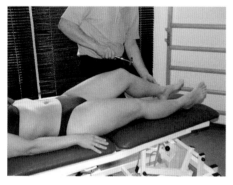

Abb. 8.47 Quadrizepssehnenreflex (QSR), links

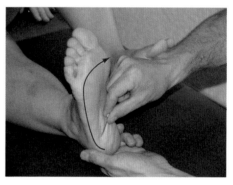

Abb. 8.48 Fußsohlenreflex/Strümpelreflex, rechts

distalen Oberschenkel auf der Bank. Der Patient wird aufgefordert, sein Knie gegen die Widerstand gebende Hand des Therapeuten anzubeugen.

Befund. Bei Schwäche besteht der Verdacht auf eine Nervenläsion S1/S2.

8.8.13 Reflexe der LWS

Nervenkompressionen führen zu einer Abschwächung der Reflexe.

- **Achillessehnenreflex (ASR) (■ Abb. 8.46)**
ASTE. Der Patient liegt entspannt in Bauchlage. Das Bein ist gestreckt.

Ausführung. Der Therapeut hält den linken Fuß in leichter Dorsalextension. Mit einem Reflexhammer wird direkt auf die Achillessehne geschlagen. Der Reflex kann durch eine leichte aktive Plantarflexion gebahnt werden. Ist der Reflex schlecht auslösbar, sollte der Patient sich auf die Bank knien.

Reflexantwort. Plantarflexion des Fußes. Testung der Segmente L5–S2. Ein gesteigerter Reflex (Fußklonus) gilt als Pyramidenbahnzeichen.

- **Quadrizepssehnenreflex (QSR) (■ Abb. 8.47)**
ASTE. Der Patient liegt entspannt in Rückenlage.

Ausführung. Der Therapeut beugt das Knie des Patienten ca. 20° an und schlägt mit dem Reflexhammer auf die Sehne des M. quadriceps. Zu beachten ist, dass die Reflexzone unterschiedlich groß sein kann, so dass die Reflexantwort lebhafter erscheint.

Reflexantwort. Extension im Kniegelenk. Testung der Segmente L2–L4.

- **Fußsohlenreflex/Strümpelreflex (■ Abb. 8.48)**
ASTE. Der Patient liegt entspannt in Rückenlage. Sein Bein liegt gestreckt auf der Behandlungsbank. Der Fuß ist in Ruheposition.

Ausführung. Der Therapeut streicht mit einer gesonderten Reflexmetallspitze oder mit dem Griff des Reflex-

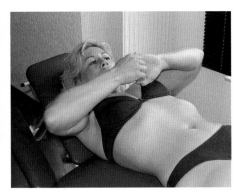

Abb. 8.49 Jendrassik-Handgriff

hammers vom Kalkaneus aus den lateralen Fußrand entlang zu den Metatarsalia bis zur Großzehe.

Reflexantwort. Plantarflexion der Zehen/des Fußes. Bei Kindern kommt es in der Regel zu einem Zurückziehen des Fußes. Eine Dorsalextension der Großzehe mit Spreizung der Zehen ist eine pathologische Antwort (Babinski).

- **Jendrassik-Handgriff** (**Abb. 8.49**)

Alle Reflexe können bei schwacher Reflexantwort gebahnt werden, indem der Patient seine Finger ineinander hakt und kräftig daran zieht.

8.8.14 Dermatomtestungen/ Sensibilitätsprüfung

Einem Nervensegment sind die Versorgungsgebiete **Dermatom**, **Myotom** und **Viszerotom** zugeordnet.

Das Dermatom rekrutiert sich aus dem Hinterhorn, das Myotom aus dem Vorderhorn und das Viszerotom aus den Seitenhörnern:

- Das **Viszerotom** (Enterotom) rekrutiert sich aus mehreren Segmenten, so dass monosegmentale Störungen kompensiert werden können.
- **Myotome** sind nur selten monosegmental innerviert, sie beziehen ihre Innervation aus 2 oder gar 3 Segmenten.
- Einzig **Dermatome** haben einen monosegmentalen Aufbau. Die Schmerzzonen sind schmal und überlagern sich kaum. Die Zonen des Berührungs- und Druckempfindens sind breiter und überlagern sich.

In der folgenden Übersicht sind differenzialdiagnostische Möglichkeiten in Bezug auf Sensibilitätsstörungen zusammengefasst.

> **Übersicht: Differenzialdiagnostische Möglichkeiten bei Sensibilitätsstörungen**
>
> **Monosegmentale Läsionen.** Sie zeigen fast immer ein relativ intaktes Berührungsempfinden. Erst bei Ausfall mehrerer Segmente entsteht eine anästhetisches Dermatom.
>
> **Beidseitige Sensilibitätsstörungen.** Sie geben den Verdacht auf eine polyneuropathische Erkrankung oder Medulla-spinalis-Irritation.
>
> **Sporadisch auftretende Sensibilitätsstörungen.** Sie haben eher eine zerebrale Ursache (Multiple Sklerose).
>
> **Radikulärer Schmerz.** Von Radix (lat.), Wurzel. Der Schmerz ist dermatomgebunden und zwiebelschalenartig.
>
> **Peripherer Schmerz.** Der Schmerz tritt lokal scharf begrenzt auf (z. B. ein von peripheren Nerven ausgehender Schmerz, Nozizeptorenschmerz, sympathische Reflexdystrophie, Osteoporoseschmerz).
>
> **Sympathischer Schmerz.** Der Schmerz wird von Patienten meist als brennend und ziehend beschrieben. Er ist nicht dermatomgebunden und wird auch als Kausalgie bezeichnet. Der sympathische Schmerz ist die sensible Reaktion auf eine sympathische Dysfunktion.

Aufgrund der multiplen differenzialdiagnostischen Möglichkeiten sollten die Sensibilitätsstörungen quantifiziert untersucht und analysiert werden. Geprüft werden sollten

- Schmerzempfinden,
- Temperaturempfinden,
- Berührungsempfinden und
- Lage-, Kraft- und Vibrationsempfinden der Dermatome Li–S3 im Seitenvergleich.

In **Abb. 8.50** werden die Dermatome der einzelnen Segmente der Lendenwirbelsäule dargestellt.

8.9 Totaltechniken für Bandscheibenpatienten

8.9.1 Aufbau der Bandscheibe

Die fünf aus Faserknorpel (Typ 2/3) bestehenden Bandscheiben der LWS haben eine Dicke von ca. 9 mm. Das Verhältnis zwischen Diskus und Korpus beträgt 1:3.

- **Fasern des Diskus**

Der Diskus besteht aus ca. 12 zwiebelartigen Lamellen, die im Inneren der Bandscheibe zur Deckplatte hin steiler gestellt sind (ca. 35°) als die lateralen Lamellen (ca. 25°):

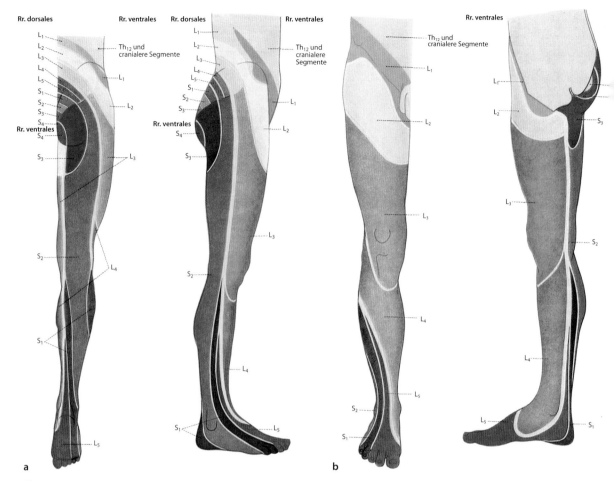

◻ Abb. 8.50a,b Anatomische Orientierung der Dermatome der LWS. **a** Dermatome von dorsal und lateral, **b** Dermatome von ventral und medial (v. Lanz, Wachsmuth 1982, 2003)

▬ Die **inneren steilen Fasern** richten sich bei Kompression auf und **setzen den Druck in Zug um**, wodurch es zu einer segmental-ligamentären Anspannung kommt. Diese bewegt die Mm. multifidi und Mm. rotatores, die mit den Ligamenten verbunden sind, zu einer aktiven Kokontraktion.

▬ Die **äußeren Fasern** haben die Aufgabe, die **Rotation zu bremsen**. Sie sind an den Randleisten der Wirbelkörper über Sharpey-Fasern fixiert.

Die **Aufgabe der Bandscheiben** ist es, Druck- und Zugkräfte aufzufangen und dem Körper die Möglichkeit zu geben, sich um die Körperlängsachse zu drehen.

▪ Anulus fibrosus und Nucleus pulposus

Die Bandscheibe besteht aus:

▬ einem zu 60 % wasserhaltigen äußeren Ring, dem **Anulus fibrosus**. Er besteht aus festem Kollagen, dessen im 25°- und 35°-Winkel aufgestellte Fasern ein Maschengittersystem bilden, um auf Rotation und Kompression reagieren zu können.

▬ einem inneren Kern, dem **Nucleus pulposus**, der zu 80 % aus Wasser besteht. Der Nucleus pulposus ist ein hydroelastischer Dämpfer aus Mucopolysacchariden und besitzt die Fähigkeit, Wasser zu binden. Die Konsistenz des Nukleus kommt einer »gel-/frischkäseartigen« Zuckerschleimmasse gleich, die von ihrer Matrix, einem ungeordneten, dünnen, steilgestellten Kollagennetz umgeben ist. **Im Alter** verödet der Nucleus pulposus und ist vom Anulus fibrosus kaum noch zu unterscheiden.

❯ Der Nukleus hat Kontakt zu den Deck- und Endplatten seiner Wirbelpartner; zusammen bilden sie eine **funktionelle Einheit**, d. h., dass der Nukleus
 ▬ bei **Kompression** Wasser an die knorpelüberzogenen Deck- und Endplatten abgibt und
 ▬ bei **Entlastung** Wasser aus den benachbarten Wirbelkörpern entzieht.

Dieser Flüssigkeitsaustausch entspricht der Be- und Entlastung des Menschen.

8.9.2 Pathomechanismus eines Bandscheibenvorfalls

In den meisten Fällen befindet sich ein Diskus, der kurz vor dem Prolaps steht, in einem dehydrierten, unelastischen Zustand, der **Diskose**. Diese verursacht ein **Derangement**, wobei es zu **inneren Einrissen** des Anulus fibrosus kommt. Die inneren Einrisse und die intradiskale Drucksteigerung auf den äußeren Ring verursachen lokalsegmentale lumbalgische Beschwerden. Nur selten entsteht eine Diskushernie bei intakter Bandscheibe; meist entsteht sie durch **schwerste Belastungstraumen**, wodurch es zu **Einrissen von außen nach innen** kommt.

❯ Die **Einrisse der Bandscheibe** werden differenziert in
  — **Einriss von außen.** Die Bandscheibe weist in den äußeren Randgebieten zahlreiche Nozizeptoren auf.
  — **Einriss von innen.** Die Bandscheibe wird im Innern nur gering nozizeptiv versorgt (Derangement).

Äußerer Bandscheibenvorfall. Der äußere Bandscheibenvorfall passiert **ohne Vorankündigung** durch eine rotatorische Überbelastung, die oft durch Konstitutionsbedingungen begünstigt wird, z. B.
— hochlumbaler Gibbus,
— Entlordosierung,
— anguläre arthrokinematische Bewegungen durch ungleiche Winkelgrade der Facettenstellungen mit daraus folgender Verlagerung der Belastungsachse für die Bandscheibe.

Innere Bandscheibenverletzung. Die **Zeichen** einer inneren Bandscheibenverletzung sind
— kontinuierlich tiefer Rückenschmerz;
— negative neurologische Zeichen;
— der Rückenschmerz verstärkt sich bei Bewegung (aufgrund der chemischen Nozizeption);
— der Schmerz lässt sich durch Provokation reproduzieren.

■ Turgor der Bandscheiben

Der Turgor einer normalen Bandscheibe (interdiskale kohäsive Flüssigkeit) bewirkt eine optimale **Spannung der segmentalen ligamentären Strukturen** (diskoligamentärer Spannungsausgleich).
Ein **fehlender Turgor** bedeutet
▬ eine Mehrbelastung der Muskulatur sowie
▬ eine Nukleusbewegung im Diskuskern.

Durch die entstehende **Gefügelockerung** werden die propriozeptiv versorgten ligamentären Strukturen insuffizient, so dass das **dynamische muskuläre System** nerval und auch durch seine dynamisierenden muskulären Ansätze **selektiv desorientiert** ist:
▬ Die **Mm. multifidi** dynamisieren die Aponeurosis lumbodorsalis und das Lig. supraspinale.
▬ Der **M. rotatoris longus** dynamisiert die Ligg. interspinalia.
▬ Nur der **M. rotatoris brevis** (monosegmental) dynamisiert die Kapselbänder und dadurch indirekt das Lig. flavum. Somit ist er unabhängig vom ligamentären System; er reagiert auf das kapsuläre System.

■ Physiotherapie

In der Therapie werden **Nah- und Fernziele** festgelegt. **Nahziele** sind die
▬ neurale Druckentlastung,
▬ intradiskale Nukleuszentrierung,
▬ **Verbesserung der Trophik** für die Bandscheiben, das umliegende Weichteilgewebe und die Deck- und Endplatten,
▬ Erarbeitung der Voraussetzungen für die Bildung einer **dreidimensionalen Festigkeit des Kollagens** und für eine **dreidimensionale Bewegungsfähigkeit** mittels piezoelektrischer Aktivität und Belastungsaktivität, entsprechend der Kollagensynthese der Bandscheibe.

Fernziel ist die
▬ komplexe **Belastungsfähigkeit** des Diskus und seiner synergistischen Strukturen.

■ Protrusion

Um den großen Bewegungsumfang der Divergenz in der LWS zu gewährleisten, bestehen die dorsalen Kollagenfasern des Anulus fibrosus zum Teil aus dünnerem elastinhaltigem Kollagen.
Bei **Rumpfflexion oder bei Entlordosierung** ist die Vorspannung des 4–6 % dehnbaren Kollagens früh aufgebraucht, wodurch sich die Torsion der Bandscheibe gänzlich aufhebt. Zusätzlich liegen im mediolateralen/lateralen Bandscheibenbereich die ehemaligen Gefäßeintrittskanäle, die einen Kollagenschwachpunkt der Bandscheibe darstellen:
▬ Protrusionen/Bandscheibenhernien (Beispiel L4) **im mediolateralen Bereich** verursachen eher eine Irritation der im Recessus lateralis verlaufenden Spinalnerven des **darunterliegenden Segments** (L5).
▬ Protrusionen/Bandscheibenhernien (Beispiel L4) im **lateralen Bereich** verursachen eher eine Irritation des Spinalnerven des **gleichen Segments** (L4) von kranial her, einen sog. »Schulterprolaps« (siehe Übersicht am Ende des Abschnitts).

Der Patient reagiert mit einer **Deviation** zur kontralateralen Seite, um die Protrusion vom Spinalnerven fern zu halten. Das Schmerzempfinden ist je nach Herniengröße **mehr- oder monosegmental**:

- **mehrsegmental**, wenn der Recessus lateralis spinalis und die Nervenwurzel des gleichen Segments betroffen sind und
- **monosegmental**, wenn nur der Recessus lateralis spinalis betroffen ist.

Ein **langsam anwachsender Schmerz** sagt aus, dass keine Rotationsläsion, sondern eine **Kompressionsläsion** vorliegt. **Ursache** ist ein instabiler, dehydrierter Nukleus (Derangement), bei dem die Rissbildung von innen nach außen verläuft und der die außen verstärkt vorhandenen Nozizeptoren langsam durch zunehmenden Druck reizt (Lumbago).

- **Prolaps**

Anders zeigt sich die schmerzhaftere **Rotationsruptur**, bei der der äußere Ring mit den umliegenden Nozizeptoren zerrissen wird. In diesem Falle ist eine sofortige Entlastung angezeigt. Die Schonhaltung des Patienten ist zu respektieren, da sich die Fasern dadurch annähern und neu verbinden.

Das Rotationsrupturen zugrunde liegende **pathologische Muster** erzeugt unterschiedliche **Beschwerdebilder**:

- Entsteht ein **Rotations-Flexionstrauma, bei dem die Rotation im Vordergrund steht**, können die inneren Kollagenfasern unverletzt bleiben. Es kommt noch nicht zum Ausbruch der Nukleusmasse (hohe Bindungskraft des Nukleus) in den perimedullären Raum. Der Rotationseinriss kann je nach Traumatisierung durch Aufquellung mit einem monosegmentalen mechanischen Spinalnervenreiz verbunden sein oder auch, bei Reizung des N. sinuvertebralis, mit einer über 3 Segmente verlaufenden Lumbago.
- Entsteht ein **Flexions-Rotationstrauma, bei dem die Flexion im Vordergrund steht**, besteht die Gefahr, dass trotz der hohen Bindungskraft des Nukleus Nukleusmaterial durch den Riss in den perimedullären Raum eindringt. Dieser raumfordernde Prozess und die Entzündungsreaktion können erheblich schwerwiegender sein, so dass sich das Beschwerdebild in einem entsprechend größeren Ausmaß zeigt.

- **Unterbelastung der Bandscheibe**

Die **größte Beeinträchtigung** der Bandscheibe kommt jedoch durch die Unterbelastung zustande, die in unserer Arbeitswelt und unserem Freizeitverhalten alltäglich geworden ist.

Die **Folge** ist eine Syntheseinaktivität der regenerierenden Zellen der Bandscheibe selbst und auch der Wirbel-

körper, vorwiegend der Deck- und Endplatten. Die Kraft des Nukleus, Wasser zu binden, lässt nach, und er wird den Druckanforderungen nicht mehr gerecht. Der Diskus verliert an Höhe, wodurch die Facettengelenke vermehrt belastet werden. Es kommt zu einer ligamentären Entspannung und dadurch verursacht, zu einer passiven Instabilität, einem veränderten Muskeltonus der segmentabsichernden Muskeln, einer Fehlstellung der Facettengelenke sowie zu reaktiven Veränderungen wie der Bildung von Osteophyten an den Facettengelenken.

❯ Bückende und sitzende Tätigkeiten bewirken die **höchste Dehydrierung** der Bandscheibe. Liegende oder halbliegende Positionen fördern die **Hydration** der Bandscheibe.

Die **Dehydrierung** entspricht der Belastung, die eine Bandscheibe erfährt:

- im Liegen 25 kg,
- im Stehen 100 kg,
- im Sitzen 150 kg.
- Husten, Niesen und Pressen machen durch die Druckerhöhung im interdiskalen Bereich ca. 150–200 kg Mehrbelastung aus.

Die Bewegungsachsen liegen in der Norm dorsal der Bandscheibe. Die Bandscheibe wird zur Evolute, zu einer beweglichen Achse:

- bei Flexion wandert sie nach ventral,
- bei Rotation nach links verlagert sie sich in die rechte Mitte,
- bei Lateralflexion wandert sie zur homolateralen Seite der Bandscheibe.

Eine **Nukleuswanderung** kommt bei einer intakten Bandscheibe nicht vor. Für die Bandscheibe ist es physiologisch, Kompression zu kompensieren. Bei Druck verliert sie sehr langsam Flüssigkeit. Bei Entlastung oder Traktion/Separation nimmt sie in einem sehr kurzen Zeitraum Flüssigkeit auf.

In der folgenden Übersicht sind die fünf bekannten Pathomechanismen der Bandscheibenläsionen zusammengefasst.

> **Übersicht: Pathomechanismen von Bandscheibenläsionen**
>
> **Derangement (innere Protrusion).** Innere Nukleusverschiebung, wobei eine Protrusion noch nicht zu erkennen ist. Es kommt zu einer inneren Instabilität des Nukleus durch Veränderung der Bindungskräfte im Nukleus selbst. Diese kann zu Einrissen im Anulus fibrosus führen, die, wenn sie die Nozizeptoren im

Randgebiet erreichen, als chemische Nozizeption (Störung der Nukleusmatrix mit entzündlicher Reaktion) zu sehen ist. Die Schmerzausstrahlung erstreckt sich über ca. 3 Segmente hinweg.

Protrusion. Meist Folge einer inneren Instabilität (Derangement), die den Anulus extern der ossären Randleisten hervorquellen lässt. Der Schmerz wird zum Einem durch eine chemische Nozizeption ausgelöst, zum Anderen durch die Dehnung der Nozizeptoren des äußeren Anulusrings bzw. durch das nozizeptive Lig. longitudinale posterius. Die Schmerzausstrahlung erstreckt sich über ca. 3 Segmente.

Prolaps. Ruptur der Lamellen des Anulus fibrosus mit Austritt von Nucleus-pulposus-Material in unterschiedliche Richtungen:

— **Prolaps nach lateral: Schultertyp.** Heterolaterale Deviation. Traktion belastet den Vorfall und verstärkt die Beschwerden. Durch die Deviation öffnet der Patient die Vorfallstelle und nimmt den Druck vom Spinalnerven; er reduziert den kranialen Druck. Die Ausstrahlungen sind meist monosegmental, da nur der segmentale Spinalnerv getroffen wird (■ Abb. 8.52).

— **Prolaps nach lateral-medial: Achseltyp.** Homolaterale Deviation. Traktion entlastet den Vorfall und wirkt beschwerdemindernd. Durch die Deviation verlagert der Patient seinen Spinalschweif heterolateral und vergrößert dadurch den Raum zwischen Spinalnerv und Spinalschweif; er reduziert den kaudalen Druck. Der Prolaps kündigt sich im Vorfeld durch eine Lumbago an, da der Druck auf den äußeren Ring langsam ansteigt. Die Ausstrahlungen sind meist mehrsegmental, da der Prolaps zwischen Spinalschweif und Spinalnerv liegt, d. h., er komprimiert den nächstabgehenden Spinalnerven von kranial-lateral und den Spinalnerven von kaudal-medial. Es kann aber auch nur der absteigende Spinalnerv des nächsttieferliegenden Segments komprimiert werden (■ Abb. 8.51).

— **Prolaps nach medial:** Druck gegen das Lig. longitudinale posterius und gegen die Cauda equina. Heftige Beschwerden. Keine seitliche Deviation. Unterschiedlichste motorische und sensible Störungen. Durazeichen sind Zeichen eines medialen Bandscheibenvorfalls (■ Abb. 8.53).

Extusion. Einriss des Anulus fibrosus und des Lig. longitudinale posterius.

Sequester. Ablösung eines Teils des Nucleus pulposus zwischen Dura mater spinalis und Lig. longitudinale posterius.

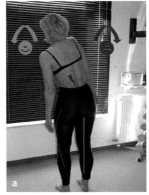
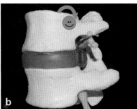

■ **Abb. 8.51a,b a** Pathomechanische Orientierung: Achselprolaps links, Deviationsseite links. **Grüner Smiley:** Entlastende Haltung. **Roter Smiley:** Belastende Haltung. **b** Anatomische Orientierung eines Achselprolaps links. **Roter Pfeil:** Richtung des Vorfalls. **Grüner Smiley:** Entlastende Haltung

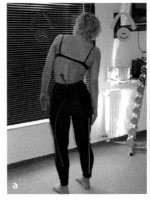
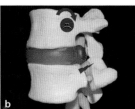

■ **Abb. 8.52a,b a** Pathomechanische Orientierung: Schulterprolaps links, Deviationsseite rechts. **Grüner Smiley:** Entlastende Haltung. **Roter Smiley:** Belastende Haltung. **b** Anatomische Orientierung eines Schulterprolaps links. **Roter Pfeil:** Richtung des Vorfalls. **Roter Smiley:** Belastungshaltung

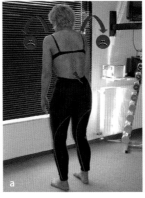
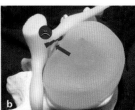

■ **Abb. 8.53a,b a** Pathomechanische Orientierung: mediale Diskushernie. **Roter Smiley:** Belastungshaltung. **b** Anatomische Orientierung einer medialen Diskushernie. **Roter Pfeil:** Richtung des Vorfalls. **Roter Smiley:** Belastende Stellung

8.9.3 Behandlungsprinzipien

- **Beginn der Bandscheibentherapie**

In der ersten Phase ist das therapeutische **Ziel**, eine zentral schmerzlindernde Wirkung zu erreichen. Der Patient sollte sich bewegen, jedoch nicht belasten; er sollte seine Deviation respektieren.

Rückengerechte ADLs. Zu Beginn der Bandscheibentherapie erlernt der Patient ein rückengerechtes Rollen aus Rückenlage in Seitlage und Verhaltensweisen für seine Alltagsbewegungen, z. B. das Tragen von Mantel, Geschirr, Wäsche mit beiden Händen, richtiges Bücken und Rotationsvermeidung.

> Wichtig ist es, den **M. iliopsoas** anfangs weitmöglichst zu neutralisieren, da er eine **massiv komprimierende Belastung** auf die unteren Bandscheiben (bis zu 100 kg) ausübt.

- **Bandscheibentherapie**

In der **Behandlung** stehen folgende Gesichtspunkte im Vordergrund:
- die Zentrierung des Nucleus pulposus,
- die geringstmögliche Resorption von Nukleusmaterial durch die Makrophagen, um die Folge einer segmentalen Instabilität zu verhindern,
- die Druckentlastung des Nerven durch Traktionen nach kranial beim lateralen »Schultertyp« bzw. Traktionen nach kaudal beim lateromedialen »Achseltyp«.

Kokontraktionsfähigkeit. Ist die Zentrierung des Nucleus pulposus erreicht, rückt das Beüben der Kokontraktionsfähigkeit der Muskulatur in den Vordergrund. Diese ist die **Voraussetzung** für einen Gelenk-/Segmentschluss und stellt damit die Grundlage für die Stabilität dar. Ausgangspunkt dafür ist, dass der Patient Druckbelastungen akzeptiert.

Konzentrische Muskelarbeit. Ein weiterer Gesichtspunkt ist das konzentrisch **langsame Beüben** der betroffenen Muskulatur. Es dient der eindimensionalen Ansprache der geschädigten/gestressten Muskulatur. Ohne den Übergang zeitlich festzulegen, folgt die konzentrisch **schnelle Beübung** (kein Schnelligkeitstraining). Sie ist wichtig für die Entwicklung eines dynamischen Bewegungsablaufs, fordert die intermuskuläre Koordination und verbessert die neuro-myogene Reaktionszeit.

Exzentrische Muskelarbeit. Die exzentrische Muskelansprache ist sogleich die Hochwertigste. Sie fordert die motorisch konditionellen Grundeigenschaften des Muskels, eine gesteigerte neuro-myogene Rekrutierung und ein Optimum der Stoffwechselversorgung.

Hausaufgaben. Begleitet wird das Training durch Hausaufgaben. Die Übungen sind zu Anfang primär auf **Rotations- und Flexionsvermeidung** ausgerichtet. Später sollten sie dem Charakter einer komplexen Bewegungsstabilität der Bandscheibe entsprechen (Belastungstraining mit der Langhantel, mit und ohne Rotation).

> Der **Heilungsprozess** kann bis zu 150 Tagen (Typ 2) oder bis zu 300–500 Tagen (Typ 1) andauern.

8.9.4 Anamestischer Spiegel des Bandscheibenpatienten

- **Anamnese**

Der Patient beschreibt folgende **Beschwerden**:
- Initialvorfall,
- langsam einschleichender Vorfall,
- Flexionsbewegung und Husten/Niesen/Pressen verstärken die Beschwerden,
- segmentale Dermatombildung/Sensilibitätsstörungen/Dysästhesie und/oder
- Kraftlosigkeit (Kennmuskeln).

- **Inspektion**

Der Patient zeigt **Deviationsmuster**, indem er leicht entlordosiert steht, um den Spinalkanal zu vergrößern:
- **Schmerz rechts, Deviation nach links, Leri-Zeichen rechts** bedeuten: Der Prolaps liegt auf dem Nerven (Schultertyp). Der Patient reagiert mit einer heterolateralen Deviation zur Druckentlastung.
- **Schmerz rechts, Deviation nach rechts, Leri-Zeichen rechts** bedeuten: Der Prolaps liegt unterhalb des Nerven (Achseltyp). Der Patient reagiert mit einer homolateralen Deviation zur Entspannung des Spinalnerven und einer heterolateralen Verlagerung der Medulla spinalis.
- **Schmerz mittig, Deviation entlordosierte LWS, leicht flektierte Hüften** bedeuten: Der Prolaps liegt medial.

- **Palpation**

Palpatorisch lassen sich folgende **Befunde** erfassen:
- intramuskuläre Aufquellungen,
- verdicktes subkutanes Gewebe,
- erhöhte Hauttemperatur bis 0,5°.

- **Basisbefundung**

Die Basisbefundung umfasst folgende **Testungen**:
- **Neurologische Tests**
  - Lasègue-Test: Der Befund ist bei S1 und L5 positiv (L4 kaum noch).
  - Prone-knee-bend-Test: Der Befund ist bei L2/L3/L4 positiv.

- Neri-Test: Der Befund Ist positiv, wenn es sich um einen mediolateralen Bandscheibenvorfall handelt, da die Dura mater den Spinalnerven durch einen kranialen Zug gegen den Prolaps zieht (typisch für einen Schulterprolaps bzw. medialen Prolaps).
- **Reflexe**
  - ASR für L5/S1 und
  - PSR für L3/L4.
- **Aktive Tests**
  - Die Extension ist schmerzhaft, da die intermedulläre Deviation verlassen wird.
  - Die Rotation ist vermindert bis aufgehoben.
  - Die Flexion des Rumpfes ist nicht möglich.

- **Bruchpforten eines Bandscheibenvorfalls**

Die ◻ Abb. 8.51, ◻ Abb. 8.52 und ◻ Abb. 8.53 geben eine anatomische Orientierung über die verschiedenen Bruchpforten eines Bandscheibenvorfalls und zeigen die dazugehörigen Deviationsmuster.

Ein Bandscheibenvorfall nach lateral-medial entspricht dem Achselprolaps.

Ein Bandscheibenvorfall nach lateral entspricht dem Schulterprolaps.

Bei der medialen Diskushernie verstärkt sich der Schmerz bei Lateralflexion nach rechts oder links.

8.9.5 Behandlungsaufbau: Totaltechniken für Bandscheibenläsionen von Tag 0 bis zum nächsten Level am ca. 6. Tag

In den ersten Tagen sind Schmerzbehandlung, Entlastung, Ernährungsempfehlungen und Bewegungs- und Verhaltensanleitungen von vorrangiger Bedeutung.

Schmerztherapie. Nur in der Phase nach dem Auftreten der Läsion ist eine **einmalige Kortisoninfiltration** an die Radix angezeigt, um dem Kompressionsdruck auf den Spinalnerven durch die Schwellung entgegenzuwirken. Zur Schmerzbehandlung sollten nur **zentrale Schmerzmittel** gegeben werden.

Ernährung. In den ersten 10 Tagen sollte der Patient **kein Fleisch** essen, da die Purine des Fleisches den Entzündungsmarker Prostaglandin aktivieren. Empfehlenswert ist die Einnahme von natürlichem Vitamin C mit dem Carrier Kupfer und Zink, um die Kollagensynthese zu verbessern. Um die **Eiweißsynthese** zu optimieren, sollten dem Körper Eiweißprodukte mit hohem glykämischen Gehalt zugeführt werden, z. B. Kartoffeln, Cornflakes, Wassermelonen, Datteln.

Bewegung. Bewegung und milde Wärme sind erlaubt. **Jegliche Form von Belastung ist verboten.** Die Deviation sollte unbedingt respektiert werden. Husten, Niesen, Lachen und Pressen sollten anfangs vermieden werden, da sich der intradiskale Druck um 50 % gegenüber dem Druck einer normalen Standbelastung erhöht. Der Patient sollte für die ersten 16 Tage **Anleitungen** erhalten, um beim Heben, Tragen und Aufstehen neue Verhaltensmuster erlernen zu können, die dem Druck und Fehlbelastungen entgegenwirken.

Physiotherapie. Das primäre **Ziel** der Therapie besteht darin,
- den Nerven zu entlasten und
- den Kern durch Lateralflexions- oder Extensionslagerungstechniken zu zentrieren.

Gelingt es während der Behandlung, die Deviation zu korrigieren, sollte der Patient zur Zentrierungserhaltung eine **Hausaufgabe** bekommen.

> ❯ Der Patient sollte **6-mal täglich** einen 0,5-kg-Sandsack auf den Kopf legen (im Sitz/Stand), um die Körperlängsachse auszurichten.

Kokontraktion. Ein signifikantes Zeichen einer einfachen Belastungsfähigkeit ist die Kokontraktion. Sie ist der **Indikator für eine Belastungssteigerung**. Beim **Kokontraktionstest** wird die muskuläre Spannung direkt neben den DFS in der Tiefe aufgenommen. Von einem Assistenten oder über Ellenbogen/Hand des Therapeuten wird ein langsamer Kompressionsdruck über beide Schultern des Patienten nach kaudal gegeben.

> ❯ Interpretation des Kokontraktionstests:
> - Ist die **Kokontraktionsfähigkeit** vorhanden, begegnet der Patient diesem Druck mit Achsenhaltung durch Kokontraktion.
> - Löst der Druck im betroffenen Segment **keine Kokontraktion** aus, besteht der Verdacht, dass der Ramus dorsalis mit betroffen ist. Erfahrungsgemäß ist die Kokontraktion dann erst ab dem 10.–14. Tag möglich. Tritt sie auch nach 14 Tagen nicht ein, handelt es sich um einen paretischen Zustand des Ramus dorsalis.

8.9.6 Totaltechniken – Behandlungsmöglichkeiten

In der Behandlung von Bandscheibenläsionen werden **Totaltechniken** eingesetzt:
- Totaltechnik zur Behandlung eines lateralen und mediolateralen Bandscheibenvorfalls bei Bandscheibenschulterläsionen.

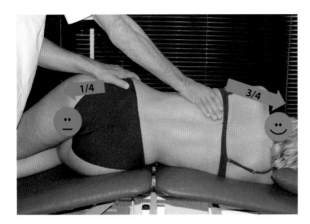

■ **Abb. 8.54** Lateraler Schulterprolaps, links

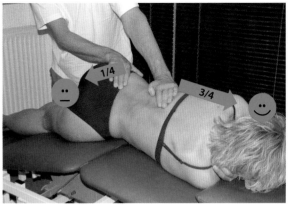

■ **Abb. 8.55** Mediolateraler Schulterprolaps, links

▬ Totaltechnik zur Behandlung eines lateralen und mediolateralen Bandscheibenvorfalls bei Bandscheibenachselläsionen.

▬ McKenzie-Technik bei medialen Bandscheibenläsionen.

8.9.7   Behandlung eines »Schulterprolapspatienten« (Spinalnerv wird von kranial komprimiert)

Die Behandlung eines »Schulterprolapspatienten« beinhaltet als **ASTE** die Entlordosierung, die häufig als Deviationshaltung bei lateralen oder mediolateralen Bandscheibenvorfällen vorkommt. Über die Einstellung des Kopfteils bzw. eine Dachstellung der Behandlungsbank wird der **Deviation in der Frontalebene** entsprochen:

▬ beim lateralen Bandscheibenvorfall eher frontal,

▬ beim mediolateralen Bandscheibenvorfall eher 45° nach anterior gedreht.

Um optimal aus den Armen heraus arbeiten zu können, wird die Behandlungsbank in Kniehöhe des Therapeuten eingestellt.

Benötigt der Patient keine Entlordosierung (mehr), oder ist diese sogar schmerzhaft, wechseln wir zu einer **Extensionsmobilisationstechnik**. Der Vorteil dieser Technik besteht darin, in physiologisch lordotischer Stellung der LWS behandeln zu können.

■ **Totaltechnik bei einem lateralen Bandscheibenvorfall (Schultprolapstyp)** (■ Abb. 8.54)

Ziel. Abnahme des Drucks und Zentrierung des interdiskalen Nukleus.

❯ Der **Behandlungserfolg zeigt sich durch eine abnehmende Deviation und eine zunehmende Extensionsfähigkeit in der Behandlung.**

Zeichen. Der Patient zeigt eine Deviation zur heterolateralen Seite.

ASTE. Der Patient liegt in Seitlage. Die betroffene Seite liegt oben. Der Rumpf wird in Lateralflexion rechts, entsprechend der Deviationshaltung des Patienten eingestellt. Beide Beine sind in 70° Hüftflexion angewinkelt.

Ausführung. Der Therapeut hakt seine linke Hand kranial des Trochanter major an, seine rechte Hand liegt am Thorax unterhalb des Schulterblatts. Der Therapeut gibt für 3–4 min einen Separationsschub: ⅔ der Schubkraft gehen nach kranial und ⅓ nach kaudal. Am Ende der Distraktion soll durch Anspannen der heterolateralen Schulter nach dorsal ein Segmentschluss erreicht werden. Danach wird der Rumpf in der neuen Deviations-ASTE eingestellt. Nach der Behandlung sollte der Patient beide Beine anwinkeln und sich »en bloc« aufrichten.

❯ In den ersten Tagen sollte täglich behandelt werden.

■ **Totaltechnik bei einem mediolateralen Bandscheibenvorfall (Schulterprolapstyp)** (■ Abb. 8.55)

Bei einem mediolateralen Bandscheibenvorfall wird der Patient so positioniert, dass die Distraktionskraft lateralmedial wirken kann. Die Vorgehensweise entspricht der beim lateralen Bandscheibenvorfall.

❯ Die **Behandlung dauert so lange an**, bis der Patient keine Deviation mehr zeigt und fähig ist, eine Kokontraktion aufzubauen. Erst wenn diese Kriterien erfüllt sind, ist das Kollagen eindimensional belastbar.

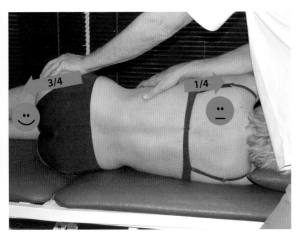

Abb. 8.56 Lateraler Achselprolaps, links

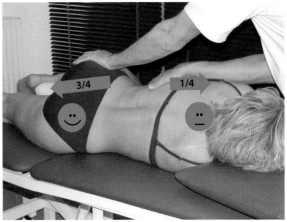

Abb. 8.57 Mediolateraler Achselprolaps, links

8.9.8 Behandlung eines »Achselprolaps-patienten« (Spinalnerv wird von kaudal komprimiert)

Die Behandlung eines »Achselprolapspatienten« beginnt in der **ASTE** der Entlordosierung, die häufig als Deviations-haltung bei lateralen oder mediolateralen Bandscheiben-vorfällen vorkommt. Über die Einstellung des Beinteils bzw. einfache Geradestellung der Behandlungsbank wird der **Deviation in der Frontalebene** entsprochen:
- beim lateralen Bandscheibenvorfall eher frontal,
- beim mediolateralen Bandscheibenvorfall eher sagittofrontal.

Um optimal aus den Armen heraus arbeiten zu können, wird die Behandlungsbank in Kniehöhe des Therapeuten eingestellt.

Benötigt der Patient keine Entlordosierung (mehr), oder ist diese sogar schmerzhaft, wird der Patient zuneh-mend in der **physiologisch lordotischen Stellung** der LWS vorpositioniert. Je mehr Extension der Patient zulassen kann, umso weiter kann die Wirbelsäule von kranial her bis auf 2 Segmente oberhalb des betroffenen Segments verrie-gelt werden und eine höhere Distraktionskraft entwickeln.

- **Totaltechnik bei einem lateralen Bandscheiben-vorfall (Achseltyp)** (**⬛** Abb. 8.56)

Ziel. Abnahme des Drucks und Zentrierung des interdis-kalen Nukleus.

❯ Der **Behandlungserfolg** zeigt sich durch eine abnehmende Deviation und eine zunehmende Extensionsfähigkeit in der Behandlung.

Zeichen. Der Patient zeigt eine Deviation zur homolatera-len Seite.

ASTE. Der Patient liegt in Seitlage. Die betroffene Seite liegt oben. Beide Beine sind in 70° Hüftflexion angewin-kelt. Die Deviationshaltung des Patienten, die linksseitige Lateralflexion, wird durch Geradestellung der Behand-lungsbank oder Anheben des Beinteils eingestellt.

Ausführung. Der Therapeut hakt seine linke Hand kranial des Trochanter major an, seine rechte Hand liegt am Thorax unterhalb des Schulterblatts. Der Therapeut gibt für 3–4 min einen Separationsschub mit beiden Händen: ¾ der Schubkraft gehen nach kaudal und ¼ nach kranial. Anschließend wird durch das Anspannen der heterolate-ralen Schulter nach dorsal ein Segmentschluss erreicht. Danach wird der Patient in der neuen Deviations-ASTE eingestellt. Nach der Behandlung sollte der Patient beide Beine anwinkeln und sich »en bloc« aufrichten.

❯ In den ersten Tagen sollte täglich behandelt werden.

- **Totaltechnik bei einem mediolateralen Band-scheibenvorfall (Achseltyp)** (**⬛** Abb. 8.57)

Bei einem mediolateralen Bandscheibenvorfall wird der Patient so positioniert, dass die Distraktionskraft lateral-medial wirken kann. Die Vorgehensweise entspricht der beim lateralen Bandscheibenvorfall.

❯ Die **Behandlung** dauert so lange an, bis der Patient keine Deviation mehr zeigt und fähig ist, eine Kokontraktion aufzubauen. Erst wenn diese Kriterien erfüllt sind, ist das Kollagen eindimensional belastbar.

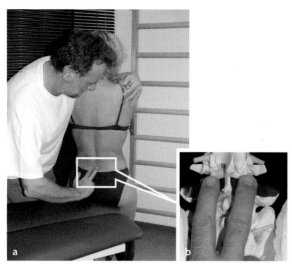

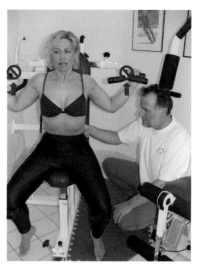

◪ **Abb. 8.58a,b** Kokontraktionstestung von L5, mit anatomischer Orientierung

◪ **Abb. 8.59** Alternative Kokontraktionstestung am »Pull down-Gerät«

8.9.9 Level-1-Rehabilitation der Bandscheibe ab dem 6. Tag einer physiologischen Regeneration

▪ Grundvoraussetzungen

Signifikante Zeichen einer physiologischen Regeneration sind:

▬ eine **aufgehobene Deviation,**

▬ die **Druckbelastung** verursacht keine Schmerzen und

▬ eine ausreichende **Konvergenzfähigkeit** in beiden Facettengelenken des betroffenen Gelenks, so dass die Rami articulares den M. rotatoris brevis aktivieren können.

▬ Das Zentrieren des Nukleus durch die »**Sandsack-Hausaufgabe**« ist nicht mehr erforderlich.

▬ Ab dem 10. Tag sollte mit der **Reduktion der zentralen Schmerzmittel** begonnen werden.

▬ Die ernährungsbedingte **Unterstützung der Eiweißsynthese** bleibt weiterhin bestehen.

▬ Der Patient sollte sich **normal bewegen,** jedoch nicht bewusst in Flexion oder Extension belasten.

Dieser Zeitraum kann sich aus unterschiedlichsten Gründen verlängern, z. B. bei Rauchern, durch Einnahme von Antiphlogistika, Alter etc.

▪ Physiotherapeutische Behandlung

Ab dem 6. Tag kann die physiotherapeutische Behandlung mit dem eigentlichen »**Rehaprogramm Bandscheibe**« beginnen, wobei in Übergangsphasen weiterhin die Kokontraktionskraft mittels Steigerung von Druck und Amplitude gestärkt wird.

Ab dem 10. Tag sollte die **muskuläre eindimensionale Konzentrik** im Vordergrund stehen. Das Ziel ist es, die gestresste, im Vorfeld oft untrainierte Muskulatur mit der einfachsten Bewegungsform anzusprechen. Es handelt sich hierbei nicht um eine Kräftigung im Sinne der Trainingslehre. Auch die Hausaufgabe ändert sich je nach Kokontraktionsfähigkeit des Patienten.

▪ **Kokontraktionstestung von L5, mit anatomischer Orientierung (◪ Abb. 8.58)**

ASTE. Der Patient sitzt im Tubersitz. Er kreuzt seine Arme ventral und legt sie auf den Schultern ab.

Ausführung. Der Therapeut palpiert mit seiner kaudalen Hand paraspinal die Weichteile des betroffenen Segments und gibt über Ellenbogen und Hand einen Druck über beide Schultern nach kaudal.

▪ **Alternative Kokontraktionstestung am »Pull down-Gerät« (◪ Abb. 8.59)**

ASTE. Der Patient sitzt. Die Griffhaltung des Patienten ist mehr als schulterbreit und im Schulterverlauf. Die Hüfte ist in 70° Hüftflexion eingestellt.

Ausführung. Der Therapeut sitzt hinter dem Patienten und palpiert paraspinal die Weichteile des betroffenen Segments. Der Patient drückt die Hebearme gegen das fixierte Gewicht nach oben. Der Therapeut kontrolliert, ob der Druck im betroffenen Segment ankommt.

Anzahl und Dosierung. 13–20 WH, 60–90 sec Pause, 3–5 Serien.

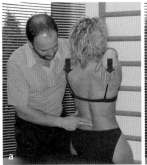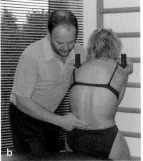

Abb. 8.60a,b »FOST«-Maintained Approximation. **a** Approximation in Nullposition. **b** Approximation in Flexionsstellung.

8.9.10 Statisches-/Kokontraktionstraining

- »FOST«-Maintained Approximation (**Abb. 8.60)**

Ziel. Langanhaltende Aufrechthaltung mit Stimulierung des Haltereflexes aus einer vorgegebenen Haltung.

Zeitraum. Das Training kann ca. ab dem 6.–10. Tag beginnen.

ASTE. Der Patient sitzt im Tubersitz. Er kreuzt seine Arme und legt die Hände auf die Schultern.

Ausführung. Der Therapeut gibt für 10 sec einen axialen Druck über die Schultern des Patienten nach kaudal. Danach Einstellung in einer neuen Position (mehr Flexion bzw. mehr Extension).

Steigerung. Quick approximation (schnelle kurze Approximation) zur reflektorischen Schulung des Haltereflexes. Die Approximation kann ca. **ab dem 10. Tag** beginnen.

- Maintained-Approximation-Training am »Pull down-Gerät« (Schulterfixator) (**Abb. 8.61)**

Ziel. Langanhaltende Aufrechthaltung mit Stimulierung des Haltereflexes aus einer vorgegebenen Haltung.

Zeitraum. Das Training kann ca. ab dem 6.-10.Tag beginnen.

ASTE. Der Patient sitzt. Die LWS ist leicht lordosiert.

Ausführung. Das Training erfolgt in zwei **Phasen:**
- **Phase 1:** Hebelarme in Schulterhöhe ca. 10 sec halten. Der Therapeut gibt entweder über die Schultern oder am externen »Druckhebel« einen Kompressionsdruck.
- **Phase 2:** Kleine Amplitude. Der Therapeut gibt kurze, schnelle Approximationen, so dass der Patient reflek-

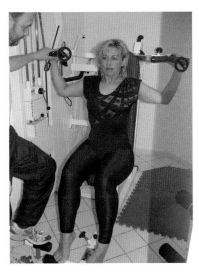

Abb. 8.61 Maintained-Approximation-Training am »Pull down-Gerät« (Schulterfixator)

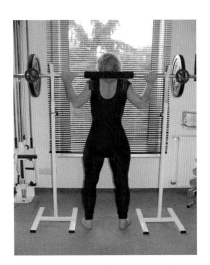

Abb. 8.62 Kokontraktionstraining der LWS mit Langhantel

torisch mit einer isometrischen Anspannung reagieren muss. Phase 2 kann erst **ab dem 10. Tag** trainiert werden.

- Kokontraktionstraining der LWS mit Langhantel (**Abb. 8.62)**

Zeitraum. Das Training kann ca. ab dem 6.–10. Tag beginnen.

ASTE. Der Patient steht. Die Langhantel sollte so hoch liegen, dass der Patient in 70° Hüftflexion stehen kann.

Ausführung. Der Patient stellt sich unter den Kniebeugeständer und drückt statisch gegen die Langhantel mit hohem Gewicht (50 kg).

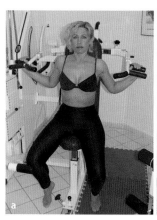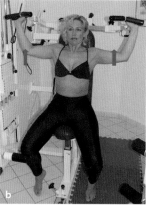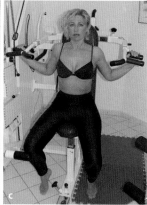

◘ **Abb. 8.63a–c** Dynamisches Kokontraktionstraining der LWS am »Frontpress-Gerät«. **a** ASTE, **b** MSTE, **c** ESTE

Anzahl und Dosierung. 1 sec Druck, 13–20 WH, 60–90 sec Pause mit völliger Druckentlastung, 3–5 Serien.

■ **Dynamisches Kokontraktionstraining der LWS am »Frontpress-Gerät« (◘ Abb. 8.63)**
Zeitraum. Das Training kann ca. ab dem 10. Tag beginnen.

ASTE. Der Patient sitzt. Die Griffhaltung des Patienten ist mehr als schulterbreit und im Schulterverlauf. Die Hüfte ist in 70° Hüftflexion eingestellt.

Ausführung. Der Patient drückt die Hebearme gegen das Gewicht nach oben. In der MSTE sollten die Ellenbogen 90° flektiert sein. In der ESTE lässt der Patient die gesamte Muskelspannung los, bevor er wiederholt startet.

Anzahl und Dosierung. 21–30 WH, 60–90 sec Pause, 3–5 Serien, Tempo 1 – 0 – 1, Gewichtsbelastung 30–40 %, Tempo 1 – 0 – 1. Serienpausen aktiv nutzen.

8.9.11 Dynamisches Training

■ **Eindimensionale Konzentrik am »Kabelzug-Gerät« (◘ Abb. 8.64)**
Zeitraum. Das Training kann ca. ab dem 10. Tag beginnen.

ASTE. Der Patient sitzt im Reitersitz in 70° Hüftflexion auf der Trainingsbank. Der Rücken ist gerade, die LWS leicht lordosiert. Die Züge sind mit 2 mal 5 kg Gewicht belastet.

Ausführung. Der Patient zieht beide Züge gleichzeitig nach dorsal, so dass die Ellenbogen sich hinter den Rücken bewegen. Am Ende des Zugwegs nimmt der Therapeut dem Patienten das Zuggewicht ab, so dass keine Exzentrik entstehen kann.

Anzahl und Dosierung. 21–30 WH, 60–90 sec Pause, 3–5 Serien, Tempo 1 – 0 – 1. Serienpausen aktiv nutzen, z. B. aktive Extension wie in der Übung, jedoch ohne Gewicht.

■ **Eindimensionale Konzentrik mit Langhantel (◘ Abb. 8.65)**
Zeitraum. Das Training kann ca. ab dem 10. Tag beginnen, wenn eine dynamische Kokontraktion möglich ist.

ASTE. Der Patient steht.

Ausführung. Der Therapeut legt dem Patienten eine 16 kg schwere Langhantel auf die Schultern. Die Füße werden gerade gestellt, um die Wirbelsäule axial zu belasten. Bei leichter Knieflexion beginnt der Patient sein Becken zu kippen und gleichzeitig sein Gesäß nach dorsal zu bewegen.

Anzahl und Dosierung. 21–30 WH, 60–90 sec Pause, 3–5 Serien, Tempo 1 – 0 – 1. Serienpausen aktiv nutzen, z. B. aktive Lordose der LWS, ohne Gewicht.

8.9.12 Hausaufgabe: Eindimensionale Konzentrik

Die Therapie wird erst dann durch Hausaufgaben unterstützt, wenn die Extension während der Behandlung schmerzfrei ist und der Patient die Übung beherrscht.

■ **Eindimensionale Konzentrik mit Theraband (◘ Abb. 8.66)**
Zeitraum. Das Training kann ca. ab dem 10. Tag beginnen, wenn die dynamische Kokontraktion möglich ist.

ASTE. Der Patient steht. Er umfasst einen Stab (Besenstiel), der an Therabändern in Schulterhöhe fixiert ist. Der Rücken ist gerade, die LWS leicht lordosiert.

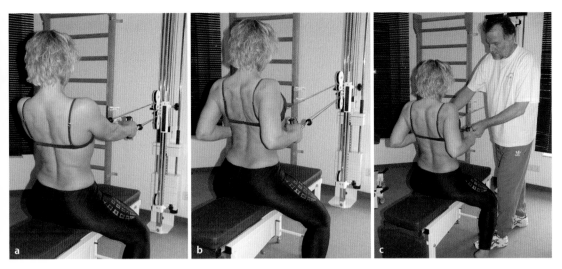

◨ **Abb. 8.64a–c** Eindimensionale Konzentrik am »Kabelzug-Gerät«. **a** ASTE, **b** MSTE, **c** ESTE

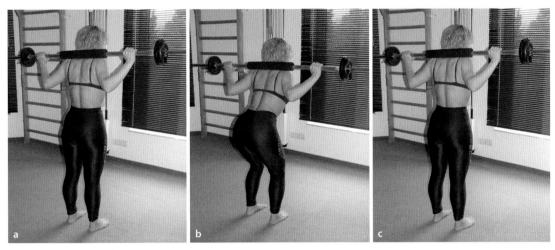

◨ **Abb. 8.65a–c** Eindimensionale Konzentrik mit Langhantel. **a** ASTE, **b** MSTE, **c** ESTE

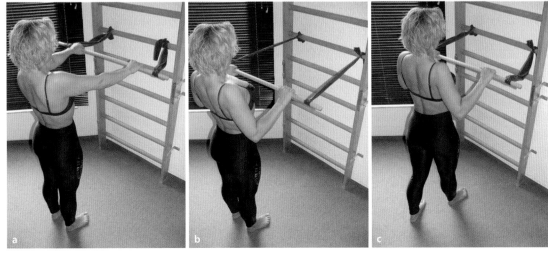

◨ **Abb. 8.66a–c** Eindimensionale Konzentrik mit Theraband. **a** ASTE, **b** MSTE, **c** ESTE

Ausführung. Der Patient zieht beide Therabänder gleichzeitig nach dorsal, so dass sich die Ellenbogen hinter den Rücken bewegen. Am Ende des Zugwegs macht der Patient einen Schritt nach vorn, so dass keine Exzentrik entstehen kann.

Anzahl und Dosierung. 21–30 WH, 60–90 sec Pause, 3–5 Serien, Tempo 1 – 0 – 1. Serienpausen aktiv nutzen, z. B. aktive Extension ohne Widerstand.

8.9.13 Testung der Belastungsfähigkeit für ein mehrdimensionales Bandscheibentraining

- **Rotationstest (** Abb. 8.67**)**

Zeitraum. Der Test kann ab dem 16. Tag angewandt werden. Er ist der Indikator zur weiteren Belastungssteigerung.

ASTE. Der Patient sitzt im Tubersitz. Er kreuzt ventral seine Arme.

Ausführung. Der Therapeut palpiert paraspinal des betroffenen Segments. Er stellt die Rotation bis in das betroffene Segment ein und lässt den Patienten aktiv rotieren.

Interpretation. Ein bei der Rotation auftretender Schmerz bedeutet, dass eine mehrdimensionale Behandlung noch nicht beginnen kann.

8.9.14 Level-2-Rehabilitation der Bandscheibe ab dem 16.–150. Tag, bei physiologischer Regeneration

- **Grundvoraussetzungen**

Um ein Training auf Level 2 aufnehmen zu können, sollten folgende **Kriterien** erfüllt sein:
- Der Patient ist **rotatorisch belastbar** (dreidimensional konzentrisch belastungsfähig).
- Der Patient ist **schmerzfrei**.
- Der Patient ist in der Lage, auf unterschiedliche Belastungen mit **Kokontraktion** zu reagieren.
- Der Patient kann eine **Rotation im betroffenen Segment** ausführen. Endgradige Bewegungen können und dürfen noch schmerzhaft sein.
- **Hausaufgaben** für die konzentrische eindimensionale Beübung sind nicht mehr erforderlich.
- Der Patient kann **Alltags- und Gebrauchsbewegungen** »normal« ausführen, die noch durch Schmerz limitiert werden.
- **Zentrale Schmerzmittel** sollten nicht mehr eingenommen werden.

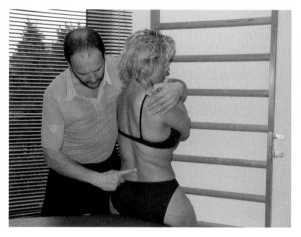

Abb. 8.67 Rotationstest

- Die **Ernährungsempfehlungen** zur Unterstützung der Eiweiß- und Kollagensynthese gelten weiterhin.

- **Physiotherapeutische Behandlung**

Ca. ab der 3. Woche besteht das physiotherapeutische Ziel darin, die Alltags- und Arbeitsbelastungsfähigkeit des Patienten zu erhöhen, indem gezielt mehrdimensional trainiert wird.

Das **Training** beginnt mit **konzentrisch-mehrdimensionalen** langsamen und dann schnellen Übungen. Begleitend zu den Übungen wird die Bandscheibe piezoelektrisch stimuliert (elektrische Spannung innerhalb des Diskus), um den Turgor zu optimieren. Praktisch heisst das, Be- und Entlastung finden in einem ständigen Wechsel statt. Effekte der **piezoelektrischen Stimulation** sind die Syntheseaktivierung und Dynamisierung der Transportmechanismen, die die Grundvoraussetzungen für die Stimulierung der Bandscheibe, der Bänder und Muskulatur darstellen.

Diese wichtige Trainingsform bereitet ein Kommunikationsoptimum der Trias Bandscheibe – Ligamente – Muskulatur für die **exzentrische dreidimensionale Bewegung** vor und stimuliert die Rami articulares. Auch die Hausaufgaben beinhalten die Ansprache einer dreidimensionalen Bewegung.

- **Chondromukoidtraining, mit anatomischer Orientierung (** Abb. 8.68**)**

Der Flüssigkeitsaustausch und damit der **Stoffwechsel** findet größtenteils zwischen Deck- und Endplatten der Wirbelkörper und der Bandscheibe statt. Die Flüssigkeitsaufnahme geschieht erheblich schneller als die Flüssigkeitsabgabe.

Die Flüssigkeit in der Bandscheibe erhält den Turgor aufrecht und spannt dadurch die segmental-ligamentären Strukturen, die wiederum die lokalsegmentalen Muskeln

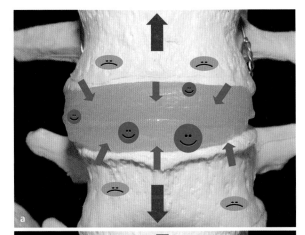

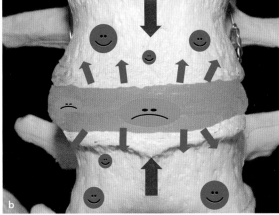

Abb. 8.68a,b Chondromukoidtraining, anatomische Orientierung. **a** Ruhephase, **b** Belastungsphase. **Runder, blauer Smiley:** Hydrationszustand, nährstoffreiche Flüssigkeit. **Ovaler, hellblauer Non-Smiley:** Dehydrierungszustand, nährstoffarme Flüssigkeit

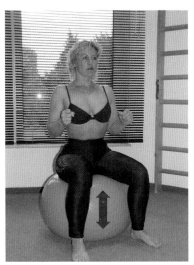

Abb. 8.69 Be-/Entlastung der Bandscheibe durch Chondromukoidtraining

innervieren. Der **Flüssigkeitsverlust einer verletzten Bandscheibe** ist ca. doppelt so hoch wie der einer gesunden Bandscheibe. Ein **Be- und Entlastungstraining** dynamisiert das System und ist Wegbereiter für die passive Stabilität.

- Be-/Entlastung der Bandscheibe durch Chondromukoidtraining (**Abb. 8.69**)

ASTE. Der Patient sitzt mit aufgerichtetem Oberkörper auf dem Pezziball, Hüftflexion nicht <90°.

Ausführung. Der Patient wippt auf dem Ball auf und ab.

Anzahl und Dosierung. Frequenz 30–60/min, Dauer 5 min.

- Be-/Entlastung der Bandscheibe durch Rotation (**Abb. 8.70**)

ASTE. Der Patient sitzt mit aufgerichtetem Oberkörper auf dem Pezziball, Hüftflexion nicht <90°.

Ausführung. Der Patient wippt auf dem Ball auf und ab. Zusätzlich rotiert er 50 % und 100 % den Oberkörper.

Anzahl und Dosierung. Frequenz 30–60/min, Dauer 5 min.

- **Mehrdimensional-konzentrisches Muskelaufbautraining am Zuggerät** (**Abb. 8.71**)

Ziel. Rotatorische Ansprache der linksseitigen Mm. rotatores und multifidi, unter Kokontraktion.

> Trainiert wird nur der **Hinweg.**

ASTE. Der Patient sitzt in 70° Hüftflexion.

Ausführung. Um die Rami articulares zu stimulieren und damit die Kokontraktionsfähigkeit in der Dynamik zu verbessern, wird ein 1 kg schwerer Sandsack auf den Kopf des Patienten gelegt. Der Arm des Patienten greift den Seilzug aus einer 90°-Flexionshaltung im GHG. Der Ellenbogen ist gestreckt, und der Seilzug zeigt Spannung. Der Patient zieht den Griff/Gewicht unter Beugung des Ellenbogengelenks in Retroversion und rotiert dabei ca. 45° in die Zugrichtung. In der Endstellung wird das Gewicht durch den Therapeuten oder mit der freien Hand des Patienten abgenommen, so dass keine Exzentrik entsteht.

Anzahl und Dosierung. 21–30 WH, 60–90 sec Pause, 3–5 Serien, Tempo 1 – 0 – 1.

- **Mehrdimensional-konzentrisches Muskelaufbautraining mit Hantel** (**Abb. 8.72**)

Ziel. Rotatorische Ansprache der linksseitigen Mm. rotatores, jedoch ohne Kokontraktion.

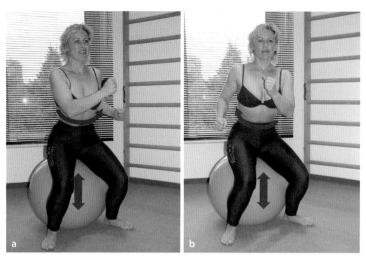

◨ **Abb. 8.70a,b** Be-/Entlastung der Bandscheibe durch Rotation. **a** Linksrotation, **b** Rechtsrotation

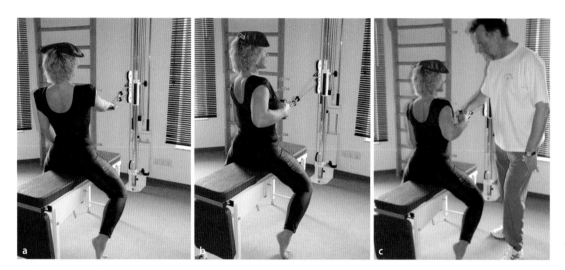

◨ **Abb. 8.71a–c** Mehrdimensional-konzentrisches Muskelaufbautraining am Zuggerät. **a** ASTE, **b** MSTE, **c** ESTE

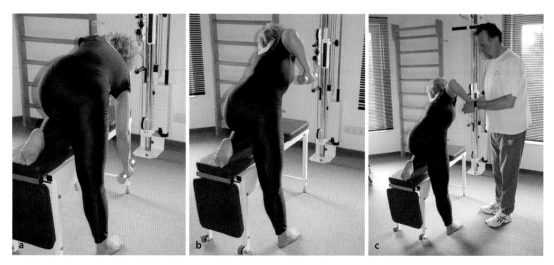

◨ **Abb. 8.72a–c** Mehrdimensional-konzentrisches Muskelaufbautraining mit Hantel. **a** ASTE, **b** MSTE, **c** ESTE

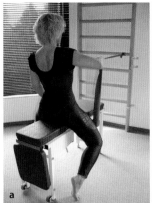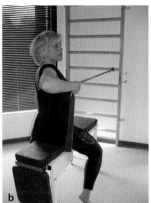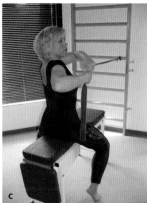

☐ **Abb. 8.73a–c** Hausaufgabe: Mehrdimensional-konzentrisches Training mit Theraband. **a** ASTE, **b** MSTE, **c** ESTE

❱ Trainiert wird nur der **Hinweg.**

ASTE. Der Patient kniet mit seinem linken Bein auf der Trainingsbank und stützt sich mit der linken Hand auf derselben ab. Das rechte Bein steht gestreckt neben der Bank mit Bodenkontakt.

Ausführung. In der rechten Hand hält der Patient mit gestrecktem Arm eine 1 kg schwere Hantel. Der Patient bringt das Gewicht unter Beugung des Ellenbogengelenks in Retroversion und rotiert dabei um ca. 45° in die Zugrichtung. In der Endstellung wird das Gewicht durch den Therapeuten abgenommen, so dass keine Exzentrik entsteht.

Anzahl und Dosierung. 21–30 WH, 60–90 sec Pause, 3–5 Serien, Tempo 1 – 0 – 1.

8.9.15 Hausaufgabe: Mehrdimensional-konzentrisches Training

- Hausaufgabe: Mehrdimensional-konzentrisches Training mit Theraband (☐ Abb. 8.73)

Ziel. Rotatorische Ansprache der linksseitigen Mm. rotatores, jedoch ohne Kokontraktion.

❱ Trainiert wird nur der **Hinweg.**

ASTE. Der Patient sitzt auf einer Bank/Hocker. Sein rechter Arm ist im Ellenbogen gebeugt und in der Schulter 90° abduziert.

Ausführung. Der Patient umfasst mit der rechten Hand ein in Schulterhöhe fixiertes Theraband. Er zieht das gespannte Theraband in horizontale Extension und rotiert dabei um ca. 45° in die Zugrichtung. In der Endstellung wird der Zug durch die freie Hand des Patienten abgenommen, so dass keine Exzentrik entsteht.

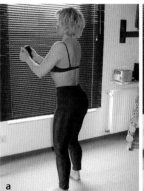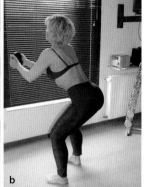

☐ **Abb. 8.74a,b** Vorbereitungstraining zum eindimensional-exzentrischen Muskeltraining, mit Hantelscheibe. **a** ASTE, **b** ESTE

Anzahl und Dosierung. 21–30 WH, 60–90 sec Pause, 3–5 Serien, Tempo 1 – 0 – 1.

8.9.16 Eindimensional-exzentrisches Muskelaufbautraining

- Vorbereitungstraining zum eindimensional-exzentrischen Muskeltraining, mit Hantelscheibe (☐ Abb. 8.74)

Ziel. Exzentrische Ansprache der LWS-Extensoren.

ASTE. Der Patient steht.

Ausführung. Beide Arme sind in 45° Flexion im GHG und 90° Ellenbogenflexion eingestellt. Der Patient hält mit beiden Händen ein 2-kg-Gewicht vor der Brust. Die Knie sind leicht gebeugt, die LWS ist leicht lordosiert, das Gesäß ist leicht nach dorsal geschoben. Aus dieser Vorposition geht der Patient in eine 40°-Kniebeuge.

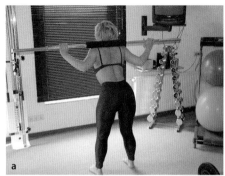

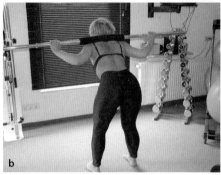

Abb. 8.75a,b Eindimensionales Muskelaufbautraining: Exzentrik mit »Good morning-Konvergenz«. **a** ASTE, **b** ESTE

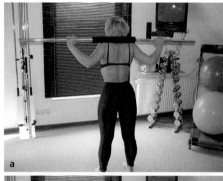

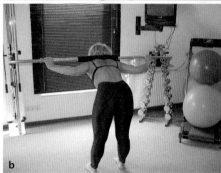

Abb. 8.76a,b Eindimensionales Muskelaufbautraining: Exzentrik mit »Good morning-Divergenz«. **a** ASTE, **b** ESTE

Anzahl und Dosierung. 13–20 WH, 60–120 sec Pause, 3–5 Serien, Tempo 1 – 0 – 1.

- **Eindimensionales Muskelaufbautraining: Exzentrik mit »Good morning-Konvergenz«** (■ Abb. 8.75)

Ziel. Ansprache der Exzentrik bei erhaltender Konvergenz der Facettengelenke.

ASTE. Der Patient steht. Die Beine stehen hüftbreit auseinander; Knie und Hüfte sind leicht gebeugt.

Ausführung. Dem Patienten wird eine ca. 10 kg schwere Langhantel ohne Gewichte auf die Schultern gelegt. Die Knie werden ca. 10–20° gebeugt, um die Konvergenz in der LWS zu erhalten. Der Patient kippt langsam, bei beibehaltener Lordoseeinstellung der LWS, seinen Rumpf nach vorne unten bis max. 90°.

Steigerung. Beim schnellen Beüben werden Position und Winkel der Rumpfbeugung sowie die Zeit vorgegeben.

Anzahl und Dosierung. 13–20 WH, 90–120 sec Pause, 3–5 Serien, Tempo 1 – 0 – 1.

- **Eindimensionales Muskelaufbautraining: Exzentrik mit »Good morning-Divergenz«, »Stiffed legged good morning«** (■ Abb. 8.76)

Ziel. Ansprache der Exzentrik bei provokativer Divergenz der Facettengelenke.

ASTE. Der Patient steht.

Ausführung. Wie in .■ Abb. 8.75; jedoch mit extendierten Kniegelenken. Dadurch wird eine Divergenz der LWS bei Rumpfflexion ermöglicht.

- **Mehrdimensionales Muskelaufbautraining: Exzentrik mit »Langhantel-Konvergenz«** (■ Abb. 8.77)

Ziel. Ansprache der Exzentrik bei erhaltender Konvergenz der Facettengelenke.

ASTE. Der Patient steht. Die Beine stehen hüftbreit auseinander.

Ausführung. Dem Patienten wird eine ca. 10 kg schwere Langhantel ohne Gewichte auf die Schulter gelegt. Die Knie werden 10–20° gebeugt, um die Konvergenz in der LWS zu erhalten. Der Patient beugt langsam, bei beibehaltener Lordoseeinstellung der LWS, seinen Rumpf nach vorne unten bis max. 90° Hüftflexion.

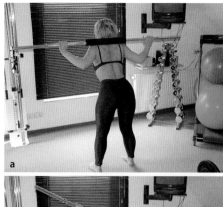

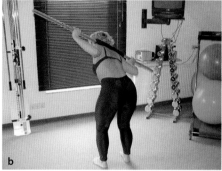

Abb. 8.77a,b Mehrdimensionales Muskelaufbautraining: Exzentrik mit »Langhantel-Konvergenz«. **a** ASTE, **b** ESTE

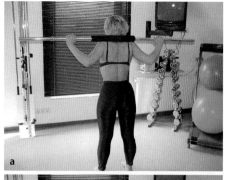

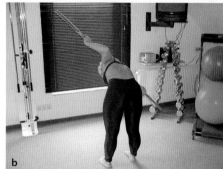

Abb. 8.78a,b Mehrdimensionales Muskelaufbautraining: Exzentrik mit »Langhantel-Divergenz«. **a** ASTE, **b** ESTE

Steigerung. Beim schnellen Beüben werden Position und Winkel der Rumpfbeugung sowie die Zeit vorgegeben.

Anzahl und Dosierung. 13–20 WH, 90–120 sec Pause, 3–5 Serien, Tempo 1 – 0 – 1.

- **Mehrdimensionales Muskelaufbautraining: Exzentrik mit »Langhantel-Divergenz« (■ Abb. 8.78)**

Ziel. Ansprache der Exzentik bei provokativer Divergenz der Facettengelenke.

ASTE. Der Patient steht.

Ausführung. Wie in ■ Abb. 8.77; jedoch mit extendierten Kniegelenken, um dadurch die Divergenz der LWS bei Rumpfflexion zu ermöglichen.

❶ Cave
Das Training ist ein **tertiäres Provokationstraining!**

- **Alternative: Mehrdimensional-exzentrisches Muskelaufbautraining, mit Hantel (■ Abb. 8.79)**

Ziel. Exzentrisch-rotatorische Ansprache der linksseitigen Mm. rotatores in Facettenkonvergenz.

ASTE. Der Patient steht mit 10–20° gebeugten Kniegelenken und hält mit der rechten Hand in 110° Schulterabduk-

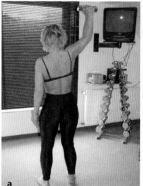

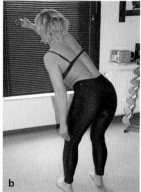

Abb. 8.79a,b Alternative: Mehrdimensional-exzentrisches Muskelaufbautraining, mit Hantel. **a** ASTE, **b** ESTE

tion und leicht gebeugtem Ellenbogengelenk eine 1-kg-Hantel.

Ausführung. Der Patient bringt die Hantel mit gebeugten Knien und leichter Linksrotation nach vorne.

Steigerung. Beim schnellen Beüben werden Position und Winkel der Rumpfbeugung sowie die Zeit vorgegeben.

Anzahl und Dosierung. 13–20 WH, 90–120 sec Pause, 3–5 Serien, Tempo 1 – 0 – 1.

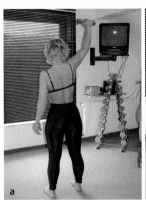
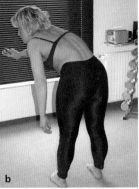

Abb. 8.80a,b Alternative: Mehrdimensional-exzentrisches Muskelaufbautraining, mit Hantel. **a** ASTE, **b** ESTE

■ **Alternative: Mehrdimensional-exzentrisches Muskelaufbautraining, mit Hantel (** ■ **Abb. 8.80)**

Ziel. Exzentrisch-rotatorische Ansprache der linksseitigen Mm. rotatores in Facettendivergenz.

ASTE. Der Patient steht.

Ausführung. Wie in ■ Abb. 8.79; jedoch mit extendierten Kniegelenken.

8.9.17 Tertiäre arbeits- und sportspezifische Rehabilitation der Bandscheibe ab dem 42. Tag, bei physiologischer Regeneration

■ **Grundvoraussetzungen**

Bevor der Patient ein tertiäres Rehabilitationstraining aufnehmen kann, sollten **folgende Kriterien** erfüllt sein:
- Der Patient ist **dreidimensional belastungsfähig**.
- Der Patient ist absolut **beschwerdefrei**.
- **Endgradige Bewegungen** dürfen nur noch leichte Beschwerden bereiten.
- Der Patient sollte **keine Schmerzmittel** mehr einnehmen.
- Der Patient sollte seine **Alltags- und Gebrauchs-bewegungen** »normal« ausführen, jedoch noch keine Belastungen aufnehmen, die »Endgradigkeit« beinhalten.
- Die **ernährungsbedingte Unterstützung** der Eiweiß-synthese bleibt weiterhin bestehen.

■ **Physiotherapeutische Behandlung**

Ab dem 42. Tag ist es das physiotherapeutische **Ziel**, den Patienten in seiner arbeits- und sportspezifischen Belastungsfähigkeit zu fördern. Diese wird durch ein gezieltes Training erreicht, das die **Komponenten** beinhaltet:

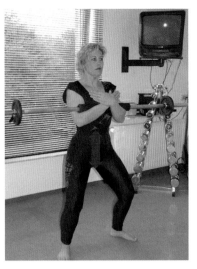

Abb. 8.81 Tertiäres exzentrisches Bandscheibentraining: Extensorentraining der LWS mit Langhantel als »Basic Front«

- mehrdimensionale, exzentrisch schnelle Bewegungen und
- Rotationen.

Die Trainingsform spricht primär die Fasern des Anulus fibrosus an, um deren Elastizität zu mobilisieren.

■ **Tertiäres exzentrisches Bandscheibentraining: Extensorentraining der LWS mit Langhantel als »Basic Front Squat« (** ■ **Abb. 8.81)**

Ziel. Nachahmung eines alltäglichen Belastungsablaufs mit wechselnder Vorgabe von Position und Winkel der Rumpfbeugung sowie der Zeit. Exzentrische Extension unter Kompression.

ASTE. Der Patient steht. Seine Beine stehen ein wenig mehr als hüftbreit auseinander, die Knie sind ca. 20° gebeugt.

Ausführung. Der Patient umgreift mit gekreuzten, horizontal stehenden Armen eine 14 kg schwere Langhantel und drückt sie an das Brustbein. Dann beugt er die Knie bis ca. 90°, die dabei nach vorne ziehen, jedoch nicht über die Fußspitze hinaus. Die Armposition wird gehalten.

Alternative. Die Vorposition Rumpfbeugung und die Zeit können vom Therapeuten vorgegeben werden.

Anzahl und Dosierung. 8–12 WH, 60–90 sec Pause, 3–5 Serien, Tempo 1 – 0 – 2>3>4>5. Betonung der exzentrischen Belastung.

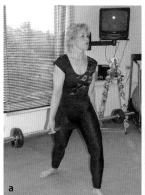
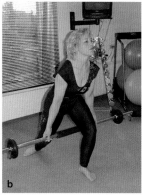

◘ Abb. 8.82a,b Tertiäres exzentrisches Bandscheibentraining: Extensorentraining der LWS mit Langhantel als »Jefferson Lift«. **a** ASTE, **b** ESTE

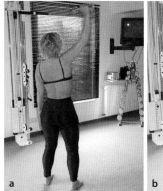
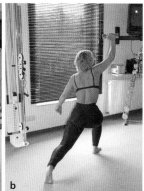

◘ Abb. 8.83a,b Exzentrisches Belastungstraining mit Kurzhantel. **a** ASTE, **b** ESTE

- **Tertiäres exzentrisches Bandscheibentraining: Extensorentraining der LWS mit Langhantel als »Jefferson Lift« (◘ Abb. 8.82)**

Ziel. Nachahmung eines alltäglichen Belastungsablaufs. Statische Rotation unter Kompression.

ASTE. Der Pateint steht.

Ausführung. Die Langhantel befindet sich zwischen den Beinen des Patienten und zwar ventral des einen und dorsal des anderen (je nach Rotationsbetonung) und bildet somit einen 45°-Winkel zur Frontalebene des Patienten. Durch diese Vorposition ist die Rotationsrichtung vorbestimmt. Aus dieser Position macht der Patient eine Kniebeugung und behält dabei die Lordose bei.

Anzahl und Dosierung. 8–12 WH, 60–90 sec Pause, 3–5 Serien, Tempo 1 – 0 – 2>3>4>5.

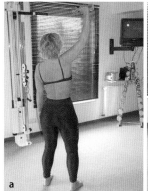
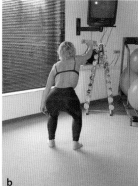

◘ Abb. 8.84a,b Steigerung des exzentrischen Belastungstrainings: Beidbeiniger Sprung mit Kurzhantel. **a** ASTE, **b** ESTE

8.9.18 Dynamischer Ausfallschritt unter Berücksichtigung schneller Exzentrik

Die Geschwindigkeit wird unter Beibehaltung der rotatorischen Komponente erhöht, z. B. beim Treppab- und Bergabgehen, »Beingreifer« beim Judo, Vorbereitung für Crosscountry, Skilauf und beim Spielen eines »tiefen Volley« im Tennis.

- **Exzentrisches Belastungstraining mit Kurzhantel für LWS links (◘ Abb. 8.83)**

Ziel. Wiedereingliederung und Harmonisierung von Sport- und Arbeitsbewegungen.

ASTE. Der Patient steht. Die Beine stehen hüftbreit auseinander.

Ausführung. Der Patient hält die Hantel mit der rechten Hand in Elevation/Abduktion. Er macht tiefe Ausfallschritte und hält die Hantel dabei in Position.

Anzahl und Dosierung. 8–12 WH, 60–90 sec Pause, 3–5 Serien. Die Pausen werden durch Trophiktraining genutzt.

- **Steigerung des exzentrischen Belastungstrainings: Beidbeiniger Sprung mit Kurzhantel für LWS links (◘ Abb. 8.84)**

Ziel. Wiedereingliederung und Harmonisierung von Sportbewegungen wie z. B. Weitsprung, Judo (Tomoe nage), Handball (Landung nach Sprungwurf).

ASTE. Der Patient steht. Die Beine stehen hüftbreit auseinander.

Ausführung. Der Patient hält die Hantel mit der rechten Hand in Elevation/Abduktion. Er macht aus einer tiefen Kniebeuge heraus einen Sprung mit beiden Beinen in die

Hocke. Dabei hält er die Lordosierung und die Position der Hantel bei.

Anzahl und Dosierung. 10 Sprünge, 1 min Pause, 10 Serien. Die Pausen werden durch Trophiktraining genutzt.

8.10 Gelenkspezifische Untersuchung der LWS

8.10.1 Besonderheiten der Lendenwirbelsäule

Die **Facettengelenkkapsel** wird von den Rami articulares des Ramus dorsalis innerviert und steht in enger Verbindung zur autochthonen Rückenmuskulatur. Die **Facettengelenkstellung** ist ca. 45° von ventromedial nach dorsolateral ausgerichtet. Der **Processus articularis superior** ist plan bzw. leicht konvex. Der **Processus articularis inferior** ist plan bzw. leicht konkav. Durch die leichte Gelenkkrümmung ergibt sich eine Angulation.

> In der **Extensionsbewegung** schiebt sich die obere Facette bis zur ossären Hemmung in die untere Facette. Der Nucleus pulposus wird nach ventral gedrückt. In der **Flexionsbewegung** neigt sich der Wirbelkörper nach ventral und drückt den Nucleus pulposus nach dorsal. Der intermedulläre Raum erweitert sich, und die Processus articulares inferiores ziehen kranialwärts.

Die Autoren halten die Testung des Dorsal-/Ventralgleitens in der Lendenwirbelsäule für nicht praxisrelevant; sie sollte durch einen nicht provokativen Springing-Mobilitätstest ersetzt werden.

Ruhestellung (»maximally loose-packed position«). Die Facettengelenke sind in 70° Hüftflexion größtmöglich entspannt.

> ⚠ **Cave**
> **Inter- und intraindividuelle Variationen** sind möglich!

Verriegelte Stellung (»maximally close-packed position«). Die Facettengelenke sind in kombinierten Einstellungen größtmöglich angenähert. Die kombinierte Einstellung ist in Extension und physiologischer Lordosestellung gleichsinnig, in Flexion gegensinnig.

Kapselmuster. Ein Kapselmuster ist der LWS kaum zuzuordnen. Beschrieben wird das Verhältnis der Extension – Lateralflexion – Flexion – Rotation zueinander mit 2:1:1:1. Es findet sich nur bei Systemerkrankungen, z. B. bei Morbus Bechterew.

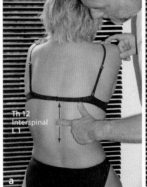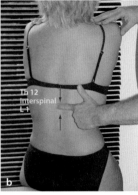

☐ Abb. 8.85a,b Belastete Extension. **a** ASTE, **b** ESTE

> **Biomechanisch** darf die LWS nicht generell lordotisch gesehen werden. Das Segment **L4/L5** zeigt sich in der Praxis häufig in neutraler Stellung und das Segment **L5/S1** sogar in kyphotischer Stellung. Dementsprechend sind die biomechanische Testung und Behandlung einzustellen. Aus technischen Gründen sind die hier gezeigten Beispiele auf eine **Extensionsstellung aller Lendenwirbelkörper** bezogen.

▪ Belastete Extension (☐ Abb. 8.85)

> Die **Testung** des gleichmäßigen Schließens der Interspinalräume beginnt bei Th12/L1.

Ziel. Testung des gleichmäßigen Schließens der Interspinalräume.

ASTE. Der Patient sitzt im Tubersitz in 70° Hüftflexion.

Ausführung. Der Therapeut steht seitlich neben dem Patienten und palpiert mit seinem Zeigefinger den Interspinalraum zwischen den DFS Th12 und L1. Unter Flexion testet der Therapeut das Öffnen und unter Extension das Schließen des Segments.

Befund. Eingeschränkte Extension/Flexion.

▪ Belastete Rotation: Linksrotation (☐ Abb. 8.86)

> Die **Testung** der Rotation beginnt bei Th12/L1.

Ziel. Testung der kinematischen Rotationsfähigkeit.

ASTE. Der Patient sitzt im Tubersitz in 70° Hüftflexion.

Ausführung. Der Therapeut steht seitlich neben dem Patienten und legt seine linke Daumenbeere so auf den DFS von L1, dass seine Daumenspitze den kaudalen Aspekt des DFS von Th12 noch palpiert. Der Patient kreuzt seine Arme und legt sie diagonal auf seinen Schultern ab. Der

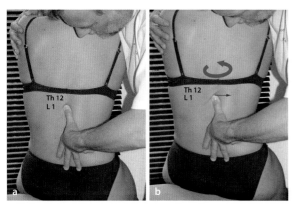

Abb. 8.86a,b Belastete Rotation: Linksrotation. **a** ASTE, **b** Linksrotation

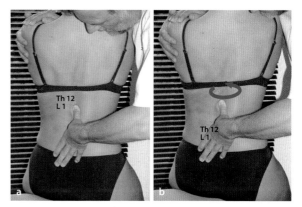

Abb. 8.87a,b Belastete Rotation: Linksrotation in Konvergenz. **a** ASTE, **b** Linksrotation

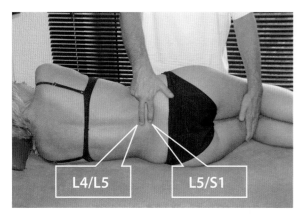

Abb. 8.88 Unbelastete Divergenztestung

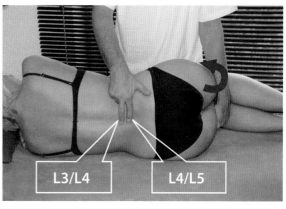

Abb. 8.89 Unbelastete Divergenztestung der Segmente L4/L5 und L3/L4

Therapeut umgreift den Patientenoberkörper von ventral und führt diesen in Linksrotation. Er testet die segmental ablaufende Rotation.

Befund. Bei einem **Vorlauf** des kaudalen Wirbelkörpers handelt es sich um eine Hypomobilität/Blockade. Bei einem **Nachlauf** des kaudalen Wirbelkörpers handelt es sich um eine Hypermobilität/Instabilität.

❯ In der LWS rotieren die **Lendenwirbelkörper 1–4** unilateral 1°.

- **Belastete Rotation: Linksrotation in Konvergenz** (▣ Abb. 8.87)

ASTE. Der Patient sitzt im Tubersitz in 70° Hüftflexion.

Ausführung. Wie in ▣ Abb. 8.86; jedoch wird die LWS extendiert, um eine Konvergenz zu erzeugen. Die belastete Rotation in Konvergenz gibt primär Hinweise auf die Gelenkmechanik, da aufgrund der Druckerhöhung der Facetten ein optimales Gleitverhalten notwendig wird.

- Unbelastete Divergenztestung (▣ Abb. 8.88)

❯ Die **Testung** beginnt bei S1/L5 und L5/L4.

Ziel. Lokalsegmentales Öffnen.

ASTE. Der Patient liegt in Seitlage.

Ausführung. Der Therapeut steht vor dem Patienten und führt die Patientenbeine in 70° Hüftflexion. Er legt seinen rechten Zeigefinger an den Interspinalraum S1/L5 und den Mittelfinger an den Interspinalraum L5/L4. Der Patient kreuzt seine Arme und legt sie diagonal auf seinen Schultern ab. Der Therapeut führt mit seiner kaudalen Hand die Patientenbeine weiter in Flexion und palpiert das Öffnen der Interspinalräume.

Befund. Eingeschränkte Flexion.

- Unbelastete Divergenztestung der Segmente L4/L5 und L3/L4 (▣ Abb. 8.89)

ASTE. Der Patient liegt in Seitenlage.

Ausführung. Wie in ◘ Abb. 8.86b; es ist jedoch notwendig, die Divergenz über Hüftflexion weiter vorzupositionieren. Ein sicherer Anhaltspunkt ist die palpable Spannung des Lig. supraspinale. Die Testung wird bei 140° Hüftflexion beendet.

- **Unbelastete Rotation des Segments Th12/L1**
  (◘ Abb. 8.90)

Ziel. Überprüfung der nacheinander rotierenden Wirbelkörper über die kinematische Kette.

❯ In dieser **unbelasteten Position** wird der muskuläre Zug deutlicher palpierbar als in der belasteten Sitzposition. Palpiert wird bankseitig.

ASTE. Der Patient liegt in Seitlage.

Ausführung. Der Therapeut steht vor dem Patienten und legt seine linke Zeigefingerbeere so auf den DFS von L1, dass seine Zeigefingerspitze den kaudalen Aspekt des DFS von Th12 noch palpiert. Der Patient kreuzt ventral seine Arme. Der Therapeut greift von ventral kommend unter den obenliegenden Patientenarm und gibt eine Rechtsrotation vor, die der Patient leicht aktiv begleitet. Der Therapeut überprüft die segmentweise ablaufende Rotation.

Befund. Bei **Vorlauf** des kaudalen Wirbelkörpers handelt es sich um eine Hypomobilität/Blockade. Bei **Nachlauf** des kaudalen Wirbelkörpers handelt es sich um eine Hypermobilität/Instabilität mit Verdacht auf eine Schwäche/Parese des M. rotatoris brevis. In der Regel erwartet man zuerst eine Bewegung des kranialen DFS, bevor der kaudale DFS Druck erfährt.

8.10.2 Springing-Test

Der **Springing-Test** wird ausgeführt zur:
- Facettenprovokation bzw. zur Provokation des Lig. longitudinale posterius und
- Mobilitätsprüfung mit exakter Bestimmung des gestörten Bewegungssegments.

In der LWS wird der Springing-Test im 90°-Winkel zur Kurvatur mit gespreiztem Zeige-/Mittelfinger oder mit der ulnaren Handkante ausgeführt werden.

❯ Die folgenden Werte zeigen, wie groß die **Bewegung beim Springing-Mobilitätstest** sein kann:
  - physiologisch 2–3 mm,
  - bei Hypermobilität 5–7 mm,
  - bei Hypomobilität 1–2 mm,
  - bei Instabilitäten/Listhesen >8 mm und
  - bei Blockierungen/Ankylosen 0 mm.

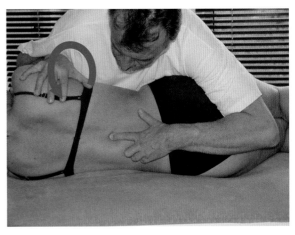

◘ **Abb. 8.90** Unbelastete Rotation des Segments Th12/L1, rechts

Durch den Springing-Provokationstest können folgende **Krankheitsbilder** differenziert werden:
- Arthrose,
- aktivierte Arthrose,
- Arthritis und
- Instabilität eines Bewegungssegments.

Anhand der auftretenden Schmerzbilder lassen sich konkrete Diagnosen stellen, die in der folgenden Übersicht zusammengefasst sind.

Übersicht Springing-Test: Schmerzbilder und Diagnosestellung

Schmerzen bei leichtem Druck. Treten vermehrt Schmerzen schon bei leichtem Druck auf die DFS auf, sollte differenzialdiagnostisch an Osteoporose oder eine sympathische Irritation gedacht werden.

Alle Testungen positiv. Sind alle Springing-Testungen der LWS positiv, sollte an eine Systemerkrankung gedacht werden. Es sollte zwischen einer Spondylolisthesis (Vertebral pedicle lysis) und einer Pseudospondylolisthesis (Vertebral whirl contact) unterschieden werden.

Bei der **Pseudospondylolisthesis** kommt es zu einer Mehrbewegung bis zu 6 mm und einem muskulären Hypertonus, wodurch die Muskeln die Wirbelkörper in eine Fehlstellung ziehen können:
- Eine Ventralisierung kann durch den Zug des M. iliopsoas entstehen,
- eine Seitneigung durch den Zug des M. quadratus lumborum,
- ein Dorsalzug über die Ansätze des M. longissimus und M. multifidus und
- eine Rotation durch die Mm. rotatores.

Schmerz kaudal. Ein auftretender Schmerz kaudal des positiven Springing-Segments entsteht durch eine Arthrose der Facettengelenke.

Eine **Arthrose** entwickelt sich durch:

- Übergewicht,
- Achsenfehlstellungen,
- Blockierungen,
- Psoriasis,
- intraartikuläre Kortisoninjektionen.

Bei Einseitigkeit kann eine Arthrose zu einer unilateralen Schrumpfung der Kapsel führen und damit zur Rotation des Wirbelkörpers.

Schmerz kranial. Liegt der Schmerz kranial des positiven Springingsegments, liegt der Verdacht einer Arthritis nahe. Eine **Arthritis** entsteht traumatisch über eine Infektion oder eine seronegative Autolyse. Aber auch Achsenfehlstellungen können zu einem »Swing« (▶ Glossar) führen, der die Kapsel reizt oder die Elastizität der Bänder überschreitet.

Schmerzen kaudal und kranial. Schmerzen im kaudalen und kranialen Bereich des positiven Springingsegments geben den Hinweis auf eine aktivierte Arthrose.

Eine **aktivierte Arthrose** ist eine Arthritis bei bestehender Arthrose-Vorschädigung.

Abschnürgefühl. Gibt der Patient bei der Testung ein »Abschnürgefühl« an, liegt der Verdacht einer Durairritation bzw. Hydration des Lig. flavum nahe.

Schmerz am zu testenden Wirbel. Die Ursache für einen Schmerz am zu testenden Wirbel selbst kann sowohl eine Durairritation als auch eine Instabilität sein.

- **Springing-Provokationstest für L5/S1** (■ Abb. 8.91)

Ziel. Provokation des Facettengelenks.

ASTE. Der Patient liegt in Bauchlage.

Ausführung. Der Therapeut legt die ulnare Handkante seiner kranialwärts zeigenden Hand auf das zu untersuchende Segment und beachtet dabei die Kurvaturrichtung der LWS. Seine kaudale Hand wird auf der Radialseite der kranialen Hand gedoppelt. Unter Aufnahme der Gewebespannung und unter Berücksichtigung der Kurvatur der LWS gibt der Therapeut einen senkrecht nach ventral gerichteten Druck; am Ende der Bewegung gibt er einen leichten Überdruck.

Befund. Bei auftretendem Schmerz besteht der Verdacht auf eine Facettenarthropathie L5/S1. Kann der Patient den

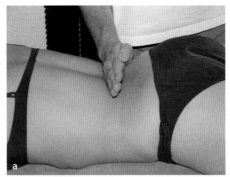

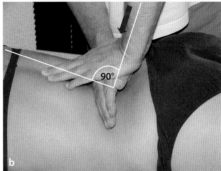

■ **Abb. 8.91a,b** Springing-Provokationstest für L5/S1. **a** Handlage, **b** ESTE

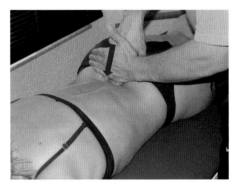

■ **Abb. 8.92** Springing-Mobilitätstest für L5

Schmerz lokal bestimmen, kann auch eine spezifische Diagnose gestellt werden:

- Schmerz **kaudal** von L5/S1: V.a. Arthrose.
- Schmerz **kranial** von L5/S1: V.a. Arthritis.
- Schmerz **kaudal und kranial** von L5/S1: V.a. aktivierte Arthrose.

- **Springing-Mobilitätstest für L5** (■ Abb. 8.92)

Ziel. Interpretation eines Segmentspiels.

> Nicht fixierte Anterolisthesen und Diskosen (degenerative Spondylolisthesen) führen zu einem **erhöhten Segmentspiel.**

Schon anhand der Informationen aus der Anamnese lässt sich ein erhöhtes Segmentspiel erkennen:

— Die Patienten klagen über **Extensionsschmerzen** mit diffusen Schmerzausstrahlungen. Diese sind durch das erhöhte Segmentspiel und eine dadurch entstehende Claudicatio intermittens spinalis zu erklären.

— Die Patienten empfinden die segmentale Instabilität als **lokalen Druckschmerz** (Faust im Kreuz) und haben Probleme, eine Position zu halten.

— Das **Halten statischer Positionen** verursacht Beschwerden.

— **Langsames Gehen** forciert die Beschwerden.

ASTE. Der Patient liegt in Bauchlage. Die Arme liegen neben dem Körper.

Ausführung. Der Therapeut legt seinen Zeige- und Mittelfinger auf den QFS von L5 und überlagert diesen ulnarseitig mit seiner senkrecht zur Kurvatur stehenden kranialen Hand. Unter Aufnahme der Gewebespannung und unter Berücksichtigung der Kurvatur der LWS gibt der Therapeut einen ventral gerichteten Schub.

Befund. Das **Bewegungsspiel** kann stark variieren:

▬ 0–2 mm sind ein Zeichen einer Hypomobilität/ Blockade.

▬ 2–3 mm gelten als physiologisch.

▬ 5–7 mm werden als hypermobil bewertet.

▬ ≥8 mm werden als instabil bewertet.

Ein positiver Springing-Mobilitätstest an L5 sagt aus, dass das getestete Segment L5 positiv ist.

8.10.3 Rosettentest (Hypermobilitätstest)

Der Rosettentest ist ein Mobilitätstest und zeigt, neben der Basisuntersuchung, eine **Instabilität mit rotatorischer Fehlstellung** an. Darüber hinaus zeigt er an, zu welcher Seite der Wirbel rotiert steht bzw. zu welcher Seite der Wirbelkörper bei nachlassender Muskelkraft während des Tages rotiert.

Entscheidend für die **Interpretation des Rosettentests** ist die Resistenz des Kollagens:

▬ Zeigt sich **eine Seite fest und die andere elastisch**, so ist die feste Seite die rotierte; die elastische Seite ist die Antwort des gleichseitigen verkürzten M. rotatoris.

▬ Zeigt sich **eine Seite fest und die andere festelastisch**, so ist die feste Seite die rotierte; auf der festelastischen Seite ist das Kollagen adaptiert.

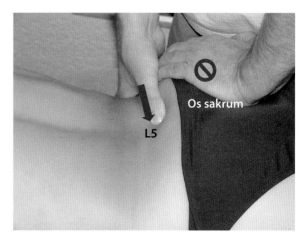

Abb. 8.93 Rosettentest für S1/L5 in Rechtsrotation

Verbessert sich die anfängliche Resistenz nach mehreren Wiederholungen des Rosettentests, liegt der Verdacht einer synovialen Problematik nahe. Auch ein arthrotischer Wirbelkörper kann rotiert stehen, z. B. durch eine einseitige Kapselresektion. Dieser Befund wird jedoch nicht durch den Rosettentest interpretiert.

❯ Rosettentest:

— Die **Fehlstellungsseite** ist die Seite, auf der die Resistenz erhöht ist.

— Der Rosettentest ist ein **Mobilitätstest**, kein Provokationstest.

— Der Rosettentest ist mit der Schliffformung eines Edelsteins vergleichbar: Erst das gefühlsbetonte Drehen des Edelsteins gibt ihm den »gewissen feinen Schliff«. Der Rosettentest sollte mit einem ähnlichen **präzisen Handling** ausgeführt werden, da die **Rotation in der LWS 1–4 unilateral nur 1° und bei L5 5°** beträgt.

▪ Rosettentest für S1/L5 (◨ Abb. 8.93)

Ziel. Seitenfeststellung einer rotatorischen Fehlstellung.

Befund. In der Anamnese zeigten sich Anzeichen einer Instabilität. Der Springing-Test zeigte ein vermehrtes Segmentspiel.

ASTE. Der Patient liegt in Bauchlage. Die Arme liegen neben dem Körper.

Ausführung. Der Therapeut steht seitlich neben dem Patienten und legt seinen rechten Daumen rechtsseitig an den DFS von L5. Mit seiner linken Hand widerlagert er rechtsseitig das Os sacrum. Der WK L5 wird transversal rotatorisch zur kontralateralen Seite bewegt. Die Bewegung wird im Seitenvergleich bewertet.

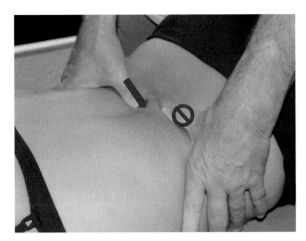

◻ **Abb. 8.94** Rosettentest am Beispiel L5/L4 in Rechtsrotation

Befund. Fehlrotationsseite rechts bzw. links.

■ **Rosettentest für L5/L4 (◻ Abb. 8.94)**
Ziel. Seitenfeststellung einer rotatorischen Fehlstellung.

Befund. In der Anamnese zeigten sich Anzeichen einer Instabilität. Der Springing-Test zeigte ein vermehrtes Segmentspiel.

ASTE. Der Patient liegt in Bauchlage. Die Arme liegen neben dem Körper.

Ausführung. Der Therapeut steht seitlich neben dem Patienten und legt seinen linken Daumen widerlagernd linksseitig an den DFS von L5. Den rechten Daumen legt er rechtsseitig an L4. Der kraniale Wirbelkörper L4 wird transversal rotatorisch zur kontralateralen Seite bewegt und bewertet. Der Therapeut versetzt die Daumen, so dass der rechte Daumen am DFS von L5 rechtsseitig widerlagernd angelegt wird und der linke Daumen linksseitig an den DFS von L4 und prüft den gleichen Wirbelkörper in entgegengesetzter Richtung.

Befund. Fehlrotationsseite rechts oder links.

8.10.4 Rami articularis: Test L2–L3 rechts in Konvergenz und Divergenz

■ **Rami articularis für Konvergenz LWS**
ASTE. Sitz

Ausführung. Palpation: L1/L2 rechts. Einstellung: Extension bis Spinosi L1 nach caudal geht (◻ Abb. 8.95a). Lateralflexion rechts bis Spinosi L1 nach rechts geht. Palpation L1 rechts (◻ Abb. 8.95b). Druck auf die rechte Schulter, Ansprache Rotatores brevis L1/L2 rechts in Konvergenz (◻ Abb. 8.95c).

Interpretation. Physiologische Reaktion: Spannungsaufbau musc. rotatores brevis und Druck vom Spinosi an den palpierenden Finger.

■ **Testung Rami Articularis in Divergenz LWS**
ASTE. Sitz

Ausführung. Flexion bis interspinale Spannung L1/L2 (◻ Abb. 8.96a). Lateroflexion links bis Spinosi L1 nach rechts geht. Doppelte Divergenz rechts (◻ Abb. 8.96b).

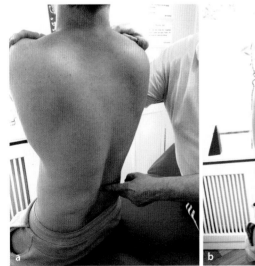
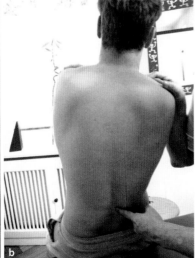
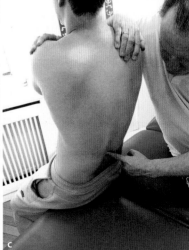

◻ **Abb. 8.95** Rami articularis für Konvergenz LWS

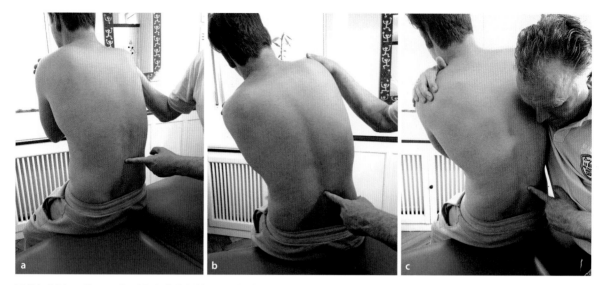

Abb. 8.96a–c Testung Rami Articularis in Divergenz LWS

Palpation L1/L2 rechts, jetzt an linker Schulter nach anterior, Spannung vom Rotatores Brevis monosegmental (■ Abb. 8.96c).

Interpretation. Physiologische Reaktion: Spannungsaufbau musc. rotatores brevis und Druck vom Spinosi an den palpierenden Finger.

8.11   Lokalsegmentale Behandlung einer Hypomobilität

8.11.1 Hypomobilität

Die **Indikation** für eine lokalsegmentale Behandlung ergibt sich aus den aus Anamnese, Basisuntersuchung und lokalsegmentaler Untersuchung erhaltenen Informationen.

Bei einer Hypomobilität lassen sich die **Ursachen** hinsichtlich ihres Ursprungs unterscheiden in:
- gelenkmechanische Störungen,
- neurologische Erkrankungen
- viszerale Reizzustände.

Gelenkmechanische Störungen. Ein **Hypertonus der Muskulatur** und die daraus folgende Bewegungslimitierung können ursächlich für die Hypomobilität der Kapsel verantwortlich sein.

Muskeltonuserhöhungen entstehen aufgrund:
- einer ablaufenden Gelenkproblematik,
- einer Kompression des Facettengelenks wie z. B. bei unilateralen Achsenabweichungen,
- einer Reizung der sympathischen Nervenfasern und
- einer vasomotorischen Dysregulation.

Viszerale Störungen. Häufig entstehen funktionelle Störungen einer Segmenthöhe auch durch **viszerale Reizzustände**, die die autochthone Rückenmuskulatur irritieren können:
- Eine **Magenerkrankung** kann Störungen in den Segmenten Th5–Th9 auslösen.
- Eine **Nierenerkrankung** kann Störungen in den Segmenten Th9–L2 verursachen.
- **Blase und distales Kolon** können Störungen in den Segmenten L3–S2 auslösen.

Viszerovertebrale Störungen zeigen sich in der Praxis immer wieder als **medikamentös resistent**. Osteopathische Techniken und die Beeinflussung über Head-Zonen verbessern die Beschwerden der Patienten deutlich. Es wäre ein großer Fehler, diese Patientengruppe unter der Rubrik »psychosoziale Probleme, psychischer Stress, depressive Stimmung oder hypochondrischer Schmerz« einzuordnen und abzustempeln. Das Zusammenkommen mehrerer Faktoren, z. B. das Aktivieren der Afferenzen im Hinterhornkomplex kann zu **paradoxen Reaktionen** führen wie
- Schweißausbruch,
- paroxysmale Dyspnoe (anfallsweise auftretende Atemnot),
- Blutdruckabfall,
- Extrasystolie,
- gastrokoronare Reflexstörungen mit Herz-Kreislauf-Beschwerden (Römheld-Tecklenburg-Ceconi-Syndrom).

Für den Manualtherapeuten ist es wichtig, exakt zu diagnostizieren, um gezielt therapeutisch reagieren zu können. Auch eine »einfache Massage« kann einen vertebragenen

Störfaktor, der eine vegetative Irritation verursacht, beseitigen.

8.11.2 Traktion in Konvergenz

- **Befund eines Patienten mit einer Hypomobilität**

Ein Patient mit einer Hypomobilität beschreibt in der Anamnese folgendes Beschwerdebild:

- Bewegungslimitierung.
- Beschwerden bei Streckbewegungen.
- Lokales Druckgefühl.
- **Rückenlage auf hartem Untergrund** wird durch Hüftflexion kompensiert, um eine Divergenz zu erzeugen.
- **Statisches Belasten** erhöht das Druckgefühl.
- **Dynamisches Belasten** wird angenehmer empfunden als statisches.
- **Wärmeanwendungen** sind hilfreich.

Befunde aus **Inspektion, Palpation und Testungen** vervollständigen das Beschwerdebild:

- Patienten mit Hypomobilität neigen zu **kürzeren Schritten.**
- **Langes Sitzen** ist unangenehm, da der punktuelle Druck zunimmt. Die Rückenstreckmuskulatur baut einen erhöhten Muskeltonus auf und kann druckdolent sein.
- **Kombinierte diagnostische Diagonalen** können in Konvergenz die Hypomobiltätsseite anzeigen.
- Überdrucktestungen fordern die Kapsel und geben ein deutlichen Hinweis auf Hypomobilität.
- Die **belastete Extension** zeigt ein fehlendes Schließen im betroffenen Segment.
- Die **belastete Rotation** zeigt einen Vorlauf des kaudalen Partnerwirbels.
- Die Divergenztestung zeigt eine Limitierung des Bewegungsausmaßes.
- Der Springing-Test des betroffenen Gelenks ist positiv.

- **Physiotherapeutische Behandlung**

In der Therapie werden folgende **Ziele** gesetzt:

- Druckminderung,
- Verbesserung der Synovia,
- Verbesserung des Stoffwechsels und
- Zunahme der Kapselmobilität.

Die vorrangige **Behandlungstechnik** ist abhängig von der Beschwerdeangabe bzw. der Schonhaltung des Patienten:

- Druckentlastung durch Traktion,
- Konsistenzverbesserung mittels TLG in Konvergenz oder

- Kapselmobilisation mittels TLG in Divergenz oder Konvergenz.

Isolierte Traktion. Eine isolierte Traktion ist nur bei kranial verriegelten Nachbarsegmenten möglich. Die Behandlung steht immer unter Berücksichtigung der umliegenden Gelenke und Weichteile.

Traktion in Divergenz. Eine Traktion in Divergenz ist **nicht durchführbar**, da der Manualtherapeut nicht mit langem Hebel, d. h., kranial verriegelten Segmenten arbeiten kann.

TLG in Divergenz. Löst das TLG in Divergenz Schmerzen aus, kann ein Umfluten der Kapsel mit einer Injektionsflüssigkeit erfolgen.

- **Traktion bei Hypomobilität von L3/4, mit anatomischer Orientierung (▯ Abb. 8.97)**

Befund. Bisher können folgende **Aussagen** gemacht werden:

- In der Basisbefundung war die kombinierte diagnostische Diagonale der Extension – Lateralflexion links – Rotation links am provokativsten und der passive Überdruck wirkte schmerzauslösend.
- Die belastete Extension zeigte im Segment L3/4 ein fehlendes Schließen.
- Die belastete Rotation zeigte einen linksseitigen Vorlauf von L4.
- Der Springing-Test von L3 war positiv.

Ziel. Erweiterung der adaptierten Kapsel, Verbesserung der Durchblutung, Anregung der Synoviaproduktion.

Technik. Traktion mit langem Hebel, d. h., die kranialen Segmente werden verriegelt, L4 wird bewegt.

ASTE. Der Patient liegt in Seitlage. Die betroffene Seite liegt oben. Eine betonte Taillenbildung wird durch Polsterung unterlagert.

Ausführung.

- **1. Phase:** Einstellung der **Extension**, bis das max. Schließen des Segments L3/4 erreicht ist.
- **2. Phase:** Einstellung der **Lateralflexion links**, bis eine biomechanische Zwangsrotation nach rechts an L2 ankommt.
- **3. Phase:** Einstellung der **Rotation links**, bis der Druck am bankseitigen DFS von L3 ankommt. Die Position wird mit dem Unterarm, hier links, fixiert.
- **4. Phase:** Der Daumen wird von oben auf den DFS von L3 gelegt; der Zeigefinger wird mit Dopplung durch den Mittelfinger auf den QFS von L4 gelegt.

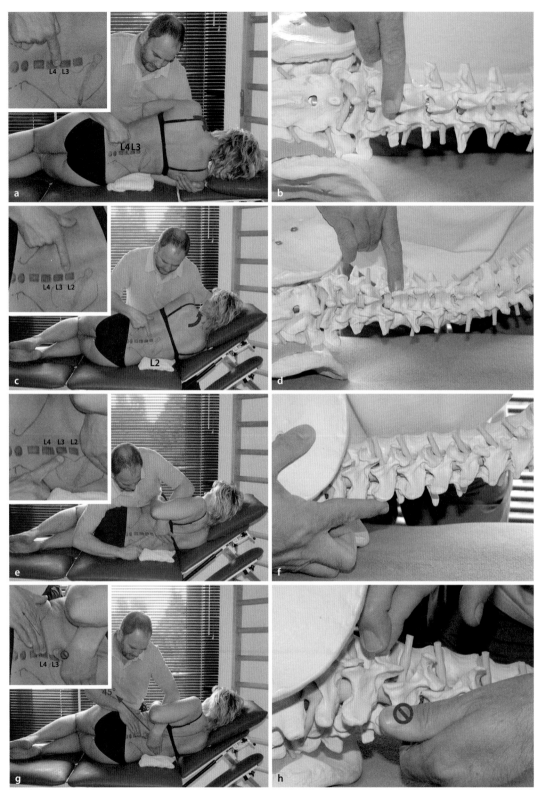

☑ Abb. 8.97a–h Traktion bei Hypomobilität von L3/4, linksseitig, mit anatomischer Orientierung. **a** 1. Phase: Extensionseinstellung (mit Vergrößerung), **b** anatomische Orientierung, **c** 2. Phase: Lateralflexionseinstellung (mit Vergrößerung), **d** anatomische Orientierung, **e** 3. Phase: Rotationseinstellung (mit Vergrößerung), **f** anatomische Orientierung, **g** 4. Phase: Behandlungsstellung (mit Vergrößerung), **h** anatomische Orientierung

Dann folgt ein Zug am QFS von L4 mit Zugrichtung 45° nach ventrokaudal im 90°-Winkel zur Facette, bis der Druck am Daumen bei L3 ankommt.

Anzahl und Dosierung.
- Rhythmisch 20-mal mobilisieren.
- Statisch 30 sec bis 2 min halten.
- Abschließend den Patienten in die freigemachte Richtung anspannen lassen (Linksrotation).

8.11.3 Translatorisches Gleiten

Das **TLG** ist eine spezifische manualtherapeutische Behandlung:
- **In Divergenz** wird sie eingesetzt, um eine Kapselrestriktion zu erweitern und zu mobilisieren.
- **In Konvergenz** wird sie nur zur Konsistenzverbesserung der Synovia und zur Durchblutungsverbesserung eingesetzt.

Konvergenz- und Divergenzmobilisation:

❯ Eine **Konvergenzmobilisation**, die am Bewegungsende einen Schmerz auslöst, wird durch eine Divergenzmobilisation ersetzt. In der Divergenzmobilisation arbeiten wir mit kurzem Hebel; die kranialen Segmente werden gekoppelt eingestellt.
In der **Divergenzmobilisation** nutzen wir lediglich die offene Kette; in der Konvergenzmobilisation haben wir die Möglichkeit, diese Technik in der offenen und in der geschlossenen Kette auszuführen.

■ **Einstellungen beim translatorischen Gleiten**

TLG in Konvergenz. Die Einstellung beim TLG in Konvergenz ist identisch mit der der Traktion. Der Unterschied liegt darin, dass der Therapeut parallel zum Gelenkspalt arbeiten muss. Die **Zugrichtung** ist
- in der geschlossenen Kette mit dem kaudalen WK nach anterokranial,
- in der offenen Kette mit dem kranialen WK nach dorsokaudal.

TLG in Divergenz. Die Einstellung beim TLG in Divergenz bedarf einer Einstellung, die einer Divergenz entspricht. Ein langer Hebel, d. h., eine Verriegelung der kranialen Segmente ist nicht möglich, da der Therapeut durch eine Verriegelung die Divergenz wieder aufgeben müsste. Bei einem **kurzen Hebel** widerlagert der Therapeut entweder den kaudalen WK und bewegt den kranialen WK oder er bewegt den kaudalen WK und widerlagert den kranialen WK.

8.11.4 Aufbau einer translatorischen Divergenzbehandlung von L3/L4

■ Translation bei Hypomobilität von L3/4, in Divergenz (⬛ Abb. 8.98)

Ziel. Spezifische Erweiterung der adaptierten Kapsel, Verbesserung der Durchblutung, Anregung der Synoviaproduktion.

Technik. TLG mit kurzem Hebel, d. h., die kranialen Segmente werden gekoppelt eingestellt.

ASTE. Der Patient liegt in Seitlage, 70° Hüftflexion. Die betroffene Seite liegt oben. Eine betonte Taillenbildung wird durch Polsterung unterlagert.

Ausführung.
- **1. Phase:** Einstellung der **Flexion** bis zum Öffnen des Segments L3/4.
- **2. Phase:** Einstellung der **Lateralflexion** rechts bis zur biomechanischen Zwangsrotation von L3.
- **3. Phase:** Behandlung. Der Daumen wird von oben auf den DFS von L4 gelegt, der Zeigefinger wird mit Dopplung durch den Mittelfinger auf den DFS von L3 angelegt. Während über den rechten Daumen L4 widerlagert wird, wird bankseitig ein Zug am DFS von L3 mit Zugrichtung von 45° nach anterokranial ausgeführt.

Anzahl und Dosierung.
- Rhythmisch 20-mal mobilisieren.
- Statisch 30 sec bis 2 min halten.
- Abschließend den Patienten in die freigemachte Richtung anspannen lassen (Rechtsrotation).

8.11.5 Aufbau einer translatorischen Konvergenzbehandlung von L3/L4

Die Konvergenztranslation wird in der Regel nur als spezifische Ausschwemmtechnik für H-Brücken durchgeführt, um eine optimale Vorposition für die Konvergenztraktion zu bekommen.

■ Translation bei Hypomobilität von L3/4, in Konvergenz (⬛ Abb. 8.99)

Ziel. Spezifische Erweiterung der adaptierten Kapsel (kein morphologisch adaptiertes Kollagen), Verbesserung der Durchblutung, Anregung der Synoviaproduktion.

Technik. TLG mit kurzem Hebel, d. h., die kranialen Segmente werden gekoppelt eingestellt.

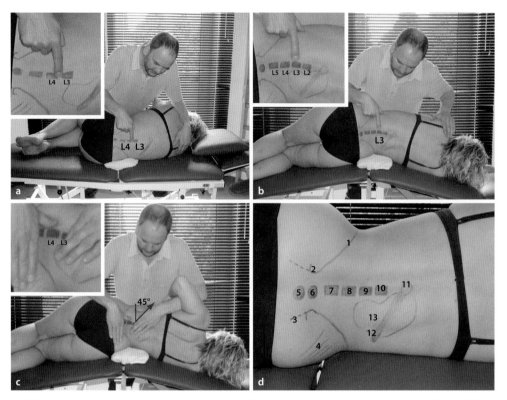

▫ Abb. 8.98a–d Translation bei Hypomobilität von L3/4 linksseitig, in Divergenz. **a** Flexionseinstellung, **b** Lateralflexionseinstellung, **c** Grifftechnik/TL-Mobilisation, **d** Topographie der Regio LWS **1** Crista iliaca, **2** SIPS – Spina iliaca posterior superior, **3** ISG-Gelenkspalt, **4** M. gluteus medius, **5** S2 – 2. Sakralwirbel, **6** S1 – 1. Sakralwirbel, **7** L5 – 5. Lendenwirbel, **8** L4 – 4. Lendenwirbel, **9** L3 – 3. Lendenwirbel, **10** L2 – 2. Lendenwirbel, **11** BWK 12 – 12. Brustwirbel, **12** Costa 12 – 12. Rippe, **13** Niere

ASTE. Der Patient liegt in Seitlage, Hüftflexion 70°. Die betroffene Seite liegt oben. Eine betonte Taillenbildung wird durch Polsterung unterlagert.

Ausführung.
- **1. Phase:** Einstellung der **Extension** bis zum Schlie-ßen des Segments L3/4.
- **2. Phase:** Einstellung der **Lateralflexion rechts** bis zur biomechanischen Zwangsrotation von L3.
- **3. Phase** in der **offenen Kette**: Der linke Daumen wird von oben auf den DFS von L3 angelegt, der rech-te Daumen wird bankseitig an den DFS von L4 ange-legt. Während der linke Daumen an L3 einen 45°-Schub nach dorsokaudal gibt, widerlagert der rechte Daumen an L4 den WK bankseitig.
- **3. Phase** in der **geschlossenen Kette**: Der linke Dau-men wird von oben auf den DFS von L3 angelegt, der rechte Zeigefinger wird mit Dopplung durch den Mit-telfinger bankseitig auf den DFS von L4 angelegt. Während über den linken Daumen L3 von oben widerlagert wird, wird über den rechten Zeigefinger ein Zug im 45°-Winkel nach anterokranial ausgeführt.

Anzahl und Dosierung. Rhythmisch 20-mal mobilisieren, 30 sec Pause (für neue Vorposition), 3–4 Serien.

8.12   Trophiktraining für die LWS

- **Trophiktraining für die LWS bei beidseitiger Konvergenzhypomobilität am Zuggerät** (▫ Abb. 8.100)

ASTE. Der Patient sitzt auf der Therapiebank, Hüftflexion 70°.

Ausführung. Der Patient zieht aus maximaler Divergenz der LWS die Seilzüge beidseitig nach dorsal in maximale Konvergenz.

❯ **Limitierend** für die Konvergenz ist der Schmerz.

Anzahl und Dosierung. 31–40 WH, 30–60 sec Pause, 3–5 Serien.

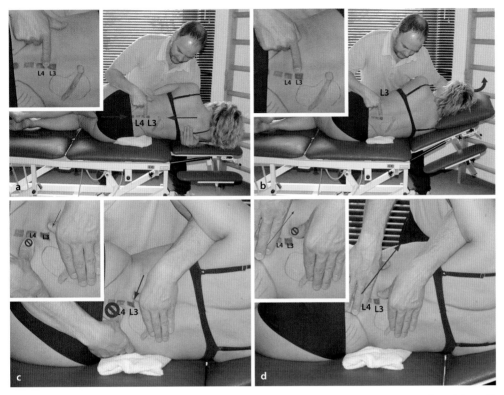

◻ Abb. 8.99a–d Translation bei Hypomobilität von L3/4 linksseitig, in Konvergenz. **a** Extensionseinstellung. **b** Lateralflexionseinstellung über Kopfteileinstellung. **c** Grifftechnik in der offenen Kette mit Zugrichtung 45° dorsokaudal. **d** Grifftechnik in der geschlossene Kette mit Zugrichtung anterokranial

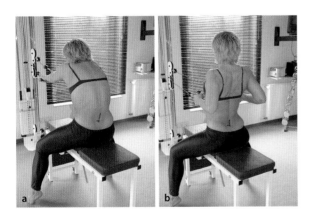

◻ Abb. 8.100a,b Trophiktraining für die LWS bei beidseitiger Konvergenzhypomobilität am Zuggerät. **a** ASTE, **b** ESTE

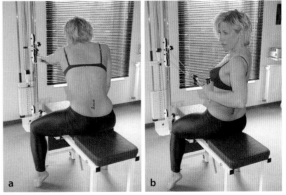

◻ Abb. 8.101a,b Trophiktraining für die LWS bei linksseitiger Konvergenzhypomobilität am Zuggerät. **a** ASTE, **b** ESTE

■ **Trophiktraining für die LWS bei linksseitiger Konvergenzhypomobilität am Zuggerät** (◻ Abb. 8.101)

ASTE. Der Patient sitzt auf der Therapiebank, Hüftflexion 70°.

Ausführung. Der Patient zieht aus maximaler Divergenz der LWS den Seilzug mit dem linken Arm nach dorsal in maximale linksrotatorische Konvergenz.

❯ **Limitierend für die Konvergenz ist der Schmerz.**

Anzahl und Dosierung. 31–40 WH, 30–60 sec Pause, 3–5 Serien.

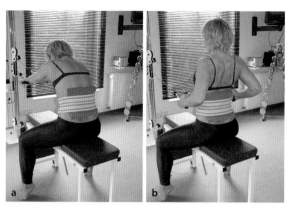

◻ Abb. 8.102a,b Thermokinetiktraining für die LWS am Zuggerät. **a** ASTE, **b** ESTE

8.13 Thermokinetik nach »FOST«

- Thermokinetiktraining für die LWS am Zuggerät (◻ Abb. 8.102)

ASTE. Der Patient sitzt auf der Therapiebank, Hüftflexion 70°. An die LWS wird eine Wärmepackung angelegt.

Ausführung. Der Patient wird aufgefordert, die Seilzüge aus maximaler Divergenz der LWS beidseitig nach dorsal in maximale Konvergenz zu ziehen.

> **Limitierend** für die Konvergenz ist der Schmerz.

Anzahl und Dosierung. 31–40 WH, 30–60 sec Pause, 3–5 Serien.

8.14 Stabilisation der Lendenwirbelsäule

8.14.1 Instabilitäten der LWS

Instabilitäten der LWS können als Anterolisthesen oder Retrolisthesen links- oder rechtsrotatorisch auftreten.

Instabilitäten reagieren bezüglich **Mechanikveränderung und Gleitreaktion** unterschiedlich:
- Bei einer **Anterolisthese** verändert sich die Mechanik nicht wesentlich.
- Bei einer **Retrolisthese** besteht die Gefahr, dass sich die Koppelung der Mechanik umkehrt.

Rotatorische Instabilitäten zeigen Weichteilreaktionen in Form von
- Verkürzung auf der rotatorischen Seite und
- Insuffizienz auf der kontralateralen Seite.

Die Auslösung des **Pathomechanismus** kann zeitlich unterschiedlich sein und unterliegt Summationen: So kann die Instabilität am Anfang des Tages noch durch dynami

sche Fixation gehalten werden; mit zunehmender Ermüdung und dem Nachlassen der Versorgemechanismen (Steady state, neurophysiologische Stimulation) kommt es jedoch zum Nachlassen des muskulären Halts und zur Verschiebung des Wirbelkörpers.

Die **manualtherapeutische Stabilisation der LWS** betrifft primär die degenerative Spondylolisthese. Eine **Spondylolisthesis** in Form einer Unterbrechung der Interartikularportion ist erheblich schwieriger zu therapieren:
- Bei Meyerding 1 ist eine manualtherapeutische Stabilisation sicherlich noch zielgerecht.
- Meyerding 2–4 ist konservativ nur durch eine ständige Dynamisierung der verantwortlichen Muskulatur und durch ein nicht lordosierendes Bewegungsverhalten therapierbar.

■ **Befundung einer Instabilität**

Die **Befundung einer Instabilität** ergibt sich durch folgende **Aussagen des Patienten**:
- Der Patient **wechselt** ständig seine **Position**.
- Beim **Berg-/Treppabgehen** nehmen die Beschwerden zu.
- **Statisches Sitzen** oder Stehen forciert das Beschwerdebild.
- **Aktive Bewegungen** werden als positiv empfunden.
- Es kann ein **paravertebraler Hypertonus** entstehen; es besteht jedoch keine Grundstabilität.
- **Wärme** wird eher als unangenehm empfunden.
- Sportarten mit **Sprungvariationen** verstärken das Beschwerdebild.
- Die Patienten brauchen einen relativ **festen Liegewiderstand**.

In der **lokalsegmentalen Untersuchung** ergeben sich folgende Befunde:
- Der **Springing-Test** ist mit einem vermehrtem Weg positiv.
- Der **Rosettentest** weist auf die rotatorische Komponente der Instabilität hin.
- Die **Extensions-/Flexionstestung** zeigt ein vermehrtes segmentales Öffnen und Schließen.
- Der **belastete Rotationstest** ergibt einen Nachlauf.
- Der **Abfangtest** ist positiv.

■ **Physiotherapeutische Behandlung**

In der **lokalsegmentalen Stabilisation** ist es zwingend, zuerst den Gleitwirbel in Korrektur vorzupositionieren. Ein Zurückfallen des Wirbels in seinen Pathomechanismus sollte unterbunden werden. Zu Beginn wird der Muskel unter Verriegelung aller Segmente durch **isometrisches Training** geübt. Es folgt eine konzentrische Spannung durch **monosegmentale Rotation**, die nach und nach, je

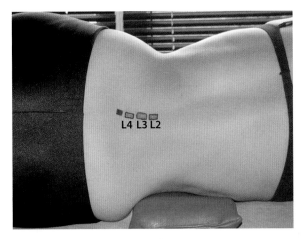

Abb. 8.103 Instabilität, Topographie

nach Wiedereingliederung des M. rotatoris brevis, in eine mehrsegmentale konzentrische Rotation übergeht.

Erst wenn die Wirbelsäule gekoppelt eingestellt ist, erfolgt das gleiche Rehaprogramm wie beim Bandscheibenprogramm. Das **Kokontraktionstraining** stellt im Gegensatz zur Bandscheibenrehabilitation keinen Be-

handlungsschwerpunkt dar, da es nicht zur Inhibition der Muskulatur kommt.

> Behandelt werden ausschließlich **Anterolisthesen**.

Schwäche zeigt sich dadurch, dass der Patient über große Muskeln lordosiert. Die **primären Ziele** der Therapie sind
- die dynamisch-artikuläre Stabilität und
- die koordinative Reorganisation dynamischer Strukturen.

- Instabilität, Topographie (□ Abb. 8.103).

Instabilitäten bestehen meist zwischen L3/L4 und L4/L5. In □ Abb. 8.103 sind die Wirbelkörper L2–L5 topographisch dargestellt.

- Instabilität von L3/L4 rechts aus Vorposition Flexion/Flexion (□ Abb. 8.104)

Vorposition. Flexion kranial/Flexio,n kaudal des betroffenen Segments.

ASTE. Der Patient liegt in Seitlage. Die betroffene Seite liegt unten. Das Taillendreieck wird nach Bedarf unterlagert.

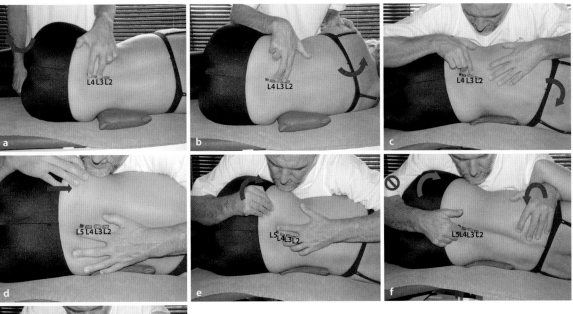

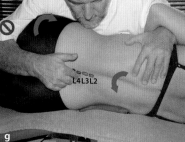

Abb. 8.104a–g Instabilität von L3/L4 rechts aus Vorposition Flexion/Flexion. **a** 1. Phase: Flexion von kaudal. **b** 2. Phase: Flexion von kranial. **c** 3. Phase: Lateralflexion von kranial. **d** 4. Phase: Lateralflexion von kaudal. **e** 5. Phase: Rotation von kaudal. **f** 6. Phase: Rotation von kranial. **g** 7. Phase: Behandlungsstellung

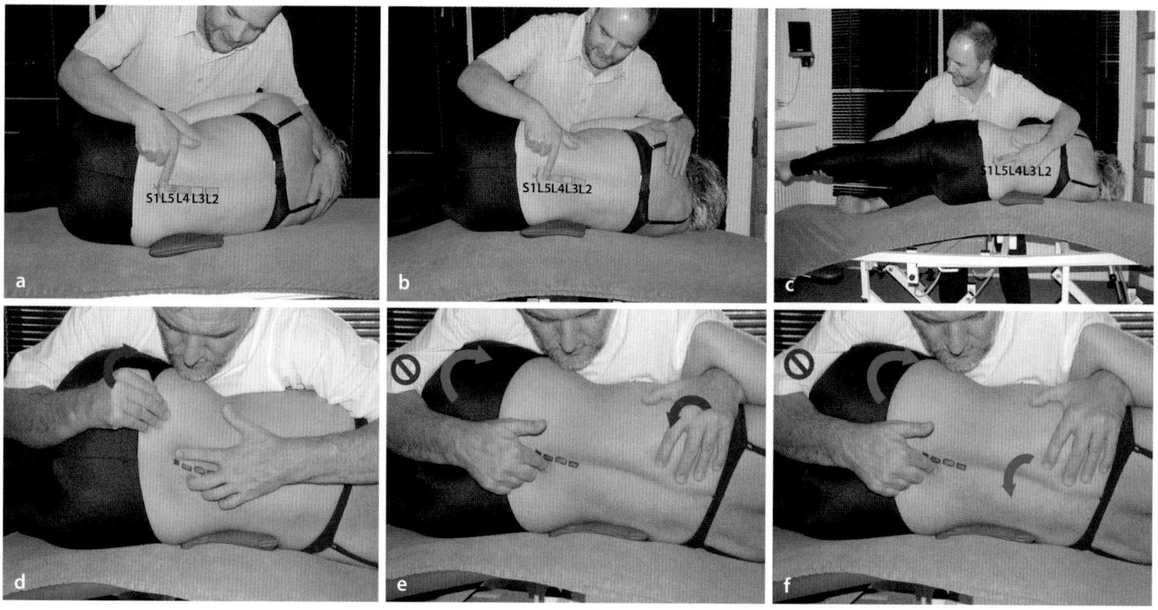

◘ Abb. 8.105a–f Instabilität von L3/L4 rechts aus Vorposition Flexion/Extension. **a** 1. Phase: Flexion von kranial. **b** 2. Phase: Lateralflexion von kranial. **c** 3. Phase: Lateralflexion von kaudal. **d** 4. Phase: Rotation von kaudal. **e** 5. Phase: Rotation von kranial. **f** 6. Phase: Behandlungsstellung

Ausführung.

- **1. Phase:** Der Therapeut stellt über die Beine eine **kaudale Divergenz** ein, bis Spannung über S1/L5 an L3/L4 ankommt.
- **2. Phase:** Der Therapeut stellt über den Oberkörper eine **kraniale Divergenz** ein, bis Spannung über L2/L3 an L3/L4 ankommt.
- **3. Phase:** Einstellung der **Lateralflexion von kranial** durch Absenken des Kopfteils, hier rechts, bis sich der DFS von L3 nach links bewegt.
- **4. Phase:** Einstellung der **Lateralflexion von kaudal**, hier links, indem der Therapeut das Becken links kranialisiert, bis sich der DFS von L5 biomechanisch nach rechts bewegt.
- **5. Phase:** Einstellung der **Rotation rechts von kaudal**, indem der Therapeut das Patientenbecken zu sich hin zieht, bis der DFS von L5 nach links zieht. Der Therapeut fixiert die Vorposition, indem er mit seinem rechten Arm das Becken einklemmt (kombinierte Einstellung).
- **6. Phase:** Einstellung der **Rotation links von kranial**, bis der DFS von L4 bankseitig Druck bekommt (kombinierte Einstellung).
- **7. Phase:** Der Patient wird aufgefordert, das Becken gegen den Thorax des Therapeuten in Rechtsrotation und folgend seine Schulter in Linksrotation nach hinten unten zu drücken.

❯ Trainingsreihenfolge
- **Isometrisches Training.**
- **Monosegmental-konzentrisches Training** (kraniale Rotationtionsvorposition endet, wenn L3 sich bankseitig bewegt).
- **Mehrsegmental-konzentrisches Training** (kraniale Rotationsvorposition endet, wenn L2 bzw. L1 sich bankseitig bewegen).

Anzahl und Dosierung. Wiederholungsanzahl, Pausen und Serien richten sich nach den Möglichkeiten des Patienten. Im Grundsatz sollte mit 21–30 WH, 90 sec Pause und 3–5 Serien trainiert werden.

- **Instabilität von L3/L4 rechts aus Vorposition Flexion/Extension (◘ Abb. 8.105)**

Vorposition. Flexion kranial/Extension kaudal des betroffenen Segments.

ASTE. Der Patient liegt in Seitlage. Die betroffene Seite liegt unten. Das Taillendreieck wird nach Bedarf unterlagert

Ausführung.
- **1. Phase:** Der Therapeut stellt über den Oberkörper eine **kraniale Divergenz** ein, bis die interspinale Spannung an L5/S1 ankommt.
- **2. Phase:** Einstellung der **Lateralflexion von kranial** durch Absenken des Kopfteils, hier rechts, bis sich der DFS von L5 nach links bewegt.

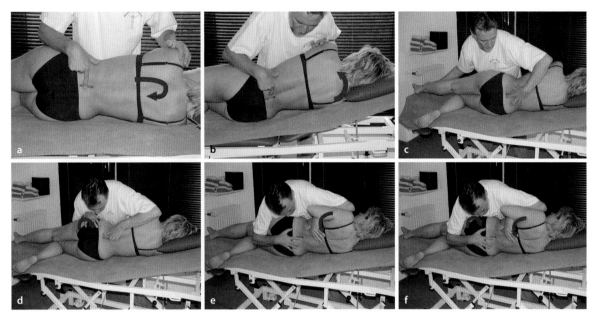

◻ Abb. 8.106a–f Instabilität von L3/L4 rechts aus Vorposition Extension/Extension. **a** 1. Phase: Durchlaufende Extensionseinstellung. **b** 2. Phase: Lateralflexion von kranial. **c** 3. Phase: Lateralflexion von kaudal. **d** 4. Phase: Rotation von kaudal. **e** 5. Phase: Rotation von kranial. **f** 6. Phase: Behandlungsstellung

─── **3. Phase:** Der Therapeut stellt über das obenliegende Bein eine Hüftextension ein, bis der DFS von L5 bankseitig Druck gibt (eine gegensinnige Kopplung tritt ein).

─── **4. Phase:** Becken zum Behandler drehen, bis der DFS von L5 nach oben Druck macht (kombinierte Einstellung).

─── **5. Phase:** Einstellung der **Rotation links von kranial**, bis der DFS von L4 bankseitig Druck bekommt (kombinierte Einstellung).

─── **6. Phase:** Der Patient wird aufgefordert, das Becken gegen den Thorax des Therapeuten in Rechtsrotation und folgend seine Schulter in Linksrotation nach hinten unten zu drücken.

❯ **Trainingsreihenfolge**
  — Isometrisches Training.
  — Monosegmental-konzentrisches Training (kraniale Rotationsvorposition endet, wenn L3 sich bankseitig bewegt).
  — Mehrsegmental-konzentrisches Training (kraniale Rotationsvorposition endet, wenn L2 bzw. L1 sich bankseitig bewegen).

Anzahl und Dosierung. Wiederholungsanzahl, Pausen und Serien richten sich nach den Möglichkeiten des Patienten. Im Grundsatz sollte mit 21–30 WH, 90 sec Pause und 3–4 Serien trainiert werden.

■ **Instabilität von L3/L4 aus Vorposition Extension/ Extension (◻ Abb. 8.106)**

Vorposition. Extension kranial/Extension kaudal des betroffenen Segments.

ASTE. Der Patient liegt in Seitlage. Die betroffene Seite liegt unten. Das Taillendreieck wird nach Bedarf unterlagert.

Ausführung.
─── **1. Phase:** Der Therapeut stellt über den Oberkörper die **Konvergenz** ein, bis zur Schließung von L5/S1.

─── **2. Phase:** Einstellung der **Lateralflexion von kranial** durch Aufstellen des Kopfteils, hier links, bis sich der DFS von L3 nach links bewegt, d. h., bis eine biomechanische Zwangsrotation rechts entsteht.

─── **3. Phase:** Einstellung der **Lateralflexion von kaudal**, hier rechts, indem der Therapeut das obere linke Bein extendiert und absenkt, bis sich der DFS von L5 biomechanisch nach rechts bewegt, d. h., eine biomechanische Zwangsbewegung links entsteht.

─── **4. Phase:** Einstellung der **kaudalen Rotation** rechts, indem der Therapeut das Patientenbecken zu sich hin zieht, bis der DFS von L5 nach oben geht, hier links. Der Therapeut fixiert die Vorposition, indem er mit seinem rechten Arm das Becken einklemmt (kombinierte Einstellung).

─── **5. Phase:** Einstellung der **kranialen Rotation** links, bis der DFS von L4 bankseitig Druck bekommt (kombinierte Einstellung).

▬ **6. Phase:** Der Patient wird aufgefordert, das Becken gegen den Thorax des Therapeuten in Rechtsrotation und folgend seine Schulter in Linksrotation nach hinten unten zu drücken.

❯ Trainingsreihenfolge
- ▬ Isometrisches Training.
- ▬ Monosegmental-konzentrisches Training (kraniale Rotationsvorposition endet, wenn L3 sich bankseitig bewegt).
- ▬ Mehrsegmental-konzentrisches Training (kraniale Rotationsvorposition endet , wenn L2 bzw. L1 sich bankseitig bewegen).

Ist der Patient in der Lage, mehrere Segmente rotatorisch zu schließen, wird die Lateralflexion segmentweise herausgenommen, und somit wird zunehmend in einer offenen gekoppelten Stellung therapiert.

Anzahl und Dosierung. 21–30 WH, 60–90 sec Pause und 3–5 Serien.

8.14.2 Dehnung des M. Iliopsoas zur Derotation einer Instabilität

Derotierte **Instabilitäten** in der LWS werden häufig **durch den M. iliopsoas** verursacht: Bei einer **rechtsseitigen Fehlstellung eines LWK** ist der linke M. iliopsoas verkürzt und derotiert über die QFS den Wirbelkörper nach rechts. Herkömmliche Dehntechniken (Thomas-Handgriff) werden bei gekoppelter LWS ausgeführt und würden den anterolisthetischen Wirbelkörper noch weiter in die Fehlstellung ziehen. Bei **Instabilitäten aufgrund einer Diskose** verstärkt sich die Rotationsfähigkeit unilateral um das 4-fache (um 4°).

❯ Bei einer **Anterolisthese L3/L4 mit einer rotatorischen Fehlstellung nach rechts** ist zu beachten, dass die durch die Dehnung erzeugte Rotation der kombinierten Einstellung entsprechen muss.

▪ Dehnung des M. iliopsoas, L3/4 (◧ Abb. 8.107)
Ziel. Kollagendehnung des linken M. iliopsoas.

ASTE. Der Patient liegt in Rückenlage. Das linke Bein hängt im Überhang. Das rechte Bein wird in maximale Hüftbeugung gebracht. Diese Stellung wird über den Thorax des Therapeuten fixiert.

Ausführung.
- ▬ **1 Phase:** Einstellung der **Flexion** durch rechtsseitige Hüftbeugung und Dachstellung der Bank, um den Wirbelkörper in Korrektur zu positionieren.

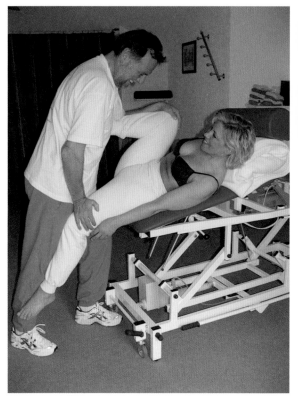

◧ **Abb. 8.107** Dehnung des M. iliopsoas, L3/L4 links

- ▬ **2 Phase:** Einstellung der **Seitneigung links**, um mit der erzeugten Dehnrotation kombiniert die LWS zu verriegeln.
- ▬ **3 Phase:** Über die Dehnung des linken M. iliopsoas entsteht eine **Rechtsrotation** und damit eine kombinierte Verriegelung der LWS.

Anzahl und Dosierung. 8–10 sec Titindehnung, 30 sec bis 2 min Kollagendehnung 3–5 Serien.

❯ **Titin** ist ein Strukturprotein im Sarkomer und verbindet die Myosinfilamente mit den Z-Streifen des Muskels. Die Titinfilamente sind elastisch und fungieren als eine Art »passive Rückholfeder«, d. h., bei restriktiertem Titin würde es bei passiver Dehnung zur Zerreißung/Verletzung des Sarkomers kommen.
Mit der **Dehnung** werden zwei Zielsetzungen verfolgt,
- ▬ das Titin selbst auf eine optimale Länge zu bringen und
- ▬ über die endgradige Titindehnung die kontraktionsfähigen Strukturen therapeutisch zu erreichen.

8.15 Rehabilitation bei Instabilität

Die Beispiele beziehen sich auf rechtsseitige Betonungen bei rotatorischer Fehlstellung rechts. Ziel der Rehabilitation ist die Standardisierung des rotatorischen Widerstands. Das Rehaprogramm wird erst nach der manuellen Koordination von Extension/Extension in gekoppelter Einstellung eingeleitet.

8.15.1 Muskelkräftigung der Mm. rotatores, L4/5

Ziel. Aufbau des rechten M. rotatoris.

ASTE. Der Patient sitzt in 70° Hüftflexion auf der Trainingsbank.

Ausführung. Der Therapeut stellt den Patienten in Vorposition Extension/Lateralflexion links ein (bis L4). Der Patient umfasst mit seiner linken Hand den auf Schulterhöhe eingestellten Seilzug und zieht diesen unter Rotation links in Retroversion. Der Therapeut überprüft durch Palpation das Schließen des Segments L4/L5. Am Ende der Bewegung nimmt der Therapeut das Gewicht des Seilzugs ab, so dass keine überfordernde Exzentrik entstehen kann.

> Wenn möglich, sollte die **Vorposition Lateralflexion** innerhalb von 4 Behandlungen herausgenommen werden.

Anzahl und Dosierung. 21–30 WH, 60–90 sec Pause, 3–5 Serien.

Manuelle Therapie und Rehabilitation für das Becken und die Iliosakralgelenke

Uwe Streeck, Jürgen Focke, Claus Melzer, Jesko Streeck

U. Streeck et al., *Manuelle Therapie und komplexe Rehabilitation*,
DOI 10.1007/978-3-662-48803-4_9, © Springer-Verlag Berlin Heidelberg 2017

9.1 Einleitung

Das Becken (Pelvis) ist ein federnder Ring, dessen Darmbein-Kreuzbein-Gelenke einen amphiarthrotischen Charakter haben und der eine hohe Bewegungsamplitude in der weiterlaufenden Bewegung zwischen Hüftgelenk und Lendenwirbelsäule aufweist. Zwar gilt das Becken als »Stabile«; die scheinbar geringe anatomische Beweglichkeit entspricht jedoch nicht der tatsächlichen Bedeutung der Beckengelenke. Eine **Eigenbewegung** des Beckens ist nicht möglich, da die Muskeln die beiden Beckengelenke (Iliosakralgelenke) nicht isoliert bewegen können, doch spielt das ISG in der kinematischen Kette eine ähnliche Rolle wie das Akromioklavikulargelenk (ACG) des Schultergürtels.

Das **Becken** ist als federnder Ring funktionell für Fortbewegung, Kompensation schwerer Lasten, Springen und Drehen wichtig. Es gilt als »Wiege der Fortpflanzung« und bietet Raum für die inneren Organe. Aufgrund der vielfältigen Funktionen wie Ausscheidung, Organanlage und arthro- und osteokinematische Aufgaben weist das Becken eine hohe Dichte an neuralen, vaskulären und muskulären Strukturen auf.

Es ist unumgänglich, in diesem Kapitel auf **viszerale** Symptombilder, ihren Einfluss auf das Becken und die umliegenden Regionen und die entsprechende Therapie einzugehen, um dem Therapeuten differenzialdiagnostische Kenntnisse zur manualtherapeutischen Befundung an die Hand zu geben.

9.2 Anatomie des Beckens

Das Becken weist im Vergleich deutliche **Geschlechterunterschiede** auf: Das Becken der Frau ist glattwandiger, niedriger und breiter als das des Mannes. Die Schambeinfuge der Frau ist breiter, und die beiden Tubera ischiadica liegen weiter auseinander als beim Mann.

Das Becken besteht aus den beiden Ossa coxarum und dem Os sacrum.
- Das **Os coxae** besteht aus drei Teilen:
- Os ilium,
- Os ischii und
- Os pubis.

Noch bis zur Geschlechtsreife sind diese Knochenanteile durch Hyalinknorpel miteinander verbunden und verknöchern erst mit beginnendem Erwachsenenalter.

▪ Darmbein (Os ilium)
Das **Darmbein** (Os ilium) besteht aus zwei Beckenschaufeln (Ala ossis ilii), die die inneren Organe schützen. Es ist zu einem Drittel an der Bildung der Hüftgelenkpfanne beteiligt und dient vielen Muskeln als Insertion.

▪ Schambein (Os pubis)
Das **Schambein** (Os pubis) ist der ventrokaudale Bereich des Beckens und bildet den anterioren Bereich der Hüftgelenkpfanne. Ventral sind beide Schambeine über die Schambeinfuge (Synchondrosis symphysis pubica) durch den Discus interpubicus miteinander verbunden.

Die **Schambeinfuge** hat die Funktion, Druck (ca. 2 mm) und Biegebeanspruchungen (ca. 3°) zu resorbieren. Um in der Geburtsvorbereitung die Mobilität des weiblichen Beckens zu erhöhen, wird Mitte der Schwangerschaft ein Hormon gebildet, das **Relaxin.** Relaxin ist ein aus dem Corpus luteum graviditatis sezerniertes Polypeptidhormon, das die Eigenschaften des Kollagens verändert und die Elastizität des Symphysenknorpels sowie das Bandhaften des ISG fördert. Zum Ende der Schwangerschaft hin bildet sich dieses Hormon zurück. Geschieht dies nicht, oder ist die körperliche Belastung während und nach der Schwangerschaft zu hoch, kann dies zu einer massiven Instabilität führen.

▪ Sitzbein (Os ischii)
Das **Sitzbein** (Os ischii) bildet den dorsokaudalen Anteil der Hüftgelenkpfanne und den Sitzbeinknorren (Tuber ischiadicum). Der Ramus ossis ischii bildet mit den Rami ossis pubis superior und inferior die Begrenzung des Foramen obturatum, das mit einer Membran (Membrana obturatoria) verschlossen ist und Gefäßen und Nerven als Durchtritt dient.

▪ Iliosakralgelenk
Neigungsgrade. Die Neigungsgrade der Artikulationen zwischen Sakrum und Ilium betragen in Höhe von
- **S1:** 20°. Sie verlaufen von dorsal-medial nach ventral-lateral.
- **S2:** 10°. Sie verlaufen von dorsal-medial nach ventral-lateral.
- **S3:** 5°. Sie verlaufen von dorsal-lateral nach ventral-medial.

Die unterschiedlichen Neigungsgrade verursachen mit den unterschiedlichen Einpresstiefen in den Sakralgelenkknorpel den **Formschluss des Beckens.** Der Knorpel des Os sacrum ist doppelt so dick wie der des Os ilium, so dass das Os ilium eher zu einer Arthrose neigt.

 Das ISG ist ein Amphiarthrosegelenk mit
3 Freiheitsgraden:
- ▬ **Nutation/Kontranutation,**
- ▬ **Lateralflexion,**
- ▬ **Rotation.**

Das **Bewegungsausmaß der Nutation und Kontranutation** beträgt ca.
- ▬ **2,5° in Nutation und**
- ▬ **2,5° in Kontranutation,**

die ca. 60° des gesamten Bewegungsausmaßes der Hüftflexion (140°) in der kinematischen Kette erlauben.

Kraftschluss des Beckens. Der Kraftschluss des Beckens setzt sich zusammen aus:
- der **Rumpflast**, die von den Bändern aufgefangen wird und über propriozeptive Reize mit einer Kokontraktion der dynamisch stabilisierenden Muskeln beantwortet wird und
- dem **Kompressionsdruck** der beiden Hüftköpfe, die zusammen das Becken wie einen »romanischen Bogen« festkeilen.

Entwicklung des ISG. Das ISG ist bereits im 8. Lebensmonat voll entwickelt; bis zum **5. Lebensjahr** ist es jedoch noch flach. Bis zum **10. Lebensjahr** hat sich das ISG mit seinen Unregelmäßigkeiten ausgeprägt. Die Entwicklung des dünnen Iliumknorpels und des dicken Sakrumknorpels wird durch die Neigungsgrade und die Einpresstiefe bestimmt.

> ❯ **Bewegungen des Iliosakralgelenks:**
> - Im **Stand** wird das ISG fast völlig blockiert.
> - In der **offenen Bewegung** findet Bewegung statt:
>   - in der Sagittalen ca. 1 cm,
>   - in der Transversalen ca. 0,2 cm.
> - Jede **Überbewegung** ist mit Schmerzen verbunden, aufgrund
>   - der **kinematischen Zuggurtung,**
>   - der Translationsgefahr des Achsenpunkts S2,
>   - der ligamentären Scherwirkung, die Zugreize auf die aus den Foramina sacralia austretenden Nerven ausübt.

9.2.1 Bänder

Der perfekt ausgebildete Bandapparat, ein festelastischer Aufhängeapparat, hat zum einen die Aufgabe, ein Auseinanderweichen der beiden Os coxae zu verhindern, zum anderen die, Erschütterungen und Kraftbelastungen abzufangen bzw. abzufedern. Er verbindet Darm- und Sitzbein mit dem Kreuzbein und beide Schambeinäste über die Symphyse miteinander. Die folgend aufgeführten Bänder haben eine hohe tragende bzw. stabilisierende Funktion.

■ **Ligg. sacroiliaca ventralia**

Die Ligg. sacroiliaca ventralia verstärken die Vorderseite der Articulatio sacroiliaca (Kreuzbein-Darmbein-Gelenk). Sie verlaufen als breite, dünne Faserplatten von der Basis und Facies pelvina des Kreuzbeins quer zur medialen Fläche des Darmbeins (Regio Linea arcuata).

■ **Ligg. sacroiliaca dorsalia**

Die Ligg. sacroiliaca dorsalia entspringen an der Crista sacralis lateralis und ziehen zur Spina iliaca posterior und Umgebung. Faserzüge der Bänder stehen kranial mit der Fascia thoracolumbalis und kaudal mit dem Lig. sacrotuberale in Verbindung.

■ **Ligg. sacroiliaca interossea**

Die Ligg. sacroiliaca interossea liegen interosseal. Sie stellen, gemeinsam mit den Ligg. sacroiliaca dorsalia, Ligg. sacrotuberale und sacrospinale die Hauptstabilisation des Beckens sicher. Die Ligg. sacroiliaca interossea ziehen von der Tuberositas sacralis zur Tuberositas iliaca. Nach Verletzungen sind diese Bänder nicht selten ursächlich für eine Ankylosierung des ISG.

■ **Ligg. sacrococcygea**

Das Lig. sacrococcygeum ventrale ist für den Manualtherapeuten mechanisch gesehen relativ unwichtig. Das **Lig. sacrococcygeum dorsale profundum** jedoch hat eine besondere Bedeutung. Es verläuft von S2 durch den Hiatus sacralis inferior zum Steißbein und kann als Duraverlängerung gesehen werden. Luxiert das Steißbein bei einem Sturz auf das Gesäß nach ventral, gerät die Dura mater unter longitudinale Spannung, was zu einem multiplen Symptomenkomplex führen kann.

Weitere **Stabilisierungsbänder des Iliosakralgelenks** sind:
- das Lig. sacrotuberale (gilt als Nutationsbremse),
- das Lig. sacrospinale und
- das Lig. iliolumbale.

Das **Lig. iliolumbale** hat als Verstärkungsband des ISG und Stabilisator des lumbosakralen Übergangs ebenfalls eine hohe Bedeutung. Es besteht aus zwei Schenkeln, **Pars superior und Pars inferior:** Der superiore Schenkel zieht vom Processus costarius des 4. Lendenwirbels ventralseitig zur Crista iliaca; der inferiore Schenkel entspringt am Processus costarius des 5. Lendenwirbelkörpers und setzt dorsolateral der Insertion des superioren Schenkels an. Ein Bandzug der Pars inferior, auch als **Lig. lumbosacrale** bezeichnet, hat ebenfalls seinen Ursprung am Processus costarius des 5. Lendenwirbels, inseriert jedoch paraartikulär der Articulatio sacroiliaca und an der Basis des Os sacrum. Die Ligg. iliolumbalia haben nicht selten eine Verbindung zur Fascia thoracolumbalis.

> ❯ — Die Bänder erfüllen wichtige **Funktionen:**
> - Sie dämpfen Bewegungen ab.
> - Sie verhindern Scherwirkungen (Inflare/Outflare).
> - Sie limitieren die Lateralflexion von L4 und L5 gegenüber S1 auf 8° unilateral.

9.2.2 Nerven des Beckens

Die Nerven des Beckens und der Beine setzen sich aus dem **Plexus lumbalis** und **Plexus sacralis** zusammen:

- Der Plexus lumbalis innerviert tendenziell die ventrale Beinseite.
- Der Plexus sacralis innerviert die dorsale Bein- und Fußseite sowie die laterale und plantare Fußseite.

- **Plexus sacralis**

Der Plexus sacralis rekrutiert sich aus den Sakralnerven und den aus L4 und L5 stammenden Nn. tibialis und peroneus communis (Truncus lumbosacralis), die in einer **gemeinsamen Nervenscheide** (Ischiadikus) verlaufen.

Die Nerven des Plexus sacralis bestehen aus den **motorischen Nerven**

- N. tibialis,
- N. peroneus communis,
- N. gluteus inferior und
- N. gluteus superior

und den **sensiblen Nerven**

- N. cutaneus femoris posterior,
- Nn. clunium inferiores und medii,
- parasympathischen Nervenfasern des N. pudendus und
- sympathischen Nervenfasern der Nn. splanchnici pelvici.

- **Plexus lumbalis**

Auch **Nerven des Plexus lumbalis** können die Beckenregion irritieren:

- N. iliohypogastricus aus dem Segment TH12/L1 mit motorischen und sensiblen Anteilen.
- N. ilioinguinalis aus dem Segment L1 mit motorischen und sensiblen Anteilen.
- N. genitofemoralis aus dem Segment L1/L2 mit motorischen und sensiblen Anteilen.
- Nn. clunium superiores als sensible Gesäßnerven.

Die Sakralnerven treten frei (ohne Dura), jedoch mit Gefäßen, dorsal als Ramus dorsalis mit den Nn. clunium und ventral als Plexus sacralis aus den Foramina sacralia aus.

> ❯ Durch eine **Arthrose des ISG** werden die Sakralnerven kaum irritiert. Der **ISG-Schmerz** entsteht meist **subchondral** und ist abhängig von der Betonung des Formschlusses in Höhe von S1, S2 oder S3. Besteht jedoch eine **Instabilität des ISG**, kann es zu einer Reizung der Gefäße und Spinalnerven kommen.

9.2.3 Beckenmuskulatur

- **Beckenbodenmuskulatur**

Die wichtigste Muskulatur des Beckenbereichs ist die vom Os sacrum bis zum Os pubis ziehende **Beckenbodenmuskulatur** mit der Fascia sacro-recto-genito-pubis. Die Beckenbodenmuskulatur bildet den Weichteilverschluss des Beckenausgangs. Der **N. obturatorius** zieht durch die Faszie und die Muskulatur zum Foramen obturatum. Er durchstößt das Foramen obturatum und zieht mit sensiblen Ästen zur Hüftgelenkkapsel, mit motorischen Ästen zu den umliegenden Muskeln. Bestehen Restriktionen oder Ptosen, kann der Nerv unter Spannung bzw. Kompression geraten.

- **Triceps coxae**

Als **Triceps coxae** bezeichnet man eine Muskelgruppe, bestehend aus:

- M. obturatorius internus und
- Mm. gemellus inferior et gemellus superior,

von der der M. obturatorius internus aufgrund seines Ursprungs einen starken Einfluss auf den Tonus des Beckenbodens hat. Nicht selten werden **Reizungen** dieser Muskelgruppe mit sog. Adduktorenzerrungen oder »weichen Leisten« (▶ Abb. 10.27, Exkurs) verwechselt.

- **M. gluteus maximus, M. latissimus dorsi, M. piriformis**

Weitere **auf die Statik einwirkende Muskeln** sind

- M. gluteus maximus mit der Zugkraft für eine homolaterale Kontranutation.
- M. latissimus dorsi mit der Zugkraft über die Fascia thoracolumbalis für eine heterolaterale Kontranutation.
- M. piriformis mit der Zugkraft für eine homolaterale Nutation.

9.2.4 Kapsel des ISG

Die Gelenkkapsel des ISG wird von ligamentären Strukturen verstärkt und ist sehr straff. Sie setzt sich in das Lig. sacrotuberal fort und verbindet die Facies auricularis ossis ilii mit der Facies auricularis os sacri. Die Gelenkkapselbänder haben einen wesentlichen Einfluss auf die Mechanik des ISG. Hier sind vor allem die um die Nutations-Kontranutations-Achse gelegenen Bänder, das Lig. axile (mittlerer Faserzug der Ligg. sacroiliaca interossea in Höhe S2; ▶ Kap 10.3, Bewegungen des ISG) und die

Ligg. conjunctives (Ligg. sacroiliaca dorsalia, auch als »die Verbindenden« oder die »ehelichen Bänder« bekannt) zu nennen.

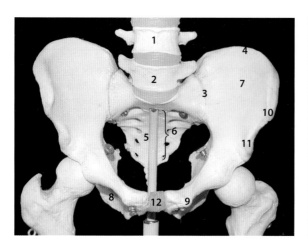

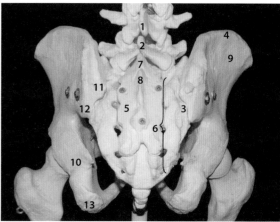

■ **Abb. 9.1** Anatomische schematische Orientierung des Beckengürtels (Cingulum extremitatis inferior) aus ventraler Sicht. 1 LWK 4,
2 LWK 5, 3 ISG-Gelenkspalt, 4 Crista iliaca, 5 Os sacrum, 6 Foramina
sacralia dorsalia, 7 Os ilium, 8 Os ischii, 9 Tuberculum pubicum,
10 SIAS, 11 SIAI, 12 Symphyse

■ **Abb. 9.2** Anatomische schematische Orientierung des Beckengürtels (Cingulum extremitatis inferior) aus dorsaler Sicht. 1 LWK 4,
2 LWK 5, 3 ISG-Gelenkspalt, 4 Crista iliaca, 5 Os sacrum, 6 Foramina
sacralia dorsalia S3, 7 S1, 8 S2, 9 Os ilium, 10 Os ischii, 11 SIPS,
12 SIPI, 13 Tuber ischiadicum

In ■ Abb. 9.1 und ■ Abb. 9.2 sind die anatomischen
Orientierungspunkte des Beckengürtels aus verschiedenen
Ansichten dargestellt.

9.3   Anatomische Gesetzmäßigkeiten des Iliosakralgelenks (ISG)

Durch den straffen Bandapparat wird das ISG zu einem
Amphiarthrosegelenk. Im ISG sind geringgradige **Rota-
tions- und Translationsbewegungen** möglich (ca. 2,5°).
Diese sind stark abhängig vom **Form- und Kraftschluss
des Beckens**, der geprägt wird von
- der Beinlänge,
- einer Beckenskoliose und
- dem CCD-Winkel (Centrum-Collum-Diaphysen-
  Winkel) des Hüftgelenks.

■ **Gelenkfläche des ISG**

Die Gelenkfläche des ISG wird durch den **Druck** geprägt,
der vom Os ilium auf das Os sacrum übertragen wird. In
Höhe von S2 befindet sich der höchste Druckpunkt und
damit die geringste Beweglichkeit und die höchste Wahr-
scheinlichkeit der Achsenposition. Das über S2 verlaufende interosseale Ligament wird als Lig. axile bezeichnet.
Dennoch lässt sich die Achse nicht eindeutig bestimmen,
so dass die Bewegung des ISG mit einem »Achsennebel«
verglichen werden kann.

❯❯ Die **Bewegung des ISG** kommt zwischen 10° und 70°
Hüftbeugung zustande.
Eine **Ankylose im ISG** führt zu einer Reduzierung
der Hüftflexionsbewegung um 60°. Die Folge einer

Ankylose ist eine verfrüht einsetzende weiterlaufende LWS-Bewegung mit einer Mobilitätszunahme der
Facettengelenke der LWS und der Hüftgelenkkapsel.

■ **Bewegungen des ISG**

Gang. Bei der **Schrittbewegung** finden Bewegungen des
Iliums und Sakrums statt:
- auf der **Standbeinseite:** Nutation des Sakrums und
  Retrotorsion des Os ilium und
- auf der **Schwungbeinseite:** Kontranutation des
  Sakrums und Antetorsion des Os ilium.

Kippt das Sakrum nach vorn (Nutation), z. B. in der
Schwungbeinphase oder im Sitzen, dreht sich das Os sac-
rum um die Ligg. sacroiliaca interossea (Lig. axile) als eine
Art Achsenrepräsentation, ähnlich einer Schraubenbe-
wegung. Dadurch vergrößert sich der Beckenausgang, die
Ossa ilium nähern sich an und die Tubera ischiadica be-
wegen sich auseinander. Dieser Vorgang wird durch das
Lig. sacrotuberale limitiert.

Sitz. Im Sitzen wird das Os sacrum im Bereich S1 ossär
festgekeilt, das Becken geht dabei in eine **Inflare-Position,**
d. h., die Tubera ischiadica bewegen sich auseinander.

Stand. Im Stand entsteht ein sagittaler Gelenkverlauf des
ISG, so dass ein adäquater Formschluss unmöglich wird.
Die Rumpflast wird primär von den Bändern aufgefangen
und kompensiert. Es entsteht eher eine **Outflare-Position**
des Beckens, d. h., die Tubera ischiadica bewegen sich zueinander hin.

- **Ruhe-/Verriegelungsstellung und Kapselmuster**

Ruhestellung (»maximally loose-packed position«). In 10° Hüftbeugung ist das ISG größtmöglich entspannt.

Verriegelte Stellung (»maximally close-packed position«). Eine Verriegelung entsteht bei maximaler Hüftbeugung oder streckung.

Kapselmuster. Ein Kapselmuster zeigt sich vorwiegend durch Beschwerden bei allen endgradigen Bewegungen.

- **Mechanische Belastungsunterschiede des weiblichen und männlichen Beckens**

Zwischen dem weiblichen und männlichen Becken bestehen mechanische Belastungsunterschiede.

■■ **Flexionsbecken**

Durch die tendenziell weibliche Flexionsstellung des Beckens neigt die Frau eher zu einem **Inflare der Ossa ilium,** die einen erhöhten Druck an S1 verursachen.

Das **Flexionsbecken** verursacht eine

- ventrokaudale Verlagerung des Schambeins, so dass der Eindruck entsteht, dass der Bauch etwas vorsteht;
- Dorsalverlagerung des Gesäßes,
- Betonung der Lendenwölbung und
- Positionierung des Azetabulum nach kaudal, die eine funktionelle Beinverlängerung zur Folge hat.

Der **Vorteil** des Flexionsbeckens kommt in der Schwangerschaft zum Tragen. Das Kind wird durch die Anlage des Beckens und die Bauchmuskulatur wie in einem Tragegurt gehalten, und somit wird der Druck auf die Eingeweide gemindert. Die **betonte Taille** der Frau ist nicht abhängig von der Flexionsstellung des Beckens, sondern von der im Vergleich zum Mann geringeren Beckenhöhe.

Das **breitere weibliche Becken** bedingt eine Schrägstellung der Oberschenkelknochen, wodurch die unteren Extremitäten zu einer **Genu-valgum-Form** (X-Bein) neigen. In der Trainingstherapie sollte der Therapeut den individuellen Körperbau in der Übungsausführung (siehe Übersicht) berücksichtigen. Ein breiteres Becken verstärkt die **Neigung** zu:

- Genu valgum,
- Überbeanspruchung des äußeren Kniebereichs,
- Überbeanspruchung des medialen Knieseitenbands,
- Absenkung des Fußgewölbes (Reizung des N. plantaris medialis),
- Hallux valgus.

Übersicht: Training an der »Funktionsstemme«/ freies Training

Durch die Platzierung der Füße auf dem Fußpad/ Boden können spezifische Reize gesetzt werden und Muskeln betont angesprochen werden:

- **Füße in Innenrotation:** varisierender Reiz für Knie- und Hüftgelenk.
- **Füße in Außenrotation:** valgisierender Reiz für Knie- und Hüftgelenk.
- **Füße am oberen Pol des Fußpads/Bodens:** Ansprache des **M. gluteus maximus,** mit dem Ziel die Beckenextension zu betonen.
- **Füße am unteren Pol des Fußpads/Bodens:** **Ansprache des** M. quadriceps femoris, **mit dem Ziel die Beckenflexion zu betonen.**
- **Füße seitlich des Fußpads/Bodens:** Ansprache der **Adduktoren,** mit dem Ziel Symphyse und ISG zu stabilisieren. Diese Fußanlage wird auch zur Behandlung eines Up slip verwendet.
- **Füße eng aneinander auf dem Fußpad/Boden:** Ansprache der **Abduktoren,** mit dem Ziel ein instabiles ISG durch einen erhöhten Kraftschluss zu stabilisieren.

Die **Ligg. iliolumbalia** stehen unter hohem Belastungsstress, bedingt durch:

- die Flexionsstellung des Beckens sowie
- ihre Funktion, die Beckenflexion zu limitieren und
- die Tatsache, dass die ISG-Gelenkflächen bei der Frau weniger kongruent und damit beweglicher sind als beim Mann.

Darüber hinaus verursacht das Flexionsbecken einen **Zugstress auf die ischiokrurale Muskulatur,** der zu Insuffizienz und Überdehnbarkeit führt. Es kann zu Dehnreizen des Lig. sacrotuberale kommen und den durchtretenden N. perforans ligamentum sacrotuberale stressen. Im Gegensatz dazu tendiert die Hüftbeugemuskulatur dazu, sich anzunähern und zu verkürzen.

■■ **Extensionsbecken**

Durch das Extensionsbecken wird die **ischiokrurale Muskulatur** angenähert und neigt zur Verkürzung. Es kommt zu einer beschleunigten weiterlaufenden Bewegung in die LWS. Eine Rumpfbeugung ist nur limitiert ausführbar. Das **Extensionsbecken** verursacht eine

- ventral-kraniale Verlagerung des Schambeins,
- Abflachung des Gesäßes,
- Aufhebung der Lendenwölbung sowie
- Positionierung des Azetabulum nach kranial, die eine funktionelle Beinverkürzung zur Folge hat.

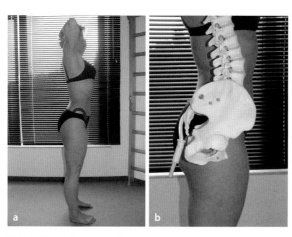

◻ **Abb. 9.3a,b** Flexionsbecken

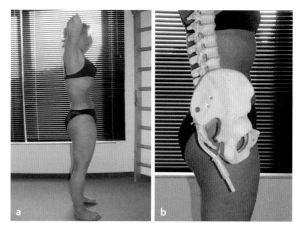

◻ **Abb. 9.4a,b** Extensionsbecken

Die hohe, schmale Form des männlichen Beckens verursacht eine senkrechte Stellung der Oberschenkelknochen, wodurch die unteren Extremitäten eher zu einer **Genu-varum-Form** (OBein) neigen. In der Trainingstherapie sollte der Therapeut den individuellen Körperbau in der Übungsausführung (Übersicht 10.1) berücksichtigen. Ein hohes, schmales Becken verstärkt die **Tendenz** zu

- Genu varum,
- Überbeanspruchung des inneren Kniebereichs,
- Überbeanspruchung des lateralen Knieseitenbands,
- Überbelastung des lateralen Fußrands.

9.4 Biomechanische Bewegungen des ISG in der Sagittalebene

9.4.1 Flexionsbecken (Antetorsion des Os coxae) (◻ Abb. 9.3)

Ein Flexionsbecken ist durch folgende **Stellungen** charakterisiert:

- **Kontranutationssakrum:** Das Sakrum ist nach hinten gekippt.
- **Nutationsilium:** Das Sakrum ist nach vorn gekippt.

9.4.2 Extensionsbecken (Retrotorsion des Os coxae) (◻ Abb. 9.4)

Ein Extensionsbecken ist durch folgende **Stellungen** charakterisiert:

- **Nutationssakrum:** Das Sakrum ist nach vorn gekippt.
- **Kontranutationsilium:** Das Ilium ist nach hinten gekippt.

9.5 Krankheitsbilder des Beckens und der Iliosakralgelenke

9.5.1 Arthrose des ISG

Degenerative Veränderungen des Gelenkknorpels. Die Schmerzsymptomatik einer Arthrose ist relativ gering. Beschwerden treten bei aktivierter Arthrose und Arthritis auf, durch Entzündung der Gelenkkapsel des ISG und Irritationen des umliegenden Gewebes. Bei Arthrose zeigen sich **sekundäre Probleme** wie

- die verfrühte weiterlaufende Bewegung der LWS,
- Osteophyten mit Reizung des umliegenden Gewebes,
- verminderte Mobilität der Hüftgelenke.

9.5.2 Beckenringlockerung

Eine Beckenringlockerung ist während der Schwangerschaft physiologisch; bei manchen Patientinnen tritt sie auch vor der Menstruation auf. Bei fehlender Inhibierung des Hormons Relaxin führt die Beckenringlockerung zu einer Instabilität des ISG und der Symphyse.

9.5.3 Morbus Neck

Osteochondrose zwischen Os ischii und Os pubis bei fehlender Ossifikation im Wachstumsalter. Der Morbus Neck wird durch eine Retardierung der Skelettentwicklung ausgelöst. Die Patienten geben Beschwerden in der Leiste und bei exzentrischer Belastung an.

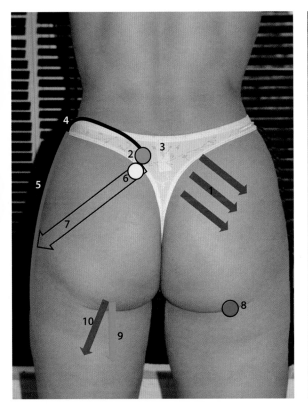

Abb. 9.5 Dorsale Oberflächenanatomie. **1** M. gluteus maximus, **2** SIPS – Spina ilica posterior superior, **3** Os sacrum, **4** Crista ilica, **5** M. tensor fasciae latae, **6** SIPI – Spina iliaca posterior inferior, **7** M. piriformis, **8** Nn. peroneus et tibialis, **9** M. semitendinosus, **10** M. biceps femoris caput longum

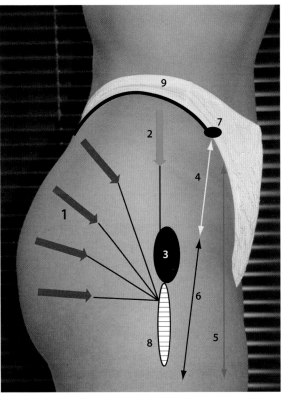

Abb. 9.6 Seitliche Oberflächenanatomie. **1** Verlauf des M. gluteus maximus, **2** Verlauf des M. gluteus medius, **3** Trochanter major, **4** Verlauf des M. tensor fasciae latae, **5** Verlauf des M. rectus femoris, **6** Verlauf des Tractus iliotibialis, **7** SIAS, **8** Tuberositas glutea, **9** Crista iliaca

9.5.4 Morbus Bechterew

Beidseitige rheumatisch-entzündliche Systemerkrankung der Iliosakralfugen mit zunehmender Ossifikation.

9.5.5 Postpartale Symphysendehiszenz

Sprengung der Symphyse während der Austreibungsphase bei Dehiszenz (Auseinanderklaffen) über 3 cm.

9.6 Oberflächenanatomie des Beckens

Die ◘ Abb. 9.5, ◘ Abb. 9.6 und ◘ Abb. 9.7 stellen die topographische Lage wichtiger Orientierungspunkte und Muskelverläufe aus unterschiedlichen Ansichten dar.

In ◘ Tab. 9.1 sind häufige anamnestische Angaben der Patienten mit einer Beckenproblematik und mögliche grobe Interpretationsmöglichkeiten für den Befund zusammengefasst.

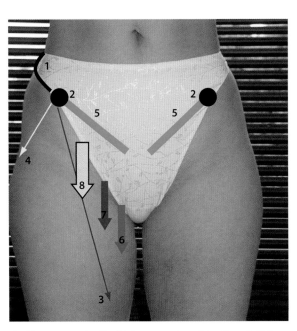

Abb. 9.7 Ventrale Oberflächenanatomie. **1** Crista iliaca, **2** SIAS, **3** M. sartorius, **4** M. tensor fasciae latae, **5** Lig. inguinale, **6** M. gracilis, **7** M. adductor longus, **8** M. pectineus

◻ Tab. 9.1 Anamnestische Angaben des Patienten mit möglichen groben Befundungsinterpretationen einer Beckenproblematik

Angaben des Patienten	Mögliche Interpretationen
Patient gibt sensibles Dermatom an	V.a. radikuläre Problematik von L5/S1/S2/S3
Patient gibt kontinuierlichen, zunehmenden Knochenschmerz im Hüft-Becken-Bereich an	V.a. Osteopathie, Aktivierung der Nozizeptoren des Knochens nach Summationsbelastung, vor Ermüdungsbrüchen und bei Unterdruck (evtl. bestehende Osteoporose)
Patient steht entlordosiert mit aufgerichtetem Becken (Primatenstellung) und starken Schmerzen	V.a. akut entzündetes ISG
Patient gibt im Einbeinstand Beschwerden auf der Standbeinseite an	V.a. Instabilität des ISG, entzündetes ISG oder Gelenkkapsel, Retrotorsionshypomobilität des Os coxae
Patient gibt punktuellen Sitzschmerz an	V.a. Reizung der Bursa ischiadica, Arthritis, Kompression der Nn. clunium inferiores mediales r. perforans ligamentum sacrotuberale
Patient gibt Probleme im ISG und parallel dazu Beschwerden der Blase, Darm und Bindehaut der Augen an	V.a. Morbus Reiter
Patient gibt Beschwerden im oberen Gesäßquadranten an	V.a. Instabilität, Neuropathie, Irritation der Nn. clunium superiores
Patient gibt einseitigen Sitzschmerz an, der sich im Ischiasverlauf fortsetzen kann	Geldbörse, die in der Gesäßtasche getragen wird, drückt gegen den Ischiasnerven. Gefäßstenosierung der A. comitans n. ischiadici, Down slip
Patient gibt beim Joggen auf naturgewachsenem Boden Beschwerden im hinteren Gesäßfaltenbereich an, die sich in den hinteren Oberschenkelbereich fortsetzen können	V.a. Asymmetrie der ISG-Bewegungen mit Auswirkung auf die ligamentäre Sakrotuberalspannung und dem dort inserierenden M. biceps femoris caput longum
Patient gibt Missempfindungen im Bereich des Leistenbands an	V.a. Kompression des N. cutaneus femoris lateralis durch zu engen Hosengürtel, zu hohen Muskeltonus bei Freizeitjoggern, Insertionsläsionen des M. obliquus externus, »weiche Leiste«
Patient klagt über kraniodorsale Darmbeinkammschmerzen	V.a. Kompressionsneuropathie der Nn. clunium superiores, Läsion der indirekten Insertion der Aponeurosis fasciae glutea
Patient, Ende 30. Lj., klagt über therapieresistente Kreuzbeinbeschwerden	V.a. Morbus Bechterew
Fußballspieler gibt Beschwerden im Leistenbereich mit Ausstrahlung in die Adduktorenmuskulatur an. Das Beschwerdebein ist sein Schussbein	V.a. Instabilität der Symphyse mit Verminderung der Spannung der Membrana obturatoria und mit Irritation des dort durchtretenden N. obturatorius. Auslösegrund ist das »Eingrätschen«
Patient gibt lokalen Schmerz im ISG-Bereich an. Dynamik forciert den Schmerz; Wärme lindert. Sitzen verschlechtert das Beschwerdebild. Das gleichseitige Hüftgelenk zeigt eine eingeschränkte Beweglichkeit	V.a. Hypomobilität
Patient gibt an, sich nur unter Schmerzen aufrichten zu können	V.a. Instabilität, ein in Nutation verhaktes ISG
Patient gibt an, nicht lange sitzen zu können	V.a. ein in Kontranutation verhaktes ISG mit S1-Kompression, Ischämie durch Hüftflexion und Kyphosierung der Wirbelsäule, Instabilität
Patient gibt an, nicht lange in Rückenlage liegen zu können	V.a. ein in Nutation verhaktes ISG
Patient gibt an, nicht lange in Bauchlage liegen zu können	V.a. Arthrose des ISG mit Gelenkkompression
Patient gibt beim Aufstehen und Hinsetzen Beschwerden an	V.a. instabiles ISG mit Bewegungen in den pathophysiologischen Raum und Überbelastung ligamentärer Strukturen
Patient gibt ISG-Schmerz mit Ausstrahlung in den dorsalen Oberschenkelbereich an	V.a. instabiles ISG mit Zugreiz auf die austretenden Sakralnerven
Patient gibt an, dass alle endgradigen Bewegungen schmerzhaft sind	V.a. Up slip/Down slip

9.7 Anamnese, Inspektion, Palpation

9.7.1 Anamnese

Im Eingangsbefund lässt der Therapeut den Patienten seine Problematik schildern. Währenddessen beobachtet er das **Bewegungsverhalten** des Patienten, ob er z. B.
- die Beine übereinander schlägt,
- unruhig sitzt,
- nur auf einem Tuber ischiadicum sitzt,
- sich gebeugt oder gestreckt hält,
  und stellt ihm ergänzende Fragen.

Um Zeitraum, Ort und Art der Beschwerden zu erfahren, sind folgende **Grundfragen** wichtig:
- Seit wann hat der Patient Beschwerden?
- Wo sind die Beschwerden?
- Wie zeigt sich das Beschwerdebild?
- Gab es außergewöhnliche Belastungen, z. B. Arbeiten in starker Extension wie Malen, Vertäfeln etc.?
- Gab es eine internistische Abklärung? Gynäkologische, urologische, internistische Probleme sollten abgeklärt sein.
- Gibt es Röntgenbilder?
- Welche Therapien sind bisher erfolgt?
- Welche Medikamente werden eingenommen? In der Anamnese wird die Einnahme von Medikamenten erfragt.

❶ **Cave**
Durch **Kortisonmedikation** geht die Elastizität der Gefäße verloren; es kann zur Lockerung der Bänder und zu Gefäßrupturen kommen. Patienten, die **Schmerzmittel** einnehmen, können keine präzisen Schmerzangaben machen.

9.7.2 Inspektion

Bereits während des Gesprächs achtet der Therapeut auf die Bewegungsamplitude des Patienten mit etwaigen Deviationen/Deflektionen. Während der Inspektion sollte der Therapeut die Anamnese mit den Befundergebnissen der Inspektion abgleichen. Daraus ergeben sich für ihn schon erste Interpretationen über das Bestehen einer Instabilität oder Hypomobilität.

Die Inspektion von **LWS und Hüfte** gehört aufgrund des funktionellen Zusammenspiels dazu. Die Befundung des **Stand- und Gangbilds** ist ebenfalls Bestandteil der Beckeninspektion. Weitere wichtige **Inspektionskriterien** sind:
- Beckenasymmetrien (Antetorsion/Retrotorsion, Beckenschiefstand),
- Muskeltonus (Atrophie, Hypertrophie),

◻ Tab. 9.2 Stellungsdiagnostik des ISG	
Antetorsionsfixierung – SIAS tief – SIPS hoch – Tubera ischiadica posterior – Spannung des Lig. sacrospinale niedrig	**Retrotorsionsfixierung** – SIAS hoch – SIPS tief – Tubera ischiadica anterior – Spannung des Lig. sacrospinale hoch
Up slip (DD: Beckenschiefstand) – SIAS hoch – SIPS hoch – Tubera ischiadica hoch – Spannung des Lig. sacrotuberale niedrig	**Down slip (DD: Beckenschiefstand)** – SIAS tief – SIPS tief – Tubera ischiadica tief – Spannung des Lig. sacrotuberale hoch

- Narben,
- Hautfärbung (bläulich, blass, rötlich),
- Schwellungen,
- gleichmäßige Standbeinphase (oder wechselt der Patient die Standbeinseite?)

9.7.3 Palpation

Palpatorisch werden im Seitenvergleich getestet:
- Konsistenzunterschiede bei Schwellungen,
- Stellungsdiagnostik os coxae
- Hauttemperatur,
- abnormale ossäre Strukturen,
- Prominenz der Beckenknochen,
- Stellungsdiagnostik der Ossa coxarum (SIAS, SIPS, Tubera ischiadica)
- Tonus und Konsistenz der Muskulatur.

❯ Eine **Schmerzpalpation** sollte erst nach der Basisuntersuchung erfolgen.

- Stellung der SIPS

Die Interpretation der Stellung der SIPS kann sehr aufschlussreich sein (◻ Tab. 9.2). Asymmetrische Abstände der SIPS zur Wirbelsäule können ein **Zeichen** sein für:
- In-/Outflare bei einer Transversalverschiebung,
- Up-/Down slip bei einer Longitudinalverschiebung und
- Ante-/Retrotorsion bei einer Sagittalverschiebung.

Eine SIPS, die eher **kranial** steht, kann die Ursache für verkürzte Außenrotatoren sein. Steht eine **SIPS tiefer als die gegenüberliegende,** kann das einen Down slip bzw. eine Retrotorsion des Os coxae bedeuten oder auch eine Verkürzung der ischiokruralen Muskulatur.

9.7.4 Sicherheit/Kontraindikationen

Nach Anamnese, Inspektion und Palpation erfolgt ein Resümee mit Einschätzung von Sicherheit und Kontraindikationen. **Ausgeschlossen** werden müssen
- Systemerkrankungen (Rheuma, Morbus Bechterew, Psoriasis)
- Tumoren,
- entzündliche Prozesse,
- Frakturen (durch Sportunfälle),
- Bandrupturen (durch Reitunfälle).

> Vorgehensweise bei der **Interpretation** des Befundes:
> - Kontraindikationen einschätzen.
> - Diagnosemöglichkeiten einengen.
> - Strategie entwickeln: Weiter mit Basisuntersuchung oder erneute Kommunikation mit dem Arzt.

9.7.5 »Leitfaden« zur Befundung einer Hypomobilität

- Befundungsergebnisse aus Anamnese, Inspektion und Palpation bei Verdacht auf Hypomobilität

Die **Anamnese** ergibt folgendes Beschwerdebild:
- Meist männliche Patienten.
- Bewegungseinschränkungen im Bereich der Hüftgelenke.
- Wärme wird als angenehm empfunden.
- Sekundäre myogen bedingte Bewegungsschmerzen.
- Mangelnde Ausdauer.
- Bauchlage ist schmerzhaft.

> Zusätzlich lässt sich eine **Antetorsions- oder Retrotorsionshypomobilität** anhand der Aussagen des Patienten spezifizieren.
> Retrotorsionsstellung mit Antetorsionshypomobilität:
> - Treppabgehen bereitet Beschwerden.
> - Gestrecktes Übereinanderschlagen der Beine ist kaum möglich.
> - Rückenlage mit gestreckten Beinen wird nur wenig toleriert.
>
> Antetorsionsstellung mit Retrotorsionshypomobilität:
> - Treppaufgehen bereitet Beschwerden.
> - Längere Sitzphasen erzeugen einen ventralen Hüftschmerz (Kompression des N. femoralis).
> - Aussteigen aus dem Auto bereitet Probleme (vor allem mit dem betroffenen Bein).
> - Schuhebinden ist schwierig.

In der **Inspektion** werden befundet:
- Extensionsbecken.
- Kurze Schritte.

Die **Palpation** ergibt eine
- druckdolente Muskulatur.

- Befundungsergebnisse aus Basis- und gelenkspezifischer Untersuchung bei Verdacht auf Hypomobilität

Die **Basisuntersuchung** zeigt folgende Einschränkungen:
- Aktiv ist eine limitierte Bewegung mit vorzeitiger weiterlaufender Bewegung in die LWS feststellbar.
- Passiv zeigt sich ein festes Endgefühl.
- Widerstandsgabe ab 30 sec macht ischämische Probleme.

Gelenkspezifisch wird im
- 3-Phasen-Test ein Vorlauf der Bewegung von der Hüfte in die LWS festgestellt.

9.7.6 »Leitfaden« zur Befundung einer Instabilität

- Befundungsergebnisse aus Anamnese, Inspektion und Palpation bei Verdacht auf Instabilität

In der **Anamnese** ergibt sich oft folgendes Beschwerdebild:
- Meist weibliche Patientinnen.
- Aktivität bringt Besserung.
- Nächtliches Aufwachen (Schmerz durch nachlassenden Haltetonus).
- Schmerzen bei längerem Sitzen, Aufrichten und Seitlage (bzw. nur mit Kissen zwischen den Knien möglich).
- Wärme bringt keine Besserung bzw. wird abgelehnt.
- Niedrige Kraftentwicklung.
- Referred pain in den hinteren Oberschenkel.
- Halten einer Position verursacht Beschwerden im ISG.

In der **Inspektion** werden befundet:
- Flexionsbecken.
- Große Schritte; bei starker Instabilität Neigung zu kleinen Schritten.

Durch die **Palpation** lässt sich feststellen:
- Schwellung auf dem Sakrum.

- Befundungsergebnisse aus Basis- und gelenkspezifischer Untersuchung bei Verdacht auf Instabilität

In der **Basisuntersuchung** können festgestellt werden:
- Großes aktives Bewegungsausmaß.
- Passiv zeigt sich ein elastisches Endgefühl.
- Widerstandsgabe löst Schwäche im Kennmuskel aus.

Gelenkspezifisch zeigt sich im
- 3-Phasen-Test ein Nachlauf von L5.

9.8 Basisuntersuchung des Beckens

In der **aktiven Basisuntersuchung** testet und beurteilt der Therapeut:

- Bereitwilligkeit,
- Bewegungsausmaß/Harmonie,
- Deviation/Deflexion und
- Schmerz.

Das Kommando ist mit einer Zielorientierung verbunden.

> Für die **aktive Testung gilt: Ist der Muskel** betroffen, kann der Schmerz auch **nur bei Aktivität** bestehen. **Getestet werden**
> - der M. latissimus dorsi der heterolateralen Seite,
> - der M. gluteus maximus und
> - der M. piriformis der homolateralen Seite.

Grundsätzlich beinhaltet die **Basisuntersuchung** des Beckens (vgl. Übersicht)

- einen Check-up der Safe signs und
- einen differenzialdiagnostischen Check-up.

Übersicht: Safe signs und differenzialdiagnostischer Check-up

Die **Check-ups** werden in der folgenden Reihenfolge durchgeführt:
- Safe signs:
  - Viszeraler Check-up und
  - Check-up einer Osteoporose,
- Differenzialdiagnostischer Check-up:
  - Check-up der Lendenwirbelsäule,
  - Check-up der Hüfte,
  - Check-up der Symphyse (Abgewandeltes Patrik sign),
  - Differenzierungstest LWS/ISG bei radikulärer Problematik,
  - Ausschlusstestung des M. piriformis.

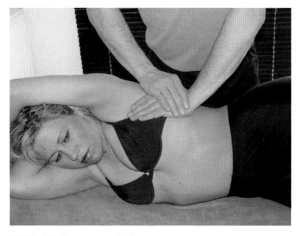

Abb. 9.8 Osteoporose-Federungstest

> Bei **Involutions-Osteoporosen** (Alters-, senile, Typ-2-Osteoporosen) sind die Beckenknochen und der Oberschenkelhals besonders frakturgefährdet (► Abschn. 8.8.4).

- Osteoporose-Federungstest (Abb. 9.8)

ASTE. Der Patient liegt in Seitlage.

Ausführung. Der Therapeut legt seine Hände seitlich auf den Patiententhorax und gibt einen zum Boden ausgerichteten Federungsdruck.

Befund. Physiologisch ist ein elastisches Federn der Rippen. Osteoporose-Patienten haben kein oder nur ein limitiertes Federn.

Differenzialdiagnose. Rippensubluxationen und Systemerkrankungen.

> **! Cave**
> Bei einem **positiven Federungstest** muss im Beckenbereich äußerst behutsam gearbeitet werden.

9.8.1 Safe signs

Safe signs sind **Sicherungszeichen,** die schon frühzeitig Kontraindikationen bzw. Vorsichtsmaßnahmen für eine evt. folgende Behandlung erkennen lassen. Die Zeichen werden vor der Untersuchung der Lendenwirbelsäule geprüft.

- Check-up einer Osteoporose

Osteoporose-Test. Die Federung der Rippen-Atem-Breite (Höhe Brustwarzen) beträgt von max. Inspiration zu max. Exspiration mindestens 8 cm.

9.9 Provokation des ISG

Ein einzelner Test besitzt nur eine geringe Aussagefähigkeit. Erst die Summation mehrerer Testungen und die Einbeziehung von Anamnese, Inspektion, Palpation, der Check-ups und Basisuntersuchung ergeben eine fundamentale Befundung und Diagnose.

9.9.1 Stellungsdiagnostik und Stellungsdiagnose

Zu Beginn der ISG-Testungen und einer damit verbundenen gezielten ISG-Provokation/-Behandlung steht die **Stellungsdiagnostik** (◨ Tab. 9.2), in der

- beide SIPS und SIAS,
- das Lig. sacrotuberale und
- beide Tubera ischiadica
- miteinander verglichen werden. Der Therapeut vergleicht und plant die Strategie unter Berücksichtigung übergeordneter Auslösefaktoren einer Dysmetrie der o. g. Referenzpunkte.

Statische Veränderungen der Beckensymmetrie entwickeln sich durch

- einseitige Absenkungen des Fußgewölbes,
- lumbale Skoliosen,
- Dysplasien der Hüften,
- haltungsbedingte Achsenveränderungen,

die durch eine dorsale Schwerkraftverlagerung entstanden sind. Sie sollten entsprechend der Auslösemechanismen behandelt werden.

- **Untersuchung**

Die **Untersuchung** findet im Stand und in Rückenlage statt. Der Therapeut überprüft das **Vorliegen** von

- Antetorsionsfixierungen,
- Retrotorsionsfixierungen,
- Inflarefixierungen,
- Outflarefixierungen,
- Up slip und
- Down slip.

Der **Stellungsdiagnostik** schließt sich die

- Messung der Beinlänge (▶ Abschn. 9.9.2) und die
- Downing-Testung (▶ Abschn. 9.11.1)

an, die eine Aussage darüber gibt, ob das ISG in der jeweiligen Fixierung kollagenadaptiert ist oder die synoviale Gleitfähigkeit verändert ist.

> ❯ Die **Behandlungsbeschreibung** des ISG geht vom Os sacrum aus. So bedeutet eine Nutationsmobilisation, dass das Os sacrum in Kontranutation fixiert ist und dass das Os ilium in Antetorsion steht.

- **Physiotherapeutische Behandlung**

Besteht ein **synoviales Problem,** ist ein Trophiktraining angezeigt, bei dem **Anzahl und Dosierung** der Übungen wie folgt festgelegt sind:

- 31–40 WH,

- 30–60 sec Pause,
- 3–5 Serien.

Adaptiertes Kollagen, d. h., der Downing-Test war negativ, wird mit einer Kontranutations- oder Nutationsmobilisation unter Berücksichtigung einer verriegelten LWS behandelt.

- **Graphische Darstellung der Stellungsdiagnostik**

In ◨ Tab. 9.2 sind die verschiedenen Fixierungsstellungen des ISG und Palpationsbefunde zusammengefasst.

9.9.2 Beinlängendifferenz

Wir unterscheiden zwischen funktioneller und struktureller Beinlängendifferenz.

Eine funktionelle Beinlängendifferenz **entsteht sekundär durch**

- Arthrose der Hüft- und Kniegelenke,
- Absenkung des Fußgewölbes,
- Torsionsveränderung des Beckens oder
- Translationsveränderung im ISG.

Eine **strukturelle Beinlängendifferenz** entsteht durch eine

- anatomische Verlängerung oder Verkürzung eines Beins bzw. Beinabschnitts.

> ❯ Die meisten Beinlängendifferenzen entstehen durch **Asymmetrien der Ossa ilium.** Kleinere Längendifferenzen bis zu 1 cm gelten als physiologisch, solange sie variabel sind. Auswirkungen einer Beinlängendifferenz:
> — Das längere Bein verursacht einen **erhöhten Druck in Hüfte und ISG.**
> — Das längere Bein verursacht eher insertionsnahe Tendopathien und Reizungen der Bursen.

Direkte Messungen der Beinlänge erfolgen in Rückenlage. Der Therapeut misst die Beinlänge von der SIAS bis zum lateralen Malleolus. **Indirekte Messungen** werden im Stand durch Unterlegen von Ausgleichsbrettchen durchgeführt. Für die **Bewertung der Ossa ilium** wird die Beinlänge in Rückenlage anhand der Malleolusstellung gemessen, um beim Downing-Test die Beweglichkeit der Ossa ilium bewerten zu können.

- **Messung der Beinlänge** (◨ Abb. 9.9)

ASTE. Der Patient liegt in Rückenlage.

Ausführung. Der Therapeut umfasst beide Malleoli des Patienten und prüft den Höhenunterschied.

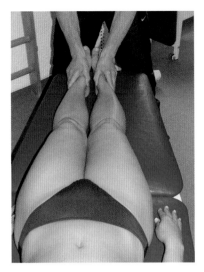

Abb. 9.9 Messung der Beinlänge

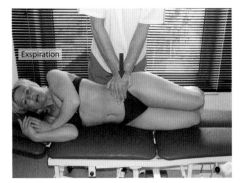

Abb. 9.10 Provokationstest für das ISG, beidseitig

Befund. Da die anfängliche Befundung eine statische, anatomische Beinlängendifferenz ausschließt, ist eine Beinlängendifferenz aufgrund einer Beckentorsion funktionell einzuordnen.

9.9.3 Provokationstestung des ISG

■ **Provokationstest für das ISG (☐ Abb. 9.10)**

Ziel. Aufhebeln (an S2) des obenliegenden ISG und Schließen des bankseitig liegenden ISG.

ASTE. Der Patient liegt in Seitlage. Die Beine liegen bei Antetorsionsstellung an der individuellen Flexionsgrenze und bei Retrotorsionsstellung an der individuellen Extensionsgrenze.

❯ **Flexions- und Extensionsgrenze:**
Die individuelle **Flexionsgrenze** ist bei Hüftflexion die interspinale Spannungserhöhung zwischen L5 und S1. Die individuelle **Extensionsgrenze** ist bei Hüftextension die Annäherung der Dornfortsätze von S1 an L5.

Ausführung. Der Therapeut steht hinter dem Patienten. Die Behandlungsbank ist so eingestellt, das die Arme des Therapeuten gestreckt und übereinanderlegt lateral auf dem Os ilium in Höhe der SIAS angelegt werden können. Nach Aufnahme der Weichteilspannung gibt der Therapeut einen transversalen Überdruck in der Ausatmungsphase des Patienten.

Befund. Bei Schmerz im obenliegenden ISG besteht Verdacht auf eine Instabilität, bei Schmerz des bankseitig liegenden ISG auf eine Hypomobilität.

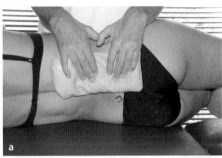

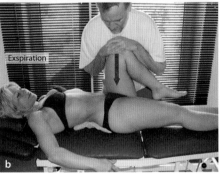

Abb. 9.11a,b Einstauchtest für das ISG, links. **a** Vorbereitung ASTE, **b** ASTE

■ **Einstauchtest für das ISG (☐ Abb. 9.11)**

Ziel. Scherprovokation des ISG. Es ist ein Instabilitätstest.

ASTE. Der Patient liegt in Rückenlage. Das Sakrum wird anfänglich mit einem Keil widerlagert.

Ausführung. Der Therapeut stellt das Patientenbein in ca. 90° Flexion und 10° Adduktion ein, doppelt seine Hände auf dem Patientenknie und gibt in der Ausatmungsphase einen einstauchenden, senkrechten und leicht nach dorsal gerichteten Impuls. Der Test wird beidseits ausgeführt.

Befund. Ein einschießender Schmerz ist ein Zeichen für eine Instabilität (Translation S2). Ein hypomobiles ISG zeigt ein hartes Endgefühl.

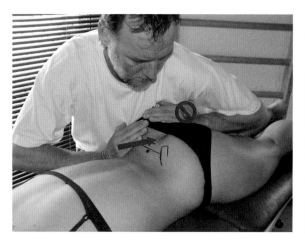

■ **Abb. 9.12** Down-slip-Test für das ISG, rechts

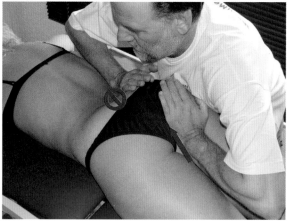

■ **Abb. 9.13** Up-slip-Test für das ISG, rechts

■ **Down-slip-Test für das ISG** (■ Abb. 9.12)

Ziel. Translation nach kaudal-medial zur Verschiebung der Belastungsachse nach kaudal.

❯ Ein **Down slip** beruht auf einer traumatischen Ursache mit manifestierter Dislokation. Wird über die **Stellungsdiagnostik** ein Down slip nicht erkennbar, sollte bei bestehendem Verdacht, wenn alle **endgradigen Bewegungen** einen ISG-Schmerz auslösen, der Provokationstest durchgeführt werden.

ASTE. Der Patient liegt in Bauchlage.

Ausführung. Der Therapeut hakt sich mit seinem rechten MCP 5 in einer 45°-Unterarmverlaufsrichtung an das Os ilium des Patienten an. Seine linke Hand widerlagert von kaudal-medial das Sakrum. Unter Aufnahme des »Weichteilslack« nimmt der Therapeut unter Berücksichtigung des ca. 45°-Gelenkspaltverlaufs die Translationsspannung auf und gibt am Ende der Bewegung einen Überdruck nach kaudal-medial.

Befund. Ein einschießender Schmerz ist ein Zeichen für eine Down-slip-Verhakung.

❯ Diese Ausführung gilt als **Behandlung bei Up-slip-Läsionen**, jedoch ohne Impuls!

■ **Up-slip-Test für das ISG** (■ Abb. 9.13)

Ziel. Translation nach kranial-lateral zur Verschiebung der Belastungsachse nach kranial.

❯ Ein **Up slip** beruht auf einer traumatischen Ursache mit manifestierter Dislokation. Wird über die Stellungsdiagnostik ein Up slip nicht erkennbar, sollte bei bestehendem Verdacht, wenn alle **endgradigen Bewegungen** einen ISG Schmerz auslösen, dieser Provokationstest durchgeführt werden.

ASTE. Der Patient liegt in Bauchlage.

Ausführung. Der Therapeut hakt sich mit seinem rechten MCP 5 in einer 45°-Unterarmverlaufrichtung an das Sakrum des Patienten an und widerlagert dieses. Seine linke Hand liegt von kaudal-medial am Tuber ischiadicum. Unter Aufnahme des »Weichteilslack« nimmt der Therapeut unter Berücksichtigung des ca. 45°-Gelenkspaltverlaufs die Translationsspannung auf und gibt am Ende der Bewegung einen Überdruck nach kranial-lateral.

Befund. Ein schießender Schmerz ist ein Zeichen für eine Up-slip-Verhakung.

❯ Diese Ausführung gilt als **Behandlung bei Down-slip-Läsionen**, jedoch ohne Impuls!

■ **Vorlauftest für das ISG** (■ Abb. 9.14)

❯ Vor- und Nachlauf der SIPS:
  – Ein **Vorlauf** ist ein einseitiges Vorschnellen einer SIPS nach kranial bei Rumpfflexion und findet nur bei einer Hypomobilität oder Blockade des ISG statt.
  – Ein **Nachlauf** beruht auf einer verzögerten Bewegung einer SIPS bei Rumpfflexion wie z. B. bei Instabilität.

Der Therapeut sollte bei der Beurteilung Folgendes beachten:
– Der **Vorlauf** kann falsch positiv gedeutet werden, z. B. bei einer instabilen heterolateralen Seite.
– Der **Nachlauf** kann ebenfalls falsch positiv gedeutet werden, z. B. bei einer homolateralen Verkürzung der ischiokruralen Muskulatur bzw. eine konvexe LWS-Seite kann das Ilium in Retrotorsion bringen.

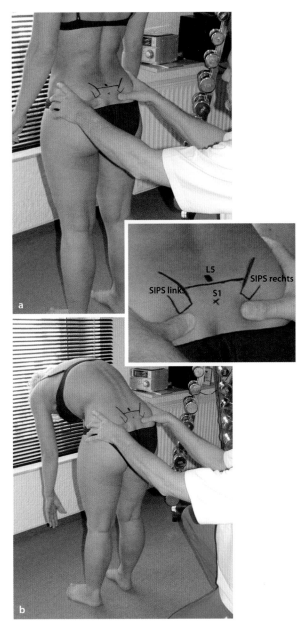

Abb. 9.14a,b Vorlauftest für das ISG. a ASTE, b ESTE

ASTE. Der Patient steht.

Ausführung. Der Therapeut hakt sich unter leichter Hautvorgabe von kaudal mit seinem rechten und linken Daumen an den kaudalen Aspekt der Patienten-SIPS an. Der locker stehende Patient bewegt seinen Rumpf langsam in Flexion, wobei der Therapeut konstanten Kontakt mit den SIPS hält.

Befund. Bei Vorlauf besteht der Verdacht auf eine Hypomobilität/Blockade. Bei Nachlauf besteht ein Anfangsverdacht auf Instabilität (siehe Übersicht).

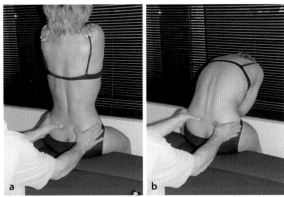

Abb. 9.15a,b Vorlauftest im Sitzen. a ASTE, b ESTE

> **Übersicht: Interpretation des Vorlauftests**
> Die entstehenden **Bewegungen der SIPS** können folgendermaßen interpretiert werden:
> - **Normmobilität:** SIPS laufen langsam symmetrisch an.
> - **Hypomobilität:** SIPS läuft schnell asymmetrisch an.
> - **Instabilität:** SIPS läuft verzögert asymmetrisch an.
> - **Blockade:** SIPS läuft sofort asymmetrisch an.
> - **Morbus Bechterew:** SIPS laufen beidseits sofort symmetrisch an.

■ Vorlauftest im Sitzen (■ Abb. 9.15)

⟩ Der **Vorlauftest im Sitzen** soll den Vorlauftest im Stand bei Verdacht auf Nachlauf bestätigen, da im Stand das Becken nicht stabilisiert ist und die Beinmuskulatur kinematischen Einfluss nehmen kann. **Im Sitzen** sind beide Ossa ilium fixiert und das Os sacrum ist frei beweglich.

ASTE. Der Patient sitzt in 70° Hüftextension auf der Therapiebank. Seine Füße berühren den Boden. Die Hände liegen verschränkt vor der Brust.

Ausführung. Der Therapeut hakt sich unter leichter Hautvorgabe mit seinem rechten und linken Daumen an den kaudalen Aspekt der Patienten-SIPS an. Der Patient führt eine maximale Rumpfflexion aus, wobei der Therapeut konstanten Kontakt mit den SIPS hält.

Befund. Zeigt sich auch unter Ausschluss der Beinmuskulatur und mit Stabilisierung der Ossa ilium eine Instabilität, wird der Befund des Vorlauftests im Stand bestätigt.

- Abgewandeltes Patrik sign (❏ Abb. 9.16)

❯❯ Die Testung des **Patrik signs** soll eine Läsion der Symphyse ausschließen. Bewertet wird ein **Schmerz** im Symphysen- und/oder Adduktorenbereich.

ASTE. Der Patient liegt in Rückenlage.

Ausführung. Der Therapeut positioniert das Bein des Patienten in Flexion, Abduktion und Außenrotation, der Fuß des Patienten wird auf dem heterolateralen distalen Oberschenkel abgelegt. Der Therapeut fixiert die heterolaterale SIAS und gibt mit seiner linken Hand, die er in Höhe des linken Kniegelenks anlegt, einen Druck zur Bank.

Befund. Ein **auftretender Schmerz** gibt einen Hinweis auf:
- Symphyseninstabilität,
- neurogene Dehnung des N. obturatorius,
- Hüftarthrose mit verkürzten Adduktoren,
- Nutationshypomobilität gleichseitiges ISG.

Beschwerden im linken ISG könnten in diesem Beispiel bei einer Nutationshypomobilität links vorkommen.

9.9.4 Testung der Rami articulares des ISG

❯❯ Die Testung der Rami articulares wird von **der individuellen Flexionsgrenze** in **die individuelle Extensionsgrenze** in **10°-Sprüngen** durchgeführt. Jede 10°-Stellung wird in **3 Ausgangsstellungen** getestet:
- in 20° Abduktion
- in 0°-Stellung,
- in 20° Adduktion

bis zur biomechanischen Schließung des Segments L5/S1 in Extension.

Zuerst wird das Bewegungsausmaß für die **dynamisch-artikuläre Testung** erfasst: Das obere Bein wird soweit in Flexion geführt, bis eine interspinale Spannung zwischen L5 und S1 palpierbar ist. Danach wird das Bein in Extension geführt, bis sich das Segment L5/S1 zu schließen beginnt. Als Ergebnis wird die Gradzahl des Testumfangs erfasst.

Die **Adduktion** macht eine Vorspannung der Membrana fibrosa des ISG; in dieser Stellung ist die autonome neurogene Aktivität der Rami articulares am größten. Eine fehlende dynamische Aktivität ist hier gravierend. Je weiter der Therapeut das Bein von Adduktion in Abduktion führt, desto weniger Vorspannung erfährt die Membrana fibrosa an der dorsalen ISG-Kapsel und umso stärker wer-

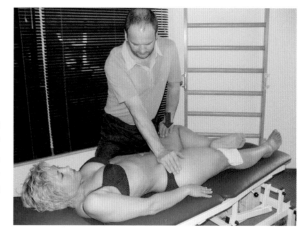

❏ **Abb. 9.16** Abgewandeltes Patrik sign, links (Symphysenprovoka-tionstest)

den die koordinativen Fähigkeiten der Rami articulares bezüglich der Bremskraftauslösung gefordert.

❯❯ Die **dynamisch-artikuläre Instabilität** wird in **3 Instabilitätsgrade** eingeteilt:
- Grad 1: 20° Adduktionsstellung.
- Grad 2: 0°-Normstellung.
- Grad 3: 20° Abduktion.

- Rami-articulares-Test nach Streeck (❏ Abb. 9.17)

ASTE. Der Patient liegt in Seitlage.

Ausführung. Der Therapeut führt mit seiner linken Hand das linke Bein des Patienten in ca. 70° Hüftflexion; das Knie ist ca. 90° flektiert. Mit seiner rechten Hand palpiert er den interspinalen Raum von L5/S1. Aus der 70°-Flexionsstellung lässt der Therapeut eine 20°-Abduktionsstellung einnehmen und gibt das Kommando »Halten« (erzeugt einen exzentrischen Reiz). Es folgen die neutrale Flexionsstellung und die 20°-Adduktionsstellung.

Befund. Der Test gibt einen Hinweis auf eine fehlende artikuläre Stabilität der Rami articularis transversales.

9.9.5 Mobilitätstestung des ISG

- Mobilitätstest: Palpation der Basis des Os sacrum (❏ Abb. 9.18)

ASTE Der Patient liegt in Seitlage.

Ausführung. Der Therapeut palpiert die Basis des Os sacrum.

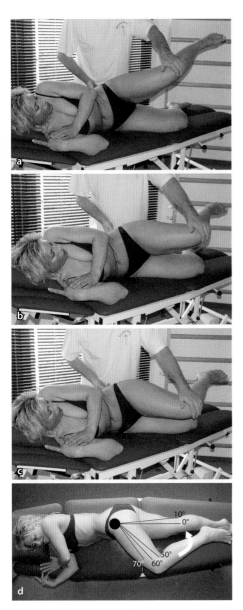

☐ Abb. 9.17a–d Test der Rami articulares des ISG, links. **a** Test in 70° Flexion/20° Abduktion. **b** Test in 70° Flexion/0°-neutrale Flexionsstellung. **c** Test in 70° Flexion/20° Adduktion. **d** Orientierung der 10°-Flexions-/Extensionssprünge, links. ASTE Flexion, ESTE Extension

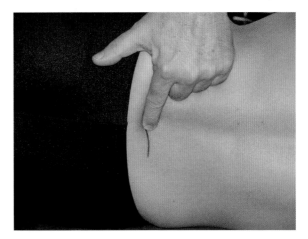

☐ Abb. 9.18 Palpation der Basis des Os sacrum, Fingeranlage

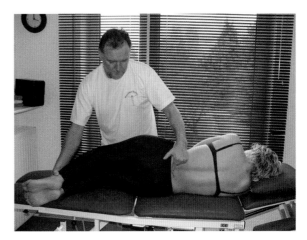

☐ Abb. 9.19 Mobilitätstest: Testung in Flexion, Seitlage rechts

Befund. Ermittlung der optimalen Provokationsstellung bei Antetorsion des Os ilium.

9.9.6 Testung der Knorpelbelastungsfähigkeit des ISG nach Streeck

Der Knorpelbelastungstest dient dazu, eine belastungslimitierte Knorpelregion zu selektieren, um diese in einem Knorpelbelastungstraining tragfähiger ausrichten zu können.

Begonnen wird an der individuellen Extensionsgrenze, die in **10°-Sprüngen** bis zur individuellen Flexionsgrenze (☐ Abb. 9.19) ausgeführt wird.

❯ Jede 10°-Stellung wird in **3 Einstellungen** getestet:
  ▬ in 20° IR,
  ▬ in 0°-Stellung,
  ▬ in 20° AR,

■ **Mobilitätstest: Testung in Flexion (☐ Abb. 9.19)**

Ziel. Getestet wird die Mobilität des ISG an der individuellen Flexionsgrenze (interspinale Spannung zwischen L5/S1).

ASTE. Der Patient liegt in Seitlage.

Ausführung. Der Therapeut führt über die angewinkelten Beine, bei gleichzeitiger interspinaler Palpation von L5/S1, eine Flexion der Hüfte aus.

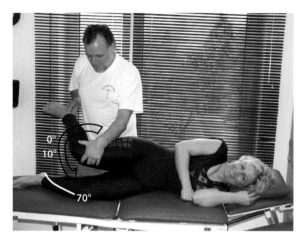

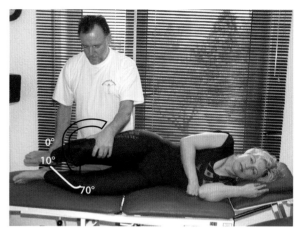

■ **Abb. 9.20** Knorpelbelastungstest nach Streeck in Innenrotation, rechts

■ **Abb. 9.21** Knorpelbelastungstest nach Streeck in Außenrotation, rechts

bis zur biomechanischen Grenze der Flexion. **Jede Einstellung wird 1 sec unter maximaler Abduktionsanspannung (konzentrische Anspannung) gehalten.**

Die **Belastungsfähigkeit** von
- S1 wird über eine 20°-Innenrotations-Vorposition erreicht,
- S2 über Vorposition 0-Stellung und
- S3 über eine 20°-Außenrotations-Vorposition.

- **Knorpelbelastungstest nach Streeck in Innenrotation** (■ Abb. 9.20)

Ziel. Getestet wird das obere Bein. Die Eigenschwere des Beins wird abgenommen.

ASTE. Der Patient liegt in Seitlage.

Ausführung. Der Therapeut führt das obere angewinkelte Bein in Innenrotation und lässt den Patienten 1 sec in maximale Abduktion anspannen. Beginnend an der individuellen Extensionsgrenze wird in 10°-Flexionssprüngen getestet.

Befund. Der Test gibt einen Hinweis auf belastungslimitierte Knorpelregionen von S1 zwischen der individuellen Extensions- und Flexionsgrenze.

❯ Der ermittelte **minderbelastbare Bereich** wird im Knorpelbelastungstraining beübt, im Trophiktraining jedoch nicht mit einbezogen.

- **Knorpelbelastungstest nach Streeck in Außenrotation** (■ Abb. 9.21)

Ziel. Getestet wird das obere Bein. Die Eigenschwere des Beins wird abgenommen.

ASTE. Der Patient liegt in Seitlage.

Ausführung. Der Therapeut führt das obere angewinkelte Bein in Außenrotation und lässt den Patienten 1 sec maximal in Abduktion anspannen. Beginnend an der individuellen Extensionsgrenze wird in 10°-Flexionssprüngen bis zur individuellen Flexionsgrenze getestet.

❯ Der ermittelte **minderbelastbare Bereich** wird im Knorpelbelastungstraining beübt, im Trophiktraining jedoch nicht mit einbezogen.

Befund. Der Test gibt einen Hinweis auf belastungslimitierte Knorpelregionen von S3 zwischen der individuellen Extensions- und Flexionsgrenze.

- **Knorpelbelastungstest nach Streeck in Neutralstellung** (■ Abb. 9.22)

Ziel. Getestet wird das obere Bein. Die Eigenschwere des Beins wird abgenommen.

ASTE. Der Patient liegt in Seitlage.

Ausführung. Der Therapeut führt das obere angewinkelte Bein in Neutralstellung und lässt den Patienten 1 sec maximal in Abduktion anspannen. Beginnend an der individuellen Extensionsgrenze wird in 10°-Flexionssprüngen bis zur individuellen Flexionsgrenze getestet.

❯ Der ermittelte **minderbelastbare Bereich** wird im Knorpelbelastungstraining beübt, im Trophiktraining jedoch nicht mit einbezogen.

Befund. Der Test gibt einen Hinweis auf belastungslimitierte Knorpelregionen von S2 zwischen der individuellen Extensions- und Flexionsgrenze und ist vor allem bei Up- und Down slip wichtig.

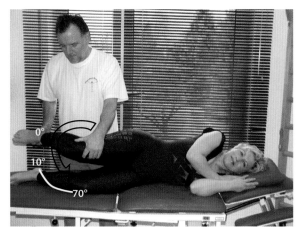

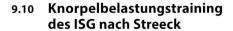

Abb. 9.22 Knorpelbelastungstest nach Streeck in Neutralstellung, rechts

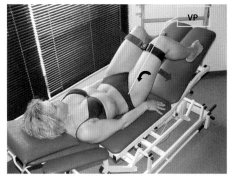

Abb. 9.23 Knorpelbelastungstraining nach Streeck in Vorposition 70° Flexion/20° Innenrotation

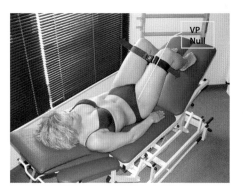

Abb. 9.24 Knorpelbelastungstraining nach Streeck in Vorposition 70° Flexion/0°-Stellung

9.10 Knorpelbelastungstraining des ISG nach Streeck

Der Knorpel der Iliosakralgelenkflächen ist großen Druckbelastungen ausgesetzt. Dieser Druck verteilt sich bei einem physiologischen Kraft- und Formschluss über die Segmente S1–S3. Bestehen jedoch **biomechanische Belastungsunterschiede,** aufgrund einer

- betonten Beinlängendifferenz,
- Torsion des Beckens,
- Konstitutionsveränderung mit verändertem Kraft- und Formschluss,

entstehen punktuelle Druckbelastungen und belastungslimitierte Knorpelzonen in Höhe von S1/S2/S3.

> Das **Knorpelbelastungstraining** wird durchgeführt, um eine belastungslimitierte Knorpelregion anzusprechen und tragfähiger auszurichten. **Begonnen** wird immer im **tragfähigen Knorpelbereich**, d. h., wenn der belastungsverminderte Bereich bei 50° Flexion beginnt, startet das Training bei 40°.

- Knorpelbelastungstraining nach Streeck in Vorposition 70° Flexion/20° Innenrotation (**Abb. 9.23**)

Befund. Der Knorpelbelastungstest ergab einen Hinweis auf eine belastungslimitierte Knorpelregion von S1 bei 80° Hüftflexion und 20° Innenrotation.

ASTE. Der Patient liegt in Rückenlage. Die Behandlungsbank wird so eingestellt, dass die Beine in 70° Hüftflexion positioniert werden können (Beinteile anheben oder Lagerungsmaterial).

Ausführung. Der Therapeut legt dem Patienten einen Gurt um den distalen Bereich der Oberschenkel und lässt die Füße soweit nach außen stellen, dass eine 20°-Innenrotationsvorposition entsteht. Der Patient soll seine Beine für 1 sec gegen den Gurt in Abduktion anspannen.

Anzahl und Dosierung. 21–30 WH, 60–90 sec Pause, 3–5 Serien.

- Knorpelbelastungstraining nach Streeck in Vorposition 70° Flexion/0°-Stellung (**Abb. 9.24**)

Befund. Der Knorpelbelastungstest ergab einen Hinweis auf eine belastungslimitierte Knorpelregion von S2 bei 80° Hüftflexion.

ASTE. Der Patient liegt in Rückenlage. Die Behandlungsbank wird so eingestellt, dass die Beine in 70° Hüftflexion positioniert werden können (Beinteile anheben oder Lagerungsmaterial).

Ausführung. Ausführung wie in **Abb. 9.23**; jedoch werden die Füße in Nullstellung positioniert.

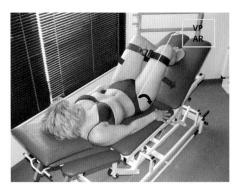

Abb. 9.25 Knorpelbelastungstraining nach Streeck in Vorposition 70° Flexion/20° Außenrotation

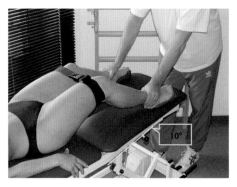

Abb. 9.26 Knorpelbelastungstraining nach Streeck in 10° Flexionsendstellung/20° Innenrotation

- **Knorpelbelastungstraining nach Streeck in Vorposition 70° Flexion/20° Außenrotation** (**◻ Abb. 9.25**)

Befund. Der Test ergab einen Hinweis auf eine belastungslimitierte Knorpelregion von S3 bei 80° Hüftflexion und 20° Außenrotation.

ASTE. Der Patient liegt in Rückenlage. Die Behandlungsbank wird so eingestellt, dass die Beine in 70° Hüftflexion positioniert werden können (Beinteile anheben oder Lagerungsmaterial).

Ausführung. Ausführung wie in ◻ Abb. 9.23; jedoch werden die Füße in Außenrotation positioniert.

Anzahl und Dosierung. 21–30 WH, 60–90 sec Pause, 3–5 Serien.

- **Knorpelbelastungstraining nach Streeck in 10° Flexionsendstellung/20° Innenrotation** (**◻ Abb. 9.26**)

> Der Therapeut sollte darauf achten, dass die **Fußsohlen festen Kontakt** haben, der durch die Anlage eines Keils gewährleistet ist.

Befund. Der Knorpelbelastungstest ergab einen Hinweis auf eine belastungslimitierte Knorpelregion von S1 bei 20° Hüftflexion und 20° Innenrotation.

ASTE. Der Patient liegt in Rückenlage.

Ausführung. Wie die in ◻ Abb. 9.23 beschriebenen Einstellungen aus 10° Hüftflexion und 0° Rotation, bzw. AR und IR. Ermittelt aus dem Knorpelbelastungstest.

Anzahl und Dosierung. 21–30 WH, 60–90 sec Pause, 3–5 Serien.

Alternative. Diese Technik kann als **Trophiktraining** außerhalb des belastungsreduzierten Bereichs, z. B. 80° Hüftflexion bei Vorposition IR ausgeführt werden.

Anzahl und Dosierung des Trophiktrainings. Training bei 0–70° Hüftgelenkflexion, 31–40 Wiederholungen, 30–60 sec Pause, 35 Serien.

9.11 Gelenkspezifische Untersuchung und Behandlung

Unter Berücksichtigung der Stellungsdiagnostik folgt die **Downing-Testung** (▶ Abschn. 9.11.1), die aussagt, ob das ISG in der jeweiligen Fixierung kollagenadaptiert oder die synoviale Gleitfähigkeit verändert ist:

- Besteht ein synoviales Problem, wird ein Trophiktraining eingeleitet, bei dem die Übungen mit 31–40 WH, 30–60 sec Pause und 3–5 Serien durchgeführt werden sollten.
- Adaptiertes Kollagen, d. h., der Downing-Test war negativ, wird mit einer Kontranutations- oder Nutationsmobilisation unter Berücksichtigung einer verriegelten LWS behandelt.

> Die **Behandlungsbeschreibung** des ISG geht vom Os sacrum aus.
> **Nutationsmobilisation** bedeutet, dass
> ▬ das Os sacrum in Kontranutation fixiert ist und
> ▬ das Os ilium in Antetorsion steht.

Die Indikationen für eine Nutations- oder Kontranutationsmobilisation sind zwei Übersichten zusammengefasst.

Übersicht: Nutationsmobilisation

Eine Nutationsmobilisation ist bei folgenden
Befundergebnissen **indiziert:** Stellungsdiagnose:
- SIAS tief.
- SIPS hoch.
- Tubera ischiadica dorsal.
- Spannung des Lig. sacrotuberale ist niedrig.
- Provokationstest in Seitlage ist positiv (an der individuellen Flexionsgrenze).
- Vorlauftest homolateral ist positiv.

Beinlängentest:
- Das Bein erscheint zu lang.

Downing-Test:
- Test auf Beinverkürzung ist negativ.

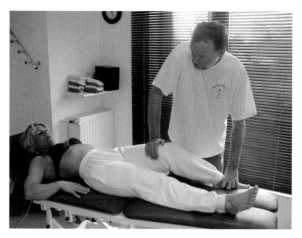

Abb. 9.27 Downing-Test bei Antetorsion des Iliums, links

- Ist der **Test positiv,** d. h., die Stellungsdiagnostik bestätigt eine Symmetrie, und das Bein konnte verkürzt werden, liegt eine konsistenzveränderte Synovia vor.
- Ist der **Test negativ,** d. h., die Stellungsdiagnostik hat sich nicht verändert, und das Bein konnte nicht verkürzt werden, liegt adaptiertes Kollagen vor.

- **Downing-Test bei Antetorsion des Iliums** (**Abb. 9.27**)

Ziel. Feststellung, ob sich das Os ilium in Retrotorsion bewegen lässt.

> Durch die **Vorspannung in Adduktion/Extension,** mit Impuls in Richtung Extension, wird das Femur an den kaudalen Aspekt des Azetabulums gedrückt, das seinerseits das Os ilium in Retrotorsion drückt.

ASTE. Der Patient liegt in Rückenlage. Das Bein des Patienten wird in 30° Hüftflexion und 45° Knieflexion eingestellt. Der Fuß wird so positioniert, dass er lateral der Beinachse liegt und befindet sich in Vorposition Innenrotation.

Übersicht: Kontranutationsmobilisation

Eine Kontranutationsmobilisation ist bei **folgenden
Befundergebnissen** indiziert:
Stellungsdiagnose:
- SIAS hoch.
- SIPS tief.
- Tubera ischiadica ventral.
- Spannung des Lig. sacrotuberale ist hoch.
- Provokationstest in Seitenlage positiv (an der individuellen Extensionsgrenze).
- Vorlauftest homolateral ist positiv.

Beinlängentest:
- Das Bein erscheint zu kurz.

Downing-Test:
- Test auf Beinverlängerung ist negativ.

Ausführung. Der Therapeut fixiert den Fuß, legt seine rechte Hand distal lateral auf den Oberschenkel und gibt nach Aufnahme der Weichteilspannung einen bankwärts gerichteten Impuls in Extension.

Befund. Ein positiver Downing-Test weist auf eine Synovialproblematik hin. Ein negativer Downing-Test weist auf ein in Antetorsion fixiertes Os ilium hin.

9.11.1 Downing-Test

Der Downing-Test wird bei **Hypomobilität** durchgeführt, die mittels Anamnese, Provokationstestung und positivem Vorlauftest befundet wurde.

> **Prinzip** des Downing-Tests ist es, das Bein zu verlängern oder zu verkürzen, um die Bewegungsmöglichkeit des Iliums nach posterior oder anterior feststellen zu können.

Der Downing-Test wird durch ein manipulatives Angulieren im Hüftgelenk ausgeführt, um so das Ilium in Antetorsion oder Retrotorsion zu bewegen. Anschließend erfolgt eine **erneute Stellungsdiagnostik** in Rückenlage:

> Die **Stellungsdiagnose einer Antetorsionsfixierung** ergibt folgenden Palpationsbefund:
> - SIAS tief,
> - SIPS hoch,
> - Tubera ischiadica dorsal.

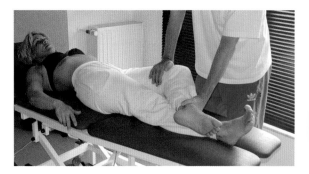

■ **Abb. 9.28** Downing-Test bei Retrotorsion des Iliums, links

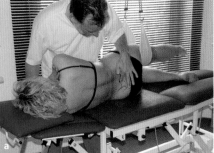

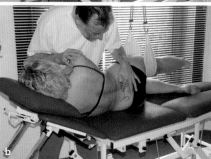

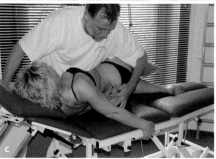

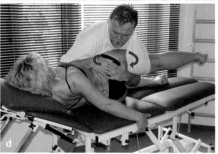

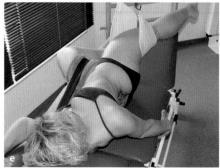

- **Downing-Test bei Retrotorsion des Iliums**
  (■ Abb. 9.28)

Ziel. Feststellung, ob sich das Os ilium in Antetorsion bewegen lässt.

❯ Durch die **Vorspannung Abduktion/Außenrotation** erzeugen wir eine maximale Vorspannung des Lig. iliofemorale. Mit Impuls in Richtung Extension wird der kraniale Aspekt des Azetabulums ventralisiert und kaudalisiert, und das Os ilium wird in Antetorsion gezogen.

ASTE. Der Patient liegt in Rückenlage. Das Bein des Patienten wird in 30° Hüftflexion und 45° Knieflexion eingestellt. Der Fuß wird auf die unterpolsterte Schienbeinkante des heterolateralen Beins gelegt, so dass eine Außenrotation entsteht.

Ausführung. Der Therapeut fixiert den Fuß, legt seine rechte Hand distal medial auf den linken Oberschenkel des Patienten und gibt nach Aufnahme der Weichteilspannung einen bankwärts gerichteten Impuls in Extension.

Befund. Ein positiver Downing-Test weist auf eine Synovialproblematik hin. Ein negativer Downing-Test weist auf ein in Retrotorsion fixiertes Os ilium hin.

❯ Die **Stellungsdiagnose einer Retrotorsionsfixierung** ergibt folgenden Palpationsbefund:
  ▬ SIAS hoch,
  ▬ SIPS tief,
  ▬ Tubera ischiadica ventral.

9.11.2 Kontranutationsmobilisation

- **Kontranutationsmobilisation im Schlingentisch**
  (■ Abb. 9.29)

Ziel. Mobilisation des Os sacrum in Kontranutation bei Nutationsfixierung.

■ **Abb. 9.29a–e** Kontranutationsmobilisation, rechts. **a** Extensionseinstellung, **b** Lateralflexionseinstellung, **c** Rotationseinstellung, **d** Behandlungseinstellung, **e** Lagerungsposition

Befund. Stellungsdiagnostik, Beinlängentest und negative Downing-Testung weisen auf eine Nutationsfixierung hin.

ASTE. Der Patient liegt in Seitlage. Vor der Mobilisation wird der Patient gelagert und fixiert. Die LWS wird verriegelt. Das rechte Bein des Patienten wird horizontal gehalten. Das linke Bein wird mit einem Gurt so in Flexion fixiert, dass die Extension in der LWS erhalten bleibt.

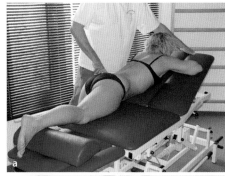

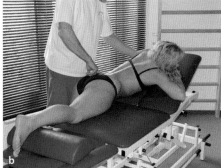

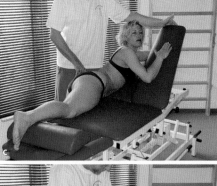

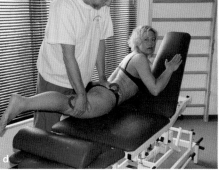

Ausführung. Der Therapeut palpiert den DFS von L5 und bringt den Patienten passiv in **Extension,** bis sich der DFS nach kaudal bewegt. Danach wird der Patient über ein Anheben des Bankkopfteils in eine **Lateralflexion rechts** gebracht, bis sich der DFS L5 biomechanisch nach rechts dreht. Um die dritte Dimension einzustellen, wird der Patient in **Rotation rechts** gedreht, bis sich der DFS L5 nach links bewegt (kombinierte Einstellung).

Der Therapeut untergreift das obenliegende Bein des Patienten mit seiner linken Hand und hakt sie in Höhe des Tuber ischiadicum in die Weichteile. Seine rechte Hand liegt dorsalseitig auf der Crista iliaca. Der Patient wird aufgefordert, sich über seinen rechten Arm in Rotation rechts kombiniert zu verriegeln, bis der Therapeut einen dorsalen Druck an der rechten Hand verspürt. Wie in einer Halbkreisbewegung wird über die rechte Hand nach anterior bewegt und über die kaudale Hand nach kraniodorsal. Der linke Arm des Therapeuten führt gleichzeitig das Bein weiter in Extension.

Anzahl und Dosierung. Rhythmisch 20-mal mobilisieren.
- Statisch 30 sec bis 2 min halten.
- Abschließend den Patienten in die freigemachte Richtung bewegen lassen (oberes Bein in Extension spannen lassen).

9.11.3 Alternative Kontranutationsmobilisation

- Alternative Kontranutationsmobilisation (❑ Abb. 9.30)

Ziel. Mobilisation des Os sacrum in Kontranutation bei Nutationsfixierung.

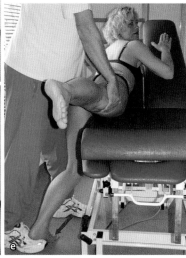

❑ **Abb. 9.30a–e** Alternative Kontranutationsmobilisation, rechts.
a Extensionseinstellung, b Lateralflexionseinstellung, c Rotationseinstellung, d und e Behandlungseinstellung von lateral und kaudal gesehen mit Anlage der Fußstellung

Befund. Stellungsdiagnostik, Beinlängentest und negative Downing-Testung weisen auf eine Nutationsfixierung hin.

❯ Um eine **weiterlaufende Bewegung** des in Nutation fixierten Sakrums über die Extension der Wirbelsäule zu vermeiden, muss die LWS verriegelt werden.

ASTE. Der Patient liegt in Bauchlage. Das zu behandelnde Bein liegt auf der Bank, das heterolaterale Bein befindet sich seitlich der Bank mit Fußkontakt zum Boden.

Ausführung. Der Therapeut palpiert den DFS von L5 und bringt den Patienten über das Anheben des Bankteils

passiv in **Extension,** bis sich der DFS von L5 nach kaudal bewegt. Danach wird der Patient in eine **Lateralflexion rechts** gebracht, bis sich der DFS von L5 nach rechts dreht. Um die dritte Dimension einzustellen, wird der Patient, wie hier im Bildbeispiel, über ein einseitiges Anheben des rechten Bankteils **Rotation rechts** gedreht, bis sich der DFS von L5 nach links bewegt (kombinierte Einstellung). Wenn die Bank diese Einzelfunktionen nicht zulässt, drückt sich der Patient alternativ mit seinem rechten Arm in Rechtsrotation, bis sich der DFS L5 nach links bewegt.

Der Therapeut untergreift das oben liegende Bein des Patienten mit seiner rechten Hand und hakt sich dorsalseitig an der Crista iliaca ein. Der Patient wird aufgefordert, sich über seinen rechten Arm in Rotation rechts kombiniert zu verriegeln. Wie in einer Halbkreisbewegung wird über die linke Hand nach anterior bewegt und über die kaudale Hand das Bein nach kraniodorsal.

Anzahl und Dosierung.
- Rhythmisch 20-mal mobilisieren.
- Statisch 30 sec bis 2 min halten.
- Abschließend den Patienten in die freigemachte Richtung bewegen lassen (Extension).

9.11.4 Nutationsmobilisation

▪ **Nutationsmobilisation** (◻ Abb. 9.31)

Ziel. Mobilisation des Os sacrum in Nutation bei Kontranutationsfixierung.

❯ Um eine **weiterlaufende Bewegung** des in Kontranutation fixierten Sakrums über die Flexion der Wirbelsäule zu vermeiden, muss die LWS kombiniert verriegelt werden.

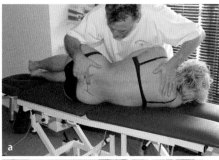

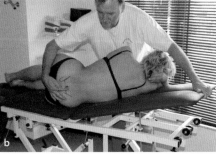

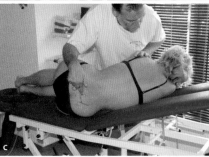

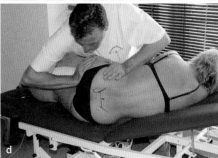

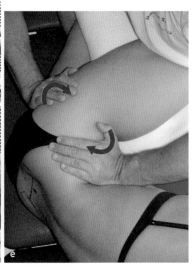

◻ **Abb. 9.31a–e** Nutationsmobilisation, links. **a** Flexionseinstellung, **b** Lateralflexionseinstellung, **c** Rotationseinstellung, **d** und **e** Behandlungseinstellung aus dorsaler und oberer Ansicht

Befund. Stellungsdiagnostik, Beinlängentest und ein negativer Downing-Test weisen auf eine Kontranutationsfixierung hin.

ASTE. Der Patient liegt in Seitlage. Seine Beine werden in ca. 45° Hüftflexion und 45° Knieflexion gebracht.

Ausführung. Der Therapeut palpiert den DFS von L5 und stellt eine **passive Flexion** ein, bis sich der DFS von L5 nach kranioventral bewegt, um das Sakrum mit L5 nach ventral vorzupositionieren. Dann folgt die **Lateralflexionseinstellung links** über das Anheben des Beinteils, bis sich der DFS von L5 nach rechts dreht. Zur Einstellung der dritten Verriegelungsdimension wird die **Rotation** eingestellt, indem der Patient nach **rechts** gedreht wird, bis sich der DFS von L5 nach links bewegt (kombinierte Einstellung).

Das obere Bein des Patienten wird horizontal auf Lagerungsmaterial (Decke) in ca. 45° Hüft- und Knieflexionsstellung abgelegt. Der Therapeut hakt seinen interthenaren Bereich der linken Hand in Höhe der SIAS des Patienten an und seine rechte Hand an das Tuber ischiadicum des Patienten. Der Patient wird aufgefordert, sich durch Rechtsrotation zu verriegeln. Unter Aufnahme der Weichteilspannung gibt die linke Hand des Therapeuten über die SIAS einen halbkreisförmigen Schub nach dorsalkaudal; die rechte Hand gibt über das Tuber ischiadicum einen ventrokranialen Schub.

Anzahl und Dosierung.
- Rhythmisch 20-mal mobilisieren.
- Statisch 30 sec bis 2 min halten.
- Abschließend den Patienten in die freigemachte Richtung bewegen lassen.

9.11.5 Alternative Nutationsmobilisation

- Alternative Nutationsmobilisation (**◘ Abb. 9.32**)

Ziel. Mobilisation des Os sacrum in Nutation bei Kontranutationsfixierung.

❯ Bei dieser Technik ist **keine Verriegelung** notwendig, da das Os sacrum widerlagert wird und keine weiterlaufende Bewegung stattfindet.

Befund. Stellungsdiagnostik, Beinlängentest und ein negativer Downing-Test weisen auf eine Kontranutationsfixierung hin.

ASTE. Der Patient liegt in Seit-/Rückenlage. Seine Beine werden in ca. 45° Hüftflexion und 45° Knieflexion gebracht.

Ausführung. Der Therapeut legt einen Kaltenborn-Keil medial der zu behandelnden SIPS so an die Basis des Os

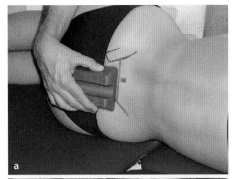
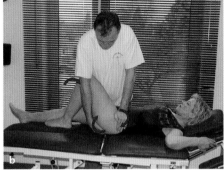

◘ Abb. 9.32a,b Alternative Nutationsmobilisation, links. **a** Anlage des Keils bzw. des gerollten Handtuchs, **b** Behandlungsstellung

sacrum, dass dadurch der linke Gelenkspalt des ISG frei bleibt. Ziel der Anlage ist es, das Os sacrum unter Nutationsdruck vorzupositionieren und eine weiterlaufende Bewegung zu limitieren.

Nach der exakten Keilanlage wird der Patient in Rückenlage gedreht. Das linke Bein des Patienten wird an seiner individuellen Flexionsgrenze eingestellt, das linke Knie wird entsprechend der Möglichkeiten des Patienten gebeugt. Das rechte Bein kann bei einer Keilanlage gestreckt auf der Bank bleiben. Verträgt der Patient die Anlage des Keils nicht, sollte alternativ ein zusammengerolltes Handtuch benutzt werden und zusätzlich das rechte Bein zur Aufhebung der rechten ISG-Mobilität in Extension gebracht werden, indem das Bein seitlich an der Bank herunterhängt. Der Therapeut dreht das Bein in Außenrotation, um die Dorsalbewegung des Os coxae zu unterstützen.

Der Therapeut hakt seinen interthenaren Bereich der linken Hand in Höhe SIAS des Patienten an, seine rechte Hand an das Tuber ischiadicum des Patienten. Unter Aufnahme der Weichteilspannung gibt die linke Hand des Therapeuten über die SIAS einen halbkreisförmigen Schub nach dorsokaudal, die rechte Hand gibt über das Tuber ischiadicum einen Zug nach ventralkranial.

Anzahl und Dosierung.
- Rhythmisch 20-mal mobilisieren.
- Statisch 30 sec bis 2 min halten.

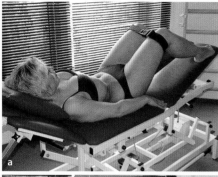

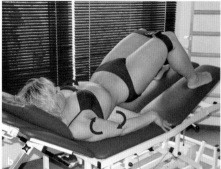

◻ **Abb. 9.33a,b** Sagittales Knorpelgleiten von S1. **a** ASTE, **b** ESTE

▬ Abschließend den Patienten in die freigemachte Richtung bewegen lassen, in unserem Beispiel aus AR-Position in Abduktion bewegen lassen; von kleiner zu großer Amplitude (ohne Keil) steigern.

9.12   Knorpelgleiten im ISG

Die **Voraussetzung** für eine Knorpelgleitbehandlung, die zur Verbesserung der Trophik und zur Normalisierung der Synoviakonsistenz eingesetzt wird, ist die beschwerdefreie Knorpelbelastung.

❯ Die Behandlung wird bei **Instabilität** angewandt.

9.12.1 Sagittales Knorpelgleiten im ISG

▪ Sagittales Knorpelgleiten von S1 (◻ Abb. 9.33)
Ziel. Verbesserung der Trophik von S1 nach Mobilitätsgewinn des ISG in Nutation bzw. Kontranutation und verbesserte Knorpelverformbarkeit unter Belastung.

ASTE. Der Patient liegt in Rückenlage. Er befindet sich an der biomechanischen Grenze, d. h., 70° Hüftflexion. Die Füße werden zur Betonung von S1 leicht lateral der Beinachse aufgestellt.

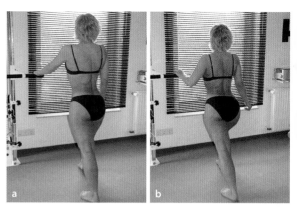

◻ **Abb. 9.34a,b** Hausaufgabe: Sagittale Ansprache eines retrotorsierten Os coxae, links. **a** ASTE, **b** ESTE

Ausführung. Der Therapeut legt einen Gurt so um den distalen Bereich der Oberschenkel, dass die physiologische Beinachsenstellung erhalten bleibt. Der Patient spannt gegen den fixierenden Gurt in Abduktion, um über die Anspannung der Abduktoren die ISG-Gelenkflächen aneinander zu bringen. Unter dieser Anspannung hebt der Patient sein Becken (Bridging) bis zur individuellen Extensionsgrenze von ca.10° Flexion an.

Anzahl und Dosierung. 21–30 WH, 60–90 sec Pause, 3–5 Serien. Die Pause wird zur vertikalen Gelenkbewegung des ISG genutzt.

❯ Soll die **Betonung bei S3** liegen, wird über die Fußstellung eine Außenrotation vorpositioniert.

9.12.2 **Hausaufgabe: Sagittales Knorpelgleiten**

▪ Hausaufgabe: Sagittale Ansprache eines retrotorsierten Os coxae (◻ Abb. 9.34)
ASTE. Der Patient steht. Er hält sich mit seiner linken Hand fest.

Ausführung. Der Patient macht mit seinem rechten Bein einen Ausfallschritt nach vorn, so dass das linke Bein in Extension gebracht wird. Unter rechtsseitiger Kniebeugung bewegt der Patient sein linkes Os coxae in Antetorsion.

Anzahl und Dosierung. 21–30 WH, 60–90 sec Pause, 3–5 Serien.

❯ Soll die **Betonung bei S1 oder S3** liegen, wird das Bein entsprechend innen- oder außenrotiert.

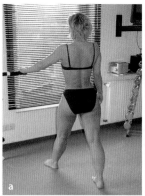
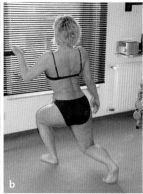

▢ **Abb. 9.35a,b** Hausaufgabe: Sagittale Ansprache eines anterotorsierten Os coxae, links. **a** ASTE, **b** ESTE

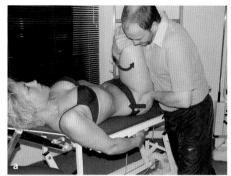
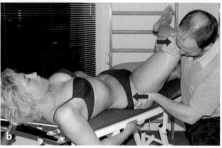

▢ **Abb. 9.36a,b** Transversales Knorpelgleiten von S3, rechts. **a** ASTE, **b** ESTE

- **Hausaufgabe: Sagittale Ansprache eines anterotorsierten Os coxae (▢ Abb. 9.35)**

ASTE. Der Patient steht. Er hält sich mit seiner linken Hand fest.

Ausführung. Der Patient macht mit seinem linken Bein einen Ausfallschritt nach vorn. Unter linksseitiger Kniebeugung bewegt der Patient sein linkes Os coxae in Retrotorsion.

Anzahl und Dosierung. 21–30 WH, 60–90 sec Pause, 3–5 Serien.

❯ Soll die **Betonung bei S1 oder S3** liegen, wird das Bein entsprechend innen- oder außenrotiert.

9.12.3 Transversales Knorpelgleiten im ISG

- **Transversales Knorpelgleiten von S3 (▢ Abb. 9.36)**

Ziel. Verbesserung der Trophik und der Knorpelverformbarkeit unter Belastung von S3 und des ISG nach erreichtem Mobilitätsgewinn der Nutation bzw. Kontranutation, mit Betonung der transversalen Bewegungsebene.

ASTE. Der Patient liegt in Rückenlage. Er befindet sich an der individuellen Flexionsgrenze von ca. 70° Hüftflexion. Das Bein wird in Außenrotation vorpositioniert.

Ausführung. Der Therapeut gibt mit seiner linken Hand einen Kompressionsdruck gegen die linke Hüfte in Richtung ISG. Mit der rechten Hand hält der Therapeut die Außenrotation und gibt Widerstand für die Abduktionsbewegung. Der Patient bewegt sein Bein gegen den Widerstand des Therapeuten in Abduktion, erst in kleinen Amplituden, dann in zunehmend größer werdenden

Amplituden. Auf die gleiche Weise kann in 10°-Sprüngen das ISG bis 10° Flexion (individuelle Extensionsgrenze) behandelt werden.

Anzahl und Dosierung. 21–30 WH, 60–90 sec Pause, 3–5 Serien. Die Pause wird für eine transversale Gelenkbewegung des ISG genutzt.

❯ Soll die **Betonung bei S1** liegen, wird die Vorposition Innenrotation eingenommen.

9.12.4 Hausaufgabe: Transversales Knorpelgleiten

- **Hausaufgabe: Transversale Ansprache von S3 bei antrotorsiertem Os coxae (▢ Abb. 9.37)**

ASTE. Der Patient liegt in Rückenlage mit angelegtem Gurt oder Gürtel, der den Hüftkopf in die Hüftpfanne drückt.

Ausführung. Aus vorpositionierter Außenrotation bewegt der Patient sein linkes Bein gegen das Widerstand gebende Theraband in Abduktion.

❯ Soll die **Betonung bei S1** liegen, wird die Vorposition Innenrotation eingenommen.

Anzahl und Dosierung. 21–30 WH, 60–90 sec Pause, 3–5 Serien.

9

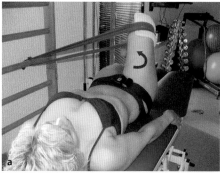

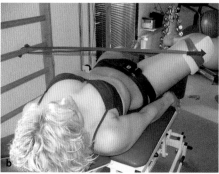

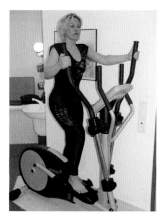

■ **Abb. 9.38** Trophiktraining für das ISG am »Ellipsentrainer«

■ **Abb. 9.37a,b** Hausaufgabe: Transversale Ansprache von S3 bei antetorsiertem Os coxae, links. **a** ASTE, **b** ESTE

9.13 Trophiktraining mit wechselnder Belastung für das ISG

- Reines Trophiktraining für das ISG am »Ellipsentrainer« (■ Abb. 9.38)

❯ **Voraussetzung** ist ein beschwerdefreies Knorpelgleiten.

ASTE. Der Patient steht auf dem Gerät.

Ausführung. Der Patient bewegt sich reziprok auf dem Gerät, mind. 10 und max. 20 min. Der Puls sollte < 120 Schläge/min betragen.

9.14 Belastungstraining für das ISG

9.14.1 Belastungstraining für das Os ilium in Retrotorsion, rechts

- Belastungstraining für das Os ilium in Retrotorsion, mit Langhantel (■ Abb. 9.39)

❯ Das **Mindestgewicht** der Langhantel sollte 10 kg betragen.

ASTE. Der Patient steht. Die Beine stehen hüftbreit auseinander.

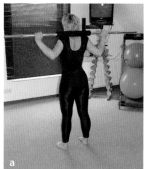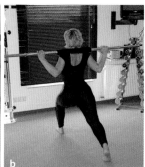

■ **Abb. 9.39a,b** Belastungstraining für das Os ilium in Retrotorsion rechts, mit Langhantel. **a** ASTE, **b** ESTE

Ausführung. Der Patient hält die Langhantel auf den Schultern. Er macht mit dem linken Bein einen Ausfallschritt nach vorn.

Anzahl und Dosierung. 8–12 WH, 90–120 sec Pause, 3–5 Serien. Die Pausen werden durch ein Trophiktraining genutzt.

9.14.2 Belastungstraining für das Os ilium in Antetorsion, links

- Belastungstraining für das Os ilium in Antetorsion, mit Langhantel (■ Abb. 9.40)

❯ Das **Mindestgewicht** der Langhantel sollte 10 kg betragen.

ASTE. Der Patient steht. Die Beine stehen hüftbreit auseinander. Der Patient hält die Langhantel auf den Schultern.

Ausführung. Der Patient macht mit dem linken Bein einen tiefen Ausfallschritt nach vorn.

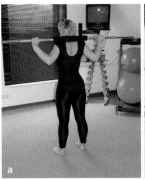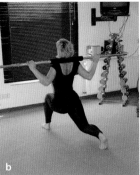

Abb. 9.40a,b Belastungstraining für das Os ilium in Antetorsion links, mit Langhantel. **a** ASTE, **b** ESTE

Anzahl und Dosierung. 8–12 WH, 90–120 sec Pause, 3–5 Serien. Die Pausen werden durch ein Trophiktraining genutzt.

9.14.3 Dynamisches Belastungstraining für das ISG: »Walking lunches«

- Belastungstraining: »Walking lunches« mit Langhantel, zur dynamischen Aneinanderreihung der Antetorsion und Retrotorsion (■ Abb. 9.41)

Ziel. Wiedereingliederung und Harmonisierung der ISG-Bewegung.

Das **Mindestgewicht** der Langhantel sollte 10 kg betragen.

ASTE. Der Patient steht. Die Beine stehen hüftbreit auseinander. Der Patient hält die Langhantel auf den Schultern.

Ausführung. Der Patient macht mehrere tiefe Ausfallschritte hintereinander.

Anzahl und Dosierung. 8–12 WH/Bein, 90–120 sec Pause, 3–5 Serien. Die Pausen werden durch ein Trophiktraining genutzt.

9.15 Stabilisation des ISG

- Pathomechanismus einer Instabilität

Die meisten ISG-Behandlungen beruhen auf Instabilitäten; besonders Frauen neigen zu Instabilitäten (vgl. folgende Übersicht).

> Eine **Instabilität des ISG** ist aus manualtherapeutischer Sicht nicht zu stabilisieren. Es besteht lediglich die Möglichkeit, über Verbesserungen der Adhäsion und Ansprache der kinematischen

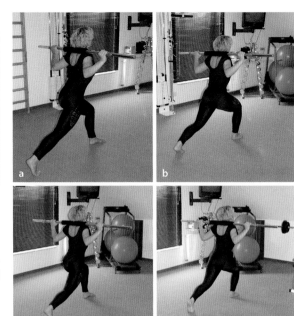

Abb. 9.41a–d Belastungstraining: »Walking lunches« mit Langhantel. **a–d** Mehrere Ausfallschritte reihen sich aneinander

Muskelkette eine **Teilstabilität** zu erreichen. Im Vordergrund steht die Ansprache der Rami articulares und die damit verbundene Verbesserung der exzentrischen Stabilität.

Der **Pathomechanismus** einer Instabilität entwickelt sich vorwiegend durch Kapsel-/Bandüberdehnungen, die meist nach Schwangerschaften oder auch hormonell bedingt auftreten, mit daraus entstehendem
- Adhäsionsverlust,
- Nervenzerrungen und
- Aufhebung oder Reduzierung der Zentrierungseigenschaften.

Die **Zeichen** einer Instabilität sind
- extremer Exzentrikverlust,
- Verlust an Matrix und
- Verlust an Flüssigkeit,

wodurch die **Umwandlung von Druck in Zug** nicht stattfinden kann. Die Kraft kann nicht mehr verteilt und widerlagert werden. Die Fasern können sich nicht mehr aufrichten und der Belastung entgegenwirken, da die Matrix fehlt. Der **Schmerz** entsteht subchondral durch angulative Gelenkbewegungen und Zugbelastungen an der Synovialmembran.

Der **Exzentrikverlust** eines Patienten mit instabilem ISG verursacht z. B. am Spielbein eine verminderte

Ansprache der Rami articulares, aufgrund der verspäteten Vordehnung der Membrana fibrosa. Folgen davon wiederum sind zum einen der Verlust der Kokontraktion und zum anderen, durch den damit fehlenden einheitlichen Reiz, ein Verlust der Bewegungsgeschwindigkeit.

> Der signifikante **Test für eine Instabilität** ist der **Einstauchtest** bzw. Seitlagetest; die betroffene Seite liegt oben. Die Symphyse ist immer mit betroffen, kann sich jedoch symptomatisch diskret zeigen.

In der folgenden Übersicht sind die anamnestischen Angaben eines Patienten mit einer ISG-Instabilität zusammengefasst.

Übersicht 10.6. Befunde einer Instabilität des ISG
Die **folgenden Patientenaussagen** deuten auf eine Instabilität des ISG hin:
- Der Patient hat Schwierigkeiten, Positionen zu halten.
- **Lange Autofahrten** bereiten Probleme.
- Schmerzen bei **leichter Vorbeuge** (Zähneputzen).
- **Spielbeinseite** zeigt sich durch die Antetorsionsstellung meist als instabile Seite.
- **Liegen auf der nicht betroffenen Seite** ist nur mit unterlagertem Knie möglich.
- Der Patient gibt **Schmerzen** im ISG-Bereich bzw. am Trochanter major an.

9.15.1 Behandlung eines instabilen ISG

> Ein instabiles ISG weist ein deutliches Belastungs- und dynamisch-artikuläres **Defizit zwischen 50–70° Hüftflexion und zwischen 0°–20° Adduktion** auf. Das Belastungsdefizit liegt im Besonderen bei S1 und S2.

Beckengurt (▪ Abb. 9.42 und ▪ Abb. 9.43)
Bei **ausgeprägter Instabilität** ist es häufig erforderlich, das Becken mit einem ISG-Gurt zu fixieren. Der **Gurt**
- simuliert den fehlenden Anpressdruck,
- fördert die Synoviaproduktion und damit die Adhäsionsfähigkeit und
- hält das Gelenk zentrisch.

Ab der 6. Woche bilden sich S-Brücken (▸ Glossar), die bei dieser Pathologie gewollt sind.
    Beim **Anlegen des Gurtes** werden häufig Fehler gemacht, die das Beschwerdebild verschlimmern können.

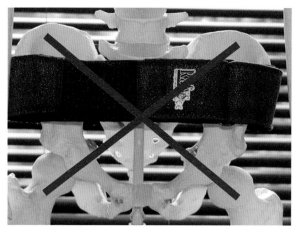

▪ **Abb. 9.42** Becken aus ventraler Sicht. Falsche Beckengurtanlage

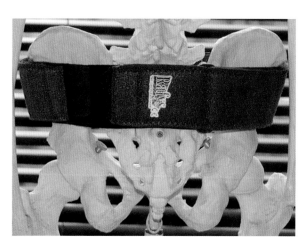

▪ **Abb. 9.43** Becken aus dorsaler Sicht. Richtige Beckengurtanlage

> Zu beachten ist, dass der **Gurt dorsal fixiert** wird und **nicht ventral**:
> - Ein ventrales Zuggurten würde die Symphyse schließen und das ISG öffnen (▪ Abb. 9.42).
> - Ein dorsales Zuggurten schließt den Gelenkspalt (▪ Abb. 9.43).
>
> **Anfangs** sollte der Gurt ständig getragen werden (außer nachts). **Ab dem 42. Tag** sollte er entsprechend der Kollagenadaption zunehmend abgelegt werden.

Zur Veranschaulichung wird in ▪ Abb. 9.42 das falsche Anlegen des Beckengurts demonstriert, in ▪ Abb. 9.43 wird das richtige Anlegen des Beckengurts demonstriert.

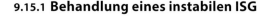

9.15.2 Massive Instabilität des ISG

Neben dem Tragen des Gurtes muss bei ausgeprägten Instabilitäten die **Therapie** mit einer **Verriegelung des lumbosakralen Übergangs** beginnen, um die fehlende muskuläre Arretierung durch eine ossäre zu ersetzen. Die dynamische Bewegung sollte stets die Verriegelungsrotation sein. Das Gleiche gilt für eine etwaige. Dehnung des verkürzten M. iliopsoas. Es ist zu beachten, dass die muskuläre Aktivität die Verriegelung unterstützt.

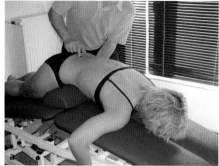

- Stabilisation eines massiv instabilen ISG: Beispiel Os coxae in Antetorsion rechts (◨ Abb. 9.44)

❯ Die **Stabilisationsbehandlung** eines massiv instabilen ISG unterscheidet sich von der Stabilisation einer nicht massiven Instabiltät eines ISG:
  - Bei einem **massiv instabilen ISG** steht das **dynamische Training** in einer absichernden Verriegelungsstellung zunächst im Vordergrund.
  - Die **Behandlung** einer nicht massiven Instabilität beginnt mit einem Knorpelbelastungstraining, Knorpelgleittraining, Trophiktraining und dem dynamischen Rami-articulares-Training. Erst dann wechselt die Trainingsform in ein konzentrisches Training für das ISG.

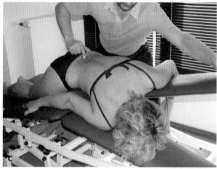

ASTE. Der Patient liegt in Bauchlage.

Ausführung. Der Patient wird über eine Dachstellung der Behandlungsbank passiv in eine **lumbosakrale Flexion** eingestellt. Der WK L5 zieht die Basis des Sakrums über Flexion in Nutation. Um die LWS zu verriegeln, stellt der Therapeut den Patienten in **Lateralflexion rechts** ein, bis der DFS von L5 nach links dreht. Folgend wird eine **Rotation nach links** eingestellt, bis der DFS von L5 nach rechts dreht. Die kombinierte Verriegelung wird vom Patienten durch Muskelanspannung in die Linksrotation durchgeführt und zwar durch einen linksseitigen Unterarmstütz. Der Patient wird aufgefordert, seinen linken M. latissimus dorsi und seinen rechten M. gluteus maximus anzuspannen. Der Therapeut beachtet, dass keine Lordosierung entsteht.

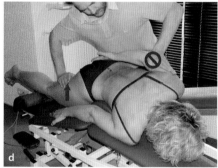

Anzahl und Dosierung. 21–30 WH, 60–90 sec Pause, 3–5 Serien. Die Anzahl richtet sich nach den Möglichkeiten des Patienten. Eine Ermüdung der Muskulatur darf nicht durch eine Lordose kompensiert werden.

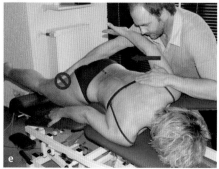

◨ **Abb. 9.44a–e** Stabilisation eines massiv instabilen ISG: Beispiel Antetorsion rechts. **a** Flexionseinstellung, **b** Lateralflexionseinstellung, **c** Rotationseinstellung, **d** Aktivität kaudaler Partner, **e** Aktivität kranialer Partner

9.16 Aufbau einer normalen ISG-4-Phasen-Stabilisation: Beispiel Os coxae in Antetorsion

9.16.1 1. Phase: Knorpelbelastungstraining

■ Trainingsaufbau:

Fehlt dem Patienten die **Knorpelbelastungsfähigkeit,** wird diese zuerst trainiert. Trainiert wird der Weg aus der Nullstellung in die Spielbeinphase mittels Kompressionsdruck sowie sagittalen und transversalen ISG-Bewegungen.

Nach vorherigem **Knorpelbelastungstest** (▶ Abschn. 9.9.6) schließt sich das **Knorpelbelastungstraining** an. Trainiert wird zwischen 50–70° Hüftflexion in 10°-Sprüngen a 21–30 WH, 60–90 sec Pause, 3–5 Serien.

Die Pause wird aktiv für ein **Trophiktraining** genutzt (▶ Abschn. 9.10): Beispiel in Vorposition IR in ◩ Abb. 9.23 und in Vorposition Nullstellung in ◩ Abb. 9.24).

9.16.2 2. Phase: Knorpelgleittraining

Beim **Knorpelgleittraining** (▶ Abschn. 9.12) oder der Knorpelmassage ist in unserem Beispiel die ASTE in 80° Hüftflexion und die ESTE in 40° Hüftflexion eingestellt.

Anzahl und **Dosierung** des Trainings betragen

▬ 21–30 WH,
▬ 60–90 sec Pause,
▬ 3–5 Serien.

Die Pause wird für aktive Flexions- und Extensionsbewegungen genutzt, um das maximale Bewegungsausmaß zu erarbeiten.

9.16.3 3. Phase: Trophiktraining

Ziel ist der Aufbau der Trophik, ohne Beschwerden auszulösen:

▬ Die Dynamik darf keine Retrotorsion auslösen (also keine betonten Flexionsbewegungen).
▬ Es wird mit kurzen Bewegungsamplituden und geringem Widerstand am »Ellipsentrainer« oder »Stepper« gearbeitet; die Bewegung auf dem Fahrrad ist noch zu groß.
▬ Erlaubt ist auch das Walking auf dem Laufband.

❯ Ein **Trophiktraining** ist nur in den Bereichen möglich, in denen kein belastungsgeminderter Knorpel vorliegt.

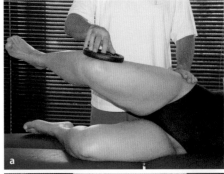
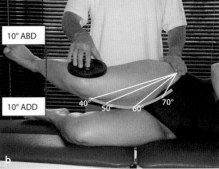

◩ **Abb. 9.45a,b** Transversales Rami-articulares-Training, rechts. a ASTE, b ESTE

9.16.4 4. Phase: Dynamisch-artikuläre Behandlung (transversales und vertikales Rami-articulares-Training)

Ziel ist die Aktivierung der Rami articulares dorsales, indem ein Stress auf die Membrana fibrosa ausgeübt wird, um die PPR-Stimulation (Progressive Propriozeptive Reorganisation, **7 Glossar**) der Mm. gluteus maximus und latissimus dorsi zu verstärken.

■ Transversales Rami-articulares-Training (◩ Abb. 9.45)

ASTE. Der Patient liegt in Seitlage. Die betroffene Seite liegt oben.

Ausführung. Das Beispiel zeigt ein Training, bei dem aus der ASTE von 50° Hüftflexion/10° Hüftabduktion in die ESTE von 10° Hüftadduktion bewegt wird. Auf das obere Knie wird ein Gewicht von 2,5 kg gelegt. Der Patient lässt es langsam ab. Es werden jeweils 10°-Flexionssprünge bis 70° Hüftflexion gemacht. In den neuen Flexionsstellungen wird von 10° Hüftabduktion in 10° Hüftadduktion trainiert.

Anzahl und **Dosierung.** 8–12 WH, 2,5 kg Gewicht, 60–90 sec Pause, 3–5 Serien, Ablasstempo 3 sec.

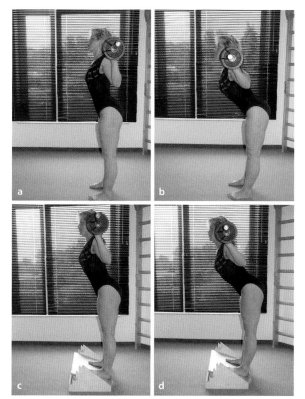

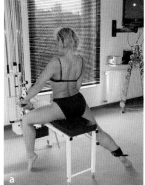
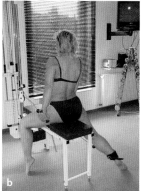

Abb. 9.47a,b Konzentrisches ISG-Training über den kranialen Partner am Zuggerät, rechts. **a** ASTE, **b** ESTE

9.16.5 Konzentrisches Training des ISG

- **Konzentrisches ISG-Training über den kranialen Partner am Zuggerät (Abb. 9.47)**

Ziel. Muskuläre dynamische Ansprache der dorsalen Muskelkette zur »Verzurrung des ISG« über den M. latissimus dorsi, die Fascia thoracolumbalis und den M. gluteus maximus.

Voraussetzung. Abgeschlossenes Trophik-, Knorpelbelastungs-, Knorpelgleit- und Rami-articulares-Training.

ASTE. Der Patient sitzt auf der Trainingsbank vor dem Zuggerät; die rechte Gesäßhälfte ist im Überhang.

Ausführung. Das rechte Bein des Patienten wird in Extension/Abduktion/Außenrotation vorpositioniert und durch ein Theraband in isometrischer Spannung gehalten. Mit der linken Hand zieht der Patient den Seilzug aus einer ca. 45°-Flexionsstellung des Arms in Innenrotation/Extension.

Anzahl und Dosierung. 21–30 WH, 2,5 kg Gewicht, 60–90 sec Pause, 3–5 Serien.

- **Konzentrisches ISG-Training über kranialen und kaudalen Partner am Zuggerät (Abb. 9.48)**

Ziel. Muskuläre dynamische Ansprache der dorsalen Muskelkette zur »Verzurrung des ISG« über den M. latissimus dorsi, die Fascia thoracolumbalis und den M. gluteus maximus.

ASTE. Der Patient steht. Er hält sich mit seiner freien Hand an der Therapiebank fest.

Ausführung. Der Patient umfasst mit der übenden Hand den Seilzug aus einer 120°-Flexionsstellung. Das rechte

Abb. 9.46a–d Vertikales Rami-articulares-Training, rechts: »Good morning«. **a** ASTE, **b** ESTE, **c** ASTE Steigerung, **d** ESTE Steigerung

- **Vertikales Rami-articulares-Training: »Good morning« (Abb. 9.46)**

ASTE. Der Patient steht in maximaler Knieextension und maximaler LWS-Lordose, um eine optimale Vorspannung der Ischiokruralen zu erreichen (Abb. 9.46 a). Er hält eine Langhantel auf den Schultern.

Ausführung. Das »Good morning« wird bis ca. 30° Hüftflexion ausgeführt (Abb. 9.46 b). In der ASTE kann als Steigerung eine zusätzliche Dorsalextension des Fußes mit einbezogen werden (Abb. 9.46 c, d), um eine maximale Vordehnung der dorsalen Muskelkette zu gewährleisten. Durch die Vordehnung kann eine schnellere Stimulation der ischiokruralen Muskulatur und damit der Rami articulares erzielt werden.

Anzahl und Dosierung. 8–12 WH, 2,5 kg Gewicht, 90–120 sec Pause, 3–5 Serien, Tempo 1 – 0 – 3.

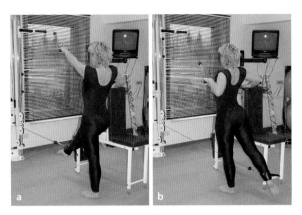

■ **Abb. 9.48a,b** Konzentrisches ISG-Training über kranialen und kaudalen Partner am Zuggerät. **a** ASTE, **b** ESTE

Bein ist am Zugapparat fixiert. Der Patient bewegt seinen im Ellenbogen flektierten Arm in Innenrotation/Extension. Gleichzeitig bewegt er das rechte Bein mit gestrecktem Knie in Extension/Abduktion/Außenrotation.

Anzahl und Dosierung. 21–30 WH, 2,5 kg Gewicht, 60–90 sec Pause, 3–5 Serien.

Manuelle Therapie und Rehabilitation der Hüfte

Uwe Streeck, Jürgen Focke, Claus Melzer, Jesko Streeck

U. Streeck et al., *Manuelle Therapie und komplexe Rehabilitation*,
DOI 10.1007/978-3-662-48803-4_10, © Springer-Verlag Berlin Heidelberg 2017

10.1 Einleitung

Das Hüftgelenk (Articulatio coxae) ist ein sog. Nussgelenk und stellt eine Unterform des Kugelgelenks dar. Aufgrund seiner Baueigentümlichkeit kann das Hüftgelenk in drei Raumebenen bewegt werden; es ist beim Menschen nach dem Schultergelenk das Gelenk mit der zweitgrößten Beweglichkeit. Das Hüftgelenk ist von einer dicken Muskelschicht umgeben, die nicht nur der Bewegung dient, sondern auch als Schutzschicht für die passierenden Nerven und Gefäßen und für das Gelenk selbst. **Beschwerden des Hüftgelenks** können durch das Hüftgelenk selbst bedingt sein, typisch dafür ist der tiefe Leistenschmerz; ferner durch Weichteilläsionen, organische Ausstrahlungsschmerzen oder durch Irritationen der LWS-Segmente mit Dermatomprägungen. Hüftbewegungen finden meist kombiniert mit Bewegungen des Beckens und des Kniegelenks statt.

Die **ossären Strukturen,** die im Hüftgelenk artikulieren, sind:
- der Femurkopf,
- das Azetabulum, das sich aus dem Os ilium, Os pubis und Os ischii zusammensetzt.

> **Typische Zeichen** einer Hüftgelenkproblematik sind
> - der Leistenschmerz und
> - eine Deviation in Flexion/Außenrotation.
>
> Der oft parallel auftretende Knieschmerz ist auf die gemeinsame nervale und segmentale Zuordnung zurückzuführen.

10.1.1 Mögliche Pathomechanismen einer Hüftgelenkproblematik

Reizungen. Differenzialdiagnostisch sind zu beachten:
- Leistenverletzungen, die sich in Form eines Leistenbruchs bzw. einer »weichen Leiste« (◻ Abb. 10.27) zeigen können,
- ISG-Hypomobilitäten.

Arthrose Das Hüftgelenk ist das am stärksten belastete Gelenk mit der höchsten cm^2-Belastung auf die Belastungszonen. Ein **Problem** des Hüftgelenks ist die Arthrosegefahr. Übergewicht, punktuelle Belastung durch Fehlstellungen der Beinachse forcieren eine Hüftgelenkarthrose.

Winkelgrad der Hüftbewegung. Je statischer Alltagsbewegungen ablaufen, z. B. in stehenden Berufen, umso reduzierter ist der Winkelgrad der Hüftbewegung. **Je dynamischer** Alltagsbewegungen ablaufen, umso stärker ist die Hüfte Wechselbelastungen ausgesetzt und umso größer ist der Winkelgrad der Belastung des Hüftgelenks.

> Im Normalfall vollzieht der Mensch beim **Gangzyklus** einen Winkelradius von 20° Flexion bis 15° Extension.

Bedeutung der Stellung der Ossa coxarum. Das Hüftgelenk ist stark von der Stellung der Ossa coxarum abhängig:
- Bei **Antetorsion** des Os coxae verschiebt sich das Azetabulum nach distal, wodurch sich das Bein funktionell verlängert. Es kommt zu Zugreizen und einer ventralen Muskelfaserbetonung der kleinen Glutäen, die eine **Innenrotation der Hüfte** bewirken. Das gleichseitige Knie reagiert mit einer **Valgusstellung,** verbunden mit einem Zugreiz an der medialen Gelenkkapsel und Kompressionsdruck auf den lateralen Gelenkspalt. Der M. semitendinosus gerät unter Spannung und kann den Pes anserinus superficialis in Form eines »Shin splint« (Schienbeinschmerz, ▶ Glossar) irritieren. Der M. biceps femoris, gerät ebenfalls unter Zugreiz und kann den N. peroneus komprimieren, sogar schädigen und das Lig. sacrotuberale dynamisieren.
- Bei **Retroversion** des Os coxae verschiebt sich das Azetabulum nach proximal. Über die hinteren Fasern der kleinen Glutäen kommt es zu einer **Außenrotation** und einer damit verbundenen funktionellen Beinverkürzung. Das gleichseitige Knie zeigt die Tendenz zur **Varusstellung.** Zugreize des M. tensor fasciae latae machen sich bei Männern sehr häufig mit Schmerzen ventral des Hüftkopfs bemerkbar.

10.2 Anatomie der Hüfte

10.2.1 Azetabulum (Hüftgelenkpfanne)

Das **Azetabulum** setzt sich aus dem
- Os ilium,
- Os ischii und
- Os pubis

zusammen und überdeckt den Hüftkopf zu 50%.

Die **Facies lunata** liegt als randständiger halbmondförmiger Knorpel in der Gelenkpfanne. Die Gelenkfläche ist 45° nach dorsal-kaudal rekliniert. Diese Reklination benötigt der Körper, um den Femurkopf zu zentrieren.

Das Labrum acetabulare liegt am äußeren Pfannenrand auf und vervollständigt die Gelenkpfanne. Es fungiert als Dichtring und »Synovia-Abstreifer« und deckt den Hüftkopf, zusätzlich zu der ossären Abdeckung, nochmals um ca. 20 % ab. Am kaudalen Ende wird das Labrum vom **Lig. transversum acetabuli** überspannt. Die Region unterhalb des Lig. transversum acetabuli bildet ein Fenster, die

Incisura acetabuli bzw. das Fenistre acetabuli, durch das das Lig. capitis femoris zieht.

Darüber hinaus bietet das Fenster der **Pulvina acetabuli** einen Ausweichraum bei hohen Belastungen. Die Pulvina acetabuli ist mit einem schwamm artigen Fettkissen vergleichbar und hat die Funktion, die Membrana synovialis zu stimulieren. Dehydriert die Pulvina acetabuli, besteht die Gefahr einer frühzeitigen Arthrose, da die Synoviaproduktion teilweise ausfällt.

Am kranioventralen knöchernen Rand der Hüftgelenkpfanne, dem **Limbus acetabuli,** entspringen das Lig. iliofemorale und Fasern des Teilansatzes des M. rectus femoris. Am ventralen Azetabulumrand und Os pubis entspringt das Lig. pubofemorale, am dorsokaudalen Azetabulumrand das Lig. ischiofemorale. Unter dem Azetabulum befindet sich das Foramen obturatum.

Das **Pfannendach** weist eine Knorpeldicke von bis zu 1 cm auf. Der Knorpel ist aufgrund der Auftrittsbelastung dorsal-kranial am dicksten. Die **Versorgung des Knorpels** teilt sich in drei Bereiche auf:

- Im **oberen Drittel des Hüftkopfs** wird der Knorpel von der Pulvina acetabuli und Synovialzotten versorgt.
- Im **mittleren Hüftkopfbereich** wird der Knorpel vom Labrum acetabuli über die Synoviaproduktion der Membrana synovialis ernährt.
- Im **unteren Hüftkopfbereich** wird der Knorpel von der Zona orbicularis (Faserring) durch die Druck- und Zugbelastungen an der Membrana synovialis versorgt.

❯ Die Hüftpfanne ist **physiologisch**
  ▬ 45° aus der **Transversalebene** nach kaudal geneigt; die Neigung steht im Verhältnis zum CCD-Winkel (Centrum-Collum-Diaphysen-Winkel) von 125°.
  ▬ 45° aus der **Sagittalebene** nach lateral geneigt; die Neigung steht im Verhältnis zum AT-Winkel (Antetorsionswinkel) von 12° Antetorsion.

10.2.2 Caput femoris (Hüftkopf)

Das **Caput femoris** ist eine mit 0,5 cm Knorpel überzogene Gelenkkugel, die bei normaler Gehbelastung bis zu 300 kg trägt. Am kranio-medialen Punkt befindet sich die **Fovea capitis femoris,** eine kleine knorpelfreie dreieckige Grube zum Einlass des Lig. capitis femoris.

Unterhalb des Caput femoris schließt sich das **Collum femoris** an. Es liegt wie ein »Hals in einem Kragen«, der von dem Trochantermassiv (Trochanter major und minor) und der Crista intertrochanterica gebildet wird. Das Kollum hat eine Länge von ca. 4 cm.

❯ **Centrum-Collum-Diaphysen-Winkel (CCD-Winkel)**
Der CCD-Winkel wird von der Schenkelhalsachse und der Achse der Femurdiaphyse gebildet (▶ Abschn. 10.4.1). Er verändert sich in **Abhängigkeit vom Alter:**
- Der **Durchschnittswert** beträgt 125°.
- Beim **Neugeborenen** beträgt er 130°.
- Bis **zum 3. Lebensjahr** erreicht er mit 143° den steilsten Zustand.
- Im **Erwachsenenalter** erreicht er den Normwert von 125°.
- Im **Greisenalter** sinkt er auf 120° ab.

Erkrankungen des Knochens, z. B
- Rachitis,
- Osteomalazie,
- Osteoporose

können den CCD-Winkel bis zu 90° absinken lassen.

▪ Ernährung des Hüftkopfs
Die Vertikalisierung nach der Geburt bedeutet eine Elongation für die **A. capitis femoris,** die die Epiphyse während der Schwangerschaft ernährte.

Innerhalb der ersten 4 Monate nach der Geburt verschließt sich die A. capitis femoris, die aus der A. obturatoria gespeist wird, und sie wird durch Gefäße der A. circumflexa femoris ersetzt.

Nach dem 4. Lebensjahr wird das Gefäß erneut für die Versorgung des Hüftkopfs herangezogen. Die Autoren nehmen an, dass die Epiphysenwanderung mit der Zentrierung des Knochenkerns und die Pfannenbildung zu diesem Zeitpunkt abgeschlossen sind. Der Körper benötigt die A. capitis femoris erneut (übernimmt ca. 1/5 der Blutversorgung), um den jetzt stark wachsenden und ossifizierenden Hüftkopf ausreichend versorgen zu können. Vollzieht sich dieser Prozess nicht, kann im Zeitraum vom 4.–6. Lebensjahr ein **Morbus Perthes** entstehen.

10.2.3 Hüftgelenkkapsel

Die Gelenkkapsel der Hüfte (Capsula articularis coxae) zieht vom Collum femoris zum Limbus acetabuli. Sie besteht aus der Membrana fibrosa und Membrana synovialis. Die Gelenkkapsel wird von starken Bändern unterstützt, die eine Reißkraft bis zu 800 kg halten.

Die Hüftgelenkkapsel unterhält Kapselnerven, **Rami articulares** (Terminalnerven), die bei Stimulierung oder Dehnung inhibierend oder tonisierend auf die zugehörigen Muskeln wirken. Die Rami articulares haben die **Aufgabe** einer reflektorischen Zentrierung des Hüftkopfs: Gleitet der Hüftkopf bei Abduktion nach medial, wird die mediale Kapsel gereizt. Diese Information wird über den N. obturatorius an die Adduktorenmuskulatur weitergeleitet.

Das **Kapselkollagen** ermöglicht eine schnellere Ansprechbarkeit der Kapsel als die Muskelspindeln oder die Sehnen-Golgiapparate. Ist die Ansprechbarkeit der Rami articulares aufgehoben, ist auch die Zentrierung des Hüftkopfs in der Pfanne nicht mehr gewährleistet. Die Folgen davon sind:

- ein Verlassen der Pfannenmitte mit Überdehnung der Gelenkstrukturen,
- Bewegungseinschränkungen und erhöhter angulativer Druck durch das veränderte Gleitverhalten.

Die Reaktionen über Muskelspindel und Golgiapparat kommen zu spät, wodurch ein subchondraler bzw. Membrana-synovialis-Schmerz entsteht.

10.2.4 Bänder des Hüftgelenks

- **Lig. iliofemorale (Bertin-Band)**

Ursprung und Ansatz. Das Lig. iliofemorale entspringt an der Spina iliaca anterior inferior (SIAI) und an den Mm. rectus femoris bis gluteus minimus als muskuläre Dynamisatoren. Das Band verläuft gedreht zum Ansatz an der Linea intertrochanterica.

Funktion. Das Lig. iliofemorale hemmt die Außenrotation und Adduktion und limitiert die Extension auf 12°. Das Band ist ca. 1,5 cm dick und sehr reißfest.

- **Lig. pubofemorale**

Ursprung und Ansatz. Das Lig. pubofemorale entspringt am ventralen Limbus acetabuli und Os pubis. Ansatz ist der ventrokraniale Bereich der Membrana fibrosa.

Funktion. Das Band hemmt die Außenrotation und Abduktion. Es ist das schwächste Band.

- **Lig. ischiofemorale**

Ursprung und Ansatz. Das Lig. ischiofemorale entspringt am dorsalen Limbus acetabuli und Tuber ischiadicum. Ansatz ist das Collum femoris/Fossa trochanterica bis zum Trochanter major. Das Band wird durch M. piriformis dynamisiert.

Funktion. Es hemmt die Innenrotation und Abduktion.

- **Zona orbicularis (Knopflochringband)**

Die Zona orbicularis ist ein geschlossener Faserring ohne ossären Kontakt und wird aus Fasern der Ligg. ischio- und pubofemorale gebildet. Das Band ist spiralförmig und schraubt sich um das Collum femoris. Es hat die **Funktion** des Gelenkschlusses. Die Zona orbicularis liegt der Membrana synovialis an und stimuliert diese. Alle übrigen Bänder der Hüfte liegen an der Membrana fibrosa an.

- **Lig. capitis femoris (Kopfband)**

Ursprung und Ansatz. Das Lig. capitis femoris entspringt in der Fossa acetabuli und inseriert in der Fovea capitis ossis femoris.

Funktion. Das Band hat eine Zugkraft von 57 kg und begleitet aus der A. obturatoria kommende Gefäße, die einen Teil des Hüftkopfs, die Membrana synovialis und das Lig. transversum acetabuli ernähren. Das Ligament besitzt viele Propriozeptoren, die in Verbindung mit den kleinen Glutäen stehen.

Das Lig. capitis femoris verläuft embryonal extraartikulär und muss sich durch die Bildung der ossären Strukturen intraartikulär umorientieren. Für das Band besteht bei einer Coxa valga die Gefahr der Abklemmung, bei einer Coxa vara die Gefahr der Erschlaffung.

- **Lig. transversum acetabuli**

Das Lig. transversum acetabuli verbindet im ventralkaudalen Abschnitt das unterbrochene Labrum. Es überbrückt die Incisura acetabuli, was zur Bildung eines Fensters (Fenestra acetabuli) führt. Das Fenster ermöglicht der Pulvina acetabuli, bei hoher Kongruenz (Extension/Innenrotation) aus der Fossa acetabuli zu entweichen.

Nur bei hohen Biegespannungen der Hüfte wie z. B. beim Weitsprung, bei dem der Hüftkopf das Zentrum der Pfanne nicht halten kann, können Bandrupturen entstehen.

10.2.5 Rami articulares des Hüftgelenks

Die **Rami articulares** rekrutieren sich aus

- dem Plexus lumbalis über die Nn. femoralis und obturatorius,
- dem Plexus sacralis über die Nn. tibialis und peroneus communis.

10.2.6 Die Hüftmuskulatur

- **Hüftflexoren**

An der Flexion des Hüftgelenks sind hauptsächlich der M. iliopsoas und M. rectus femoris beteiligt. Erst in der Beugebewegung wirkt der M. tensor fasciae latae betont mit.

- **Hüftextensoren**

Als Hüftstrecker wirkt vorwiegend der M. gluteus maximus.

Weitere Muskeln, die sich an der Hüftextension beteiligen, sind:
- M. semimembranosus,
- M. semitendinosus,
- M. adductor magnus,
- Mm. gluteus medius und minimus.

- **Hüftaußenrotatoren**

Bei der Außenrotation wirkt der M. gluteus maximus als Hauptmuskel. Die Mm. gluteus medius und minimus sowie der M. iliopsoas und M. piriformis wirken als Nebenmuskeln.

- **Hüftinnenrotatoren**

An der Innenrotation sind **folgende Muskeln** beteiligt:
- M. adductor magnus,
- Mm. semimembranosus und semitendinosus,
- M. gracilis,
- M. tensor fasciae latae,
- M. gluteus medius.

- **Hüftadduktoren**

Der kräftigste Adduktor des Hüftgelenks ist der M. adductor magnus, gefolgt von M. gluteus maximus und den Mm. adductor longus et brevis.

- **Hüftabduktoren**

Der stärkste Abduktor des Hüftgelenks ist der M. tensor fasciae latae, gefolgt von den Mm. gluteus medius und minimus.

Ausschlaggebend für die **Funktion der abduktorischen Muskeln** ist der CCD-Winkel:
- Besteht beim Patienten eine **Coxa valga** (Tiefstand des Trochanter major), verändert sich die Wirkungslinie des Muskels und damit der zentrale Gelenkpunkt. Trotz der hohen Kraftentfaltung der abduktorischen Muskeln sind diese immer weniger in der Lage, ihre Hauptfunktion, die **Stabilisation in der Standbeinphase,** zu erhalten.
- Besteht eine **Coxa vara** (Hochstand des Trochanter major), nähern sich Ursprung und Ansatz der Mm. glutei so stark an, dass eine Verkürzung von mehr als 50% der Muskellänge entsteht, die eine **Insuffizienz** mit sich zieht.

10.2.7 **Lacuna vasorum**

Die Lacuna vasorum ist eine Gewebefaserlücke und bietet einen Durchtritt für Gefäße. Sie enthält lockeres Bindegewebe und bildet die Bruchpforte für Femoralishernien.

Lage. Die Lacuna vasorum liegt interinguinal.

Begrenzung. Die Lacuna vasorum wird gebildet
- lateral: vom Arcus iliopectineus,
- kranial: vom Lig. inguinale,
- kaudal: vom Ramus ossis pubis superior,
- medial: vom Cooper-Ligament.

Geschlechtsunterschiede. Frauen weisen eine größere Lacuna vasorum auf.

Durchtritt. Durch die Lacuna vasorum verlaufen
- die A./V. femoralis,
- der N. genitofemoralis,
- in Fettpfropfen eingelagerte Rosenmüller-Lymphknoten,
- der M. pectineus.

Problem. Oft gehen Hernien von dieser Stelle aus, mit Bruchweg in das subkutane Gewebe bis unter das Lig. inguinale (selten ins Bein als Hernia femoralis, auch Schenkelhernie).

10.2.8 **Lacuna musculorum**

Die Lacuna musculorum ist eine Gewebelücke und bietet einen Durchtritt für den M. iliopsoas und N. femoralis.

Lage. Die Lacuna musculorum liegt interinguinal.

Begrenzung. Die Lacuna musculorum wird gebildet
- lateral: von den SIAS und SIAI,
- kranial: vom Lig. inguinale,
- kaudal: vom kranialen Azetabulumrand,
- medial: vom Arcus iliopectineus und der Eminentia iliopubica.

Durchtritt. Durch die Lacuna musculorum treten
- der N. femoralis,
- der N. cutaneus femoris lateralis,
- der M. iliopsoas.

Problem. Hier können Kompressionsneuropathien des N. cutaneus femoris lateralis auftreten, z. B. das »Joggerphänomen« (auch Meralgia paraesthetica genannt) und Absenkungsprozesse durch die Psoas-Loge.

10.2.9 **Trigonum femorale laterale**

Das Trigonum femorale laterale bietet eine anatomisch-topographische Orientierung.

Lage. Es bildet ein Dreieck zwischen SIAS – M. tensor fasciae latae – M. sartorius.

Durchtritt. Durch das Trigonum femorale laterale treten
- der N. cutaneus femoris lateralis und
- die Insertion des M. rectus femoris.

Problem. Eine Kompression des Plexus lumbalis trifft die Insertion des Caput reflexum und Caput rectum des M. rectus femoris. Durch die entstehende Muskelatrophie verschwinden die Muskelreliefs des Trigonum laterale und mediale.

10.2.10 Trigonum femorale mediale

Das Trigonum femorale mediale wird von Muskeln gebildet und ist Durchtrittsgebiet der Strukturen, die durch die Lacuna vasorum und musculorum verlaufen.

Lage. Das Trigonum femorale mediale bildet ein Dreieck zwischen M. sartorius – Lig. inguinale – M. adductor longus.

Durchtritt. Durch das Trigonum femorale mediale treten
- die Mm. psoas, pectineus und iliacus,
- die Nn. femoralis und genitofemoralis,
- A./V. femoralis.

Problem. Es kann zu Kompressionen des M. iliopsoas, Lig. inguinale und N. femoralis kommen.

10.2.11 Hunter-Kanal (Adduktorenkanal)

Der Adduktorenkanal (Canalis adductorius) oder Hunter-Kanal wird von Muskeln gebildet und führt die A./V. femoralis und den N. saphenus.

Lage. Der Adduktorenkanal liegt im unteren Drittel, medial zwischen den Mm. adductor longus und adductor magnus. Der Boden wird vom M. vastus medialis gebildet. Der M. adductor magnus überspannt den Kanal mit der Membrana vastoadductoria. Im untersten Abschnitt wird die Membran kontraktil und wird zur Pars obliqua des M. vastus medialis und M. adductor magnus.

Durchtritt. Durch den Adduktorenkanal verlaufen
- A./V. femoralis,
- N. saphenus.

Problem. Es können Kompressionsneuropathien des N. saphenus mit seinen infrapatellaren Hautversorgungsästen auftreten.

10.2.12 Arcus iliopectineus

Der Arcus iliopectineus rekrutiert sich aus Fascia iliaca und aus Sehnengewebe des M. iliopsoas minor und bildet die Trennwand zwischen der Lacuna vasorum und Lacuna musculorum. Er fixiert das Leistenband mit der Eminentia iliopubica.

Durch eine **Insuffizienz des Arcus iliopectineus** können entstehen:
- Instrinsic snapping hip (Springen des M. iliopsoas über die Eminentia iliopubica bei der Bewegung von Hüftflexion in Hüftextension.
- Herniengefahr (Leistenhernie).

10.3   Anatomische Orientierung der Hüfte

Die ◘ Abb. 10.1, ◘ Abb. 10.2, ◘ Abb. 10.3, ◘ Abb. 10.4 und ◘ Abb. 10.5 zeigen anatomische Strukturen und Orientierungspunkte der Hüfte aus verschiedenen Ansichten.

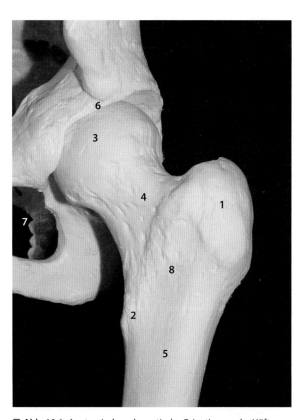

◘ **Abb. 10.1** Anatomische schematische Orientierung der Hüfte aus ventraler Sicht. **1** Trochanter major, **2** Trochanter minor, **3** Caput femoris, **4** Collum femoris, **5** Femur, **6** Limbus acetabuli (Labrum acetabulare), **7** Foramen obturatum, **8** Linea intertrochanterica

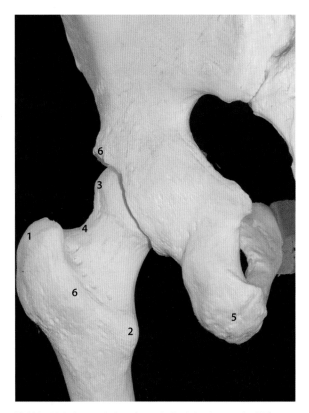

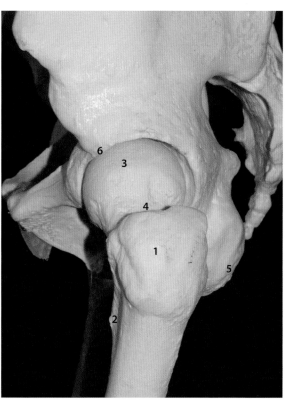

◼ **Abb. 10.2** Anatomische schematische Orientierung der Hüfte aus dorsaler Sicht. **1** Trochanter major, **2** Trochanter minor, **3** Caput femoris, **4** Collum femoris, **5** Tuber ischiadicum (Ramus ossis ischii), **6** Limbus acetabuli (Labrum acetabulare), Pfannenerker, **7** Crista intertrochanterica

◼ **Abb. 10.3** Anatomische schematische Orientierung der Hüfte aus lateraler Sicht. **1** Trochanter major, **2** Trochanter minor, **3** Caput femoris, **4** Collum femoris, **5** Tuber ischiadicum (Ramus ossis ischii), **6** Limbus acetabuli (Labrum acetabulare), Pfannenerker

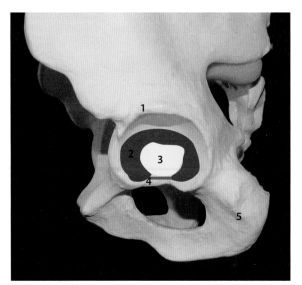

◼ **Abb. 10.4** Anatomische schematische Orientierung des Azetabulum aus lateraler Sicht. **1** Limbus acetabuli (Labrum acetabulare), **2** Facies lunata (rot), **3** Pulvina acetabuli in der Fossa acetabuli (gelb), **4** Lig. transversum acetabuli (blau), **5** Tuber ischiadicum (Ramus ossis ischii)

10.4   Anatomische Gesetzmäßigkeiten der Hüfte

10.4.1 Baumechanische Betrachtungsweise

Mechanik und Gesetzmäßigkeiten, Form und Symmetrie der Hüften ermöglichen uns den aufrechten Gang mit der Aufgabe, den Körper zu tragen und fortzubewegen. Eine exakte Belastungsachse (Traglinie) ist für diese Aufgabe unerlässlich.

Für den Manualtherapeuten ist es wichtig, **Abweichungen der Traglinie** zu erkennen und sie anatomisch oder funktionell einzuordnen.

Wiberg-Winkel. Der Wiberg-Winkel (Zentrum-Ecken-Winkel) setzt sich aus einer Geraden vom äußeren Azetabulumrand zum Femurkopfmittelpunkt und einer senkrechten Linie (Parallele der Körperlängsachse) durch den Femurkopf zusammen. Er ist das Kriterium für die Überdeckung des Hüftkopfs durch die Pfanne (V.a. Hüftdysplasie).

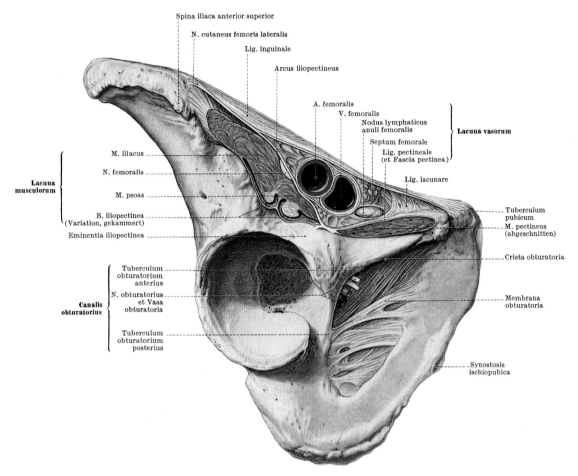

■ Abb. 10.5 Anatomische schematische Orientierung der Lacuna vasorum et musculorum. (Aus v. Lanz u. Wachsmuth 1938, 1972, 2004)

> In der **Norm** beträgt der Wiberg-Winkel
> — im 4.–13. Lebensjahr: 20°,
> — beim Erwachsenen: > 26°.
>
> **Pathologisch** ist ein Winkelgrad < 15°.

CCD-Winkel. Der CCD-Winkel ist ein Winkel zwischen Hüftkopfzentrum, ausgehend vom Schenkelhals und Diaphysenachse.

> Der **CCD-Winkel** beträgt
> — in der **Norm**: 122°–130°,
> — bei einer **Coxa valga**: > 130°,
> — bei einer **Coxa vara**: < 120°.

Antetorsionswinkel. Der Winkel wird von der Schenkelhalsachse und der Kondylenebene des Femurs gebildet.

> Der **Antetorsionswinkel** beträgt
> — beim Säugling ca. 30°,
> — beim **Erwachsenen** ca. 12°.

Die **Rotationsstellung des Beins** wird durch den Antetorsionswinkel bestimmt:

▬ **Coxa antetorta:** Je größer die Antetorsion, desto mehr Innenrotation.

▬ **Coxa retrotorta:** Je größer die Retrotorsion, desto mehr Außenrotation (vgl. ▶ Abschn. 10.10.7, Antetorsionswinkel-Test).

> Die **Belastung** der Hüfte ist ebenfalls abhängig vom CCDWinkel:
> — Bei einer **Coxa valga** (vergrößerter Winkel) ist die Hüftkopfbelastung gross, der Kraftarm klein.
> — Bei einer **Coxa vara** (verkleinerter Winkel) ist die Hüftkopfbelastung niedriger, da der Kraftarm größer wird.

Bei einem **Kapselmuster** ist die Innenrotation die am stärksten eingeschränkte Bewegung. Trotz dieser betonten Einschränkung gegenüber den anderen Bewegungsrichtungen spielt die Innenrotationsbehandlung manualtherapeutisch nur eine untergeordnete Rolle. Grund ist eine relativ geringfügige Beteiligung am Gesamtbewegungsbild: **An 140° Hüftflexion ist die IR nur mit 2,5° beteiligt.**

10.4.2 Bewegungsausmaß des Hüftgelenks

Aus der Neutral-Nullstellung sind im Hüftgelenk möglich:
- Hüftflexion
  - mit gestrecktem Bein 90°,
  - mit Knieflexion 120°,
  - passiv 145°.
- Hüftextension
  - mit gestrecktem Bein 20°,
  - mit Knieflexion 10°.
- Innenrotation 45°.
- **Außenrotation** 60° (Das Kräfteverhältnis der Innen- zu den Außenrotatoren beträgt 1:3).
- Abduktion 45°.
- Adduktion 30°.

Ruheposition (»maximally loose-packed position«). In 30° Flexion – 30° Abduktion – 15° Außenrotation ist das Hüftgelenk höchstmöglich entspannt.

Verriegelungsstellung (»maximally close-packed position«). In maximaler Extension – Adduktion – Innenrotation ist das Hüftgelenk höchstmöglich angespannt.

Kapselmuster. Die eingeschränkten Bewegungen der Hüfte sind Innenrotation – Extension – Flexion – Abduktion. Die Ausmaße der Einschränkung stehen im Verhältnis 2:1:1:1 zueinander.

■ **Spielbein-/Standbeinphase**

Aus manualtherapeutischer Sicht ist es wichtig, die physiologischen und biomechanischen Gegebenheiten der einzelnen Schrittphasen zu analysieren. Das **Gang- bzw. Laufbild** kann beeinflusst werden durch:
- Ausweichbewegungen,
- einen veränderten Wirkungsbereich des Muskels aufgrund der Muskellänge und eine damit veränderte Vortriebskraft,
- die Abdruckkraft und
- die Hebellänge.

Der Manualtherapeut hat zu beachten, dass ein physiologisches, dynamisches Gangbild mit einem Tempo von 1 20 Schritten/min den biomechanischen Gegebenheiten angepasst wird.

Bei der Inspektion des Gang- bzw. Laufbilds (▶ Übersicht) ist besonders in der Schwungbeinphase häufig zu beobachten, dass sich das Becken zu früh aufrichtet, wodurch die funktionelle Lendenlordose aufgehoben und die Bandscheiben unnötigerweise belastet werden.

❯ **Übersicht**

Wir unterteilen die **Spiel- und Standbeinphase** in die:
- **vordere Standbeinphase** (Bodenkontakt – Knie ist senkrecht; Zugphase),
- **hintere Standbeinphase** (Öffnen des Kniewinkels und Aufhebung des Bodenkontakts; Abdruckphase),
- **hintere Schwungbeinphase** (Abheben des Beins – Erreichen des minimalen Kniewinkels; Anfersephase),
- **vordere Schwungbeinphase** (Abheben des Beins –Erreichen des maximalen Kniewinkels; Kniehebephase),
- **Absenkphase** (Absenken des Beins und Bodenkontakt mit höchster Kokontraktionsgrundspannung; Stützphase).

■ Spiel- oder Schwungbeinphase

Die Spielbeinphase wird in der offenen Kette ausgeführt und gilt als die mobile Phase. Entstehen **Schmerzen** in dieser Phase, ist an eine myogene Ursache zu denken. Läsionen der Hüfte werden aufgrund der fehlenden Sicherheit mit einer kurzen Spielbeinphase beantwortet.

■ Standbein- oder Stützphase

Die Standbeinphase läuft in der geschlossene Kette ab. Entstehen **Schmerzen** in der Standbeinphase, ist an eine arthrogene Ursache zu denken.

Übersicht: Kriterien für die Beuteilung des Gang- bzw. Laufbilds
- **Kann der Patient das Standbein mit Kraft nach hinten strecken?** Wenn nein: Besteht eine physiologische Hüftgelenkmobilität? Besteht eine optimale Vordehnungsmöglichkeit der Hüftbeugemuskulatur und damit eine Antetorsionsfähigkeit des Os coxae?
- **Entstehen bei zunehmendem Gehen und Laufen Beschwerden, vor allem im lumbosakralen Übergang?** Wenn **ja**, besteht der Verdacht, dass die Rumpfmuskulatur den synergistischen Anforderungen während des Übergangs von der Schwungin die Standbeinphase nicht mehr gerecht wird.
- **Setzt der Patient seine Muskeln beim Gehen bzw. Laufen ökonomisch ein oder kompensiert er Defizite?** Der Patient benötigt in der vorderen Schwungbeinphase eine Dorsalextension der Fußzehen, um eine optimale hintere Standbeinphase und, damit verbunden, einen optimalen Abdruck

zu erreichen. Eine permanente Vorspannung jedoch, durch das Festhalten einer nur um den
Vorfuß gebundenen Fußsandale, verursacht einen
unökonomischen Abdruck und eine zusätzliche
Logenproblematik der Wade.

- **Hat der Patient die Mobilitätsfähigkeit für die
  Beckenkippung und -aufrichtung, da erst diese
  eine wechselhafte Vorspannung der ischiokrua-
  len Muskulatur bzw. des M. rectus femoris ermöglicht?** Wenn nein, besteht der Verdacht, dass
  der Patient z. B. eine betonte Lendenlordose hat
  und er folglich die hintere Schwungbeinphase
  über die hintere Oberschenkel- und Gesäß-
  muskulatur forciert. Die Kniehebephase wiederum
  erfordert eine Beckenaufrichtung und damit eine
  Kyphosierungsfähigkeit der LWS, um den M. rectus
  femoris für die vordere Schwungbeinphase
  optimal vorzuspannen.
- **Welche Tätigkeiten übt der Patient/Sportler aus?**
  Zweigelenkige Muskeln wirken anatomisch-funk-
  tionell unterschiedlich auf die Gelenke ein und
  haben unterschiedliche muskuläre Optimalspan-
  nungen. Diese können durch sitzende Tätigkeiten
  und Sportarten wie z. B. Radfahren geprägt sein,
  die die Hebel- und Muskellänge unterschiedlich
  günstig bzw. ungünstig beeinflussen. Anforde-
  rungsbedingte berufs- oder sportspezifische Adaptationen können pathologisch leistungsmindernd
  oder physiologisch leistungsfördernd sein.

10.5 Krankheitsbilder der Hüfte

10.5.1 Hernia obturatoria

Der Canalis obturatorius befindet sich im Foramen obturatum und liegt sehr hüftnah. Er ist 2,5 cm lang und liegt
zwischen Pecten ossis pubis und Azetabulum. Im Kanal
verlaufen die A./V. obturatoria und der N. obturatorius.
Der Kanal ist von einer bindegewebigen Kapsel umschlossen. Bruchinhalt der Hernie ist peritoneales Fett/Bauchfell.
Je nach Ausbreitungsform kann eine Hernia intermuralis
(im Kanal steckend) bzw. Hernia retropectinealis (unter
dem M. pectineus) entstehen. bietet Die **Zeichen** sind:

- Hüftschmerzen, da der artikuläre Nervenast im Kanal
  komprimiert wird.
- Kraftverlust der Adduktoren.
- Entlastungshaltung des Patienten ist Flex/ADD/AR.
- Provokation des Schmerzes in Ext/ABD/IR.

10.5.2 Hernia inguinalis (Leistenhernie)

Der Leistenkanal (Canalis inguinalis) durchquert die
vordere Bauchwand. Er bildet die Führungsrinne für den
Samenstrang des Mannes und das Lig. teres uteri der Frau.
Darüber hinaus ziehen der Ramus genitalis n. genitofemoralis und Gefäße hindurch. Der Bruchinhalt besteht aus
peritonealem Fett und Darm. Männer sind herniengefähr-
deter, da der Hoden durch diesen Kanal in das Skrotum
transportiert wird. Der Leistenkanal der Frau ist erheblich
kleiner, da das Lig. teres uteri wenig Raum benötigt und
damit eine geringere Bruchgefahr besteht.

10.5.3 Coxitis fugax (Hüftschnupfen)

Die Coxitis fugax oder Hüftschnupfen ist eine Entzündung
der Hüftgelenkkapsel, häufig nach grippalen Infekten
(CRP-Wert erhöht). Reversibel nach 2 Wochen.

! **Cave**
Differenzialdiagnostisch an **Morbus Perthes** denken!

10.5.4 Epiphyseolysis capitis femoris

Abgleiten der proximalen Femurkopfepiphyse während
der Pubertät. Je nach Verlauf der Krankheit werden **zwei
Typen** unterschieden:

- Typ lenta: langsamer Verlauf
- Typ akuta: schneller Verlauf mit Gefahr der Nekrose
  durch Abscherung der Gefäße.
- Der **Nachweis** wird durch verschiedene Untersu-
  chungen erbracht:
- Röntgenuntersuchung: Lauenstein-Aufnahme in
  »Frogposition« (vgl ► Abschn. 10.10.7, Provokations-
  test für Epiphyseolysis capitis femoris).
- MT-Test: Drehmann-Zeichen (Beugung im Hüft-
  gelenk ist nur bei gleichzeitiger Außenrotation des
  Beins möglich, Abb. 10.25).

10.5.5 Intrinsic snapping hip

Bei der Intrinsic snapping hip springt die Sehne des
M. iliopsoas über die Eminentia iliopubica.

10.5.6 Extrinsic snapping hip

Coxa saltans oder Extrinsic snapping hip. Durch Vorwölbung des Trochanter major (durch vergößerten
Antetorsionswinkel, Ausladung des Beckens, Coxa vara/

valga) kommt es zum Springen des Tractus iliotibialis über den Trochanter major.

10.5.7   Morbus Perthes

Der Morbus Perthes ist eine Hüftkopfnekrose aufgrund einer Ischämie/Gefäßanomalie im Kindesalter (5.–12. Lebensjahr). Jungen sind 4-mal häufiger betroffen als Mädchen. Die **Beschwerden** beginnen mit

- Hüft- und Knieschmerzen sowie
- Innenrotations- und Abduktionseinschränkungen.

10.5.8   Coxarthrose

Allgemeine Bezeichnung für **degenerative Veränderungen** des Hüftgelenks mit

- Leistenschmerzen,
- Anlauf- und Belastungsschmerzen,
- zunehmender Flexionskontraktur und
- Kapselmuster.

10.5.9   Coxa valga

Steilstellung des Schenkelhalses mit einem CCD-Winkel über 130°. Oft sind die Hüften dysplastisch (Auswalzen); es kommt kein Druck im Zentrum an, und im ISG kann kein Formschluss entstehen.

10.5.10   Coxa vara

Verkürzung des Schenkelhalses mit einem CCD-Winkel kleiner 120°. Je höher die Scherkraft ist, umso deutlicher entwickelt sich eine Coxa vara mit dem Risiko einer Schenkelhalsfraktur.

10.5.11   Chondrokalzinose (Pseudogicht)

Kalzifizierende Hütchenbildung auf dem Hüftkopf mit Entmineralisierung der Substantia compacta. Gefahr von Impressionsfrakturen (vgl. ▶ Abschn. 10.10, Provokationstest für Osteochondrosis dissecans).

10.5.12   Pubalgie (Pierson-Syndrom)

Unter Pubalgie versteht man eine Überbelastung mit Reizung der Adduktoreninsertionen. Im Röntgenbild zeigen sich meist Arrosionen am Ramus inferior ossis pubis.

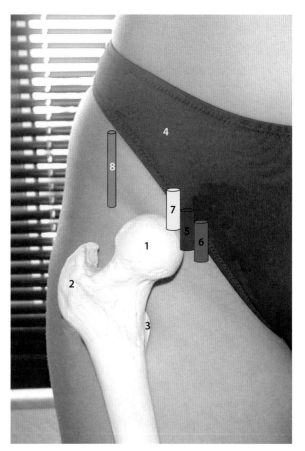

◘ Abb. 10.6 Hüftregion aus ventraler Sicht. **1** Hüftkopf (Caput femoris), **2** Trochanter major, **3** Trochanter minor, **4** Lig. inguinale, **5** A. femoralis (rot), **6** V. femoralis (blau), **7** N. femoralis (gelb), **8** N. cutaneus femoris lateralis (grün)

10.6   Oberflächenanatomie der Hüfte

In den. ◘ Abb. 10.6. und ◘ Abb. 10.7 ist die topographische Lage anatomischer Strukturen der Hüft region aus ventraler und lateraler Sicht dargestellt.

10.7   Anamnese, Inspektion, Palpation

10.7.1   Anamnese

In den ◘ Abb. 10.6 und ◘ Abb. 10.7 ist die topographische Lage anatomischer Strukturen der Hüftregion aus ventraler und lateraler Sicht dargestellt.

Im Eingangsbefund lässt der Therapeut den Patienten seine Problematik schildern. Währenddessen beobachtet er das Gangbild und die Körperhaltung des Patienten und stellt ihm ergänzende Fragen.

Um Zeitraum, Ort und Art der Beschwerden zu erfahren, sind folgende **Grundfragen** wichtig:

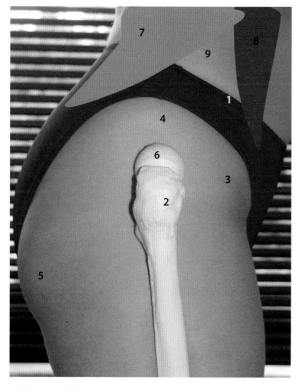

◘ Abb. 10.7 Hüftregion aus lateraler Sicht. **1** Crista iliaca, **2** Trochanter major, **3** M. tensor fasciae latae, **4** M. gluteus medius, **5** M. gluteus maximus, **6** Hüftkopf (Caput femoris), **7** M. latissimus dorsi/Fascia thoracolumbalis (orange), **8** M. obliquus externus abdominis (rot), **9** Trigonum lumbale inferior (Petit-Dreieck): Bruchpforte für Baucheingeweide als Hernia lumbalis inferior

◼ Seit wann hat der Patient Beschwerden?
◼ Wo sind die Beschwerden?
◼ Wie zeigt sich das Beschwerdebild?
◼ Gab es außergewöhnliche Belastungen, z. B. Sport, außergewöhnliche Arbeiten, durch die das Hüftgelenk verstärkt belastet wurde?
◼ Wurden die Beschwerden internistisch abgeklärt? Bei gynäkologischen und urologischen Problemen sollte ein Facharzt konsultiert werden.
◼ Welche Therapien wurden bisher durchgeführt? Und mit welchem Erfolg?
◼ Welche Medikamente werden eingenommen?
◼ Gibt es Bildgebung (MRT, CT, Röntgenbilder usw.)?

In ◘ Tab. 10.1 sind häufige anamnestische Angaben der Patienten mit einer Hüftproblematik und mögliche grobe Interpretationsmöglichkeiten für den Befund zusammengefasst.

10.7.2 Inspektion

Bereits während des Gesprächs achtet der Therapeut auf die Bewegungsamplitude und etwaige Deviationen/Deflektionen des Patienten. Während der Inspektion sollte der Therapeut die Anamnese mit der Befundung der Inspektion abgleichen. Daraus ergeben sich für ihn schon erste Interpretationen über das Bestehen einer Instabilität oder Hypomobilität.

◘ Tab. 10.1 Anamnestische Angaben des Patienten mit möglicher grober Befundungsinterpretation einer Hüftproblematik

Angaben des Patienten	Mögliche Interpretationen
Patient gibt sensibles Dermatom an	V.a. radikuläre Problematik von L3/L4/L5/S1/S2
Patient gibt Beschwerden auf der Standbeinseite an. Bauchlage ist unangenehm. Initialbewegungen bereiten Beschwerden.	V.a. Coxarthrose
Patient gibt punktuellen Sitzschmerz an	V.a. Kompression der Nn. clunium inferiores pars medialis
Patient gibt Beschwerden im Innervationsbereich des N. obturatorius an	V.a. hypermobiles ISG mit Störung der Symphyse und Störung der Spannung der Membrana obturatoria
Patient gibt beim Freizeitjoggen Beschwerden im proximal-lateralen Oberschenkelbereich an	V.a. Freizeitjogger weisen häufig einen hohen Grundmuskeltonus auf, dadurch kann es zur Kompression des N. cutaneus femoris lateralis kommen
Patient gibt Schmerzen dorsokranial des Darmbeinkamms an	V.a. Irritation der Nn. clunium superiores
Patient gibt nach Kniearthroskopie mit Teilresektion des medialen Meniskus Hüft- und Knieschmerz an	V.a. Ein großer Anteil der medialen Knieschmerzsyndrome mit Hüftschmerzen entstehen durch Arthroskopien mit Verletzung des R. infrapatellaris n. saphenus (isolierter Knieschmerz) bzw. Verletzung des N. saphenus.

Eine Beurteilung mit **Inspektion der LWS und des Kniegelenks** sollte aufgrund des funktionellen Zusammenspiels dazugehören. Ein **Gangbild** ist ebenfalls Teil der Hüftinspektion:

- Myogene Beschwerden zeigen sich am Spielbein,
- arthrogene Beschwerden am Standbein.

Bei der **Fußstellung** prüft der Therapeut, ob Senk-, Platt- oder Knickfüße für eine Innenrotation der Patella ursächlich sind und damit über Muskelzüge einen Hüft- und Leistenschmerz auslösen können.

Weitere wichtige **Inspektionskriterien** sind:

- Hüftasymmetrien,
- Muskeltonus (Atrophie, Hypertonie),
- Narben,
- Hautfärbung (bläulich, blass, rötlich),
- Schwellungen,
- gleichmäßige Standbeinphase oder wechselt der Patient die Standbeinseite,
- Schonhaltung.

10.7.3 Palpation

Palpatorisch prüft der Therapeut im Seitenvergleich:

- Konsistenzunterschiede bei Schwellungen,
- Hauttemperatur,
- abnormale ossäre Strukturen,
- Lipome,
- Prominenz der Hüftknochen,
- Tonus der Muskulatur,
- Lymphknoten.

❯ Eine **Schmerzpalpation** sollte erst nach der Basisuntersuchung erfolgen. **Bursen** werden auf Schwellungen (Fluktuation) und Temperatur geprüft.

10.7.4 Sicherheit/Kontraindikationen

Nach Anamnese, Inspektion und Palpation erfolgt ein Resümee mit Einschätzung von Sicherheit und Kontraindikationen. **Ausgeschlossen** werden müssen:

- Tumoren,
- entzündliche Prozesse,
- Frakturen,
- Bandrupturen.

❯ Vorgehensweise bei der **Interpretation** des Befundes:
Kontraindikationen einschätzen.
Diagnosemöglichkeiten einengen.
Strategie entwickeln: Weiter mit Basisuntersuchung oder erneute Kommunikation mit dem Arzt.

10.8   Basisuntersuchung der Hüfte

Grundsätzlich beinhaltet die **Basisuntersuchung** der Hüfte (▸ Übersicht 11.4)
einen Check-up der Safe signs und
einen differenzialdiagnostischen Check-up.
Zuerst werden die Safe signs überprüft. Anschließend folgt die differenzialdiagnostische Abklärung.

> **Übersicht**
> Übersicht 11.4. Safe signs und differenzialdiagnostischer Check-up
> In der Basisuntersuchung werden die Testungen in der folgenden **Reihenfolge** durchgeführt: **Safe signs**
> - Check-up: Medikamentöse Behandlung.
> - Check-up einer Osteoporose: Osteoporose-Test. Die Federung der Rippen-Atem-Breite (Höhe Brustwarzen) beträgt von max. Inspiration zu max. Exspiration mindestens 8 cm.
> - Check-up: Trendelenburg-Test.
>
> Differenzialdiagnostischer Check-up
> - Check-up des ISG.
> - Check-up der LWS.
> - Check-up des Kniegelenks.

10.8.1 Safe signs

- Check-up: Medikamentöse Behandlung

In der Anamnese wird erfragt, ob der Patient Medikamente einnimmt und um welche Medikamente es sich handelt.

❶ Cave
Eine **Kortisonmedikation** führt zum Verlust der Elastizität der Gefäße und der Kollagene. Patienten, die **Schmerzmittel** einnehmen, können keine präzisen Schmerzangaben machen.

- Check-up einer Osteoporose

Bei bestehender Osteoporose wird die Hüfte aufgrund der Körperschwerpunktverlagerung (KSV) nach ventral zum Os pubis hin besonders stark beansprucht. Verursacht wird die KSV durch eine zunehmende Betonung der BWS-Kyphose. Osteoporosebedingte Oberschenkelhals- und Wirbelkörperfrakturen sind sozialökonomisch gesehen (»life-event«) die folgeschwersten Frakturen.

❯ Gibt der Patient in der **Anamnese** eine zurückliegende Oberschenkelhalsfraktur an und zeigen sich in der Inspektion **typische Zeichen einer Osteoporose** wie

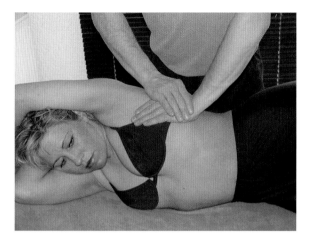

Abb. 10.8 Osteoporose-Federungstest

- starke Abnahme der Körpergröße von mehr
  als 5 cm (Schnelltest: Armspannweite sollte dem
  Scheitel-Sohlenabstand entsprechen),
- gebeugte Haltung,
- Kontakt des unteren Rippenbogens zum
  Beckenkamm,
- Baastrup-Zeichen,

sollte der Behandler den **Federungstest nicht
durchführen**, da durch die schon generalisierte
Osteoporose auch die Rippen mit einem erhöhten
Frakturrisiko behaftet sind.

- Osteoporose-Federungstest (■ Abb. 10.8)

ASTE. Der Patient liegt in Seitlage.

Ausführung. Der Therapeut legt seine Hände seitlich auf
den Patiententhorax und gibt einen zum Boden ausgerichteten Federungsdruck.

Befund. Normal ist ein elastisches Federn der Rippen.
Osteoporosepatienten haben kein oder nur ein limitiertes
Federn.

🛑 Cave

Bei **positivem Test** muss im Hüftbereich äußerst
behutsam gearbeitet werden.

Differenzialdiagnose. Rippensubluxationen/Systemer-
krankungen.

- Check-up: Trendelenburg-Test (■ Abb. 10.9)

ASTE und Ausführung. Der Patient steht 1 min lang.

Befund. Normal ist ein 1-minütiges Stehen auf einem
Bein, ohne dass das Becken zur heterolateralen Seite absinkt. Geprüft wird eine Schwäche der kleinen Glutäen.

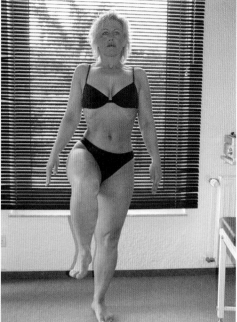

Abb. 10.9 Trendelenburg-Test, links

10.8.2 Differenzialdiagnostischer Check-up

Der differenzialdiagnostische Check-up sollte zu Beginn
einer zielgerichteten Untersuchung abklären, ob umliegende Strukturen beteiligt sind. Diese sind für die Hüfte:

- das ISG,
- die LWS und
- das Kniegelenk.

10.8.3 Check-up des ISG

Zwischen Hüftgelenk und ISG besteht eine enge mechanische Beziehung. Bei einer fehlenden Mitbeteiligung
des ISG verringert sich die Hüftflexionsbewegung bis
zu 60°.

10.9 Aktive Untersuchung der Hüfte

In der **aktiven Basisuntersuchung** testet und beurteilt der
Therapeut:

- Bereitwilligkeit,
- Bewegungsausmaß/Harmonie,
- Deviationen/Deflexionen und
- Schmerz.

Das Kommando ist mit einer Zielorientierung verbunden.

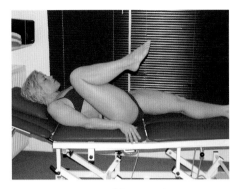

Abb. 10.10 Aktive Hüftflexion, rechts

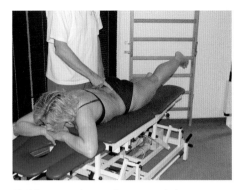

Abb. 10.11 Aktive Hüftextension, links

■ **Aktive Hüftflexion** (**Abb. 10.10**)

ASTE. Der Patient liegt in Rückenlage.

Ausführung. Der Patient führt eine Flexion im Hüftgelenk aus.

Befund. Eine **Schmerzauslösung** kann verursacht werden durch:
— aktivierte Arthrose bzw. Arthritis,
— Weichteilläsionen der Mm. tensor fasciae latae, rectus femoris, sartorius,
— Läsionen der Nn. femoralis, cutaneus femoris lateralis; neurogener Zugreiz des N. gluteus inferior und N. ischiadicus,
— Sign of the Buttocks (Tumor unterhalb des M. gluteus maximus, ▶ Glossar),
— Piriformis-Syndrom,
— Gefäßschmerz der A. femoralis.

Bei **Schwäche** liegt der Verdacht auf eine Läsion von L2/3 nahe.

■ **Aktive Hüftextension** (**Abb. 10.11**)

ASTE. Der Patient liegt in Bauchlage.

Ausführung. Der Patient führt eine Extension im Hüftgelenk aus. Der Therapeut palpiert L5/S1, um die weiterlaufende Bewegung in die LWS zu kontrollieren.

Befund. Bei **Schmerzauslösung** besteht Verdacht auf:
— Arthrose bzw. Arthritis,
— Läsionen der Nn. femoralis und cutaneus femoris lateralis,
— Piriformis-Syndrom,
— Gefäßschmerz der A. femoralis.
— Eine **Schwäche** deutet auf eine Läsion von L4/L5/S1.

■ **Aktive Hüftadduktion** (**Abb. 10.12**)

ASTE. Der Patient liegt in Rückenlage.

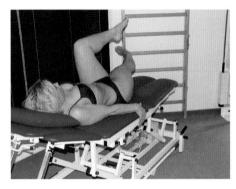

Abb. 10.12 Aktive Hüftadduktion, rechts

Ausführung. Der Patient führt eine Adduktion im Hüftgelenk aus.

Befund. Bei **Schmerzauslösung** besteht Verdacht auf:
— Weichteilläsionen der Mm. adductores,
— Up slip,
— Irritation der Bursa trochanterica,
— neurogenen Zugreiz des Ramus cutaneus lateralis n. iliohypogastricus,
— Kompression des Ramus profundus n. obturatorius.

Eine **Schwäche** deutet auf eine Läsion von L4/L5.

■ **Aktive Hüftabduktion** (**Abb. 10.13**)

ASTE. Der Patient liegt in Rückenlage.

Ausführung. Der Patient führt eine Abduktion im Hüftgelenk aus.

Befund. Eine **Schmerzauslösung** kann verursacht werden durch:
— Weichteilläsionen der Adduktorenmuskulatur,
— Down slip,
— Instabilität der Symphyse,

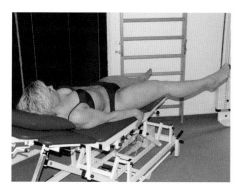

Abb. 10.13 Aktive Hüftabduktion, rechts

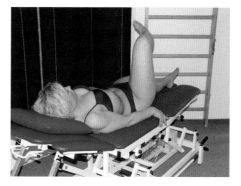

Abb. 10.14 Aktive Hüftaußenrotation, rechts

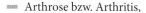
— Arthrose bzw. Arthritis,
— neurogenen Zugreiz des N. obturatorius.

Eine **Schwäche** deutet auf eine Läsion von L5/L4.

- **Aktive Hüftaußenrotation (** **Abb. 10.14)**
ASTE. Der Patient liegt in Rückenlage.

Ausführung. Der Patient führt eine Außenrotation im Hüftgelenk aus.

Befund. Bei **Schmerzauslösung** besteht Verdacht auf:
— Corpus liberum,
— Coxitis und
— ISG-Instabilität rechts.

Bei Bewegungseinschränkung ohne Schmerz besteht Verdacht auf:
— Retrotorsionshypomobilität des Os coxae rechts,
— Rechtsrotationshypomobilität der LWS.

Eine **Schwäche** deutet auf eine Läsion von L5 hin.

10.10 Passive Untersuchung des Hüftgelenks

- **Passive Hüftflexion (** **Abb. 10.15)**
ASTE. Der Patient liegt in Rückenlage.

Ausführung. Der Therapeut führt eine Flexion im Hüftgelenk aus und gibt am Ende der Bewegung einen Überdruck. Er umfasst von dorsal den distalen Oberschenkel.

Befund. Eine **Schmerzauslösung** lässt schließen auf:
— aktivierte Arthrose bzw. Arthritis,
— Weichteilläsionen der Mm. tensor fasciae latae, rectus femoris, sartorius,

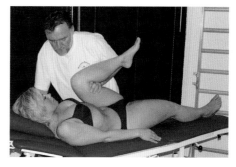

Abb. 10.15 Passive Hüftflexion, links

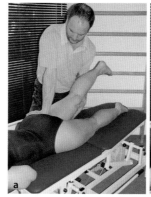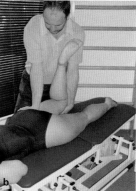

Abb. 10.16a,b Passive Hüftextension, rechts. **a** Mit Knieextension, **b** mit Knieflexion

— Läsionen der Nn. femoralis und cutaneus femoris lateralis, gluteus inferior, N. ischiadicus,
— Sign of the Buttocks,
— Piriformis-Syndrom,
— Gefäßschmerz der A. femoralis.

Endgefühl. Das Endgefühl ist elastisch/fest-elastisch.

- **Passive Hüftextension (** **Abb. 10.16)**
ASTE. Der Patient liegt in Bauchlage.

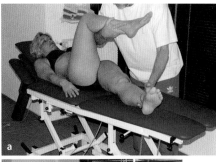

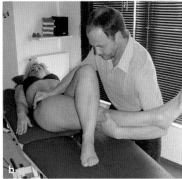

◘ **Abb. 10.17a,b** Passive Hüftadduktion. **a** Test links, Handling mit gehaltenem Bein, **b** Test rechts, Handling mit abgestelltem Bein

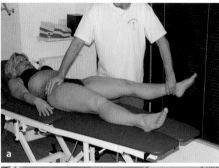

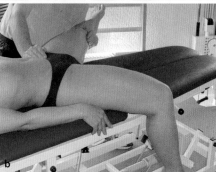

◘ **Abb. 10.18a,b** Passive Hüftabduktion, links. **a** heterolaterales Bein in Mittelstellung, **b** Widerlagerung des heterolateralen Beins

Ausführung. Der Therapeut führt mit gestrecktem (◘ Abb. 10.16a) und mit gebeugtem Kniegelenk (◘ Abb. 10.16b) eine Hüftextension aus.

Befund. Eine **Schmerzauslösung** lässt schließen auf:
- Arthrose,
- Weichteilläsionen der Mm. iliopsoas, tensor fasciae latae, rectus femoris, sartorius,
- Läsionen der Nn. femoralis und cutaneus femoris lateralis,
- Gefäßschmerz der A. femoralis.

Endgefühl. Das Endgefühl ist festelastisch.

- **Passive Hüftadduktion (◘ Abb. 10.17)**
ASTE. Der Patient liegt in Rückenlage.

Ausführung. Der Therapeut führt eine Adduktion im Hüftgelenk aus. Das heterolaterale Bein wird angehoben und das zu untersuchende Bein in Adduktion geführt. Am Ende der Bewegung wird ein Überdruck gegeben.

Befund. Eine **Schmerzauslösung** lässt schließen auf:
- Weichteilläsionen der Mm. tensor fasciae latae, gluteus medius et minimus,
- Irritation der Bursa trochanterica,
- neurogenen Zugreiz des Ramus cutaneus lateralis n. iliohypogastricus.

Endgefühl. Das Endgefühl ist elastisch.

- **Passive Hüftabduktion (◘ Abb. 10.18)**
ASTE. Der Patient liegt in Rückenlage.

Ausführung. Der Therapeut führt eine Abduktion im Hüftgelenk aus, indem er das heterolaterale Becken widerlagert und das zu untersuchende Bein in Abduktion bewegt.

Befund. Bei **Schmerzauslösung** besteht der Verdacht auf:
- Weichteilläsionen der Adduktorenmuskulatur,
- Arthrose,
- neurogenen Zugreiz des N. obturatorius.

Endgefühl. Das Endgefühl ist elastisch, da die Adduktoren die Bewegung abbremsen.

Ausschlusstestung. Zum Ausschluss des M. gracilis wird bei gleicher ASTE das Kniegelenk 90° gebeugt.

- **Passive Hüftaußenrotation (◘ Abb. 10.19)**
ASTE. Der Patient liegt in Rückenlage.

Ausführung Der Therapeut führt eine Außenrotation im Hüftgelenk aus, indem er die Hüfte 90° beugt, das Kniegelenk 90° anwinkelt und über den Unterschenkel die Hüfte in Außenrotation bewegt. Am Ende der Bewegung gibt der Therapeut einen Überdruck.

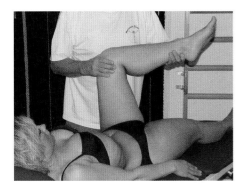

Abb. 10.19 Passive Hüftaußenrotation, links

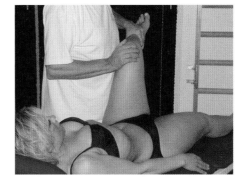

Abb. 10.20 Aktive Hüftinnenrotation, links

Befund. Eine **Schmerzauslösung** lässt schließen auf:
- Corpus liberum,
- Coxitis.

Bei **Bewegungseinschränkung ohne Schmerz** besteht der Verdacht auf eine Retrotorsionshypomobilität des linken Os coxae.

Endgefühl. Das Endgefühl ist festelastisch.

- **Passive Hüftinnenrotation** (**Abb. 10.20**)
ASTE. Der Patient liegt in Rückenlage.

Ausführung. Der Therapeut führt eine Innenrotation im Hüftgelenk aus, indem er das 90° gebeugte Hüftgelenk und 90° gebeugte Kniegelenk am Unterschenkel in Innenrotation bewegt und am Ende einen Überdruck gibt.

Befund. Eine **Schmerzauslösung** lässt schließen auf:
- Arthrose,
- ISG-Instabilität.

Bei **Bewegungseinschränkung ohne Schmerz** besteht der Verdacht auf eine Antetorsionshypomobilität des linken Os coxae.

Endgefühl. Das Endgefühl ist festelastisch.

- **Passive Zusatztestungen**
- **Painful arc der Hüfte/Zirkumduktionstest**
  (**Abb. 10.21**)
ASTE. Der Patient liegt in Rückenlage.

Ausführung. Der Therapeut bringt die ventral liegenden Weichteilstrukturen von lateral nach medial unter Stress. Er führt beim Patienten eine maximale Flexion und Abduktion aus und führt das Bein langsam in Adduktion.

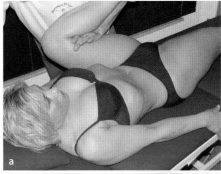

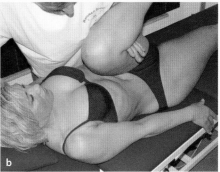

Abb. 10.21a,b Painful arc der Hüfte/Zirkumduktionstest, links. **a** ASTE, **b** ESTE

Befund. Es kann eine Weichteilirritation der **ventralen Strukturen** vorliegen, die von lateral nach medial unter Kompression geraten:
- M. tensor fasciae latae,
- M. rectus femoris,
- M. sartorius mit N. cutaneus femoris lateralis,
- M. iliopsoas mit N. femoralis,
- A. femoralis,
- V. femoralis,
- M. pectineus,
- M. adductor longus,
- Ramus articularis n. obturatorius.

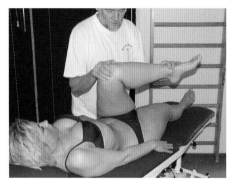

Abb. 10.22 Provokationstest für die Bursa iliopectinea, links

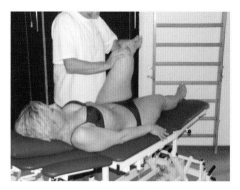

Abb. 10.23 Provokationstest für das Labrum acetabulare, links

- **Provokationstest für die Bursa iliopectinea**
  (**Abb. 10.22**)

ASTE. Der Patient liegt in Rückenlage.

Ausführung. Der Therapeut führt die zu untersuchende Hüfte in 110° Flexion und maximale Adduktion, bis der Trochanter minor die Bursa komprimieren kann und führt dann eine Außenrotation durch.

Befund   Ein positiver Test gibt einen Hinweis auf eine Bursitis iliopectinea. **Differenzialdiagnostisch** sollten ausgeschlossen werden:

- Kompressionsneuropathie des N. femoralis,
- Morbus Perthes,
- Labrumläsion,
- Instabilität der Symphyse oder des ISG.

> ❯ Die Bursa iliopectinea besteht aus einer festen Synovialmembran mit Gleitschmiere (meist ausgehend vom Gelenk). Man könnte sie auch als »Baker-Zyste der Leiste« bezeichnen. Aufgrund ihrer tiefen Lage ist eine Fluktuation nicht zu erkennen. Die Provokation betrifft immer auch den **N. femoralis**.

- **Provokationstest für das Labrum acetabulare**
  (**Abb. 10.23**)

ASTE. Der Patient liegt in Rückenlage.

Ausführung. Der Therapeut führt die zu untersuchende Hüfte in ca. 110° Flexion und 30° Adduktion und führt dann eine maximale Innenrotation aus. Durch Flex/ADD/IR wird Druck auf den antero-kranial und lateral gefährdeten Labrumrand erzeugt.

Befund. Labrumschaden bei Dehydrierung des Faserknorpels mit partiellen Einrissen. Die Folge ist ein Austritt von Synovia mit Entzündungsreaktionen und die Bildung von Plicazotten mit Druckdolenz. **Differenzialdiagnostisch** sollten ausgeschlossen werden:

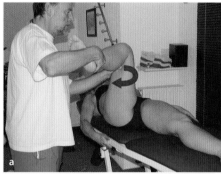

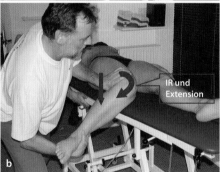

Abb. 10.24a,b Provokationstest für eine Osteochondrosis dissecans, rechts. **a** ASTE, **b** ESTE

- Kompressionsneuropathie des N. femoralis,
- Morbus Perthes,
- Hüftkopfnekrose im Erwachsenenalter.

- **Provokationstest für eine Osteochondrosis dissecans (Morbus König)** (**Abb. 10.24**)

ASTE. Der Patient liegt in Rückenlage.

Ausführung. Der Therapeut führt die zu untersuchende Hüfte in ca. 90° Flexion und führt eine maximale Innenrotation aus. Aus dieser Vorposition bringt der Therapeut die Hüfte in Extension; die Innenrotation wird gehalten.

Befund. Osteochondrosis dissecans. Differenzialdiagnostisch sind auszuschließen:

- Kapselmuster des Hüftgelenks,
- Chondrokalzinose,
- Hüftkopfnekrose.

Exkurs

Differenzierung zwischen Osteochondrosis dissecans, Chondrokalzinose und Hüftkopfnekrose Osteochondrosis dissecans (Morbus König). Bei der Osteochondrosis dissecans kommt es zu einem Herauslösen eines Wachstumskerns aus seinem Verbund. Der **Grund** ist eine subchondrale Vaskularisationsstörung, die zur Demarkation – Sklerosierung – Herauslösen eines Dissekats aus dem Verbund führt, das Einklemmungsphänomene verursacht.

Bei der Osteochondrosis dissecans entsteht der **Schmerz** meist zwischen 20–40° Hüftflexion, da sich dorsal-kranial der dickste Knorpel befindet. Die Dissekatgefahr ist hier am größten. Es entsteht ein **painful arc** mit den Symptomen kein Schmerz – Schmerz – kein Schmerz.

Chondrokalzinose. Die Chondrokalzinose wird auch als Pseudogicht bezeichnet. Sie ist eine Erkrankung, bei der sich Kalziumphosphatkristalle lösen und eine Gelenkentzündung auslösen. Außerdem führt sie zur Abnahme der Knorpelflexibilität. Die **Symptomatik** ist identisch mit der einer aktivierten Arthrose.

Bei der Chondrokalzinose besteht der **Schmerz** auf der gesamten Bewegungsbahn.

Hüftkopfnekrose. Eine Hüftkopfnekrose reagiert ebenfalls auf diesen Test. Die Hüftkopfnekrose kann als Folge einer aktuell ablaufenden Morbus-Perthes-Erkrankung bestehen.

- **Epiphyseolysis capitis femoris lenta/acuta**
  (❏ Abb. 10.25)

❯ Der Test wird bei **Kindern** ausgeführt.

ASTE. Der Patient liegt in Rückenlage.

Ausführung. Der Therapeut führt die zu untersuchende Hüfte aus einer Extension/Innenrotation in eine Flexion/Innenrotation.

Interpretation. Kommt es auf dem Weg in die Flexion zu einer Zwangsaußenrotation, ist der Test positiv (positives Drehmann Zeichen).

Befund. Epiphyseolysis capitis femoris lenta/acuta.

Exkurs

Epiphyseolysis capitis femoris lenta/acuta

Bei der Epiphyseolysis capitis femoris acuta kommt es zur **Lösung**, bei der Epiphyseolysis capitis femoris lenta zur **Lockerung** der Epiphysenfuge, bei der der Femurkopf im Azetabulum fixiert bleibt und der Schenkelhals nach kranial-ventral gleitet. Der Hals wird entsprechend der 45°-ventrolateralen Richtung durch die Kongruenz in Extension/Innenrotation herausgedrückt und kann, gemäß dem Drehmann-Zeichen nicht mehr in die biomechanische IR. In der **Röntgenuntersuchung** wird eine sog. Lauensteinaufnahme in »Frogposition« gemacht, um die Dorsalposition des Femurkopfes darzustellen. **Ursachen** der Epiphyseolysis sind:

- Übergewicht oder
- Trauma.

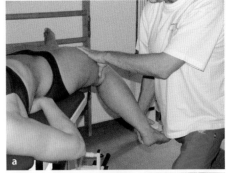

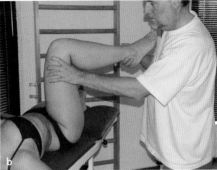

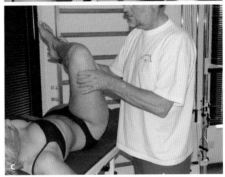

❏ **Abb. 10.25a–c** Epiphyseolysis capitis femoris lenta/acuta, rechts.
a ASTE, **b** physiologische ESTE, **c** pathologische ESTE

- **Antetorsionswinkel-Test** (❏ Abb. 10.26)

ASTE. Der Patient liegt in Rückenlage.

Ausführung. Der Therapeut positioniert den Patienten so, dass die Knie frei über die Bankkante hängen. Bei gleichzeitiger Palpation des Trochanter major stellt der Therapeut den Trochanter major durch Innenrotation der Hüfte in Horizontalstellung

Interpretation. Die physiologische Antetorsion des Femurkopfs beträgt 12–15°. Eine Horizontalstellung des Trochanter major bedeutet, dass der Torsionswinkel auf 0° eingestellt wird. Dazu muss sich der Oberschenkel 12–15° nach innen drehen. Bei horizontaler Einstellung des Trochanter major ist die Antetorsion am Unterschenkel feststellbar.

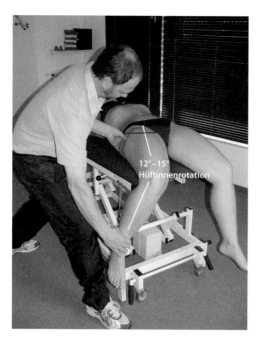

Abb. 10.26 Norminnenrotation 12–15° bei horizontaler Einstellung des Trochanter major

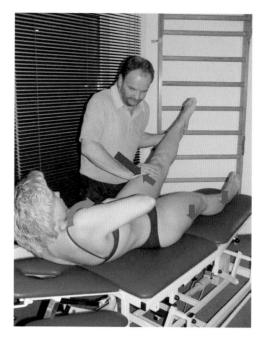

Abb. 10.27 Test: »Weiche Leiste« nach Streeck, links

> **Antetorsionsverhalten beim Kind**
> **Antetorsion:** Torsion des Femurkopfes nach ventral, also
> zum vorderen Anteil der Pfanne hin. **Beim Kind:**
> ▬ Antetorsionswinkel ca. 30°,
> ▬ CCD-Winkel ca. 150°.
>
> Diese **Winkelmaße** bedeuten:
> ▬ Das Bein steht gerade, wenn es **nicht belastet wird.**
> ▬ **Belastet das Kind das Bein**, muss dieses in **Innenrotation** drehen, um den Femurkopf in der Mitte der Pfanne zu zentrieren. Das Kind stolpert in dieser Entwicklungsphase regelrecht über die eigenen Füße.
>
> **Absinken des CCD-Winkels** auf den Normwert von 125°: Die Normstellung des Beins von 15° Antetorsion minus 25° Retrotorsion der Tibia (statischer Ausgleich durch die Außenrotation der Tibia von 25°) ergibt eine **physiologische 10°-Außenrotationsstellung** des Beins.

▪ **Test: »Weiche Leiste« nach Streeck**
  (☐ Abb. 10.27)

Ziel. Testung einer dynamischen Instabilität im Übergangsbereich des Canalis inguinalis (vom Bauchraum zum Oberschenkel) durch exzentrische muskuläre Ansprache.

ASTE. Der Patient liegt in Rückenlage. Die Hände liegen auf dem Bauch. Der Patient hebt die rechte Schulter diagonal zur linken Seite an. Das rechte Bein wird zur Inhibierung des M. iliopsoas major nach dorsal gegen die Bank gedrückt, das linke Bein wird ca. 30° angehoben.

Ausführung. Unter Beibehaltung dieser Vorposition drückt der Therapeut das linke Bein unter nachlassender Anspannung des Patienten bankwärts. Zur Verstärkung des Tests kann der Therapeut zusätzlich exzentrischen Druck an der rechten Schulter des Patienten geben.

Exkurs
»Weiche Leiste«
Der Canalis inguinalis durchläuft die Bauchwand diagonal vom Anulus inguinalis profundus zum Anulus inguinalis superficialis. Eine »weiche Leiste« beschreibt die **dynamische Instabilität** aktiv stabilisierender Strukturen im Canalis inguinalis:
▬ M. obliquus externus,
▬ M. obliquus internus,
▬ M. transversus abdominis.

Kommt es aufgrund einer dynamischen Instabilität zu einer morphologischen Schädigung, entsteht eine Hernie. **Zeichen** einer »weichen Leiste« sind Schmerzen im Leisten- und Adduktorenbereich bei abdominaler Druckerhöhung und exzentrischer Muskelaktivität.

10.11 Widerstandstestung der Hüfte

Bei der Widerstandstestung wird die Hüftmuskulatur isometrisch-konzentrisch getestet. Zur Beschreibung der Be-

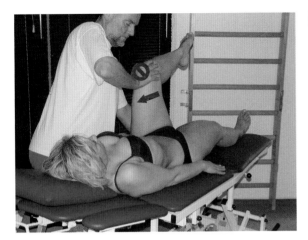

◨ **Abb. 10.28** Widerstandstest: Hüftflexion, links.

wegungsrichtung geht der Therapeut die Bewegung anfänglich mit dem Patienten passiv durch.

❯ Der **Test** wird für 1 sec mit maximaler Kraft ausgeführt; es wird im Seitenvergleich getestet.

Der Widerstandstest bezieht sich auf die **kontraktilen Strukturen,** d. h.:
- Bei **frischen Verletzungen** treten die Schmerzen schon nach Erreichen der Submaximalkraft auf.
- Ältere Verletzungen, die der Körper zu kompensieren gelernt hat, reagieren auch bei maximaler Kraft nicht immer gleich zu Anfang des Widerstandstests, sondern erst nach ca. 10 sec.
- Besteht der Verdacht auf einen **myogenen Trigger** (partielle Ischämie), zeigt sich dieser erst ab einer Widerstandsgabe von ca. 30 sec.

- **Widerstandstest: Hüftflexion** (◨ Abb. 10.28)

ASTE. Der Patient liegt in Rückenlage. Das Hüftgelenk des Patienten befindet sich in 90° Hüftbeugung.

Ausführung. Der Therapeut steht kopfseitig des Patienten und widerlagert mit seiner rechten Hand das Kniegelenk von proximal. Der Patient wird aufgefordert, das Bein gegen die Widerstand gebende Hand des Therapeuten zu beugen.

Befund. Befundmöglichkeiten sind:
- Läsionen des M. iliopsoas, M. rectus femoris, M. pectineus,
- Weichteilstadien 2–4.

Eine **Schwäche ohne Schmerz** deutet auf eine Plexuslumbalis-Läsion hin.

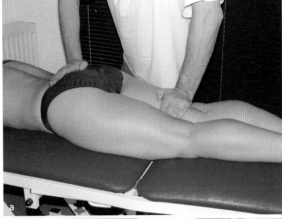

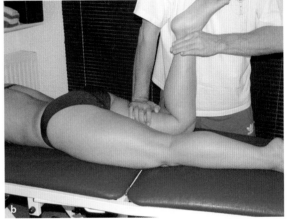

◨ **Abb. 10.29a,b** Widerstandstest: Hüftextension, links. **a** Hüftextension mit gestrecktem Bein, **b** Hüftextension bei 90° Kniebeugung und aktiver Kniestreckung

Ausschlusstestung. Differenzierung der Hüftflexoren:
- **M.-iliopsoas-Läsionen** zeigen sich bei zusätzlicher Aktivität der Außenrotatoren deutlicher. Der Läsionsort des M. iliopsoas liegt medial des M. sartorius und distal des Leistenbands.

Der **M. rectus femoris,** der mit seinem Caput rectum an der SIAI entspringt, mit seinem Caput reflexum am Sulcus supraacetabuli, wird durch eine aktive Kniebeugung inhibiert.
- Der **M. pectineus** wird selektiv durch eine zusätzliche Adduktion und Außenrotation auf seine Kraft getestet.

- **Widerstandstest: Hüftextension mit gestrecktem Bein** (◨ Abb. 10.29)

ASTE. Der Patient liegt in Bauchlage. Sein Hüftgelenk befindet sich in 0°-Position.

Ausführung. Der Therapeut steht an der zu untersuchenden Seite und fixiert mit seiner rechten Hand das Os sac-

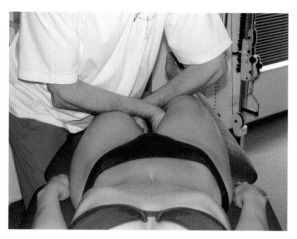

Abb. 10.30 Widerstandstest: Hüftadduktion, Hüftgelenk in 0°-Stellung

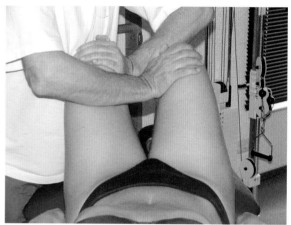

Abb. 10.31 Widerstandstest: Hüftadduktion, Hüftgelenk in 45°-Stellung

rum. Mit seiner linken Hand widerlagert er von dorsal den distalen Oberschenkel des Patienten. Der Patient wird aufgefordert, das Bein gegen die Widerstand gebende Hand des Therapeuten zu strecken.

Befund. Befundmöglichkeiten sind:
- Läsionen des M. gluteus maximus, M. adductor magnus, der ischiokruralen Muskulatur,
- Weichteilstadien 2–4.

Eine **Schwäche ohne Schmerz** deutet auf eine Plexus-sacralis-Läsion hin.

Ausschlusstestung. Differenzierung der Hüftextensoren:
- Der **M. gluteus maximus** ist mit 60% der Hauptextensor und wird selektiv (im Vergleich zum M. adductor magnus) durch eine zusätzliche Ansprache der Außenrotatoren getestet.
- Der **M. adductor magnus** zeigt sich betonter durch Ansprache der Adduktoren und bei auswärts gedrehtem und gebeugtem Knie durch eine Innenrotation.
- Die **Ischiokruralen** mit M. biceps femoris c.l. et c.b., M. semitendinosus und M. semimembranosus sind über aktive Kniestreckung zu inhibieren.

- **Widerstandstest: Hüftadduktion (□ Abb. 10.30)**
ASTE. Der Patient liegt in Rückenlage. Das Hüftgelenk des Patienten befindet sich in 0°-Stellung. Die Beine sind gestreckt.

Ausführung. Der Therapeut steht am Fußende des Patienten und widerlagert von medial in Höhe beider Kniegelenke. Der Patient wird aufgefordert, die Beine gegen die Widerstand gebenden Hände des Therapeuten zu adduzieren. Es wird im direkten Seitenvergleich getestet.

Befund. Folgende Befunde sind möglich:
- Läsionen des M. pectineus, M. adductor brevis, M. adductor magnus, M. adductor longus und M. gracilis.
- Weichteilstadien 2–4.

Eine **Schwäche ohne Schmerz** deutet auf eine Läsion von L2–L4 hin.

- **Widerstandstest: Hüftadduktion (□ Abb. 10.31)**
ASTE. Der Patient liegt in Rückenlage. Das Hüftgelenk des Patienten befindet sich in **45°-Stellung.** Die Beine sind angestellt.

Ausführung. Der Therapeut steht am Fußende des Patienten und widerlagert von medial in Höhe beider Kniegelenke. Der Patient wird aufgefordert, die Beine gegen die Widerstand gebenden Hände des Therapeuten zu adduzieren. Der Therapeut testet im direkten Seitenvergleich.

Befund. Befundmöglichkeiten sind:
- Läsionen des M. adductor longus, M. gracilis, M. adductor brevis, M. adductor magnus und M. pectineus.
- Weichteilstadien 2–4.

Eine **Schwäche ohne Schmerz** weist auf eine Läsion von L2–L4 hin.

- **Widerstandstest: Hüftadduktion (□ Abb. 10.32)**
ASTE. Der Patient liegt in Rückenlage. Das zu testende Hüftgelenk befindet sich in **90°-Stellung.**

Ausführung. Der Therapeut steht seitlich des Patienten und widerlagert den Oberschenkel medial in Höhe des

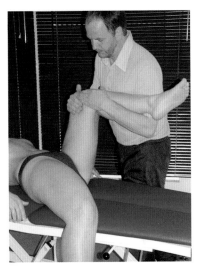

Abb. 10.32 Widerstandstest: Hüftadduktion, Hüftgelenk in 90°-Stellung

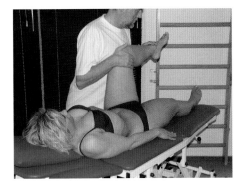

Abb. 10.33 Widerstandstest: Hüftabduktion im direkten Seitenvergleich

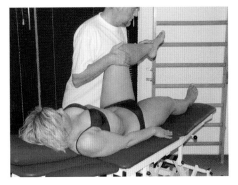

Abb. 10.34 Widerstandstest: Hüftinnenrotation, links

Kniegelenks. Der Patient wird aufgefordert, das Bein gegen die Widerstand gebenden Hände des Therapeuten zu adduzieren.

Befund. Folgende Befunde sind möglich:
- Läsionen des M. gracilis, M. adductor brevis, M. adductor longus, M. adductor magnus und M. pectineus,
- Weichteilstadien 2–4 bei V.a. eine Hernia obturatoria bzw. Tonusdysregulation der Beckenbodenmuskulatur.
- Eine **Schwäche ohne Schmerz** deutet auf eine Läsion von L2–L4 hin.

- **Widerstandstest: Hüftabduktion im direkten Seitenvergleich** (**Abb. 10.33**)

ASTE. Der Patient liegt in Rückenlage. Das Hüftgelenk des Patienten befindet sich in 0°-Stellung.

Ausführung. Der Therapeut steht am Fußende des Patienten und widerlagert von lateral in Höhe beider Kniegelenke. Der Patient wird aufgefordert, beide Beine gegen die Widerstand gebenden Hände des Therapeuten zu abduzieren.

Befund. Folgende Befunde sind möglich:
- Läsionen des M. gluteus medius, M. gluteus maximus, M. tensor fasciae latae,
- Weichteilstadien 2–4.

Eine **Schwäche ohne Schmerz** lässt schließen auf:
- Läsion von L4/L5,
- Muskeldystrophie, Beckentyp (z. B. progressive Muskeldystrophie, Limbgirdle Typ mit fortschreitendem Rückgang der lumbopelvifemoralen Muskeln).

Ausschlusstestung. Differenzierung **der Huftabduktoren:**
- Der **M. gluteus maximus** kann über eine zusätzliche Außenrotation selektiv angesprochen werden.
- Der **M. tensor fasciae latae** wird bei Innenrotation betonter angesprochen.Der **M. gluteus medius** ist nur mittels Schmerzpalpation selektiv erreichbar.

> Der **M. gluteus medius** ist der Muskel, der in der Praxis die häufigsten Irritationen zeigt: Vorwiegend im Insertionsbereich der Ala ossis ilii und an der Trochanter-major-Spitze kommt es zu Läsionen und Überbeanspruchungen am tendomuskulären Übergang. Außerdem liegt die **Bursa trochanterica m. gluteus medius** zwischen Ansatzsehne und Trochanter major und gerät bei einem ausladenden Becken unter Stress.

- **Widerstandstest: Hüftinnenrotation** (**Abb. 10.34**)

ASTE. Der Patient liegt in Rückenlage. Hüft- und Kniegelenk des Patienten befinden sich in 90°-Stellung.

Ausführung. Der Therapeut steht seitlich des Patienten und widerlagert mit seiner linken Hand den Unterschenkel in Höhe des Malleolus lateralis. Mit seiner rechten Hand

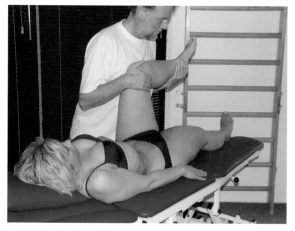

Abb. 10.35 Widerstandstest: Hüftaußenrotation, links

und seinem Thorax stabilisiert der Therapeut das Knie und den Oberschenkel. Der Patient wird aufgefordert, den Unterschenkel gegen die Widerstand gebende Hand des Therapeuten nach außen zu bewegen.

Befund. Folgende Befunde sind möglich:
- Läsionen des M. tensor fasciae latae, M. gluteus minimus, der distalen Insertion des M. adductor magnus,
- Weichteilstadien 2–4.

Eine **Schwäche ohne Schmerz** deutet auf eine Läsion von L4–L5 hin.

Zu beachten ist, dass gerade diese Muskeln bei **Arthrosepatienten** stark beansprucht sind.

- **Widerstandstest: Hüftaußenrotation (Abb. 10.35)**
ASTE. Der Patient liegt in Rückenlage. Hüft- und Kniegelenk des Patienten befinden sich in 90°-Stellung.

Ausführung. Der Therapeut steht seitlich des Patienten und widerlagert mit seiner linken Hand den Unterschenkel in Höhe des Malleolus medialis. Mit seiner rechten Hand und seinem Thorax stabilisiert der Therapeut Knie und Oberschenkel. Der Patient wird aufgefordert, den Unterschenkel gegen die Widerstand gebende Hand des Therapeuten nach innen zu bewegen.

Befund. Folgende Befunde sind möglich:
- Läsionen des Triceps coxae (▶ Abschn. 10.2.3) der Mm. gluteus maximus (am Trochanteransatz), piriformis, iliopsoas, der Adduktorenmuskulatur, ausgenommen den M. gracilis;
- Weichteilstadien 2–4.

Bei **Schwäche ohne Schmerz** besteht der Verdacht auf eine Läsion von L4–L5.

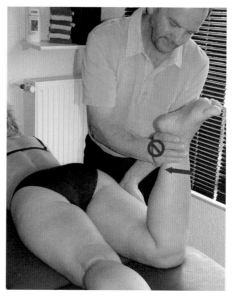

Abb. 10.36 ASTE: Patient liegt in BL. Ausführung: Der Therapeut beugt das Bein auf 90° Flexion. Craniale Hand widerlagert Sprunggelenk. Caudale Hand widerlagert laterale Oberschenkel. Der Patient wird aufgefordert, den Unterschenkel gegen den Widerstand gebende rechte Hand des Therapeut zu beugen

Ausschlusstestung. Differenzierung der Hüftaußenrotatoren: Es ist schwierig, die Außenrotatoren zu selektieren, da der **Triceps coxae** (M. obturatorius internus und Mm. gemelli) und **M. piriformis** zusammen ca. 30 % der Außenrotation übernehmen.
- Der stärkste Außenrotator ist der **M. gluteus maximus;** er ist durch Hüftflexion zu inhibieren.
- Auch der **M. iliopsoas und die Adduktoren** können durch antagonistische Ansprache inhibiert werden.

- **Widerstandstest: Knieflexion (Abb. 10.36)**
ASTE. Der Patient liegt in Rückenlage.

Ausführung. Der Therapeut legt sein angewinkeltes Bein auf die Bank und legt das Patientenbein über seinen Oberschenkel. Mit seiner linken Hand widerlagert er den distalen Unterschenkel, mit seiner rechten Hand fixiert er den distalen Oberschenkel des Patienten. Der Patient wird aufgefordert, den Unterschenkel gegen die Widerstand gebende linke Hand des Therapeuten zu beugen.

Befund. Mögliche Befunde sind:
- Läsion der ischiokruralen Muskulatur,
- Weichteilstadien 2–4.

Bei **Schwäche ohne Schmerz** besteht der Verdacht auf eine Läsion von L5–S2.

- **Widerstandstest: Knieextension** (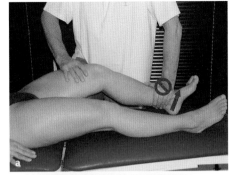 Abb. 10.37)
ASTE. Der Patient liegt in Rückenlage.

Ausführung. Der Therapeut legt sein angewinkeltes Bein auf die Bank und legt das Patientenbein über seinen Oberschenkel. Mit seiner linken Hand widerlagert er den distalen Unterschenkel, mit seiner rechten Hand fixiert er den distalen Oberschenkel des Patienten. Der Patient wird aufgefordert, den Unterschenkel gegen die Widerstand gebende linke Hand des Therapeuten zu strecken.

Befund. Mögliche Befunde sind:
- Läsion des M. rectus femoris,
- Weichteilstadien 2–4.

Eine **Schwäche ohne Schmerz** deutet auf eine Läsion von L3–L4 hin.

10.12 Weichteiltechniken der Hüfte

10.12.1 Muskelläsionen der Hüfte

Die **Indikation** für eine Weichteilbehandlung, bestehend aus
- Querfriktion,
- Funktionsmassage,
- Reflexinhibierung,
- Querdehnung,
- Thermokinetik und
- neurogener Mobilisation,

ist eine positive Widerstandsfunktionsuntersuchung mit **Zeichen** eines Muskelbauchschmerzes und ischämischen nozizeptiven Druckdolenzen.

Die oft beschriebenen **Insertionstendopathien** des M. adductor longus, M. rectus femoris und M. iliopsoas sind in der Praxis unrelevant. Auch nach Jahren praktischer Erfahrungen mit Leistungssportlern konnten die Autoren nur einmal eine partielle Ruptur der Insertion des M. rectus femoris bei einem Basketball-Leistungssportler diagnostizieren. Reizungen an Ursprüngen der Adduktoren haben fast immer eine sekundäre Ursache und bilden keine Indikation für eine Querfriktion.

> ❯ Ein **Problem wird als chronisch eingestuft**, wenn es seit 42 Tagen kontinuierlich vorhanden ist oder ständige Rezidive auftreten.

Der **Schwerpunkt einer manualtherapeutischen Behandlung** bezieht sich auf die Primärursache, z. B. können

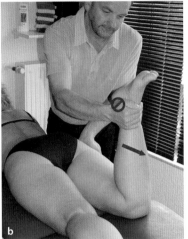

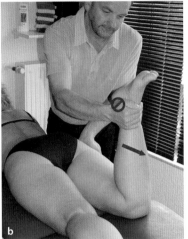

> ⬛ **Abb. 10.37a,b** Widerstandstest: Knieextension. **a** Test in Rückenlage, links. **b** Test in Bauchlage, rechts

Adduktorenschmerzen durch eine »weiche Leiste«, eine Symphyseninstabilität oder eine ISG-Problematik bedingt sein.

> ❯ Der am häufigsten betroffene Muskel der Hüfte ist der **M. piriformis** mit seiner direkten Insertion und den indirekten Ursprüngen.
> Darüber hinaus können Weichteilproblematiken entstehen **durch die** Muskeln:
> - Triceps coxae,
> - die kleinen Glutäen und
> - den M. biceps femoris.

Aufgrund der engen Beziehung zwischen Muskulatur, Plexus sacralis und N. ischiadicus spielen Weichteiltechniken eine große Rolle in der Hüftbehandlung: Ein erhöhter Muskeltonus des M. piriformis oder der Glutäalmuskulatur kann neurale Strukturen irritieren. Besonders die Hüftmuskulatur, die in den alltäglichen Bewegungen hohe stabilisierende und dynamische Aufgaben erfüllt, kann eine Irritation des Blutfließgleichgewichts (Steady state) auslösen.

Als Beispiele wurden folgende **Weichteiltechniken** ausgewählt:

— Querdehnungen,
— Funktionsmassagen und
— Reflexinhibitionstechniken.

Perivaskuläre Innervationsstörungen. Perivaskuläre Innervationsstörungen mit Störungen der interstitiellen Flüssigkeiten/Konzentrationen sind sympathisch lokal oder segmental einzuordnen und bedürfen der Einflussnahme auf eine evt. sympathische Hyperaktivität. Bei segmentaler Reizung der vegetativen Seitenhörner kann ein bis zu 20% erhöhter Muskeltonus des vasomotorischen Versorgungsgebiets entstehen.

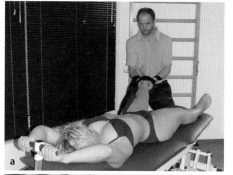

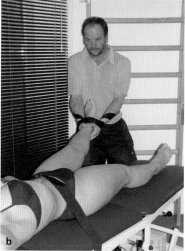

10.12.2 Differenzialdiagnostik

Segmentale und periphere Innervationsstörungen. Fixationen und Durchtrittstellen durchlaufender Nerven sowie Spannungsveränderungen der Hüftmuskeln können lokale Irritationen im Hüftgelenk auslösen. Ein an ein peripheres oder segmentales Dermatom gebundener Schmerz kann auslösend für Hüftbeschwerden sein.

10.13 Gelenkspezifische Untersuchung der Hüfte

> Eine **gelenkspezifische Untersuchung** ist aufgrund der 50%igen ossären Hüftkopfüberdeckung (außer nach ventral, da die Hüftgelenkpfanne dort offen ist) nur mittels einer **Traktion** möglich.

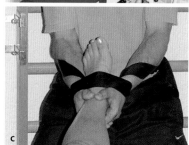

Als Traktionstechnik wird grundsätzlich die **direkte Technik** bevorzugt, da sie durch exakte Separation aus dem Gelenk nach anterokaudal und lateral eine genauere gelenkspezifische Information vermittelt und knieschonend ist. **Indirekte Techniken** werden im Joint play nicht angewandt.

Die Traktion wird generell mit einem **Warming up** für die Kapsel eingeleitet, auch um die Muskulatur zu lockern. Zur Widerlagerung fixiert sich der Patient an einem kopfseitig angebrachten Haltegriff oder er wird am Becken über einen Gurt fixiert.

- **Warming up für die Hüfte mittels Traktion: Indirekte Technik aus Vorposition Ruheposition** (◻ Abb. 10.38)

Ziel. Lösen der reflektorischen Abwehrspannung. Trophikverbesserung der Kapsel und Anregung der Membrana synovialis.

ASTE. Der Patient liegt in Rückenlage.

◻ **Abb. 10.38a–c** Warming up für die Hüfte mittels Traktion: Indirekte Technik aus Vorposition Ruheposition, links. **a** Widerlagerung am Haltegriff, **b** Widerlagerung im Beckengurt, **c** Handgurtanlage

Ausführung. Der Therapeut steht an der Bankkante der zu behandelnden Seite neben dem Patienten. Das Hüftgelenk wird in Ruheposition (30° Flex/30° ABD/15° AR) eingestellt. Der Therapeut umgreift mit beiden Händen den distalen Unterschenkel des Patienten (evt. mit Hand- und Beckengurt) und führt das Warming up unter Traktionsstufe 2 mit rhythmischen »Pushpull«-Bewegungen nach distal durch.

Anzahl und Dosierung. 31–40 WH, 1 Serie, keine Pause.

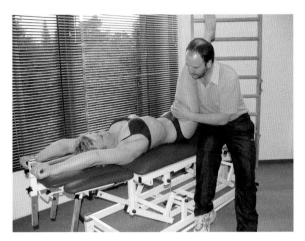

◨ **Abb. 10.39** Hüft-Joint play mittels Traktion: Direkte Technik aus Vorposition Flexion, rechts

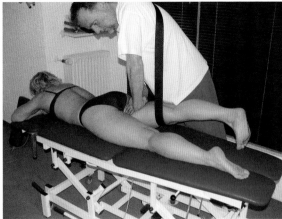

◨ **Abb. 10.40** Hüft-TLG-Joint play nach ventral aus Vorposition Extension, rechts

■ **Hüft-Joint play mittels Traktion: Direkte Technik aus Vorposition Flexion** (◨ Abb. 10.39)

Basisbefundung. Bewegungseinschränkung der Flexion.

ASTE. Der Patient liegt in Rückenlage.

Ausführung. Der Therapeut legt das zu untersuchende Patientenbein über seine rechte Schulter und umfasst mit beiden Händen den Oberschenkel möglichst gelenknah. Er nimmt die Weichteilspannung der Oberschenkelmuskulatur auf und gibt einen Traktionszug unter Traktionsstufe 2 nach anterokaudal und lateral. Die Traktion wird im Seitenvergleich ausgeführt.

Befund. Der Befund kann eine Hypo-, Hyper- oder Normmobilität ergeben. Eine Hypomobilität gibt einen Hinweis auf eine kapsuläre Einschränkung des Hüftgelenks in Flexion.

■ **Hüft-TLG-Joint play nach ventral aus Vorposition Extension** (◨ Abb. 10.40)

Basisbefundung. Bewegungseinschränkung der Extension.

Ziel. Verbesserung der interartikulären Qualität und Differenzierung zur osteokinematischen Befundung unter Traktionsstufe 2.

ASTE. Der Patient liegt in Bauchlage.

Ausführung. Der Therapeut steht an der zu behandelnden Seite des Patienten. Er unterlagert die gleichseitige SIAS mit einem Handtuch und legt einen Gurt um seine Schulter und oberhalb des Patientenknies an. Der Therapeut legt seine linke Hand transversal auf den proximalen Femurkopf und doppelt diese mit seiner rechten Hand. Unter

Extension des zu untersuchenden Beins testet der Therapeut die weiterlaufende Bewegung nach dorsal und nimmt diese submaximal als Vorposition für den Joint play. Die **Fixierung und Variierung der Vorposition** wird durch Anziehen des Gurts erreicht. Die gelenknah angelegten Hände geben die Bewegungsrichtung entsprechend der Gelenkspaltvorgabe (es wird nur das Pfannendach berücksichtigt) unter Translationsstufe 2 vor. Abschließend gibt der Therapeut einen Überdruck zur Erfassung der Kapselqualität.

Kompressionsgleiten. Beim Kompressionsgleiten werden **degenerative Veränderungen** der obersten Knorpelschicht und ein damit verbundenes schlechteres Gleiten getestet.

Approximationsgleiten. Beim Approximationsgleiten werden **synoviale Veränderungen** gegenüber dem physiologischen Joint play getestet.

❯ **Kompressions- und Approximationsgleiten** sind nur mit einem Assistenten möglich, der am Fußende das Bein nach kranial bzw. kaudal bewegt.

Interpretation. Die Beweglichkeit kann norm-, hyper- oder hypomobil sein.

10.14 Gelenkspezifische Behandlung der Hüfte

Die Behandlung beginnt grundsätzlich mit einem Warming up, um den Stoffwechsel der Gelenkkapsel bzw. der Synovia zu optimieren. Es folgen Muskeltechniken zur Herabsetzung des Muskeltonus. Behandelt wird in Traktionsstufe 3. In der Nachbehandlung werden Nervenmobilisationen und Wärme angewandt (siehe folgender Übersicht).

> **Übersicht: Aufbau einer gelenkspezifischen Behandlung**
> Das Behandlungsbeispiel gilt für einen **Coxarthrosepatienten:**
> - Warming up
>   – für die Kapsel mittels Traktion,
>   – für die Synovia mittels TLG bzw. gebogenem Gleiten.
> - **Muskelquerdehnungen** der Hüftmuskulatur (werden hier nicht aufgeführt)
>   – für Flexion: des M. gluteus maximus,
>   – für Extension: des M. iliopsoas,
>   – für Innenrotation: des Triceps coxae,
>   – für Abduktion: der Adduktorenmuskulatur.
> - Traktion oder translatorisches Gleiten.
> - **Gebogenes Gleiten** zur Ausschwemmung von Wasserstoffionen.
> - Neurogene Mobilisation
>   – des N. femoralis,
>   – des N. ischiadicus,
>   – des N. obturatorius.
> - **Eigendehnung** des Patienten als Hausaufgabe.
> - **Wärmebehandlung/Thermokinetik.**

❯ Für Manualtherapeuten gilt der **Leitsatz**, dass die osteo- und arthrokinematischen Bewegungen innerhalb der Alltagsfunktionen, d. h., Hüftflexions- und Extensionsbewegungen vorrangig therapiert werden sollten.

Die **Einstellung** beim TLG sollte **eindimensional** ausgerichtet sein, da im Hüftgelenk eine Evolutebewegung (▸ Glossar) stattfindet und sich die Kapselposition ständig verändert. Eine **dreidimensionale Einstellung** beim TLG würde einen ständig neuen Joint play zur Erfassung der Kapselresistenz erfordern.

❯ Die **Autoren verzichten auf** dreidimensionale Einstellungen, da
  - in 140° Hüftflexion eine biomechanische Zwangsbewegung von nur 2,5–7° entsteht,
  - gleichzeitig andere Achsen benötigt werden,
  - die Kapselrestriktion sich ständig verändert und
  - es schon schwer genug ist, eine Dimension zu mobilisieren.

Eine dreidimensionale Einstellung der Traktion bewirkt zwar eine Erhöhung der Kapselspannung, jedoch zeigt die praktische Erfahrung, dass sich die muskuläre Abwehrspannung damit ebenfalls erhöht und eine Separation erschwert.

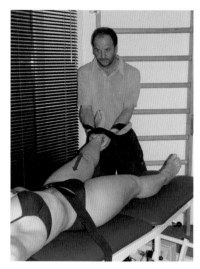

Abb. 10.41 Warming up für die Hüfte mittels Traktion: Indirekte Technik aus Ruheposition, links

❯ Gibt der Patient **Schmerzen** an, ist grundsätzlich davon auszugehen, dass die Technik unkorrekt ist. Ein Schmerz darf erst nach 30 sec Traktion durch eine Ischämie entstehen.

Das **Ziel der Behandlung** ist es, den restriktiven Kapselanteil zu selektieren und seine pathologischen Crosslinks (Querverbindungen) in physiologische Crosslinks zu rehabilitieren.

10.14.1   Traktionsbehandlung

- **Warming up für die Hüfte mittels Traktion: Indirekte Technik aus Ruheposition** (**Abb. 10.41**)

Ziel. Lösen der reflektorischen Abwehrspannung, Trophikverbesserung der Kapsel sowie Anregung der Membrana synovialis.

ASTE. Der Patient liegt in Rückenlage.

Ausführung. Der Therapeut steht an der Bankkante der zu behandelnden Seite neben dem Patienten. Das Hüftgelenk wird in Ruheposition (30° Flex/30° ABD/i5° AR) eingestellt. Der Therapeut umgreift mit beiden Händen den distalen Unterschenkel des Patienten (evt. mit Hand- und Beckengurt) und führt das Warming up unter Traktionsstufe 2 mit rhythmischen »Pushpull«-Bewegungen nach kaudal-lateral und dorsal durch.

Anzahl und Dosierung. 31–40 WH, 1 Serie, keine Pause.

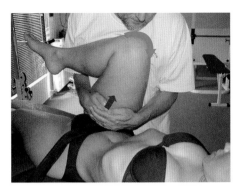

Abb. 10.42 Hüft-Traktionsbehandlung: Direkte Technik aus Vorposition Flexion, rechts

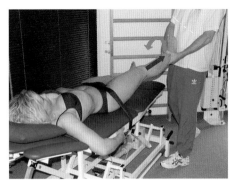

Abb. 10.43 Hüft-Traktionsbehandlung: Indirekte Technik aus Vorposition Innenrotation, rechts

■ Hüft-Traktionsbehandlung: Direkte Technik aus Vorposition Flexion (**Abb. 10.42**)

❯ Dies ist eine **Technik** zur Entlastung des Pfannengrunds. In einem physiologischen Gelenk sind **Traktionen** nur in den Traktionsstufen 1 und 2 möglich. Die Mobilisierungsstufe 3 ist nur ab Arthrosegrad 2/3 aufgrund der fehlenden Adhäsionskraft möglich.

Ziel. Unspezifische Dehnung der Kapselrestriktion.

ASTE. Der Patient liegt in Rückenlage. Das Becken ist mit einem Gurt unterhalb der SIAS gepolstert fixiert (evt. wird ein zweiter Gurt über den Ramus ossis pubis/Tuber ischiadicum homolateral über die Patientenschulter zum Kopfteil angelegt). Das Bein wird in Vorposition Flexion eingestellt.

Ausführung. Der Therapeut umfasst das zu untersuchende Patientenbein möglichst gelenknah am Oberschenkel, nimmt die Weichteilspannung der Muskulatur auf und gibt einen Traktionszug Stufe 3 nach anterokaudal und lateral.

Befund. Hüftgelenkarthrose mit Einschränkung im Sinne eines Kapselmusters.

Anzahl und Dosierung.
▬ Rhythmisch 20-mal mobilisieren.
▬ Statisch 30 sec bis 2 min halten.
▬ Abschließend den Patienten in Flexion anspannen lassen, um einen released pain (Entspannungsschmerz, ▶ Glossar) zu vermeiden.

■ Hüft-Traktionsbehandlung: Indirekte Technik aus Vorposition Innenrotation (**Abb. 10.43**)

❯ Dies ist eine **Technik** zur Entlastung des Pfannendachs/Pfannenerkers.
In einem physiologischen Gelenk sind **Traktionen** nur in den Traktionsstufen 1 und 2 möglich. Die

Mobilisierungsstufe 3 ist nur ab Arthrosegrad 2/3 aufgrund der fehlenden Adhäsionskraft möglich. Der Zug erfolgt über den Thenar/Hypothenar, der an der Malleolengabel eingeklinkt wird. Durch die 50%ige ossäre Führung der Hüftgelenkpfanne wird der Kopf bis zu 1,5 cm aus der Pfanne gezogen, bis das Lig. transversum acetabuli den Kopf nach lateral herausdrückt.

Ziel. Dehnung der Kapsel mit Betonung der Innenrotation unter Traktionsstufe 3. Zusätzlich findet ein Pulvinartraining statt.

ASTE. Der Patient liegt in Rückenlage. Das Becken ist mit einem Gurt unterhalb der SIAS gepolstert fixiert (evt. ein zweiter Gurt über den Ramus ossis pubis/Tuber ischiadicum homolateral über die Patientenschulter zum Kopfteil). Es bietet sich an, die Traktion mit einem Behandlerhandgurt auszuführen, der um den Oberkörper gelegt ist.

Ausführung. Der Therapeut umfasst das zu untersuchende Patientenbein proximal der Malleolengabel, bringt es in Vorposition Innenrotation und gibt einen Traktionszug Stufe 3 nach kaudal. Ein **Klickgeräusch** ist durchaus möglich, da der Femurkopf bis zu 1,5 cm separiert werden kann. Die **Zugrichtung** geht nach kaudal.

Befund. Hüftgelenkarthrose mit Einschränkung im Sinne eines Kapselmusters.

Anzahl und Dosierung. Rhythmisch 20-mal mobilisieren.
Statisch 30 sec bis 2 min halten.
Abschließend den Patienten in Innenrotation anspannen lassen, um einen released pain zu vermeiden.

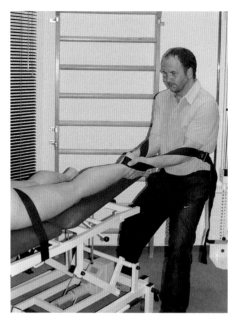

◘ Abb. 10.44 Hüft-Traktionsbehandlung: Indirekte Technik aus Vorposition Extension, rechts

▪ **Hüft-Traktionsbehandlung: Indirekte Technik aus Vorposition Extension (◘ Abb. 10.44)**

Ziel. Dehnung der Kapsel mit Betonung der Extension unter Traktionsstufe 3. Zusätzlich findet ein Pulvinartraining statt.

ASTE. Der Patient liegt in Bauchlage. Das Becken ist mit einem Gurt unterhalb der SIAS gepolstert fixiert (evt. ein zweiter Gurt
über den Ramus ossis pubis/Tuber ischiadicum homolateral über die Patientenschulter zum Kopfteil). Es bietet sich an, die Traktion mit einem Behandlerhandgurt auszuführen, der um den Oberkörper gelegt ist.

Ausführung. Wie in ◘ Abb. 10.43; jedoch aus Vorposition Extension. Abschließend den Patienten in Extension anspannen lassen, um einen released pain zu verhindern.

❯ Eine **Extensionstraktion** wird zuerst in Rückenlage ausgeführt, da Coxarthrosepatienten keine Hüftextension haben. Kann der Patient die Hüfte in mehr als 1° Extension bewegen, wird in die Bauchlage (◘ Abb. 10.44) gewechselt. Das Knie bleibt durch ein aufgestelltes Beinteil verriegelt. Zur **Widerlagerung** wird am Oberschenkel, direkt unterhalb der Tubera ischiadica ein Gurt angelegt. Gibt der Patient in Bauchlage **Schmerzen** an, sollte das gesunde Bein seitlich der Bank auf den Boden gestellt werden.

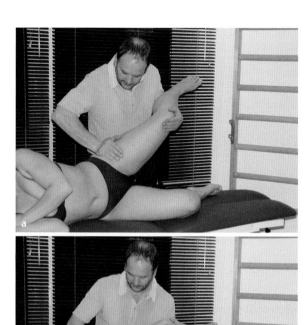
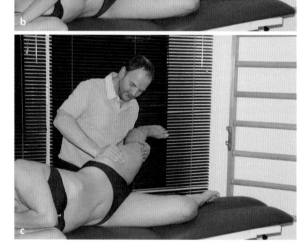

◘ Abb. 10.45a–c Warming up für die Hüfte mittels TLG, rechts. **a** Phase 1, **b** Phase 2, **c** Phase 3

10.14.2 Translatorisches Gleiten/ Gebogenes Gleiten

▪ **Warming up für die Hüfte mittels TLG (◘ Abb. 10.45)**

Ziel. Optimierung der Synovia- und Kapselqualität. Spezifisches Ausschwemmen von Wasserstoffionen.

ASTE. Der Patient liegt in Seitlage.

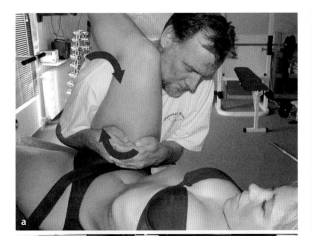

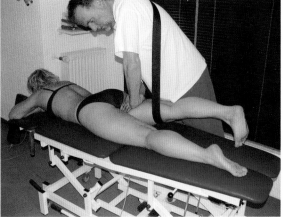

Abb. 10.47 TLG statisch (auch rhythmisch) nach ventral-lateral, rechts

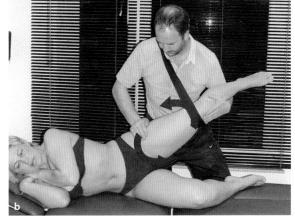

Abb. 10.46a,b Gebogenes Gleiten der Hüfte (Rollgleiten), rechts. **a** Flexionsbewegung, **b** Adduktionsbewegung

Ausführung. Der Therapeut steht an der zu behandelnden Seite neben dem Patienten. Das Hüftgelenk wird in Ruheposition eingestellt, das Knie wird 90° Knieflexion eingestellt und vom linken Therapeutenunterarm geschient. Der Therapeut legt seine rechte Hand auf den Trochanter major des zu behandelnden Beins und gibt einen Druck:

- in **Phase 1:** nach kaudal-medial bei Abduktionsbewegung (**Abb. 10.45a**),
- in **Phase 2:** nach medial-ventral ist eine Außenrotationsbewegung in der Hüfte (**Abb. 10.45b**),
- in **Phase 3:** nach ventral-kaudal für bei Extensionsbewegung (**Abb. 10.45c**).

Der Druck wird in jeder Phase konstant gehalten und dabei gleichzeitig eine Abduktions- bzw. Innenrotations- bzw. Extensionsbewegung ausgeführt. Der Therapeut führt das Warming up unter Traktionsstufe 1/2 mit rhythmischen Bewegungen durch.

Anzahl und Dosierung. 31–40 WH, 1 Satz, 0 Pause.

- **Gebogenes Gleiten der Hüfte (Rollgleiten)** (**Abb. 10.46**)

Ziel. Ausschwemmen von Wasserstoffionen. Verbesserung der Kapseltrophik und Synovia.

ASTE. Der Patient liegt in Rückenlage. Das Becken ist mit einem Gurt unterhalb der SIAS gepolstert fixiert (evt. ein zweiter Gurt über den Ramus ossis pubis/Tuber ischiadicum homolateral über die Patientenschulter zum Kopfteil).

Ausführung. Der Therapeut legt das zu behandelnde Patientenbein über seine rechte Schulter und umfasst mit beiden Händen den Oberschenkel möglichst gelenknah. Er nimmt die Weichteilspannung der Oberschenkelmuskulatur auf und führt in einer Art »Löffelbewegung« **rhythmische Bewegungen** aus:

- im Sinne einer Flexionsbewegung,
- im Sinne einer Abduktionsbewegung.

Befund. Hüftgelenkarthrose mit Einschränkung im Sinne eines Kapselmusters.

Anzahl und Dosierung. Rhythmisch 31-bis 40-mal mobilisieren, 30–60 sec Pause, 3–5 Serien.

- **Hüft-TLG-Behandlung nach ventral aus Vorposition Extension** (**Abb. 10.47**)

❯ Die Extension ist die wichtigste Mobilisationsrichtung bei einer Coxarthrose, da die nur 15°-ige Normbewegung bei einem Hüftkapselmuster sofort limitiert ist und durch **Gangbildveränderungen** auffällt. Die LWS ist nicht in der Lage, die Bewegung kompensatorisch weiterlaufend auszugleichen.

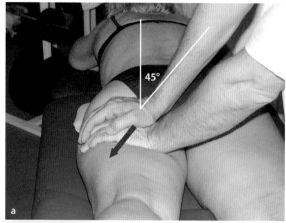

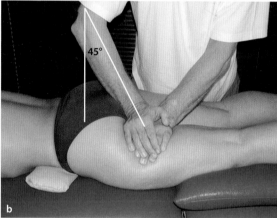

Abb. 10.48a,b Hüft-TLG-Behandlung nach ventral aus Vorposition Extension, rechts. **a** TLG nach ventral-lateral, **b** TLG nach ventral-lateralkaudal

Ziel. Technik zur Mobilisation einer Extensionseinschränkung unter Translationsstufe 3.

ASTE Der Patient liegt in Bauchlage.

Ausführung. Der Therapeut steht an der zu behandelnden Seite des Patienten. Er unterlagert die gleichseitige SIAS mit einem Handtuch und legt einen Gurt um seine Schulter und oberhalb des Patientenknies an. Der Therapeut legt seine linke Hand transversal auf den proximalen Femurkopf und doppelt diese mit seiner rechten Hand. Unter Extension des zu behandelnden Beins testet der Therapeut die weiterlaufende Bewegung nach dorsal und nimmt diese submaximal als Vorposition für die Behandlung. Die **Fixierung und Variierung der Vorposition** wird durch Anziehen des Gurts erreicht. Die gelenknah angelegten Hände des Therapeuten geben die Bewegungsrichtung entsprechend der Gelenkspaltvorgabe unter Translationsstufe 3 nach ventral-lateral vor.

- Hüft-TLG nach ventral-lateral-kaudal
  (**Abb. 10.48**)

ASTE. Der Patient liegt in Bauchlage. Das TLG wird ohne Gurt ausgeführt.

Ausführung. Der Therapeut legt seinen linken Thenar/Hypothenar so gelenknah wie möglich auf den Oberschenkel des Patienten, doppelt diesen mit seiner rechten Hand und gibt einen translatorischen Schub im 45°-Winkel nach ventral-lateral-kaudal unter Translationsstufe 3.

Befund. Hüftgelenkarthrose mit Einschränkung im Sinne eines Kapselmusters, bei der dem Patienten primär die Extension in seinen Alltagsbewegungen Probleme bereitet.

Anzahl und Dosierung.
- Rhythmisch 20-mal mobilisieren.
- Statisch 30 sec bis 2 min halten.
- Abschließend den Patienten in Extension anspannen lassen, um einen released pain zu vermeiden.

10.15   Knorpelgleiten in der Hüfte

Eine Knorpelgleitbehandlung bewirkt
- eine Verbesserung der Trophik,
- eine Normalisierung der Synoviakonsistenz und
- eine Verbesserung der Knorpelflexibilität.

10.15.1   Sagittales und transversales Knorpelgleiten im Hüftgelenk

- **Knorpelgleiten im Hüftgelenk: Sagittale Behandlung der Flexion (Abb. 10.49)**

ASTE. Der Patient steht. Er hält eine Langhantel ohne Gewicht auf den Schultern.

Ausführung. Der Patient macht mit seinem rechten Bein einen Ausfallschritt nach vorn, so dass eine Flexionsbewegung der rechten Hüfte entsteht.

Anzahl und Dosierung. 21–30 WH, 60–90 sec Pause, 3–5 Serien.

Hausaufgabe. Die Übung kann als Hausaufgabe durchgeführt werden.

- **Knorpelgleiten im Hüftgelenk: Sagittale Behandlung der Extension (Abb. 10.50)**

ASTE. Der Patient steht. Er hält eine Langhantel ohne Gewicht auf den Schultern.

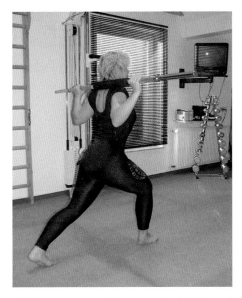

◘ Abb. 10.49 Knorpelgleiten im Hüftgelenk: Sagittale Behandlung der Flexion, rechts

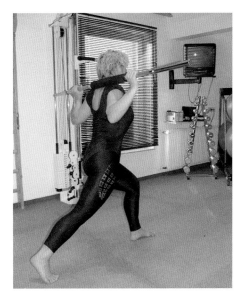

◘ Abb. 10.50 Knorpelgleiten im Hüftgelenk: Sagittale Behandlung der Extension, rechts

Ausführung. Der Patient macht mit seinem linken Bein einen Ausfallschritt nach vorn, so dass im rechten Hüftgelenk eine Extensionsbewegung entsteht. Das Bewegungsausmaß wird über die Schrittlänge variiert.

Anzahl und Dosierung. 21–30 WH, 60–90 sec Pause, 3–5 Serien.

Hausaufgabe. Die Übung kann als Hausaufgabe durchgeführt werden.

▪ **Knorpelgleiten im Hüftgelenk: Transversale Behandlung der Abduktion (◘ Abb. 10.51)**
ASTE. Der Patient steht. Er hält eine Langhantel ohne Gewicht auf den Schultern.

Ausführung. Der Patient macht mit seinem linken Bein einen seitlichen Ausfallschritt nach links, so dass eine Abduktionsbewegung der rechten Hüfte entsteht. Das Bewegungsausmaß wird über den Ausfallschritt variiert.

Anzahl und Dosierung. 21–30 WH, 60–90 sec Pause, 3–5 Serien.

Hausaufgabe. Die Übung kann als Hausaufgabe durchgeführt werden.

▪ **Knorpelgleiten im Hüftgelenk: Transversale Behandlung der Adduktion (◘ Abb. 10.52)**
ASTE. Der Patient steht. Er hält eine Langhantel ohne Gewicht auf den Schultern.

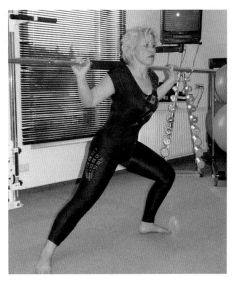

◘ Abb. 10.51 Knorpelgleiten im Hüftgelenk: Transversale Behandlung der Abduktion, rechts

Ausführung. Der Patient macht mit seinem rechten Bein einen seitlichen Ausfallschritt nach links, so dass eine Adduktionsbewegung der rechten und linken Hüfte entsteht. Das Bewegungsausmaß wird über die Schrittlänge variiert.

Anzahl und Dosierung. 21–30 WH, 60–90 sec Pause, 3–5 Serien.

Hausaufgabe. Die Übung kann als Hausaufgabe durchgeführt werden.

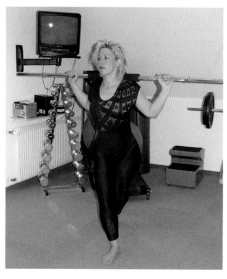

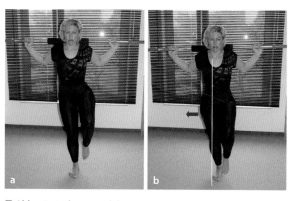

☑ **Abb. 10.53a,b** Knorpelgleiten im Hüftgelenk: Transversale Behandlung der Adduktion/Abduktion; Beckenshift, rechts. **a** ASTE, **b** ESTE

☑ **Abb. 10.52** Knorpelgleiten im Hüftgelenk: Transversale Behandlung der Adduktion, links

■ Knorpelgleiten im Hüftgelenk: Transversale Behandlung der Adduktion/Abduktion, Beckenshift (☑ Abb. 10.53)

❯ Besteht eine **schlechte Koordination**, wird mit der linksseitigen Fußspitze Bodenkontakt gehalten.

ASTE. Der Patient steht. Er hält eine Langhantel ohne Gewicht auf den Schultern.

Ausführung. Der Patient positioniert sein rechtes Bein körpermittig, entsprechend der Körperlängsachse. Dann bewegt er sein Becken transversal nach lateral und wieder zurück in die Ausgangsstellung. Es entsteht eine transversale Kippbewegung.

Anzahl und Dosierung. 21–30 WH, 60–90 sec Pause, 3–5 Serien.

Hausaufgabe. Die Übung kann als Hausaufgabe durchgeführt werden.

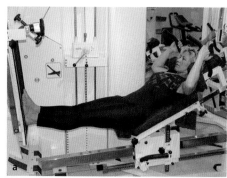

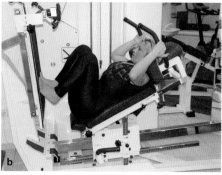

☑ **Abb. 10.54a,b** Sagittles Knorpelgleiten am Gerät, rechte Hüfte in Flexion. **a** Vorposition Flexion in ASTE, **b** Vorposition Flexion in ESTE

10.15.2 Sagittales Knorpelgleiten am Gerät

■ Sagittales Knorpelgleiten am Gerät (☑ Abb. 10.54)
Ziel. Verbesserung der Trophik und der belasteten Knorpelverformbarkeit nach Flexions-Mobilitätsgewinn der Hüfte.

ASTE. Der Patient liegt in Rückenlage. Er stellt beide Füße auf das Abdruckpad. Das Rückenteil des »Schlittens« wird

dem Kapselmuster entsprechend bzw. der Flexionsfähigkeit entsprechend eingestellt.

Ausführung. Der Patient bewegt den »Schlitten« bis zur maximalen Flexionsfähigkeit der Hüfte kaudalwärts und wieder in die ASTE zurück.

Anzahl und Dosierung. 21–30 WH, 60–90 sec Pause, 3–5 Serien, Tempo 1 – 0 – 1.

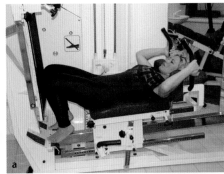

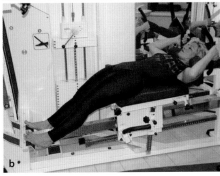

Abb. 10.55a,b Sagittales Knorpelgleiten am Gerät, rechte Hüfte in Extension. **a** Vorpostion Extension in ASTE, **b** Vorposition Extension in ESTE

- **Sagittales Knorpelgleiten am Gerät (◘ Abb. 10.55)**

Ziel. Verbesserung der Trophik und der belasteten Knorpelverformbarkeit nach Extensions-Mobilitätsgewinn der Hüfte.

ASTE. Der Patient liegt in Rückenlage. Er stellt beide Beine unterhalb des Abdruckpads ab. Das Rückenteil des »Schlittens« wird horizontal eingestellt, um eine optimale Extension zu erreichen.

Ausführung. Der Patient bewegt den Schlitten bis zur maximalen Extensionsfähigkeit der Hüfte kranialwärts und wieder in ASTE zurück.

Anzahl und Dosierung. 21–30 WH, 60–90 sec Pause, 3–5 Serien, Tempo 1 – 0 – 1.

Literatur

Lanz T von, Wachsmuth W (1938, 1972, 2004) Bein und Statik, 2. Aufl, (Praktische Anatomie, Bd Teil 4). Springer, Berlin, Heidelberg

Manuelle Therapie und Rehabilitation am Knie

Uwe Streeck, Jürgen Focke, Claus Melzer, Jesko Streeck

U. Streeck et al., *Manuelle Therapie und komplexe Rehabilitation*,
DOI 10.1007/978-3-662-48803-4_11, © Springer-Verlag Berlin Heidelberg 2017

11.1   Einleitung

Das Kniegelenk (Articulatio genus) ist das größte Gelenk des menschlichen Körpers. Das auf den ersten Blick relativ einfach aufgebaute Gelenk entpuppt sich aufgrund seiner biomechanischen Funktionsvielfalt als komplex, kompliziert und empfindlich.

Die **ossären Strukturen,** die im Kniegelenk artikulieren, sind

- Femur,
- Tibia und
- Patella.

Das Kniegelenk ist von einer schlauchartigen **Gelenkkapsel** umschlossen. Zwischen den kongruenzarmen Gelenkflächen befinden sich zwei halbmondförmige **Faserknorpelscheiben,** die im Frontalschnitt medialwärts keilartig aussehen. Im Zentrum des Gelenks liegen die beiden **Kreuzbänder,** die die Gelenkpartner zentrieren und Scherbewegungen nach ventral und dorsal verhindern:

- Das **vordere Kreuzband** stabilisiert die Tragefunktion bei extendiertem Knie.
- Das **hintere Kreuzband** stabilisiert die exzentrischen Kräfte in der Beugephase.

Die **statische Absicherung** des Gelenks erfolgt durch ligamentäre Strukturen und Sehnen, die größtenteils mit dem Gelenkinneren verwachsen sind. Die passiven ligamentären Stabilitätsstrukturen weisen einen nicht unwesentlichen Anteil von Muskelfasern auf, die zur Dynamisierung der Bänder führen und als »Leitplanken« für Gefäße und Nerven dienen. Das Kniegelenk erfüllt zwei Funktionen:

- In gestreckter Stellung übernimmt es eine statische Tragefunktion.
- In gebeugter Stellung hat es eine dynamisch-funktionelle Bewegungsfunktion.

11.1.1 Mögliche Pathomechanismen

■   **Varus-/Valgusbelastungen mit Rotation**

Besonders anfällig reagiert das Kniegelenk auf Varus-/Valgusbelastungen mit Rotationsbeanspruchung. Die Problematik kann von einer Distorsion (Zerrung) mit Mikrotraumen an Gelenkkapsel und Bändern bis hin zu schweren Kombinationsverletzungen mit Zerreißung der Bänder, Kapsel und Menisken reichen. Eine **Luxation** des Kniegelenks ist nur bei einer »Gelenkzerreißung« möglich. Aufgrund einer veränderten Lebensweise, z. B. Laufen auf harten Böden oder betonte statische Belastungen, entsteht ein Missverhältnis zwischen Belastung und Belastbarkeit, das zu frühzeitigen Schädigungen des Kniegelenks führt.

Anfänglich sind es noch kleine Läsionen, die der Körper mittels Narbenbildung zu reparieren versucht. Jedoch führt eine **medikamentöse Aufhebung des Schmerzes** zu frühzeitiger Belastung bzw. zur Aufhebung der natürlichen Deviation. Eine medikamentöse Aufhebung des natürlichen Reparationsprozesses durch Antiphlogistika führt dazu, dass »Ersatzgewebe« sich nicht remodulieren kann und der anfänglich kleine Defekt sich zu einem größeren Defekt entwickelt.

■   **Sportspezifische Verletzungen**

Sportarten wie Fußball und Skilaufen fordern das Kniegelenk auf das extremste. **Skilaufen** belastet das Kniegelenk in hohem Maße, vor allem seit es Skischuhe aus Kunststoff mit Sicherheitsbindungen gibt. Beim **Fußball** treten vor allem Verletzungen des medialen Meniskus und des vorderen Kreuzbands auf. Des Weiteren entstehen durch die Schussmechanik punktuelle Anpressdrücke, die zur Verletzung des Knorpels führen können.

■   **Insertionsnahe Tendopathien**

Insertionsnahe Tendopathien treten am Kniegelenk häufig auf. In der Praxis fällt auf, dass ein betont eindimensionales Krafttraining und ein Explosivkrafttraining ohne vorhandene Kraftausdauer und maximale Kraft zu Patellaspitzensyndromen, Shin splints (► Glossar), Reizungen der Sehne des M. biceps femoris, Movie-goer-Syndrom (► Abschn. 11.5.10) führen. Durch das Ignorieren der Heilungsprozesse, z. B. durch fortgeführtes Training, überzogene Einnahme von Schmerzmitteln und Antiphlogistika kann eine Tendinose der jeweiligen Struktur mit Verfettung hervorgerufen werden.

■   **Knorpelläsionen**

Beim **Radfahren,** das allgemein als »Gesundheits- und Fitness-Training« gilt, beträgt der retropatellare Druck bis zu 500 kp und ist mit verursachend für retropatellare Schäden. Positiv wirkt sich das Radfahren auf die harmonische Bewegung der Menisken und die Stimulation der Membrana synovialis aus.

In den vergangenen Jahren hat die Anzahl der **Arthroskopien** zur diagnostischen Abklärung erheblich zugenommen. Die Autoren sind sich einig, dass die Arthroskopie zur Behandlung eine wertvolle Technik darstellt. Das Durchsetzen der Arthroskopie zur Erkennung von Kniegelenkschäden ist jedoch in den meisten Fällen fahrlässig. Die Gefahr einer **arthroskopischen Arthropathie** durch Knorpelschädigungen, Verletzungen des Ramus infrapatellaris n. saphenus und Veränderungen des intraartikulären Milieus ist zu groß und rechtfertigt eine rein diagnostische Arthroskopie nicht.

> Die Autoren verstehen unter einer **manualtherapeutischen Behandlung des Kniegelenks** nicht die Aufhebung einer degenerativen Extensionseinschränkung, sondern die Kontrolle des progressiven degenerativen Verlaufs durch Erhaltung der Restmobilität sowie eine Verbesserung der intraartikulären Mobilität, die zu einer Anregung des Stoffwechsels führt.

Ein Extensionsdefizit bei einem **Arthrosepatienten** beruht u. a. auf einer vom Körper gewollten Kompensation der vorhandenen dynamisch-artikulären Instabilität. Diese Kompensation erreicht er durch einen Mobilitätsverlust der Membrana fibrosa, um sie dynamisch dauerhaft abzusichern. Nachteil dieser Kompensation ist das sich verändernde Steady state (Fließgleichgewicht) der betroffenen Muskulatur und der zunehmende retropatellare Druck.

Auch eine **gestörte Muskelkette** kann Kniebeschwerden hervorrufen:

- **Mediale Kniegelenkbeschwerden** können durch eine Störung des Segments L3/L4 hervorgerufen werden.
- **Laterale Kniegelenkbeschwerden** können durch Störungen des Segments L5/S1 entstehen. Insertionen der entsprechenden segmentalen Muskeln, aber auch Irritationen der Rami articulares können mögliche Ursachen sein.

11.2 Anatomie des Kniegelenks

Das **Kniegelenk** setzt sich zusammen aus

- dem distalen Femuranteil,
- dem proximalen Tibiaanteil,
- der Patella,
- zwei Menisken,
- den Kollateralbändern,
- dem vorderen und hinteren Kreuzband,
- der Gelenkkapsel,
- den dorsalen kapselverstärkenden Ligamenten,
- den anterioren Retinacula patellae laterale und mediale.

11.2.1 Patella

Die Patella ist ein konisches **Sesambein,** das in die Sehne des M. quadriceps femoris eingelagert ist. Die Patella hat eine überknorpelte Rückfläche, die mit dem Femur artikuliert. Diese Fläche kann nach Wiberg (vgl. ▶ Abschn. 11.2) beschriebene Formvarianten aufweisen.

- **Ossifikation**

Bis **zum 5. Lebensjahr** verknöchert die Patella, von mehreren Knochenkernen ausgehend. Kommt es nicht zu einer synostotischen Knochenkernvereinigung, besteht die Gefahr einer Patella bipartita bzw. multiplicata (vgl. ▶ Abschn. 11.5.13).

- **Anatomische Strukturen**

Auf der **Ventralseite** der Patella liegt proximal die **Basis patellae** und distal der retropatellar nicht überknorpelte **Apex patellae.** Ventral hat die Patella eine raue Oberfläche. Nach medial hin ist die Patella abgewinkelt.

Auf der **Dorsalseite** der Patella befindet sich die **Facies articularis patellae.** Der Knorpel der Gelenkfläche ist ca. 6,4 mm dick. Sie wird durch einen vertikalen First unterteilt, der nach medial verschoben ist und sich abflacht. Die laterale **Gelenkfacette** ist konkav und größer als die mediale konvexe Facette. An der medialen Facette weist der mediale Rand nochmals eine Facette auf, die **Facette nach Odd.** Die Größe der Patella ist von den Aktivitäten (Sport) im jugendlichen Alter abhängig.

An der Patella **inserieren** Muskeln und Bänder,

- proximal: der M. quadriceps femoris,
- distal: das Lig. patellae,
- lateral und medial: die Retinacula patellae.

- **Funktion der Patella**

Beim Knien belastet der Mensch die belastungsstabile Tuberositas tibiae. Die Kniescheibe selbst bietet einen Schutz für die empfindliche Membrana synovialis und die Femurkondylen.

Die Patella ist ein **Hypomochlion** (gr. kleiner Hebel, ▶ Glossar). In dieser Funktion kommt sie

- bei äußersten Strecklagen,
- beim Abdruck des Beins aus der Standbeinphase und
- bei exzentrischer Arbeit des M. quadriceps femoris

zum Tragen. Der laterale Ansatz des M. quadriceps femoris an der Patella ist stärker als der mediale Ansatz.

> Bewegungen der Patella
> Die Bewegung der Patella, bezüglich des **Kontakts mit dem Femur** verläuft im
> - aktiven Streckverlauf von distalmedial nach proximallateral und
> - im aktiven Beugeverlauf von proximal nach distal-lateral.
> - In der Endstreckung des Kniegelenks liegt der proximale Patellapol der Bursa suprapatellaris an.

11.2.2 Pathologische Veränderungen der Patella

Die **Wiberg-Einteilung (vgl.** Übersicht) beschreibt die zunehmende Verkleinerung der medialen Facette der Facies articularis patellae (mediale Hypoplasie).

> **Übersicht: Einteilung nach Wiberg**
>
> Auf der Dorsalseite der Patella wird die Facies articularis patellae durch einen vertikalen First in eine laterale größere und eine mediale kleinere Fläche unterteilt. Der First bildet einen **physiologischen Winkel von 120°.**
> - **Wiberg 1** beschreibt einen Winkel bis 110°,
> - **Wiberg 2** einen Winkel kleiner 110°.
> - **Wiberg 3** beschreibt die asymmetrische Ausbildung der Patellapole; sie haben die Form eines »Jägerhuts«.

Patella bipartita. Eine Patella bipartita ist die häufigste Form einer geteilten Patella, bei der ein Knochenkern im oberen lateralen Quadranten nicht mit anderen fusioniert.

Irritation der Facette nach Odd. Nach Auffassung der Autoren entsteht eine Irritation der Facette nach Odd durch die proximal-mediale Druckzunahme über 90° Knieflexion, die von lateral auf die Facette einwirkt und die bei einer bestehenden medialen Hypoplasie durch die sagittale Abweichung nach medial verursacht wird.

Retropatellarbeschwerden. Die beiden häufigsten Formen von Retropatellarbeschwerden sind:
- **Chondromalazia patellae** mit Verlust der Belastungsfähigkeit des retropatellaren Knorpels, ohne Abnahme der Knorpeldicke.
- **Chondropathia patellae** mit Abnahme der Knorpeldicke bei destruiertem Knorpel.

11.2.3 Mechanik der Patella

Die **Mechanik** der Patella ist abhängig von
- den Kreuzbändern,
- der Anlagerung der Facies patellaris des Femurs,
- den Retinacula patellae und
- vom Lig. patellae.

Auch nur leichte Veränderungen der Geometrie bei Kreuzbandplastiken, bezogen auf ihre femoralen und tibialen Fixationspunkte, können die Mechanik der Patella (vgl. Übersicht) verändern.

> **Übersicht: Mechanik der Patella**
>
> - Die Zwangsbewegung der Patella bei **0–20° Flexion** wird durch die muskuläre Führung ausgelöst.
> - Bei einer **vollständigen Streckung** des Knies wird die Patella nur noch durch die prominente laterale Patellawange des weit nach anterior ragenden Femurkondylus abgesichert.
> - Bei einer **angeborenen hypoplastischen Kniescheibe**, besteht die Gefahr einer Luxation bzw. habituellen Luxation der Kniescheibe, da der Kontakt zur Facies patellaris femoris aufgehoben ist.
> - Auch ein **Genu valgum** begünstigt die Zugrichtung der Patella nach lateral und führt zu einer instabilen Führung mit der Folge einer Luxationsgefahr und einer verminderten medialen retropatellaren Belastung (Chondromalazie).
> - Von 20–90° Flexion besteht eine ossäre Führung der Patella mit gleichmäßiger Druckverteilung.
> - Ab 90° Flexion findet lateral eine Druckabnahme und medial eine Druckzunahme statt, wobei die breite Gelenkseite immer mehr in das Gleitlager gezogen wird und einen lateralen Shift forciert.
> - **Über 90° Flexion** vollzieht die Kniescheibe eine Innenrotation, da sie der biomechanischen Innenrotation der Tibia folgt.
> - In **maximaler Beugung** nimmt der retropatellare Druck wieder ab, da die Patella vom Hoffa-Fettkörper abgepolstert wird.

11.2.4 Condyli femoris

Der distale Femuranteil besteht aus den beiden Femurkondylen (Condylus medialis et lateralis), die mit der Tibia und den Menisken artikulieren. Die Kondylen ähneln einer »Walze«, in der sich mittig eine Kehlung mit einer lateralen und medialen Führungswange (Facies patellaris) befindet. Diese Kehlung passt sich der Eminentia intercondylaris der 8° reklinierten Tibia an. Folgt man dieser Kehlung nach dorsal, führt sie zur Fossa intercondylaris. Die Fossa intercondylaris der Femurwalze erlaubt den Einbau von zwei inneren Bändern, den Ligg. cruciatum anterius und posterius.

Die Femurkondylen sind ca. **3-mal größer** als die Tibiakondylen. Medial und lateral erhebt sich an deren Außenflächen eine Prominenz, der Epicondylus medialis et lateralis. Die **Facies patellaris femoris** befindet sich ventral der Femurkondylen und hat keinen Kontakt zur Tibia. Der **Gleitweg der Patella** in der Facies patellaris femoris beträgt ca. 6 cm. Die Femurkondylen gleiten bei Kniebeugung an der Patella vorbei. Bei maximaler Beugung ruht die Patella auf den Abhängen der Kondylen. Der Knorpelüberzug der Femurkondylen beträgt bis zu 7 mm und ist am medialen Kondylus reicher an Zellen und Mucopolysacchariden als am weniger belasteten lateralen Kondylus. Am lateralen Femurkondylus findet sich zwischen Facies tibialis und Fascies patellaris der Sulcus terminalis.

11.2.5 Condyli tibiae

Das proximale Tibiaende weist ebenfalls zwei Kondylen auf, den Condylus medialis et lateralis. Mittig erhebt sich die Eminentia intercondylaris, eine sagittal ausgerichtete Erhöhung auf der Gelenkfläche des Tibiaplateaus. An den Rändern der Eminentia intercondylaris befinden sich das Tuberculum intercondylare mediale und laterale. Die Gelenkflächen der Tibia (Facies articularis tibiae medialis et lateralis) haben eine Knorpeldicke von bis zu 5 mm, die Randbereiche lediglich noch bis zu 2 mm. Bei einem **Genu valgum** trifft die Belastungslinie die knorpelschwache Region des lateralen Tibiakondylus.

11.2.6 Bänder

Im Kniegelenk fehlt eine ossäre Führung der Bewegungen weitgehend, lediglich die Eminentia intercondylaris tibiae erlaubt eine sagittale ossäre Führung. Die Stabilisation erfolgt passiv über den komplexen Bandapparat und dynamisch über die Endsehnen der Kniegelenkmuskulatur.

- Der Reservestreckapparat

Der Reservestreckapparat wird von den **Retinacula longitudinales patellae** gebildet. Er hat die **Aufgabe,** die Extensionskraft auf das Kniegelenk zu übertragen. Der Resevestreckapparat besteht aus **mehreren Anteilen:**

- Die **Mm. vastus medialis und lateralis** des M. quadriceps femoris bilden die Retinacula patellae, das Retinaculum patellae mediale und laterale.
- Der laterale Anteil wird durch den Tractus iliotibialis geprägt, wobei die Fascia lata mit dem Retinaculum patellae transversale laterale bzw. den Kaplan-2-Ligamenten den Reservestreckapparat lateral dynamisiert.
- Die mediale Dynamisierung wird über das Retinaculum patellae transversale mediale und die **Pars obliquus des M. vastus medialis** bewirkt. Sie sind in ihrer Funktion antagonistisch zu den Kaplan-2-Ligamenten.
- Die Endstreckung gegen die Schwerkraft ist nur mit den Mm. rectus femoris und vastus intermedius möglich. Beide Muskeln ermöglichen aufgrund ihres longitudinalen Zugs über die Patella einen ventralen Zug auch bei maximaler Extension.

> Die **Kaplan-Ligamente** (Kaplan-1- und Kaplan-2-Ligamente) spalten sich mit mehreren Bandfaseranteilen vom Tractus iliotibialis ab. Sie dynamisieren den Reservestreckapparat von lateral, mit dem Ziel der Lateralisierung der Patella. Der Begriff »Kaplan« ist in der OMT (Orthopedic Medical Therapy) gebräuchlich.

- Lig. patellae

Das Lig. patellae zieht vom Apex patellae zur Tuberositas tibiae; es ist ca. 6 cm lang, 3 cm breit und 0,5 cm dick. Das Band ist an der Tibiainsertion durch die Bursa infrapatellaris profunda abgepolstert.

- Ligg. cruciata

Die Ligg. cruciata (Kreuzbänder) haben die Aufgabe, die Sagittalebene zu stabilisieren, so dass beide Knochen nicht gegeneinander verschoben werden können. Ähnlich dem Lig. capitis femoris der Hüfte verlaufen die Kreuzbänder innerhalb der Gelenkkapsel und sind von der Membrana synovialis umhüllt.

> Die Kreuzbänder sind **Führungsbänder:**
> - Sie führen die Kniebewegung.
> - Sie verhindern eine Überstreckung.
> - Sie limitieren die Flexion.
> - Sie stabilisieren zusätzlich Varus und Valgus.
>
> Das vordere Kreuzband führt als dynamisches Widerlager die Flexion im Knie, während das hintere Kreuzband die Extension im Knie führt. Durch die bei Flexion und Extension wandernde Achse (Evolute) bleibt die Spannung der Bänder erhalten; es ist dem nicht so, dass in Flexion das vordere und in Extension das hintere Kreuzband entspannt ist.

- Ligg. meniscofemorales und meniscotibiales

Die Kreuzbänder haben Kontakt zu den Menisken,
- zum einen über die **meniskofemoralen Ligamente:**
  - Das **vordere Kreuzband** hat über das Lig. meniscofemorale anterius Kontakt zum Vorderhorn des medialen Meniskus und zum Hinterhorn des lateralen Meniskus.
  - Das **hintere Kreuzband** hat über das Lig. meniscofemorale posterius Kontakt zum Hinterhorn des lateralen Meniskus (mit zwei Faserbündeln, dem Wrisberg-Band, das nach dorsal verläuft und dem Humphrey-Band, das nach ventral verläuft).
- zum anderen über die **meniskotibialen Ligamente.** Diese fixieren die Menisken am Tibiaplateau (Ligg. meniscotibiale anterius und posterius, auch Coronary ligaments, »die Kranzförmigen« genannt).

❯ Die **meniskotibialen und -femoralen Ligamente** sind Bandstrukturen, die
— die Gelenkkapsel,
— den medialen Meniskus und
— das mediale Kollateralband

miteinander verbinden. Aufgrund ihrer Verlaufsrichtung, ausgehend von den Menisken, werden sie als meniskotibial oder meniskofemoral bezeichnet. Zusammmen mit den Kreuzbändern, Menisken und den Kollateralbändern bilden sie funktionell eine **passiv-kinematische Einheit.**

■ **Vorderes Kreuzband (Lig. cruciatum anterius)**

Ursprung und Ansatz. Das vordere Kreuzband (Lig. cruciatum anterius) hat seinen Ursprung an der Area intercondylaris anterior der Tibia. Es hat einen dorsalen, verwundenen Verlauf und inseriert medial posterior in der Fossa intercondylaris femoris.

▬ Das Band gibt **zwei Faserbündel** ab:
▬ ein posteriorlaterales Bündel, das in das Hinterhorn des lateralen Meniskus einstrahlt,
▬ ein anteriormediales Bündel zum Vorderhorn des medialen Meniskus.

Eigenschaften. Das vordere Kreuzband ist um 1/3 dünner als das hintere und wird über den Hoffa-Fettkörper durch Diffusion versorgt. Das Band durchläuft eine ossäre Enge (Enge nach Grant's notch), in der die Gefahr einer Abscherung besteht.

Funktion. Der anteriormediale Faserzug des vorderen Kreuzbands ist verantwortlich für die Stabilisation der Extension und Innenrotation und löst die Schlussaußenrotation aus. Das posterior-laterale Faserbündel ist für die Absicherung der Flexion verantwortlich.

❯ Beide Faserbündel sind in **Außenrotation relativ entspannt.** Das Band erreicht seine **maximale Spannung in Innenrotation und Extension.** Die letzten 10° der Extension werden durch die Extensions- und Außenrotationsanspannung des M. tensor fasciae latae von einer Zwangsaußenrotation von 5° begleitet.

Das vordere Kreuzband hemmt den anterioren Shift in der offenen Kette, nicht in der geschlossenen Kette, da dann die Menisken diese Aufgabe übernehmen. Es zieht zuerst durch maximale Spannung die ossären Partner aneinander und schließt erst zum Schluss das Gelenk.

❯ **Es ist nicht möglich,** den Ausfall des vorderen Kreuzbands dynamisch zu kompensieren, da ein Muskel zuerst das Gelenk schließt, bevor er eine Bewegung einleitet. Die fehlende Bandabsicherung kann jedoch im Laufe der Zeit **Meniskusschäden** verursachen.

■ **Hinteres Kreuzband (Lig. cruciatum posterius)**

Ursprung und Ansatz. Das hintere Kreuzband (Lig. cruciatum posterius) hat seinen Ursprung an der Area intercondylaris posterior tibiae. Es hat einen steilen Verlauf und inseriert anterolateral in der Fossa intercondylaris femoris.

Eigenschaften. Das hintere Kreuzband ist kräftiger und kürzer als das vordere und hat eine eigene Gefäßversorgung.

Funktion. Hauptaufgabe des Bandes ist die Stabilisierung des Kniegelenks in der Beugestellung: Das Band steht, ausgenommen in Außenrotation, immer unter einer gewissen Grundspannung. Es führt dynamisch die Knieextension und stabilisiert den posterioren Shift in der offenen Kette.

■ **Lig. collaterale tibiale/mediale**

Ursprung und Ansatz. Das Lig. collaterale tibiale/mediale hat seinen Ursprung am Epicondylus medialis femoris. Es hat eine Länge von bis zu 8 cm und inseriert am Margo medialis tibiae. Das Band verstärkt die mediale Gelenkkapsel und hat Verbindung zum medialen Meniskus. Es teilt sich in oberflächliche und tiefe Fasern auf, wobei nur die tiefen Fasern Kontakt zur Kapsel und den Meniskus haben. Das Band liegt unter dem Pes anserinus superficialis mit dazwischenliegenden kleinen Bursen.

Funktion. Das Lig. collaterale tibiale spannt sich bei Streckung des Kniegelenks und bei Außenrotation komplett an. In Beugung und Innenrotation spannen sich lediglich die dorsalen Faserzüge des Bands. **Hauptaufgabe** ist die longitudinale Absicherung, d. h., es hemmt die Valgusbewegung.

Eigenschaften. Das Lig. collaterale tibiale neigt zu Einblutungen bei Flexions-, Valgus- und Außenrotationstraumen, bei Schraubenfixationen oder angulären Bewegungen im Cybex zur Kalzifizierung (Stieda-Pellegrini-Syndrom bzw. RÖ-Schatten).

■ **Lig. collaterale fibulare/laterale**

Ursprung und Ansatz. Das Lig. collaterale fibulare/laterale hat seinen Ursprung am Epicondylus lateralis femoris. Es hat eine Länge von bis zu 5 cm, ist strangförmig und hat keinen Kontakt zur Gelenkkapsel und dem Meniskus. Es inseriert am Caput fibulae.

Funktion. Das Band spannt sich bei Extension und Außenrotation; in Flexion und Innenrotation ist es relativ entspannt. Das Band wird vom M. biceps femoris dynamisiert.

- **Ligg. popliteum obliquum et popliteum arcuatum**
Der Pes anserinus profundus, der vom M. semimembranosus gebildet wird, entlässt einen Faserzug, das **Lig. popliteum obliquum**, das diagonal zum M. gastrocnemius caput laterale verläuft.

Vom Fibulaköpfchen zieht parallel der Sehne des M. biceps femoris ein Faserzug entlang, das **Lig. popliteum arcuatum,** das zum M. gastrocnemius caput mediale verläuft. Es wird durch den M. popliteus dynamisiert. Beide Bänder tragen erheblich zur Stabilität des dorsalen Kniegelenkbereichs bei.

11.2.7 Kniegelenkkapsel

Die Kniegelenkkapsel besteht aus der Membrana fibrosa und Membrana synovialis, die teilweise durch Baufett voneinander getrennt sind. Die Außenabschnitte der Menisken sind nicht mit der Membrana synovialis verbunden.

> **Verstärkung der Kniegelenkkapsel**
> Die Kapsel wird durch **Bänder und Muskeln verstärkt:**
> - **Lateral/medial** wird die Kapsel durch die Kollateralbänder und den Tractus iliotibialis bzw. durch den Pes anserinus profundus et superficialis (medial) verstärkt.
> - **Dorsal** strahlen vier **Sehnen** in die Membrana fibrosa ein, die Sehnen des
>   - Caput mediale et laterale des M. gastrocnemius (in 10 % der Fälle ist in der lateralen Sehne des M. gastrocnemius ein Sesambein (Fabella) eingelagert),
>   - M. popliteus und
>   - M. semimembranosus.
> - **Dorsal** wird die Kapsel von den Ligg. popliteum arcuatum und popliteum obliquum verstärkt; die Bänder bilden eine Führungsrinne für die Sehne des M. popliteus. Die Räume zwischen den Verstärkungsbändern neigen zu bruchsackartigen Ausstülpungen.

Die Membrana synovialis ähnelt einer »Boxer-Shorts«: »Der Hosenbund lagert den Femur ein, ein Hosenbein die Tibia, und der Hosenschlitz stellt den Austritt der Patella dar«.

Der Recessus suprapatellaris wird durch den M. articularis genus, die posteriore Kapsel durch den M. popliteus dynamisiert.

- **Darstellung des perimeniskealen Randnetzes** (◘ Abb. 11.1)

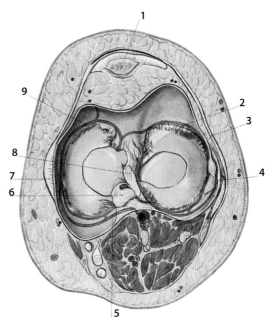

◘ **Abb. 11.1** Darstellung des perimeniskealen Randnetzes. (Aus v. Lanz u. Wachsmuth 1938, 1972, 2004) **1** Apex patellae et Lig. patellae, **2** Perimeniskeales Randnetz, **3** Tractus iliotibialis, **4** Lig. collaterale laterale, **5** Perimeniskeales arterielles Randnetz (Regenerationszone der Menisci), **6** Lig. cruciatum posterius, **7** Lig. collaterale mediale, **8** Lig. cruciatum anterius, **9** Perimeniskeales Randnetz

11.2.8 Anatomische Orientierung der Rami articulares genus

In ◘ Abb. 11.2 sind Lage und Verlauf der Rami articulares des Kniegelenks schematisch dargestellt.

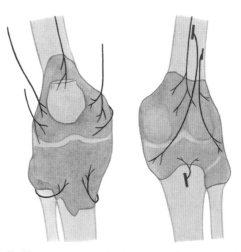

◘ **Abb. 11.2** Anatomische Orientierung der Rami articulares genus. (Aus v. Lanz u. Wachsmuth 1938, 1972, 2004)

11.2.9   Muskeln

- **Ventrale Muskulatur**

Ventral-proximal des Kniegelenks liegt der **M. quadriceps femoris** mit seinen Anteilen:
- Pars intermedius,
- Pars rectus femoris,
- Pars vastus medialis und
- Pars vastus lateralis.

Der **M. articularis genus** ist eine muskuläre Faseraufzweigung des M. vastus intermedius mit Insertion an der proximalen Membrana fibrosa der Kniegelenkkapsel. Er fungiert als **Kapselspanner** und inseriert an der Membrana fibrosa. Seine Aufgabe ist das Spannen des Recessus suprapatellaris, wobei er die Bursa suprapatellaris als Hypomochlion benutzt.

- **Laterale Muskulatur**

Lateral des Kniegelenks verläuft der **M. tensor fasciae latae.** Er ist aufgrund seiner geringen Muskelmasse als Muskelsehnenapparat zu sehen. Er dynamisiert das Retinaculum longitudinale laterale und verhindert somit das Einknicken im Kniegelenk. Der Muskelsehnenapparat verfügt über **vier Ansätze:**
- an der Tuberositas tractus iliotibialis bzw. Gerdy'sches Tuberculum;
- an den Kaplan-2-Ligamenten, die mittig an der lateralen Patella inserieren (Retinaculum patellae laterale);
- an den Kaplan-1-Ligamenten, die als Abspaltung vom Tractus iliotibialis zur Sehne des M. biceps femoris ziehen und diese fixieren;
- am Tuberculum supracondylare femoris laterale.

- **Mediale Muskulatur**

Medial des Kniegelenks verlaufen folgende **Muskeln:**
- M. sartorius,
- M. gracilis,
- M. semimembranosus,
- M. semitendinosus.

Die Muskeln haben eine gemeinsame indirekte Insertion, den **Pes anserinus superficialis.**

Der **M. adductor magnus** verläuft ebenfalls medial des Kniegelenks und inseriert mit seinen Ansatzsehnen am Ende des Adduktorenkanals am Tuberculum adductorium. Er verwächst dort mit der Ursprungssehne des M. vastus medialis pars obliquus.

- **M. popliteus**

Der M. popliteus hat seinen Ursprung am Condylus lateralis femoris und verläuft tief in der Kniekehle, verwächst mit der Membrana fibrosa, zum medialen posterioren Tibiaplateau (Facies posttibiae). Der Muskel hat über Sehnenanteile Kontakt zum Hinterhorn des lateralen Meniskus und zum Lig. popliteum arcuatum. Seine Ursprungssehne liegt auf dem Recessus subpopliteus.

Die **Funktion** des M. popliteus ist Beugung und Innenrotation im Kniegelenk sowie die dorsale Kapselspannung.

- **Bursa subcutanea tuberositas tibiae**

Die Bursa subcutanea tuberositas tibiae liegt direkt auf der Tuberositas tibiae auf und dient dem Schutz der Insertionsregion des M. rectus femoris. Dies wird als Nonnenknie bezeichnet.

11.2.10   Hoffa-Fettkörper oder Corpus adiposum genus

Der Hoffa-Fettkörper, eine infrapatellare Fettmasse, befindet sich innerhalb der Membrana fibrosa, jedoch außerhalb der Membrana synovialis. Der Hoffa-Fettkörper dient dem Schutz des Gelenkinnern und zur Ernährung des vorderen Kreuzbands. Sekundär ist er für die Synovialschmierung zuständig. Am Fettkörper inserieren **Plicafalten** (Plicae synovialis suprapatellaris, infrapatellaris, mediopatellaris), die während der Bewegungsphasen des Kniegelenks sowohl Baufett als auch die Membrana synovialis in die entstehenden Hohlräume ziehen. Dadurch wird die Membrana synovialis gespannt, und Einklemmungen werden verhindert. Die Blutversorgung des vorderen Kreuzbands basiert auf der Gefäßzuführung durch die Plica infrapatellaris. Plicafalten zur Blutversorgung, aber auch zur Synovialschmierung können sich immer wieder neu bilden.

11.2.11   Menisken

- **Eigenschaften**

Beide Menisken sind ventral mit dem Lig. transversum genus, das selbst an der Membrana fibrosa fixiert ist, verbunden. Die **Verformung der Menisken** geschieht durch die Femurkondylen: Sie werden in Extension auseinandergedrückt; in Flexion werden vor allem die Hinterhörner verformt.

- **Pufferfunktion**

Die oft zitierte Pufferfunktion der Menisken ist nach Auffassung der Autoren nur bedingt richtig, da die Femurkondylen ca. ab 75° auf den Tibiakondylen aufliegen. Dies bedeutet, dass Bewegungen, z. B. Fahrradfahren, Treppensteigen oder Beinbeugeübungen beim Bodybuilding ohne die Dämpferfunktion der Menisken stattfinden. Die Menisken verteilen den Druck im Knie, solange die

Femurkondylen Kontakt mit den Menisken haben; wie ein »Scheibenwischer« verteilen sie die Synoviaschmiere.

- Beweglichkeit

❯❯ Die Bewegung der Menisken wird arthrokinematisch **passiv-ligamentär** oder osteokinematisch **aktiv-muskulär** geführt:
  - Bei **Flexion** verlagern sich die Menisken durch die Muskelzüge der Mm. semimembranosus und popliteus nach posterior.
  - Bei **Extension** verlagern sich die Menisken durch den Muskelzug des M. quadriceps nach anterior.
  - Bei **Innenrotation** bewegt sich der mediale Meniskus nach anterior und der laterale nach posterior.
  - Bei **Außenrotation** bewegen sie sich entgegengesetzt.

- Propriozeption

Die Menisken sind stark propriozeptiv versorgt. Sie leiten **Kompressions- und Verformungsreize** reflektorisch über die meniskotibialen Ligamente zum M. quadriceps und der ischiokruralen Muskulatur weiter. Gerade die Stimulation durch die Verformung und die darauffolgende propriozeptive Reaktion sollten ein PPR-Training und eine intramuskuläre Koordination in der offenen Kette in Frage stellen (s. Beispiel). Die Verformbarkeit der Menisken ist sehr wichtig, um den Reiz aufnehmen und die propriozeptive Information an die Muskeln weitergeben zu können. Eine schlechte Synoviaqualität limitiert die Verformbarkeit und führt zu Bewegungsproblemen und Gelenkknacken.

Beispiel

Die offene Kette ist nur beim Gehen physiologisch und findet ohne Kompression und Verformung der Menisken statt. Widerstände in der offenen Kette, z. B. über ein Kniestreckgerät, haben eine unphysiologische Verformung und Belastung der Menisken zur Folge.

In der geschlossenen Kette findet eine physiologische Kompression und Verformung der Menisken statt. Folglich sollte ein PPR-Training grundsätzlich in der geschlossenen Kette ausgeführt werden. Die nachfolgenden Beispiele mögen dies verdeutlichen:

- Airex-Matte versus PNF,
- Funktionsstemme versus Übungen für die Kniestrecker,
- Kniebeugen versus Gewichtsmanschetten am distalen Unterschenkel.

- Meniskuszysten

Sie sind auch als Meniskusganglien bekannt (▶ Abschn. 11.5.9). Meniskuszysten sind meist gestielte schleimige Erweiterungsherde neben den Vorder- oder Hinterhörnern oder an MDZ-Zonen (mukoide degenerative Zonen).

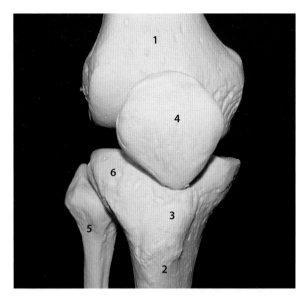

◻ **Abb. 11.3** Anatomische schematische Orientierung des Kniegelenks aus ventraler Sicht. **1** Femur, **2** Tibia, **3** Tuberositas tibiae, **4** Patella, **5** Fibula, **6** Gerdy'sches Tuberculum

- Medialer Meniskus

Der mediale Meniskus ist halbmondförmig und seine Ansatzstellen liegen weit auseinander. Er ist hinten breiter als vorne. Man bezeichnet

- den anterioren Anteil des Meniskus als Crus anterior,
- den posterioren Anteil als Crus posterior.

Der mediale Meniskus hat im Verhältnis zum lateralen Meniskus aufgrund seiner weit auseinanderliegenden Verankerungsstellen im Knochen eine **verminderte Mobilitätsfähigkeit.** Er ist außen an der Membrana fibrosa und am Lig. collaterale mediale fixiert.

❯❯ Der **Meniscus medialis** wird bei Außenrotation am stärksten verformt; bei Innenrotation wird er durch die zunehmende Spannung der Ligg. cruciata entlastet. Er erfährt ca. **20-mal häufiger Läsionen** als der laterale Meniskus.

- Lateraler Meniskus

Der laterale Meniskus hat die Form eines Rings, seine Ansatzstellen liegen nahe beieinander. Er ist **beweglicher** als der mediale und wird geringer belastet. Der laterale Meniskus ist über das Hinterhorn mit dem Lig. meniscofemorale posterius am medialen Femurkondylus befestigt. Eine Verbindung zwischen Meniskus und Tibia über eine posteriore Bandfixierung fehlt. Der laterale Meniskus hat Kontakt mit dem M. biceps femoris.

In ◻ Abb. 11.3 und ◻ Abb. 11.4 ist das Kniegelenk mit den beteiligten anatomischen Strukturen aus ventraler und dorsaler Sicht dargestellt.

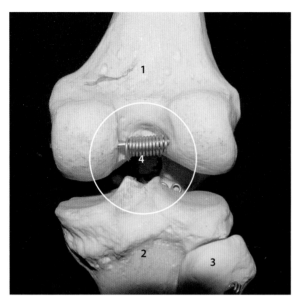

☐ **Abb. 11.4** Anatomische schematische Orientierung des Kniegelenks aus dorsaler Sicht. **1** Femur, **2** Tibia, **3** Caput fibulae, **4** Fossa poplitea

11.3 Anatomische Gesetzmäßigkeiten des Kniegelenks

Das Kniegelenk bildet über die Femorotibial- und Femoropatellarverbindung eine **funktionelle Einheit.**

Belastung des Kniegelenks

Das **Femorotibialgelenk** wird zentral belastet, wobei das Tibiaplateau im Einbeinstand das doppelte des Körpergewichts tragen muss, im Stand auf beiden Beinen 43 % des Körpergewichts. **Sportliche Betätigungen** können die Belastung vervielfältigen. Die Menisken nehmen in gewissen Kniebeugestellungen ca. 1/3 der auftretenden Belastung auf. Jede Form einer Mobilitätsstörung des Kniegelenks zeigt direkte Auswirkungen auf den Fuß.

Belastungen des **femoropatellaren Gleitlagers** entstehen hauptsächlich durch muskuläre Aktivitäten, die die Patella in das Gleitlager des Kniegelenks pressen.

- Die größte Belastung erfährt die Patella bei ca. **60° Beugung,** wobei die mittlere und proximale Gelenkfacette kraftaufnehmend sind.
- Bei Beugung **über 120°** werden die distalen und seitlichen Abschnitte unter Kompressionsdruck gesetzt.
- In der Endbeugung zwischen **130–140°** wird die Patella über den Hoffa-Fettkörper und über die mediale Facette der retropatellaren Gelenkfläche abgepuffert.
- Vor allem die exzentrische Quadrizepsaktivität belastet das retropatellare Gleitlager.

Zwangsrotation

Im Kniegelenk entsteht erst **ab 70°** Flexion eine Zwangsrotation, da erst dann die Kondylen des Oberschenkels Kontakt mit den Kondylen des Unterschenkels bekommen. Zwischen **0–70°** Knieflexion besteht ein meniskealer Kontakt.

> Bei der **Rotationsbewegung** des Kniegelenks sind gekoppelt:
> - **Innenrotation an Flexion** und
> - **Außenrotation an Extension.**

Die ossäre Zwangsrotation ist dadurch bedingt, dass das konvexe laterale Tibiaplateau während der Bewegung wenig, das konkave mediale Tibiaplateau dagegen vermehrt Raum benötigt.

Ruhe-/Verriegelungsstellung und Kapselmuster

Ruheposition (»maximally loose-packed position«). In 20° Knieflexion ist das Kniegelenk größtmöglich entspannt.

Verriegelungsstellung (»maximally close-packed position«). Die Verriegelungsstellung ist in maximaler Extension erreicht.

Kapselmuster. Das Kapselmuster des Kniegelenks zeigt sich mit Einschränkungen der Flexion und Extension, die im Verhältnis 4:1 zueinander stehen.

11.3.1 Biomechanik des Kniegelenks

- **Flexion**

Bei Flexion findet ein **Gleiten nach dorsal** statt. Ab 70° Beugung kommt zusätzlich eine rotatorische Komponente nach dorsomedial hinzu. Dies geschieht durch das konvexe laterale Tibiaplateau. Es kommt zu einem gegensinnigen Gleiten nach ventral, das zu einer biomechanischen Innenrotation des medialen Tibiakondylus führt. Diese biomechanische Innenrotation beträgt zwischen 70–140° Flexion ca. 25°.

- **Extension**

Bei Extension findet ein **Gleiten nach ventral** statt. Bis 70° Extension gleitet der laterale Kondylus nach dorsal, da das laterale Tibiaplateau konvex ist. Es entsteht eine Zwangsaußenrotation.

- **Innenrotation**

Bei Innenrotation findet ein **Gleiten nach medial-dorsal** statt.

- **Außenrotation**

Bei Außenrotation findet ein **Gleiten nach medial-ventral** statt.

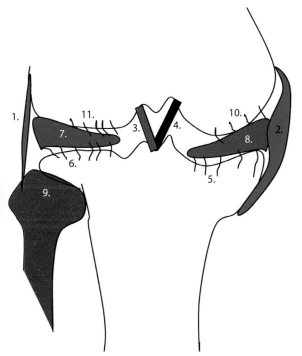

◻ Abb. 11.5 Vereinfachte schematische Darstellung des rechten Kniegelenks von ventral. **1** Lig. collaterale laterale/fibulare (grün), **2** Lig. collaterale mediale/tibiale (grün), **3** Lig. cruciatum anterius (lila), **4** Lig. cruciatum posterius (schwarz), **5** Lig. meniscotibiale anterius mediale, **6** Lig. meniscotibiale anterius laterale, **7** Meniscus lateralis (blau), **8** Meniscus medialis (blau), **9** Caput fibulae (rot), **10** Lig. meniscofemorale anterius, **11** Lig. meniscofemoral posterius

11.4 Typische Verletzungen des Kniegelenks

In ◻ Abb. 11.5 sind die Bänder des Kniegelenks und die Menisken zur Veranschaulichung schematisch dargestellt.

11.4.1 Meniskusverletzungen

■ **Meniskopathien**

Der Meniskus ist eine intraartikuläre faserknorpelige halbmondförmige Scheibe, die in den äußeren Bereichen über perimeniskeale Randgefäße bis in eine Penetrationstiefe von 30 % arteriell versorgt wird. Der Körper ist in der Lage, bei mittigen Einrissen des Meniskus Gefäße in das Läsionsgebiet einsprießen zu lassen. Das vaskulär versorgte Gebiet wird von sensorischen Nerven und wahrscheinlich propriozeptiven Rezeptortypen innerviert. Aufgrund der täglichen Belastung durch

- Laufen auf hartem Untergrund,
- langes Stehen,
- Übergewicht,
- Achsenfehlstellungen

kommt es zur Dehydrierung und zu Stoffwechselproblemen, die zu einer **Meniskopathie** führen können.

■ **Traumatische Meniskusverletzungen**

Bei traumatischen Verletzungen liegt der Läsionsort häufig parallel zum Außenrand des Meniskus. Vorder- und Hinterhorn bleiben intakt.

Der Körper ist in der Lage, kleine Läsionen zu reparieren. Benötigt werden **Entlastungsphasen,** die der Körper über Deviationen bzw. Deflektionen erreicht. Nicht adäquat eingesetzte schmerzhemmende Arzneimittel verhinden solche Schonhaltungen und begünstigen eine Kompression im Läsionsgebiet, d. h.eine nicht adäquate antiphlogistische Medikation verhindert den Regenerationsprozess. Bei größeren Rissstellen bzw. bei abgelösten Meniskusanteilen ist der Körper ist nicht mehr in der Lage, den Defekt zu reparieren. Eine Operation wird unumgänglich.

❯ **Meniskusverletzungen** entstehen durch Körperdrehungen auf einem Bein bei fixiertem Fuß. Fast ausschließlich ist der mediale Meniskus, aufgrund seiner schwachen vorderen Fixierung und seiner limitierten Beweglichkeit, betroffen.

■ **Ursachen und Symptome einer Meniskusverletzung**

Ursachen einer Meniskusverletzung sind

- Rotationstraumen unter Druck und Beugung,
- degenerative Schädigungen durch Stoffwechselstörungen,
- Achsenveränderungen im Kniegelenk wie Varus/Valgus.

❯ Häufig treten **Kombinationsverletzungen** im Sinne eines »unhappy triad« auf, mit Beteiligung von:
- Meniscus medialis,
- Lig. cruciatum anterius und
- Lig. collaterale mediale.

Die **Symptomatik** kann von einer Meniskopathie (degenerative Gewebereaktion) bis hin zu Einrissformen reichen:
- Die **Meniskopathie** ist bedingt durch eine permanent friktionierende Punktbelastung. Symptome sind zunehmende Schwellneigung sowie Bewegungs- und Belastungsschmerzen.
- **Einrisse** limitieren die Beweglichkeit des Gelenks, spürbar an einer federnden Gelenksperre. Symptome sind Gelenkerguss und heftiger Rotations- und Streck- bzw. Beugeschmerz.

■ **Meniskuskompression bei endgradiger Extensionsbewegung**

◻ Abb. 11.6 stellt schematisch eine Meniskuskompression des rechten Kniegelenks aus kranialer Sicht dar. Das Kniegelenk befindet sich in einer endgradigen Extensionsbe-

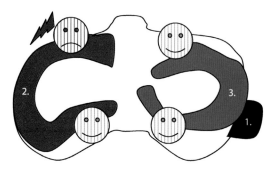

◘ **Abb. 11.6** Vereinfachte schematische Darstellung einer Meniskuskompression, rechts. **1** Caput fibulae (schwarz), **2** Meniscus medialis (rot), **3** Meniscus lateralis (blau)

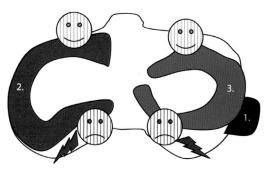

◘ **Abb. 11.7** Vereinfachte schematische Darstellung einer Meniskuskompression, rechts. **1** Caput fibulae (schwarz), **2** Meniscus medialis (rot), **3** Meniscus lateralis (blau)

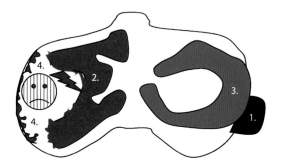

◘ **Abb. 11.8** Vereinfachte schematische Darstellung einer Meniskusverletzung, rechts. **1** Caput fibulae (schwarz), **2** Meniscus medialis (rot), **3** Meniscus lateralis (blau), **4** Abrissregion des Meniscus medialis

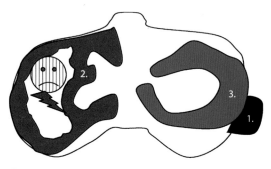

◘ **Abb. 11.9** Vereinfachte schematische Darstellung einer Meniskusverletzung, rechts. **1** Caput fibulae (schwarz), **2** Meniscus medialis (rot), **3** Meniscus lateralis (blau), **4** Einrissregion des Meniscus medialis

wegung; das Vorderhorn des medialen Meniskus ist irritiert.

■ **Meniskuskompression bei endgradiger Flexionsbewegung**

◘ Abb. 11.7 stellt schematisch eine Meniskuskompression des rechten Kniegelenks aus kranialer Sicht dar. Das Kniegelenk befindet sich in einer endgradigen Flexionsbewegung; die Hinterhörner des medialen und lateralen Meniskus sind irritiert.

■ **Medialer Meniskusabriss**

◘ Abb. 11.8 stellt schematisch eine Meniskusverletzung des rechten Kniegelenks aus kranialer Sicht dar. Die Verletzung verursachte einen medialen Meniskusabriss mit Verlagerung des abgelösten Materials auf die Tibiakondylen.

■ **Medialer Meniskuskorbhenkelriss**

◘ Abb. 11.9 stellt schematisch eine Meniskusverletzung des rechten Kniegelenks aus kranialer Sicht dar. Die Verletzung verursachte einen medialen Meniskuskorbhenkelriss mit Verlagerung von Meniskusmaterial auf die Tibiakondylen. Der mediale Meniskus ist irritiert.

■ **Verletzung der Kreuzbänder**

In ◘ Abb. 11.10 wird die topographische Lage der Kreuzbänder zur Veranschaulichung schematisch dargestellt.

■ **Topographie der Kreuzbänder** (◘ Abb. 11.10)

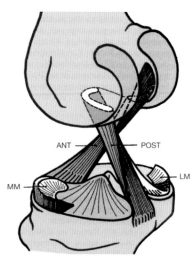

◘ **Abb. 11.10** Topographie der Kreuzbänder. (Aus Frisch 1998) **1** (Ant) Lig. cruciatum anterius, **2** (Post) Lig. cruciatum posterius, **3** (MM) Medialer Meniskus, **4** (LM) Lateraler Meniskus

- **Vereinfachte Darstellung der Kreuzbandfunktion** (◻ Abb. 11.11)

Die Funktion der Kreuzbänder lässt sich am Beispiel zweier Holzlatten vereinfacht darstellen: Zwei übereinander liegende Holzlatten sind an den Enden diagonal miteinander fixiert. Die Fixierung lässt ein vorderes Öffnen (Flexionsbewegung im Knie) und ein hinteres Öffnen (Extensionsbewegung im Knie) zu, ohne dass sich die Holzlatten gegeneinander verschieben, wobei das Öffnen nur in einem Bereich von maximal 5 mm möglich ist. Die Darstellung in ◻ Abb. 11.11 gliedert sich in drei Abschnitte:

- Im ersten Abschnitt stehen beide Holzlatten (Ober- und Unterschenkel) in **Neutralstellung.**
- Der zweite Abschnitt zeigt das **Kippen der oberen Latte** (Flexionsbewegung in der geschlossenen Kette). Hier wirkt die Bremskraft der Extensoren. Die Bewegung wird über das hintere Kreuzband geführt.
- Der dritte Abschnitt zeigt das **Kippen der unteren Latte** (Flexionsbewegung in der offenen Kette). Hier wirkt die konzentrische Kraft der Flexoren. Die Bewegung wird über das vordere Kreuzband geführt.

- **Verletzung des vorderen Kreuzbands**

Eine Verletzung des vorderen Kreuzbands weitet sich aufgrund des Verbunds in der funktionellen Einheit meist zu einer **Kombinationsverletzung** aus, mit Beteiligung

- des Meniskus,
- der meniskofemoralen und -tibialen Ligamente,
- der Gelenkkapsel und
- des Lig. collaterale mediale.

❯ **Stabilisation des Kniegelenks**
- **Die Kreuzbänder und Menisken** gelten als die **zentralen Stabilisatoren** des Kniegelenks.
- Die **mediale Knieseite** wird durch das Lig. collaterale mediale, die mediale Gelenkkapsel und den M. semimembranosus stabilisiert.
- Der **laterale Kniebereich** wird durch das Lig. collaterale laterale, die laterale Gelenkkapsel und den M. popliteus sowie den Tractus iliotibialis stabilisiert.

Zusätzlich wird das Kniegelenk durch die **umliegende Muskulatur** stabilisiert.

- **Kreuzbandruptur**
- ■ **Isolierter Riss**

Isolierte Risse des **vorderen oder hinteren Kreuzbands** zeigen selten typische manuelle diagnostische Zeichen wie Unsicherheitsgefühl, positiven Lachman-Test bzw. eine positive laterale anteriore Schublade, da die Gelenkkapselverbindungen, die intakten Menisken, die meniskoligamentären Strukturen und die muskuläre Abwehrspannung noch stabilisierend wirken.

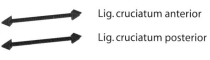

Lig. cruciatum anterior

Lig. cruciatum posterior

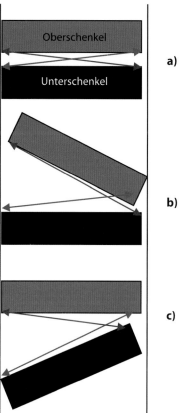

a)

b)

c)

◻ **Abb. 11.11** Vereinfachte Darstellung der Kreuzbandfunktion ohne Berücksichtigung synergistischer Strukturen aus lateraler Ansicht: Neutralstellung, Kippen der oberen Latte, Kippen der unteren Latte. Blauer Pfeil: Lig. cruciatum anterius. Roter Pfeil: Lig. cruciatum posterius

❯ Als **Instabilität** wird eine Aufklappbarkeit der äußeren Kondylen von 3 mm im Seitenvergleich beschrieben.

- ■ **Rissvarianten**

Folgende Rissvarianten sind beim **vorderen Kreuzband** (Lig. cruciatum anterius) häufig anzutreffen:

- Das vordere Kreuzband **junger Sportler** reißt bei Sporttraumen meist mit der ossären Verankerung (Area intercondylaris) aus.
- Bei **älteren Sportlern** reißt es eher im Bereich hypovaskulärer Zonen.
- Bei **degenerativen Kreuzbandrissen** reißt es durch Auffaserung im ossären »Engbereich nach Grant's Notch«.

■ ■ **Versorgung einer Kreuzbandruptur**

▬ Ossäre Ausrisse werden durch Schrauben fixiert und unterliegen der Frakturkonsolidierung.

▬ Risse im Bandverlauf können genäht werden bzw. Kreuzbandplastik.

▬ Bei isolierten Kreuzbandrissen besteht die Möglichkeit, das Kniegelenk dynamisch zu stabilisieren. Dieses gilt jedoch nicht für Leistungssportler, die das Kniegelenk dreidimensional beanspruchen.

Nach knöchernen Ausrissen besteht neben Bandnaht und Refixation mit Schrauben oder Drahtzuggurtung die Möglichkeit einer Bandplastik. **Bandplastiken** werden bei der am häufigsten vorkommenden anteromedialen Instabilität eingesetzt, in Form einer

▬ Lig.-patella-Plastik (bone – ligament – bone) oder

▬ Semitendinosusplastik.

Posteriore Instabilität. Bei einer posterioren Instabilität ist das hintere Kreuzband betroffen. Meist ist die Verletzung auf einen Autounfall zurückzuführen, bei dem die Knie an das Armaturenbrett prallen (Dashboard-Syndrom).

❱ Die **Zeichen** einer hinteren Kreuzbandläsion sind
   ▬ hintere Schublade,
   ▬ Einblutungen in die Wadenmuskulatur und
   ▬ Kniekehlenschmerz.

Für den Manualtherapeuten ist es wichtig, den Verletzungsmechanismus analysieren zu können, um die betroffenen traumatisierten Strukturen entsprechend zuordnen zu können.

11.4.2 Patellarsehnenplastik für das vordere Kreuzband (◘ Abb. 11.12)

Vorteil. Der Vorteil der Lig.-patella-Plastik (OP nach Shelbourne) ist die kurze Konsolidierungszeit, die sich an die Konsolidierungszeit der Frakturheilung anlehnt. Die **schwächste Phase** liegt in der 4.–6. Woche postoperativ. Nach ca. 6 Wochen besteht eine Vaskulisierungsabsicherung.

Gefahr. Es kann sich ein Patellaspitzensyndrom ausbilden, da die exzentrische Kraft der Muskulatur auf die Resektionsregion (Knochen – Ligament – Knochen) einwirkt und einen **unphysiologischen Zugreiz** verursacht.

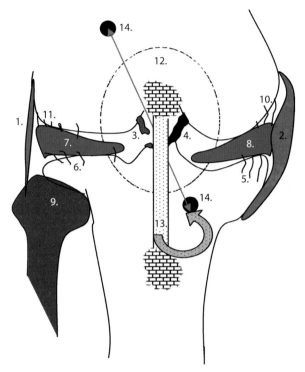

◘ **Abb. 11.12** Patellarsehnenplastik für das vordere Kreuzband. **1** Lig. collaterale laterale/fibulare (grün), **2** Lig. collaterale mediale/tibiale (grün), **3** Lig. cruciatum anterius (lila), **4** Lig. cruciatum posterius (schwarz), **5** Lig. meniscotibiale anterius mediale (schwarze Fasern), **6** Lig. meniscotibiale anterius laterale (schwarzeFasern), **7** Meniscus lateralis (blau), **8** Meniscus medialis (blau), **9** Caput fibulae (rot), **10** Lig. meniscofemoral anterius mediale (schwarze Fasern), **11** Lig. meniscofemorale anterius laterale (schwarze Fasern), **12** Patella, **13** Patellarsehnenanteil mit Knochenlamelle (rot gepunktet), **14** 8-mm-Bohrkanal zum Ansatz des Lig. cruciatum anterius – weiter durch den lateralen Femurkondylus mit transossärer Fixation

Nachteil. Eine Lig.-patella-Plastik ist nicht deckungsgleich mit der ursprünglichen Struktur. In den meisten Fällen entwickelt sich nach einem Jahr eine vordere Schublade, bedingt durch den **unterschiedlichen Kollagenstrukturaufbau** beider Bänder:

▬ Die Kollagenfasern des Kreuzbands sind **dreidimensional** angeordnet.

▬ Die Kollagenfasern des Lig. patellae sind **zweidimensional,** scherengitterartig angeordnet. Sie entsprechen der Form eines geordneten Kollagens.

11.4.3 Semitendinosusplastik für das vordere Kreuzband (■ Abb. 11.13)

Vorteil. Der Vorteil der Semitendinosusplastik ist die optimale Nachempfindung der ursprünglichen Struktur durch Mehrfachfaltung der Semitendinosussehne.

Nachteil. Der Nachteil der Semitendinosusplastik ist die extrem lange Regenerationszeit (Turn-over) des Kollagens vom Typ 1. Schwächung des medialen Kompartments.

Bohrkanal. Der Bohrkanal läuft medial der Patellarsehne zur Eminentia intercondylaris. Das torsierte Sehnengewebe des M. semitendinosus, das zuvor mit einer Knochenlamelle am Pes anserinus superficialis abgetrennt wurde, wird von dorsal nach ventral durch den Bohrkanal gezogen und über die Tibiavorderkante durch den lateralen Femurkondylus (2. Bohrkanal) fixiert (Punkt 14 und 15 in ■ Abb. 11.13).

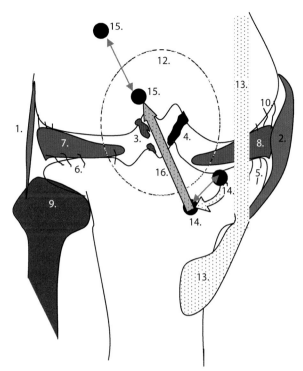

■ **Abb. 11.13** Semitendinosusplastik für das vordere Kreuzband. **1** Lig. collaterale laterale/fibulare (*grün*), **2** Lig. collaterale mediale/tibiale (grün), **3** Lig. cruciatum anterius (*lila*), **4** Lig. cruciatum posterius (*schwarz*), **5** Lig. meniscotibiale anterius (*schwarze Fasern*), **6** Lig. meniscotibiale posterius (*schwarze Fasern*), **7** Meniscus lateralis (*blau*), **8** Meniscus medialis (*blau*), **9** Caput fibulae (*rot*), **10** Lig. meniscofemorale anterius (*schwarze Fasern*), **11** Lig. meniscofemorale posterius (*schwarze Fasern*), **12** Patella, **13** Sehnenverlauf des M. semitendinosus mit Ansatzgebiet Pes anserinus superficialis (*rot gepunktet*), **14** 8-mm-Bohrkanal medial der Patellarsehne, **15** 8-mm-Bohrkanal durch den lateralen Femurkondylus, **16** Sehne des M. semitendinosus, die nicht durch den Bohrkanal über die Tibiakante zum lateralen Femurkondylus geführt wird (*grau*)

11.5 Krankheitsbilder des Kniegelenks

11.5.1 Morbus Osgood-Schlatter

Der Morbus Osgood-Schlatter ist eine Osteonekrose der Tuberositas tibiae, vorwiegend bei Jungen im Alter zwischen 10–14 Jahren durch sportliche Überbeanspruchung. **Zeichen** sind Schwellung und lokaler Druckschmerz. Die Osteonekrose ist im Röntgenbild nachweisbar.

11.5.2 Morbus Sinding-Larsen (Larsen-Johansson-Krankheit)

Der Morbus Sinding-Larsen ist eine Osteonekrose des distalen Patellapols und tritt vorwiegend bei Jungen im Alter zwischen 8–12 Jahren auf. Im Röntgenbild sind Strukturverdichtungen mit unscharfen Begrenzungen (Nekrose) sichtbar.

11.5.3 Morbus Ahlbäck

Der Morbus Ahlbäck ist eine aseptische Osteonekrose des medialen Femurkondylus mit den Folgen medialer Kniegelenkschmerzen und einer Varusdeformität. Die Krankheit tritt ab dem ca. 60. Lebensjahr auf.

11.5.4 Morbus Blount

Der Morbus Blount ist eine aseptische Osteonekrose des medialen Tibiakondylus bei Kindern. In Folge treten mediale Kniegelenkschmerzen und eine Varusdeformität auf.

11.5.5 Myositis ossificans des M. popliteus

Die Myositis ossificans des M. popliteus ist eine Bindegewebswucherung mit Mineralisierung, die durch ein Trauma mit Einblutung in den Muskel entstanden ist. Die Knieflexionsbewegung ist sehr schmerzhaft.

11.5.6 Chondromalazie

Eine Chondromalazie wird durch den Abbau von Dermatansulfat und Chondroitinsulfat ausgelöst, wodurch sich die Wasserspeicherungsfähigkeit vermindert. Druck kann interchondral nicht mehr in Zug umgewandelt werden, und die Tragfähigkeit nimmt ab. Da der Druck erst in tiefen Schichten kompensiert werden kann, entsteht ein subchondraler Schmerz. Das Gleiten im Gelenk bleibt bei der Chondromalzie intakt.

11.5.7 Plica-Syndrome – Läsion der Plica mediopatellaris

Plicafalten sind Synovialfalten der Membrana synovialis, die die Gelenkkapsel bei allen Bewegungen wie Spinnennetze in Spannung halten. Eine Plicafalte kann durch Traumatisierung einreißen bzw. verletzt werden und einen medialen Knieschmerz in Höhe des Tibiaplateaus verursachen. Rezidivierende mechanisch gereizte Plicafalten neigen zur Hypertrophie und Fibrosierung.

11.5.8 Stieda-Pellegrini-Syndrom

Der Stieda-Pellegrini-Schatten ist eine röntgenologisch erkennbare Kalzifizierung im Ursprungsbereich des Lig. collaterale mediale. Ursachen sind valgesierende Zugreize bzw. Valgustraumen.

11.5.9 Meniskuszysten

Meist eine vom Außenmeniskus ausgehende Erweichung im Meniskus mit der Tendenz zur Vorwölbung. Eine Meniskuszyste verursacht eine Belastungsreduktion an den Hinter- bzw. Vorderhörnern.

11.5.10 Retropatellarer Schmerz durch eine Coxa antetorta

Durch die Coxa antetorta wird das Bein funktionell länger. Der Patient streckt sein Bein nicht mehr endgradig und es kommt zu einen exzentrischen Reiz auf die Insertionen des M. quadriceps femoris (Movie-goer-Syndrom).

11.5.11 Patellaspitzensyndrom

Das Patellaspitzensyndrom ist eine ligamentäre Reizung des Lig. patellae am unteren Patellapol durch unphysiologische Zugreize, die zur Ischämie des Lig. patellae führen bzw. zu einer Reizung des am Apex patellae verlaufenden Ramus infrapatellaris n. saphenus.

11.5.12 Dashboard injury (Spongiosaödem)

Das Dashboard injury wird durch Autounfälle verursacht, bei denen die angewinkelten Knie an das Armaturenbrett prallen. Es kommt zur Zerreißung von kleinsten Bindegewebshäuten in der Spongiosa. Dies führt zu einem Knochenödem und zur Verminderung der Druckaufnahmefähigkeit bzw. zur Läsion des hinteren Kreuzbands.

11.5.13 Patella bipartita/multiplicata

Die Patella bipartita ist die häufigste Form der geteilten Patella, bei der ein Knochenkern im oberen lateralen Quadranten nicht mit anderen fusioniert.

11.5.14 Baker-Zyste

Die Baker-Zyste ist eine Ausstülpung der dorsalen Gelenkkapsel (Membrana synovialis durch die Membrana fibrosa) aufgrund einer intraartikulären Schädigung/Erkrankung bzw. Überbelastung der B-Zellen.

11.5.15 Osteochondrosis dissecans

Die Osteochondrosis dissecans ist eine aseptische schalenförmige Osteonekrose am lateralen Anteil des medialen Femurkondylus mit Sklerosierung zum gesunden Knochen hin. Das osteochondrale Dissekat kann in der Gelenkfläche fixiert bleiben. Es kann jedoch auch als Corpus liberum in den Gelenkraum austreten und führt dann zur Gelenkblockierung.

11.6 Oberflächenanatomie des Kniegelenks

Die ◻ Abb. 11.14, ◻ Abb. 11.15, ◻ Abb. 11.16 und ◻ Abb. 11.17 zeigen die topographische Lage der Patella, Muskeln, Bänder und den Verlauf der Nerven des Kniegelenks.

11.6.1 Kniegelenk aus ventraler Sicht (■ Abb. 11.14)

11.6.2 Kniegelenk aus dorsaler Sicht (■ Abb. 11.15)

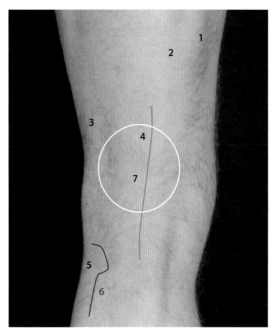

■ **Abb. 11.14** Linkes Kniegelenk aus ventraler Sicht. **1** M. vastus medialis, **2** M. vastus lateralis, **3** M. rectus femoris, **4** Patella, **5** Kaplan-1-Ligamente (Umhüllung der Ansatzsehne des M. biceps femoris im Bereich des Gerdy'schen Tuberculums zum Fibulaköpfchen hin), **6** Kaplan-2-Ligamente (Abspaltung des Tractus iliotibialis zur Patella – Retinaculum patellae transversale laterale), **7** Gerdy'sches Tuberculum, **8** Tibiaplateau, **9** Tuberositas tibiae, **10** Verlauf des R. infrapatellaris n. saphenus (rote Linie)

■ **Abb. 11.15** Linkes Kniegelenk aus dorsaler Sicht. **1** M. semitendinosus, **2** M. semimembranosus, **3** M. biceps femoris, **4** Fossa poplitea (weiße Kreislinie), **5** Caput fibulae, **6** Verlauf des N. peroneus communis (rot), **7** Verlauf des N. tibialis (grün)

11.6.3 Kniegelenk aus medialer Sicht (■ Abb. 11.16)

11.6.4 Kniegelenk aus lateraler Sicht (■ Abb. 11.17)

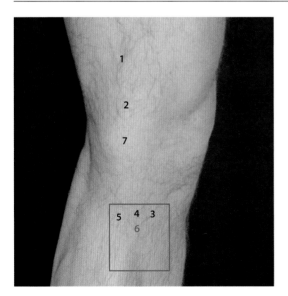

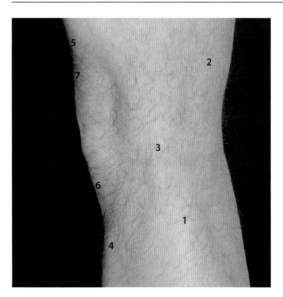

■ **Abb. 11.16** Linkes Kniegelenk aus medialer Sicht. **1** M. adductor magnus, **2** Tuberculum adductorium, **3** M. sartorius, **4** M. gracilis, **5** M. semitendinosus, **6** Pes anserinus superficialis (blau), **7** Lig. collaterale mediale

■ **Abb. 11.17** Linkes Kniegelenk aus lateraler Sicht. **1** Caput fibulae, **2** M. biceps femoris, **3** Lig. collaterale laterale, **4** Tuberositas tibiae, **5** Recessus suprapatellaris, **6** Bursa infrapatellaris, **7** Bursa suprapatellaris

◻ Tab. 11.1 Anamnestische Angaben des Patienten mit möglichen groben Befundungsinterpretationen einer Kniegelenkproblematik

Angaben des Patienten	Mögliche Interpretationen
Patient gibt sensibles Dermatom medialseitig des Kniegelenks an	V.a. radikuläre Problematik L3
Patient gibt sensibles Dermatom ventralseitig des Kniegelenks an	V.a. radikuläre Problematik L4
Patient gibt sensibles Dermatom lateralseitig des Kniegelenks an	V.a. radikuläre Problematik L5
Patient gibt sensibles Dermatom dorsalseitig des Kniegelenks an	V.a. radikuläre Problematik S1 bzw. S2
Patient gibt Adduktoren- und medialen Knieschmerz an	V.a. Irritation des Ramus cutaneus n. obturatorius im Beckenbereich (z. B. Ovarien) unterhalb des M. pectineus, Instabilität der Symphyse
Patient klagt nach Kniegelenk-OP über ein »Versagen« der Muskelaktivität, vorwiegend bei der Kniebeuge	V.a. aktive Instabilität durch Irritation/Verletzung bzw. Verlust der Plica parapatellaris medialis. Die Plica kommt bei Flexion unter Spannung und löst propriozeptiv über den M. quadriceps femoris eine exzentrische Bremskraft aus, Mobilitätsverlust der Menisken.
Der Befund zeigt eine vermehrte Außenrotation	V.a. Instabilität des Lig. collaterale mediale, dynamisches Defizit der Innenrotatoren
Der Befund zeigt eine vermehrte Innenrotation	V.a. Instabilität der Kreuzbänder, dynamisches Defizit der Außenrotatoren
Patient beklagt beim Laufen auf Bodenunebenheiten Schmerzen. In der Basisuntersuchung zeigt sich die Außenrotation ventrallateral schmerzhaft	V.a. Vorderhornläsion des Außenmeniskus, Knorpelflexibilitätsabnahme. DD: Läsion des VKB, Läsion der Kapselinsertion
Patient mit Varusstellung der Knie gibt Beschwerden am lateralen Tibiaplateau an	V.a. Friktionssyndrom des Tractus iliotibialis durch Sehnenspringen zwischen Tuberculum supracondylare und Gerdy'schem Tuberculum. DD: Plicasyndrom, subchondrale Läsion des medialen Tibiaplateaus
Patient hat 48 Std. nach dem Trauma eine erwärmte Schwellung	V.a. serösen Gelenkerguss
Patient hat 48 Std. nach dem Trauma eine nicht erwärmte Schwellung	V.a. Hydrops
In der Basisuntersuchung ist die Innenrotation initial schmerzhaft	V.a. Läsion des Lig. meniscotibiale posterius
Patient hat eine tennisballgroße Schwellung im Kniegelenk	V.a. Baker-Zyste mit HH-Meniskusläsion
Patient gibt laterale Kniegelenkbeschwerden an, die sich durch Medialisieren der Patella verstärken	V.a. Läsion des Tractus iliotibialis an seiner Kaplan-2-Insertion, Friktionssyndrom des Tractus iliotibialis
Patient gibt laterale Kniegelenkbeschwerden an, die sich durch Varisierung und Innenrotation verstärken. Es treten zeitlich begrenzte Flüssigkeitsansammlungen im Knie auf	V.a. Läsion der Ligg. meniscotibiale/-femorale posterius
Patient gibt laterale Kniegelenkbeschwerden an, die sich durch Varisierung verstärken. Es besteht keine Flüssigkeitsansammlung im Knie	V.a. Läsion des Lig. collaterale laterale
Patient gibt nach Teilresektion des Meniskus Beschwerden am Tibiaplateau und im Kapselbereich an	V.a. Läsion der Ligg. meniscotibiales, Friktionssyndrom des Knorpels
Patient zeigt in der Basisbefundung eine vermehrte Aufklappbarkeit in der Valgusbewegung	V.a. Läsion des Lig. collaterale mediale, Degeneration des lateralen Meniskus, der durch die Belastungslinie und unflexible Fixation eher degeneriert, Läsion des vorderen Kreuzbands.
Patient gibt ab 90° Beugung Schmerzen an, die sich bis 140° maximal steigern, bzw. Patient gibt bei 140° Kniebeugung selektiven Schmerz am oberen medialen Patellapol an	V.a. Läsion der Facette nach Odd
Patient gibt anterolaterale Schmerzen an	V.a. Läsion des Lig. collaterale laterale, Läsion des Tractus iliotibialis, Läsion der anterolateralen Kapsel, Läsion des Außenmeniskus-VH

◻ Tab. 11.1 (Fortsetzung)

Angaben des Patienten	Mögliche Interpretationen
Patient gibt anteromediale Schmerzen an	V.a. Läsion des VKB, Läsion des Lig. collaterale mediale, Läsion des Innenmeniskus-VH, Läsion der anteromedialen Kapsel.
Patient gibt posterolaterale Schmerzen an	V.a. Läsion des Lig. arcuatum, Läsion des Lig. collaterale laterale, Läsion der posterolateralen Kapsel, Läsion der Sehne des M. biceps femoris, Läsion des M. popliteus, Läsion des Außenmeniskus-HH
Patient gibt posteromediale Schmerzen an	V.a. Läsion der posteromedialen Kapsel, Läsion des Lig. collaterale mediale, Läsion des HKB, Läsion des Innenmeniskus-HH, Läsion der Kapselinsertion des M. semimembranosus
Patient gibt Beschwerden bei Außenrotation des Kniegelenks an	V.a. Läsion des Lig. meniscotibiale anterius, Läsion des Lig. collaterale mediale, Läsion der Plica mediopatellaris, Meniskushypomobilität, Läsion des Innenmeniskus-HH, Läsion des Außenmeniskus-VH, Instabilität des PTFG (proximales Tibiofibulargenk)
Patient gibt Spannungsbeschwerden bei Kniebeugung an	V.a. Läsion der Plica suprapatellaris, retropatellare Chondropathie, Meniskushypomobilität, Hydrops bis 3 ml
Patient gibt Beschwerden im Bereich des Fibulaköpfchens und der lateralen proximalen Tibia an	V.a. Läsion der Ligg. Kaplan 1, Hypomobilität des PTFG
Patient gibt Beschwerden im Bereich der Apex patellae an	V.a. Patellaspitzensyndrom, Morbus Sinding-Larsen

In ◻ Tab. 11.1 werden die anamnestischen Angaben der Patienten mit Kniebeschwerden und mögliche Befundungsinterpretationen zusammengefasst.

11.7 Anamnese, Inspektion und Palpation des Knies

11.7.1 Anamnese

Im Eingangsbefund lässt der Therapeut den Patienten seine Problematik schildern. Währenddessen beobachtet er etwaige Deviationen im Stand und stellt dem Patienten ergänzende Fragen.

Um Zeitraum, Ort und Art der Beschwerden zu erfahren, sind folgende **Grundfragen** wichtig:
- Seit wann hat der Patient Beschwerden?
- Wo sind die Beschwerden?
- Wie zeigt sich das Beschwerdebild?
- Gab es in letzter Zeit außergewöhnliche Belastungen für das Kniegelenk?
- Welche Therapien sind erfolgt und mit welchem Erfolg?
- Welche Medikamente wurden/werden eingenommen?
- Gibt es Bildgebung (Röntgenbilder, MRT-Aufnahmen, CU usw.)?

 Cave
Patienten, die **Kortison** einnehmen, geht die Elastizität der Gefäße verloren. Es kann zur Lockerung der Bänder und zu Gefäßrupturen kommen. Patienten, die **Schmerzmittel** einnehmen, können keine präzisen Schmerzangaben machen.

11.7.2 Inspektion

Bereits während des Gesprächs mit dem Patienten achtet der Therapeut auf dessen Bewegungsamplitude und etwaige Deviationen. Während der Inspektion sollte der Therapeut die Anamnese mit den Befundergebnissen der Inspektion abgleichen. Daraus ergeben sich für ihn schon erste Interpretationen.

Eine **Inspektion des Fußes, der Hüfte und des Beckens** sollte aufgrund des funktionellen Zusammenspiels mit eingeschlossen sein. Ein **Gangbild** gehört ebenfalls mit zur Knieinspektion. Die Stellung der Patella sollte im Zusammenhang mit der Fußstellung betrachtet werden, da z. B. ein Senkfuß eine Innenrotation der Kniescheibe bedingen kann.

Weitere wichtige **Inspektionskriterien** sind:
- Beinachsenveränderungen,
- Muskeltonus (Atrophie, Hypertrophie),
- Narben,
- Hautfärbung (Bläue, Blässe, Rötung),

▬ Schwellungen,
▬ Stellung der Patella.

11.7.3 Palpation

Palpatorisch prüft der Therapeut im Seitenvergleich:
▬ Konsistenzunterschiede bei Schwellungen,
▬ Hauttemperatur,
▬ abnormale ossäre Strukturen,
▬ Prominenz der Kondylen,
▬ intraartikuläre Ergüsse,
▬ Tonus und Konsistenz der Muskulatur.

> ❯ Eine **Schmerzpalpation** sollte erst nach der Basisuntersuchung erfolgen.

11.7.4 Sicherheit/Kontraindikationen

Nach Anamnese, Inspektion und Palpation erfolgt ein Resümee mit Einschätzung von Sicherheit und Kontraindikationen. Ausgeschlossen werden müssen:
▬ Systemerkrankungen (Rheuma, Morbus Bechterew, Psoriasis),
▬ entzündliche Prozesse,
▬ Frakturen,
▬ Bandrupturen.

> ❯ Vorgehensweise bei der **Interpretation** des Befundes:
> – **Kontraindikationen einschätzen.**
> – **Diagnosemöglichkeiten einengen.**
> – **Strategie entwickeln: Weiter mit Basisuntersuchung oder erneute Kommunikation mit dem Arzt.**

11.8   Basisuntersuchung des Kniegelenks

> ❯ Anhand der Basisuntersuchung kann der Manualtherapeut **Instabilitäten** oder eine **Hypomobilität** des Kniegelenks einschätzen:
> – Ein **Genu recurvatum** verweist auf
>   – ein schlechtes Rollgleiten bei evtl. fehlender ossärer Inklination des Tibiaplateaus,
>   – eine Insuffizienz der dorsalen Kapsel.
> – Ein **Extensionsdefizit** weist auf ein Kapselmuster hin.
> – Ein **federndes/elastisches Endgefühl** verweist auf eine Meniskusbeteiligung bzw. ein Corpus liberum, das sich in den Kondylenbereich verlagert hat.

▬ **Schmerzen**, die durch die Provokation der Bandstrukturen entstehen, ohne dass eine Instabilität vorliegt, weisen auf Mikrotraumen der Kollagenstrukturen hin.

Die Basisuntersuchung gibt Aufschluss über folgende **Aspekte einer Bewegung:**
▬ Bereitwilligkeit (»Wie akzeptiert der Patient den Schmerz?«, ▶ Glossar),
▬ Koordination des Bewegungsablaufs,
▬ Bewegungsausmaß und
▬ Schmerz.

Das Kommando ist mit einer Zielorientierung verbunden. Die Basisuntersuchung des Knies wird grundsätzlich mit einem differenzialdiagnostischen Check-up begonnen.

11.8.1 Differenzialdiagnostischer Check-up

Der differenzialdiagnostische Check-up (vgl. Übersicht) soll zu Beginn einer zielgerichteten Untersuchung klären, ob umliegende Strukturen beteiligt sind.

> **Übersicht: Differenzialdiagnostischer Check-up**
> Der Check-up für das Kniegelenk beinhaltet **aktive Testungen** bzw. Provokationen:
> ▬ Check-up der intraartikulären Flüssigkeit (Ballottement-Test, Ergusstestung),
> ▬ Check-up der Hüfte,
> ▬ Check-up des Fußes,
> ▬ Check-up des ISG,
> ▬ Check-up der LWS,
> ▬ Check-up der Symphysis pubica (Flamingo sign, abgewandeltes Patrik sign),
> ▬ Neurogener Check-up (Lasègue-Test, Neri-(Brudzinski-) Testung, umgekehrter Lasègue-Test).

11.8.2 Check-up: Testung der intraartikulären Flüssigkeit

▪ Ergusstestung (◻ Abb. 11.18)

Ziel. Erfassung und Einschätzung der intraartikulären Flüssigkeit bei geringer Ergussbildung.

ASTE. Der Patient liegt in Rückenlage. Sein Bein ist extendiert.

Ausführung. Der Therapeut streicht das Gewebe im Bereich des Recessus patellaris medialis zum medialen

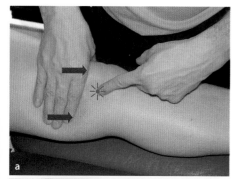

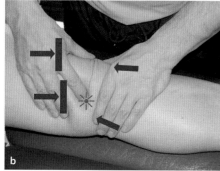

◻ **Abb. 11.18a,b** Ergusstestung, links

Kniegelenkspalt hin aus. Der linke Zeigefinger palpiert gleichzeitig das Grübchen (Stern in der Abb.) oberhalb des Retinaculum patellae transversale mediale.

❯ Kommt es dabei **nicht zu einer Verstreichung des Grübchens** bzw. zu einer palpatorischen Flüssig-keitsansammlung, wird zusätzlich, unter Beibehaltung der kranialen Handanlage, der proximale laterale Unterschenkelbereich zum medialen Gelenkspalt hin ausgestrichen und erneut auf ein Verstreichen des Grübchens bzw. eine Flüssig-keitsansammlung geachtet.

Befund. Der Test ist positiv bei kurzer Zunahme der Gewebeschwellung am medialen Kniegelenkspalt (ab ca. 3 ml Flüssigkeit im Gelenk).

11.8.3 Check-up der Hüfte

Knie und Hüfte sind durch
- die nervale und vaskuläre Versorgung und
- die zweigelenkigen Muskeln

eng miteinander verbunden. Das Check-up des Hüft-gelenks beantwortet die Frage, ob die Beschwerden des Kniegelenks durch aktive Bewegungen der Hüfte be-einflussbar sind oder ob eine Funktionsschwäche zu er-kennen ist.

❯ Zum aktiv ausgeführten Check-up gehören alle **aktiven Basisbewegungen** des Hüftgelenks.

11.8.4 Check-up des Fußes

Die Beziehung zwischen Knie und Fuß ist vorwiegend von mechanischer Bedeutung: Das proximale Tibiofibularge-lenk gehört trotz seiner Kniegelenknähe funktionell zum oberen Sprunggelenk. Auch über zweigelenkige Muskeln sind Fuß und Knie miteinander verbunden. Außerdem können Fußdeformitäten statische und funktionelle Knie-beschwerden verursachen.

Das Check-up des Fußgelenks beantwortet die Frage, ob die Beschwerden des Kniegelenks durch aktive Bewe-gungen des Fußgelenks beeinflussbar sind oder ob eine Funktionsschwäche zu erkennen ist.

❯ Zum aktiv ausgeführten Check-up gehören alle **aktiven Basisbewegungen** des Fußgelenks.

11.8.5 Check-up des ISG

Die Beziehung zwischen Knie und ISG ist **muskulär** ge-prägt:
- Der M. biceps femoris hat bei Mobilitätsstörungen des ISG einen nicht unerheblichen Einfluss auf das Kniegelenk.
- Muskeln wie der M. tensor fasciae latae und der M. quadriceps femoris können durch Beckentorsionen mechanischen Einfluss auf das Kniegelenk nehmen.

Das Check-up des Iliosakralgelenks beantwortet die Frage, ob die Beschwerden des Kniegelenks durch Bewegungen des ISG beeinflussbar sind oder ob eine statisch-mechani-sche Beteiligung zu erkennen ist.

Befund. Lassen sich die Kniebeschwerden durch die Pro-vokation des ISG auslösen?

11.8.6 Check-up der LWS

Die Beziehung zwischen Knie und LWS ist **nerval** bedingt. Das Check-up der LWS beantwortet die Frage, ob die Be-schwerden des Kniegelenks durch aktive Bewegungen der LWS beeinflussbar sind.

❯ Zum Check-up der LWS gehört die **aktive Testung der LWS**.

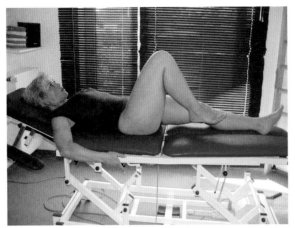

◨ **Abb. 11.19** Aktive Knieflexion, rechts

◨ **Abb. 11.20** Aktive Knieextension, rechtsseitig

11.8.7 Check-up der Symphysis pubica

Die Beziehung zwischen Knie und Schambeinfuge basiert, ebenso wie die zum ISG, auf einer muskulären und mechanischen Grundlage. Das Check-up der Symphysis pubica beantwortet die Frage, ob sich die Beschwerden des Kniegelenks beeinflussen lassen.

> ❯ Zum Check-up der Symphyse gehört der Provokationstest **Flamingo sign** und/oder das **abgewandelte Patrick sign**.

11.9   Aktive Untersuchung des Kniegelenks

Anhand der **aktiven Kniegelenkbewegungen** beurteilt der Therapeut:
- Bewegungsumfang,
- Bewegungsverlauf,
- Schmerz und
- Bereitwilligkeit.

11.9.1 Aktive Knieflexion (◨ Abb. 11.19)

ASTE. Der Patient liegt in Rückenlage.

Ausführung. Der Patient führt eine Flexion im Kniegelenk aus.

Befund. Ein positiver Befund deutet auf:
- Kapselmuster,
- Meniskus-Hinterhorn-Läsion,
- Patellaspitzensyndrom,
- entzündlicher Prozess des Corpus adiposum infrapatellaris,
- Morbus Osgood-Schlatter,

- Morbus Sinding-Larsen,
- Weichteilstadium 2–4 der Knieflexoren,
- Läsion des vorderen Kreuzbands. Das Bewegungsdefizit entsteht durch die schlechte passive Widerlagerung des vorderen Tibiaplateaus.

11.9.2 Aktive Knieextension (◨ Abb. 11.20)

ASTE. Der Patient liegt in Rückenlage.

Ausführung. Der Patient führt eine Extension im Kniegelenk aus.

Befund. Ein positiver Befund deutet auf:
- Kapselmuster,
- Weichteilstadium 2–4 der Knieextensoren,
- Baker-Zyste
- Meniskus-Vorderhorn-Läsion,
- Läsion des hinteren Kreuzbands. Das Bewegungsdefizit entsteht durch die schlechte passive Widerlagerung des hinteren Tibiaplateaus.

11.9.3 Aktive Knieaußenrotation (◨ Abb. 11.21)

ASTE. Der Patient liegt in Rückenlage.

Ausführung. Der Patient führt in 90° Kniebeugung und mit verriegeltem OSG eine Außenrotation im Kniegelenk aus.

Befund. Ein positiver Befund gibt einen Hinweis auf:
- Plica-Syndrom,
- Läsion der medialen meniskotibialen Bänder,

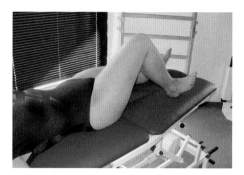

Abb. 11.21 Aktive Knieaußenrotation, rechts

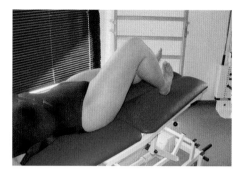

Abb. 11.22 Aktive Knieinnenrotation, rechts

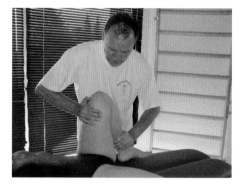

Abb. 11.23 Passive Knieflexion, links

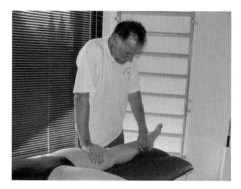

Abb. 11.24 Passive Knieextension, links

- Vorderhornläsion des lateralen Meniskus,
- Hinterhornläsion des medialen Meniskus,
- Läsion des Lig. collaterale mediale.

11.9.4 Aktive Knieinnenrotation (◘ Abb. 11.22)

ASTE. Der Patient liegt in Rückenlage.

Ausführung. Der Patient führt in 90° Kniebeugung und mit verriegeltem OSG eine Innenrotation im Kniegelenk aus.

Befund. Ein positiver Befund deutet auf:
- Vorderhornläsion des medialen Meniskus,
- Hinterhornläsion des lateralen Meniskus,
- avaskuläre Nekrose an Femur oder Tibia,
- Läsion der lateralen meniskotibialen Bänder,
- Läsion der Kreuzbänder.

11.10 Passive Untersuchung des Kniegelenks

- **Passive Knieflexion (◘ Abb. 11.23)**
ASTE. Der Patient liegt in Rückenlage.

Ausführung. Der Therapeut führt eine Flexion im Kniegelenk aus und gibt am Ende der Bewegung einen Überdruck.

Befund. Siehe aktive Testung (◘ Abb. 11.19). Darüber hinaus verweist ein positiver Befund auf:
- Kapselmuster,
- Blockade im proximalen Tibiofibulargelenk,
- Hinterhorn-Mobilitätsstörung bzw. Läsion der Menisken,
- Baker-Zyste,
- Chondropathia patellae,
- Myositis ossificans des M. popliteus,
- Bursitis infrapatellaris profunda.

Endgefühl. Das Endgefühl ist weich/festelastisch, abhängig von der Oberschenkelmuskulatur.

- **Passive Knieextension (◘ Abb. 11.24)**
ASTE. Der Patient liegt in Rückenlage.

Ausführung. Der Therapeut widerlagert den proximalen Oberschenkel, ohne dabei den Recessus suprapatellaris zu komprimieren. Die rechte Hand führt über den distalen Unterschenkel das Knie in Extension.

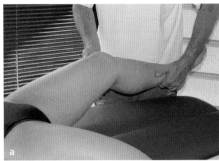

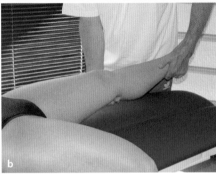

◘ **Abb. 11.25a,b** Passive Knieextension, links. **a** ASTE, **b** ESTE

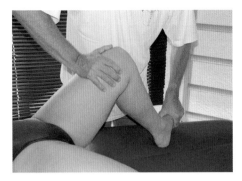

◘ **Abb. 11.26** Passive Knieaußenrotation, links

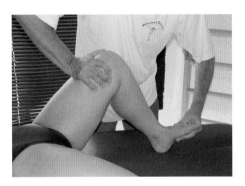

◘ **Abb. 11.27** Passive Knieinnenrotation, links

Befund. Siehe aktive Testung (◘ Abb. 11.20). Zusätzlich verweist ein **positiver Befund** auf:

— Kapselmuster,

— Baker-Zyste,

— Flake-Fraktur infolge eines Hyperextensionstraumas im Sulcus terminalis,

— Insertionstendopathie des M. popliteus,

— Mobilitätsstörung des Vorderhorns bzw. Läsion der Menisken,

— Genu recurvatum.

■ **Passive Knieextension (◘ Abb. 11.25)**

Ziel. Erfassung des Endgefühls.

ASTE. Der Patient liegt in Rückenlage.

Ausführung. Der Therapeut hebt das zu testende Bein an. Er fixiert und widerlagert die Ferse und beugt das Knie ca. 20° an. Der Patient lässt das Bein vollkommen locker. Der Therapeut sichert das Kniegelenk mit der rechten Hand lässt das Bein in Extension fallen.

Befund. Das Endgefühl ist in der Norm festelastisch.

■ **Passive Knieaußenrotation (◘ Abb. 11.26)**

ASTE. Der Patient liegt in Rückenlage.

Ausführung. Der Therapeut führt eine Außenrotation im Kniegelenk aus. Das heterolaterale Bein hängt zur Wider-

lagerung der Bewegung seitlich an der Therapiebank herab; das zu behandelnde Bein wird in 90° Knieflexion aufgestellt. Unter Fixation des distalen Oberschenkels bewegt der Therapeut das Bein über den dorsalextendierten Fuß in Außenrotation und gibt am Ende der Bewegung einen Überdruck.

Befund. Siehe aktive Testung (◘ Abb. 11.21). Zusätzlich kann die passive Bewegung eine Provokation des N. saphenus auslösen.

Endgefühl. Das Endgefühl ist

— in der Norm: festelastisch,

— bei Hypomobilität des Innenmeniskus-HH oder Außenmeniskus-VH: **elastisch,**

— bei posteromedialer kapsulärer Hypomobilität: **fest.**

■ **Passive Knieinnenrotation (◘ Abb. 11.27)**

ASTE. Der Patient liegt in Rückenlage.

Ausführung. Das nicht zu testende Bein hängt seitlich an der Bank herunter. Das zu untersuchende Bein wird in 90° Knieflexion aufgestellt. Unter Fixation des distalen Oberschenkels bewegt der Therapeut das Bein über den dorsalextendierten Fuß in Innenrotation und gibt am Ende der Bewegung einen Überdruck.

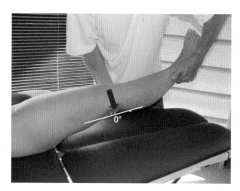

Abb. 11.28 Passive Knievarustestung aus Vorposition Extension, rechts

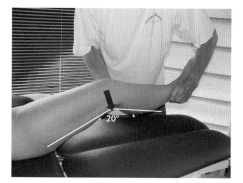

Abb. 11.29 Passive Knievarustestung aus Vorposition 20° Knieflexion, rechts

Befund. Siehe aktive Testung (◻ Abb. 11.22).

Endgefühl. Das Endgefühl ist
- in der Norm: **festelastisch,**
- bei Hypomobilität des Außenmeniskus-HH oder Innenmeniskus-VH: **elastisch,**
- bei posterolateraler kapsulärer Hypomobilität: **fest.**

11.10.1 Passive Zusatztestungen: Test für Kollateralbänder und Kapsel

Differenzialdiagnostisch sollte bei der Kapsel- und Bandtestung beachtet werden, dass eine Höhenminderung der Menisken den jeweiligen Testweg verlängert:
- eine Höhenminderung des Innenmeniskus bei der Varustestung und
- eine Höhenminderung des Außenmeniskus bei der Valgustestung.

- **Passive Knievarustestung aus Vorposition Extension (◻ Abb. 11.28)**

Befund. Es besteht Verdacht auf eine posterolaterale Kapselläsion.

Ziel. Testung des posterolateralen Kapselbereichs.

ASTE. Der Patient liegt in Rückenlage.

Ausführung. Der Therapeut steht medial des zu behandelnden Beins. Er umfasst mit seiner linken Hand das Fersenbein des Patienten und hebt das extendierte Bein leicht an. Mit der rechten Hand, die er interthenar am medialen Kniegelenkspalt anlegt, führt der Therapeut über einen horizontalen Schub nach lateral eine Varusbewegung im Kniegelenk durch. Um optimal an der medialen Seite des Patientenbeins arbeiten zu können, sollte das nicht zu be-

handelnde Patientenbein seitlich an der Behandlungsbank herabhängen.

Endgefühl. Das physiologische Endgefühl ist festelastisch. Ein Impuls ist nur sinnvoll bei Verdacht auf eine frische Kapselläsion.

- **Passive Knievarustestung aus Vorposition 20° Knieflexion (◻ Abb. 11.29)**

Befund. Es besteht Verdacht auf eine Läsion des Lig. collaterale laterale.

Ziel. Testung des Lig. collaterale laterale.

ASTE. Der Patient liegt in Rückenlage.

Ausführung. Der Therapeut steht medial des zu behandelnden Beins. Er umfasst mit seiner linken Hand das Fersenbein des Patienten. Er hebt das zu behandelnde Bein leicht an und beugt es im Kniegelenk ca. 20°. Mit seiner rechten Hand, die er interthenar am medialen Kniegelenkspalt anlegt, führt der Therapeut über einen horizontalen Schub nach lateral eine Varusbewegung im Kniegelenk durch. Um optimal an der medialen Seite des Patientenbeins arbeiten zu können, sollte das nicht zu behandelnde Patientenbein seitlich an der Behandlungsbank herabhängen.

Endgefühl. Das physiologische Endgefühl ist festelastisch. Ein Impuls ist nur sinnvoll bei Verdacht auf eine frische Bandläsion.

- **Passive Knievalgustestung aus Vorposition Extension (◻ Abb. 11.30)**

Befund. Es besteht Verdacht auf eine Läsion des posteromedialen Kapselbereichs.

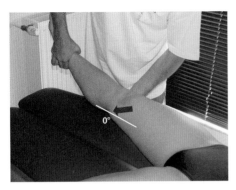

■ **Abb. 11.30** Passive Knievalgustestung aus Vorposition Extension, rechts

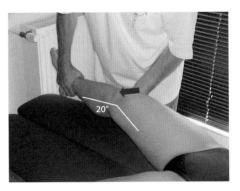

■ **Abb. 11.31** Passive Knievalgustestung aus Vorposition 20° Knieflexion, rechts

Ziel. Testung des posteromedialen Kapselbereichs.

ASTE. Der Patient liegt in Rückenlage. Zur Widerlagerung sollte das nicht zu behandelnde Bein des Patienten seitlich an der Behandlungsbank herabhängen.

Ausführung. Der Therapeut steht lateral des zu behandelnden Beins. Er umfasst mit seiner rechten Hand den distalen Unterschenkel des Patienten und hebt das zu behandelnde Bein leicht an. Mit seiner linken Hand, die er interthenar am lateralen Kniegelenkspalt anlegt, führt der Therapeut über einen horizontalen Schub nach medial eine Valgusbewegung im Kniegelenk durch.

Endgefühl. Das physiologische Endgefühl ist festelastisch. Ein Impuls ist nur sinnvoll bei Verdacht auf eine frische Kapselläsion.

- **Passive Knievalgustestung aus Vorposition 20°**
  Knieflexion (■ Abb. 11.31)

Befund. Es besteht Verdacht auf eine Läsion des Lig. collaterale mediale bzw. des medialen Kapselbereichs.

Ziel. Testung des Lig. collaterale mediale.

ASTE. Der Patient liegt in Rückenlage. Zur Widerlagerung sollte das nicht zu behandelnde Patientenbein seitlich an der Behandlungsbank herabhängen.

Ausführung. Der Therapeut steht lateral des zu behandelnden Beins. Er umfasst mit seiner rechten Hand den distalen Unterschenkel des Patienten. Er hebt das zu behandelnde Bein leicht an und beugt es 20° im Kniegelenk. Mit seiner linken Hand, die er interthenar am lateralen Kniegelenkspalt anlegt, führt der Therapeut über einen horizontalen Schub nach medial eine Valgusbewegung im Kniegelenk durch.

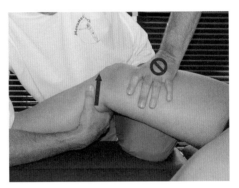

■ **Abb. 11.32** Test nach Lachmann für das vordere Kreuzband, rechts

Endgefühl. Das physiologische Endgefühl ist festelastisch. Ein Impuls ist nur sinnvoll bei Verdacht auf eine frische Bandläsion.

11.10.2 Passive Zusatztestungen für die Ligg. cruciatum anterius et posterius

Der vordere Schubladentest sollte nicht mehr angewandt werden, da intakte Menisken und die muskuläre Abwehrspannung der hinteren Oberschenkelmuskulatur den Test verfälschen können. Da die einzelnen Testungen weitaus deutlichere Ergebnisse bringen als die kombinierten Testungen, verzichten wir auf Kombinationstestungen.

- **Test nach Lachmann für das vordere Kreuzband**
  (■ Abb. 11.32)

Ziel. Mobilitäts- und Provokationstestung des vorderen Kreuzbands.

ASTE. Der Patient liegt in Rückenlage.

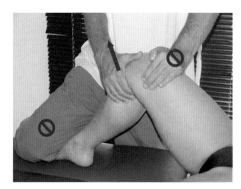

Abb. 11.33 Anterolateraler Schubladentest für das hintere Kreuzband, rechts

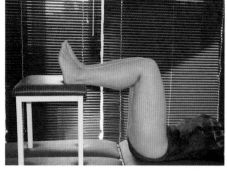

Abb. 11.34 Gravity sign für das hintere Kreuzband

Ausführung. Der Therapeut steht lateral des zu behandelnden Beins. Er stellt seinen linken Unterschenkel auf die Therapiebank, so dass der distale Oberschenkel des Patienten aufliegt. Mit seiner linken Hand fixiert er den Oberschenkel des Patienten oberhalb des Recessus suprapatellaris. Mit seiner rechten Hand gibt er unter der Berücksichtigung der 8°-Tibiaplateauneigung einen Schub nach ventral, wobei zuerst der Weg registriert wird und am Ende ein kurzer endgradiger Anschlag.

Befund. Geprüft wird, ob eine Läsion des Lig. cruciatum anterius vorliegt. Ein fehlender Anschlag ist ein Zeichen für eine Bandruptur.

Endgefühl. Das Endgefühl ist in der Norm festelastisch.

- **Anterolateraler Schubladentest für das hintere Kreuzband** (**Abb. 11.33**)
Ziel. Stabilitätstestung des hinteren Kreuzbands.

ASTE. Der Patient liegt in Rückenlage. Das zu testende Bein ist 90° gebeugt.

Ausführung. Der Therapeut steht lateral des zu testenden Beins. Zur Widerlagerung legt er sein Knie/Unterschenkel auf den aufgestellten Fuß des Patienten. Mit seiner linken Hand fixiert der Therapeut den Oberschenkel des Patienten. Die rechte Hand hakt er an der Tibia ein und übt unter Berücksichtigung der 8°-Tibiaplateauneigung einen Zug nach lateroventral aus, wobei zuerst der Weg registriert wird und am Ende ein kurzer endgradiger Anschlag.

Befund. Geprüft wird, ob eine Läsion des Lig. cruciatum posterius vorliegt. Ein fehlender Anschlag ist ein Zeichen für eine Bandruptur.

Endgefühl. Das Endgefühl ist in der Norm festelastisch.

> Durch die Senkrechtstellung des hinteren Kreuzbands bei 90° Knieflexion ist eine **anterolaterale Schublade günstiger** als eine posteromediale, da beim anterolateralen Schub das Gleiten durch den intermeniskealen Raum leichter möglich ist.

- **Gravity sign für das hintere Kreuzband** (**Abb. 11.34**)
Ziel. Stabilitätstestung des hinteren Kreuzbands.

ASTE. Der Patient liegt in Rückenlage.

Ausführung. Der Patient legt seine Füße in 90° Hüft- und Knieflexion auf einen Hocker ab. Über die Schwerkraftwirkung kommt es bei einer Ruptur des hinteren Kreuzbands zu einem Absinken der Tibia gegenüber dem Femur. Es ist möglich, die Translation nach posterior durch die Aktivierung der ischiokruralen Muskulatur zu verstärken.

Befund. Geprüft wird, ob eine Ruptur des hinteren Kreuzbands vorliegt.

11.10.3 Passive Zusatztestungen: Meniskustestungen

Bei den Meniskustestungen sollte **differenzialdiagnostisch** stets an eine Hypomobilität der Menisken durch Immobilisation bzw. durch eine mangelhafte Konsistenz der Synovialflüssigkeit gedacht werden.

- **Steinmann-I-Test** (**Abb. 11.35**)
Ziel. Provokationstestung der Vorderhörner des Innen- und Außenmeniskus.

ASTE. Der Patient liegt in Rückenlage.

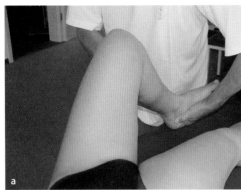

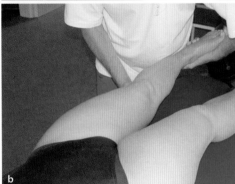

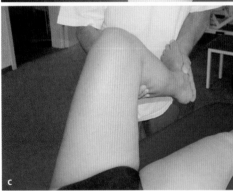

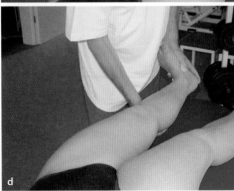

◘ Abb. 11.35a–d Steinmann-I-Test, links. **a** ASTE zur Testung des In-nenmeniskus-VH. **b** ESTE zur Testung des Innenmeniskus-VH. **c** ASTE zur Testung des Außenmeniskus-VH. **d** ESTE zur Testung des Außen-meniskus-VH

Ausführung. Der Therapeut steht lateral des zu testenden Beins.

Zur Testung des

━ **Innenmeniskus-VH** bringt der Therapeut das Bein in 90° Knieflexion und **Innenrotation** des Unterschen-kels. Unter Beibehaltung der Innenrotation führt er das Bein in Extension.

━ **Außenmeniskus-VH** bringt der Therapeut das Bein in 90° Knieflexion und **Außenrotation** des Unterschen-kels. Unter Beibehaltung der Außenrotation führt er das Bein in Extension.

Befund. Geprüft wird, ob eine Meniskusvorderhornläsion vorliegt.

Exkurs

Steinmann-II-Test

Die Autoren können anhand des Steinmann-II-Tests nur bedingt **Zei-chen einer Vorderhornläsion** des Meniskus ableiten und erachten den Test als nicht zuverlässig.

Ausführung des Tests. In Extensionsstellung des Kniegelenks wird z. B. der mediale Kniegelenkspalt palpiert, und durch den Druck des palpierenden Fingers wird ein Schmerz ausgelöst. Unter Beibehal-tung des Fingerdrucks wandert der Druckschmerz bei Kniebeugung von ventral nach dorsal.

Die **Autoren kritisieren** die palpatorische Schmerzauslösung, da sich die Läsion größtenteils im inneren Drittel des Meniskus befindet und eine Zuordnung des Schmerzes aufgrund der dort fehlenden Schmerzrezeptoren und Gefäße relativ unwahrscheinlich ist.

Der wandernde Schmerz nach dorsal kann auch über das sich eben-falls nach dorsal verlagernde Lig. collaterale mediale verursacht werden und ist aufgrund der engen intraartikulären Verbindung **nicht von einer Meniskusläsion zu unterscheiden.**

■ **Apley-Kompressionstest für den medialen und lateralen Meniskus (◘ Abb. 11.36)**

Ziel. Provokationstestung des komplexen inneren media-len Meniskusrands des Innen- und Außenmeniskus.

ASTE. Der Patient liegt in Bauchlage.

Ausführung. Der Therapeut steht lateral des zu testenden 90° gebeugten Beins. Er umfasst mit der rechten Hand den dorsalextendierten Fuß des Patienten von plantar und mit der linken Hand den distalen Unterschenkel von dorsal. Er gibt einen longitudinalen Kompressionsdruck gegen den unterlagerten Oberschenkel:

━ In **Vorposition Außenrotation** werden das Außen-meniskus-VH und das Innenmeniskus-HH kompri-miert (◘ Abb. 11.36a).

━ **Wechselt** der Therapeut aus dieser Vorposition **in In-nenrotation,** wandert der Kompressionsdruck über den medialen Rand des Meniskus in die innenrotato-rische Endstellung.

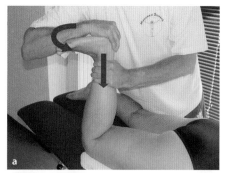

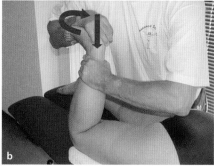

Abb. 11.36a,b Apley-Kompressionstest für den medialen und lateralen Meniskus, rechts. **a** ASTE, **b** ESTE

▬ In **Vorposition Innenrotation** werden das Außenmeniskus-HH und das Innenmeniskus-VH komprimiert (◘ Abb. 11.36b).

Befund. Geprüft wird, ob eine Läsion im inneren Drittel des Meniskus vorliegt.

❯ Der Test wird im Englischen als **Grinding-Test** (Mahltest) bezeichnet.

▪ McMurray-Test (◘ Abb. 11.37)

❗ **Cave**
Zu Beginn muss die maximale **Knieflexionsfähigkeit** des Patienten ermittelt werden.

Ziel. Provokationstestung der Hinterhörner des Innen- und Außenmeniskus bei leichten Läsionen.

ASTE. Der Patient liegt in Rückenlage.

Ausführung. Der Therapeut steht lateral des zu testenden Beins. Er bringt das zu behandelnde Bein in 90° Knieflexion und umfasst den Fuß mit der kaudalen Hand, den Oberschenkel mit der kranialen Hand (◘ Abb. 11.37a)

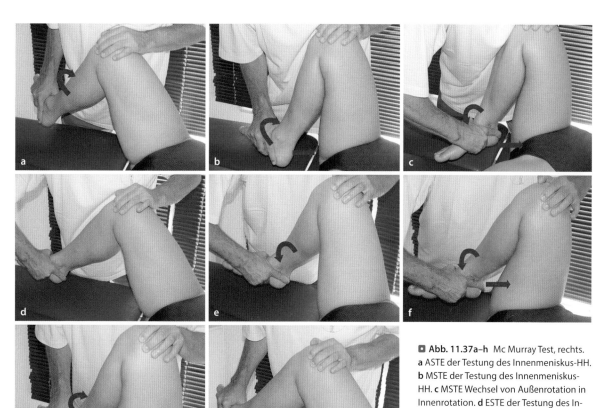

Abb. 11.37a–h Mc Murray Test, rechts. **a** ASTE der Testung des Innenmeniskus-HH. **b** MSTE der Testung des Innenmeniskus-HH. **c** MSTE Wechsel von Außenrotation in Innenrotation. **d** ESTE der Testung des Innenmeniskus-HH. **e** ASTE der Testung des Außenmeniskus-HH. **f** MSTE der Testung des Außenmeniskus-HH. **g** MSTE Wechsel von Innenrotation in Außenrotation. **h** ESTE der Testung des Außenmeniskus-HH

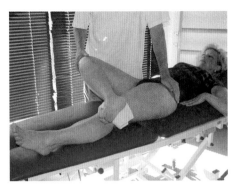

■ **Abb. 11.38** Payr-Test für den medialen Meniskus, rechts

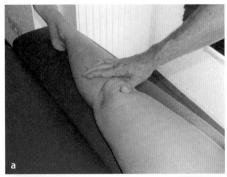

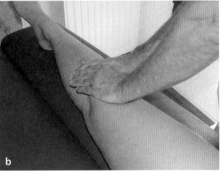

■ **Abb. 11.39a,b** Mobilisationstest für die Kaplan-2-Ligamente, rechts. **a** ASTE/Handling, **b** ESTE/Ausführung

Die Testung der Meniskus-HH erfolgt in zwei Phasen:

▬ **1. Phase:** Außenrotation des Unterschenkels zur Testung des **Innenmeniskus-HH.** Der Therapeut bewegt das außenrotierte Bein in maximale Flexion und führt in der maximalen Flexion eine schnelle Innenrotation aus (■ Abb. 11.37b).

▬ **2. Phase:** Innenrotation des Unterschenkels zur Testung des **Außenmeniskus-HH.** Der Therapeut bewegt das innenrotierte Bein in maximale Flexion und führt in der maximalen Flexion eine schnelle Außenrotation aus.

Befund. Geprüft wird, ob eine Meniskushinterhornläsion (meist des Innenmeniskus) vorliegt. **Schmerzen** sind als positives Testergebnis zu interpretieren.

❯ Um das **Anhaken des Meniskus** zu verstärken, wird in den Test zusätzlich eingebaut:
— bei Außenrotation ein **Varus-Gapping** und
— bei Innenrotation ein **Valgus-Gapping.**

▪ **Payr-Test für den medialen Meniskus** (■ Abb. 11.38)

Ziel. Provokationstestung für den Basisanteil des Innenmeniskus.

ASTE. Der Patient liegt in Rückenlage.

Ausführung. Der Therapeut stellt das Patientenbein in Form einer 4 ein, das heißt außenrotiert, abduziert, im Knie 90° flektiert und den Fuß auf den heterolateralen Unterschenkel abgelegt. Der Therapeut widerlagert die heterolaterale SIAS und lässt das Bein bis zur maximalen Spannung des Lig. collaterale laterale nach außen sinken.

Befund. Geprüft wird, ob eine Läsion des Basisanteils des medialen Meniskus vorliegt.

▪ **Mobilisationstest für die Kaplan-2-Ligamente** (■ Abb. 11.39)

ASTE. Der Patient liegt in Rückenlage.

Ausführung. Der Therapeut steht seitlich des Patientenbeins und legt seinen rechten Daumen proximal-lateral an den oberen Patellapol an (■ Abb. 11.39a). Mit seiner linken Hand doppelt er die rechte und drückt die Patella nach distal-medial (■ Abb. 11.39b).

Befund. Es kann eine Mobilitätsstörung der Kaplan-2-Ligamente infolge einer unphysiologischen dynamischen Lateralisierung der Patella vorliegen.

▪ **Plica-Provokationstest** (■ Abb. 11.40)

Anamnese. Der Patient gibt an:
▬ einen medialen Schmerz, der bei Flexion zunimmt und
▬ einen ziehenden Schmerz auf der Patella.

ASTE. Der Patient liegt in Rückenlage.

Ausführung. Der Therapeut steht seitlich des Patientenbeins. Er legt seine rechte Hand distal am Unterschenkel an (■ Abb. 11.40a). Seine kraniale Hand legt er von lateral kommend an den kraniolateralen Pol der Patella an, so dass die Patella leicht gekippt wird. Der Therapeut drückt die

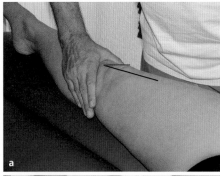

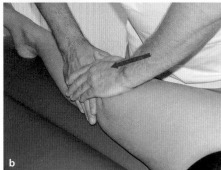

▣ **Abb. 11.40a,b** Plica-Provokationstest, rechts. **a** ASTE/Handling, **b** ESTE/Ausführung

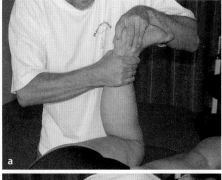

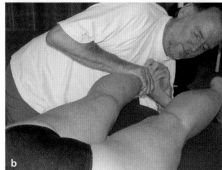

▣ **Abb. 11.41a,b** Osteochondrosis-dissecans-Test, rechts. **a** ASTE: 90° Flexion und maximale Innenrotation. **b** ESTE: maximale Extension und maximale Innenrotation

Patella mit leichter Kompression nach distal-medial (▣ Abb. 11.40 b).

Befund. Bei Schmerzangabe besteht der Verdacht auf eine Plicaläsion.

❯ **Leichte Adhäsionen** der Plicasynovialfalte lassen sich durch vorsichtige Überdruckbehandlungen lösen.

▪ **Osteochondrosis-dissecans-Test** (▣ Abb. 11.41)
ASTE. Der Patient liegt in Bauchlage.

Ausführung. Der Therapeut steht seitlich des im Kniegelenk 90° gebeugten Patientenbeins. Er legt seine linke Hand/Unterarm plantarseitig auf den dorsalextendierten Fuß. In dieser Position wird eine maximale Innenrotation eingestellt. Mit seiner rechten Hand umgreift er den distal-dorsalen Unterschenkel. Durch die erzeugte Spannung der Kreuzbänder werden die Gelenkflächen maximal unter Kompression gebracht, so dass kein zusätzlicher Kompressionsdruck erforderlich wird. Unter Beibehaltung der Innenrotation bringt der Therapeut das Bein in maximale Extension.

Befund. Bei einer Osteochondrosis dissecans entsteht der Schmerz im Verlauf des Extensionswegs in Form eines schmerzhaften Bogens.

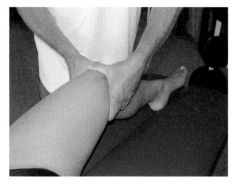

▣ **Abb. 11.42** Patella-Umgreiftest, links

▪ **Patella-Umgreiftest** (▣ Abb. 11.42)
ASTE. Der Patient liegt in Rückenlage. Das Knie ist zu Beginn in 20° Flexion eingestellt.

Ausführung. Unter zunehmender Flexion gibt der Therapeut mit seinen im Gabelgriff medial und lateral des Knies angelegten Händen einen Kompressionsdruck auf die Patella. Der Test wird in 10°-Flexionssprüngen durchgeführt.

Befund. Bei Schmerz und Krepitation besteht Verdacht auf eine Chondropathia patellae oder eine Chondromalazie.

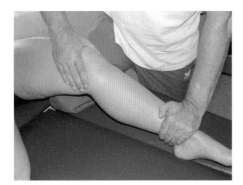

◻ **Abb. 11.43** Abgewandeltes Zohlenzeichen, links

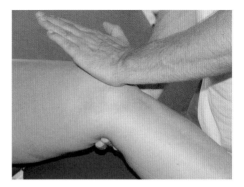

◻ **Abb. 11.44** Pfründ-Zeichen, links

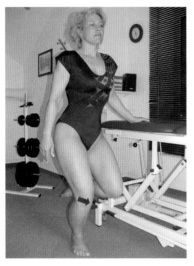

◻ **Abb. 11.45** Patella-Provokationstest, rechts

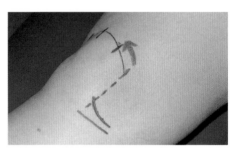

◻ **Abb. 11.46** Schematische Darstellung des Spurungstests, rechts

Ausführung. Unter zunehmender Flexion, die über die rechte Therapeutenhand in der Kniekehle ausgeführt wird, gibt der Therapeut mit seinem interthenaren Bereich der linken Hand leichte Klopfschläge auf die Patella. Der Test wird in 10°-Flexionssprüngen durchgeführt.

Befund. Bei Schmerz und Krepitation besteht Verdacht auf eine Chondropathia patellae oder Chondromalazie.

▪ **Patella-Provokationstest (◻ Abb. 11.45)**
ASTE. Der Patient steht auf einem Bein, das andere Bein wird gebeugt.

Ausführung. Der Patient stabilisiert sich und macht eine Kniebeuge auf einem Bein. Er bewegt sich auf dem stehenden Bein in 20° Knieflexion, die bis 90° zunimmt.

> ❯ Das Knie sollte bewusst über den Fuß geführt werden, um den retropatellaren Druck zu erhöhen. Der Test wird in 10°-Sprüngen durchgeführt; jeder 10°-Sprung wird 2 sec gehalten.

Befund. Bei Schmerz und Krepitation besteht Verdacht auf eine Chondropathia patellae oder Chondromalazie.

▪ **Schematische Darstellung des Spurungstests (◻ Abb. 11.46)**
Der rote Pfeil zeigt auf die erlaubte Lateralisierung, die bei maximaler Flexion 1/3 der Patellabasis betragen darf.

▪ **Abgewandeltes Zohlenzeichen (◻ Abb. 11.43)**
ASTE. Der Patient liegt in Rückenlage. Der Therapeut unterlagert das Kniegelenk des Patienten mit seinem auf der Bank aufgestellten Oberschenkel, so dass das Knie ca. 20° gebeugt ist.

Ausführung. Mit seiner linken Hand fixiert der Therapeut den distalen Unterschenkel; mit der rechten Hand distalisiert er im Gabelgriff die Patella bis zum Bewegungsende. Der Patient wird aufgefordert, den M. quadriceps femoris in dieser Vorposition aktiv anzuspannen, d. h., die Ferse von der Bank zu heben.

Befund. Bei Schmerz und Krepitation besteht Verdacht auf eine Chondropathia patellae oder eine Chondromalazie.

▪ **Pfründ-Zeichen (◻ Abb. 11.44)**
ASTE. Der Patient liegt in Rückenlage. Das Knie ist zu Beginn 20° flektiert.

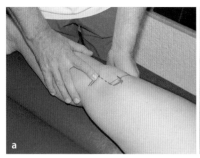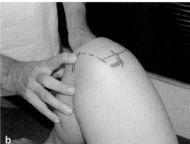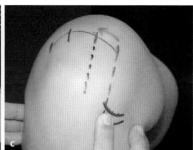

Abb. 11.47a–c Spurungstest, rechts. **a** ASTE, **b** ESTE, **c** ESTE aus ventraler Ansicht

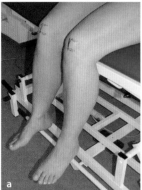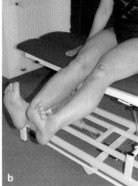

Abb. 11.48 Dynamischer Test des M. vastus medialis pars obliquus. **a** ASTE, **b** ESTE

- Spurungstest (**Abb. 11.47**)
❯ Der Spurungstest lässt die **Lateralisierungs-amplitude** der Patella von maximaler Extension in maximale Flexion erkennen.

ASTE. Der Patient liegt in Rückenlage.

Ausführung. Der Therapeut palpiert mit seinem rechten Zeigefinger den Gelenkspalt und positioniert die Fingerbeere in Verlängerung des inneren oberen Patellapols. Mit seiner linken Hand untergreift er das Patientenknie und führt es in Flexion. Der Spurungstest zeigt den physiologischen/pathologischen ossären Weg der Patella.

- **Dynamischer Test des M. vastus medialis pars obliquus** (**Abb. 11.48**)
ASTE. Der Patient sitzt.

Ausführung. Der Patient bewegt beide Beine im Seitenvergleich aus 90° Flexion in maximale Extension. Der Therapeut beurteilt in den letzten 20° Knieextension die Bewegung der Patella bzgl. einer Lateralisierung.

Befund. Eine Lateralisierung der Patella deutet auf eine Schwäche des M. vastus medialis pars obliquus gegenüber

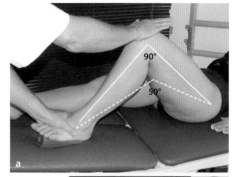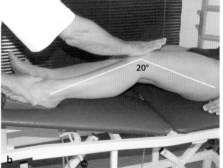

Abb. 11.49a,b Chondromalzie-Test, links. **a** ASTE in 90° Knieflexion, Testung in 10°-Sprüngen (50° als MSTE). **b** ESTE in 20° Knieflexion

der patellaren Insertion des Tractus iliotibialis (Retinaculum patellae) hin.

- Chondromalazie-Test (**Abb. 11.49**)
❯ Die Chondromalazie-Testung ist der **Test bei retropatellaren Schmerzen**, die bei exzentrischer (Treppabgehen) und statischer Belastung (Moviegoer-Syndrom) auftreten. Besonders betroffen sind Mädchen im Alter zwischen 10 und 16 Jahren. Pfründ-Zeichen und Provokationstest der Patella sind positiv.
Die **Chondromalazie-Testung** gibt Aufschluss über:
  – die Qualität der Synovia,
  – die Belastungsfähigkeit und
  – die Verformbarkeit des Knorpels.

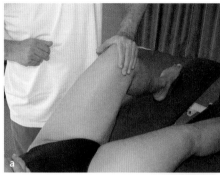
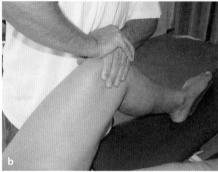

Abb. 11.50 Knorpelgleittest bei 70° Kniebeugung, links. **a** ASTE, **b** ESTE

Darüber hinaus gibt sie Aufschluss über die Gradzahlen, in denen die Pathologie vorliegt. Diese sind sowohl für das Knorpelbelastungstraining als auch für das Trophiktraining wichtig.

ASTE. Der Patient liegt in Rückenlage. Sein Bein wird 90° angebeugt, der Fuß auf einen Keil aufgestellt.

Ausführung. Der Therapeut legt seine rechte Hand auf die Patella, um Krepitationsgeräusche zu spüren. Mit seiner linken Hand fixiert er den Vorfuß des Patienten. Der Patient führt eine aktive isometrische Knieextension bis ca. 20° Knieflexion aus bzw. er streckt das Knie, bis er seinen Fuß nicht mehr flach auf den Keil auflegen kann. Es wird in 10°-Sprüngen isometrisch getestet.

Befund. Es kann beurteilt werden, ob eine Chondromalazie besteht.

- Knorpelgleittest bei 70° Knieflexion (◘ Abb. 11.50)
> **Der Knorpelgleittest wird** bei Feststellung einer Krepitation und bei Schädigungen der oberen Knorpelschicht in der ihr spezifischen Winkelstellung angewandt.

ASTE. Der Patient liegt in Rückenlage. Die Kniebeugung wird so eingestellt, dass sie der Krepitation im Chondro-

malazie-Test entspricht, hier z. B. in 70° Kniebeugung. Der Fuß des Patienten wird auf einen Keil aufgestellt.

Ausführung. Der Therapeut legt seine linke Hand auf die Patella und gibt Kompression in das femuropatellare Gleitlager. Seine rechte Hand er so auf die linke, dass ein Distalisierungsschub möglich wird.

Befund. Geprüft wird die belastete Knorpelverformbarkeit des Chondromalazie-Bereichs.

11.11 Widerstandstestung (Muskelweichteiltest 2, 3) des Kniegelenks

Bei der Widerstandstestung wird die Kniegelenkmuskulatur isometrisch konzentrisch getestet. Zur Beschreibung der Bewegungsrichtung geht der Therapeut die Bewegung anfänglich mit dem Patienten passiv durch.

> Der Widerstandtest bezieht sich auf die **kontraktilen Strukturen**, d. h.:
> - Bei **frischen Verletzungen** treten die Schmerzen schon nach Erreichen der Submaximalkraft auf.
> - Ältere Verletzungen, die der Körper zu kompensieren gelernt hat, reagieren auch bei maximaler Kraft nicht immer gleich zu Beginn des Widerstandtests, sondern erst nach ca. 10 sec.
> - Besteht der V.a. einen **myogenen Trigger** (partielle Ischämie), zeigt sich dieser erst ab ca. 30 sec Widerstandsgabe.

Die normale **Widerstandstestzeit** beträgt 1 sec mit maximaler isometrisch-konzentrischer Kraft.

11.11.1 Widerstandstest für die Knieextension (◘ Abb. 11.51)

ASTE. Der Patient sitzt. Sein Kniegelenk befindet sich in 90° Flexion.

Ausführung. Der Therapeut steht vor dem Patienten. Er widerlagert mit seiner rechten Hand den distalen Unterschenkel, mit seiner linken Hand den distalen Oberschenkel. Der Patient wird aufgefordert, das Knie gegen die Widerstand gebende Hand des Therapeuten zu strecken.

Befund. Befundmöglichkeiten sind:
- Läsion des M. quadriceps femoris,
- Weichteilstadien 2–4 .

Ausschlusstestung. Bei Schwäche besteht der Verdacht auf eine Plexus-lumbalis-Läsion.

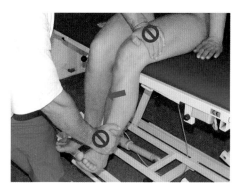

Abb. 11.51 Widerstandstest für die Knieextension, links

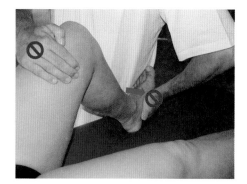

Abb. 11.52 Widerstandstest für die Knieinnenrotation, links

11.11.2 Widerstandstest für die Knieinnenrotation (**Abb. 11.52**)

ASTE. Der Patient liegt in Rückenlage. Sein Kniegelenk ist 90° flektiert. Der Fuß wird in Dorsalextension gezogen.

Ausführung. Der Therapeut steht an der zu untersuchenden Seite. Er fixiert mit seiner rechten Hand den Oberschenkel des Patienten. Mit seiner linken Hand umfasst er den Fuß von plantar und bringt ihn in maximale Dorsalextension. Der Patient wird aufgefordert, den Fuß gegen die Widerstand gebende Hand des Therapeuten in Innenrotation zu drücken.

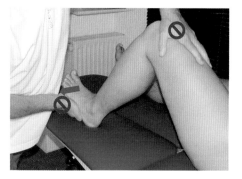

Abb. 11.53 Widerstandstest für die Knieaußenrotation, links

Befund. Es kann sich eine Läsion der folgenden Muskeln zeigen:
- M. semimembranosus,
- M. semitendinosus.

11.11.3 Widerstandstest für die Knieaußenrotation (**Abb. 11.53**)

ASTE. Der Patient liegt in Rückenlage. Sein Kniegelenk ist 90° flektiert. Der Fuß wird in Dorsalextension gezogen.

Ausführung. Der Therapeut steht an der zu untersuchenden Seite. Er fixiert mit seiner linken Hand den Oberschenkel des Patienten. Mit seiner rechten Hand umfasst er den Fuß von plantar und bringt ihn in maximale Dorsalextension. Der Patient wird aufgefordert, den Fuß gegen die Widerstand gebende Hand des Therapeuten in Außenrotation zu drücken.

Befund. Es kann eine Läsion der folgenden Muskeln deutlich werden:
- M. biceps femoris,
- M. tensor fasciae latae,
- Weichteilstadien 2–4.

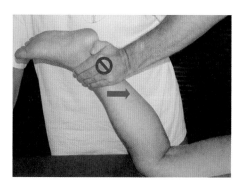

Abb. 11.54 Widerstandstest für die Knieflexion, links

Ausschlusstestung. Bei Schwäche besteht der Verdacht auf eine Plexus-sacralis-Läsion.

11.11.4 Widerstandstest für die Knieflexion (**Abb. 11.54**)

ASTE. Der Patient liegt in Bauchlage. Sein Kniegelenk ist ca. 70° flektiert.

Ausführung. Der Therapeut steht seitlich des Patienten. Er widerlagert mit seiner linken Hand den distalen

Unterschenkel. Der Patient wird aufgefordert, das Knie gegen die Widerstand gebende Hand des Therapeuten zu beugen.

Befund. Es kann sich eine Läsion der folgenden Muskeln verdeutlichen:

- ischiokrurale Muskulatur,
- M. gastrocnemius,
- M. gracilis,
- M. sartorius,
- M. popliteus,
- Weichteilstadien 2–4.

Ausschlusstestung. Bei Schwäche besteht der Verdacht auf eine Plexus-sacralis-Läsion.

11.12 Mobilisationsbehandlung für die Menisken

Die im Folgenden beschriebenen Meniskusmobilisationen können als Mobilisationstest und als Mobilisationsbehandlung angewandt werden.

11.12.1 Mobilisationstest

Der Mobilisationstest wird durchgeführt, wenn eine **Immobilisation** bzw. massive Bewegungseinschränkung schon 21 Tage andauert.

> ❯ Eine Mobilitätsstörung zwischen Vorder- und Hinterhorn wird durch ein **verändertes Endgefühl** in der passiven Basistestung der Außen- und Innenrotation festgestellt.

Sollten in der Befundung oder im anschließenden Trophiktraining »Knackgeräusche« auftreten, sind diese durchaus nicht unerwünscht. Sie zeigen an, dass große Stickstoffmoleküle im Gelenk zertrümmert werden und damit durch ein forciertes Trophiktraining eine Basis geschaffen wird, um diese Moleküle wieder zu binden, was letztendlich durch den physiologischen Aufbau von Proteoglykanen geschieht.

ASTE und Ausführung entsprechen der Mobilisationsbehandlung. Als **Befund** des Tests ist im Seitenvergleich eine veränderte Qualität des Endgefühls und Quantität der Bewegung feststellbar. Mögliche Befunde und deren Interpretation sind in der folgenden Übersicht zusammengefasst.

Übersicht: Befundungsinterpretation

Auftretende **Fragen**, z. B

- Welcher Meniskus ist bei einer Außenrotationseinschränkung betroffen, das laterale Vorderhorn oder das mediale Hinterhorn?
- Welcher Meniskus ist bei einer Innenrotationseinschränkung betroffen, das mediale Vorderhorn oder das laterale Hinterhorn?

können mithilfe der folgenden Orientierungen beantwortet werden:

- Ein **hypomobiles Innenmeniskus-HH** zeigt eine Flexions- und Außenrotationseinschränkung mit elastischem Endgefühl. Ein festes Endgefühl lenkt den Verdacht auf eine Restriktion der posteromedialen Kapsel und sollte mit einer Valgus-Testung aus 0°-Stellung (◨ Abb. 11.30) bestätigt werden.
- Ein **hypomobiles Außenmeniskus-HH** zeigt eine Flexions- und Innenrotationseinschränkung mit elastischem Endgefühl. Ein festes Endgefühl lenkt den Verdacht auf eine Restriktion der posterolateralen Kapsel und sollte mit einer Varus-Testung aus 0°-Stellung (◨ Abb. 11.28) bestätigt werden.
- Ein **hypomobiles Innenmeniskus-VH** zeigt eine Extensions- und Innenrotationseinschränkung mit elastischem Endgefühl.
- Ein **hypomobiles Außenmeniskus-VH** zeigt eine Extensions- und Außenrotationseinschränkung mit elastischem Endgefühl.
- Ein **hypomobiler Meniskus** wirkt immer translatorisch hemmend auf die Gleitbewegung der Tibia.
- Ein **hypomobiler Meniskus** hat eine Entwicklungszeit von 10–21 Tagen und tritt häufig nach Immobilisationen (Kreuzband-OP) auf.
- Der **Pathomechanismus eines hypomobilen Meniskus** besteht in der Angulation der Rollbewegung und im Verlust der Femurzentrierung.

11.12.2 Mobilisationsbehandlung nach »FOST« für das Innenmeniskus-Hinterhorn (◨ Abb. 11.55)

> ❯ Zur Mobilisation der Menisken müssen **alle Vorpositionen** mit Kompression auf den Femur eingestellt werden.

Befund. Die Testung der passiven Außenrotation ergab keinen festelastischen Stop, sondern einen elastischen Stop.

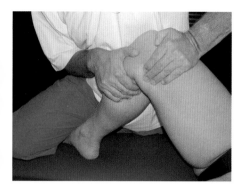

Abb. 11.55 Mobilisationsbehandlung nach »FOST« für das Innenmeniskus-HH, rechts

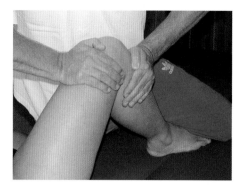

Abb. 11.56 Mobilisationsbehandlung nach »FOST« für das Außenmeniskus-VH, rechts

ASTE. Der Patient liegt in Rückenlage.

Ausführung. Der Therapeut steht lateral des 90° gebeugten Patientenbeins. Er fixiert mit seinem rechten Bein den außenrotierten rechten Unterschenkel des Patienten. Mit seiner rechten Hand umfasst der Therapeut die Tibia von medial-dorsal möglichst gelenknah und legt seine linke Hand widerlagernd am distal-ventralen Oberschenkel an. Über seine rechte Hand führt der Therapeut einen Zug nach anterior aus (8°-Dorsalneigung der Tibia beachten).

Anzahl und Dosierung.
- Rhytmische Ausführung 31-bis 40-mal; bei jedem 10. Mal erfolgt ein Impuls in Translationsrichtung.
- Anschließend aktive Bewegung in die eingeschränkte Bewegungsrichtung (1 min).
- Meniskusmobilisation wird 3-bis 4-mal wiederholt.
- Trophiktraining.

11.12.3 Mobilisationsbehandlung nach »FOST« für das Außenmeniskus-Vorderhorn (Abb. 11.56)

Befund. Die Testung der passiven Außenrotation ergab keinen festelastischen Stop, sondern einen elastischen Stop.

ASTE. Der Patient liegt in Rückenlage.

Ausführung. Der Therapeut steht medial des 90° gebeugten Patientenbeins. Er fixiert mit seinem linken Bein den außenrotierten rechten Unterschenkel des Patienten. Mit seiner linken Hand umfasst der Therapeut die Tibia von lateroventral so gelenknah wie möglich; seine rechte Hand legt er widerlagernd am distal-ventralen Oberschenkel an. Über seine linke Hand gibt der Therapeut einen Schub nach posterior (8°-Dorsalneigung der Tibia beachten).

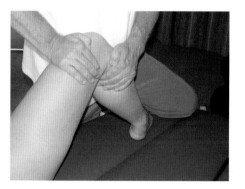

Abb. 11.57 Mobilisationsbehandlung nach »FOST« für das Außenmeniskus-HH, rechts

Anzahl und Dosierung.
- Rhytmische Ausführung 31-bis 40-mal; bei jedem 10. Mal erfolgt ein Impuls in Translationsrichtung.
- Anschließend aktive Bewegung in die eingeschränkte Bewegungsrichtung (1 min).
- Meniskusmobilisation wird 3-bis 4-mal wiederholt.
- Trophiktraining.

11.12.4 Mobilisationsbehandlung nach »FOST« für das Außenmeniskus-Hinterhorn (Abb. 11.57)

Befund. Bei der Testung der passiven Innenrotation gab es keinen festelastischen Stop, sondern einen elastischen Stop.

ASTE. Der Patient liegt in Rückenlage.

Ausführung. Der Therapeut steht medial des 90° gebeugten Patientenbeins. Er fixiert mit seinem linken Bein den innenrotierten rechten Unterschenkel des Patienten. Mit seiner linken Hand umfasst der Therapeut die Tibia von dorsolateral so gelenknah wie möglich; seine rechte Hand

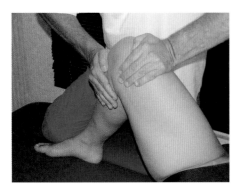

⊡ Abb. 11.58 Mobilisationsbehandlung nach »FOST« für das Innenmeniskus-VH, rechts

legt er widerlagernd am distal-ventralen Oberschenkel an. Über seine linke Hand führt der Therapeut einen Zug nach anterior aus.

Anzahl und Dosierung. Rhythmische Ausführung 31-bis 40-mal; bei jedem 10. Mal erfolgt ein Impuls in Translationsrichtung.

Anschließend aktive Bewegung in die eingeschränkte Bewegungsrichtung (1 min).

Meniskusmobilisation wird 3-bis 4-mal wiederholt.

Trophiktraining.

11.12.5 Mobilisationsbehandlung nach »FOST« für das Innenmeniskus-Vorderhorn (⊡ Abb. 11.58)

Befund. In der Testung der passiven Innenrotation gab es keinen festelastischen Stop, sondern einen elastischen Stop.

ASTE. Der Patient liegt in Rückenlage.

Ausführung. Der Therapeut steht lateral des 90° gebeugten Patientenbeins. Er fixiert mit seinem rechten Bein den innenrotierten rechten Unterschenkel des Patienten. Mit seiner rechten Hand umfasst der Therapeut die Tibia von medioventral so gelenknah wie möglich; seine linke Hand legt er widerlagernd am distal-ventralen Oberschenkel an. Über seine rechte Hand gibt der Therapeut einen Schub nach posterior (8°-Dorsalneigung der Tibia beachten).

Anzahl und Dosierung.
- Rhythmische Ausführung 31-bis 40-mal; bei jedem 10. Mal erfolgt ein Impuls in Translationsrichtung.
- Anschließend aktive Bewegung in die eingeschränkte Bewegungsrichtung (1 min).
- Meniskusmobilisation wird 3-bis 4-mal wiederholt.
- Trophiktraining.

11.12.6 Differenzialdiagnostik

Differenzialdiagnostisch sind folgende **Aspekte** zu beachten:

Ein an ein peripheres oder segmentales Dermatom gebundener Schmerz kann auslösend für Kniebeschwerden sein.

Therapieresistente und charakteristisch nicht einordenbare Kniebeschwerden können ihre Ursache im Hüftbereich haben.

11.13 Gelenkspezifische Untersuchung und Behandlung des Kniegelenks

❯ **Knietraktionen** sind in der gelenkspezifischen Untersuchung wie auch in der Behandlung **unergiebig,** da zentral im Gelenk die Kreuzbänder liegen. Das VKB ist 3,6 cm, das HKB 3,2 cm lang. Ohne Berücksichtigung der Adhäsionskraft kann die Wegstrecke einer Traktion maximal 5 mm betragen.

Die Autoren verzichten bewusst auf ein **TLG der Tibia nach medial und lateral,** da es im Kniegelenk anatomisch keine Ab- und Adduktionskomponente gibt. Nur bei massiv degenerierten Menisken, die im Verbund mit den Kollateralligamenten diese Bewegung unterbinden sollen, ist ein TLG der Tibia sinnvoll.

❯ **Begonnen** wird grundsätzlich mit einem Warming up, um den Stoffwechsel der Gelenkkapsel bzw. der Synovia zu optimieren. **Behandelt** wird in Translationsstufe 3. **Nachbehandelt** wird mit einer Nervenmobilisation und Wärme.

11.13.1 Warming up für das Kniegelenk mittels Translation aus Ruheposition (⊡ Abb. 11.59)

Ziel. Lösen der reflektorischen Abwehrspannung.

ASTE. Der Patient sitzt.

Ausführung. Der Therapeut steht vor dem Patienten und bringt das Kniegelenk des Patienten in 20° Flexionsruheposition. Die linke Hand des Therapeuten liegt gelenknah ventralseitig an der Tibia. Die rechte Hand umfasst die Malleolengabel von dorsal. Beide Arme des Therapeuten bilden eine Bewegungseinheit. Der Therapeut führt das Warming up unter Translationsstufe 2 mit rhythmischen »Pushpull«-Bewegungen unter Berücksichtigung der 8°-Dorsalneigung des Tibiaplateaus nach dorsal/ventral durch.

Anzahl und Dosierung. 20 WH.

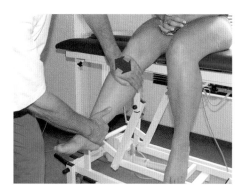

Abb. 11.59 Warming up für das Kniegelenk mittels Translation aus Ruheposition, rechts

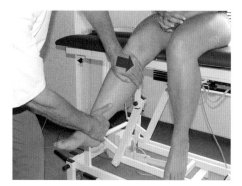

Abb. 11.60 TLG nach dorsal in 50° Knieflexion, rechts

11.13.2 Joint play/Behandlung: TLG nach dorsal in 90° Knieflexion (◻ Abb. 11.60)

Basisbefundung. Bewegungseinschränkung der Knieflexion.

Ziel des Joint play. Erfassung der Qualität der interartikulären Bewegung mit Differenzierung zur osteokinematischen Befundung unter Translationsstufe 2. Am Ende der Bewegung gibt der Therapeut einen Überdruck zur Erfassung der Kapselqualität.

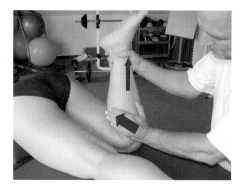

Abb. 11.61 TLG nach dorsal in 90° Knieflexion, rechts

Ziel der Behandlung. Technik zur Mobilisation einer Flexionseinschränkung unter Translationsstufe 3.

ASTE. Der Patient sitzt.

Ausführung. Die linke Hand des Therapeuten wird gelenknah ventralseitig an die Tibia angelegt. Die rechte Hand umfasst die Malleolengabel von dorsal. Beide Arme des Therapeuten bilden eine Bewegungseinheit. Unter Flexion des zu untersuchenden Beins testet der Therapeut die weiterlaufende Bewegung nach ventral und nimmt diese submaximal als Vorposition für das Joint play. Die Bewegungsrichtung nach dorsal entspricht der 8°-Tibiaplateauneigung nach dorsal unter Translationsstufe 2 bzw. 3.

Kompressionsgleiten. Getestet werden degenerative Veränderungen der obersten Knorpelschicht und ein damit verbundenes schlechteres Gleiten.

Approximationsgleiten. Getestet werden synoviale Veränderungen gegenüber dem physiologischen Joint play.

Interpretation. Das Gelenk kann norm-, hyper- oder hypomobil sein.

> ⓘ **Cave**
> **Differenzialdiagnostisch** ist eine Hypomobilität des Meniskus zu beachten. Die Vorderhörner der Menisken können beim TLG nach dorsal limitierend wirken, die Hinterhörner der Menisken bei der aktiven Flexion.

Anzahl und Dosierung der Behandlung.
- Rhythmisch 20-mal mobilisieren.
- Statisch 30 sec bis 2 min halten.
- Abschließend den Patienten in Flexion anspannen lassen, um einen Release pain zu vermeiden.

11.13.3 Joint play/Behandlung: TLG nach dorsal in 90° Knieflexion (◻ Abb. 11.61)

Basisbefundung. Bewegungseinschränkung der Knieflexion.

> ❯ Um einer **passiven Insuffizienz** des M. rectus femoris Rechnung zu tragen, wird die Hüfte mit einer Halbrolle in leichter Flexion eingestellt.

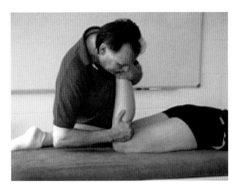

◧ **Abb. 11.62** TLG nach ventral in 90° Knieflexion, rechts

Ziel des Joint play. Erfassung der Qualität der interartikulären Bewegung mit Differenzierung zur osteokinematischen Befundung unter Translationsstufe 2. Am Ende der Bewegung gibt der Therapeut einen Überdruck zur Erfassung der Kapselqualität.

Ziel der Behandlung. Technik zur Mobilisation einer Flexionseinschränkung unter Translationsstufe 3.

ASTE. Der Patient liegt in Bauchlage.

Ausführung. Die linke Hand des Therapeuten wird gelenknah ventral an die Tibia angelegt. Die rechte Hand umfasst die Malleolengabel von ventral. Unter Flexion des zu untersuchenden Beines testet der Therapeut die weiterlaufende Bewegung nach ventral und nimmt diese submaximal als Vorposition für den Joint play. Die Bewegungsrichtung nach dorsal entspricht der Tibiaplateauneigung nach dorsal von 8° unter Translationsstufe 2 bzw. 3 bei Pikkolo-Traktion des Unterschenkels.

Kompressionsgleiten. Getestet werden degenerative Veränderungen der obersten Knorpelschicht und ein damit verbundenes schlechteres Gleiten.

Approximationsgleiten. Getestet werden synoviale Veränderungen gegenüber dem physiologischen Joint play.

Interpretation. Das Gelenkspiel kann norm-, hyper- oder hypomobil sein.

🛇 Cave
Differenzialdiagnostisch ist eine Hypomobilität der Menisken zu beachten. Die Vorderhörner der Menisken können beim TLG nach dorsal limitierend wirken, die Hinterhörner der Menisken bei der aktiven Flexion.

Ergänzung. Innerhalb dieser Technik besteht die Möglichkeit, nach dem TLG nach dorsal in Stufe 2 über den medi-

alen Kondylus die biomechanische Innenrotation über ein TLG in Stufe 3 zu betonen.

Anzahl und Dosierung der Behandlung.
▬ Rhythmisch 20-mal mobilisieren.
▬ Statisch 30 sec bis 2 min halten.
▬ Abschließend den Patienten in Flexion anspannen lassen, um einen Release pain zu vermeiden.

11.13.4 Joint play/Behandlung: TLG nach ventral in 90° Knieflexion, mit TLG-Betonung des lateralen konvexen Tibiakondylus (◧ Abb. 11.62)

▪ **Basisbefundung.**
Es besteht eine Knieflexionseinschränkung.

❯ Um einer **passiven Insuffizienz** des M. rectus femoris Rechnung zu tragen, wird die Hüfte mit einer Halbrolle in leichter Flexion eingestellt.
Diese Technik stellt die **letzte Möglichkeit der Behandlung einer femoro-tibialen Flexionseinschränkung** dar. Kann mit dieser Technik keine weitere Flexionsverbesserung erzielt werden, ist die aktuelle Bewegungsgrenze erreicht. Um eine endgradige Flexion zu ermöglichen, ist die Zentrierung des konvexen lateralen Gelenkpartners unerlässlich, da sich die Translationsachse nur dann nach medial verlagern kann. Dies entspricht einer biomechanischen Innenrotation.

Ziel des Joint play. Erfassung der Qualität der interartikulären Bewegung mit Differenzierung zur osteokinematischen Untersuchung unter Translationsstufe 2. Am Ende der Bewegung gibt der Therapeut einen Überdruck zur Erfassung der Kapselqualität.

Ziel der Behandlung. Technik zur Mobilisation einer Flexionseinschränkung unter Translationsstufe 3.

ASTE. Der Patient liegt in Bauchlage.

Ausführung. Die rechte Hand des Therapeuten wird gelenknah dorsolateral an die Tibia angelegt. Die linke Hand umfasst die Malleolengabel von anterior. Unter Flexion des zu untersuchenden Beins testet der Therapeut die weiterlaufende Bewegung nach ventral und nimmt diese submaximal als Vorposition für den Joint play. Die Bewegungsrichtung nach ventral entspricht der Konvexität des medialen Tibiakondylus bei Flexionseinschränkung und verläuft entsprechend der Tibiaplateauneigung nach dorsal von 8° unter Translationsstufe 2 bzw. 3 bei Pikkolo-Traktion des Unterschenkels.

Kompressionsgleiten. Getestet werden degenerative Veränderungen der obersten Knorpelschicht und ein damit verbundenes schlechteres Gleiten.

Approximationsgleiten. Getestet werden synoviale Veränderungen gegenüber dem physiologischen Joint play.

Interpretation. Das Gelenkspiel kann norm-, hyper- oder hypomobil sein.

❗ Cave
Differenzialdiagnostisch ist eine Hypomobilität der Menisken zu beachten. Die Hinterhörner der Menisken können beim TLG nach ventral limitierend wirken, die Vorderhörner der Menisken bei der aktiven Extension.

Anzahl und Dosierung der Behandlung.
- Rhythmisch 20-mal mobilisieren.
- Statisch 30 sec bis 2 min halten.
- Abschließend den Patienten in Flexion anspannen lassen, um einen Release pain zu vermeiden.

❯ Sollte die Mobilisation, sowohl nach posterior-medial als auch nach anterior-lateral, keinen Mobilitätsgewinn in Flexion mehr bringen, bietet sich als letzte Möglichkeit eine **Mobilisation des Recessus suprapatellaris** an.

11.13.5 Joint play/Behandlung: TLG nach ventral (◻ Abb. 11.63)

Basisbefundung. Es besteht eine Bewegungseinschränkung der Knieextension.

Ziel des Joint play. Erfassung der Qualität der interartikulären Bewegung mit Differenzierung zur osteokinematischen Untersuchung unter Translationsstufe 2. Am Ende der Bewegung gibt der Therapeut einen Überdruck zur Erfassung der Kapselqualität.

Ziel der Behandlung. Technik zur Mobilisation einer Extensionseinschränkung unter Translationsstufe 3.

ASTE. Der Patient liegt in Bauchlage. Der Therapeut unterlagert den Oberschenkel des Patienten so, dass die Patella frei liegt.

Ausführung. Die linke Hand des Therapeuten wird gelenknah dorsolateral an die Tibia angelegt. Die linke Hand umfasst die Malleolengabel von anterior und gibt eine Piccolo-Traktion. Unter Extension des zu untersuchenden Beins testet der Therapeut die weiterlaufende Bewegung

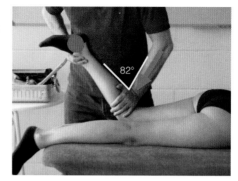

◻ Abb. 11.63 TLG nach ventral, links

nach ventral und nimmt diese submaximal als Vorposition für den Joint play. Die Bewegungsrichtung nach anterior entspricht der Tibiaplateauneigung nach dorsal von 8° unter Translationsstufe 2 bzw. 3.

Kompressionsgleiten. Getestet werden degenerative Veränderungen der obersten Knorpelschicht und ein damit verbundenes schlechteres Gleiten.

Approximationsgleiten. Getestet werden synoviale Veränderungen gegenüber dem physiologischen Joint play.

Interpretation. Das Gelenkspiel kann norm-, hyper- oder hypomobil sein.

❗ Cave
Differenzialdiagnostisch ist eine Hypomobilität der Menisken zu beachten. Die Hinterhörner der Menisken können beim TLG nach anterior limitierend wirken, die Vorderhörner bei der aktiven Extension.

Anzahl und Dosierung der Behandlung.
- Rhythmisch 20-mal mobilisieren.
- Statisch 30 sec bis 2 min halten.
- Abschließend den Patienten in Extension anspannen lassen, um einen Release pain zu vermeiden.

11.13.6 Behandlung: TLG nach dorsal in der geschlossenen Kette (◻ Abb. 11.64)

Basisbefundung. Befundet wurde eine Bewegungseinschränkung der endgradigen Knieextension.

❯ Die **Schlussaußenrotation** wird weder biomechanisch noch kapsulär verursacht, sondern ligamentär, durch die maximale Spannung des vorderen Kreuzbands.

ASTE. Der Patient liegt in Rückenlage. Der Therapeut unterlagert den Unterschenkel des Patienten so, dass das

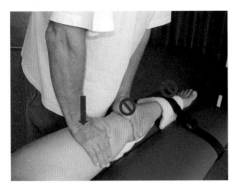

◘ Abb. 11.64 Behandlung: TLG nach dorsal in der geschlossenen Kette, links

Kniegelenk frei liegt. Der distale Unterschenkel wird mit einem Gurt fixiert.

Ausführung. Die linke Hand des Therapeuten fixiert den proximalen Tibiabereich, die Finger können als Schubrichtungshilfe positioniert werden. Die rechte Hand wird gelenknah oberhalb des Recessus suprapatellaris am Oberschenkel angelegt und gibt nach Aufnahme der Weichteilspannung einen Schub nach dorsal.

Anzahl und Dosierung.
▬ Rhythmisch 20-mal mobilisieren.
▬ Statisch 30 sec bis 2 min halten.
▬ Abschließend den Patienten in Extension anspannen lassen, um einen Release pain zu vermeiden.

❯ Eine **Schlussaußenrotation** kann bei endgradiger Extensionsfähigkeit dann fehlen, wenn das vordere Kreuzband durch eine vorausgegangene Immobilisation dehydriert ist und damit an Länge zunimmt. Folglich ist ein **Trophiktraining** zur Normalisierung der Länge des vorderen Kreuzbands mit durchzuführen, um die Schlussrotation auszulösen zu können.

11.14 Behandlung der Patella

Die **Patella** ist ein Sesambein (Os sesamoideum), das in die Bänder und Sehnen des Kniestreckapparats eingelagert ist und mit der Facies patellaris femoris artikuliert. Bei extendiertem Knie hat die Kniescheibe keinen retropatellaren Kontakt und liegt frei in der Muskelschlinge.

Die Führung der Patella beginnt erst bei 20° Knieflexion. Zwischen 60–90° Knieflexion hat die Patella die größte Auflagefläche auf den Kondylen. Den letzten Führungskontakt hat die Patella an der medialen Seite an der Facette nach Odd.

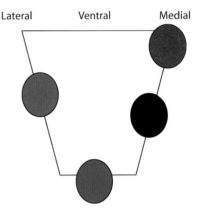

◘ Abb. 11.65 Schematische Orientierung der Patella, von oben gesehen. **Grüner Punkt:** Insertionsgebiet der Kaplan-2-Ligg. **Roter Punkt:** Facette nach Odd (erreicht bei 140° den höchsten Anpressdruck), **Blauer Punkt:** Insertion des Lig. patellae, **Schwarzer Punkt:** Insertion der Pars obliquus des M. vastus medialis

❯ Die **Distalisierung** der Patella basiert auf dem Zug des Lig. patellae. Die **Lateralisierung** der Patella wird durch die Führung der Facies patellaris femoris und durch den muskulären Zug des M. tensor fasciae latae bestimmt.

Der laterale Pol der Patella entwickelt eher eine **Arthrose** als der mediale; dieser neigt zu einem »**Blistering**«, da der Druck bei zunehmender Flexion eher medial ansteigt (Facette nach Odd). Als »Blistering« bezeichnet man eine sich durch fehlenden Druck bildende, blasenartige Auflockerung.

11.14.1 Schematische Orientierung der Patella

In ◘ Abb. 11.65 wird die Patella schematisch mit Band- und Muskelinsertionen aus der Sicht von oben dargestellt.

11.14.2 Absichernde Strukturen der Patella

In der folgenden Übersicht sind die Strukturen zusammengefasst, die die Patella in ihrem femoropatellaren Gleitlager fixieren.

Übersicht: Absichernde Strukturen der Patella
Die Patella wird von **Bändern und Muskeln** gesichert:
▬ **Ligg. Kaplan 2** (Retinaculum patellae transversale laterale).
  – **Ursprung:** Tuberculum supracondylare (Abspaltung aus dem Tractus iliotibialis).

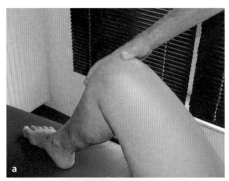

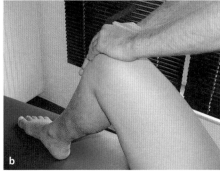

◨ Abb. 11.66a,b Behandlung des Recessus suprapatellaris, rechts. **a** Handling, **b** ESTE

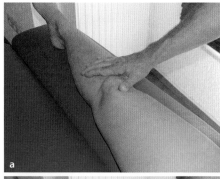

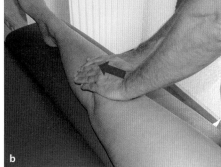

◨ Abb. 11.67a,b Dehnung der Ligg. Kaplan 2, rechts. **a** Handling, **b** ASTE

– **Ansatz:** mittiger Anteil der lateralen Patella-facette.
– **Funktion:** laterale Fixation der Patella.
— Lig. patellae.
– **Funktion:** zieht die Patella mit gleichmäßigem Zug durch die Facies patellaris und fixiert die Patella distal.
— M. vastus medialis pars obliquus.
– **Ursprung:** distale Insertion des M. adductor magnus/Tuberculum adductorium.
– **Ansatz:** mittiger Anteil des medialen Patel-larands.
– **Funktion:** mediale Fixierung der Patella.
— **Tractus** iliotibialis.
– **Funktion:** laterale Fixierung der Patella.
— M. rectus femoris.
– **Funktion:** zentrierende Fixation der Patella.
— M. vastus lateralis.
– **Funktion:** proximal-lateral zentrierende Fixation der Patella.
— M. vastus medialis.
– **Funktion:** proximal-medial zentrierende Fixation der Patella.

▪ **Behandlung des Recessus suprapatellaris** (◨ Abb. 11.66)

Basisbefundung. Befundet wurde eine Flexionseinschränkung des Knies und ein negativer femorotibialer Joint play.

ASTE. Der Patient liegt in Rückenlage.

Ausführung. Der Therapeut stellt die Ausgangsstellung der Flexionsbarriere ein. Er legt seinen rechten Daumen bzw. Zeigefinger von kranial auf den oberen Patellapol. Die linke Hand des Therapeuten doppelt mit dem Thenarbereich die rechte und gibt nach Aufnahme der Weichteilspannung einen distalisierenden Schub.

Anzahl und Dosierung.
▬ Rhythmisch 20-mal mobilisieren.
▬ Statisch 30 sec bis 2 min halten.
▬ Abschließend den Patienten in Flexion anspannen lassen, um einen Release pain zu vermeiden.

▪ **Behandlung: Dehnung der Ligg. Kaplan 2** (◨ Abb. 11.67)

Basisbefundung. Es besteht eine Lateralisierung der Patella.

❯ Die Behandlung ist auch als **Vorbehandlung** einsetzbar, um die Pars obliquus des M. vastus medialis zu trainieren.

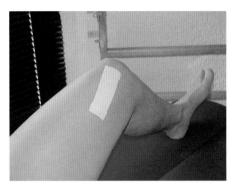

◻ **Abb. 11.68** Patellaluxation, Beispiel Taping, links

ASTE. Der Patient liegt in Rückenlage. Das Bein wird im Bereich von 0°—20° Knieextension eingestellt und unterlagert.

Ausführung. Der Therapeut legt seinen rechten Daumen kraniolateral an den Patellarand. Seine linke Hand doppelt mit den Daumen die rechte und gibt nach Aufnahme der Weichteilspannung einen mediodistalen Schub. (Nicht in das Gleitlager drücken!)

Anzahl und Dosierung.
- Rhythmisch 20-mal mobilisieren.
- Statisch 30 sec bis 2 min halten.
- Abschließend den Patienten in Flexion anspannen lassen, um einen Release pain zu vermeiden.

■ **Dynamische Stimulation der Pars obliquus des M. vastus medialis bei habitueller Patellaluxation, Beispiel Taping (◻ Abb. 11.68)**

Basisbefundung. Bei der Patellatestung zeigte sich bei den letzten 20° der Knieextensionsbewegung eine Lateralisierung der Patella. Es besteht eine habituelle Patellaluxation.

ASTE und Ausführung. Der Patient liegt in Rückenlage. Der Tapestreifen wird in einer 20°-Flexionsstellung des Kniegelenks nur unter leichter Hautvorspannung angelegt.

Anzahl und Dosierung. Täglicher Wechsel des Tapestreifens, bis im Test eine deutliche muskuläre Tonuserhöhung feststellbar ist.

Ziel. Dynamische Aktivierung der Pars obliquus des M. vastus medialis um ca. 20 %.

❯ Die **Anlage des Tapestreifens** entspricht Ursprung und Ansatz des zu stimulierenden Muskels. Das Taping bewirkt durch die propriozeptive Stimulation von Haut und Muskel eine Muskeltonuserhöhung.

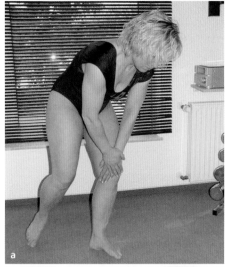

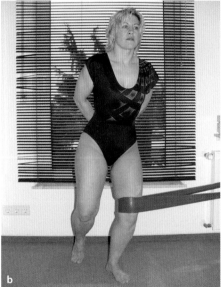

◻ **Abb. 11.69a,b** Dynamischer Aufbau der Pars obliquus des M. vastus medialis links. **a** ASTE. **b** Alternative mit Theraband

■ **Dynamischer Aufbau der Pars obliquus des M. vastus medialis (◻ Abb. 11.69)**

Basisbefundung. Befundet wurde eine Schwäche des M. vastus medialis pars obliquus und eine muskulär bedingte Lateralisierung der Patella.

Ziel. Dynamischer Ausgleich der Dysbalance zwischen M. vastus medialis und Tractus iliotibialis.

❯ Eine **dynamisch bedingte Lateralisierung** der Patella kann nur bedingt durch den statisch schwächeren M. vastus medialis ausgeglichen werden. Eine konzentrische Ansprache des Muskels sollte nur zur einleitenden Schulung ausgeführt werden.

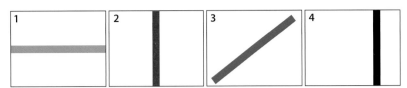

☐ **Abb. 11.70** Steigerung der Standfläche durch Anlage der Rundhölzer.
1 waagerecht, **2** senkrecht, **3** diagonal,
4 rechtsbündig

Steigerung. Die Standfläche des zu trainierenden Beins wird durch die Verwendung von Funktionsbrettchen bis hin zu einer Airex-Balancematte zunehmend labiler gestaltet (☐ Abb. 11.70).

ASTE. Der Patient steht.

Ausführung. Der Patient legt bei ca. 20° Kniebeugung seine Widerstand gebenden Hände gedoppelt auf den distalen Bereich des M. vastus medialis. Das Körpergewicht ruht auf dem lateralen Fußrand. Unter Beibehaltung des Widerstands macht der Patient eine Kniebeugung bis 80°. Sie wird vom nicht zu beübenden Bein unterstützt.

❯ Der **Muskelaufbau** wird entsprechend der Aufgabe des Muskels exzentrisch zwischen 20–80° Knieflexion unter Abduktionsdruck oder Zug in die Adduktion trainiert. Die Übungen sollten in der geschlossenen Kette ausgeführt werden. **PNF-Techniken** sind ungeeignet, da sie in der offenen Kette ausgeführt werden und den M. vastus medialis kaum ansprechen.

Alternative. Der Widerstand der Hände wird durch ein am Oberschenkel angelegtes, nach lateral ziehendes Theraband ersetzt (☐ Abb. 11.69b).

Befund. Muskulär bedingte Lateralisierung der Patella mit Neigung zu habituellen Patellaluxationen.

Anzahl und Dosierung. 21–30 WH, 60–90 sec Pause, 3–5 Serien.

- **Dynamischer Aufbau des M. vastus medialis pars obliquus mit Theraband** (☐ Abb. 11.71)

Basisbefundung. Befundet wurde eine Schwäche des M. vastus medialis bei muskulär bedingter Lateralisierung der Patella.

Ziel. Dynamischer Ausgleich der Dysbalance zwischen M. vastus medialis und Tractus iliotibialis.

❯ Eine **dynamisch bedingte Lateralisierung** der Patella kann nur bedingt durch den statisch schwächeren M. vastus medialis ausgeglichen werden.

ASTE. Der Patient liegt auf der Bank der »Funktionsstemme«. Der Therapeut legt ein Theraband von medial nach

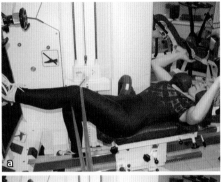

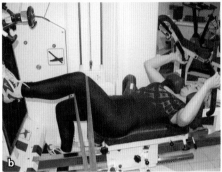

☐ **Abb. 11.71** Dynamischer Aufbau des M. vastus medialis pars obliquus mit Theraband, links. **a** ASTE, **b** ESTE

lateral transversal um das zu behandelnde Knie. Der »Schlitten« wird so eingestellt, dass das Knie nur zwischen 20° und 80° bewegt werden kann. Der Fuß steht auf einem Fußpad, der laterale Fußrand wird betont. Das Fußpad ist so eingestellt, dass das OSG in Dorsalextension arretiert ist.

Ausführung. Unter dem Lateralzug des Therabands lässt der Patient das 20° gebeugte Knie in 80° Kniebeugung ab. Der Rückweg wird vom nicht betroffenen Bein ausgeführt.

❯ Ein Aufbau des M. vastus medialis pars obliquus wird entsprechend seiner Aufgabe durch ein **exzentrisches Training** zwischen 20–80° Flexion unter Adduktion erreicht.

Befund. Muskulär bedingte Lateralisierung der Patella mit Neigung zu habituellen Patellaluxationen.

Anzahl und Dosierung. 21–30 WH, 60–90 sec Pause, 3–5 Serien.

11.15 Rehabilitation des vorderen Kreuzbands (Lig. cruciatum anterius)

- Ablauf einer manualtherapeutischen Behandlung (◘ Tab. 11.2)

◘ Tab. 11.2 Rehabilitation des vorderen Kreuzbands. © Uwe Streeck, Claus Melzer, Janos Geisler, Volker Nufer*

Woche	Passiv	Übungsauswahl	Koordination	Ausdauer	Kraft
1 *Kein Gleiten, nur Rollen bis 30°*	0–60° CPM Mobilisation Piezoelektrische Effekte KEINE Synovia	0–30° BP, KH, KB (gegebenenfalls in leichter ARO) IRO CAVE!	Einbeinstand, 0° oder 20° Knieflex	Laufband 2.5–3 km/h oder 3×100 m, 30 sec Pause/Serie; keine Treppe, da mehr als 30° benötigt wird	3–5 (31–40), 30–60 sec Pause, max. 30°, 3:1:3
Ab 10. Tag: Roll-Gleiten	0–90° CPM Mobilisation Ab jetzt Meniskusmob.	0–60° BP, KH, KB	Wackelbrett Flex/EXT 20° Knieflex oder 0° Knieflex	Laufband 3–4 km/h* oder 3×100 m, 30 sec Pause	3–5 (21–30), max. 60°, 2:0:1
3	0–120° CPM Mobilisation ggf. weiterhin Meniskusmob.	0–90° KH, KB, Squat Lunge (nur bis 90° möglich) OP-Bein vorne mit Armstütz, keine Beinpresse	Airex/Trampolin 0° oder 20° Knieflex 30 sec–1 min	Walken 5–7 km/h 3×500 m Pause 1 min/Serie	3–5 (13–20), max. 90°, 2:0:1
4–5 (underloaded)	Keine CPM Mobilisation FROM Volles Bewegungsausmaß sollte erreicht sein wegen Schwefelbrücken	0–120° KH, KB, BP, tiefe Kniebeuge nur bei Sportler	Zuerst Balance Einbeinstand (ohne festzuhalten), dann Zerstören auf ebenem Boden (Ball werfen)	Brisk Walken 8 km/h 3×1000 m 2 min Pause	3–5 (13–20), max. 120°, 2:0:1
6–7 (underloaded)	Keine CPM Mobilisation FROM	FROM, BP, KB, KH, Lunge (Sidestep als Variationen) In der Beinpresse volles Ausmaß	Zerstörung auf unebenem Boden Airex/Trampolin	Brisk Walken 8 km/h 3×1000 m 2 min Pause	3–5 (8–12), mögliche ROM, 2:0:1 (KGG)
8–9 (underloaded)	Keine CPM Mobilisation FROM	FROM, BP (ggf. einbeinig), KB (tief beim Sportler), KH Lunge Start der offenen Kette wegen der Schlussrotation (Hütchenstellung beachten)	Zerstörung auf unebenem Boden wie Airex/Trampolin Pat. soll: Ring aufheben, Bridge auf dem Trampolin	3×1000 m 9 km/h Joggen (Laufband) 3 min Pause	3–5 (8–12), mögliche ROM, 2:0:1 Für offene Kette gilt PRT A (KGG)

Literatur

Lanz T von, Wachsmuth W (1938, 1972, 2004) Bein und Statik, 2. Aufl, (Praktische Anatomie, Bd Teil 4). Springer, Berlin, Heidelberg

Manuelle Therapie und Rehabilitation am Fuß

Uwe Streeck, Jürgen Focke, Claus Melzer, Jesko Streeck

U. Streeck et al., *Manuelle Therapie und komplexe Rehabilitation*,
DOI 10.1007/978-3-662-48803-4_12, © Springer-Verlag Berlin Heidelberg 2017

12.1 Einleitung

Im Laufe der Evolution hat sich der Fuß der Vertikalisierung des Menschen durch den Ausbau einer komplizierten Mechanik angepasst und ein belastungsfähiges Längs- und Quergewölbe ausgebildet. Die multiplen funktionell miteinander verbundenen Gelenke des Fußes gewährleisten eine koordinative Beweglichkeit.

12.1.1 Entwicklung des Fußes

Beim **Säugling** besteht an der Fußsohle noch ein Fettpolster, so dass ein Längsgewölbe nicht zu erkennen ist. **Bis zum 2.–3. Lebensjahr** ist ein Genu varum physiologisch, ca. **ab dem 3. Lebensjahr** entwickelt es sich zu einem Genu valgum. Erst ab dem **14. Lebensjahr** ist die Entwicklung des Fußes abgeschlossen. Zu diesem Zeitpunkt sollte

- keine Achsenabweichung mehr im Knie bestehen,
- das Längs- und Quergewölbe ausgebildet sein,
- die Achillessehne zur Senkrechten nicht mehr als 6° Valgus aufweisen.

Während des ersten Lebensjahrs findet ein starkes Wachstum des Fußes statt. In diesem Zeitabschnitt können **Redressionsmaßnahmen** korrigierend genutzt werden. Auch im Kindesalter wird eine Fußproblematik in den meisten Fällen mit Schuhzurichtungen und Einlagen versorgt. Begleitend sollten Fehlstellungen durch eine kindgerechte Fußgymnastik therapiert werden. Im Erwachsenenalter sollten Hilfsmittel vor allem der statischen Entlastung dienen.

12.1.2 Stabilität des Fußes

Ein Gelenk braucht passive und aktive Stabilität. Sinkt die passive Stabilität, erhöht sich die aktive Stabilität. Sinkt auch die aktive Stabilität, wird diese durch visuelle Kontrolle kompensiert.

> Ein häufig praktizierter Fehler der Therapeuten ist die Aufforderung an den Patienten, während der Gangschule horizontal zu schauen und ihm dadurch die visuelle Kontrolle zu nehmen.
> Verliert ein Patient jedoch die **dynamisch-artikuläre Stabilität des Fußes**, ist er auf die visuelle Kontrolle angewiesen. Die Antwort besteht also nicht darin, dem Patienten die visuelle Kontrolle zu nehmen, sondern die dynamischartikuläre Stabilität des Fußes zu verbessern, wodurch sich automatisch eine Reduktion der visuellen Kontrolle einstellt.

Die Abnahme der Fußstabilität ist mit einem Verlust der Matrixflüssigkeit verbunden, der wiederum aufgrund einer Insuffizienz des Weichteilgewebes und damit verminderten bzw. verzögerten propriozeptiven Meldungen entsteht.

> Der Fuß stellt den »**Sockel**« der Gesamtkörperstatik dar:
> - Eine mechanische Störung der Fußwurzelknochen kann die Gesamtstatik des Körpers verändern.
> - Eine Veränderung der Körperhaltung/Konstitution durch Immobilisation/Deviationen kann Einfluss auf die Mechanik des Fußes nehmen.

12.1.3 Mögliche Pathomechanismen

Hypomobilität. Hypomobile Abschnitte verursachen kompensatorische Hypermobilitäten. Der **Unterschenkel** ist in die Betrachtung des Fußes einzubeziehen, da Beschwerden häufig nicht nur im Fuß selbst verspürt werden, sondern über zweigelenkige Muskeln bis in die Waden und den Schienbeinbereich ziehen. Eine verspannte Wadenmuskulatur kann jedoch auch kompensatorisch aufgrund eines schlechten Steady state oder einer segmentalen Nervenreizung vorliegen.

Venen- und Lympherkrankungen. Bei Beschwerden des Fußes und Unterschenkels müssen Venen- und Lympherkrankungen ausgeschlossen werden.

Rechtsherzinsuffizienz. Bei Schwellungen des Fußrückens und der Malleolengabel sollte auch eine Rechtsherzinsuffizienz bedacht werden.

12.2 Anatomie des Fußes

Der Fuß wird in **3 Hauptabschnitte** gegliedert:
- Tarsus (Fußwurzel),
- Metatarsus (Mittelfuß) und
- Digiti pedis (Zehen).

Zwei Sprunggelenke geben dem Fuß seine Hauptbeweglichkeit. Die Knochen des Fußes sind durch interosseale Bänder straff miteinander verbunden.

12.2.1 Dorsum pedis

Der Fuß zeigt in Statik und Weichteilanordnung **Ähnlichkeit mit dem Aufbau der Hand:** Das Dorsum pedis (Fußrücken) ist wie der Handrücken konvex gewölbt und Teile der Beugesehnen, Nerven und Gefäße müssen einen Engpass durchlaufen, den **Tarsaltunnel,** der mit dem Karpaltunnel der Hand vergleichbar ist. Der Fuß besitzt drei Freiheitsgrade der Bewegung.

> **Die Hauptbelastung** des Fußes liegt auf dem 1. Mittelfußstrahl und der Ferse. Fehldruckbelastungen erkennt man an Hornhaut- und Schwielenbildung.

12.2.2 Planta pedis

Die Fußsohle selbst ist ein Sinnesorgan zur Erfassung der Bodenbeschaffenheit. Über die Fußsohle werden Informationen an die Basalganglien mit Assoziation zum Vestibularsystem, Thalamus und Kleinhirn weitergeleitet und unwillkürliche Bewegungsabläufe und erlernte Bewegungsmuster abgerufen.

12.2.3 Anpassung des Körpergewichts

Die optimale Anpassung des Körpergewichts auf die Tragfähigkeit der Füße ist von der **Konstitution und der Anregung der kinematischen Kette** (Zusammenarbeit der Muskelschlingen) abhängig. Die Konstitution ist nur bedingt veränderbar, da sie vorgegeben ist. Dies trifft jedoch nicht für die »überflüssigen Pfunde« zu, die die Achsenform des Körpers und damit auch die Biegebeanspruchung des Skeletts überfordern.

12.2.4 Fußgewölbe

Die Konstruktion des Fußgewölbes ist statisch und dynamisch so angelegt, das nicht nur der Belastung des Körpergewichts entgegengewirkt wird, sondern auch der Aufrechterhaltung des Fußgewölbes entsprochen wird. Kräftige Fußmuskeln, Sehnenplatten, Bänder und ein dazu passend angelegtes Fußskelett gewährleisten gemeinsam diese Aufgabe.

Die nachfolgenden anatomischen Beschreibungen des Fußes und der Fußgelenke schließen das proximale Tibiofibulargelenk mit ein, da es funktionell zum oberen Sprunggelenk gehört.

12.2.5 Das proximale Tibiofibulargelenk (PTFG)

Im proximalen Tibiofibulargelenk ist die Fibula der konvexe und die Tibia der konkave Partner.

> **Bewegungen der Fibula**
> Bei Dorsalextension und Plantarflexion des Fußes finden begleitend **Bewegungen der Fibula** statt,
> — bei **Dorsalextension** des Fußes eine Proximalisierung und Innenrotation,
> — bei **Plantarflexion** des Fußes eine Distalisierung und Außenrotation.

Hypermobilitäten des Gelenks können zu Reizungen des nahe liegenden N. peroneus superficialis führen. Der Gelenkspalt verläuft 45° von anterolateral nach posteromedial. Als Folge einer **mechanischen Störung** im PTFG entstehen mechanische Veränderungen des Fußes, vor allem im OSG und meist auch Veränderungen der Bänder, die die laterale Gelenkkapsel des OSG stabilisieren. Eine zu weit distalisierte Fibula reduziert deutlich den Input für die lateralen Rami articularis.

12.2.6 Membrana interossea/Unterschenkel

Die Membrana interossea zwischen Fibula und Tibia bildet den Ursprung für den M. tibialis posterior, den wichtigsten dynamischen Stabilisator aller Fußknochen. Kommt es zu einer Verletzung der Membrana interossea, z. B. bei einer Weber-C-Fraktur, ist auch der Muskel mit betroffen, mit der Folge einer dynamischen Instabilität.

> Der Unterschenkel ist in mehrere Logen aufgeteilt, in denen Muskeln, Nerven und Gefäße verlaufen. **Verletzungen der Logen** durch
> — Quetschungen,
> — Einblutungen,
> — interstitielle Druckerhöhung
>
> können bis hin zu einem Kompartment-Syndrom führen.

Bei der Betrachtung des **Fettgewebes der Wade** fällt auf:
- Je weiter der tendomuskuläre Übergang des M. triceps surae nach distal zieht, umso mehr subkutanes Fettgewebe zieht er mit sich und verursacht eine plumpe Wadenform.
- Ein hoher Schuh erzeugt eine Proximalisierung des subkutanen Fettgewebes und lässt die Achillessehne dünner erscheinen.

12.2.7 Die Achillessehne

Mögliche Pathologien. Im Achillessehnenbereich gliedern sich die Gewebeschichten (Lamina) in blättrige Verschiebeschichten auf, die sich der Bewegung der Sehne bei Dorsalextension und Plantarflexion anpassen. Die Blätter enthalten Synovialdrüsen, die die Sehne in ein Gleitflüssig-keitsbett verwandeln. **Entzündungen** zwischen diesen blättrigen Verschiebeschichten haben ähnliche Aus-wirkungen wie die einer Tendovaginitis. Bei **partiellen Rupturen** der Sehne kommt es zur Blutung mit einem Aus-einanderklaffen der rupturierten Region (Dehiszensspalt). Wenn der Bluterguss resorbiert ist, beteiligen sich die Zel-len der blättrigen Verschiebeschichten und einsprießende Gefäße am Wiederaufbau einer neuen Sehnenstrecke.

12.2.8 Syndesmosis tibiofibularis (distale Tibiofibularverbindung)

Die Syndesmosis tibiofibularis ist eine **Bandhafte** zwi-schen den beiden überknorpelten Unterschenkelknochen; sie besteht aus

- dem Lig. tibiofibulare anterius,
- dem Lig. tibiofibulare posterius und
- der Membrana interossea.

Durch ihre Elastizität ermöglicht sie bei Dorsalextension ein Auseinanderspreizen der Unterschenkelknochen von bis zu 2 mm, um so das Gleiten nach dorsal abzubremsen. Die Bewegung der Fibula ist ossär-ligamentär geprägt und richtet sich nach der Bewegung des OSG. Die leichte Konvexität der Fibula gegenüber der leichten Konkavität der Tibia spielt eher eine untergeordnete Rolle.

> Eine **Instabilität** der Syndesmosis tibiofibularis zeigt sich z. B. in einer fehlenden Innenrotation im PTFG bei maximaler Dorsalextension des Fußes.

12.2.9 Oberes Sprunggelenk

Das obere Sprunggelenk (Art. talocruralis) wird mecha-nisch primär vom Os talus geprägt. Bei **Bandläsionen** kann die Tibia/Fibula nicht mehr achsengerecht auf dem Os talus gehalten werden. Infolgedessen kommt es zu Zentrierungsproblemen und einem verfrühten angulati-ven Gelenkschluss.

- **Tibia**

Die **distale Tibia** ist der Gelenkpartner des Os talus und weist eine 8°-Dorsalneigung auf. Die Ligg. talofibularia anterius und posterius, Pars tibiotalaris posterior, Pars tibionavicularis und Pars tibiotalaris anterior des Lig. del-toideum fixieren Tibia und Fibula auf bzw. am Os talus und verhindern ein Abrutschen der Tibia nach posterior.

Der **Sulcus tali** ist eine schräg verlaufende Rinne, die medial breit und flach (40–60°) ist und primär den Be-lastungsdruck aufnimmt. Der Sulcus verläuft von antero-lateral nach posteromedial. Die Trochlea tali (Sprungbein-rolle) ist ventral breiter als dorsal.

- - **Dorsalextensionsbewegung**

Bedingt durch den Sulkuswinkel verändern sich die ossären Vorgaben bei der Dorsalextensionsbewegung: Die **Gleitbe-wegung** geht nach dorsal-distal-medial, der **Vorfuß** zieht gleichzeitig nach proximal-lateral. Daraus ergibt sich eine osteokinematische Nebenbewegung: **Dorsalextension mit Abduktion und Pronation.** Das Einlaufen des Os talus während der Dorsalextensionsbewegung vom ventral brei-teren in den dorsal schmaleren Sulkus verursacht eine zu-nehmende Verriegelung des OSG und bewirkt eine Stabili-sation des OSG. Stabilitätsveränderungen der Kapsel und beteiligten Bänder können die Verriegelung verringern bzw. verkürzen und zu traumatischen Verletzungen führen.

> Ein **frühzeitiges Anheben der Ferse beim Ein-nehmen der Hockstellung** ist nicht nur auf eine verkürzte Wadenmuskulatur zurückzuführen, sondern kann auch bedingt sein durch
> - eine kapsuläre Hypomobilität des OSG,
> - Restriktionen der Syndesmosis tibiofibularis,
> - einen asymmetrischen Verlauf von Tibia und Sulcus tali nach einer Bandläsion,
> - eine Proximalisierungshypomobilität der Fibula.

> Durch den ossär vorgegebenen Sulcus-tali-Verlauf und die Form der Trochlea tali ist eine **dreidimen-sionale Vorposition** in der manuellen Therapie nicht praxisrelevant.

- - **Plantarflexionsbewegung**

Bei der Plantarflexionsbewegung besteht nur eine geringe ossäre Vorgabe. Die Bewegung wird muskulär und liga-mentär gelenkt. Der Talus wird durch die medial strafferen Bänder in Adduktion und dann mit dem Vorfuß in Supi-nation bewegt.

> Aus manualtherapeutischer Sicht ist eine **Vorposi-tionierung** angezeigt, da es eine osteokinematische Begleitbewegung ist.

Die Straffheit der medialen Bänder resultiert aus der me-dial liegenden Kraftlinie. Das Lig. deltoideum ist mit seiner **Pars tibiocalcanea** das stärkste mediale Band. Kommt es bei diesem Band zur **Insuffizienz,** besteht die Gefahr eines Knick-, Senk-, Plattfußes, da das Sustentaculum tali nach medial absinkt.

- **Talus**

Der **Talus** weist dorsal zwei kleine Höcker auf:

- das Tuberculum mediale processus posterior tali,
- das Tuberculum laterale processus posterior tali.

Beide Tubercula sind mit einem Band, dem Lig. transversum tali verbunden. In diesem intertuberkularen Raum (Tarsaltunnel) verlaufen der N. tibialis und M. flexor hallucis longus.

12.2.10   Unteres Sprunggelenk

Das untere Sprunggelenk (USG) besteht aus **zwei Gelenkkammern:**
- dem konkaven **Art. subtalaris** (hinteres USG). Os talus ist konkav, Os calcaneus konvex;
- dem konvexen **Art. talocalcaneonavicularis** (vorderes USG). Os talus ist konvex, Os calcaneus konkav).

In beiden Gelenken hat das Os talus Kontakt mit dem darunter liegenden Os calcaneus. Beschwerden treten fast ausschließlich im medialen Belastungsbereich auf.

Die **Bewegungsachse** verläuft von dorsal-lateral-kaudal nach ventral-medial-kranial. Aufgrund der einen Bewegungsachse gibt es nur einen Grad der Bewegungsfreiheit: **Varus- und Valgusbewegung.** Das Os naviculare mit seinen 3 Bewegungsachsen gehört somit funktionell nicht zum USG.

❯ Bewegungen im USG
Das untere Sprunggelenk besitzt **einen Bewegungsfreiheitsgrad:**
- Die **Varusbewegung** beträgt aufgrund des mäßigen Bänderhalts 25°.
- Die **Valgusbewegung** beträgt aufgrund der stark fixierenden Pars tibiocalcanea lig. deltoideum 7°.

❯ Das USG neigt zu **freien Gelenkkörperchen**, die sich durch einen **Auftrittschmerz** bemerkbar machen.

12.2.11   Proximales transversales Tarsalgelenk (PTTG)

❯ Bewegungen im PTTG
Das proximale transversale Tarsalgelenk (PTTG oder Chopart-Gelenklinie) verfügt über **3 Bewegungsfreiheitsgrade:**
- **Dorsalxtension** und **Plantarflexion.** Es ist mit 16 % an der Gesamtdorsalextensions- und plantarflexionsbewegung des Fußes beteiligt.
- **Supination** und **Pronation** bis zu 5°.
- **Abduktion** und **Adduktion.** Eine isolierte Ab- und Adduktion ist ohne leichte Dorsalextension und Plantarflexion nicht möglich.

Die Gelenkfläche **des**
- **Os naviculare** ist gegenüber dem Os talus und Os cuboideum konkav; die des
- **Os cuboideum** ist gegenüber dem Os calcaneus und dem Os naviculare konvex.

Die **Funktion des PTTG** ist es, die Vorfußphase elastisch zu halten, um einen beschwerdefreien elastischen Abdruck zu gewährleisten.
Stabilisierende Bänder des PTTG sind:
- das Lig. bifurcatum zwischen Os calcaneus, Os naviculare und Os cuboideum,
- das Lig. calcaneocuboideum pars superior und pars inferior lateralis,
- das Lig. calcaneonaviculare plantare (Pfannenband).

❯ Das PTTG verursacht bei Läsionen v.a. **Fußrückenbeschwerden.** Diese kommen häufig in Sportarten vor, in denen die Vorfußphase forciert wird, z. B. bei Fußballern, Sprintern, Weitspringern, Balletttänzerinnen.

12.2.12   Distales transversales Tarsalgelenk (DTTG)

Das distale transversale Tarsalgelenk (DTTG oder Lisfranc-Gelenklinie) liegt zwischen
- den Ossa cuneiformia,
- dem Os cuboideum und
- den Metatarsalen.

❯ Bewegungen im DTTG
Das DTTG ist mit 4 % an der **Dorsalextensions- und Plantarflexionsbewegung** des Fußes beteiligt. Die Art. tarsometatarsea 5 ist ein Sattelgelenk mit der größten Beweglichkeit des DTTG.

Die **Basis des Os metatarsale 5** ist
- für die Dorsalextensions- und Plantarflexionsbewegung konkav und
- für die Abduktions- und Adduktionsbewegung konvex.

❯ Das Gelenk ist dynamisch durch den **M. peroneus brevis** beeinflussbar.

12.2.13   Die Großzehe (Hallux)

Beim Menschen hat die Großzehe ihre dominante Funktion verloren. Eine Reoder Opposition wie bei den Primaten ist nicht mehr möglich.
Über das Zehengrundgelenk, **Art. metatarsophalangea 1**, artikuliert die Großzehe mit dem Os metatarsale 1.

Die Großzehe besitzt nur zwei Phalangen, Grund- und Endphalanx, die über das **Interphalangealgelenk** miteinander artikulieren.

Bei **Arthrose** neigt das Großzehengrundgelenk dazu, ein **Kapselmuster** mit eingeschränkter Extension – Flexion im Verhältnis 4:1 zu entwickeln. Eine **Fehlstellung** der Art. metatarsophalangea 1 ist der Hallux und Hallux rigidus.

Das Großzehengrundgelenk wurde mit der Vertikalisierung des Menschen zunehmend zu einem **Kraftübertäger.** Im Stand werden leichte Schwankungen reflektorisch von den kurzen Fußmuskeln kompensiert; größere Schwankungen werden durch visuelle Kontrolle und Kontrolle des Gleichgewichtsorgans ausgeglichen.

❯ **Druckbelastung** des Fußes:
  — Beim **Aufsetzen des Fußes** liegt die größte Druckbelastung auf der lateralen Ferse. Dies ist an der Abnutzung der Schuhe sichtbar.
  — Beim **Abstoß** trägt der 1. Strahl mit seinem fett- und bindegewebsreichen Großzehballen die Hauptbelastung.

Wichtig ist die **Zuggurtung des Vorfußes** durch Bänder und Muskeln, um Biegebeanspruchungen gering zu halten. Müdigkeit durch langes Stehen oder Märsche verursacht eine Herabsetzung des Muskeltonus, wodurch die ligamentären Strukturen mit der Zeit gestresst und in ihrer Länge unphysiologisch verändert werden.

Die Gelenkfläche am Kopf des Metatarsale 1 ist ovoid (eiförmig). Das Gelenk besitzt 2 Bewegungsachsen und wird als Art. ellipsoidea bezeichnet. Das Os metatarsale 1 ist gegenüber der Phalanx proximalis **konvex.** Der großzügige ossäre Raum zwischen den Zehen und das Fehlen von Bändern zum Os metatarsale 2 lassen eine hohe Beweglichkeit des Metatarsale 1 zu, die beim Erwachsenen jedoch auf **Extension, Flexion und Abduktion** limitiert ist.

Extraartikulär plantar des Os metatarsale 1 liegen zwei Rinnen, in denen das mediale und laterale Sesambein gleiten.

❯ Die Großzehe hat einen großen Einfluss auf das **Gangbild:**
  — In der **Schwungphase** ist die Großzehe bis zu 65° nach dorsal extendiert.
  — In der **passiven Abdruckphase** des Vorfußes wird die Großzehe bis zu 90° dorsalextendiert, was eine notwendige Voraussetzung für den normalen Gang ist.
  — Beim **Abdruck** wird die Großzehe mit großer Kraft gegen den Boden gedrückt. Die Sesambeine verhindern eine Quetschung der Sehne des M. flexor hallucis longus. Die Mm. flexor hallucis brevis und adductor hallucis halten die Sesambeinloge offen.

12.2.14 Nerven des Fußes

■ Rami articulares der Fußgelenke

Die Rami articulares der
▬ Syndesmosis tibiofibularis,
▬ des PTFG,
▬ des OSG,
▬ des USG und
▬ der Zehen

sind sensible Kapselnerven, die auf Dehnungsreize reagieren und diese mit dynamisch-antagonistischer Muskelaktivität beantworten (vgl. folgende Übersicht). Des Weiteren informieren sie über die aktuelle Gelenkstellung. Abhängig davon, in welcher Winkelstellung sich die Gelenkkapsel befindet, wird das Gelenk über ein dreidimensionales System durch exzentrisch-dynamische Muskelaktivität abgesichert. Für den Fuß ist ein Zusammenspiel dieser Informationen von großer Bedeutung.

> **Übersicht: Rami articulares der Syndesmosis tibiofibularis, des OSG, des USG und der Digiti pedis**
> — Kapselinnervation des **PTFG** (proximales Tibiofibulargelenk) (◻ Abb. 12.1)
>   – Ramus n. peroneus recurrens.
> — **Kapselinnervation im** Bereich der Syndesmosis tibiofibularis (◻ Abb. 12.2)
>   – posterior: N. suralis,
>   – anterior: N. peroneus.
> — Kapselinnervation des **OSG** (oberes Sprunggelenk) (◻ Abb. 12.2)
>   – posterior-medial: Ramus n. tibialis,
>   – posterior-lateral: Ramus n. suralis,
>   – anteromedial: Ramus n. saphenus,
>   – anterolateral: Ramus n. peroneus profundus.
> — Kapselinnervation des **DTTG** (distales Tibiofibulargelenk) **und der Syndesmosis tibiofibularis** (◻ Abb. 12.2)
>   – Ramus n. suralis.
> — Kapselinnervation des **USG** (unteres Sprunggelenk) (◻ Abb. 12.3)
>   – anterior-lateral und medial: Ramus n. peroneus profundus,
>   – posterior-lateral: Ramus n. suralis,
>   – posterior-medial: Ramus n. tibialis.
> — Kapselinnervation der **Digiti pedis** (◻ Abb. 12.4)
>   – Nn. peroneus superficialis et profundus,
>   – N. suralis,
>   – Nn. plantaris medialis et lateralis.

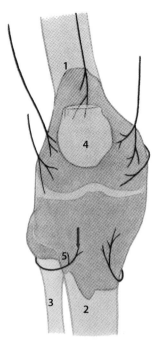

Abb. 12.1 PTFG-Kapselanteil. (Aus Lanz u. Wachsmuth 1938, 1972, 2004) **1** Femur, **2** Tibia, **3** Fibula, **4** Patella, **5** Rami articulares n. peroneus communis recurrens (roter Pfeil)

Die Rami articulares bestehen aus:

- kleinen **Vater-Pacini-ähnlichen Rezeptorelementen** für die Erfassung der Bewegung und
- **Ruffini-Körperchen** für die Übermittlung der Gelenkposition und damit des Lageempfindens eines Gelenks.

Anhand der Ergebnisse einer eigenen **Studie,** in der wir entsprechende Kapselabschnitte mit einem Lokalanästhetikum anfächerten und die Muskelaktivität unter Kontrolle eines Myofeedbackgeräts beobachteten, können wir bestätigen: Die Aufgabe der Vater-Pacini-ähnlichen Rezeptoren ist es, einen antagonistischen Exzentrikverlust zu verhindern. Wir konnten beobachten, dass die schmerzfreie passive Dehnung eines Kapselabschnitts eine partielle muskuläre Reaktion auslöst. Umso mehr die Spannung der Membrana fibrosa der Gelenkkapsel ansteigt, desto höher ist die Entladungsfrequenz und desto stärker ist die Hemmung der Nozizeptoren.

Dieses **Phänomen** finden wir im Alltag häufig: Die Patienten geben in der Anamnese an, dass das Gelenk in Ruhe schmerzhaft ist, die Beschwerden bei Bewegung/Arbeit jedoch wieder verschwinden.

Abb. 12.1 zeigt die nervale Versorgung im Bereich des PTFG. Die Abb. 12.2, Abb. 12.2, Abb. 12.3 und Abb. 12.4 zeigen die nervale Versorgung im Bereich des Sprunggelenks und Fußes.

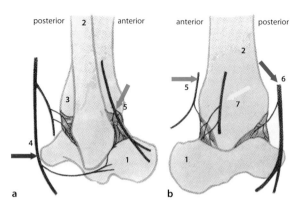

Abb. 12.2a,b OSG/Syndesmosis-tibiofibularis-Kapselanteil. **a** OSG von lateral, **b** OSG von medial. (Aus Lanz u. Wachsmuth 1938, 1972, 2004) **1** Kalkaneus, **2** Tibia, **3** Fibula, **4** n. suralis (aus N. tibialis) (roter Pfeil), **5** N. peroneus profundus (grüner Pfeil), **6** N. tibialis (blauer Pfeil), **7** N. saphenus (aus dem N. femoralis) (*gelber Pfeil*)

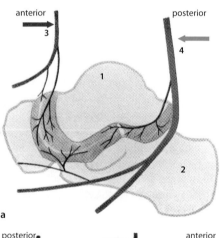

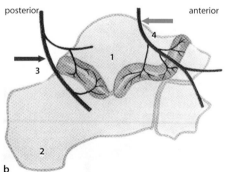

Abb. 12.3a,b USG-Kapselanteil. (Aus Lanz u. Wachsmuth 1938, 1972, 2004) **a** USG von medial. **1** Talus, **2** Kalkaneus, **3** N. peroneus profundus (roter Pfeil), **4** N. tibialis (grüner Pfeil), **b** USG von lateral. **1** Talus, **2** Kalkaneus, **3** N. suralis (roterPfeil), **4** N. peroneus profundus (grüner Pfeil)

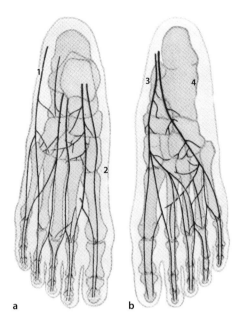

a   b

□ **Abb. 12.4a,b** Pedis-Kapselanteil. (Aus Lanz u. Wachsmuth 1938, 1972, 2004) **a** Dorsum pedis. **1** N. cutaneus dorsalis lateralis des N. suralis mit seinen Rami articulares (roter Pfeil), **2** N. peroneus profundus mit seinen Rami articulares (grünerPfeil), **b** Planta pedis. **3** N. plantaris medialis (roterPfeil), **4** N. plantaris lateralis (grüner Pfeil)

■ ■ **N. saphenus**

Der N. saphenus ist ein sensibler Hautast aus dem N. femoralis. Er zieht über den Adduktorenkanal bis zum medialen Fußrand. In seinem Verlauf zieht er unter dem Lig. collaterale mediale durch und gibt dort Nervenäste ab, die den medialen Tibiakondylus, die Kniegelenkkapsel, das Periost und das Lig. patellae versorgen. Sein weiteres Versorgungsgebiet ist der anteromediale Unterschenkelbereich und der mediale Fußrandbereich bis zum Zehengrundgelenk.

■ ■ **N. suralis**

Der posteriore Unterschenkel-/Fußbereich wird von dem aus dem N. tibialis stammenden Hautast des N. suralis versorgt. Der N. suralis verläuft von der Fossa poplitea lateralseitig der Achillessehne zum lateralen Fußrand und entlässt in Höhe des Fersenbeins die Rami calcanei laterales und den N. cutaneus dorsalis lateralis.

12.2.15 Bänder des Fußes

Die Knochenanteile des Fußskeletts sind durch interossäre Bänder miteinander verzurrt. Sie sorgen bei geringem Energieverbrauch für ein starkes Biegemoment, ohne die Funktionsfähigkeit zu verlieren. Nur bei **Instabilitäten** verändert sich die Spannungsverteilung, und es kommt zu einer Verlängerung des Scherengitters durch den Verlust

interstitieller Flüssigkeit des Kollagens. Die Anordnung der Ligamente ermöglicht eine statische Tragefunktion, die jedoch nicht ausreicht, um größere Kräfte und längere Tragezeiten zu kompensieren.

- ■ **Oberes Sprunggelenk (Art. talocruralis)**
- ■ ■ **Mediale Bandstrukturen**

Medial liegen die stärksten Bänder des OSG: Das **Lig. deltoideum** mit

- ▬ Pars tibiotalaris anterior,
- ▬ Pars tibionavicularis,
- ▬ Pars tibiocalcanea und
- ▬ Pars tibiotalaris posterior.

■ ■ **Laterale Bandstrukturen**

Lateral wird das OSG durch **3 Kollateralbänder** verbunden:

- ▬ Lig. talofibulare anterius,
- ▬ Lig. calcaneofibulare,
- ▬ Lig. talofibulare posterius.

- ■ **Unteres Sprunggelenk (Art. subtalaris/ Art. talocalcaneonavicularis)**
- ■ ■ **Lig. calcaneonaviculare plantare**

Das medial gelegene Lig. calcaneonaviculare plantare stellt eine Besonderheit dar. Es hat eine dem Gelenk zugewandte überknorpelte Fläche, um durch die Verbindung zwischen Os calcaneus und Os naviculare eine Pfanne für den Talus zu bilden. Deshalb wird dieses Band als »Pfannenband« bezeichnet.

■ ■ **Lig. bifurcatum**

Das dorsolateral gelegene Lig. bifurcatum ist ein kräftiges Band, das aus dem Lig. calcaneonaviculare dorsale und dem Lig. calcaneocuboideum besteht.

■ ■ **Lig. talocalcaneum interosseum**

Ein weiteres wichtiges Band des USG ist das Lig. talocalcaneum interosseum im Sinus tarsi, das wie ein Segel gespannt ist. Der laterale Teil besteht größtenteils aus Elastin und Propriozeptoren, die die Aufgabe haben, über den Peroneusreflex eine reflektorische Inversionslimitierung auszulösen.

12.2.16 Muskeln des Fußes

Die **stärksten Muskeln** des Fußes sind die Plantarflexoren. Ihre Kraft ist vier mal so groß wie die der Dorsalextensoren. Dieses Plus an Kraft ist notwendig, da die Arbeitsleistung, den Körper vom Boden abzustoßen einen erheblich größeren Aufwand erfordert als die, den Fuß in der Luftphase anzuheben. Ad- und Abduktoren sowie

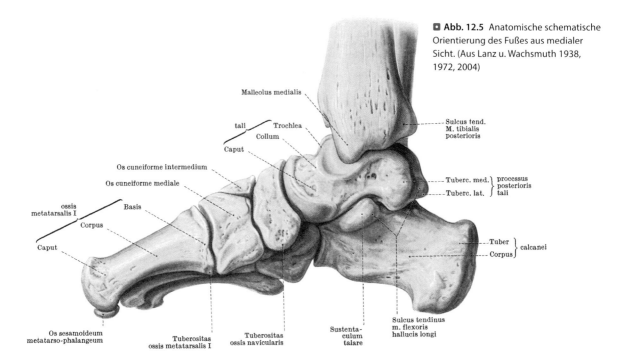

◨ **Abb. 12.5** Anatomische schematische Orientierung des Fußes aus medialer Sicht. (Aus Lanz u. Wachsmuth 1938, 1972, 2004)

Pro- und Supinatoren halten sich im Kräftevergleich annähernd die Waage.

■ **Plantarflexoren des Fußes**

Hauptmuskel für die Plantarflexion ist der **M. triceps surae** (Mm. gastrocnemius et soleus). **Nebenmuskeln** sind

- M. flexor hallucis longus,
- M. flexor digitorum longus,
- M. tibialis posterior,
- Mm. peroneus longus et brevis.

■ **Dorsalextensoren des Fußes**

Die Dorsalextension wird primär durch den **M. tibialis anterior** ausgeführt. **Nebenmuskeln** sind die Mm. extensor digitorum longus und extensor hallucis longus.

■ **Pronatoren des Fußes**

Die Pronation wird primär durch die **Mm. peronei** ausgeführt. Als **Nebenmuskel** unterstützt der M. extensor digitorum longus die Pronation.

■ **Supinatoren des Fußes**

Die Supination wird fast ausschließlich durch den **M. triceps surae** ausgeführt. **Nebenmuskeln** sind:

- M. tibialis posterior,
- M. flexor hallucis longus und
- M. extensor hallucis longus.

In den ◨ Abb. 12.5, ◨ Abb. 12.6, ◨ Abb. 12.7 und ◨ Abb. 12.8 sind die anatomischen Strukturen des Fußes und des Fußgelenks dargestellt.

12.3 Anatomische Gesetzmäßigkeiten des Fußes

12.3.1 Baumechanische Betrachtungsweise

■ **Torsionsbelastung des Fußes**

Neben der **Axial- und Biegebelastung** hat der Fuß die **Torsionsbelastung** zu tragen. Die Torsionsbelastung entsteht durch die Verdrehung der Tibia in Form einer Innen- bzw. Außenrotation, wobei der Fuß das Punctum fixum darstellt und das Knie das Punctum mobile.

Im Normalfall verteilt sich die Torsionslast zwischen der distalen und proximalen Tibia. **Voraussetzung** dafür ist jedoch die freie Beweglichkeit des Fußes. Die Fußgelenke sind in der Lage, innerhalb ihres Bewegungsausmaßes erforderliche Torsionskräfte zu resorbieren, ohne belastungsreduzierte Gelenkrandgebiete zu beanspruchen.

Schon das **Tragen von Schuhen** limitiert die Torsionsfähigkeit des Fußes. Gummisohlen oder gar Fußballschuhstollen sowie rutschfeste Sporthallenböden können diese gänzlich aufheben. Die Verformungsenergie nimmt zu und überträgt sich auf den Unterschenkel. Gelenkkontaktpositionen können nicht mehr gehalten werden, es findet keine Kräfteteilung mehr statt, so dass die Gelenkbeweglichkeit in den pathophysiologischen Raum einbricht.

Torsionsschuhe unterstützen den anatomischen Schwachpunkt bei der zentralen Kraftübertragung vom Os talus auf die Tibia. Das Tragen der Schuhe beugt bei Schwäche oder Überlastung der dynamischen Strukturen einer Fußdeformität in Form eines Senkfußes oder »Wringing out« (► Abschn. 12.4.7) vor.

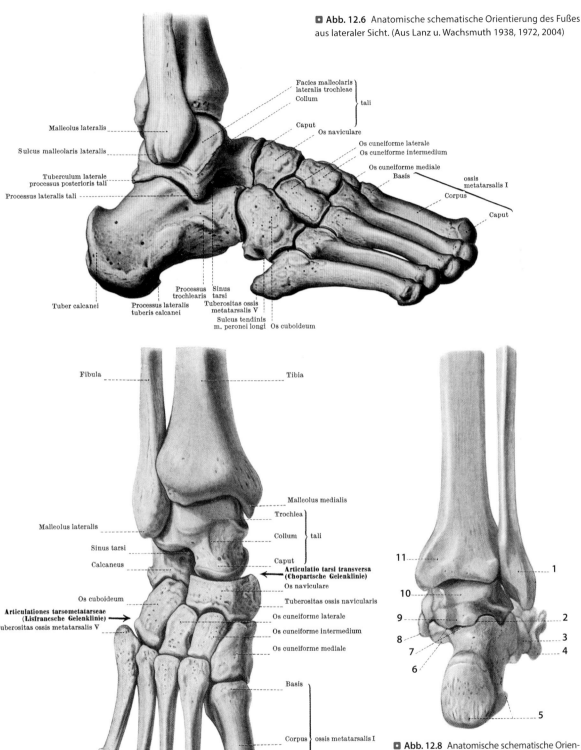

◘ Abb. 12.6 Anatomische schematische Orientierung des Fußes aus lateraler Sicht. (Aus Lanz u. Wachsmuth 1938, 1972, 2004)

Facies malleolaris lateralis trochleae
Collum
} tali
Caput
Os naviculare
Os cuneiforme laterale
Os cuneiforme intermedium
Os cuneiforme mediale
Basis
ossis metatarsalis I
Corpus
Caput

Malleolus lateralis
Sulcus malleolaris lateralis
Tuberculum laterale processus posterioris tali
Processus lateralis tali

Tuber calcanei
Processus lateralis tuberis calcanei
Processus trochlearis
Sinus tarsi
Tuberositas ossis metatarsalis V
Sulcus tendinis m. peronei longi
Os cuboideum

Fibula
Tibia

Malleolus medialis
Trochlea
Collum } tali
Caput
Articulatio tarsi transversa (Chopartsche Gelenklinie)
Os naviculare
Tuberositas ossis navicularis
Os cuneiforme laterale
Os cuneiforme intermedium
Os cuneiforme mediale

Malleolus lateralis
Sinus tarsi
Calcaneus
Os cuboideum
Articulationes tarsometatarseae (Lisfrancsche Gelenklinie)
Tuberositas ossis metatarsalis V

Basis
Corpus } ossis metatarsalis I
Caput

◘ Abb. 12.7 Anatomische schematische Orientierung des Fußes aus ventraler Sicht. (Aus Lanz u. Wachsmuth 1938, 1972, 2004)

11
10
9
8
7
6
1
2
3
4
5

◘ Abb. 12.8 Anatomische schematische Orientierung des Fußes aus dorsaler Sicht. (Aus Lanz u. Wachsmuth 1938, 1972, 2004) **1** Malleolus lateralis, **2** Facies artic. talaris posterior, **3** Os cuboideum, **4** Tuberositas ossis metatarsalis V, **5** Tuber calcanei et Proc. lateralis talaris, **6** Sustentaculum tali, **7** Tuberc. med. et lat. Proc. posterioris tali, **8** Tuberositas ossis navicularis, **9** Sulcus tendinis m. flexoris hallucis longi, **10** Trochlea tali, **11** Sulcus malleolaris

❯ Torsionsschuhe haben die **Funktion**, eine unphysiologische Pronation von mehr als 5–7° Valgus des Os calcaneus zu unterbinden, um der Gefahr eines Absinkens des Talus nach plantar-medial vorzubeugen.

■ **Längs- und Quergewölbe des Fußes**

Ein physiologisches Fußgewölbe ruht auf **3 Belastungssäulen** (❑ Abb. 12.9),
▬ dem Fersenbein,
▬ dem Großzehenballen und
▬ dem Kleinzehenballen,

die über das Quergewölbe und das mediale und laterale Längsgewölbe ein dreidimensionales Gewölbe bilden (❑ Abb. 12.10).

Diese drei Säulen ermöglichen den **Abrollweg des Fußes** von der Ferse über den lateralen Fußrand zu den Metatarsalknochen 5 bis 1. Beim Abdruck des Fußes spielt das Metatarsale 1 in der Belastungsübertragung eine dominierende Rolle.

Beim Aufsetzen des Fußes spielt die Ferse eine belastungsübertragende Rolle.

■ **Mediales Längsgewölbe**

Das Os naviculare liegt wie ein Keil zwischen dem Os talus und den Ossa cuneiformia. Betrachtet man das mediale Längsgewölbe, spielt das Os naviculare eine zentral stabilisierende Rolle. Eine **Absenkung des Fußgewölbes** beruht vorwiegend auf einer Dislokation des Os naviculare.

Zu einem **Absinken des Fußlängsgewölbes** kommt es,
▬ wenn das Os naviculare zu weit dorsal steht, z. B.
  ▬ bei Schwäche des M. tibialis posterior oder
  ▬ bei einer anatomischen Variation der Achillessehneninsertion, z. B. beim Haglund-1-Syndrom mit Abweichung der Achillessehne nach lateral mit angeborenem Knick-Senkfuß.
▬ wenn das Os naviculare über ein Ausweichen des vorderen und hinteren Bogens nach plantar absinkt, ermöglicht durch
  ▬ eine Insuffizienz des Lig. calcaneonaviculare plantare und
  ▬ ein dynamisches Defizit der Mm. flexor hallucis longus und abductor hallucis mit Verlust des Verschraubungskontakts des Os naviculare an den Talus.

■ ■ **Laterales Längsgewölbe**

Der laterale Längsbogen kann sich nur über eine **isolierte Winkelveränderung des Os calcaneus** absenken. Es bestehen **zwei klassische Möglichkeiten:**
▬ Abweichen der Achillessehneninsertion nach medial beim Haglund-1-Syndrom,

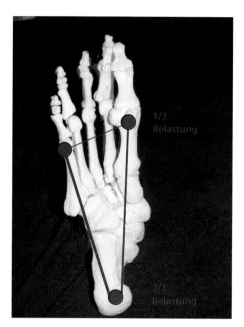

❑ **Abb. 12.9** Darstellung der Belastungspfeiler des Fußes

▬ Tonusveränderung der kurzen Fußmuskulatur, wobei es während der Abrollphase zu einer Überlastung des lateralen Längsbogens kommt (Ballenhohlfuß).

■ ■ **Quergewölbe**

Die **Abflachung** des vorderen Quergewölbes basiert auf einer
▬ Verringerung des Kalkaneuswinkels,
▬ Insuffizienz der Mm. interossei durch Überlastung, z. B. dem Tragen hoher Absätze.

■ **Darstellung der Belastungspfeiler des Fußes** (❑ Abb. 12.9)

In ❑ Abb. 12.9 sind die **3 Belastungssäulen des Fußes** dargestellt: Fersenbein, Großzehen- und Kleinzehenballen.

■ **Schematische Darstellung des Quer- und Längsgewölbes des Fußes** (❑ Abb. 12.10)

❑ Abb. 12.10 zeigt das Quer- und Langsgewölbe des Fußes.

12.3.2 **Mechanik der Fußgelenke**

■ **Syndesmosis tibiofibularis**

Die tibiofibulare Syndesmose ermöglicht ein Auseinanderspreizen der Malleolengabel in der Abrollbewegung. Die dadurch verursachten Scherwirkungen werden durch die Membrana interossea und die angrenzenden ligamentären Strukturen resorbiert. Grund der Scherwirkungen ist eine evolutierende Achse des OSG.

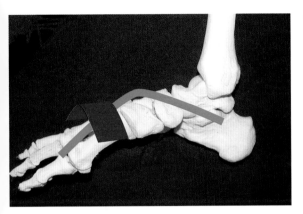

Abb. 12.10 Schematische Darstellung des Quer- und Längsgewölbes des Fußes

■ **Os talus**

Das Os talus besitzt keine Muskelinsertionen und wird einzig durch Bandzüge bzw. ossäre Vorgaben bewegt. Es ermöglicht erst die aufrechte Haltung des Menschen. Der Talus ist konvex leicht supiniert gegenüber der Tibia. Sein Druckbelastungsbereich liegt medial. Den Druck gibt er an das Os naviculare und das Os calcaneus weiter. Bei Belastung gleitet er mit dem Os calcaneus leicht nach dorsal und verursacht einen Aufgappdruck auf die Malleolengabel.

■ **Os calcaneus**

Das Os calcaneus steht im Säuglingsalter noch in Supinationsstellung, die an eine Klammerstellung erinnert. Mit zunehmender Vertikalisierung verlagert sich das Os calcaneus in Pronationsstellung und wird leicht in Außenrotation gedreht. Wird diese Pronationsstellung überschritten, besteht die Gefahr, dass das Os talus nach plantar und medial rutscht und damit die Gewölbefunktion verliert.

■ **Os naviculare**

Das Os naviculare überträgt mit dem Os talus zusammen die auftretenden Kräfte. Es liegt wie der »oberste Stein im Gotischen Bogen« (Längsgewölbe). Das Os naviculare ist gegenüber dem Os talus und dem Os cuboideum konkav.

■ **Os cuboideum**

Das Os cuboideum stellt zum einen den lateralen Pfeiler für das Quergewölbe bzw. für das laterale Längsgewölbe dar; zum anderen ermöglicht es durch seine Konvexität zum Os calcaneus und Os naviculare die **Pro- und Supination im PTTG,** gemeinsam mit dem Os naviculare. Des Weiteren hat das Os cuboideum bei den primären Bewegungen Plantarflexion und Dorsalextension eine stabilisierende, gelenkzentrierende Funktion.

■ **Ossa cuneiformia**

Die Ossa cuneiformia bilden das Quergewölbe des Fußes, wobei das Os cuneiforme 2 den »Firststein« darstellt. Sie haben keinen Bodenkontakt. Die Ossa cuneiformia liegen wie Keile ineinander und weisen interosseal kaum Bewegung auf. Die Pfeiler des Quergewölbes, die den Bodenkontakt herstellen, sind das Os cuboideum und Metatarsale 1.

12.3.3 Arthrokinematik im OSG/USG und PTTG

■ **Dorsalextension**

Die Dorsalextension des Fußes verursacht ein Gleiten des Os talus nach **posterior-medial** durch den Sulcus-tali-Verlauf, mit **Pronation** durch die unterschiedlichen Winkel der Trochlea tali und einer biomechanisch ossär bedingten **Adduktion im OSG.** Im PTTG bewegt sich das Os naviculare nach dorsal, das Os cuboideum nach plantar.

■ **Plantarflexion**

Die Plantarflexion des Fußes verursacht ein Gleiten des Os talus nach **anterior** mit einer ligamentär verursachten **Adduktion/Supination im OSG.** Im PTTG bewegt sich das Os naviculare nach plantar, das Os cuboideum nach dorsal.

■ **Pronation**

Pronationsbewegungen verursachen im **USG** eine mediale (hintere Kammer) und laterale (vordere Kammer) **Valgusbewegung** des Fußes. Im **PTTG** bewegt sich das Os naviculare nach plantar, das Os cuboideum nach dorsal.

■ **Supination**

Supinationsbewegungen verursachen im **USG** eine mediale (vordere Kammer) und laterale (hintere Kammer) **Varusbewegung** des Fußes. Im **PTTG** bewegt sich das Os naviculare nach dorsal, das Os cuboideum nach plantar.

12.3.4 Bewegungsausmaß des Fußes

Übersicht: Bewegungsausmaße des Fußes:
— **Dorsalextension:** 20–30°, davon finden statt:
    – 80 % im OSG,
    – 16 % im PTTG,
    – 4 % in den Metatarsalgelenken.
— **Plantarflexion:** 40–50°.
— **Pronation:** 15° (bei fixiertem Os calcaneus).
— **Supination:** 35° (bei fixiertem Os calcaneus).

12.3.5 Ruhe-/Verriegelungsstellung und Kapselmuster des Fußes

- OSG (oberes Sprunggelenk)

Ruhestellung. In 15° Plantarflexion ist das Gelenk optimal entspannt.

Verriegelungsstellung. In maximaler Dorsalextension ist das Gelenk höchstmöglich gespannt.

Kapselmuster. Das Kapselmuster des OSG zeigt eine eingeschränkte Plantarflexion und Dorsalextension im Verhältnis 2:1.

- USG (unteres Sprunggelenk)

Ruhestellung. Das Gelenk befindet sich in 15° Varusstellung in Ruheposition.

Verriegelungsstellung. Die Verriegelungsstellung ist in maximaler Valgusstellung erreicht.

Kapselmuster. Das Kapselmuster des USG zeigt eine eingeschränkte Varusstellung.

- PTTG

Ruhestellung. Das Gelenk ist in 15° Plantarflexion optimal entspannt.

Verriegelungsstellung. Die Verriegelungsstellung ist in maximaler Dorsalextension und maximaler Inversion erreicht.

Kapselmuster. Ein Kapselmuster des PTTG zeigt eine eingeschränkte Inversion und Dorsalextension im Verhältnis 2:1.

- Großzehengrundgelenk

Ruhestellung. In 10° Extension ist das Gelenk optimal entspannt.

Verriegelungsstellung. In maximaler Extension ist das Gelenk höchstmöglich gespannt.

Kapselmuster. Das Kapselmuster des Großzehengrundgelenks zeigt eine eingeschränkte Extension und Flexion im Verhältnis 4:1.

12.3.6 Biomechanik des Fußes

Es ist nicht möglich, die **Biomechanik** der Fußknochen anhand einer statischen röntgenologischen Aufnahme zu erfassen. Nur eine funktionelle arthrokinematische Unter-suchung gibt Aufschluss darüber, ob Mechanikstörungen vorliegen.

> In der Bewegungsmechanik sind die einzelnen Bewegungen aneinander gekoppelt und ergeben **zwei Kombinationsbewegungen:**
> - Die Dorsalextension mit Pronation und Abduktion wird als **Eversionsbewegung** (ca. 20–30°) bezeichnet.
> - Die Plantarflexion mit Supination und Adduktion wird als **Inversionsbewegung** (ca. 50–60°) bezeichnet.

Die Bewegung der Fußknochen untereinander ist aus **osteo- und arthrokinematischer Sicht** zu beurteilen:
- **Osteokinematisch** bedeutet, dass Bänder und/oder Muskeln die Mechanik verursachen (Beispiel).
- **Arthrokinematisch** wird manualtherapeutisch das **Gleiten und Rollen** beurteilt, das in den ◘ Abb. 12.11 und ◘ Abb. 12.12 anschaulich dargestellt ist.

Beispiel

Inversion des Fußes aus osteokinematischer Sicht
Bei einer Inversionsbewegung wird das Os naviculare vom M. tibialis posterior nach medial-kaudal gezogen und ligamentär über das Lig. deltoideum pars tibionavicularis in Supination gedreht. Gleichzeitig findet eine Varisierung des Os calcaneus durch den M. triceps surae statt. Weiterlaufend wird die Bewegung an die anderen Fußknochen weitergegeben. Der laterale Kapselanteil der Fußgelenke kommt unter Stress und bewirkt über die Rami articulares eine erhöhte Ansprechbarkeit der lateral liegenden Muskeln.

- Dorsalextensionsbewegung (◘ Abb. 12.11)

Bei einer **Dorsalextensionsbewegung** gleitet der Talus nach hinten unten und rollt nach vorne oben. Das Os naviculare rollt und gleitet nach vorne oben und das Os cuboideum nach hinten unten. Die Fibula »shiftet« leicht nach lateral-proximal und rotiert nach innen.

- Plantarflexionsbewegung (◘ Abb. 12.12)

Bei einer **Plantarflexionsbewegung** gleitet der Os talus nach vorne oben und rollt nach hinten unten. Das Os naviculare rollt und gleitet nach vorne unten. Das Os cuboideum gleitet nach vorne oben und rollt nach hinten unten. Die Fibula wird leicht nach distal bewegt und rotiert nach außen.

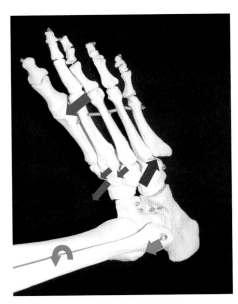

Abb. 12.11 Dorsalextension rechts, anatomische Orientierung

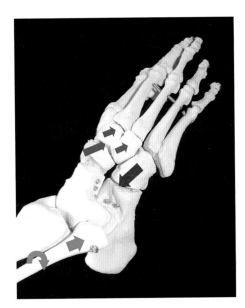

Abb. 12.12 Plantarflexion rechts, anatomische Orientierung

12.4 Pathologie des Fußes

12.4.1 Hallux rigidus

Der Hallux rigidus zeigt sich entweder bei jungen Männern als Epiphysenerkrankung oder im Alter als Arthrose durch Spreizoder Plattfüße. Der Abdruck des Gelenks ist sehr schmerzhaft, so dass Treppaufgehen/Bergsteigen und das Tragen von Schuhen mit Absatz Schmerzen bereitet. Das Grundgelenk ist geschwollen.

In der röntgenologischen Darstellung zeigen sich Osteophyten vorwiegend an der Streckerseite. Der Patient nimmt eine Schonhaltung ein, indem er bei abduziertem Fuß über die Fußinnenkante läuft. Zehenstand ist nicht mehr möglich.

12.4.2 Hallux valgus

Der Hallux valgus ist die häufigste Zehendeformität und betrifft vor allem Frauen. Der Hallux valgus entsteht als Folge eines Spreizfußes, bei dem es zu einer muskulären Dysbalance kommt, die sich durch **Abflachung des Fußquergewölbes** zeigt. Es kommt zur

- Adduktion der Phalanx proximalis und distalis der Großzehe und
- Abduktion des Os metatarsale 1.

Im Gesamtbild ergibt sich eine **Valgusstellung der Großzehe.** Sie verursacht eine Verlagerung der Mm. flexor hallucis longus und brevis sowie des M. abductor hallucis, die diese Deformität begünstigen.

Des Weiteren kann die Entstehung eines Hallux valgus durch das Tragen von Schuhen provoziert werden, die zu eng sind und zu hohe Absätze haben, wodurch die Großzehe in eine Valgusstellung gezwungen wird. Die dritte Entstehungsmöglichkeit liegt in einer Muskelschwäche der stabilisierenden Großzehenmuskeln. Eine S1-Irritation der motorischen Nerven könnte die muskuläre Balance verändern.

> Beim Hallux valgus besteht keine Exostose, sondern eine **Pseudoexostose**, die operativ debasiert wird.

12.4.3 Morton-Neuralgie

Die Morton-Neuralgie äußert sich in Druckschmerzen im Bereich des 2./3./4. Interdigitalraums aufgrund einer ischämischen Fibrose der Nn. digitales plantares.

12.4.4 Tarsaltunnelsyndrom

Das Tarsaltunnelsyndrom ist ein Kompressionssyndrom des N. tibialis mit weiterlaufender Irritation der Nn. plantaris medialis und lateralis. Die Irritationen können sich durch Sensibilitätsstörungen der Fußsohle zeigen, aber auch durch muskuläre Schwäche der kleinen Fußmuskeln mit der Folge z. B. eines Spreiz- oder Senkfußes.

12.4.5   Inversionstrauma

Das Inversionstrauma ist eine klassische Verletzung des OSG.

Die **Traumastärke** wird in Grade eingeteilt (vgl. Übersicht).

**Übersicht: Klassifizierung
des Inversionstraumas**

- **Grad 1:** partielle Ruptur des Lig. talofibulare anterius mit Schwellung des lateralen Malleolus (Distorsion).
- **Grad 2:** Ruptur des Lig. talofibulare anterius; partielle Ruptur des Lig. calcaneofibulare mit eiförmiger Schwellung in Höhe des Sinus tarsi.
- **Grad 3:** Ruptur des Lig. talofibulare anterius; Ruptur des Lig. calcaneofibulare mit Schwellung beidseits der Malleolen (Umfangvergrößerung > 4 cm).
- **Grad 4:** Partielle oder totale Ruptur des Lig. talofibulare posterius, Lig. talofibulare anterius, Lig. calcaneofibulare, immer mit einer Luxationsfraktur eines oder beider Malleolen.

12.4.6   Anteriores tibiotalares Kompressionssyndrom

Das anteriore tibiotalare Kompressionssyndrom wird durch ein Hyperdorsalextensionstrauma mit Anschlagen der Tibiakante am Collum tali verursacht. Betroffen sind fast ausschließlich junge Patienten/Sportler. Infolge zeigen sich meist ossäre Reaktionen im Bereich des Collum tali, das auch als »Fußballernase« bezeichnet wird.

12.4.7   Achillessehnenruptur

Achillessehnenrupturen basieren ursächlich auf einer degenerativen Veränderung im Sehnengleitgewebe und in der Sehne selbst. Der M. soleus setzt medial am Fersenbein an, der M. gastrocnemius lateral des Fersenbeins. Dadurch entsteht eine Art »Kreuzung«, wodurch ein Teil der Sehne hypovaskulär wird, meist verbunden mit einer Valgusvergrößerung (Wringing-out-Syndrom).

Der Riss verläuft fast ausschließlich von innen nach außen. **Symptome** sind eine verminderte Plantarflexion und eine starke Schwellung mit Überwärmung im Achillessehnenbereich. Der Simmonds-Thompsontest ist positiv.

12.4.8   Achillodynie

Die Achillodynie ist ein **Sammelbegriff für Schmerzzustände** im Bereich der Achillessehne und umfasst:
- entzündliche bzw. degenerative Veränderungen der Achillessehne und des Sehnengleitgewebes (Paratendineum),
- insertionsnahe Irritationen und
- Bursareizungen.

Bei **jungen Patienten,** meist Sportlern, ist die Achillodynie bedingt durch:
- rezidivierende Mikrotraumatisierungen,
- einseitige Zugreize aufgrund einer Fußfehlstellung,
- Hypomobilität im PTTG.

Besonders im Fußballsport entstehen hohe sportspezifische Belastungen, z. B. im Sprint mit Ballführung.

Therapieresistente Achillodynien kommen in der Praxis nicht selten vor. Nach Meinung der Autoren entsteht der chronisch entzündete Reizherd durch eine tiefliegende Nekrose (degenerative Sehnenanteile) der Sehne selbst mit einer aggressiven Entzündung des Paratendineums. Konservative Maßnahmen bleiben hier meist unwirksam.

Chronisch entzündliche Achillodynien führen häufig durch mechanische Reizung der Achillessehne bzw. des Paratendineums zu Irritationen des umliegenden Gewebes, der Bursa tendinis calcanei und Bursa subcutanea calcanea, die zusätzlich mit Schwellung, Druckempfindlichkeit und Bewegungsschmerz reagieren.

12.4.9   Haglund-Exostose/Haglund-Ferse

Bei der Haglund-Ferse bildet sich aufgrund einer chronischen Kompression (Schuhwerk) eine Vorwölbung des hinteren Fersenbeins aus, ggf. sind knöcherne Ausziehungen zu erkennen. Es kommt zu einer entzündlichen Schwielenbildung.

12.4.10   Spreizfuß (Pes transversoplanus)

Der **Spreizfuß** entsteht durch eine
- konstitutionelle Bindegewebsschwäche,
- muskuläre Insuffizienz der Mm. interossei,
- zu hohe Vorfußbelastung durch Tragen von Schuhen mit hohem Absatz und

zieht eine Abflachung des Quergewölbes und eine Veränderung der Sehnenverläufe nach sich; damit verbunden eine veränderte oder betonte Funktion.

Durch das **Absinken des Vorfußes** kommt es zu einer veränderten Dynamisierung der Plantaraponeurose mit den möglichen **Folgen**

- einer Nervendehnung mit Brenngefühl,
- einer Morton-Neuralgie,
- von Krallen- und Hammerzehen,
- eines Hallux valgus.

12.4.11 Knickfuß (Pes valgus)

Der Knickfuß rekrutiert sich aus einer **Valgisierung des Kalkaneus**, wodurch das Sustentaculum tali aufgrund einer passiven Insuffizienz des Lig. deltoideum pars tibiocalcanea absinkt. Der unter dem Sustentaculum tali ziehende aktive Stabilisator des Sustentaculum tali, der M. flexor hallucis longus, ist Zugreizen ausgesetzt und kann durch Lageveränderung bzw. Auftreiben der Sehne den Tarsaltunnel einengen mit der Folge einer Nn.-plantares-Reizung. **Schmerzen** auf der Plantarseite des Fußes entstehen durch das Absinken des Os naviculare und Kompression/Zugreiz des unter dem Os naviculare verlaufenden N. plantaris medialis.

12.4.12 Störung des funktionellen und anatomischen Steigbügels

Der M. tibialis posterior wird gemeinsam mit dem M. peroneus longus als funktioneller Steigbügel bezeichnet, der M tibialis anterior mit dem M. peroneus longus als anatomischer Steigbügel. Eine Störung dieser das Fußskelett stabilisierenden Muskeln verursacht Fußinstabilitäten.

12.4.13 »Snapping Angle«

Unter »Snapping Angle« versteht man die Luxation/Subluxation der Peroneussehnen oberhalb der Trochlea peronealis bei insuffizientem Retinaculum mm. peroneorum inferius. Es kommt zu einem Schnappen der Sehnen über den lateralen Malleolusrand.

12.4.14 Morbus Köhler 1

Der Morbus Köhler beschreibt eine juvenile aseptische Knochennekrose des Os naviculare. Fast immer kommt es zur einer Ausheilung innerhalb von 3 Jahren. Folge ist meist eine Funktionsminderung des M. tibialis posterior.

12.4.15 Morbus Köhler 2 (Freiberg-Syndrom)

Der Morbus Köhler ist eine aseptische Knochennekrose der Metatarsalköpfchen 2, 3, 4, selten 1. Diese Erkrankung ist meist durch eine Überbelastung aufgrund eines Spreizfußes verursacht und führt zu verminderter Blutversorgung und reduziertem Stoffwechsel der Epiphysen. Das Abrollen des Vorfußes ist schmerzhaft, es besteht eine Vorfußschwellung und eine Schonhaltung mit Belastung des Fußaußenrands.

12.4.16 Fersensporn (Aponeurosensporn)

Der Fersensporn ist eine Exostose am Tuber calcanei im Insertionsbereich der kleinen Fußmuskeln und der Plantaraponeurose. Die Autoren vermuten, dass sich der Fersensporn durch ein Missverhältnis zwischen auftretenden Kräften/Belastung und Knochenspongiosaanpassung ausbildet. Spongiosatrabekel richten sich nach der Druck- und Zugbelastung aus. Wirken verstärkte Zugreize auf das Tuber calcanei ein, z. B. durch eine »trommelartige« Spannung der Plantaraponeurose beim Spreizfuß, kommt es im Insertionsgebiet zu einer pathologischen Knochenneubildung, die dem Spongiosatrabekel-Verlauf des Kalkaneus entspricht.

12.4.17 Fibromatosis plantaris

Bei der Fibromatosis plantaris handelt es sich um eine Einblutung zwischen Flexoren und Lig. plantare longum nach Kalkaneusfrakturen bzw. um eine Verminderung der kollagenen Gleitfähigkeit durch die Reduktion der interstiellen Flüssigkeit.

12.4.18 Morbus Ledderhose

Unter Morbus Ledderhose versteht man die Sklerosierung der Plantaraponeurose (Einlagerung von Knorpelzellen) zwischen den Flexorenmuskeln und der Plantaraponeurose, mit Beginn an der Großzehe. Die Erkrankung führt zu einer Zehenbeugekontraktur.

12.4.19 Weber-Frakturen

Frakturen des Fußes betreffen am häufigsten den Außenknöchel, der in der Bewegung auftretende Kräfte lenken und widerlagern muss (▶ Abschn. 12.2.9). **Frakturen am Außenknöchel** werden als Weber-Frakturen bezeichnet und in einem **Schema (vgl. Übersicht)** klassifiziert.

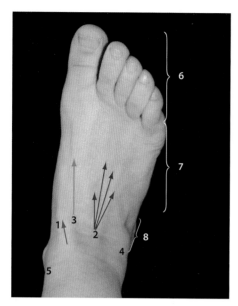

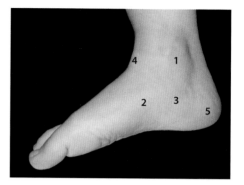

□ **Abb. 12.14** Oberflächenanatomie: Fuß von medial. **1** Malleolus medialis, **2** Os naviculare, **3** Sustentaculum tali (Talusstütze des Kalkaneus), **4** M. tibialis anterior, **5** Kalkaneus

□ **Abb. 12.13** Oberflächenanatomie: Fußrücken. **1** Sehne des M. tibialis anterior (blau), **2** Sehne des M. extensor digitorum longus (rot), **3** Sehne des M. extensor hallucis longus (grün), **4** Fibulaköpfchen, **5** Malleolus medialis, **6** Phalanges 1–5 (Digiti), **7** Ossa metatarsi 1–5, **8** Tarsus (Fußwurzelknochen)

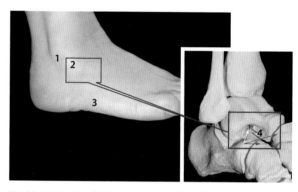

□ **Abb. 12.15** Oberflächenanatomie: Fuß von lateral. **1** Malleolus lateralis, **2** Sinus tarsi, **3** Basis Os metatarsale 5, **4** Lig. bifurcatum pars calcaneonaviculare und pars calcaneocuboideum (blaue Pfeile), **5** Lig. talocalcaneum interosseum (gelber Pfeil)

> **Übersicht: Einteilung der Frakturen nach Weber**
> - **Weber-A-Fraktur:** Fraktur unterhalb der intakten Syndesmose.
> - **Weber-B-Fraktur:** Fraktur in Höhe der mitverletzten Syndesmose. Bandstrukturen, v.a. das Lig. tibiofibulare anterius sind immer mit verletzt.
> - **Weber-C-Fraktur:** Fraktur oberhalb der Syndesmose mit Syndesmosensprengung, Bandrupturen und Läsion der Membrana interossea.

12.5   Oberflächenanatomie des Fußes

Die □ Abb. 12.13, □ Abb. 12.14, □ Abb. 12.15 und □ Abb. 12.16 zeigen anatomische Strukturen und topographische Orientierungspunkte des Fußes aus verschiedenen Ansichten.

Weber-B- und C-Frakturen treten häufig in Kombination mit einer Flake-Fraktur am vorderen Talusknorpel auf; **Weber-C-Frakturen** in Kombination mit einem Ausriss des Lig. tibiofibulare posterius aus der Tibia und Einriss der Membrana interossea.

12.6   Anamnese, Inspektion und Palpation des Fußes

12.6.1   Anamnese

12.4.20   Posteriores tibiotalares Kompressionssyndrom

Das posteriore tibiofibulare Kompressionssyndrom ist das Einklemmen der posteromedialen Membrana synovialis durch Inversionstraumen. Schmerzen treten posteromedial des Malleolus medialis auf.

Im Eingangsbefund lässt der Therapeut den Patienten seine Problematik schildern. Währenddessen beobachtet er seine Haltung und stellt ihm ergänzende Fragen.

Um Zeitraum, Ort und Art der Beschwerden zu erfahren, sind folgende **Grundfragen** wichtig:
- Seit wann hat der Patient Beschwerden?
- Wo sind die Beschwerden?
- Wie zeigt sich das Beschwerdebild?

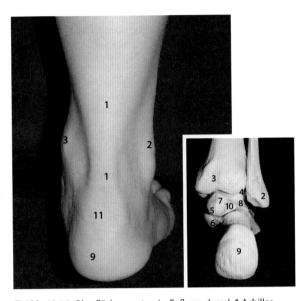

◨ Abb. 12.16 Oberflächenanatomie: Fuß von dorsal. **1** Achilles-sehne, **2** Fibula, **3** Tibia, **4** Syndesmosis tibiofibularis (Lig. tibiofibulare posterius), **5** Talus, **6** Sustentaculum tali, **7** Tuberculum mediale des Proc. posterior tali, **8** Tuberculum laterale des Proc. posterior tali, **9** Kalkaneus, **10** Tarsaltunnel, **11** Bursa tendinis calcanei

‗‗‗ Welche Therapien erfolgten bisher?
‗‗‗ Welche Medikamente werden eingenommen?
‗‗‗ Gibt es Röntgenbilder?
‗‗‗ Bestanden in der Vergangenheit Probleme?
‗‗‗ Wurde in der letzten Zeit eine außergewöhnliche Be-lastung ausgeübt (New, Mis-, Up-, Over-use)?
‗‗‗ Bestehen Belastungs-, Abdruck- oder Gehprobleme? Sie können Hinweise auf mechanische Ursachen geben.

In ◨ Tab. 12.1 sind anamnestische Angaben der Patienten mit Beschwerden im Fußgelenk oder im Fuß und mögliche grobe Befundungsinterpretationen zusammengefasst.

12.6.2 Inspektion

Bereits während des Gesprächs mit dem Patienten achtet der Therapeut auf dessen Bewegungsamplitude und etwa-ige Deviationen/Deflektionen. Während der Inspektion sollte der Therapeut die Anamnese mit den Befundergeb-nissen der Inspektion abgleichen. Daraus ergeben sich für ihn schon erste Interpretationen.

◨ Tab. 12.1 Anamnestische Angaben des Patienten mit möglicher grober Befundungsinterpretation einer Fußproblematik

Angaben des Patienten	Mögliche Interpretationen
Patient gibt sensibles Dermatom an	V.a. radikuläre Problematik L5/S1/S2
Patient zeigt Schmerzen im Bereich des Os metatarsale 1 und Os cuneiforme 1 an. Der Bereich zeigt eine harte Prominenz	V.a. Arthrose der Articulatio des Metatarsale 1 und Os cuneiforme 1 mit beginnender Osteophytenbildung, Morbus Silfverskiöld
Patient gibt Beschwerden im Fersenbereich und Schmerzen an den Endphalangen des Fußes an	V.a. Arthritis psoriatica
Patient im 5. Lebensjahr gibt medialen Fußrandschmerz an	V.a. Morbus Köhler 1
Patient gibt Beschwerden im Malleolenbereich an, vorwiegend bei Startbewegungen und nach Belastung. Die Inspektion zeigt einen Tiefstand und verstrichene Konturen der Malleolen	V.a. Arthrose des OSG, Proximalisierungshypomobilität der Fibula, Syndesmosenläsion
Patient gibt Parästhesien im Bereich der Fußsohle an. Nachts treten die Beschwerden vermehrt auf	V.a. Tarsaltunnelsyndrom mit Stenosierung des N. tibialis
Patient gibt Schmerzen im Fersenbereich an. Auszuschließen sind: Fersensporn, Haglund-Erkrankung, Polyarthritis, Achillody-nie, Tarsaltunnelsyndrom	V.a. Prodromalzeichen bei Morbus Bechterew
Patient gibt belastungsabhängige Schmerzen mit zeitlich unab-hängigen, plötzlichen Bewegungseinschränkungen an	V.a. Osteochondrosis dissecans des Talus
Patient gibt Schmerzen am lateralen Fußrand an, die sich im Stehen und Laufen verstärken. Bodenunebenheiten lösen einschießende Schmerzen aus	V.a. Sinus-tarsi-Syndrom durch Arthritis im USG, Verletzungen des Gelenkknorpels und der Knochenanteile direkt unterhalb des Gelenkknorpels (Bone bruises) des Os talus bzw. Os calcaneus
Patient gibt Beschwerden am Achillessehnenansatz an. Die Inspektion zeigt eine knöcherne Verdickung des Kalkaneus. In der RÖ-Aufnahme zeigt sich eine Steilstellung der hinteren Kante des Kalkaneus	V.a. Haglund-Ferse, exogen-mechanisch verursachte Exostose
Patient gibt Blockierungsstörungen im Fußbereich an, die sich durch fehlende Bewegungsharmonie, Abrollbehinderung und fehlende Modulationsfähigkeit zeigt	V.a. Störung des biomechanischen Zusammenspiels der Fuß-wurzelknochen (meist im PTTG)

◘ Tab. 12.2 Anamnestische Angaben des Patienten mit möglicher grober Befundungsinterpretation einer Großzehenproblematik

Angaben des Patienten	Mögliche Interpretationen
Patient gibt motorische Schwäche an	V.a. radikuläre L5-/S1-Läsion
Patient gibt Abrollbeschwerden an	V.a. Hallux rigidus
Patient gibt anfallsartige Schmerzen bei der Abrollbewegung an	V.a. Gicht
Patient gibt medialen Großzehengrundgelenkschmerz an	V.a. beginnenden Hallux valgus
Patient gibt Beschwerden bei engen Schuhen an	V.a. Polyarthritis (Gaenslen-Zeichen)
Patient gibt stechenden Schmerz bei Belastung unterhalb der Großzehe an	V.a. Gicht, Spreizfuß mit neurogener Dehnung des N. plantaris medialis
Patient gibt bei Wärmeanwendung (heißes Bad) heftige Beschwerden an	V.a. Prozessaktivierung einer ruhenden Polyarthritis
Patient zeigt eine Krallenzehenstellung	V.a. Parese der kurzen Fußmuskeln bei intakten langen Zehenflexoren, Schuhdeformität, Spreizfuß.

Eine Beurteilung **der Gesamtstatik** und des **Gangbilds** ist aufgrund des funktionellen Zusammenspiels mit einzubeziehen. Am Spielbein treten eher myogene Beschwerden auf, am Standbein eher arthrogene Beschwerden. Neben der Fußstellung sind **Fußdeformitäten** zu beachten.

Weitere wichtige **Inspektionskriterien** sind:
- Fußasymmetrien,
- Muskeltonus (Atrophie, Hypertrophie),
- Narben,
- Hautfärbung (Bläue, Blässe, Rötung),
- Schwellungen (Topographie gibt evtl. Hinweis auf Ort der Problematik),
- Standbeinphase: gleichmäßig oder Wechsel der Standbeinseite,
- Schonhaltung.

12.6.3 Palpation

Palpatorisch prüft der Therapeut im Seitenvergleich:
- Konsistenzunterschiede bei Schwellungen,
- Hauttemperatur,
- abnormale ossäre Strukturen,
- Lipome,
- Sensilibitätsdifferenzen,
- Prominenz der Fußknochen,
- Tonus der Muskulatur.

> Eine **Schmerzpalpation** sollte erst nach der Basisuntersuchung erfolgen. **Bursen** werden bzgl. Schwellung und Temperatur palpiert.

12.6.4 Sicherheit/Kontraindikationen

Nach Anamnese, Inspektion und Palpation erfolgt ein Resümee mit Einschätzung von Sicherheit und Kontraindikationen.

Ausgeschlossen werden müssen:
- entzündliche Prozesse,
- Frakturen,
- Bandrupturen.

> Vorgehensweise bei der **Interpretation** des Befundes:
> - **Kontraindikationen einschätzen.**
> - **Diagnosemöglichkeiten einengen.**
> - **Strategie entwickeln:** weiter mit der Basisuntersuchung oder erneute Kommunikation mit Arzt.

12.6.5 Spezifische Anamnese, Inspektion und Palpation der Großzehe

Die Großzehentestung erfolgt aus der Anamnese und Basisuntersuchung des Fußes. Hinweise auf eine Großzehenpathologie bzw. Mitbeteiligung machen eine Differenzierung und Lokalisierung durch eine selektive Großzehentestung notwendig.

Der standardisierten Anamnese schließt sich eine spezifische Befragung, Inspektion und Palpation an (◘ Tab. 12.2). Die Inspektion richtet sich vor allem auf Achsenabweichungen und Deviationen. Die Palpation und deren Interpretation sind an die Fußuntersuchung angelehnt.

In ◘ Tab. 12.2 sind anamnestische Angaben der Patienten mit einer Großzehenproblematik und mögliche grobe Befundungsinterpretationen zusammengefasst.

12.7 Basisuntersuchung des Fußes

Eine Basisuntersuchung gibt dem Therapeuten nur wenige Hinweise auf ein **arthrokinematisches Problem,** da osteokinematisch getestet wird. Kapsuläre Einschränkungen können nur anhand des Gleitverhaltens bzw. der Resistenz durch ein vorgegebenes Kapselmuster des Gelenks interpretiert werden. Die osteokinematische Bewegungslimitierung gibt lediglich einen Hinweis auf ein etwaiges Kapselmuster. Das Kommando ist mit einer Zielorientierung verbunden.

> Grundsätzlich beinhaltet die **Basisuntersuchung des Fußes**
> — einen Check-up der Safe signs und
> — einen differenzialdiagnostischen Check-up.

Die **Basisuntersuchung der Großzehe** sollte gesondert ausgeführt werden und folgt im Anschluss an die Basisuntersuchung des Fußes.

Hinweise ergeben sich durch die vom Patienten geschilderten Überlastungszeichen und dem Sichtbefund (Tragen offener Sandalen). Auf diese Hinweise hin erfolgt eine direkte Untersuchung.

Überlastungszeichen sind:
- Schienbeinschmerzen,
- Beschwerden, besonders im Bereich der Plantaraponeurose und der dorsal liegenden kurzen Fußmuskeln.

Die kurzen Fußmuskeln sind durch das Tragen von Sandalen ohne Fußriemen (Schlappen) aufgrund der ständigen Beugestellung der Zehen (Fixation der Sandale) überfordert.

12.7.1 Differenzialdiagnostischer Check-up

Der differenzialdiagnostische Check-up (vgl. Übersicht) klärt zu Beginn einer zielgerichteten Untersuchung, ob umliegende Strukturen beteiligt sind.

> **Übersicht: Differenzialdiagnostischer Check-up**
> Für das Fußgelenk sind folgende **Testungen bzw. Provokationen** relevant:
> — Provokationstest bei Verdacht auf eine Morton-Neuralgie.
> — Check-up des Kniegelenks.
> — Check-up des proximalen Tibiofibulargelenks.
> — Check-up der Syndesmosis tibiofibularis (Aufhebeltest, Provokationstest, Quetschtest, Mobilitätstest).

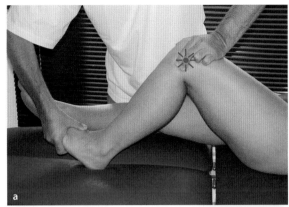

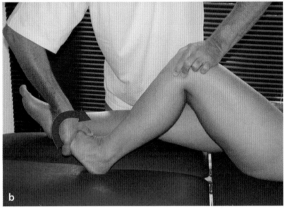

☐ Abb. 12.17a,b PTFG-Untersuchung, links. **a** ASTE, **b** ESTE

12.7.2 Provokationstest bei Verdacht auf eine Morton-Neuralgie

Dieser Check-up überprüft das Vorliegen einer Metatarsalgie (Morton-Neuralgie). Die **Beschwerden** zeigen sich vorwiegend in der Abdruckphase und beim Treppaufgehen. Auslösend sind mechanische Faktoren, die zur Mobilitätsveränderung der Nn. digitales plantares communes führen.

12.7.3 Check-up des proximalen Tibiofibulargelenks

- PTFG-Untersuchung (☐ Abb. 12.17)

ASTE. Der Patient liegt in Rückenlage. Er stellt sein Bein in 90° Kniebeugung auf.

Ausführung. Der Therapeut palpiert mit seinem linken Zeigefinger den PTFG-Gelenkspalt und führt gleichzeitig mit seiner rechten Hand eine Dorsalextension des Fußes aus.

Befund. Beurteilt wird die Proximalisierung und die endgradige Innenrotation der Fibula.

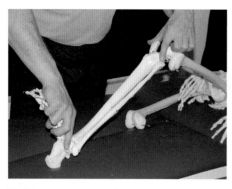

Abb. 12.18 Anatomische Darstellung der PTFG-Untersuchung, rechts

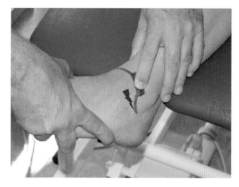

Abb. 12.19 ASTE Syndesmosentest/Lig. tibifibulare anterius, links

---

- **Anatomische Darstellung der PTFG-Untersuchung**
  (**Abb. 12.18**)

Anhand der anatomischen Darstellung wird die Palpation des PTFG-Gelenksspalts mit gleichzeitiger Dorsalextension des Fußes gut sichtbar.

12.7.4 Check-up der Syndesmosis tibiofibularis

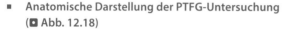

Die distalen Enden der Tibia und der Fibula sind durch die Syndesmosis tibiofibularis, eine **Bandhafte,** die sich aus den Ligg. talofibulare anterius et posterius und der Membrana interossea zusammensetzt, in der Malleolengabel verbunden:

- Eine **Dorsalextension** des Fußes führt zur Proximalisierung mit Innenrotation der Fibula.
- Eine **Plantarflexion** des Fußes führt zur Distalisierung mit Außenrotation der Fibula.

Außerdem bietet die Syndesmose Platz für eine **Gelenkkapselaussackung des OSG** und entspricht durch ihre Elastizität der sagittalen Translation während der Extensionsbewegung des Fußes. Bei einer Überschreitung der physiologischen Beweglichkeit des oberen Sprunggelenks kann es zu Läsionen bzw. Rupturen im Syndesmosenbereich kommen.

- **Untersuchung der Syndesmosis tibiofibularis**
  (**Aufhebeltest**) (**Abb. 12.19**)

ASTE. Der Patient liegt in Rückenlage. Sein Bein liegt gestreckt auf der Therapiebank.

Ausführung. Der Therapeut palpiert mit seinem linken Zeigefinger den Syndesmosenspalt und führt gleichzeitig mit seiner rechten Hand eine Inversionsbewegung des Patientenfußes aus.

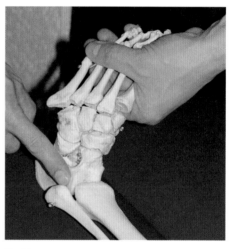

Abb. 12.20 Anatomische Darstellung der Untersuchung der Syndesmosis tibiofibularis, links

Befund. Beurteilt wird eine erhöhte Syndesmosenmobilität, Vorfußadduktion oder verringerte Spannung des Bands und/oder Schmerz.

- **Anatomische Darstellung der Untersuchung der Syndesmosis tibiofibularis (Aufhebeltest)**
  (**Abb. 12.20**)

Anhand der anatomischen Darstellung wird die Palpation des Syndesmosenspalts mit gleichzeitiger Inversion des Fußes gut sichtbar.

- **Untersuchung der Syndesmosis tibiofibularis: Provokationstest** (**Abb. 12.21**)

ASTE. Der Patient liegt in Rückenlage. Sein Bein liegt gestreckt auf der Therapiebank; der Fuß liegt am Bankende im Überhang.

Ausführung. Der Therapeut führt mit seiner linken Hand eine Dorsalextension am Patientenfuß aus. Mit seinem

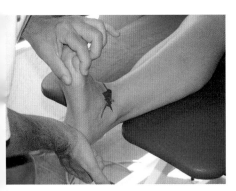

Abb. 12.21 Untersuchung der Syndesmosis tibiofibularis: Provokationstest, links

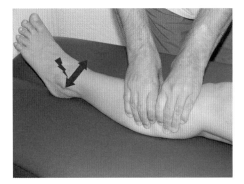

Abb. 12.22 Untersuchung der Syndesmosis tibiofibularis: Squeezetest (Quetschtest), links

rechten Interthenarbereich gibt er einen Schlag gegen das Os calcaneus.

Befund. Beurteilt wird der Schmerz. Der Test ist nur bei akuter Läsion sinnvoll.

- Untersuchung der Syndesmosis tibiofibularis: Squeeze-Test (Quetschtest) (**□ Abb. 12.22**)

❯ Der Test ist nur bei **schweren Syndesmosenläsionen** positiv!

ASTE. Der Patient liegt in Rückenlage. Sein Bein liegt gestreckt auf der Behandlungsbank. Für die Vorposition wird das Bein soweit innenrotiert, bis beide Malleolen auf einer Linie horizontal liegen.

Ausführung. Der Therapeut umgreift von medial kommend den proximalen Unterschenkel im Gabelgriff, wobei medial beide Daumen an der Fibula anliegen und lateral die Finger 2–5 an der Tibia. Der Therapeut verursacht über ein Zusammendrücken der Tibia und der Fibula ein Auseinanderspreizen der Syndesmosis tibiofibularis.

Befund. Beurteilt wird der Schmerz und eine erhöhte Mobilität des Malleolus lateralis.

- Untersuchung der Syndesmosis tibiofibularis: Mobilitätstest (**□ Abb. 12.23**)

❯ Getestet wird die **Verschieblichkeit** zwischen distaler Tibia und distaler Fibula.

ASTE. Der Patient liegt in Rückenlage. Sein Bein liegt gestreckt auf der Therapiebank. Für die Vorposition wird das Bein soweit innenrotiert, bis beide Malleolen auf einer Linie horizontal liegen.

Ausführung. Der Therapeut steht am Fußende der Therapiebank. Mit seiner rechten Hand umgreift er fixierend

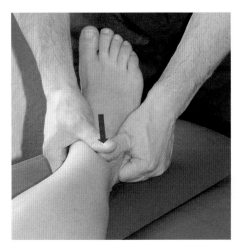

Abb. 12.23 Untersuchung der Syndesmosis tibiofibularis: Mobilitätstest, rechts

den Malleolus medialis, mit seiner linken Hand den lateralen Malleolus. Die Zeigefinger haken sich von dorsal an die Malleolen an. Der rechte Daumen doppelt von ventral den an der Fibula longitudinal angelegten linken Daumen. Bei fixierter Tibia gibt der Therapeut über die Fibula einen Mobilisationsschub nach dorsal-ventral.

Befund. Beurteilt wird der Mobilitätsweg und/oder Schmerz.

12.8 Aktive Untersuchung des Fußes

Anhand der aktiven Fußbewegungen beurteilt der Therapeut folgende **Aspekte der Bewegung:**
- Bewegungsumfang,
- Bewegungsverlauf,
- Schmerz,
- Bereitwilligkeit (Wie akzeptiert der Patient den Schmerz?).

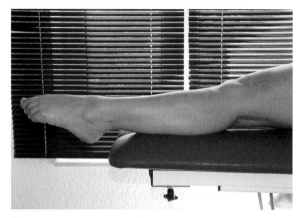

◘ **Abb. 12.24** Aktive Plantarflexion des Fußes, links

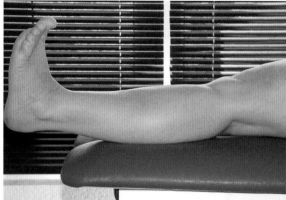

◘ **Abb. 12.25** Aktive Dorsalextension des Fußes, links

12.8.1 Aktive Plantarflexion des Fußes (◘ Abb. 12.24)

ASTE. Der Patient liegt in Rückenlage.

Ausführung. Der Patient führt eine Plantarflexion im Fußgelenk aus.

Befund. Beurteilt werden das Ausmaß der Bewegung im Sinne einer Hypo-, Hyper- oder Normmobilität, Schmerz und Bereitwilligkeit.
Bei **Einschränkungen** der Fußgelenkfunktion besteht der Verdacht auf:
- kapsuläre Einschränkung,
- Mobilitätsstörung der Fußwurzelknochen,
- Distalisierungshypomobilität der Fibula,
- Läsion der dorsalen Sehnenscheiden,
- Schwäche der Plantarflexoren.

12.8.2 Aktive Dorsalextension des Fußes (◘ Abb. 12.25)

ASTE. Der Patient liegt in Rückenlage.

Ausführung. Der Patient führt eine Dorsalextension im Fußgelenk aus.

Befund. Beurteilt werden das Ausmaß der Bewegung im Sinne einer Hypo-, Hyper- oder Normmobilität, Schmerz und Bereitwilligkeit.
Bei **Einschränkungen** der Fußgelenkfunktion besteht der Verdacht auf:
- Proximalisierungshypomobilität der Fibula,
- Mobilitätsstörung der Fußwurzelknochen,
- Läsion der dorsalen Sehnenscheiden,
- Schwäche der Extensorenmuskeln.

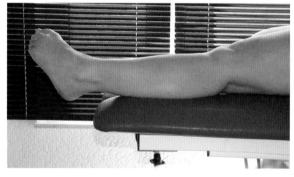

◘ **Abb. 12.26** Aktive Supination des Fußes, links

12.8.3 Aktive Supination des Fußes (◘ Abb. 12.26)

ASTE. Der Patient liegt in Rückenlage.

Ausführung. Der Patient führt eine Supination im Fußgelenk aus.

Befund. Befundet werden kann:
- Mobilitätsstörung im PTTG,
- Varisierungshypomobilität im USG,
- Läsion des M. tibialis anterior,
- Distalisierungshypomobilität der Fibula.

12.8.4 Aktive Pronation des Fußes (◘ Abb. 12.27)

ASTE. Der Patient liegt in Rückenlage.

Ausführung. Der Patient führt eine Pronation im Fußgelenk aus.

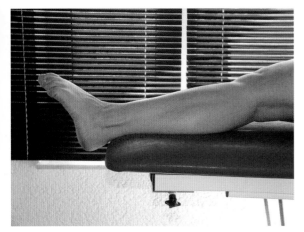

Abb. 12.27 Aktive Pronation des Fußes, links

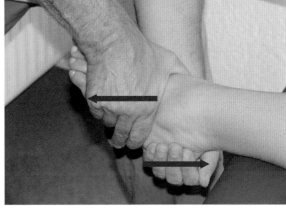

Abb. 12.28 Passive Plantarflexion, links

Befund. Befundet werden kann:
- Mobilitätsstörung im PTTG,
- Valgisierungshypomobilität im USG,
- Läsion der Mm. peroneus longus et brevis,
- Proximalisierungshypomobilität der Fibula.

12.9 Passive Untersuchung des Fußes

Das **Ziel** der passiven Untersuchung ist es, einen Eindruck zu gewinnen über
- den Kapselzustand (Qualität) und
- den Bewegungsweg (Quantität).

Die **Qualität** beschreibt das gelenkcharakteristische Endgefühl bei der passiven angulären Provokation. Der Test gibt dem Therapeuten einen gelenkmechanischen Hinweis auf ein kapsuläres Problem (Kapselmusterstadium) im Fußbereich. Allerdings ist dieser Hinweis noch keine Indikation für eine manualtherapeutische Behandlung.

12.9.1 Passive Plantarflexion (◘ Abb. 12.28)

Ziel. Erfassung eines Endgefühls und Bewegungsausmaßes.

ASTE. Der Patient liegt in Rückenlage.

Ausführung. Die linke Hand umgreift die Patientenferse von dorsal und führt eine gegenläufige Bewegung aus. Mit der rechten Hand umgreift der Therapeut das Collum tali im Gabelgriff und führt es in Plantarflexion. Am Ende der Bewegung führt der Therapeut den Fuß ca. 10° in Dorsalextension zurück und vollzieht mit hoher Beschleunigung eine Plantarflexion.

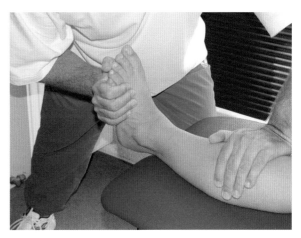

Abb. 12.29 Passive Dorsalextension aus Kniestreckstellung, links

Befund. Der Befund entspricht dem der aktiven Testung (◘ Abb. 12.24). Weitere **Befundmöglichkeiten** sind:
- Ausriss des medialen bzw. lateralen Tuberculum posterior (Os trigonum),
- posteriores tibiotalares Kompressionssyndrom.

Endgefühl. Das physiologische Endgefühl ist festelastisch.

12.9.2 Passive Dorsalextension aus Kniestreckstellung (◘ Abb. 12.29)

❯ Durch die **Kniestreckstellung** sind alle Plantarflexoren an der Dorsalextensionsbewegung des Fußes im Sinne einer antagonistischen Dehnung beteiligt.

Ziel. Erfassung des Endgefühls und Bewegungsausmaßes.

ASTE. Der Patient liegt in Rückenlage.

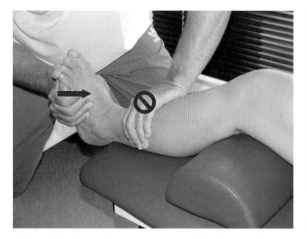

⊡ Abb. 12.30 Passive Dorsalextension aus 30° Kniebeugestellung, links

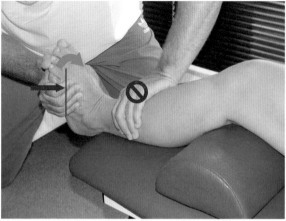

⊡ Abb. 12.31 Passive Dorsalextension aus 30° Kniebeugestellung mit zusätzlicher aktiver Dorsalextension, links

Ausführung. Die linke Hand des Therapeuten fixiert den Patientenunterschenkel auf der Therapiebank. Mit seiner rechten Hand führt der Therapeut den Fuß in Dorsalextension und gibt am Ende der Bewegung einen Überdruck.

Befund. Der Befund entspricht dem der aktiven Testung (⊡ Abb. 12.25). Weitere **Befundmöglichkeiten** sind:
- Kapselmuster,
- Achillodynie (Stadium 1),
- subchondrale Fraktur der Trochlea tali,
- anteriores tibiotalares Kompressionssyndrom.

Endgefühl. Das physiologische Endgefühl ist elastisch.

12.9.3 Passive Dorsalextension aus 30° Kniebeugestellung (⊡ Abb. 12.30)

❯ Unabhängig vom **M. gastrocnemius!** Dies bedeutet, dass der M. gastrocnemius die Dorsalextension des Fußes nicht mehr antagonistisch hemmen kann.

Ziel. Erfassung des Endgefühls und des Bewegungsausmaßes.

ASTE. Der Patient liegt in Rückenlage. Das Knie wird mit einer Halbrolle in 30° Flexion unterlagert.

Ausführung. Die linke Hand des Therapeuten fixiert den distalen Patientenunterschenkel. Seine rechte Hand führt den Fuß in Dorsalextension. Der Therapeut gibt am Ende der Bewegung einen Überdruck.

Befund. Der Befund entspricht dem der aktiven Testung (⊡ Abb. 12.25). Weitere **Befundmöglichkeiten** sind:

- Kapselmuster,
- Achillodynie (Stadium1),
- subchondrale Fraktur der Trochlea tali,
- anteriores tibiotalares Kompressionssyndrom.

Endgefühl. Das physiologische Endgefühl ist festelastisch.

12.9.4 Passive Dorsalextension aus 30° Kniebeugestellung mit zusätzlicher aktiver Dorsalextension (⊡ Abb. 12.31)

❯ Die **reziproke Inhibition** des M. triceps surae und der tiefen Flexoren sollte eine weitere Dorsalextensionsmöglichkeit erlauben.

ASTE. Der Patient liegt in Rückenlage.

Ausführung. Wie in ⊡ Abb. 12.30; jedoch fordert der Therapeut den Patienten zusätzlich auf, seinen Fuß aktiv weiter nach dorsal zu extendieren.

Befund. Der Befund entspricht dem der aktiven Testung (⊡ Abb. 12.25). Weitere **Befundmöglichkeiten** sind
- Kapselmuster,
- Achillodynie (Stadium1),
- subchondrale Fraktur der Trochlea tali,
- Verstärkung eines anterioren tibiotalaren Kompressionssyndroms,
- Schwäche der Dorsalextensoren.

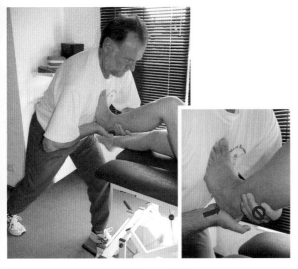

◻ **Abb. 12.32** Passive USG-Varisierung, links

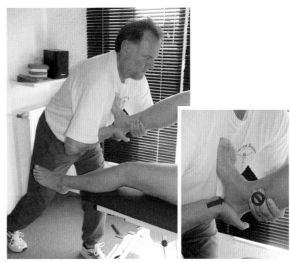

◻ **Abb. 12.33** Passive USG-Valgisierung, rechts

12.9.5 **Passive USG-Varisierung (◻ Abb. 12.32)**

Ziel. Erfassung des Endgefühls und Bewegungsausmaßes.

ASTE. Der Patient liegt in Rückenlage.

Ausführung. Der Therapeut bringt das Patientenbein in 90° Kniebeugung und fixiert über seinen Thorax den Patientenfuß in maximaler Dorsalextension, um das OSG zu verriegeln. Mit seiner linken Hand fixiert er den distalen Unterschenkel von dorsal. Mit seiner rechten Hand umfasst er die Ferse so, dass der Interthenarbereich lateral am Kalkaneus anliegt. Unter Fixierung des dorsalextendierten OSG und Patientenunterschenkels führt der Therapeut eine Varusbewegung aus.

❯ Die **Beweglichkeit** ist größer als bei der Valgusbewegung.

Befund. Mögliche Befunde sind:
- Kapselmuster,
- subchondrale Frakturen,
- Corpus liberum.

Endgefühl. Das physiologische Endgefühl ist festelastisch.

12.9.6 **Passive USG-Valgisierung (◻ Abb. 12.33)**

Ziel. Erfassung des Endgefühls und Bewegungsausmaßes.

ASTE. Der Patient liegt in Rückenlage.

Ausführung. Der Therapeut bringt das Patientenbein in 90° Kniebeugung und fixiert über seinen Thorax den Patientenfuß in maximaler Dorsalextension, um das OSG zu verriegeln. Mit seiner linken Hand fixiert er den distalen Unterschenkel von dorsal. Mit seiner rechten Hand umfasst er die Ferse so, dass der Interthenarbereich medial am Kalkaneus anliegt. Unter Fixierung des dorsalextendierten OSG und Patientenunterschenkels führt der Therapeut eine Valgusbewegung aus.

❯ Die **Beweglichkeit** ist kleiner als bei der Varusbewegung.

Befund. Mögliche Befunde sind
- Corpus liberum,
- subchondrale Frakturen.

Endgefühl. Das physiologische Endgefühl ist eher hart.

12.9.7 **Passive Plantarflexion des PTTG (◻ Abb. 12.34)**

Ziel. Erfassung des Endgefühls und Bewegungsausmaßes.

❯ Bei der Bewegung sollte der **Gelenkspaltverlauf** zwischen Os naviculare und Os cuboideum berücksichtigt werden.

ASTE. Der Patient liegt in Rückenlage.

Ausführung. Der Therapeut umfasst mit seiner linken Hand die Ferse des Patienten und führt einen Zug nach kaudal aus.

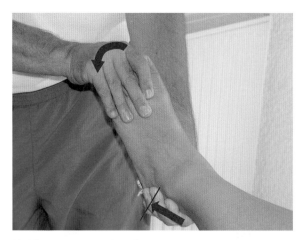

■ **Abb. 12.34** Passive Plantarflexion des PTTG, links

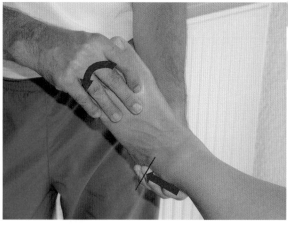

■ **Abb. 12.35** Passive Dorsalextension des PTTG, links

Mit der rechten Hand umfasst er den Mittelfuß des Patienten und führt eine Bewegung nach plantar-medial aus. Am Ende der Bewegung gibt der Therapeut einen Impuls.

Befund. Es kann ein Kapselmuster des PTTG oder eine Mobilitätsstörung der Fußwurzelknochen untereinander befundet werden.

Endgefühl. Das physiologische Endgefühl ist festelastisch.

12.9.8 Passive Dorsalextension des PTTG (■ Abb. 12.35)

Ziel. Erfassung des Endgefühls und Bewegungsausmaßes.

❯ Bei der Bewegung sollte der **Gelenkspaltverlauf** zwischen Os naviculare und Os cuboideum berücksichtigt werden.

ASTE. Der Patient liegt in Rückenlage.

Ausführung. Der Therapeut umfasst mit seiner linken Hand die Ferse des Patienten und führt einen Zug nach kaudal aus. Mit der rechten Hand umfasst er den Mittelfuß des Patienten und führt eine Bewegung nach dorsal-lateral aus. Am Ende der Bewegung gibt der Therapeut einen Impuls.

Befund. Es kann ein Kapselmuster des PTTG oder eine Mobilitätsstörung der Fußwurzelknochen untereinander befundet werden.

Endgefühl. Das physiologische Endgefühl ist festelastisch.

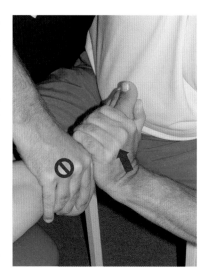

■ **Abb. 12.36** Passive Supination des PTTG, links

12.9.9 Passive Supination des PTTG (■ Abb. 12.36)

Ziel. Testung der Mobilität zwischen Talus und Os naviculare.

ASTE. Der Patient liegt in Rückenlage.

Ausführung. Der Therapeut umfasst mit seiner linken Hand die distal-mediale Fußwurzel so, dass der Hypothenar von plantar am Os naviculare anliegt. Mit der rechten Hand umfasst er im Gabelgriff fixierend das Collum tali. Unter Berücksichtigung des Gelenkspalts führt der Therapeut eine Dorsalextension und Supinationsbewegung aus. Am Ende der Bewegung gibt der Therapeut einen supinatorischen Impuls.

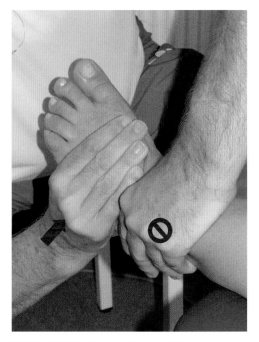

Abb. 12.37 Passive Pronation des PTTG, links

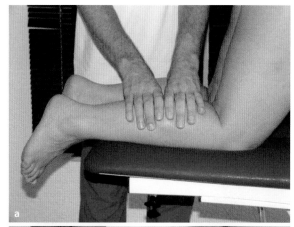

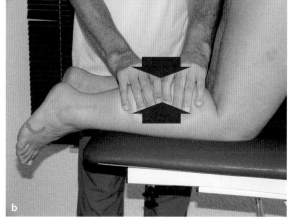

Abb. 12.38a,b Achillessehnentestung nach Simmonds-Thompson, rechts. **a** ASTE, **b** ESTE

Befund. Es kann ein Kapselmuster des PTTG oder eine Mobilitätsstörung der Fußwurzelknochen untereinander befundet werden.

12.9.10 Passive Pronation des PTTG (🖻 Abb. 12.37)

Ziel. Testung der Mobilität zwischen Os calcaneus und Os cuboideum.

ASTE. Der Patient liegt in Rückenlage.

Ausführung. Der Therapeut umfasst mit seiner rechten Hand die distale-laterale Fußwurzel so, dass der Hypothenar von plantar am Os cuboideum anliegt. Mit der linken Hand umfasst er im Gabelgriff den Collum tali so, dass der Zeigefinger am Gelenkspalt zwischen Os cuboideum und Os calcaneus anliegt. Unter Berücksichtigung des Gelenkspalts führt der Therapeut eine Dorsalextension und Pronationsbewegung aus.

Befund. Mögliche Befunde sind
— Mobilitätsstörung der Fußwurzelknochen,
— Hypomobilität zwischen Os cuboideum und Os calcaneus.

12.9.11 Test für die Achillessehne

■ Achillessehnentestung nach Simmonds-Thompson (🖻 Abb. 12.38)

Ziel. Funktionstestung der Achillessehne bei Verdacht auf Achillessehnenruptur.

ASTE. Der Patient kniet im Vierfüßlerstand. Der Fuß hängt frei über das Bankende.

Ausführung. Der Therapeut umfasst mit beiden Händen den Muskelbauch des M. triceps surae. Durch Kompression des M. triceps surae löst der Therapeut bei intakter Achillessehne eine Plantarflexion des Patientenfußes aus.

Befund. Bei fehlender Plantarflexion ist eine Achillessehnenruptur wahrscheinlich.

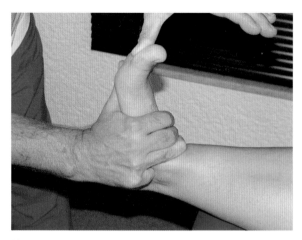

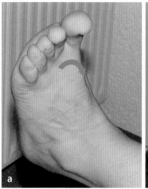

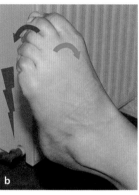

◼ **Abb. 12.40a,b** Fibromatosis-plantaris-Test, links. **a** Negativer Befund, **b** positiver Befund

◼ **Abb. 12.39** Tarsaltunneltest, rechts. ASTE

12.9.12 Test für den Tarsaltunnel

- **Tarsaltunneltest** (◼ Abb. 12.39)

Ziel. Provokationstestung des Tarsaltunnels.

ASTE. Der Patient liegt in Rückenlage. Der Fuß hängt frei über das Bankende.

Ausführung. Der Therapeut umfasst mit seiner rechten Hand von plantar die Fußsohle des Patienten und bringt den Fuß in Dorsalextension. Mit seinem linken Daumen führt er eine Dorsalextension der Großzehe aus. Unter Beibehaltung dieser Vorposition beugt der Patient aktiv die Großzehe. Die aktive Beugung der Großzehe wird auch bzgl. der Kraft beurteilt, um die motorische Komponente mit zu erfassen.

Befund. Parästhesien im Fersen- und Fußsohlenbereich bei ca. 1-minütigem Halten der Dorsalextension des Fußes mit Hyperextension der Großzehe lassen ein Tarsaltunnelsyndrom vermuten.

12.9.13 Test für die Fibromatosis plantaris

Bei der Testung der Plantaraponeurose sollten mehrere Faktoren beachtet werden:
- **In der Praxis** kommt der **Morbus Ledderhose** relativ selten vor. Meist bleibt es bei der Bildung kleiner sklerotischer Knötchen, die die Funktionstüchtigkeit des Fußes nicht einschränken; sie können jedoch schmerzhaft sein.
- **Differenzialdiagnostisch** sollte an **Einrisse der Plantarponeurose** (Dehiszenzspaltbildungen) gedacht werden, die sich primär im Bereich des Septums plantare mediale durch spindelförmige Verdickungen

zeigen und auch an Vasoneuroses Vasoneurosen findet man häufig bei Patienten, die sich beruflich in kalt-feuchtem Milieu aufhalten (z. B. Fleischer, Schlachter, Lagerarbeiter in Kühlhäusern). Sie können sich mit Symptomen eines ischämischen Syndroms bemerkbar machen.

- **Fibromatosis-plantaris-Test** (◼ Abb. 12.40)

Ziel. Mobilitäts- und Adhäsionstestung der Fußsohle. Getestet wird die Plantaraponeurose, die jedoch eine Zehenbeugekontraktur zur Folge hat.

ASTE. Der Patient liegt in Rückenlage. Der Fuß hängt frei über das Bankende.

Ausführung. Der Patient bringt seinen Fuß aktiv in maximale Dorsalextension.

Befund.
- Kommt es bei der Dorsalextension zu einer **Flexion der Großzehe,** liegt der Verdacht auf einen Morbus Ledderhose nahe.
- Bei **Fußsohlenschmerz** besteht Verdacht auf eine Adhäsion der Weichteilstrukturen im Fußsohlenbereich.
- Bei zusätzlicher **Flexion der Zehen** besteht die Gefahr einer kollagenen Bindegewebsrestriktion (Schrumpfung der Plantaraponeurose) oder der mangelnden Translation der muskulären Kollagene untereinander.

12.9.14 Bändertestung

- **Test des Lig. talofibulare anterius** (◼ Abb. 12.41)

Ziel. Mobilitäts- und Provokationstestung.

ASTE. Der Patient liegt in Rückenlage. Der Fuß hängt frei über das Bankende.

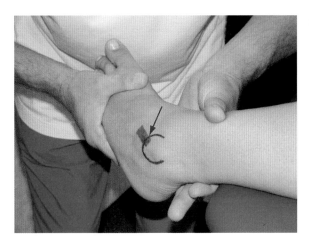

■ **Abb. 12.41** Test des Lig. talofibulare anterius, links

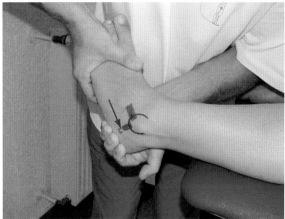

■ **Abb. 12.42** Test des Lig. calcaneofibulare, links

Ausführung. Der Therapeut moduliert seine linke Hand an den medialen Fersen-/Malleolenbereich an. Mit seiner rechten Hand umfasst er von lateral kommend im Gabelgriff den Vorfuß des Patienten und führt eine maximale Plantarflexion, Supination und Adduktion aus. Am Ende der Bewegung gibt der Therapeut einen Vorfuß- bzw. Varusimpuls.

Befund. Ein positiver Test ist ein Zeichen für eine Läsion des Lig. talofibulare anterius.

❯❯ Begleitend zeigt sich eine **Schwellung** in Höhe des Sinus tarsi bzw. im Bereich des lateralen Malleolus.

■ Test des Lig. calcaneofibulare (■ Abb. 12.42)
Ziel. Mobilitäts- und Provokationstestung.

❯❯ Das Band ruptiert fast ausschließlich mit dem Lig. talofibulare anterius gemeinsam. Ein **isolierter Riss** ist nur durch eine Hypervarisierung ohne Plantarflexion möglich.

ASTE. Der Patient liegt in Rückenlage. Der Fuß hängt frei über das Bankende.

Ausführung. Der Therapeut umfasst mit seiner linken Hand die Ferse des Patienten. Mit seiner rechten Hand umfasst er von lateral kommend im Gabelgriff den Vorfuß des Patienten und bewegt den Fuß in ca. 15° Plantarflexion, Supination und Adduktion. Am Ende der Bewegung gibt der Therapeut über seine linke Hand einen Varusimpuls.

Befund. Ein positiver Test weist auf eine Läsion des Lig. calcaneofibulare hin.

❯❯ Begleitend zeigt sich eine **Schwellung um beide Malleolen** von mindestens 4 cm Umfangvergrößerung.

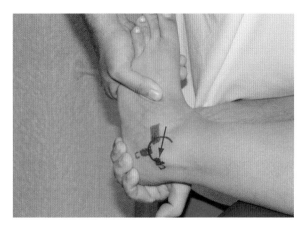

■ **Abb. 12.43** Test des Lig. talofibulare posterius, links

■ Test des Lig. talofibulare posterius (■ Abb. 12.43)
Ziel. Mobilitäts- und Provokationstestung.

ASTE. Der Patient liegt in Rückenlage. Der Fuß hängt frei über das Bankende.

Ausführung. Der Therapeut umfasst mit seiner linken Hand die Ferse des Patienten. Mit seiner rechten Hand umfasst er von lateral kommend im Gabelgriff den Vorfuß des Patienten und stellt eine 90°-Stellung zwischen Fuß und Unterschenkel im OSG, mit Supination und Adduktion ein. Am Ende der Bewegung gibt der Therapeut über seine linke Hand einen Varusimpuls.

Befund. Ein positiver Test weist auf eine Läsion des Lig. talofibulare posterius hin. Häufig tritt begleitend eine Fraktur der Malleolen auf.

❯❯ Begleitend zeigt sich eine **Schwellung um beide Malleolen** von mindestens 4 cm Umfangvergrößerung.

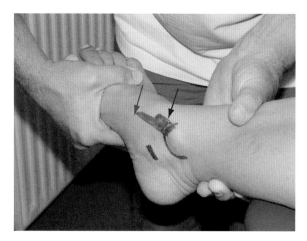

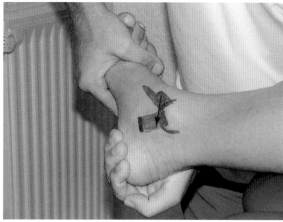

■ **Abb. 12.44** Test der Partes tibiotalaris anterior und tibionavicula-ris des Lig. deltoideum, rechts. **Roter Pfeil:** Pars tibiotalaris anterior. **Blauer Pfeil:** Pars tibionavicularis

■ **Abb. 12.45** Test der Pars tibiocalcanea des Lig. deltoideum, rechts

- **Test der Partes tibiotalaris anterior und tibionavi-cularis des Lig. deltoideum (■ Abb. 12.44)**

Ziel. Mobilitäts- und Provokationstestung.

ASTE. Der Patient liegt in Rückenlage. Sein Fuß hängt frei über das Bankende.

Ausführung. Der Therapeut umfasst mit seiner linken Hand den lateralen Malleolenbereich des Patienten. Mit seiner rechten Hand umfasst er von medial kommend im Gabelgriff den Vorfuß des Patienten und bewegt in maxi-male Plantarflexion im OSG, mit Pronation und Abduk-tion. Am Ende der Bewegung gibt der Therapeut über seine rechte Hand einen Vorfußimpuls in die Abduktion.

Befund. Ein positiver Test deutet auf eine Läsion der Pars tibiotalaris anterior bzw. Pars tibionaviculare.

> Begleitend zeigt sich eine **lokale Schwellung.**

- **Test der Pars tibiocalcanea des Lig. deltoideum (■ Abb. 12.45)**

Ziel. Mobilitäts- und Provokationstestung.

ASTE. Der Patient liegt in Rückenlage. Sein Fuß hängt frei über das Bankende.

Ausführung. Der Therapeut umfasst mit seiner linken Hand die Ferse des Patienten. Mit seiner rechten Hand um-fasst er von medial kommend im Gabelgriff den Vorfuß des Patienten und stellt eine Ruheposition im OSG, mit Pronation und Abduktion ein. Am Ende der Bewegung gibt der Therapeut über seine linke Hand einen Valgusim-puls.

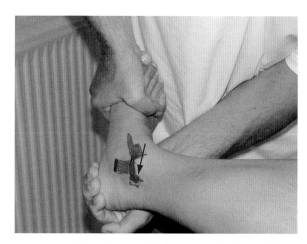

■ **Abb. 12.46** Test der Pars tibiotalaris posterior des Lig. deltoideum, rechts

Befund. Ein positiver Test ist ein Zeichen für eine Läsion der Pars tibiocalcanea.

> Begleitend zeigt sich eine **Schwellung** um beide Malleolen.

- **Test der Pars tibiotalaris posterior des Lig. deltoideum (■ Abb. 12.46)**

Ziel. Mobilitäts- und Provokationstestung.

ASTE. Der Patient liegt in Rückenlage. Sein Fuß hängt frei über das Bankende.

Ausführung. Der Therapeut umfasst mit seiner linken Hand die Ferse des Patienten. Mit seiner rechten Hand um-fasst er von medial kommend im Gabelgriff den Vorfuß

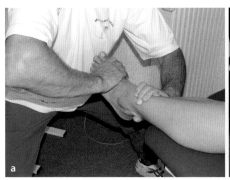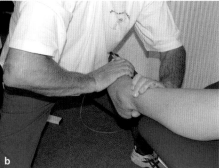

Abb. 12.47a,b Diagnostische Diagonale, links. **a** Widerstandstest für DE/Pro/ABD, ASTE. **b** Antagonistische Diagonale: PF/Sup/ADD, ESTE

des Patienten und stellt eine 90°-Stellung zwischen Fuß und Unterschenkel im OSG ein, mit Pronation und Abduktion. Am Ende der Bewegung gibt der Therapeut über seine linke Hand einen Valgusimpuls.

Befund. Ein positiver Test ist ein Zeichen für eine Läsion der Pars tibiotalaris posterior.

❯ Begleitend zeigt sich eine **lokale Schwellung**.

12.10 Widerstandstest (Muskelweichteiltest 2, 3)

Die Widerstandstestungen werden in diagnostischen Diagonalen ausgeführt. Hierbei werden **kontraktile und nicht kontraktile** Strukturen getestet:

▬ Nicht kontraktil sind die Sehnenscheiden,
▬ kontraktil sind die Sehnen und Muskeln.

❯ **Kontraktile Strukturen** werden durch isometrisch-konzentrische Muskelanspannung in Ruheposition getestet. Die **Sehnenscheiden** werden anschließend in der antagonistischen Richtung passiv durch Dehnung und evtl. notwendigen Überdruck getestet.

Zur Beschreibung der Bewegungsrichtung geht der Therapeut anfänglich die Diagonale mit dem Patienten passiv durch. Getestet wird im Propellergriff. Der Therapeutenellenbogen der Widerstand gebenden Hand gibt die Bewegungsrichtung für den Patienten vor. Der Fuß des Patienten befindet sich bei allen diagnostischen Diagonalen im Überhang der Behandlungsbank.

❯ Der Widerstandstest bezieht sich auf **kontraktile Strukturen**, d. h.:
 ▬ Bei **frischen Verletzungen** treten die Schmerzen schon nach Erreichen der Submaximalkraft auf.

▬ Ältere Verletzungen, die der Körper zu kompensieren gelernt hat, reagieren auch bei maximaler Kraft nicht immer gleich am Anfang des Widerstandstests, sondern erst nach ca. 10 sec.
▬ Besteht der Verdacht auf einen **myogenen Trigger** (partielle Ischämie), zeigt sich dieser erst ab ca. 30 sec Widerstandsgabe.

12.10.1 Diagnostische Diagonale: Dorsalextension – Pronation – Abduktion (☐ Abb. 12.47)

Ziel. Suche nach muskulären/tendinären Läsionen bzw. tendovaginären Reizungen.

ASTE. Der Patient liegt in Rückenlage.

Ausführung. Der Therapeut umfasst mit seiner rechten Hand von lateral den Mittelfuß des Patienten im Propellergriff, mit seiner linken Hand umfasst er von medial den distalen Unterschenkel. Nach passiver Bewegungsrichtungserläuterung spannt der Patient seinen Fuß ca. 1 sec maximal (bzw. 30 sec/bis zu 1 min) gegen die widerlagernde rechte Hand des Therapeuten in Dorsalextension/Pronation/Abduktion. Anschließend wird der Fuß passiv in die antagonistische Diagonale geführt.

Befund. **Schwäche** deutet auf eine Läsion der Nn. peroneus superficialis et profundus hin. **Schmerz** während des Widerstandstests deutet auf eine Läsion des M. extensor digitorum longus.

Antagonistische Diagonale. Die Sehnenscheide des M. extensor digitorum longus wird passiv getestet. Es kann ein neurogener Dehnschmerz des N. peroneus profundus auftreten.

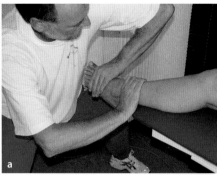

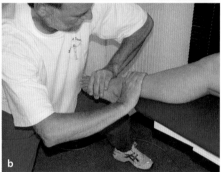

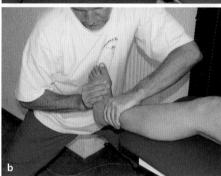

■ **Abb. 12.48a,b** Diagnostische Diagonale, links. **a** Widerstandstest für DE/Sup/ADD, ASTE. **b** Antagonistiche Diagonale: PF/Pro/ABD, ESTE

■ **Abb. 12.49a,b** Diagnostische Diagonale, links. **a** Widerstandstest für PF/Pro/ABD, ASTE. **b** Antagonistiche Diagonale: DE/Sup/ADD, ESTE

12.10.2 Diagnostische Diagonale: Dorsalextension – Supination – Adduktion (■ Abb. 12.48)

Ziel. Suche nach muskulären/tendinären Läsionen bzw. tendovaginären Reizungen.

ASTE. Der Patient liegt in Rückenlage.

Ausführung. Der Therapeut umfasst mit seiner linken Hand von medial den Mittelfuß des Patienten im Propellergriff, mit seiner rechten Hand umfasst er von lateral den distalen Unterschenkel. Nach passiver Bewegungsrichtungserläuterung spannt der Patient seinen Fuß ca. 1 sec maximal (bzw. bis 30 sec/bis zu 1 min) gegen die widerlagernde linke Hand des Therapeuten in Dorsalextension/Supination/Adduktion. Anschließend wird der Fuß passiv in die antagonistische Diagonale geführt.

Befund. **Schwäche** deutet auf eine Läsion des N. peroneus profundus hin. **Schmerz** während des Widerstandtestes deutet auf eine Läsion der Mm. tibialis anterior und extensor hallucis longus.

Antagonistische Diagonale. Die Sehnenscheiden des M. extensor hallucis longus und M. tibialis anterior werden passiv getestet.

12.10.3 Diagnostische Diagonale: Plantarflexion – Pronation – Abduktion (■ Abb. 12.49)

Ziel. Suche nach muskulären/tendinären Läsionen bzw. tendovaginären Reizungen.

ASTE. Der Patient liegt in Rückenlage.

Ausführung. Der Therapeut umfasst mit seiner linken Hand von medial den distalen Unterschenkel des Patienten im Propellergriff, mit seiner rechten Hand umfasst er von lateral den distalen Mittelfuß. Nach passiver Bewegungsrichtungserläuterung spannt der Patient seinen Fuß ca. 1 sec maximal (bzw. bis 30 sec/bis zu 1 min) gegen die widerlagernde rechte Hand des Therapeuten in Plantarflexion/Pronation/Abduktion. Anschließend wird der Fuß passiv in die antagonistische Diagonale geführt.

Befund. **Schwäche** deutet auf eine Läsion des N. tibialis und N. peroneus superficialis. **Schmerz** während des Widerstandtests deutet auf eine Läsion der Mm. peronei longus et brevis.

Antagonistische Diagonale. Die Sehnenscheiden der Mm. peronei sowie der tiefen Flexoren und das Paratendineum der Achillessehne werden passiv gedehnt.

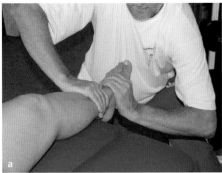

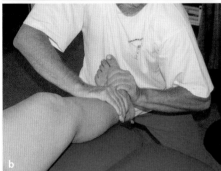

Abb. 12.50a,b Diagnostische Diagonale, links. **a** Widerstandstest für PF/Sup/ADD, ASTE. **b** Antagonistische Diagonale: DE/Pro/ABD, ESTE

12.10.4 Diagnostische Diagonale: Plantarflexion – Supination – Adduktion (◻ Abb. 12.50)

Ziel. Suche nach muskulären/tendinären Läsionen bzw. tendovaginären Reizungen.

ASTE. Der Patient liegt in Rückenlage.

Ausführung. Der Therapeut umfasst mit seiner rechten Hand von lateral den distalen Unterschenkel des Patienten im Propellergriff, mit seiner linken Hand umfasst er von medial den distalen Mittelfuß. Nach passiver Bewegungsrichtungserläuterung spannt der Patient seinen Fuß ca. 1 sec maximal (bzw. bis 30 sec/bis zu 1 min) gegen die widerlagernde linke Hand des Therapeuten in Plantarflexion/Supination/Adduktion. Anschließend wird der Fuß passiv in die antagonistische Diagonale geführt.

Befund. Schwäche deutet auf eine Läsion des N. tibialis. **Schmerz** während des Widerstandtests verweist auf eine Läsion folgender Muskeln:

- M. tibialis posterior,
- M. flexor hallucis longus,
- M. flexor digitorum longus,
- M. triceps surae.

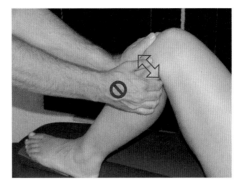

Abb. 12.51 Joint play des PTFG, links

Antagonistische Diagonale. Die Sehnenscheiden der Mm. tibialis posterior, flexor hallucis longus, flexor digitorum longus werden passiv gedehnt.

12.11 Gelenkspezifische Untersuchung und Behandlung des Fußes bei Einschränkungen im PTFG

12.11.1 Joint play des PTFG bei Dorsalextensionseinschränkung des Fußes

- Joint play des PTFG (◻ Abb. 12.51)

ASTE. Der Patient liegt in Rückenlage. Er winkelt sein Knie 90° an. Der Fuß ist in 15° Plantarflexion eingestellt, um eine Ruheposition im OSG und damit eine Normmobilität im PTFG zu gewährleisten.

Ausführung. Der Therapeut umfasst mit seinem rechten Daumen und Zeige-/Mittelfinger das Fibulaköpfchen. Mit seiner linken Hand widerlagert er den Tibiakopf von medial. Unter Berücksichtigung des Gelenkspaltverlaufs führt der Therapeut ein Gleiten nach dorsomedial in Translationsstufe 2 aus und analysiert die PTFG-Begleitbewegung der Dorsalextension mit Innenrotation der Fibula. Das Joint play wird an der individuellen Proximalisierungsgrenze durchgeführt.

Befund. Befundmöglichkeiten sind:

- **Dorsomediale Hypomobilität:** V.a. eine Dorsalextensionseinschränkung des Fußes.
- **Keine Beweglichkeit:** Blockade des Fibulaköpfchens.
- **Besserung der Beweglichkeit** während des Gleitens: V.a. eine Konsistenzstörung der Synovia.
- **Dorsale Schmerzhaftigkeit:** V.a. eine Läsion des N. peroneus communis.

12.11.2 Basisbefundung einer Proximalisierungs- und Innenrotationshypomobilität

- Basisbefundung einer Proximalisierungshypomobilität
- **Anamnestische Beschreibung** des Patienten:
- Beschwerden im lateralen Kniebereich beim Berg-auf-/Treppaufgehen und bei einbeiniger Fuß-belastung.
  - Evt. Zustand nach Inversionstrauma.
  - Unsicherheitsgefühl auf unebenen Böden durch die verschlechterte laterale Dynamisierung.
  - Jogger klagen nach einer gewissen Laufstrecke über laterale Kniebeschwerden.
- In der **Inspektion** zeigt sich eine Abrollrigidität.
- **Palpatorisch** besteht eine Druckdolenz im PTFG.
- Die **aktive Dorsalextension** ist endgradig einge-schränkt,
- die **passive Dorsalextension** zeigt in 30° Knie-beugung ein härteres Endgefühl und bei zusätzlicher Aktivität keine Bewegungserweiterung.

- Basisbefundung einer Innenrotationshypomobilität
- **Anamnestische Beschreibung** des Patienten:
  - Beschwerden bei endgradiger Dorsalextension, z. B. beim Dehnen der Wadenmuskulatur.
  - Zustand nach Inversionstrauma.
- **Palpatorisch** besteht eine Druckdolenz im PTFG.
- Die **aktive Dorsalextension** ist endgradig einge-schränkt,
- die **passive Dorsalextension** zeigt in 30° Knie-beugung ein härteres Endgefühl und bei zusätzlicher Aktivität keine Bewegungserweiterung.

> ⦿ Die Praxis zeigt, dass eine **Proximalisierungs-hypomobilität** schmerzhafter ist und das Bewegungslimit früher erreicht ist als bei einer innenrotatorischen Einschränkung, die eher ein Bewegungsdefizit und Schmerzen in der End-gradigkeit aufweist.
> Folglich sollte die **Mobilisation in der Sagitta-lebene** beginnen. An die Mobilisation schließt sich das **Einschleifen** der freigemachten Bewegung an, die vorerst manuell und später am Gerät ausgeführt wird. Ergänzend bietet sich ein **PTFG-Thermokine-tiktraining** an, um die Trophik zu verbessern. Zu-sätzlich erlernt der Patient eine **Hausaufgabe**, um den Bewegungsumfang zu erhalten.

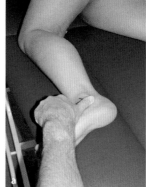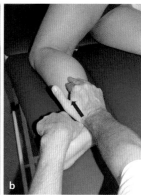

⬛ **Abb. 12.52a,b** Mobilisation des PTFG nach proximal, links. **a** Handling, **b** Mobilisation

12.11.3 Behandlung des PTFG bei einer Proximalisierungs- und Innen-rotationshypomobilität

- Mobilisation des PTFG bei einer Proximalisierungs-hypomobilität (⬛ Abb. 12.52)

Befund. Proximalisierungshypomobilität und Dorsalex-tensionseinschränkung des Fußes. Im **Joint play** war der Translationstest nach proximal positiv.

ASTE. Der Patient liegt in Seitlage. Er winkelt sein Knie 90° an. Der Fuß wird soweit in Dorsalextension eingestellt, bis die Proximalisierungsgrenze erreicht ist.

Ausführung. Der Therapeut hakt sich kaudalseitig mit sei-nem linken Daumen an die Fibula an und hält mit der gleichseitigen Hand die Vorposition Dorsalextension. Mit seiner rechten Hand (Thenar) doppelt er seinen linken Daumen. Der Therapeut führt eine Proximalisierung der Fibula in Translationsstufe 3 aus.

Anzahl und Dosierung.
- Bei **synovialer Problematik:** Rhythmisch 31- bis 40-mal mobilisieren, 30 sec Pause, 3–5 WH. Die Pause wird genutzt, um eine neue Vorposition einzu-stellen.
- Bei **kollagener Problematik:**
  - Rhythmisch 20-mal mobilisieren.
  - Statisch 30 sec bis 2 min halten.
  - Abschließend in Dorsalextension anspannen lassen.

- Mobilisation des PTFG bei dorsomedialer Hypomobilität (Innenrotation) (⬛ Abb. 12.53)

Befund. Hypomobilität nach dorsomedial und Dorsalex-tensionseinschränkung des Fußes. Im **Joint play** war der Translationstest nach dorsomedial positiv.

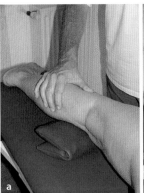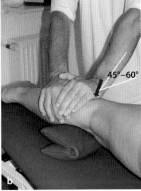

Abb. 12.53a,b Mobilisation des PTFG nach dorsomedial, links.
a Handling. Der unterlagerte Sandsack dient der Widerlagerung der
Tibia. **b** Mobilisation

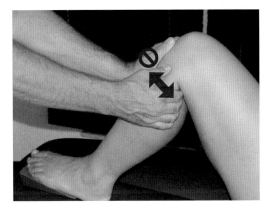

Abb. 12.54 Joint play des PTFG, links

ASTE. Der Patient liegt in Seitlage. Er winkelt sein unterlagertes Knie 20° an. Der Fuß wird in maximale Dorsalextension positioniert, um an der individuellen Proximalisierungsgrenze behandeln zu können.

Ausführung. Der Therapeut hakt sich ventralseitig mit seinen rechten Daumen an das Fibulaköpfchen an. Mit seiner linken Hand (Thenar) doppelt er seinen rechten Daumen. Unter Berücksichtigung des Gelenkspaltverlaufs führt der Therapeut, in Vorposition einer maximalen Dorsalextension im OSG, ein Gleiten nach dorsomedial in Translationsstufe 3 in 45–60° zur Horizontalen aus.

⊘ Cave
Zu beachten ist eine **Kompression** des N. peroneus!

Anzahl und Dosierung.

- Bei **synovialer Problematik:** Rhythmisch 31- bis 40-mal mobilisieren, 30 sec Pause, 3–5 WH. Die Pause wird genutzt um eine neue Vorposition einzustellen.
- Bei **kollagener** Problematik:
  - Rhythmisch 20-mal mobilisieren.
  - Statisch 30 sec bis 2 min halten.
  - Abschließend in Dorsalextension anspannen lassen.

12.11.4 Joint play des PTFG bei Plantarflexionseinschränkung des Fußes

- Joint play des PTFG (**▫** Abb. 12.54)

ASTE. Der Patient liegt in Rückenlage. Er winkelt sein Knie 90° an. Der Fuß wird an der individuellen Distalisierungsgrenze aufgestellt.

Ausführung. Der Therapeut umfasst mit seinem rechten Daumen und Zeige-/Mittelfinger das Fibulaköpfchen. Mit seiner linken Hand widerlagert er den Tibiakopf von

medial. Unter Berücksichtigung des Gelenkspaltverlaufs führt der Therapeut ein Gleiten nach antero-lateral in Translationsstufe 2 aus. Er beurteilt die Außenrotationsbewegung der Fibula.

Befund. Die Bewegungsprüfung kann ergeben:

- **Ventrolaterale Hypomobilität:** Va. eine Plantarflexionseinschränkung des Fußes.
- **Keine Beweglichkeit:** Blockade des Fibulaköpfchens.
- **Besserung der Beweglichkeit** während des Gleitens: V.a. eine Konsistenzstörung der Synovia.
- **Dorsale Schmerzhaftigkeit:** V.a. eine Läsion des N. peroneus communis.

12.11.5 Basisbefundung einer Distalisierungs- und Außenrotationshypomobilität

- Basisbefundung einer Distalisierungshypomobilität
- **Anamnestisch** beschreibt der Patient folgendes Beschwerdebild:
  - Beschwerden beim Bergab-/Treppabgehen.
  - Beschwerden beim Schlafen in Bauchlage und beim Fersensitz.
  - Evtl. Zustand nach Eversionstrauma.
  - Fußballspieler, Hochspringer, Schwimmer, Balletttänzerinnen geben endgradige Plantarflexionsschmerzen im Fuß- und Kniebereich an.
- Die **Inspektion** ergibt keinen Befund.
- **Palpatorisch** weist das PTFG eine Druckdolenz auf.
- Die **aktive Plantarflexion** ist endgradig eingeschränkt,
- die **passive Plantarflexion** zeigt ein härteres Endgefühl.
- Der **Translationstest** nach ventrolateral ist positiv.

- Basisbefundung einer Außenrotationshypomobilität
- **Anamnestisch** beschreibt der Patient folgendes Beschwerdebild:
    - Beschwerden beim Schlafen in Bauchlage und beim Fersensitz.
    - Evtl. Zustand nach Eversionstrauma.
    - Fußballspieler, Hochspringer, Schwimmer, Ballett-tänzerinnen Klagen über endgradige Plantar-flexionsschmerzen im Fuß- und Kniebereich.
- Die **Inspektion** ergibt keinen Befund.
- **Palpatorisch** weist das PTFG eine Druckdolenz auf.
- Die **aktive Plantarflexion** ist endgradig einge-schränkt,
- die **passive Plantarflexion** zeigt ein härteres Endgefühl.
- Der **Translationstest** nach anterolateral ist positiv.

> Die durch das PTFG verursachte **Plantarflexionsein-schränkung** ist nur endgradig möglich und zeigt sich eher in einer fehlenden Varusmobilität des Fußes.
>
> In der Behandlung wird zuerst eine **Distalisierungs-mobilisation** durchgeführt und erst später wird die außenrotatorische Begleitbewegung in die Gesamt-mobilisation integriert. An die Mobilisation schließt sich das **Einschleifen** der freigemachten Bewegung an, die vorerst manuell und später am Gerät ausge-führt wird. Ergänzend bietet sich das **PTFG-Thermo-kinetiktraining** an, um die Trophik zu verbessern. Abschließend erlernt der Patient eine **Hausaufgabe**, um den Bewegungsumfang erhalten zu können.

12.11.6 Behandlung des PTFG bei einer Distalisierungs- und Außen-rotationshypomobilität

- Mobilisation des PTFG bei einer Distalisierungs-hypomobilität (◻ Abb. 12.55)

Befund. Es besteht eine Plantarflexionseinschränkung des Fußes. Der Distalisierungstest der Fibula war positiv. Im **Joint play** war der Translationstest nach antero-lateral positiv.

ASTE. Der Patient liegt in Seitlage. Er winkelt sein Knie 90° an. Der Fuß wird bis an die Distalisierungsgrenze in Plan-tarflexion eingestellt.

Ausführung. Der Therapeut hakt sich mit seinem rechten Daumen von proximal an das Fibulaköpfchen an und doppelt mit seiner linken Hand den rechten Daumen. Mit seiner rechten Hand führt der Therapeut eine Distalisie-rung der Fibula in Translationsstufe 3 aus.

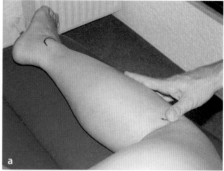
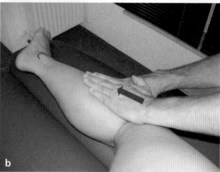

◻ **Abb. 12.55a,b** Mobilisation des PTFG bei Distalisierungshypomo-bilität, links. **a** Handling, **b** Mobilisation des PTFG nach distal

Anzahl und Dosierung.
- Bei **synovialer Problematik:** Rhythmisch 31- bis 40-mal mobilisieren, 30 sec Pause, 3–5 WH. Die Pause wird genutzt um eine neue Vorposition einzustellen.
- Bei **kollagener Problematik:**
    - Rhythmisch 20-mal mobilisieren.
    - Statisch 30 sec bis 2 min halten.
    - Abschließend in Plantarflexion anspannen lassen.

- Mobilisation des PTFG bei anterolateraler Hypomobilität (◻ Abb. 12.56)

> Die Mobilisation nach antero-lateral kommt **selten** zur Anwendung.

Befund. Es besteht eine endgradige Plantarflexionshypo-mobilität des Fußes. Im **Joint play** war der Translationstest nach antero-lateral positiv.

ASTE. Der Patient kniet im Vierfüßlerstand auf der Thera-piebank. Die Füße sind im Überhang positioniert. Der Fuß sollte so am Bankende gelagert werden, dass die maximale Distalisierungsgrenze der Fibula erreicht wird.

Ausführung. Der Therapeut hakt sich dorsalseitig mit seinem linken Hypthenar unter Mitnahme des Weichteil-mantels des lateralen M. gastrocnemius an das Fibulaköpf-chen an. Mit seiner rechten Hand fixiert er die Ferse des

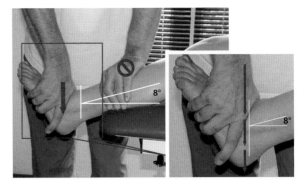

Abb. 12.57 TLG-Joint play nach dorsal für DE im OSG aus Vorposition DE, in der offenen Kette bis 0°, links

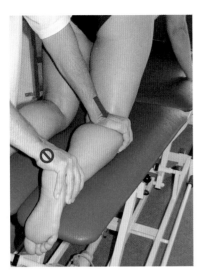

Abb. 12.56 Mobilisation des PTFG bei ventrolateraler Hypomobilität, rechts

Patienten bzw. hält er die Plantarflexionsvorposition. Unter Berücksichtigung des Gelenkspaltverlaufs führt der Therapeut ein Gleiten in Translationsstufe 3 nach anterolateral aus.

❗ Eine **Kompression des N. peroneus** ist zu beachten!

Anzahl und Dosierung.
- Bei **synovialer Problematik**: Rhythmisch 31- bis 40-mal mobilisieren, 30 sec Pause, 3–5 WH. Die Pause wird genutzt um eine neue Vorposition einzustellen.
- Bei **kollagener Problematik**:
  - Rhythmisch 20-mal mobilisieren.
  - Statisch 30 sec bis 2 min halten.
  - Abschließend in Plantarflexion anspannen lassen.

- TLG-Joint play nach dorsal für die Dorsalextension im OSG aus Vorposition Dorsalextension, in der offenen Kette bis 0° (◘ Abb. 12.57)

Basisbefundung. Bewegungseinschränkung der Dorsalextension, jedoch kein Proximalisierungsdefizit der Fibula.

Ziel. Erfassung der Qualität der interartikulären Bewegung mit Differenzierung zur osteokinematischen Befundung unter Translationsstufe 2.

ASTE. Der Patient liegt in Rückenlage. Der Patientenunterschenkel wird durch einen Keil 8° angewinkelt, so dass die Gelenkfläche des OSG frontal steht.

Ausführung. Der Therapeut steht medial fußseitig vor dem frei über der Behandlungsbank hängenden Patientenfuß. Er fixiert den distalen Unterschenkel wird mit der linken Hand auf der Bank. Unter Dorsalextension

des rechten Patientenfußes testet der Therapeut die weiterlaufende Bewegung des Os talus nach ventral und nimmt diese submaximal als Vorposition für den Joint play. Im Gabelgriff legt der Therapeut seinen rechten Daumen-, Zeige- und Mittelfinger um das Collum tali des Patienten und gibt die Bewegungsrichtung entsprechend des Gelenkspalts unter Translationsstufe 2 bodenwärts vor. Am Ende der Bewegung gibt der Therapeut einen Überdruck zur Erfassung der Kapselqualität. Mit den Digiti 3–5 wird die Vorposition Dorsalextension gehalten, die jedoch aufgrund des kontinuierlichen Abtauchens des Os talus nur bis zur 0°-Stellung des OSG ausgeführt werden kann.

Interpretation. Beurteilt wird die Resistenz der Kapsel. Sie kann norm-, hyper- oder hypomobil sein.

⟩ **Kompressionsgleiten.** Über die rechte Hand des Therapeuten bzw. den Oberschenkel wird zusätzlich ein nach proximal gerichteter Druck in das Gelenk gegeben. Getestet werden **degenerative Knorpelveränderungen** der obersten Schicht und ein damit verbundenes schlechteres Gleiten.
Approximationsgleiten. Über die rechte Hand des Therapeuten wird zusätzlich ein nach proximal gerichteter dezenter Druck gegeben. Getestet werden **synoviale Veränderungen** gegenüber dem physiologischen Joint play.

- TLG-Mobilisation nach dorsal für die Dorsalextension im OSG aus Vorposition Dorsalextension, in der offenen Kette (ohne Abb.)

Ziel. Translation in die resistente Gleitrichtung unter Translationsstufe 3, aus Vorposition Dorsalextension.

⟩ Der proximale Unterschenkel wird durch einen **Gurt** fixiert. Ab 0° wird die Mobilisation in der **geschlossenen Kette** durchgeführt.

ASTE und Ausführung. Wie in ◘ Abb. 12.57.

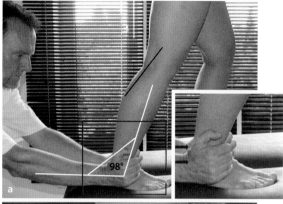

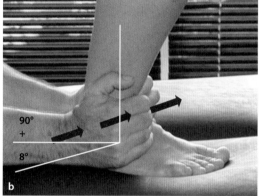

Abb. 12.58a,b TLG-Mobilisation für DE im OSG aus Vorposition DE, in der geschlossenen Kette, rechts. **a** ASTE, Schub nach ventral. **b** Schubrichtung durch Therapeutenarmeinstellung

Anzahl und Dosierung.
- Rhythmisch 20-mal mobilisieren.
- Statisch 30 sec bis 2 min halten.
- Abschließend den Patienten in Dorsalextension anspannen lassen, um einen released pain zu vermeiden.

- **TLG-Mobilisation für die Dorsalextension im OSG aus Vorposition Dorsalextension, in der geschlossenen Kette (◻ Abb. 12.58)**

Basisbefundung. Bewegungseinschränkung der Dorsalextension, jedoch kein Proximalisierungsdefizit der Fibula.

Ziel. Translation in die resistente Gleitrichtung unter Translationsstufe 3, aus Vorposition Dorsalextension. Über das TLG wird der Unterschenkel nach ventral und das Os talus dadurch nach dorsal mobilisiert.

❯ Das Körpergewicht ruht auf dem nicht zu behandelnden Bein. Das OSG erfährt nur so viel Druck, dass der Fuß bei der Translation der geschlossenen Kette nicht wegrutschen kann.

Die **Schubvariationen** am lateralen Malleolus, die in der Vergangenheit angewandt wurden, können in der Biomechanik nicht nachempfunden werden, da bei der Dorsalextension die biomechanischen Begleitbewegungen (Adduktion des Os talus und Pronation) aufgrund der **hohen Kongruenz** nicht isoliert eingestellt werden können, auch nicht durch die frühere Verwendung des Kaltenbornkeils zur Betonung der Pronation. Die Anlage des Keils würde nur zu einer lateralen Kompression im USG und zu einer Angulation im OSG führen.

ASTE. Der Patient steht auf der Bank.

Ausführung. Der Therapeut steht bzw. sitzt hinter dem Patienten. Er hakt sich mit seinem rechten und linken Thenar dorsalseitig an die Malleolen an. Das Patientenbein wird über Extension in 8° Reklination angewinkelt, so dass die Gelenkfläche des OSG horizontal steht (◻ Abb. 12.58a). Alternativ kann der Therapeut seine Unterarme aus der 90°-Unterarm-Patienteneinstellung noch 8° zusätzlich in eine 98°-Unterarm-Patienteneinstellung bringen (◻ Abb. 12.58b). Die Vorposition der Dorsalextension des rechten Patientenfußes wird anhand der weiterlaufenden Bewegung des Os talus nach ventral getestet. Der Therapeut gibt entsprechend der Bewegungsrichtung des Gelenks einen Schub nach ventral-proximal unter Translationsstufe 3.

Anzahl und Dosierung.
- Rhythmisch 20-mal mobilisieren.
- Statisch 30 sec bis 2 min halten.
- Abschließend den Patienten in Dorsalextension anspannen lassen, um einen released pain zu vermeiden.

12.11.7 Joint play und Mobilisation des OSG bei Plantarflexionseinschränkung des Fußes

❯ Bei einer Plantarflexionseinschränkung ist das **translatorische Gleiten** das Mittel der Wahl. Die Traktionstechnik eignet sich nicht, da eine horizontale, d. h., eine senkrechte, aus der Behandlungsebene hinausführende Traktion nur schwer möglich ist.

- **TLG-Joint play nach ventral für die Plantarflexion im OSG aus Vorposition Plantarflexion, in der offenen Kette (◻ Abb. 12.59)**

Basisbefundung. Bewegungseinschränkung der Plantarflexion, jedoch keine Distalisierungshypomobilität der Fibula.

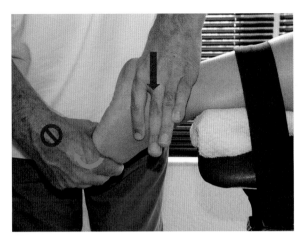

■ **Abb. 12.59** TLG-Joint play nach ventral für PF im OSG aus Vorposition PF, in der offenen Kette, rechts

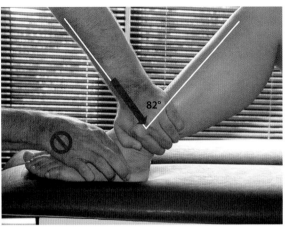

■ **Abb. 12.60** TLG-Mobilisation für PF im OSG aus Vorposition PF, in der geschlossenen Kette, links

Ziel. Testung der Qualität der interartikulären Bewegung mit Differenzierung zur osteokinematischen Befundung unter Translationsstufe 2.

ASTE. Der Patient liegt in Bauchlage. Der Patientenunterschenkel ist durch einen Keil 8° angewinkelt, so dass die Gelenkfläche des OSG frontal steht. Der distale Unterschenkel wird durch einen Gurt fixiert.

Ausführung. Der Therapeut steht fußseitig medial vor dem frei über der Behandlungsbank hängenden Patientenfuß. Mit der rechten Hand hält er den Fuß des Patienten in Vorposition Plantarflexion. Er testet die weiterlaufende Bewegung des Os talus nach dorsal und nimmt diese submaximal als Vorposition für den Joint play. Er legt seine linke Hand im Gabelgriff um das Os calcaneus und gibt die Bewegungsrichtung entsprechend der Gelenkstellung bodenwärts unter Translationsstufe 2 vor. Am Ende gibt der Therapeut einen Überdruck zur Erfassung der Kapselqualität.

Interpretation. Beurteilt wird die Resistenz der Kapsel. Sie kann norm-, hyper- oder hypomobil sein.

❯ **Kompressionsgleiten.** Über die rechte Hand des Therapeuten wird ein nach proximal gerichteter Druck in das Gelenk gegeben. Getestet werden **degenerative Knorpelveränderungen** der obersten Schicht und ein damit verbundenes schlechteres Gleiten. Beim Kompressionsgleiten liegt der **Daumen auf dem Tuber calcanei!** Approximationsgleiten. Über die rechte Hand des Therapeuten wird ein nach proximal gerichteter dezenter Druck gegeben. Getestet werden **synoviale Veränderungen** gegenüber dem physiologischen Joint play.

■ **TLG-Mobilisation nach ventral für die Plantarflexion im OSG aus Vorposition Plantarflexion, in der offenen Kette**

Ziel. Translation in die resistente Gleitrichtung unter Translationsstufe 3, aus Vorposition Plantarflexion.

ASTE und Ausführung. Wie in ■ Abb. 12.59.

Anzahl und Dosierung.
━ Rhythmisch 20-mal mobilisieren.
━ Statisch 30 sec bis 2 min halten.
━ Abschließend den Patienten in Plantarflexion anspannen lassen, um einen released pain zu vermeiden.

■ **TLG-Mobilisation für die Plantarflexion im OSG aus Vorposition Plantarflexion, in der geschlossenen Kette (■ Abb. 12.60)**
❯ Über das TLG wird der Unterschenkel nach dorsal und das Os talus dadurch nach ventral mobilisiert. Es ist möglich, die **Vorposition Adduktion** zu integrieren, indem der mediale Fußrand nach innen positioniert wird.

Basisbefundung. Bewegungseinschränkung der Plantarflexion, jedoch keine Distalisierungshypomobilität der Fibula.

Ziel. Translation in die resistente Gleitrichtung unter Translationsstufe 3, aus Vorposition Plantarflexion.

ASTE. Der Patient liegt in Rückenlage. Das zu behandelnde Bein ist 90° angewinkelt.

Ausführung. Der Therapeut steht fußseitig des Patienten. Mit seiner linken Hand umfasst er von lateral den Unterschenkel des Patienten möglichst gelenknah. Der Thera-

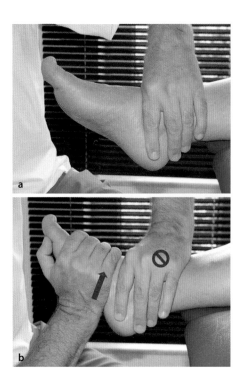

◘ Abb. 12.61a,b TLG-Joint play für DE im PTTG, rechts. **a** Hand-anlage, **b** Mobilisation des Os naviculare nach dorsal

peut testet die Vorposition Plantarflexion des linken Patientenfußes anhand der weiterlaufenden Bewegung des Os talus nach dorsal. Die Vorposition wird mit der rechten Hand des Therapeuten fixiert. Es ist möglich, die Begleitbewegung Adduktion mit in die Vorposition einzubeziehen. Über seine linke Hand gibt der Therapeut entsprechend der 8° reklinierten Gelenkspaltvorgabe einen Schub nach dorsal-distal unter Translationsstufe 3.

Anzahl und Dosierung.
- Rhythmisch 20-mal mobilisieren.
- Statisch 30 sec bis 2 min halten.
- Abschließend den Patienten in Plantarflexion anspannen lassen, um einen released pain zu vermeiden.

12.11.8 Joint play und Mobilisation des PTTG bei Dorsalextensionseinschränkung des Fußes

- **TLG-Joint play für die Dorsalextension im PTTG – Os naviculare nach dorsal (◘ Abb. 12.61)**

Basisbefundung. Der Befund ergab:
- Bewegungseinschränkung der Dorsalextension im PTTG.
- Endgradige Dorsalextensionseinschränkung.
- OSG, PTFG, Os cuboideum ohne Befund.

Ziel. Testung der Qualität der interartikulären Bewegung mit Differenzierung zur osteokinematischen Befundung unter Translationsstufe 2.

ASTE. Der Patient liegt in Rückenlage.

Ausführung. Der Therapeut sitzt/steht fußseitig vor dem frei über der Behandlungsbank in Ruheposition hängenden Patientenfuß. Er legt seine linke Hand im Gabelgriff um das Collum tali des Patienten, so dass der Zeigefinger proximal des Gelenkspalts zwischen Os naviculare und Os talus liegt. Die rechte Hand des Therapeuten moduliert sich mit dem Hypothenar (Os pisiforme) von plantar an das konkave Os naviculare an und umfasst mit den Fingern den 1. und 2. Strahl des Patientenfußes. Entsprechend der Gelenkspaltvorgabe gibt der Therapeut die Schubrichtung nach dorsal unter Translationsstufe 2 vor.

Interpretation. Beurteilt wird die Resistenz der Kapsel im Seitenvergleich. Sie kann norm-, hyper- oder hypomobil sein.

- **TLG-Mobilisation für die Dorsalextension im PTTG – Os naviculare nach dorsal**

Ziel. Translation in die resistente Gleitrichtung unter Translationsstufe 3, aus Vorposition Supination.

❯❯ Eine **Vorposition in Supination** zur Erhöhung der Kapselspannung ist möglich.

ASTE und Ausführung. Wie in ◘ Abb. 12.61.

Anzahl und Dosierung.
- Rhythmisch 20-mal mobilisieren.
- Statisch 30 sec bis 2 min halten.
- Abschließend den Patienten in Dorsalextension anspannen lassen, um einen released pain zu vermeiden.

- **TLG-Joint play für die Dorsalextension im PTTG – Os cuboideum nach plantar, aus Vorposition Dorsalextension (◘ Abb. 12.62)**

Basisbefundung. Der Befund ergab:
- Bewegungseinschränkung der Dorsalextension im PTTG.
- Endgradige Dorsalextensionseinschränkung.
- OSG ohne Befund.
- Os naviculare ohne Befund.

Ziel. Verbesserung der Qualität der interartikulären Bewegung mit Differenzierung zur osteokinematischen Befundung unter Translationsstufe 2.

ASTE. Der Patient liegt in Rückenlage.

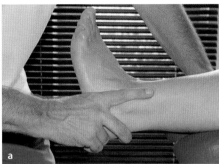

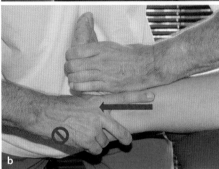

Abb. 12.62a,b TLG-Joint play für DE im PTTG aus Vorposition DE, links. **a** Handanlage, **b** Mobilisation des Os cuboideum nach plantar

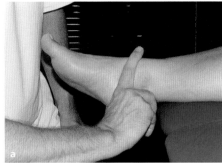

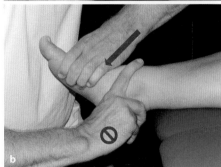

Abb. 12.63a,b TLG-Joint play für PF im PTTG aus Vorposition PF, rechts. **a** Handanlage, **b** Mobilisation des Os naviculare nach plantar

Ausführung. Der Therapeut sitzt/steht fußseitig vor dem frei über der Behandlungsbank in Vorposition Dorsalextension hängenden Patientenfuß. Er umgreift mit seiner rechten Hand das Os calcaneus von plantar so, dass sein Zeigefinger genau proximal des Gelenkspalts zwischen Os cuboideum und Os calcaneus anliegt und die Finger 3–5 die Ferse fixierend umfassen. Seine linke Hand umgreift von dorsal das Os cuboideum. Entsprechend der Gelenkspaltvorgabe gibt der Therapeut die Schubrichtung nach plantar unter Translationsstufe 2 vor.

Interpretation. Beurteilt wird die Resistenz der Kapsel im Seitenvergleich. Sie kann norm-, hyper- oder hypomobil sein.

- **TLG-Mobilisation für die Dorsalextension im PTTG – Os cuboideum nach plantar, aus Vorposition Dorsalextension**

Ziel. Translation in die resistente Gleitrichtung unter Translationsstufe 3, aus Vorposition Dorsalextension.

❯ Die **Vorposition Dorsalextension** ist erforderlich, da das Os cuboideum konvex ist.

ASTE und Ausführung. Wie in ◙ Abb. 12.62.

Anzahl und Dosierung
- Rhythmisch 20-mal mobilisieren.
- Statisch 30 sec bis 2 min halten.

- Abschließend den Patienten in Dorsalextension anspannen lassen, um einen released pain zu vermeiden.

12.11.9 Joint play und Mobilisation des PTTG bei Plantarflexionseinschränkung des Fußes

- **TLG-Joint play für die Plantarflexion im PTTG – Os naviculare nach plantar, aus Vorposition Plantarflexion (◙ Abb. 12.63)**

Basisbefundung. Der Befund ergab:
- Bewegungseinschränkung der Plantarflexion im PTTG.
- Endgradige Plantarflexionseinschränkung.
- OSG ohne Befund.
- PTFG und Os cuboideum ohne Befund.

Ziel. Testung der Qualität der interartikulären Bewegung zur osteokinematischen Befundung unter Translationsstufe 2.

ASTE. Der Patient liegt in Rückenlage.

Ausführung. Der Therapeut sitzt/steht fußseitig vor dem frei über der Behandlungsbank in Ruheposition hängenden Patientenfuß. Der Therapeut umgreift mit seiner rechten Hand das Os calcaneus von plantar so, dass sein Zeige-

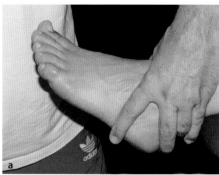

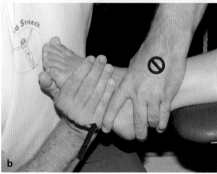

◻ Abb. 12.64a,b TLG-Joint play für PF im PTTG aus Vorposition PF, links. **a** Handanlage, **b** Mobilisation des Os cuboideum nach dorsal

finger genau proximal des Gelenkspalts zwischen Os naviculare und Os talus anliegt und die Fingeri 3–5 die Ferse fixierend umfassen. Die linke Hand des Therapeuten moduliert sich mit dem Hypothenar/Os pisiforme von dorsal an das konkave Os naviculare an. Entsprechend der Gelenkspaltvorgabe gibt der Therapeut die Schubrichtung nach plantar unter Translationsstufe 2 vor.

Interpretation. Beurteilt wird die Resistenz der Kapsel im Seitenvergleich. Die Kapsel kann norm-, hyper- oder hypomobil sein.

- **TLG-Mobilisation für die Plantarflexion im PTTG – Os naviculare nach plantar, aus Vorposition Plantarflexion**

Ziel. Translation in die resistente Gleitrichtung unter Translationsstufe 3, aus Vorposition Plantarflexion.

❯ Die **Vorposition in Pronation** zur Erhöhung der Kapselspannung ist möglich.

ASTE und Ausführung. Wie in ◻ Abb. 12.63.

Anzahl und Dosierung.
- Rhythmisch 20-mal mobilisieren.
- Statisch 30 sec bis 2 min halten.
- Abschließend den Patienten in Plantarflexion anspannen lassen, um einen released pain zu vermeiden.

- **TLG-Joint play für die Plantarflexion im PTTG- Os cuboideum nach dorsal, aus Vorposition Plantarflexion (◻ Abb. 12.64)**

Basisbefundung. Der Befund ergab:
- Bewegungseinschränkung der Plantarflexion im PTTG.
- Endgradige Plantarflexionseinschränkung.
- OSG ohne Befund.
- PTFG ohne Befund.
- Os naviculare ohne Befund.

Ziel. Testung der Qualität der interartikulären Bewegung zur osteokinematischen Befundung unter Translationsstufe 2.

ASTE. Der Patient liegt in Rückenlage.

Ausführung. Der Therapeut sitzt/steht fußseitig vor dem frei über der Behandlungsbank in Vorposition Plantarflexion hängenden Patientenfuß. Er umgreift mit seiner linken Hand von dorsal das Collum tali so, dass sein Zeigefinger proximal des Gelenkspalts zwischen Os cuboideum und Os calcaneus anliegt und die Finger 3–5 die Ferse fixierend umfassen. Seine rechte Hand umgreift von plantar das Os cuboideum, wobei das MCP 5 genau proximal der Basis des Os metatarsale 5 anliegt. Entsprechend der Gelenkspaltvorgabe gibt der Therapeut die Schubrichtung nach dorsal unter Translationsstufe 2 vor.

Interpretation. Beurteilt wird die Resistenz der Kapsel im Seitenvergleich. Sie kann norm-, hyper- oder hypomobil sein.

- **TLG-Mobilisation für die Plantarflexion im PTTG – Os cuboideum nach dorsal, aus Vorposition Plantarflexion**

Ziel. Translation in die resistente Gleitrichtung unter Translationsstufe 3, aus Vorposition Pronation.

❯ Die Vorposition Plantarflexion ist erforderlich, da das Os cuboideum konvex ist. Die Vorposition Pronation ist möglich.

ASTE und Ausführung. Wie in ◻ Abb. 12.64.

Anzahl und Dosierung.
- Rhythmisch 20-mal mobilisieren.
- Statisch 30 sec bis 2 min halten.
- Abschließend den Patienten in Plantarflexion anspannen lassen, um einen released pain zu vermeiden.

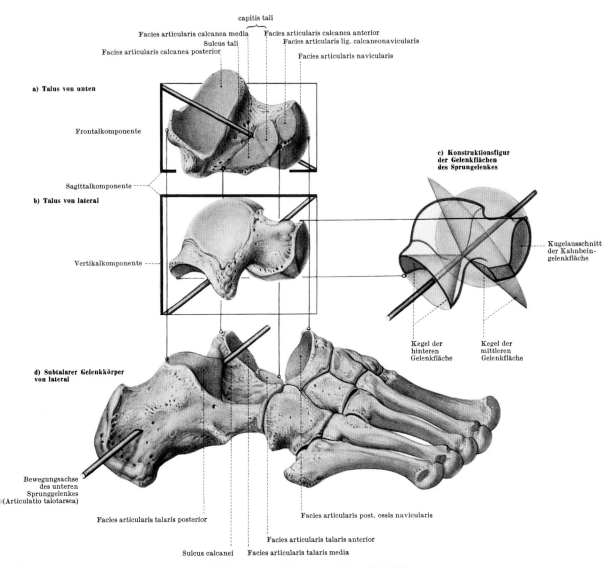

capitis tali

Facies articularis calcanea media
Sulcus tali
Facies articularis calcanea posterior

Facies articularis calcanea anterior
Facies articularis lig. calcaneonavicularis

Facies articularis navicularis

a) Talus von unten

Frontalkomponente

c) Konstruktionsfigur der Gelenkflächen des Sprunggelenkes

Sagittalkomponente

b) Talus von lateral

Kugelausschnitt der Kahnbein-gelenkfläche

Vertikalkomponente

Kegel der hinteren Gelenkfläche

Kegel der mittleren Gelenkfläche

d) Subtalarer Gelenkkörper von lateral

Bewegungsachse des unteren Sprunggelenkes (Articulatio talotarsea)

Facies articularis post. ossis navicularis

Facies articularis talaris posterior

Facies articularis talaris anterior

Sulcus calcanei

Facies articularis talaris media

◘ Abb. 12.65 Anatomische Orientierung des USG. (Aus v. Lanz u. Wachsmuth 1938, 1972, 2004)

12.12 Gelenkspezifische Untersuchung und Behandlung des USG

Das Os talus artikuliert mit dem Os calcaneus und dessen zwei, voneinander **getrennten Gelenkflächen:**
- Art. talocalcaneonavicular (vorderes USG) und
- Art. subtalaris (hinteres USG).
  Funktionell bilden die beiden Gelenke eine Einheit.

Die **Gelenkfläche** des Os talus ist:
- im vorderen unteren Sprunggelenk konvex,
- im hinteren unteren Sprunggelenk konkav.

Die Gelenkflächen und Bewegungsachsen des USG sind in
◘ Abb. 12.65 dargestellt:

- In der Normstellung des Fußes sind beide Gelenke vollkommen kongruent, wodurch eine große Lastübernahme ermöglicht wird.
- **Außerhalb der Normstellung** finden im USG Teilbewegungen statt, die in Kombination mit Bewegungen des OSG und PTTG einen harmonischen sinnvollen Funktionsablauf ergeben. Die Teilbewegungen sind Varus- und Valgusbewegungen um eine diagonal verlaufende Achse (von unten hinten außen nach oben vorne innen).

> Eine **Traktion im USG** findet aufgrund des starken Bandapparats und der gegenläufigen Konvex- und Konkavität in der Praxis keine Anwendung. Die Testung und Mobilisation der Gelenke des USG geschieht über **TLG.**

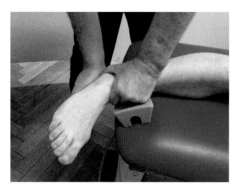

Abb. 12.66 Behandlung Varus Ausgangsstellung 1

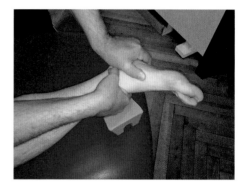

Abb. 12.67 Behandlung Varus Ausgangsstellung 2

12.12.1 Hypomobilität des USG

❯ In der **Basisuntersuchung** zeigt sich ein hypomobiles USG durch eine Störung der Bewegungskombinationen:
- Plantarflexion – Supination – Adduktion als **Varushypomobilität** und
- Dorsalextension – Pronation – Abduktion als **Valgushypomobilität**.

Im **Alltag** wirkt sich eine Hypomobilität wie folgt aus: Bei der Bewegung um die Frontalachse (Dorsalextension/Plantarflexion) geht die gegenläufige Bewegung durch das USG verloren, d. h., bei Dorsalextension des Fußes mit Pronation und Abduktion geht die Gegenreaktion des Os calcaneus, die Adduktion, verloren.

Das Sprunggelenk, das in seiner Gesamtfunktion (USG und OSG) drei Freiheitsgrade besitzt, reduziert sich auf ein Gelenk mit zwei Freiheitsgraden. Dadurch wird es für den Fuß schwieriger, sich unterschiedlichen Beschaffenheiten des Bodens anzupassen. Die Muskeln, die am Os calcaneus ansetzen, erfahren bzgl. ihres Punctum mobile und Punctum fixum Irritationen, die sich in Form von **Insertionstendopathien** bemerkbar machen (vor allem der M. triceps surae). Durch die veränderte neuromuskuläre Reizbeantwortung über die Rami articulares reduziert sich eine adäquate koordinative Reaktionsmöglichkeit.

12.12.2 Translationsbehandlung im USG

- Test und Behandlung: Varus-Hypomobilität im USG (■ Abb. 12.66, ■ Abb. 12.67)
- ■ ■ 1. Ausgangstellung: Unterschenkel liegt medial. Fuß hängt in Varus.

Fixierung. Proximale Hand wiederlagert Talus im Gabelgriff, gedoppelte Zeigefinger liegt unter dem medialen Malleolus. Der Daumen liegt auf dem lateralen Malleolus.

Ausführung. Die distale Hand stellt sich mit MCP1 im 45°-Winkel zum lateralen Fußrand und schiebt im 90°-Winkel zum Talus nach medial. Behandelt wird hierbei die vordere Kammer.

■ ■ 2. Ausgangstellung: Unterschenkel liegt lateral.
Fixierung. Finger auf dem lateralen Malleolus. Daumen distal des medialen Malleolus.

Ausführung. Distale Hand führt am Calcaneus eine Varus-Bewegung aus. Os Metacarpale 1 liegt parallel des medialen Fußrandes, hebt in Varus und schiebt den Calcaneus im 90°-Winkel nach lateral. Behandelt wird hierbei die hintere Kammer.

- Test und Behandlung: Valgus-Hypomobilität im USG (■ Abb. 12.68)
- ■ ■ 1. Ausgangstellung: Unterschenkel liegt lateral, Fuß in Valgus.

Fixierung. Finger auf lateralen Malleolus, Daumen distal des medialen Malleolus.

Ausführung. Distale Hand liegt mit Os metacarpale 1 im 45°-Winkel zum medialen Fußrand und schiebt im 90°-Winkel nach lateral. Behandelt wird hierbei die vordere Kammer.

■ ■ 2. Ausgangstellung: Unterschenkel liegt medial.
Fixierung. Daumen liegt auf lateralen Malleolus. Gedoppelter Zeigefinger distal des medialen Malleolus.

Ausführung. Distale Hand führt am Calcaneus eine Valgus-Bewegung aus. Os Metacarpale 1 liegt parallel des Fußrandes, hebt in Valgus und schiebt den Calcaneus im 90°-Winkel nach medial. Behandelt wird hierbei die hintere Kammer.

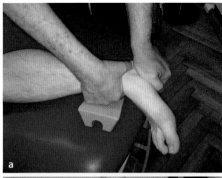

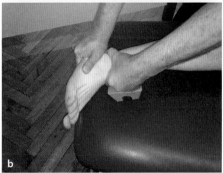

Abb. 12.68a,b Behandlung Valgus **a** Ausgangsstellung 1,
b Ausgangsstellung 2

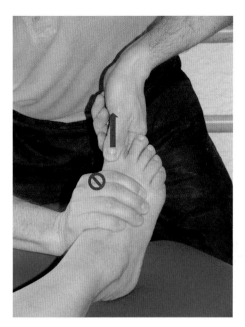

Abb. 12.69 Joint play in der Art. metatarsophalangea 1 aus Ruhe-position, rechts.

12.13 Gelenkspezifische Untersuchung und Behandlung der Großzehe

12.13.1 Traktion

■ Traktions-Joint play der Art. metatarsophalangea 1, aus Vorposition Ruheposition (**Abb. 12.69**)

Befund. Es bestehen aktive und passive Bewegungsein-schränkungen der Flexion/Extension/Abduktion.

❯ Eine **Adhäsionslösung** ist auch an einem norm-mobilen Gelenk möglich, da die Adhäsionskraft auf-grund der kleinen Gelenkflächen gering ist.

ASTE. Der Patient liegt in Rückenlage.

Ausführung. Der Therapeut fixiert mit seinem linken Zeigefinger und Daumen von dorsal und plantar das Os metatarsale 1 und übt über die Phalanx proximalis einen longitudinalen Zug im Großzehenverlauf in Trak-tionsstufe 2 aus.

❯ Das Joint play ist auch als **Warming up** einsetzbar.

■ Traktions-Mobilisation der Art. metatarsophalan-gea 1, aus Vorposition Extension (**Abb. 12.70**)

Befund. Im Seitenvergleich besteht eine Kapseleinschrän-kung in die Extension, z. B. bei Hallux rigidus.

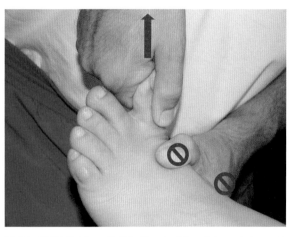

Abb. 12.70 Traktions-Mobilisation der Art. metatarsophalangea 1 aus Vorposition Extension, links

Ziel. Unspezifische Dehnung der Kapselrestriktion unter Traktionsstufe 3.

❯ Eine **Vorposition** kann jeder Einschränkung ent-sprechend eingestellt werden (Extension/Flexion/ Abduktion).

ASTE. Der Patient liegt in Rückenlage. Sein Fuß befindet sich im Überhang.

Ausführung. Der Therapeut fixiert mit seinem linken Zeigefinger und Daumen von dorsal und plantar das

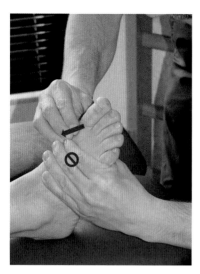

Abb. 12.71 Translations-Joint play in der Art. metatarsophalangea 1 aus Ruheposition, rechts

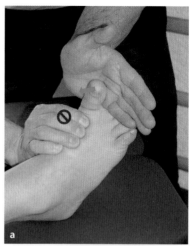

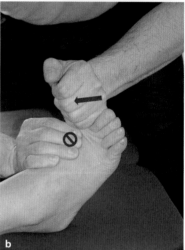

Abb. 12.72a,b Mobilisation: TLG in Dorsalextension aus Vorposition Extension, rechts. **a** Handanlage, **b** Mobilisation

Os metatarsale 1 und führt über die Phalanx proximalis einen longitudinalen Zug im Großzehenverlauf in Traktionsstufe 3 aus.

Anzahl und Dosierung.
- Rhythmisch 20-mal mobilisieren.
- Statisch 30 sec bis 2 min halten.
- Abschließend den Patienten in die freigemachte Bewegungsrichtung anspannen lassen, um einen released pain zu vermeiden.

12.13.2 Translatorisches Gleiten

- Translations-Joint play der Art. metatarsophalangea 1 in Dorsalextension, aus Ruheposition (**Abb. 12.71**)

ASTE. Der Patient liegt in Rückenlage.

Ausführung. Der Therapeut fixiert mit seinem linken Zeigefinger und Daumen von dorsal und plantar das Os metatarsale 1. Unter Berücksichtigung der Behandlungsebene und unter Pikkolo-Traktion »gleitet« der Therapeut mit seinem rechten Zeigefinger und Daumen die Phalanx proximalis in Translationsstufe 2 nach dorsal.

Interpretation. Die Kapsel kann eine Norm- oder Hypomobilität aufweisen.

> Das Translations-Joint play ist auch als **Warming up** einsetzbar.

- Translations-Mobilisation der Art. metatarsophalangea 1 in Dorsalextension, aus Vorposition Extension (**Abb. 12.72**)

ASTE. Der Patient liegt in Rückenlage.

Ausführung. Der Therapeut fixiert im Faustschluss bzw. mit seinem linken Zeigefinger und Daumen von dorsal und plantar gelenknah das Os metatarsale 1 und bringt die Phalanx distalis und proximalis in Vorposition Extension. Unter Berücksichtigung der Behandlungsebene und unter Pikkolo-Traktion »gleitet« der Therapeut die Phalanx proximalis in Translationsstufe 3 nach dorsal.

> Zuerst sollte unter **Pikkolo-Traktion** behandelt werden, da ansonsten die Gefahr einer mechanischen Reizung durch etwaige Osteophyten besteht. Später sollte mit **Approximation** gearbeitet werden, um die Synoviaproduktion zu stimulieren.

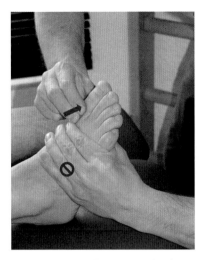

Abb. 12.73 Translations-Joint play der Art. metatarsophalangea 1 aus Ruheposition, rechts

Anzahl und Dosierung.
- Rhythmisch 20-mal mobilisieren.
- Statisch 30 sec bis 2 min halten.
- Abschließend den Patienten in die frei gemachte Richtung anspannen lassen.

Interpretation. Es besteht eine Einschränkung der Dorsalextension der Großzehe/Hallux rigidus.

- **Translations-Joint play der Art. metatarsophalangea 1 in Plantarflexion, aus Ruheposition** (**Abb. 12.73**)

ASTE. Der Patient liegt in Rückenlage.

Ausführung. Der Therapeut fixiert mit seinem linken Zeigefinger und Daumen von dorsal und plantar das Os metatarsale 1. Unter Berücksichtigung der Behandlungsebene und unter Pikkolo-Traktion »gleitet« der Therapeut mit seinem rechten Zeigefinger und Daumen die Phalanx proximalis in Translationsstufe 2 nach plantar.

Interpretation. Die Kapsel kann eine Norm- oder Hypomobilität aufweisen.

> Das Translations-Joint play ist auch als **Warming up** anwendbar.

- **Translations-Mobilisation der Art. metatarsophalangea 1 in Plantarflexion, aus Vorposition Flexion** (**Abb. 12.74**)

Befund. Befundet wurden:
- Einschränkung der Plantarflexion der Großzehe bei Hallux rigidus,
- Kapselmuster Extension – Flexion im Verhältnis 4:1.

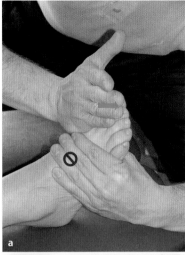

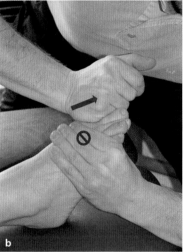

Abb. 12.74a,b Mobilisation: TLG in Plantarflexion aus Vorposition Flexion, rechts. **a** Handanlage, **b** Mobilisation

ASTE. Der Patient liegt in Rückenlage.

Ausführung. Der Therapeut fixiert im Faustschluss bzw. mit seinem linken Zeigefinger und Daumen von dorsal und plantar gelenknah das Os metatarsale 1 und bringt die Phalanx distalis und proximalis in Vorposition Plantarflexion. Unter Berücksichtigung der Behandlungsebene »gleitet« der Therapeut die Phalanx proximalis nach plantar.

Anzahl und Dosierung.
- Rhythmisch 20-mal gleiten.
- Statisch 30 sec bis 2 min halten.
- Abschließend den Patienten in die freigemachte Richtung anspannen lassen.

12.13.3   Verletzungen der Achillessehne

■ **Belastungen im Sport**

Achillessehnenverletzungen rekrutieren sich aus einem komplexen biomechanischen System. Starke Zugreize und hohe Muskelkräfte müssen der körperlichen Konstitution des Patienten angepasst werden. Bei Sportarten, die Scherwirkungen (Zickzack-Lauf) und ruckartige Bewegungen erzeugen wie z. B. beim Tennis, Fußball, Geländelauf oder Handballsport, besteht eine erhöhte Gefahr der Überbelastung der Sehne. Kommen zusätzlich forcierte Sprints und Sprungbewegungen hinzu, wächst die Gefahr einer Achillessehnenverletzung weiter an.

■ **Fußmechanik**

Statik und Dynamik werden durch die beiden senkrecht aufeinander stehenden Fußgewölbe gewährleistet. Die Widerstandsfähigkeit des Fußes ergibt sich aus der muskulär-artikulären dynamischen Verzurrung. Passiv wird die Verzurrung durch die knöcherne Bogenkonstruktion und den Bandapparat unterstützt.

❯ **Abrollbewegung** des Fußes:
  ▬ **Das Abstoßen des Fußes erfolgt über die Großzehenseite in außenrotierter Beinstellung.**
  ▬ **In der Schwebephase befindet sich das Bein in innenrotierter Stellung.**
  ▬ **Bei Bodenkontakt setzt zuerst die Ferse auf.**
  ▬ **Die Abrollbewegung erfolgt bis zum erneuten Abdruck über den lateralen Fußrand.**

Wichtig ist die Kenntnis, dass Vorfuß und Rückfuß getrennt voneinander beansprucht werden, jedoch gleichsam als Einheit funktionieren müssen:
▬ Das **USG** trägt mechanische Verantwortung für die Pronationsbewegung und
▬ das **PTTG** für die Supinationsbewegung.

> **Übersicht: Weichteilbehandlung bei Verletzungen der Achillessehne**
> ▬ **Weichteilstadium 1:** Bei Adhäsionen des Gleitgewebes Funktionsmassagen in Kombination mit einem Trophiktraining, um die Vaskularisierung der Sehne zu verbessern. (Die Achillessehne wird von den Blutgefäßen des Paratendineums ernährt, nicht wie die Sehnenscheiden von Synovia.)
> ▬ **Chronifizierte Insertionstendopathien** der Achillessehne: Querfriktion.
> ▬ **Entzündliche Reizungen: Keine Indikation** für eine Weichteiltechnik. Hinweis auf eine Achillodynie sind paratendinäre symmetrische Schwellungen mit Entzündungs- und Krepitationszeichen,

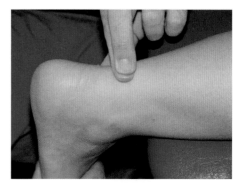

■ **Abb. 12.75** Querfriktion des oberflächlichen Anteils der Achillessehne in Vorposition DE, rechts

> wahrnehmbar als tast- und hörbares Knirschen in der Sehne. (Die Krepitation entsteht durch Fibrinablagerungen.) Bei chronifizierten Entzündungen ist eine Querfriktion durchaus sinnvoll.
> ▬ **Bursitis: Keine Indikation** für eine Weichteiltechnik. Zeichen für eine Bursitis ist eine asymmetrische, eher lokale Schwellung

12.13.4   Querfriktion

■ **Querfriktion des oberflächlichen Anteils der Achillessehne, in Vorposition Dorsalextension (■ Abb. 12.75)**

Befund. Es besteht eine Achillodynie mit Schmerzhaftigkeit und Druckdolenz der oberflächlichen Sehnenanteile, meist mit diffuser Schwellung.

Beginn. Die Behandlung kann ab dem 42. Tag therapieresistenter Schmerzen beginnen.

Ziel. Aktualisierung des Regenerationsprozesses.

❯ **Die Querfriktion ist nur bei chronifiziertem Beschwerdebild angezeigt.**

ASTE. Der Patient liegt in Bauchlage.

Ausführung. Mit Zeige- und gedoppeltem Mittelfinger wird die Achillessehne unter Hautvorgabe quer zum Faserverlauf friktioniert.

Anzahl und Dosierung. Die Querfriktion wird so lange durchgeführt, bis die Kontur der Sehne durch Aufquellung verstreicht.

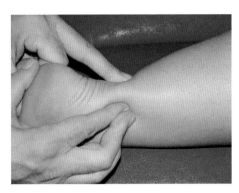

Abb. 12.76 Querfriktion des tiefen Anteils der Achillessehne in Ruheposition, rechts, laterale Läsion

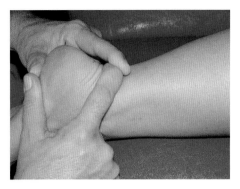

Abb. 12.77 Querfriktion des oberen Pols der Achillessehne in Plantarflexion, rechts

- **Querfriktion des tiefen Anteils der Achillessehne in Ruheposition, laterale Läsion (■ Abb. 12.76)**

Befund. Es besteht eine Achillodynie mit Schmerzhaftigkeit und Druckdolenz der tiefen Sehnenanteile, meist mit diffuser Schwellung.

Beginn. Die Behandlung kann ab dem 42. Tag therapieresistenter Schmerzen beginnen.

Ziel. Aktualisierung des Regenerationsprozesses.

> Die Technik ist nur bei **chronifiziertem Beschwerdebild** angezeigt.

ASTE. Der Patient liegt in Bauchlage. Der zu behandelnde Fuß befindet sich im Überhang der Behandlungsbank.

Ausführung. Mit Zeige- und gedoppeltem Mittelfinger wird der tiefliegende Achillessehnenanteil lateralseitig unter Hautvorgabe quer zum Faserverlauf friktioniert. Von medial wird die Sehne durch den linken Mittelfinger widerlagert.

Anzahl und Dosierung. Die Querfriktion dauert so lange an, bis die Kontur der Sehne durch Aufquellung verstreicht.

- **Querfriktion des oberen Pols der Achillessehne, in Ruheposition (■ Abb. 12.77)**

Befund. Es besteht eine Achillodynie mit Schmerzhaftigkeit und Druckdolenz des oberen Pols der Achillessehne. In der Anamnese gab der Patient Schmerzen am proximalen Anteil des Os calcaneus an.

Beginn. Die Behandlung kann ab dem 42. Tag therapieresistenter Schmerzen beginnen.

Ziel. Aktualisierung des Regenerationsprozesses.

> Die Technik ist nur bei **chronifiziertem Beschwerdebild** angezeigt.

ASTE. Der Patient liegt in Bauchlage.

Ausführung. Der Therapeut überlagert seine beiden Zeigefinger proximal des Os calcaneus. Beide Daumen widerlagern plantar des Os calcaneus. Unter Hautvorgabe drückt der Therapeut die Sehne in die Tiefe und dann an das Os calcaneus, erst dann wird eine Querfriktion nach lateral ausgeführt.

Anzahl und Dosierung. Die Querfriktion dauert so lange an, bis die Kontur der Sehne durch Aufquellung verstreicht.

- **Querfriktion einer insertionsnahen Tendopathie der Achillessehne (■ Abb. 12.78)**

> Insertionsnahe Tendopathien des medialen Ansatzes der Achillessehne. Betroffen ist primär die Sehne des **M. soleus.** Es besteht ein Valgusstress, evtl. bedingt durch ein Genu valgum bei limitierter Valgusmöglichkeit von 5–7°. Infolgedessen bildet sich eine hypovaskuläre Zone aus, die eine Unterversorgung des Gewebes und Mikrotraumatisierungen bedingt. Insertionsnahe Tendopathien des lateralen Ansatzes der Achillessehne. Betroffen ist primär der **M. gastrocnemius.** Es besteht ein Varusstress, evtl. bedingt durch ein Genu valgum bei einer Valgusmöglichkeit von 20°.

Befund. Es besteht eine chronische Tendopathie der Achillessehneninsertion. In der **Anamnese** gab der Patient Schmerzen an der medialen oder lateralen Seite des Os calcaneus an. Im Widerstandstest für die Achillessehne wurde eine palpatorische Druckdolenz befundet.

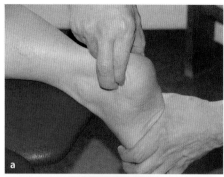

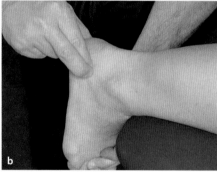

◘ Abb. 12.78a,b Querfriktion bei insertionsnaher Tendopathie der Achillessehne, rechts. **a** Medialer Anteil, **b** lateraler Anteil

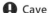

> **Differenzialdiagnostisch** kommt eine Neuropathie der Rami calcanei mediales des N. tibialis bzw. der Rami calcanei des N. suralis in Betracht.

Beginn. Die Behandlung kann ab dem 42. Tag therapieresistenter Schmerzen beginnen.

Ziel. Aktualisierung des Regenerationsprozesses.

ASTE. Der Patient liegt in Bauchlage.

Ausführung. Der Therapeut bringt den Patientenfuß in submaximale Vordehnung Dorsalextension, und legt seinen Zeigefinger, der vom Mittelfinger überlagert wird, in einem 90°-Winkel zum Faserverlauf auf die mediale oder laterale Seite des Os calcaneus. Unter Hautvorgabe wird quer zum Faserverlauf der Insertion der Achillessehne friktioniert.

> ⊘ **Cave**
> Diese Technik ist nur bei **chronifiziertem Beschwerdebild** indiziert!

Anzahl und Dosierung. Die Querfriktion dauert so lange an, bis die Kontur der Sehne durch Aufquellung verstreicht.

Beispiel
Isometrisch-konzentrische Muskelanspannung im Bereich zwischen 0–40° Plantarflexion in 10°-Sprüngen

Befund. Der Knorpel ist aufgrund einer Immobilisation oder Instabilität nicht belastungsstabil.

Ziel. Verbesserung der Tragfähigkeit des Knorpels.

> **Limitierend ist der Schmerz.**

ASTE. Der Patient liegt auf der Bank der »Funktionsstemme«.

Ausführung. In der ASTE ist das Knie in 90° Beugestellung. Am nicht betroffenen Bein tritt keine Kraftübertragung auf.

> **Knorpelbelastungstraining.** Die Isometrie wird 1 sec gehalten und dann in 10°-flexorischen-Abschnitten ohne Pause mit jeweils 21–30 Wiederholungen neu beübt, bis 30° bzw. die maximale Fußbeugung erreicht sind.
> **Knorpelmassage.** Langsam dynamisch über die Gradzahlen, die vorher im Knorpelbelastungstraining trainiert wurden. 21–30 Wiederholungen, 60–90 sec Pause, 3–5 Serien.

Anzahl und Dosierung. 20-mal isometrisch in jeder möglichen Gradzahl anspannen, 1 sec halten, 60–90 sec Pause, 3–5 Serien.

12.13.5 Phase 2 – Neurogenes Training der Rami articulares nach Streeck

Die Ansprache der Rami articulares des Fußes steht für die Verbesserung der exzentrisch-dynamischen Stabilität und der Betonung von Zugbelastungen. Das Exzentriktraining beginnt in kleinen Amplituden, die zunehmend größer werden.

- Neurogenes Training für die Rami articulares des N. peroneus profundus (◘ Abb. 12.79)
> **Voraussetzung** für das Training ist die Belastungsfähigkeit und Verformbarkeit des Knorpels unter Belastung. Die Intensität und das Bewegungsausmaß werden durch den **Schmerz** limitiert.

Ziel. Verbesserung der dynamischen antagonistischen nervalen Reaktion über ein exzentrisches Training der Extensorenmuskulatur. Das Training wird z. B. nach Inversionstraumen durchgeführt.

ASTE. Der Patient liegt in Rückenlage.

Ausführung. Der Therapeut umfasst mit seiner linken Hand von lateral den distalen Mittelfuß des Patienten im Propellergriff. Mit seiner rechten Hand umfasst er von

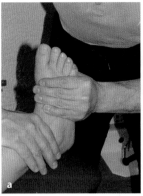
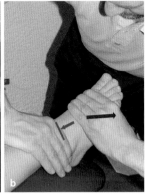

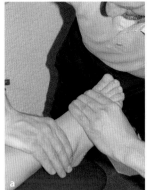
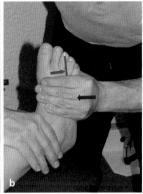

☑ **Abb. 12.79a,b** Neurogenes Training für die Rami articulares des N. peroneus profundus, links. **a** ASTE, **b** ESTE

☑ **Abb. 12.80a,b** Neurogenes Training für die Rami articulares des N. tibialis und N. peroneus superficialis, rechts. **a** ASTE, **b** ESTE

medial den distalen Unterschenkel. Nach passiver Bewegungsrichtungserläuterung spannt der Patient seinen Fuß in Dorsalextension/Supination/Adduktion an und lässt sich bei gleichbleibender Spannung den Fuß vom Therapeuten in Plantarflexion/Pronation/Abduktion bewegen.

Anzahl und Dosierung. 8–12 WH, 60–90 sec Pause, 3–5 Serien. In der Pause wird der Fuß aktiv in Inversion und Eversion bewegt.

- **Neurogenes Training für die Rami articulares des N. tibialis und N. peroneus superficialis (☑ Abb. 12.80)**

❯ **Voraussetzung** für das Training ist die Belastungsfähigkeit und Verformbarkeit des Knorpels unter Belastung. **Limitiert** werden die Intensität und das Bewegungsausmaß durch den Schmerz.

Ziel. Verbesserung der dynamischen antagonistischen nervalen Reaktion über ein exzentrisches Training der Mm. peronei longus und brevis.

ASTE. Der Patient liegt in Rückenlage.

Ausführung. Der Therapeut umfasst mit seiner linken Hand von lateral den distalen Mittelfuß des Patienten im Propellergriff. Mit seiner rechten Hand umfasst er von medial den distalen Unterschenkel. Nach passiver Bewegungsrichtungserläuterung spannt der Patient seinen Fuß in Plantarflexion/Pronation/Abduktion an und lässt sich bei gleichbleibender Spannung den Fuß vom Therapeuten in Dorsalextension/Supination/Adduktion bewegen.

Anzahl und Dosierung. 8–12 WH, 60–90 sec Pause, 3–5 Serien. In der Pause wird der Fuß aktiv in Inversion und Eversion bewegt.

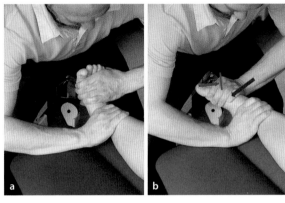

☑ **Abb. 12.81a,b** Neurogenes Training für die Rami articulares des N. peroneus profundus, rechts. **a** ASTE, **b** ESTE

- **Neurogenes Training für die Rami articulares des N. peroneus profundus (☑ Abb. 12.81)**

❯ **Voraussetzung** für das Training ist die Belastungsfähigkeit und Verformbarkeit des Knorpels unter Belastung. **Limitiert** werden die Intensität und das Bewegungsausmaß durch den Schmerz.

Ziel. Verbesserung der dynamischen antagonistischen nervalen Reaktion über ein exzentrisches Training mit Betonung des M. extensor digitorum longus.

ASTE. Der Patient liegt in Rückenlage.

Ausführung. Der Therapeut umfasst mit seiner linken Hand von lateral den distalen Mittelfuß des Patienten im Propellergriff. Mit seiner rechten Hand umfasst er von medial den distalen Unterschenkel. Nach passiver Bewegungsrichtungserläuterung spannt der Patient seinen Fuß in Dorsalextension/Pronation/Abduktion an und lässt sich bei gleichbleibender Spannung den Fuß vom Therapeuten in Plantarflexion/Supination/Adduktion bewegen.

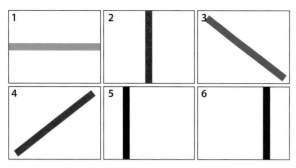

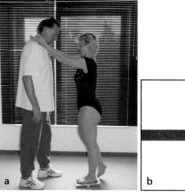

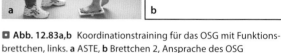

Abb. 12.82 Funktionsbrettchen

Abb. 12.83a,b Koordinationstraining für das OSG mit Funktionsbrettchen, links. **a** ASTE, **b** Brettchen 2, Ansprache des OSG

Anzahl und Dosierung. 8–12 WH, 60–90 sec Pause, 3–5 Serien.

Die **Pause** wird für aktive Bewegungen genutzt:
- Wird das Spielbein trainiert, werden in der Pause aktive Dorsalextensionsbewegungen der Zehen in der offenen Kette ausgeführt.
- Wird das **Standbein** trainiert, wird in der geschlossenen Kette aktiv eine Schrittbewegung imitiert, wobei der Muskel den Unterschenkel zum Fußrücken annähert.

12.13.6 Phase 3 – Training mit Funktionsbrettchen

- **Training mit Funktionsbrettchen (Abb. 12.82)**

Brettchen 1. Es erfordert die geringste Koordinationsfähigkeit. Es trainiert das obere Sprunggelenk bzgl. der Propriozeption für Plantarflexion und Dorsalextension.

Brettchen 2. Es sollte primär das obere Sprunggelenk ansprechen. Der Trainingsreiz konzentriert sich jedoch eher auf den Talustilt (Kippung) und stimuliert die fixierenden Ligamente und Rami articulares des OSG.

Brettchen 3. Es orientiert sich an der Achse des unteren Sprunggelenks und verstärkt den Trainingsreiz nach Inversionstraumen.

Brettchen 4. Brettchen 3 wird für den rechten Fuß, **Brettchen 4** wird für den linken Fuß eingesetzt.

Brettchen 5. Die Veränderung der Brettchenachse nach innen erfordert die Aktivität der Mm. peronei, da ein erhöhter Pronationstonus notwendig wird.

Brettchen 6. Durch die Veränderung der Brettchenachse nach außen wird die Supinationskomponente deutlich verstärkt. Diese Trainingsform wird bei Eversionstraumen und Genu valgum eingesetzt.

> Bei einer **unkorrekten Kniestellung** kann keine normale neuromuskuläre Antwort des OSG auf die Anregung der Rami articulares des N. saphenus erfolgen:
> - Trainiert der Patient das **Spielbein**, nimmt er auf dem Funktionsbrettchen eine leichte Knieflexion (max. 10°) ein.
> - Trainiert der Patient das **Standbein**, nimmt er auf dem Funktionsbrettchen eine Knieextension ein.

> Der **Kreisel** findet in der Rehabilitation keine Anwendung, da die Neigungsfähigkeit des Kreisels die physiologische Möglichkeit des Talus deutlich überschreitet.

- **Koordinationstraining für das OSG mit Funktionsbrettchen (Abb. 12.83)**

Befund. Der Knorpel ist belastungs- und verformungsstabil.

Ziel. Das Training auf Funktionsbrettchen 2 sollte primär das obere Sprunggelenk ansprechen, allerdings konzentriert sich der Trainingsreiz eher auf den Talustilt (Kippung) und stimuliert die fixierenden Ligamente und Rami articulares des OSG.

> Beim **Koordinationstraining** berührt das nicht zu trainierende Bein mit der Fußspitze den Boden; ohne Bodenberührung wird es ein Balancetraining.

ASTE. Der Patient steht vor dem Therapeuten.

Ausführung. Der Patient steht mit seinem linken Bein auf dem Funktionsbrettchen mit transversal mittigem Kippholz (Brettchen 2) und hält sich am Therapeuten fest. Am nicht betroffenen Bein tritt keine Kraftübertragung auf. Der Patient soll frei auf dem Brettchen stehen.

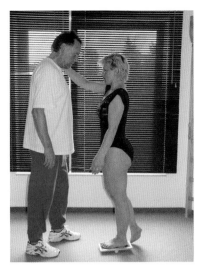

Abb. 12.84 Koordinationstraining für das OSG: Steigerung der Koordination mit Funktionsbrettchen 2, links

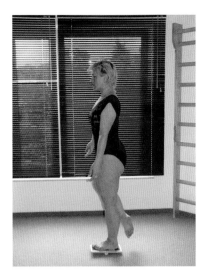

Abb. 12.85 Balancetraining für das OSG mit Funktionsbrettchen 2, links

Anzahl und Dosierung. 30 sec bis 1 min Halten, 30 sec bis 1 min Pause, 10 Serien, abhängig von der neuromuskulären Ermüdung.

- **Koordinationstraining für das OSG: Steigerung der Koordinationskomponente mit Funktionsbrettchen 2 (Abb. 12.84)**
Ziel. Wie in Abb. 12.83.

ASTE und Ausführung. Wie in Abb. 12.83; jedoch wird zur Steigerung die Hilfestellung verringert.

- **Balancetraining für das OSG mit Funktionsbrettchen 2 (Abb. 12.85)**
Ziel. Wie in Abb. 12.83.

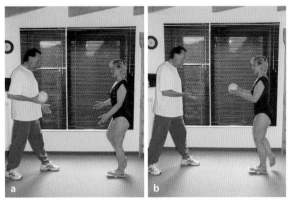

Abb. 12.86a,b Balancetraining für das OSG mit Funktionsbrettchen 2: »Zerstörung«, links. **a** ASTE, **b** ESTE

ASTE und Ausführung. Wie in Abb. 12.83; jedoch wird zur Steigerung keine Hilfestellung mehr gegeben.

- **Balancetraining für das OSG mit Funktionsbrettchen: »Zerstörung« (Abb. 12.86)**
Ziel. Wie in Abb. 12.83.

ASTE und Ausführung. Der Patient steht mit seinem linken Bein frei auf dem Funktionsbrettchen mit transversal mittigem Kippholz. Auf das nicht betroffene Bein darf keine Kraft übertragen werden. Der Patient soll frei auf dem Brettchen balancieren und dabei die ihm zugeworfenen Bälle fangen.

Anzahl und Dosierung. 30 sec bis 1 min Halten, 30 sec bis 1 min Pause, 10 Serien; abhängig von der neuromuskulären Ermüdung.

12.13.7 Phase 4 – Training auf dem Schrägbrett

Für das tertiäre Training nach Inversionstraumen ist das Schrägbrett mit Airex-Matte das Mittel der Wahl. Das Schrägbrett kann in drei verschiedenen 10°-Plantarflexionsstellungen variiert werden. Die Übungen erfordern ein Höchstmaß an propriozeptiver Koordination. Diese Art des Trainings ist nach einem Inversionstrauma unerlässlich, um die Aktivierung der Rami articulares des N. peroneus profundus zu fördern und eine physiologischen Antwort des M. extensor digitorum longus und M. peroneus tertius über den »Peroneusreflex« zu ermöglichen.

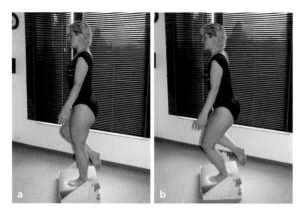

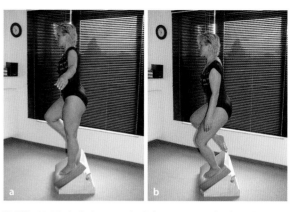

Abb. 12.87a,b Balancetraining für das OSG/USG/PTTG auf dem Schrägbrett, links. **a** Läsion am Standbein, **b** Läsion am Spielbein

Abb. 12.88a,b Steigerung des Balancetrainings für das OSG/USG/PTTG auf dem Schrägbrett, durch Erhöhung der Plantarflexion, links. **a** Läsion am Standbein, **b** Läsion am Spielbein

■ **Balancetraining für das OSG/USG/PTTG auf dem Schrägbrett (☐ Abb. 12.87)**

Befund. Der Patient hat ein Inversionstrauma des Fußes erlitten.

Ziel. Ansprache der Rami articulares des N. peroneus profundus.

ASTE. Der Patient steht mit seinem linken Bein frei auf dem Schrägbrett mit Airex-Matte. Die **Kniestellung** ist davon abhängig, ob das Spiel- oder Standbein betroffen ist:
- Das **Spielbein** steht in 10°-Knieflexionsstellung.
- Das **Standbein** steht Knieextensionsstellung.

Ausführung. Der Patient soll frei auf dem Schrägbrett balancieren. Am nicht betroffenen Bein tritt keine Kraftübertragung auf.

Anzahl und Dosierung. 30 sec bis 1 min Halten, 30 sec 1 min Pause, 10 Serien; abhängig von der neuromuskulären Ermüdung (Zittern).

■ **Steigerung des Balancetrainings für das OSG/USG/PTTG auf dem Schrägbrett durch Erhöhung der Plantarflexion (☐ Abb. 12.88)**

Ziel. Ansprache der Rami articulares des N. peroneus profundus.

ASTE. Der Patient steht mit seinem linken Bein frei auf dem Schrägbrett mit Airex-Matte. Die Plantarflexionsneigung wird erhöht. Die **Kniestellung** ist davon abhängig, ob das Spiel- oder Standbein betroffen ist:
- Das **Standbein** steht in Knieextensionsstellung.
- Das **Spielbein** steht in 10°-Knieflexionsstellung.

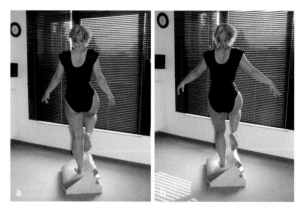

Abb. 12.89a,b Steigerung des Balancetrainings für das OSG/USG/PTTG auf dem Schrägbrett, durch tertiäre Prävention, links. **a** Läsion am Standbein, **b** Läsion am Spielbein

Ausführung. Der Patient soll frei auf dem Schrägbrett balancieren. Am nicht betroffenen Bein tritt keine Kraftübertragung auf.

Steigerung. Das Training wird durch gegenseitiges Zuwerfen des Balls gesteigert (»Zerstörung«).

Anzahl und Dosierung. 30 sec bis 1 min Halten, 30 sec bis 1 min Pause, 10 Serien; abhängig von der neuromuskulären Ermüdung.

■ **Steigerung des Balancetrainings für das OSG/USG/PTTG auf dem Schrägbrett, durch tertiäre Prävention (☐ Abb. 12.89)**

Ziel Direkte Ansprache der Läsionsregion.

ASTE. Der Patient steht mit seinem linken Bein frei auf dem Schrägbrett mit Airex-Matte. Das Schrägbrett ist so geneigt, dass ein Inversionsreiz entsteht. Die **Kniestellung**

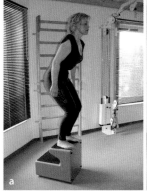
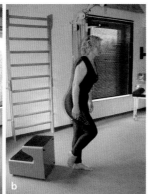
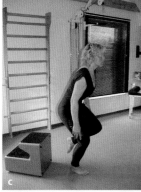
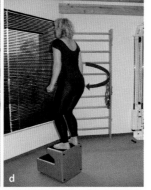
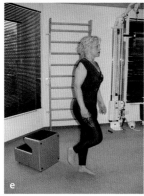
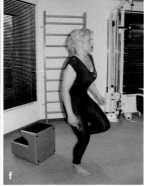

□ Abb. 12.90a–f Exzentrischer azyklischer Stufen-/Kastensprung.
a ASTE Vorwärtssprung, **b** azyklischer Sprung auf das Standbein,
c azyklischer Sprung auf das Spielbein, **d** ASTE Rückwärtssprung,
e azyklischer Rückwärtssprung mit Vorwärtslandung auf dem Standbein, **f** azyklischer Rückwärtssprung mit Vorwärtslandung auf dem
Spielbein

ist davon abhängig, ob das Spiel- oder Standbein betroffen ist:

― Das **Standbein** steht in Knieextensionsstellung.
― Das **Spielbein** steht in 10°-Knieflexionsstellung.

Ausführung. Der Patient soll 30 sec frei auf dem Schrägbrett balancieren. Am nicht betroffenen Bein tritt keine Kraftübertragung auf.

Steigerung. Das Training wird durch gegenseitiges Zuwerfen des Balls gesteigert (»Zerstörung«).

Anzahl und Dosierung. 30 sec bis 1 min Halten, 30 sec bis 1 min Pause, 10 Serien; abhängig von der neuromuskulären Ermüdung.

■ **Exzentrischer azyklischer Stufen-/Kastensprung (□ Abb. 12.90)**

Ziel. Anregung einer exzentrischen Kontraktion der Sprunggelenkmuskulatur. Die erhöhte Belastung der passiven und aktiven Strukturen des Sprung- und Spielbeins werden akzeptiert.

> ❯ Die **Sprünge** können **vorwärts und rückwärts** gesprungen werden. Bei den Rückwärtssprüngen macht der Patient im Sprung eine Drehung, so dass er vorwärts landet. Rückwärtssprünge stimulieren die Flexorenmuskulatur und die Achillessehne deutlicher als Vorwärtssprünge.

ASTE. Der Patient steht.

Ausführung. Der Patient steht in leichter Rumpfvorlage in der ihm entsprechenden Kniebeugestellung auf der Stufe bzw. dem Kasten, die eine Höhe von 20–40 cm haben sollten. Die Arme hängen parallel neben dem Körper. Der Patient springt mit beiden Beinen ab und landet in entsprechender Kniestellung (Standbein in Kniestreckung, Spielbein in leichter Kniebeugung) auf dem Boden.

Anzahl und Dosierung. 10 Sprünge, 1 min Pause, 10 Serien.

Steigerung. Veränderung der Sprunglänge und der Knieflexionsstellung bei der Landung.

Literatur

Lanz T von, Wachsmuth W (1938, 1972, 2004) Bein und Statik, 2. Aufl, (Praktische Anatomie, Bd Teil 4). Springer, Berlin, Heidelberg

Serviceteil

U. Streeck et al., *Manuelle Therapie und komplexe Rehabilitation*,
DOI 10.1007/978-3-662-48803-4, © Springer-Verlag Berlin Heidelberg 2017

Glossar

A., Aa. Arteria/Arteriae

ACG Akromioklavikulargelenk

Abd Abduktion (Seitwärtswegführen)

Abrasion Abschabung von Gewebe

Add Adduktion

Afferenz Erregung, die über die afferenten (hinführenden) Nervenfasern von der Peripherie zum Zentralnervensystem geführt wird

Agonist Bewegungsausführender Muskel

Akromion Schulterhöhe, Schulterdach

Akustikinasal Nasenspitze und Mitte des Gehörgangs liegen auf einer horizontalen Ebene

Analgetika Schmerzstillende Pharmaka

Anguläre Bewegung Betont muskulär ausgeführte Bewegung, die im Gelenk eine Veränderung des Gelenkwinkelgrads hervorruft

Antagonist Gegenspieler eines bewegungsausführenden Muskels

Antibiotika Pharmaka mit antibakterieller Wirkung (z. B. Penizilline)

Antikoagulanzien Pharmaka zur Hemmung/Verzögerung der Blutgerinnung

Antiphlogistika Pharmaka mit entzündungshemmender Wirkung

Aponeurose Breitflächige Sehnenplatte

Apophyse Knochenvorsprung

Approximation Aneinanderbringen zweier Gelenkpartner ohne Knorpelverformung

AR Außenrotation

Art., Artt. Articulatio/Articulationes (lat.): Gelenk

Arthroskopie Gelenkspiegelung zur Darstellung des Gelenkinnenraums

ASR Achillessehnenreflex

ASTE Ausgangsstellung

Atrophie Geweberückbildung

AT-Winkel Antetorsionswinkel, Winkel zwischen Schenkelhals und Femurkondylenebene

Bereitwilligkeit Bereitschaft des Patienten, den Schmerz zu akzeptieren

BGM Bindegewebsmassage

Bursa Mit Synovia gefüllter Schleimbeutel

Bursitis Entzündung eines Schleimbeutels

BWK Brustwirbelkörper

BWS Brustwirbelsäule

Calcaneus Fersenbein

c.b. Caput brevis, kurzer Muskelkopf

c.l. Caput longum, langer Muskelkopf

CCD-Winkel Caput-Collum-Diaphysenwinkel

Crosslinks Physiologische Querverbindungen

CRP-Wert C-reaktives Protein. Der CRP-Wert ist u. a. bei entzündlichen Prozessen und Gewebeschädigungen erhöht

CT Computertomographie

DE Dorsalextension

Deflexion Ab- und Auslenkung ohne Rückkehr in die Ausgangsstellung

Déforme musculaire (franz.) entstellter (veränderter) Muskel, Schonhaltung durch Muskelspannung

Degeneration Funktionelle altersbedingte Abweichung von der Norm

Depression Herabdrücken

Derangement Binnenverletzung, innere Instabilität

Dermatom Segmentale Hautinnervation

Deviation Ab- und Auslenkung mit Rückkehr in die Ausgangsstellung

DFS Dornfortsatz

DIP Distales Interphalangealgelenk

Discus intervertebrale Zwischenwirbelscheibe/Bandscheibe als druckelastische Synchondrose zwischen zwei Wirbelkörpern

Dissekat Abgestoßenes Knochenknorpelstück (s. a. Osteochondrosis dissecans – Gelenkmaus)

Distal Fern vom Rumpf

Down slip Translatorische Verschiebung der Bewegungsachse nach kaudal

DTFG Distales transversales Tarsalgelenk (Lisfranc-Gelenklinie)

Efferenz Erregung, die über die efferenten (herausführenden) Nervenfasern vom Zentralnervensystem in die Peripherie geleitet wird

Epimysium Bindegewebige Hülle eines Muskels zur Abgrenzung und Verbindung zur Faszie

ESTE Endstellung

Eversion Auswärtsdrehung des Fußes; Kombinationsbewegung aus Extension – Pronation – Abduktion

Evolute Bei Bewegung wandernde Achse

Ext Extension

Extrinsic Äußere

Flex Flexion

Ganglion (anat.) Überbein; von Sehnenscheiden oder Gelenk-kapseln ausgehende Zyste mit gallertartiger Flüssigkeit

Ganglion (neurol.) Anhäufung von Nervenzellen

Gelenkmaus Freier Gelenkknorpel oder Knochenkörper im Gelenk

Good morning Übungen, bei denen der Oberkörper vorgeneigt wird

Good-morning-Konvergenz Übungen, bei denen der Oberkörper vorgeneigt wird, mit LWS-Extension

Hallux Großzehe

H-Brücke Erster Anpassungsschritt im Gewebe; (chem.) Wasser-stoff (H=Hydrogenium), Wasserstoffbrücke. Konvalente inter- und intramolekulare Verbindung zur frühzeitigen Stabilisierung einer verletzten Gewebestruktur. Die Anheftstellen entsprechen nicht den physiologischen Anheftstellen der Querverbindungen (Crosslinks). H-Brücken verändern das Joint play

HH Hinterhorn des Meniskus

HKB Hinteres Kreuzband

Hypomochlion (gr.) kleiner Hebel; Dreh-(Unterstützungs-)Punkt eines Hebels

Hypothenar Kleinfingerballen

Idiopathisch Ursache einer Krankheit ist nicht nachweisbar

Immobilisation Ruhigstellung

Inflare Bewegung der SIAS zueinander

Inhibition Kontraktionshemmung durch die Antagonisten

Interstitiell Dazwischenliegend

Intrinsic Innerhalb, innerlich

Inversion Einwärtsdrehung des Fußes; Kombinationsbewegung aus Plantarflexion – Supination – Adduktion

IR Innenrotation

Irisblendphänomen Das Irisblendphänomen ist das langsame Ver-schwinden eines durch Fingerdruck erzeugten blassen anämischen Hautbezirks von den Seiten her. Physiologisch wird die Revaskulari-sation schnell und aus der Tiefe heraus arteriell ausgeglichen

ISG Iliosakralgelenk

Isometrisch Anspannung der Muskulatur bei gleichbleibender Muskellänge

Isotonisch Längenveränderung des Muskels bei konstanter Spannung

Kokontraktion Gleichzeitiger konzentrischer Spannungsaufbau aller um das Gelenk liegenden Muskeln

Kollagensynthese Bildung von Bindegewebe

Komplementär Ergänzend

Kontranutation Bewegung des Promontoriums aus dem Becken heraus (nach dorsal)

LA Lokalanästhetika

Läsion Verletzung eines Organs oder eines Gewebes

Lunches Ausfallschritte

Luxation Heraushebeln eines Gelenks aus seiner physiologischen Lage

LWK Lendenwirbelkörper

LWS Lendenwirbelsäule

M., Mm. Musculus/Musculi

Maintained approximation Anhaltender Druck auf beide Gelenk-partner

Malleolus Hammerförmiger Knochenvorsprung

MCP Metakarpophalangealgelenk (Fingergrundgelenk)

MRT Magnetresonanztomographie

MSTE Mittelstellung

MT Manuelle Therapie

MTT Medizinische Trainingstherapie

Myotom Segmentale Skelettmuskelinnervation

N., Nn. Nervus/Nervi

Neurogen Vom Nerven ausgehend

Nutation Bewegung des Promontoriums in das Becken hinein (nach ventral)

Obliquus Schräg/seitwärts

OP Operation

Os, Ossa Knochen

OSG Oberes Sprunggelenk

Osteophyt Knochenapposition als Spange, Zacke, Sporn

Outflare Bewegung der SIAS auseinander

Perimysium Bindegewebige Hülle eines Muskelfaserbündels

PF Plantarflexion

PIP Proximales Interphalangealgelenk

Plantar Auf die Fußsohle bezogen

Pro Pronation

Promontorium Am weitesten ins Becken ragender Teil des ersten Sakralwirbels

Propriozeptoren-Stimulation Anregung der Rezeptoren, die auf Zustandsveränderungen des Bewegungs-und Halteapparats ansprechen

Protrusion Vorschieben (z. B. der Bandscheibe)

Proximal Nah am Rumpf, zum Rumpf hin

PSR Patellarsehnenreflex

PTFG Proximales Tibiofibulargelenk

PTTG Proximales transversales Tarsalgelenk (Chopard-Gelenklinie)

Pumping Pumpen

QFS Querfortsatz

R., Rr. Ramus/Rami, (lat.) Ast, Zweig

Radix (lat.) Wurzel

Referred pain Weitergeleiteter Schmerz

Reklination Zurückbiegen, z. B. der Tibia. Das proximale Ende der Tibia ist beim Erwachsenen zurückgebogen

Released pain Entspannungsschmerz

Restriktion Einschränkung/Widerstand

Retrograd Zeitlich oder örtlich zurückliegend/fern liegend

RÖ Röntgen

RR Blutdruck

Safe signs Sicherungszeichen, die schon frühzeitig Kontraindikationen bzw. Vorsichtsmaßnahmen für eine evtl. folgende Behandlung erkennen lassen

S-Brücken (chem.) Sulfur (Schwefel), Schwefelbrücke. Kovalente inter- und intramolekulare Verbindung zur pathologischen Stabilisierung einer verletzten Gewebestruktur. Die Anheftstellen entsprechen nicht den physiologischen Anheftstellen der Querverbindungen (Crosslinks), S-Brücken verändern das Joint play

Shift, Beckenshift Translatorisch seitliche Bewegung

Shin splint Schienbeinschmerz/intrakompartimentaler Druck, ausgelöst durch das Periost oder eine Insertionsreizung der ventralen Unterschenkelmuskulatur; Lösen der indirekten Sehnenplatte des Pes anserinus superficialis vom Periost

SIAS Spina iliaca anterior superior

Sign of the Buttocks Gesäßzeichen nach Cyriax, Möglichkeit zur Bestimmung von nicht-muskuloskeletalen Ursachen für die Symptome des Patienten (z. B. Tumor unterhalb des M. gluteus maximus)

SIPS Spina iliaca posterior superior

Skippings Sprunggelenklauf; Läufe, die primär schnelle Fußbewegungen betonen ohne bewusst Hüft- und Kniebewegungen mit einzubeziehen

Sklerotom Segmentale Periost-/Knocheninnervation

Snapping angle Subluxation der Peroneussehnenscheiden auf den Malleolus lateralis

Squats Kniebeugen

Steady state Fließgleichgewicht (konstantes Mengenverhältnis und Umsatzgeschwindigkeit im Stoffwechsel),

Stiff legs Gestreckte Beine

Sup Supination

Swingbewegung Osteokinematische Bewegung im Raum

Syndesmose Bandhafte Verbindung zwischen Schien- und Wadenbein im Bereich des Sprunggelenks

Talus Sprungbein

Tarsus Fußwurzel

Tempo Verhältnis zwischen exzentrischer und konzentrischer Bewegungsgeschwindigkeit und der Pausendauer zwischen den Bewegungen

Thenar Daumenballen

Therapeutisches Fenster Therapeutische Breite, Spielraum einer pharmakologischen Dosis

TLG Translatorisches Gleiten

Trophik Ernährung bzw. Ernährungszustand (Durchblutung) eines Gewebes

TSR Trizepssehnenreflex

Up slip Translatorische Verschiebung der Bewegungsachse nach kranial

USG Unteres Sprunggelenk

V.a. Verdacht auf

Valgus Abweichung von der Körperlängsachse nach innen

Varus Abweichung von der Körperlängsachse nach außen

Vertebragen Von einzelnen Wirbeln bzw. von der Wirbelsäule ausgehend

VH Vorderhorn

Viszerotom Segmentale Organinnervation

VKB Vorderes Kreuzband

VP Vorposition

Walking lunches Wechselnde Ausfallschritte

Weichteilslack Weichteilverformbarkeit

WK Wirbelkörper

Z.n. Zustand nach

Weiterführende Literatur

Barral JP (2002) Lehrbuch der Viszeralen Osteopathie, 1. Aufl, Bd 1. Urban & Fischer, München

Barral JP (2002) Lehrbuch der Viszeralen Osteopathie, 1. Aufl, Bd 2. Urban & Fischer, München

Baumann A (2000) Farbatlanten der Zahnmedizin 12, Funktionsdiagnostik und Therapieprinzipien Kiefer. Thieme, Stuttgart

Baumgartner R, Ochsner PE, Schreiber A (1986) Checkliste Orthopädie, 2. Aufl. Thieme, Stuttgart

Biedermann H (1999) Manualtherapie bei Kindern. Enke, Stuttgart

Biesalski HK, Fürst P (1995) Ernährungsmedizin, 1. Aufl. Thieme, Stuttgart

Bogduk N (1997) Klinische Anatomie von Lendenwirbelsäule und Sakrum. Springer, Berlin, Heidelberg

Braun H (1925) Die örtliche Betäubung, ihre wissenschaftlichen Grundlagen und praktische Anwendung. Barth, Leipzig

Burstein AH, Wright TM (1997) Biomechanik in der Orthopädie und Traumatologie. Thieme, Stuttgart

Butler DS (1998) Mobilisation des Nervensystems, 2. Aufl. Springer, Berlin, Heidelberg

Chusid JG (1978) Funktionelle Neurologie. Springer, Berlin, Heidelberg

Eder M, Tischler H (1991) Schmerzsyndrome der Wirbelsäule, 5. Aufl. Hippokrates, Stuttgart

Evjenth O (1981) Muskeldehnung Wirbelsäule, 2. Aufl. Remed, Schweiz

Evjenth O (1981) Muskeldehnung Extremitäten, 2. Aufl. Remed, Schweiz

Farfan HF (1975) Muscular mechanism of the lumbar spine and the position of power and efficiency. Orthop Clin North Am 6(1): 135–44

Fischer L (1998) Neuraltherapie nach Huneke, Grundlagen/Technik/Praktische Anwendung. Hippokrates, Stuttgart

Flöter T (1998) Grundlagen der Schmerztherapie. Schmerztherapeutisches Kolloquium e.V., Medizin & Wissen

Frisch H (1998) Programmierte Therapie am Bewegungsapparat, 3. Aufl. Springer, Berlin, Heidelberg

Ganong WF (1979) Lehrbuch der Medizinischen Physiologie, 4. Aufl. Springer, Berlin, Heidelberg

Gerbershagen HU et al. (1985), Diagnostische Lokalanästhesie zur Differenzierung des Kreuzschmerzursprungs. Teil I: Kreuzschmerz bei iliolumbosakraler Bänderinsuffizienz. Woelm Pharma, Eschwege

Heim U, Baltensweiler J (1989) Checkliste Traumatologie, 3. Aufl. Thieme, Stuttgart

Höhne KH (2003) Voxel-Man 3D-Navigator: Inner organs/Innere Organe. Springer, Berlin, Heidelberg

Hopf HC, Dengler R, Röder R (1995) Elektromyographie-Atlas. Thieme, Stuttgart

Jenkner FJ (1983) Nervenblockaden auf pharmakologischem und auf elektrischem Weg, 4. Aufl. Springer, Berlin, Heidelberg

Kapandji IA (1992) Funktionelle Anatomie der Gelenke, Bd 2, Untere Extremität, 2. Aufl. Enke, Stuttgart

Kapandji IA (1992) Funktionelle Anatomie der Gelenke Bd 3, Rumpf und Wirbelsäule, 2. Aufl. Enke, Stuttgart

Klein-Vogelbach S, Bürge E (2003) Funktionelle Bewegungslehre, Ballübungen. Springer, Berlin, Heidelberg

Koeck B (1995) Funktionsstörungen des Kauorgans, 3. Aufl. Urban & Schwarzenberg, München

Krämer KL, Stock M, Winter M (1993) Kliniklleitfaden Orthopädie, 2. Aufl. Jungjohann, Neckarsulm

Kuschinsky G, Lüllmann H (1989) Pharmakologie und Toxikologie, 12. Aufl. Thieme, Stuttgart

Lanz T von, Wachsmuth W (1938, 1972, 2004) Praktische Anatomie, Bd 1,Teil 4. Bein und Statik, 2. Aufl. Springer, Berlin, Heidelberg

Lanz T von, Wachsmuth W (1982, 2003) Praktische Anatomie, Bd 2, Teil 7: Rücken. Springer, Berlin, Heidelberg

Lanz T von, Wachsmuth W (1984) Praktische Anatomie, Bd 2, Teil 8. Becken. Springer, Berlin, Heidelberg

Lewit K (1992) Manuelle Medizin, 6. Aufl. Barth, Heidelberg

Lumley JSP (1996) Surface anatomy, The anatomical basis of clinical examination. Churchill, Livingstone

Maitland GD (1994) Manipulation der Wirbelsäule, 2.Aufl. Springer, Berlin, Heidelberg

Manuelle Therapie (1999) Fehlfunktionen im Mund-Kiefer-Bereich ganzheitlich diagnostizieren und behandeln. Manuelle Therapie 3/1999

Masuhr KF, Neumann M (1992) Neurologie, 2. Aufl. MLP – Duale Reihe. Hippokrates, Stuttgart

McKenzie R (1986) Die Lumbale Wirbelsäule. Spinal Publications Switzerland, Zürich

Meier G, Büttner J (2001) Regionalanästhesie. Kompendium der peripheren Blockaden. Arcis, München

Miehle W (1987) Gelenk und Wirbelsäulenrheuma. Eular, Basel

Miehle W (2000) Medikamentöse Therapie rheumatischer Erkrankungen, 2. Aufl. Thieme, Stuttgart

Mumenthaler M, Stöhr M, Müller-Vahl H (2003) Läsion peripherer Nerven und radikuläre Syndrome, 8. Aufl. Thieme, Stuttgart

Netter F (1986) Farbatlanten der Medizin, Bd 5, Nervensystem 1 Neuroanatomie und Physiologie. Thieme, Stuttgart

Netter F (1987) Farbatlanten der Medizin, Bd 3, Genitalorgane, 2. Aufl. Thieme, Stuttgart

Netter F (1987) Farbatlanten der Medizin, Bd 4, Atmungsorgane, 2. Aufl. Thieme, Stuttgart

Niesel HC, Van Aken H (1994, 2003) Lokalanästhesie, Regionalanästhesie, Regionale Schmerztherapie. Thieme, Stuttgart

Niethard FU, Pfeil J (1992) Orthopädie, 2. Aufl. MLP – Duale Reihe. Hippokrates, Stuttgart

Piekartz H von (2001) Kraniofasziale Dysfunktionen und Schmerzen, Untersuchung – Beurteilung – Management. Thieme, Stuttgart

Piekartz H (2005) Kiefer, Gesicht- und Zervikalregion, Neuromuskuloskelettale Untersuchung, Therapie und Management. Thieme, Stuttgart

Platzer W (1979) dtv-Atlas der Anatomie, Bd 1 Bewegungsapparat. Thieme, Stuttgart

Pothmann R (1996) Systematik der Schmerzakupunktur. Hippokrates, Stuttgart

Raj P et al. (1988) Atlas der Regionalanästhesie. Springer, Berlin, Heidelberg

Rapoport SM (1987) Medizinische Biochemie, 9. Aufl. VEB Verlag Volk und Gesundheit, Berlin

Rauber A, Kopsch F (1987) Anatomie des Menschen, Bd 1, Bewegungsapparat. Thieme, Stuttgart

Rauber A, Kopsch F (1987) Anatomie des Menschen, Bd 2, Innere Organe. Thieme, Stuttgart

Rauber A, Kopsch F (1987) Anatomie des Menschen, Bd 3, Nervensystem Sinnesorgane. Thieme, Stuttgart

Rauber A, Kopsch F (1988) Anatomie des Menschen, Bd 4, Topographie der Organsysteme, Systematik der peripheren Leitungsbahnen. Thieme, Stuttgart

Schwenzer N, Ehrenfeld M (2000) Allgemeine Chirurgie, Bd 1, Zahn-Mund-Kieferheilkunde, 3. Aufl, Thieme, Stuttgart

Silbernagl S, Despopoulos A (1988) Taschenatlas der Physiologie, 3. Aufl. Thieme, Stuttgart

Sökeland J (1987) Urologie, 10. Aufl. Thieme, Stuttgart

Solberg WK (1985) Kieferfunktion, Diagnostik und Therapie. Quintessenz, Berlin

Stegmann J (1984) Leistungsphysiologie, 3. Aufl. Thieme, Stuttgart

Steinrücken H (1998) Die Differentialdiagnose des Lumbalsyndroms mit klinischen Untersuchungstechniken. Springer, Berlin, Heidelberg

Streeck U (1996) Funktionelles Untersuchen und Behandeln der Extremitäten. Springer, Berlin Heidelberg

Tillmann B N (2005) Atlas der Anatomie. Springer, Berlin, Heidelberg

Tittel K (1990) Beschreibende und funktionelle Anatomie des Menschen, 11. Aufl. Fischer, Jena

Van den Berg F (1999) Angewandte Physiologie, Das Bindegewebe des Bewegungsapparates verstehen und beeinflussen. Thieme, Stuttgart

Van Wingerden BAM (1998) Bindegewebe in der Rehabilitation. Scipro, Lichtenstein

Wessely P (2001) Neuropathische Schmerzen. Springer, Wien

Wolf HD (1996) Neurophysiologische Aspekte des Bewegungssystems, 3. Aufl. Springer, Berlin, Heidelberg

Zöller B, Zöller JE (1995) Komplementäre Schmerztherapie in der Zahnheilkunde. Hippokrates, Stuttgart

Stichwortverzeichnis